Odontologia Legal e Antropologia Forense

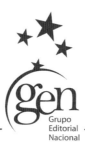

O GEN | Grupo Editorial Nacional – maior plataforma editorial brasileira no segmento científico, técnico e profissional – publica conteúdos nas áreas de ciências da saúde, exatas, humanas, jurídicas e sociais aplicadas, além de prover serviços direcionados à educação continuada e à preparação para concursos.

As editoras que integram o GEN, das mais respeitadas no mercado editorial, construíram catálogos inigualáveis, com obras decisivas para a formação acadêmica e o aperfeiçoamento de várias gerações de profissionais e estudantes, tendo se tornado sinônimo de qualidade e seriedade.

A missão do GEN e dos núcleos de conteúdo que o compõem é prover a melhor informação científica e distribuí-la de maneira flexível e conveniente, a preços justos, gerando benefícios e servindo a autores, docentes, livreiros, funcionários, colaboradores e acionistas.

Nosso comportamento ético incondicional e nossa responsabilidade social e ambiental são reforçados pela natureza educacional de nossa atividade e dão sustentabilidade ao crescimento contínuo e à rentabilidade do grupo.

Odontologia Legal e Antropologia Forense

Jorge Paulete Vanrell
Doutor em Ciências.
Professor Doutor de Odontologia Legal na Universidade Paulista (UNIP).
Professor Doutor de Medicina Legal nos Cursos de Direito da Universidade Paulista (UNIP).
Professor de Medicina Legal e de Criminologia na Academia de Polícia Civil de São Paulo.
Ex-Médico Legista da Superintendência da Polícia Técnico-Científica da
Secretaria de Segurança Pública do Estado de São Paulo.

Terceira edição

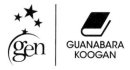

- O autor deste livro e a editora empenharam seus melhores esforços para assegurar que as informações e os procedimentos apresentados no texto estejam em acordo com os padrões aceitos à época da publicação, *e todos os dados foram atualizados pelo autor até a data da entrega dos originais à editora.* Entretanto, tendo em conta a evolução das ciências, as atualizações legislativas, as mudanças regulamentares governamentais e o constante fluxo de novas informações sobre os temas que constam do livro, recomendamos enfaticamente que os leitores consultem sempre outras fontes fidedignas, de modo a se certificarem de que as informações contidas no texto estão corretas e de que não houve alterações nas recomendações ou na legislação regulamentadora.

- O autor e a editora se empenharam para citar adequadamente e dar o devido crédito a todos os detentores de direitos autorais de qualquer material utilizado neste livro, dispondo-se a possíveis acertos posteriores caso, inadvertida e involuntariamente, a identificação de algum deles tenha sido omitida.

- **Atendimento ao cliente:** (11) 5080-0751 | faleconosco@grupogen.com.br

- Direitos exclusivos para a língua portuguesa
  Copyright © 2019 by
  EDITORA GUANABARA KOOGAN LTDA.
  Uma editora integrante do GEN | Grupo Editorial Nacional
  Travessa do Ouvidor, 11
  Rio de Janeiro – RJ – CEP 20040-040
  www.grupogen.com.br

- Reservados todos os direitos. É proibida a duplicação ou reprodução deste volume, no todo ou em parte, em quaisquer formas ou por quaisquer meios (eletrônico, mecânico, gravação, fotocópia, distribuição pela Internet ou outros), sem permissão, por escrito, da EDITORA GUANABARA KOOGAN LTDA.

- Capa: Bruno Sales
- Editoração eletrônica: Paginarium
- Ficha catalográfica

V351o
3. ed.

Vanrell, Jorge Paulete
    Odontologia legal e antropologia forense / Jorge Paulete Vanrell. - 3. ed. - [Reimpr.] - Rio de Janeiro : Guanabara Koogan, 2022.
    512 p. : il. ; 28 cm.

    Inclui índice
    ISBN 978-85-277-3422-6

    1. Odontologia. 2. Odontologia legal. I. Título.

18-54012   CDD: 617.6
                       CDU: 616.314:34

Vanessa Mafra Xavier Salgado - Bibliotecária - CRB-7/6644

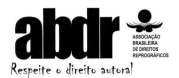

Obras Publicadas pelo Autor

- *Sangue*. Texto em Instrução Programada. São José do Rio Preto: Depto. de Morfologia FARME; 1971.
- *Histologia: Tecido Epitelial*. São José do Rio Preto: Depto. de Morfologia FARME; 1972.
- *Citologia*. Texto em Instrução Programada. São José do Rio Preto: Depto. de Morfologia FARME; 1972-1975.
- *Sinopse de Anatomia Microscópica*. São José do Rio Preto: Depto. de Morfologia FARME; 1975.
- *Técnicas de Citologia e Histologia*. Rio de Janeiro: LTC; 1976. Em parceria com Willy Beçak.
- *Cadernos de Medicina Legal: Tanatologia*. São José do Rio Preto: edição particular; 1992.
- *Esquartejamento: Aspectos Técnicos, Psicológicos e Jurídicos*. Campinas: Millennium; 2013.
- *Atlas de Medicina Legal: Guia Prático para Médicos e Operadores do Direito*. São Paulo: Leud; 2014. Em parceria com Manoel Francisco de Campos Neto.
- *Torturas: sua Identificação e Valoração Médico-Legal*. Leme: JH Mizuno; 2016. Em parceria com Moisés Ponce Malaver.
- *Manual de Medicina Legal: Tanatologia*. 5. ed. Leme: JH Mizuno; 2016.
- *Descuartizamientos: Aspectos Técnicos, Psicológicos e Jurídicos*. Lima (Peru): JH Mizuno; 2018. Em parceria com Moisés Ponce Malaver.
- *Sexologia Forense*. 3. ed. Leme: JH Mizuno; 2019.
- *Vade Mecum de Medicina Legal e Odontologia Legal*. 4. ed. Leme: JH Mizuno; 2019. Em parceria com Maria de Lourdes Borborema.
- *Perícias Médicas Judiciais*. 3. ed. Leme: JH Mizuno; 2019. Em parceria com Maria de Lourdes Borborema.

Colaboradores

Alexandre Raphael Deitos
Graduado em Odontologia pela Universidade Federal do Paraná. Especialista em Odontologia Legal pela Associação Brasileira de Odontologia, Seção Rondônia (ABO/RO). Doutor em Odontologia Legal e Mestre em Ciências Odontológicas pela Faculdade de Odontologia da Universidade de São Paulo (USP). Perito Criminal da Polícia Federal. Pós-Graduado em Ciências Policiais pela Academia Nacional de Polícia. Professor de cursos de Especialização em Odontologia Legal e Ciências Forenses.

Alicia Picapedra
Doutora em Odontología, Facultad de Odontología, Universidad de la República (UdelaR), Montevideo, Uruguay. Assistente, Servicio de Registro, Facultad de Odontología, Universidad de la República (UdelaR), Montevideo, Uruguay. Docente Ayudante, Clínica de Ortodoncia, Instituto Universitario Centro de Estudio y Diagnóstico de las Disgnacias del Uruguay (IUCEDDU), Montevideo, Uruguay. Especialista em Odontologia Legal e Deontologia pela Faculdade de Odontologia de Piracicaba da Universidade Estadual de Campinas (Unicamp).

Ana Graciela Buño Arostegui
Doutora em Odontología, Facultad de Odontología, Universidad de la República (UdelaR), Montevideo, Uruguay. Professora Adjunta, Cátedra de Ortopedia Dento-Maxilo-Facial, Facultad de Odontología, Universidad de la República (UdelaR), Montevideo, Uruguay. Professora Encarregada da Cátedra de Ortopedia Dento-Maxilo-Facial, Facultad de Odontología, Universidad Católica del Uruguay "Dámaso Antonio Larrañaga" (Ucudal), Montevideo, Uruguay. Professora Encarregada, Clínica de Ortodoncia, Instituto Universitario Centro de Estudio y Diagnóstico de las Disgnacias del Uruguay (IUCEDDU), Montevideo, Uruguay.

Bruno da Silva Santos
Cirurgião-Dentista pela Faculdade de Odontologia da Universidade Paulista (UNIP). Especialização em Implantodontia pelo Instituto Latino-Americano de Pesquisa e Ensino Odontológico (Ilapeo) de Curitiba/PR. Professor de Implantodontia nas Faculdades Unidas do Norte de Minas (Funorte).

Carlos Giraldo Tupayachi
Abogado. Magister en Derecho Penal. Perito Criminalístico con Especialidad en Escena del Crimen e Identificación Dactiloscópica por la Ecaepol PNP (Perú); Psicología Forense por la Ecaepol PNP (Perú); Colección y Preservación de Evidencias en la Escena del Crimen por el FBI (USA); Revelado de Huellas Dactilares por el FBI (USA). Docente Policial y Universitario de Derecho Penal y Criminalística, Lima (Perú).

Carlos Sassi
Doutor em Odontología, Facultad de Odontología, Universidad de la República (UdelaR), Montevideo, Uruguay. Doutor em Odontologia Bucodental e Especialista em Odontologia Legal e Deontologia pela Faculdade de Odontologia de Piracicaba da Universidade Estadual de Campinas (Unicamp).

Cecilia Amorin
Doutora em Odontología, Facultad de Odontología, Universidad de la República (UdelaR), Montevideo, Uruguay. Assistente, Servicio de Registro, Facultad de Odontología, Universidad de la República (UdelaR), Montevideo, Uruguay.

Cláudia Rodrigues-Carvalho
Arqueóloga pela Universidade Estácio de Sá (Unesa). Doutora em Saúde Pública pela Escola Nacional de Saúde Pública da Fundação Oswaldo Cruz (ENSP/Fiocruz). Mestre em Saúde Pública com Especialização em Paleopatologia pela ENSP/Fiocruz. Professora

Adjunta do Setor de Antropologia Biológica do Departamento de Antropologia do Museu Nacional da Universidade Federal do Rio de Janeiro (UFRJ). Pesquisadora na área de Antropologia Biológica, com ênfase em Bioarqueologia, principalmente em Bioarqueologia e Paleopatologia, embora também envolvida com questões relativas à Evolução Humana e à Antropologia Forense. Responsável por disciplinas no Mestrado em Arqueologia e na Especialização em Geologia do Quaternário no Museu Nacional. Participa também da Especialização em Paleopatolgia da ENSP/Fiocruz e de disciplinas de graduação da UFRJ em diferentes cursos.

Jorge Alejandro Paulete Scaglia
Engenheiro Eletricista de Pequenas Cargas pela Faculdade de Engenharia da Fundação Educacional de Barretos. Mestre em Odontologia Legal e Deontologia pela Universidade Estadual de Campinas (Unicamp). Professor de Criminalística na Academia de Polícia Civil de São Paulo. Perito Criminal da Superintendência da Polícia Técnico-Científica da Secretaria de Segurança Pública do Estado de São Paulo.

José Luiz González Olivarría
Doctor en Medicina pela Universidad Nacional Autónoma de México (UNAM). Perito Médico de la Procuradoría General de Justicia del Estado de Sonora, México. Perito Médico Forense do Sistema Nacional de Seguridad Publica, México. Professor da Academia Regional de Formación da Polícia Municipal, Hermosillo, Sonora, México.

Luís Carlos Cavalcante Galvão
Médico pela Faculdade de Medicina da Universidade Federal da Bahia (UFBA). Doutor em Odontologia Legal e Deontologia pela Faculdade de Odontologia de Piracicaba da Universidade Estadual de Campinas (Unicamp). Professor Doutor do Departamento de Anatomia Patológica e Medicina Legal. Professor Doutor das Disciplinas de Medicina e Odontologia Legais da Fundação para o Desenvolvimento das Ciências. Ex-Perito Médico-Legal do Instituto Médico-Legal "Nina Rodrigues", Salvador/BA.

Maria de Lourdes Borborema
Cirurgiã-Dentista pela Faculdade de Odontologia da Universidade Paulista (UNIP). Mestre em Odontologia Legal e Deontologia pela Universidade Estadual de Campinas (Unicamp). Professora de Bioética e de Odontologia Legal do Curso de Odontologia da UNIP. Servidora Odontóloga na Prefeitura Municipal de Fernandópolis/SP.

Mário Marques Fernandes
Especialista em Odontologia Legal e Deontologia pela Faculdade de Odontologia de Piracicaba da Universidade Estadual de Campinas (Unicamp). Especialista em Prótese Dentária. Servidor Odontólogo do Ministério Público do Estado do Rio Grande do Sul.

Moisés Ponce Malaver
Médico Cirujano pela Universidad Nacional de Trujillo. Especialista en Psiquiatría, Universidad Nacional Mayor de San Marcos. Especialista en Medicina Legal, Universidad Nacional Mayor de San Marcos. Magister en Medicina Forense, Universidad de Valencia, España. Diplomado en Sexología Forense, Ministerio Público. Diplomado en Bioderecho y Medicina Legal, Universidad Alas Peruanas. Médico Legista y Psiquiatra Forense del Instituto de Medicina Legal del Perú. Presidente de la Sociedad Peruana de Medicina Legal. Presidente de la Sociedad Peruana de Psiquiatría Forense. Secretario General de la Sociedad Peruana de Sexología Médica. Secretario General de la Sociedad Peruano-Boliviana de Medicina Legal y Ciencias Forenses. Docente Universitario de Post Grado de las Facultades de Derecho y Medicina, de la Universidad Nacional Mayor de San Marcos, Universidad Nacional de Trujillo e Universidad San Martín de Porres. Docente Universitario de Post Grado de la Facultad de Medicina de la Universidad Peruana Cayetano Heredia. Docente Universitario de Post Grado de la Facultad de Psicología de la Universidad Nacional Hermilio Valdizan.

Paulo Miamoto
Cirurgião-Dentista pela Faculdade de Odontologia da Universidade de São Paulo (USP). Doutor em Ciências Odontológicas e Mestre em Ciências pela Faculdade São Leopoldo Mandic. Professor das disciplinas de Odontologia Legal e Anatomia na Faculdade São Leopoldo Mandic.

Ricardo Gariba Silva
Doutor em Odontologia (Endodontia) pela Universidade de São Paulo (USP). Doutor em Direito pela Universidade Estadual Paulista "Júlio de Mesquita Filho" (Unesp). Livre-Docente em Odontologia (Endodontia) pela USP. Professor de Endodontia na Faculdade de Odontologia de Ribeirão Preto (FORP-USP).

Sergio Augusto Alves de Oliveira
Médico Especialista em Cirurgia Plástica pela Sociedade Brasileira de Cirurgia Plástica e Ministério da Educação e Cultura. Médico Perito pela Associação Paulista de Magistrados e Instituto Brasileiro de Extensão Jurídica para Profissionais de Outras Áreas (IBEJ). Cirurgião Plástico e Craniomaxilofacial da Beneficência Portuguesa e do Hospital Santa Helena de São José do Rio Preto/SP.

Dedicatória

A meus pais
Manuel Román Paulete e **Maria Élida Vanrell** (*in memoriam*)
que me guiaram desde os primeiros passos e que hoje,
lá onde se encontram, decerto hão de ver os seus
esforços em parte recompensados nestas páginas.

Agradecimentos

Um trabalho deste tipo obviamente resulta não de um esforço individual apenas, mas de um somatório de forças e intenções.

Forças, no sentido físico do termo, na medida em que cada página leva ínsita uma atividade criadora material: digitações, deleções (e muitas), inserções gráficas, formatações, reformatações, correções até a undécima hora e... mesmo assim pequenas ou grande falhas podem escapar ao olho arguto e perscrutador de todos aqueles que, anonimamente, laboram em sua correção.

Intenções, no sentido do *animus* romano, com que cada participante da empreitada e de seu entorno impulsionou a ideia básica e simples: querer oferecer subsídios, tradicionais e atualizados, àqueles que vão iniciar-se na prática da Estomatologia, e são apenas estudantes; àqueles já formados e que necessitam rever alguns tópicos para um concurso público; àqueles, enfim, que, por uma traquinice do Destino, veem-se levados às barras dos tribunais e que carecem, de forma rápida, auxiliar a seus patronos na sua defesa.

Nem forças, nem intenções, foram regateadas.

Nessa esteira, muitas pessoas participaram e ajudaram a escrever estas páginas, mesmo sem nunca tê-las visto no seu conjunto. A todos esses colaboradores, sem distinção de graus acadêmicos, de posições hierárquicas ou de vínculos funcionais ou afetivos, sou devedor de imensa gratidão, e em muitos casos quiçá nunca possa dizer isso a eles, pessoalmente, face à distância a que se encontram.

Desde os alvores deste texto, vários profissionais se propuseram a ajudar, com maior ênfase nas áreas nas quais atuam ou, pelo menos, com as que têm mais contato. Ofereceram a sua colaboração desinteressada, e foram aceitos. Seus nomes constam entre os Colaboradores e, por isso, não carece decliná-los um a um. Todos, sem preferências ou grau de importância, são credores do nosso agradecimento sincero.

Todavia, o que seriam o Autor e seus Colaboradores se não contassem com o apoio irrestrito de uma grande editora? E foi aí que tivemos o privilégio de que uma empresa renomada, como o é a Guanabara Koogan, nos desse esta oportunidade ímpar de lançar nossa obra sob seu selo, desde sua 1ª edição. A Editora aceitou o desafio de investir em uma área do mercado nacional na qual existem poucos textos e acreditou que o nosso trabalho preencheria as expectativas tanto dos seus executivos maiores quanto dos seus clientes. A Guanabara Koogan, pois, não mediu esforços para, com a excelência peculiar de seu trabalho, entregar em tempo recorde a obra pronta, com uma qualidade que somente a valoriza. Agora, nesta 3ª edição, arrematando a evolução editorial, foi proposta uma reestruturação de texto e um novo projeto gráfico, mais moderno e arrojado.

A maior parte do trabalho de labrego destas páginas foi feita nas madrugadas, em um recanto do meu lar. Com silêncios e sorrisos, contrariedades e esperanças, paciência e carinho, a minha esposa, **Susana**, se fez merecedora de um agradecimento muito especial. Não fossem seus silêncios, não teria podido escrever. Não fossem seus sorrisos, o tédio teria perpassado para as páginas do texto. Não fossem suas contrariedades, muitas vezes não teríamos dado um enfoque diferente a um tópico. Não fossem suas esperanças inabaláveis, quiçá não tivéssemos conseguido recomeçar a cada uma das paradas. Não fosse sua paciência, o livro não viria a lume em tempo hábil. Não fosse o seu carinho, teria sido difícil levar o trabalho a termo. Por isso e muito mais, ela é credora de uma gratidão da vida toda, que se estende aos netos, **Ana Luisa** e **Jorge Alejandro**, e agora ao bisneto, **João Lucas**, que no nosso outono vieram florir com suas risadas e choros as tardes ensolaradas desta nossa terra por opção.

Jorge Paulete Vanrell

Nota do Autor

O presente livro foi concebido como uma tentativa de preencher uma lacuna na disciplina que ministramos junto ao Curso de Odontologia da Universidade Paulista (UNIP).

Não que não existam outras obras, clássicas, antigas e modernas, de valor neste campo. Ocorre, entretanto, que as mesmas ora se apresentam obsoletas, porquanto publicadas há muito tempo, ora nem sempre se aplicam a todas aquelas exigências estabelecidas pela Resolução CFO-63, de 8 de abril de 2005 (publicada no DOU de 19/04/2005), na sua Seção VIII, que estabelece a área de atuação da Odontologia Legal, *in verbis*:

Art. 63. Odontologia Legal é a especialidade que tem como objetivo a pesquisa de fenômenos psíquicos, físicos, químicos e biológicos que podem atingir ou ter atingido o homem, vivo, morto ou ossada, e mesmo fragmentos ou vestígios, resultando lesões parciais ou totais reversíveis ou irreversíveis.

Parágrafo único. A atuação da Odontologia Legal restringe-se a análise, perícia e avaliação de eventos relacionados com a área de competência do cirurgião-dentista podendo, se as circunstâncias o exigirem, estender-se a outras áreas, se disso depender a busca da verdade, no estrito interesse da justiça e da administração.

O artigo 64, do mesmo diploma legal, fixa as áreas de competência para atuação do especialista em Odontologia Legal:

Art. 64. As áreas de competência para atuação do especialista em Odontologia Legal incluem:

a) *identificação humana;*
b) *perícia em foro civil, criminal e trabalhista;*
c) *perícia em área administrativa;*
d) *perícia, avaliação e planejamento em infortunística;*
e) *tanatologia forense;*

f) *elaboração de:*
   1. *autos, laudos e pareceres;*
   2. *relatórios e atestados;*
g) *traumatologia odontolegal;*
h) *balística forense;*
i) *perícia logística no vivo, no morto, íntegro ou em suas partes em fragmentos;*
j) *perícia em vestígios correlatos, inclusive de manchas ou líquidos oriundos da cavidade bucal ou nela presentes;*
k) *exames por imagem para fins periciais;*
l) *deontologia odontológica;*
m) *orientação odontolegal para o exercício profissional, e*
n) *exames por imagens para fins odontolegais.*

Apenas ficou excluída, nesta 3ª edição, a parte de Deontologia Odontológica, porquanto a mesma, entre nós, é ministrada junto a outra área do Curso.

Dessa maneira, depois de mais de vinte anos de convivência diuturna no Instituto Médico-Legal do Estado de São Paulo, estamos a oferecer material para estudo ou consulta, e acreditamos estar colaborando, principalmente, com o futuro profissional de nossos alunos, para que não se percam nos sinuosos meandros da inter-relação de sua *Lex Artis* com o Direito.

É curial que, se o estudante de Odontologia gostasse de Direito, estaria em um curso de Ciências Jurídicas, e não no de formação de cirurgiões-dentistas. É por isso que decidimos estender bastante a parte desta obra dedicada a mostrar alguns conceitos de Direito Comum, as implicações da Odontologia com o Direito Penal e com o Direito Civil, e os problemas que surgem ao dentista – recém-formado ou graduado há tempo – quando tem de frequentar, por contingências muitas vezes alheias à sua vontade, um ambiente totalmente diferente do consultório ou da clínica, como o é o Fórum.

Estreitamente correlacionada com a atuação forense do cirurgião-dentista, está a função pericial que poderá ser chamado a desempenhar, na qual todos os esforços hão de ser envidados pelo profissional para auxiliar a Justiça na *busca da verdade real*. Sem paixões, mas com denodo; sem corporativismo preconcebido, mas com a isenção de quem tem nas mãos a orientação necessária para distribuir Justiça. É por isso que vários capítulos foram dedicados a esmiuçar a prova.

A Odontologia Legal, deve ser dito, não é mais uma disciplina que exige profissionais enciclopedistas; exige, sim, profissionais capazes de trabalhar em equipe. Isso porque a Odontologia Legal deixou há muito de ser um acantoado cognitivo *"in turris eburnea"* para transformar-se, talvez até pela própria globalização, em um emaranhado multiprofissional, onde conhecimentos antes conservados em compartimentos estanques hoje se imbricam, se entrelaçam, se permeiam, para constituir um auxílio muito mais profícuo para mitigar os sofrimentos dos menos aquinhoados, na sua parte curativa, promovendo ações que minimizem a repetição e o agravamento dos fatos, na sua parte preventiva.

Por essa razão, e visando demonstrar a participação real do odontólogo na equipe multiprofissional de atendimento, oferecemos a metodologia que nas últimas décadas tem auxiliado o esclarecimento e a responsabilização dos diversos fatores que, de algum modo, podem ser capazes de influenciar os procedimentos, levando a resultados adversos.

Apresentamos, assim, o diagrama de Ishikawa, também conhecido por outros nomes (diagrama de causa e efeito, diagrama espinha de peixe, diagrama 6 M), já que busca a identificação das principais causas responsáveis por determinado problema, resultado ou efeito. Essa metodologia poderá ser usada tanto nos *trabalhos de uma equipe*, para melhorar os procedimentos, como nos *trabalhos de uma avaliação pericial*.

Nesta 3ª edição, vivenciando os problemas com a entrada do jovem profissional no mercado do trabalho, optamos por dedicar uma abordagem sucinta a duas condições às quais pouca ou nenhuma atenção se dá durante a graduação, nem como informação, nem como prevenção ao impacto: o *coping* e a *síndrome de burnout*.

A Antropologia, por sua vez, parece ter sido transformada em uma cinderela nos meios forenses. Poucos conhecem, a rigor, qual é sua área de abrangência. Menos ainda os que a professam no cotidiano. Ínfimo o número dos que a aplicam. É natural, o adágio francês já no-lo afirma: *On trouve ce qu'on cherche et... on cherche ce qu'on connaît!*

Os que dedilham as músicas apenas de ouvido acham que técnicas sofisticadas e dispendiosas, como o perfil do DNA, são a panaceia, que tudo resolvem. Ledo engano.

Afora a identificação do gene da amelogenina, como caracterizador de sexo universalmente usado e aceito, todos os outros resultados sempre dependerão de haver exames prévios da própria pessoa, de a mesma contar com ascendentes ou descendentes supérstites, que possam oferecer materiais para confronto. Não existindo bancos de dados com informações fidedignas, até o exame de DNA será supérfluo.

Programas de identificação computadorizados, como o CAPMI (*Computer-Assisted Postmortem Identification System*), na sua versão 4, empregado na identificação de restos ou ossadas de vítimas da guerra do Vietnã, só foram usados (e nem sempre com êxito completo) porque os perfis de DNA dos soldados constavam de um banco de dados das Forças Armadas.

À parte essas sofisticações, o compasso antropológico, as réguas, os paquímetros e os goniômetros são os instrumentos que melhores resultados nos oferecem.

E aí, aqui e acolá, como ínsulas rebeldes – em Belo Horizonte; no Museu Nacional do Rio de Janeiro; na FO-USP ou no Instituto Oscar Freire, em São Paulo; com singular ênfase, na FOP-Unicamp, em Piracicaba, onde se estruturou um curso de pós-graduação, com especialização, mestrado e doutorado; na FO-USP, em Ribeirão Preto; e mais recentemente em Salvador e em alguns outros Serviços –, excelentes profissionais teimam e fazem por resistir e se opor a essa tendência ao desaparecimento de uma ciência tão antiga, quanto o é a Antropologia.

Quando aparece uma vala comum, como aconteceu não há muito em Perus (SP), com numerosos esqueletos (ossadas), alguns ensacados, outros simplesmente amontoados, o problema se torna medonho; com o número de profissionais com que se conta, podem-se passar anos antes que todos fiquem definitivamente identificados, em nível de certeza.

Tanto na Odontologia Legal quanto na Antropologia Forense, acreditamos ser necessário pensar urgentemente nas Universidades e nos Institutos de Pesquisa, promover a reativação de algumas áreas e incentivar o desenvolvimento de outras. Dentre estas últimas, no campo experimental, com *pesquisa aplicada*, e não de "de mentirinha", como fonte de ganhos fáceis para ajudar a fixar docentes que, afinal, limitam-se a fazer relatórios, semestrais ou anuais, ralos, faltos de conteúdo e de resultados, aprovados por comissões que parecem sequer lê-los, em um lastimoso e oneroso jogo de faz de conta de que se estaria investigando alguma coisa.

Precisamos investir também no campo didático-pedagógico, com a formação de profissionais para ministrar aulas de Odontologia Legal, tanto curriculares como de pós-graduação (aperfeiçoamento e especialização, pelo menos), aproveitando aqueles que tenham também vivência no fórum, nos IMLs ou institutos congêneres, para que possam transmitir conteúdo, sim, mas carregado de vivências, e não como meras lições de *"maître répétiteur"*.

Jorge Paulete Vanrell

Prefácio

Surpreso, emocionado e desvanecido, recebo do eminente mestre e amigo Prof. Dr. Jorge Paulete Vanrell o convite para prefaciar sua obra: *Odontologia Legal e Antropologia Forense*.

A tarefa solicitada por um mestre em Ciências demanda imensa responsabilidade, por se tratar de publicação de tal magnitude que, por certo, terá lugar de destaque e tornar-se-á obrigatória em qualquer biblioteca especializada; e marcará, sem dúvida, uma nova etapa no aprendizado da Odontologia Legal e da Antropologia Forense, aqui com atenção especial ao estudo do crânio, como deveria ser.

Pudéssemos os "autodidatas daqueles tempos" contar com publicação desse "naipe", que abrangesse tão ampla gama de conhecimentos, como se lê, proporcionando uma rara oportunidade de orientação àqueles profissionais partícipes de perícias, mesmo complementares, que poderão oferecer melhor adequação no auxílio à justiça.

Não há tanto tempo, os interessados na matéria, odontolegistas *ad hoc* (não havia legalmente a especialidade), necessitavam recorrer a consultas aos então clássicos da Medicina Legal, nos quais, por analogia, encontravam respostas às pesquisas e/ou dúvidas; destacamos, entre os autores nacionais, os mais consultados até pessoalmente, alguns por tê-los como companheiros de Congresso: A. J. Souza Lima; Afrânio Peixoto; Flamínio Favero; Hilário Veiga de Carvalho; Estácio de Lima; Hélio Gomes; Simas Alves; o criminólogo Arnaldo Amado Ferreira; e, atualmente, o Prof. Genival Veloso de França, talvez o mais consultado pelos universitários. No ramo da Odontologia Legal, a dificuldade se manifestava pela ausência de bibliografia: Luiz Silva publica *Odontologia Legal* em 1924 (SP); Moacyr da Silva (1997), o mais atual, *Compêndio de Odontologia Legal*; entre as duas publicações, a *Introdução à Odontologia Legal*, por Guilherme Oswaldo

Arbenz (1959); e, na Bahia, a *Odontologia Legal* de Waldemar da Graça Leite (1962).

Em outras publicações, inclusive nas estrangeiras, a Odontologia Legal apresentava-se como caudatária da Medicina Legal; em algumas, apenas com reduzidas citações. Toda essa divagação se fez necessária e pertinente para que se saiba da dificuldade em conseguir as informações, somente encontradas se consultássemos inúmeras obras, muitas vezes raras e esgotadas. Eis que vem a lume *Odontologia Legal e Antropologia Forense*, de autoria do insigne mestre Prof. Dr. Jorge Paulete Vanrell. Seu currículo, apresentado de início, não traduz a realidade de sua competência. Uruguaio de origem e brasileiro por opção, como sempre é apresentado, vem conquistando as audiências com sua expressiva atuação nos eventos de Medicina Legal e ciências afins, mercê de sua modéstia, simpatia e da mais expressiva comunicação de seus conhecimentos. A obra com que nos brinda sintetiza assuntos encontrados e parcialmente expostos em tantas outras; ademais, introduz conhecimentos outros, citados só eventualmente, assim facilitando enormemente a pesquisa; senão vejamos: discorre desde a História até os atuais procedimentos no estudo do DNA e sua importância pericial; aborda a Fotografia, sua aplicação e técnicas; desperta a atenção para o necessário conhecimento do Estatuto da Criança e do Adolescente, para situações de maus-tratos à criança e as providências cabíveis, orientação necessária até mesmo aos colegas cuja atividade diuturna exige um impecável comportamento ético; da mesma forma, verifica-se, por exemplo, nos capítulos 20 a 27, uma "trilha" plena de instruções para que o odontologista possa enfrentar problemas que advirão face os complexos meandros do Direito. Por isso que não é comum esse ensinamento aos profissionais dos cursos de Saúde. Completa agora o conceituado cientista o que poderíamos chamar de uma "Trilogia Preciosa": o *Manual de Medicina Legal: Tanatologia*; a

Sexologia Forense, que na apreciação do médico, advogado e consultor de Medicina Legal, Dr. Demercindo Brandão Neto, é das obras mais completas do gênero e com sucesso já previsto; e a *Odontologia Legal e Antropologia Forense*, o que se infere pela iluminada competência e felicidade na escolha dos colaboradores na redação do texto. Ao encerrar, quero divulgar mais uma qualidade do autor-cientista: a ***coragem***, ao convidar para prefaciar sua obra um ilustre desconhecido, cujas únicas e talvez maiores virtudes sejam as de conhecê-lo e admirá-lo como ***amigo***, como ***mestre***, como ***exemplo***, o que não impede de substabelecer ao Prof. Jorge a responsabilidade deste prefácio e a admiração por seu destemor, que exacerbou a *vaidade*, e que deixou muito honrado o seu admirador.

Jorge de Sousa Lima (*in memoriam*)
Especialista em Odontologia Legal.
Doutor em Odontologia pela
Faculdade de Odontologia da
Universidade Federal de Minas Gerais.
Belo Horizonte, 12/10/2001

Sumário

Parte 1
Odontologia Legal, 1

Seção 1 | O Campo da Odontologia Legal, 3

1 | Conceitos e Noções Históricas em Odontologia Legal, 3
Jorge Paulete Vanrell

Introdução, 3
Denominação e campo de atuação, 3
Odontologia Legal nos seus primórdios, 4
Odontologia Legal nos tempos atuais, 5
Preparação para o exercício da Odontologia Legal, 6

2 | Odontologia Legal e suas Relações com o Direito, 8
Jorge Paulete Vanrell

Introdução, 8
Relações com o Direito Penal, 9
Relações com o Direito Civil, 10
Relações com o Direito Processual (Civil e Penal), 10
Relações com o Direito Previdenciário, 10
Relações com o Direito Administrativo, 11
Relações com o Direito Comercial, 11
Relações com o Direito do Consumidor, 11
Relações com o Direito do menor e do adolescente, 12
Relações com o Direito Trabalhista, 12
Relações com o Direito Penitenciário, 13
Relações com o Direito dos Desportos, 13

Seção 2 | Fotografia Aplicada à Odontologia Legal, 14

3 | Fotografia Forense, 14
Jorge Paulete Vanrell

Introdução, 14
Noções básicas de fotografia, 15
Equipamento fotográfico para Odontologia Legal, 16
Protocolo fotográfico padrão, 19
Deslocamento do foco, 22
Utilização da prova fotográfica, 23
Sete princípios técnicos elementares, 24
Procedimento padrão, 24

Seção 3 | Noções de Traumatologia Forense, 26

4 | Energias Lesivas ou Vulnerantes, 26
Jorge Alejandro Paulete Scaglia

Conceito, 26
Agentes lesivos, 26

5 | Lesões Contusas, 28
Jorge Paulete Vanrell ▪ *Jorge Alejandro Paulete Scaglia*

Definição, 28
Modalidades das lesões, 28

6 | Lesões por Arma Branca, 34
Jorge Alejandro Paulete Scaglia

Instrumentos lesivos, 34
Características das lesões, 34
Características diferenciais, 37

7 | Lesões Produzidas por Armas de Fogo e seus Projéteis, 38
Jorge Alejandro Paulete Scaglia

Introdução à balística, 38
Lesões perfurocortantes, 40

8 | Energias de Ordem Físico-Química | Asfixias, 45
Jorge Paulete Vanrell

Introdução, 45
Classificação, 45
Fisiopatologia, 46
Sinais anatomopatológicos gerais, 47
Sinais anatomopatológicos especiais, 48

9 | Ação de Outras Energias Lesivas sobre o Corpo Humano, 58
Jorge Paulete Vanrell

Introdução, 58
Lesões por meios térmicos, 58
Lesões por pressão atmosférica, 61
Lesões por eletricidade, 62
Lesões por radioatividade, 64
Lesões por meios químicos, 65
Lesões por agentes biológicos, 65

xviii Odontologia Legal e Antropologia Forense

Seção 4 | Estudo das Mordeduras, 66

10 | Identificação Odontolegal pelas Marcas de Mordida, 66

Maria de Lourdes Borborema

Definição, 66
Análise das impressões de mordidas, 67
Moldagem da mordida, 68
Coleta de amostras do suspeito, 68
Comparação das marcas de mordida com as moldagens do suspeito, 68

11 | Mordida Humana na Identificação Criminal, 70

Alicia Picapedra ▪ Carlos Sassi ▪ Cecilia Amorin

Introdução, 70
Princípios básicos das técnicas de levantamento, 70
Relato de caso, 73

12 | Laudo Pericial sobre Mordedura, 76

Jorge Paulete Vanrell ▪ Maria de Lourdes Borborema

Introdução, 76
Modelo, 76

Seção 5 | Estomatologia do Trabalho e Infortunística, 80

13 | Estomatologia do Trabalho e Infortunística, 80

Jorge Paulete Vanrell

Estomatologia do trabalho, 80
Infortunística, 81

14 | Cotidiano do Profissional no seu Meio | *Coping* e *Burnout*, 86

Jorge Paulete Vanrell ▪ Maria de Lourdes Borborema

Introdução, 86
Mecanismos de enfrentamento | *Coping*, 86
Síndrome de *burnout*, 88

Seção 6 | Odontologia na Prevenção do Abuso Infantil, 91

15 | Papel do Dentista em Casos de Abuso Infantil, 91

Jorge Paulete Vanrell

Introdução, 91
Perfil das crianças maltratadas, 93
Perfil dos autores de maus-tratos, 94
Clínica dos maus-tratos, 94
Diagnóstico dos maus-tratos, 96
Condutas a seguir, 100
Conclusão, 102

Seção 7 | Tanatologia, 104

16 | Noções de Tanatologia, 104

Jorge Paulete Vanrell

Conceito de morte, 104
Classificação odontolegal das formas de morte, 105
Provas de cessação da vida, 109
Cronotanatognose, 115

17 | Homicídio, Suicídio ou Acidente, 120

Jorge Paulete Vanrell ▪ Jorge Alejandro Paulete Scaglia

Introdução, 120
Forma de apresentação do cadáver, 121
Instrumento utilizado, 121
Sinais de violência no cadáver, 122
Características dos ferimentos, 122
Lesões de defesa, 123
Espasmo cadavérico, 124
Identificação da arma, 124
Exame do acusado, 124
Quadro sinóptico, 124

Seção 8 | Odontologia Legal no Fórum, 126

18 | Perícias e Peritos, 126

Jorge Paulete Vanrell

Perícia, 126
Perito, 126

19 | Documentos Odontolegais, 128

Jorge Paulete Vanrell

Classificação, 128
Tipos, 128

20 | Perícia em Odontologia Legal, 138

Maria de Lourdes Borborema ▪ Jorge Paulete Vanrell

Introdução, 138
Ficha odontológica para identificação forense, 139
Sistemas de numeração das peças dentárias, 140
Formulário de achados dentais, 143
Peculiaridades da perícia em Odontologia, 143
Prejuízo fonético, 144

21 | Perícia Documental em Atestados, 146

Mário Marques Fernandes

Introdução, 146
Utilização de documentos falsos à luz dos Códigos Civil e Penal, 146
Aspectos legais e funcionais da justificativa dos afastamentos, 147
Breves considerações sobre a atuação do Ministério Público em questões periciais relacionadas à saúde, 147
Descrição de caso pericial envolvendo a atuação do Ministério Público | Exemplo, 149
Considerações finais, 150

22 | Aspectos Clínicos do Erro Odontológico, 152

Maria de Lourdes Borborema

Introdução, 152
O que é erro em Odontologia?, 152
Como caracterizar a culpa, 153
Frequência dos casos de erro, 153
Possíveis causas do erro, 153

23 | Erro Estrutural | Nova Fonte de *Mala Praxis*: Implantodontia, 155

Bruno da Silva Santos

Histórico, 155
Implante, 155
Implantodontia como especialidade, 157

Erros na implantodontia e suas consequências, 157
Sucesso e fracasso em implantodontia, 158
Casos clínicos, 158

24 | Abuso Estrutural | Outra Fonte de *Mala Praxis*: Implantes Faciais, 162
Sergio Augusto Alves de Oliveira

Histórico, 162
Envelhecimento, 162
Classificação, 163
Indicações, 163
Contraindicações, 163
Tipos de preenchimento e implantes faciais, 163
Complicações, 164
Ficha clínica e termo de consentimento esclarecido, 165
Quando não dá certo, quem é o culpado?, 166
Implicações jurídicas, 167

25 | Erro Funcional | Modificação do Sorriso, 168
Ana Graciela Buño Arostegui ▪ Alicia Picapedra ▪ Carlos Sassi

Introdução, 168
Princípios da estética facial, 169
Aspectos ético-legais, 173
Relato de casos clínicos, 175
Conclusão, 177

26 | Diagrama de Ishikawa na Odontologia Legal, 179
Jorge Paulete Vanrell ▪ Maria de Lourdes Borborema

Introdução, 179
Conceito, 179
Metodologia, 180
Exemplo de aplicação em caso concreto, 180
Conclusão, 182

27 | Participação em Audiências | O Cirurgião-Dentista como Testemunha, 183
Jorge Paulete Vanrell

Introdução, 183
Profissionais da saúde e a Justiça, 184
Como proceder no papel de testemunha técnica, 185
Objetivos dos advogados, 187
Truques sujos, 187

28 | Quando o Odontólogo Participa da Tortura, 189
Jorge Paulete Vanrell ▪ Maria de Lourdes Borborema

Definição, 189
Recomendações gerais em perícias de casos de tortura, 189
"Modernização" dos métodos, 192
Exame pericial em casos suspeitos de tortura | Abordagem odontolegal, 195
Metodologia de estudo, 198
Critérios diagnósticos, 198

29 | Caso de Auxílio Odontolegal no Esclarecimento de Crime Doloso, 200
Moisés Ponce Malaver ▪ Jorge Paulete Vanrell ▪ Carlos Giraldo Tupayachi

Introdução, 200
Achados criminalísticos, 200
Identificação do esquartejador, 201

Antecedentes relatados pelo suspeito, 202
Histórico relatado pelo suspeito, 203
Imprecisões e incongruências no relato do suspeito, 203
Dados do histórico necroscópico, 204
Resultados da necropsia psicológica do suspeito, 204
Incongruências que levaram à condenação e ao agravamento da pena, 206

Seção 9 | Deveres do Profissional e Bioética, 207

30 | Noções Elementares de Direito, 207
Jorge Paulete Vanrell

Introdução, 207
Normas incidentes sobre a conduta dos profissionais, 208
Direitos e obrigações, 209
Deveres do profissional da área odontológica, 211
Erros profissionais, 212
Culpa como fundamento da obrigação de indenizar, 213
Relação de causalidade entre a conduta e o resultado danoso, 215
Natureza jurídica da responsabilidade do cirurgião-dentista, 216
Liquidação do dano odontológico, 217

31 | Documentação Odontológica, 219
Jorge Paulete Vanrell

Introdução, 219
Documentação que deve constar do prontuário, 219
Código de Processo Ético Odontológico, 220
Código de Defesa do Consumidor, 221
Conselho Federal de Medicina, 221
Guarda das informações, 221
Relação profissional/paciente, 222
Parecer técnico | Tempo de guarda do prontuário odontológico, 223

32 | Desconsideração da Personalidade Jurídica e Código de Defesa do Consumidor, 226
Ricardo Gariba Silva

Introdução, 226
Pessoas naturais e jurídicas, 226
Princípio da autonomia patrimonial, 226
Desconsideração da personalidade jurídica | Conceitos e origem do instituto, 227
Teorias da desconsideração, 227

33 | O Cirurgião-Dentista e o Código do Consumidor, 230
Ricardo Gariba Silva

Introdução, 230
Consumidor e fornecedor, 230
Produtos e serviços, 231
Fornecimento de serviços gratuitos, 231
Relacionamento paciente/profissional, 232
O profissional, as informações e as novas técnicas, 232
Pessoas jurídicas relacionadas com o exercício da Odontologia, 233
Prazos para reclamar, 233
Práticas abusivas, 234
Orçamento e contrato de prestação de serviços, 235
Recomendações úteis, 236
Algumas consequências, 236

xx Odontologia Legal e Antropologia Forense

34 | Consentimento Esclarecido no Tratamento Odontológico, 237
Ricardo Gariba Silva

Introdução, 237
Requisitos do Termo de Consentimento Esclarecido, 239
Exceções ao princípio de necessidade do consentimento, 240
Modelo de Termo de Consentimento Esclarecido, 242

35 | Contrato de Honorários de Prestação de Serviços, 243
Ricardo Gariba Silva

Introdução, 243
Capacidade dos contratantes, 244
Licitude do objeto do contrato, 244
Forma do contrato, 244
Modelo de contrato de prestação de serviços profissionais, 245

Parte 2
Antropologia Forense, 247

Seção 1 | Identidade e Identificação, 249

36 | Introdução à Antropologia Forense, 249
Jorge Paulete Vanrell

Papel da Antropologia Forense, 249

37 | Conceitos de Identidade e Identificação, 253
Jorge Paulete Vanrell

Identidade, 253
Identificação, 253
Identificação criminal, 254
Fundamentos da prosopometria, 255
Fundamentos da datiloscopia, 255
Sistema datiloscópico de Vucetich, 257

38 | Arcos Dentários na Identificação, 262
Maria de Lourdes Borborema

Identificação pelos dentes, 262
Espécie, 262
Grupo racial, 263
Sexo, 263
Altura, 264
Individualidade, 264

39 | Reconstrução Facial como Procedimento de Identificação, 272
José Luis González Olivarría

Introdução, 272
Espessura dos tecidos moles, 272
Reconstrução tridimensional, 273
Procedimento de reconstrução facial, 277

40 | Aproximação Facial Forense no Brasil, 283
Paulo Miamoto ▪ Alexandre Raphael Deitos ▪ Mário Marques Fernandes ▪ Cláudia Rodrigues-Carvalho

Introdução, 283
Conceito, objetivos e indicação, 283

Boas práticas e práticas inaceitáveis em AFF, 284
Noções históricas, 285
Breve prospecto de estudos relacionados à técnica de AFF no Brasil, 287
Divisão didática das metodologias, 290
Estudos de casos, 291
Considerações finais, 298

41 | Rugoscopia Palatina, 299
Maria de Lourdes Borborema

42 | Técnicas Auxiliares, 301
Jorge Paulete Vanrell

Finalidades, 301
Manchas de saliva, 301
Manchas de sangue, 302
Presença de esperma, 302
Manchas de esperma, 303
Manchas de secreções vaginais, 303

43 | Identificação Craniométrica, 305
Maria de Lourdes Borborema

Introdução, 305
Pontos craniométricos, 305
Estimativa do sexo, 307
Estimativa do grupo étnico, 308
Estimativa da idade, 312
Estimativa da altura, 313

44 | Determinação da Idade pelo Exame dos Dentes, 315
Maria de Lourdes Borborema

Introdução, 315
Erupção dentária, 315
Involução dentária, 315

45 | DNA em Odontologia Legal, 319
Jorge Paulete Vanrell

Introdução, 319
Molécula de DNA, 320
Glossário, 324
Métodos para exame do DNA, 325
Responsabilidade do odontolegista, 327
DNA de tecidos e estruturas orais, 327
DNA salivar recuperado das mordeduras humanas, 329

Seção 2 | Pesquisas Científicas e Metodologias, 331

46 | Pesquisas Nacionais em Antropologia Forense, 331
Luís Carlos Cavalcante Galvão

Introdução, 331
Espécie, 332
Sexo, 332
Metodologia estatística, 334
Diagnóstico do sexo pelo exame quantitativo do crânio, 335
Diagnóstico do sexo pelo exame quantitativo de vértebras, 339
Diagnóstico do sexo pelo exame quantitativo da mandíbula, 340

Diagnóstico do sexo pelo exame quantitativo da pelve, 342
Diagnóstico do sexo pelo exame quantitativo
dos ossos longos, 343
Diagnóstico do sexo pelo exame quantitativo
dos ossos do pé, 345
Fenótipo cor da pele, 347
Estimativa da idade, 349
Orientações para o exame antropológico forense, 350

47 | Estimativa da Estatura, 352
Maria de Lourdes Borborema

Introdução, 352
Estudos dos séculos XIX e XX, 353
Medições diretas do esqueleto, 355
Cálculos trigonométricos, 357
Estimativa da estatura por meio de uma fotografia, 358

Seção 3 | Desastres em Massa, 359

48 | Odontologia Legal nos Desastres em Massa, 359
Jorge Paulete Vanrell

Introdução, 359
Conceituação de desastre, 359
Gerenciamento de um local de desastre, 360

Gerenciamento de um desastre, 361
Participação da Odontologia Legal, 361
Protocolo de trabalho do odontolegista em um local
de desastre, 363

Apêndices, 365

1 | Lei nº 5.081, de 24 de agosto de 1966, 367

2 | Código de Ética Odontológica, 369

3 | Consolidação das Normas para Procedimentos nos Conselhos de Odontologia, 379

4 | Código de Defesa do Consumidor, 426

5 | CID-10 (Classificação Internacional de Doenças) de Interesse Odontológico, 441

6 | Resolução CFO-198/2019, 456

Bibliografia, 459

Índice Alfabético, 483

Parte 1

Odontologia Legal

Seção 1 | O Campo da Odontologia Legal, *3*

Seção 2 | Fotografia Aplicada à Odontologia Legal, *14*

Seção 3 | Noções de Traumatologia Forense, *26*

Seção 4 | Estudo das Mordeduras, *66*

Seção 5 | Estomatologia do Trabalho e Infortunística, *80*

Seção 6 | Odontologia na Prevenção do Abuso Infantil, *91*

Seção 7 | Tanatologia, *104*

Seção 8 | Odontologia Legal no Fórum, *126*

Seção 9 | Deveres do Profissional e Bioética, *207*

Seção 1

O Campo da Odontologia Legal

1 Conceitos e Noções Históricas em Odontologia Legal

Jorge Paulete Vanrell

▶ Introdução

Não é possível estudar uma parte dissociando-a de um todo.

Assim, vê-se que não se pode estudar o coração sem examinar o resto do corpo; não se pode examinar o rim sem analisar as modificações que a sua disfunção tem acarretado no organismo como um todo. Algo análogo acontece com a Odontologia.

Com efeito, não há como negar que a Odontologia é, de fato, uma especialidade dentro da Medicina. Assim como o oftalmólogo examina, diagnostica, planeja e trata dos olhos e seus anexos; assim como o otorrinolaringólogo segue o mesmo roteiro clínico para as orelhas, o nariz e a garganta; assim o odontólogo, que, a bem da verdade, deveria chamar-se **estomatólogo**, estuda a boca, a arcada dentária e as peças que nela se inserem, os dentes, além das partes moles, e até a articulação temporomandibular. Ratificando esse conceito, bastará deitar os olhos sobre a CID-10 (Apêndice 5), que lista todas as patologias possíveis da citada região. Somem-se a isso, ainda, as manifestações de patologias de outros órgãos, sistemas e aparelhos que, a distância, têm manifestações na cavidade oral e seus anexos. Acresçam-se, por derradeiro, aqueles casos em que se observam patologias orais sem nenhuma etiologia aparente a embasá-las. É a vasta e promissora área das doenças psicossomáticas de manifestação estomatológica: alterações quantitativas, do aspecto físico e do aspecto químico da saliva, distúrbios gustativos, transtornos periodontais, cáries, transtornos de má oclusão, halitose etc.[1]

Não podemos deixar de lembrar que isso já existe em diversos países, por exemplo, Portugal e EUA, onde os cirurgiões-dentistas (estomatólogos), de fato, são médicos especialistas.

Acompanhando a mesma linha de raciocínio, é cediço que a Odontologia Legal, a rigor, é um dos ramos da Medicina Legal, com a qual colabora, fazendo ou complementando exames especializados relativos à arcada dentária e aos anexos; tratamentos executados; peças dentárias e/ou protéticas; vestígios da ação lesiva provocada por dentes (mordeduras) etc.

▶ Denominação e campo de atuação

Luiz Lustosa Silva, Professor Emérito paulista, de acordo com o entendimento aceito nas Américas, foi o criador da denominação **Odontologia Legal**. Com efeito, o Prof. L. L. Silva é o autor da primeira obra – *Odontologia Legal* – publicada nos idos de 1924,[2] quando se refere à disciplina com esse título e estabelece os primeiros limites do seu campo de ação.

Outros autores nacionais, em seguimento, continuaram a usar a citada designação, que destarte se consolidou. Dentre eles merecem destaque especial o

---

[1] Vianna LS. Psicologia infantil e psicossomática em Odontologia Pediátrica. Belo Horizonte: Imprensa da UMG; 1961.

[2] Silva LL. Odontologia Legal. São Paulo: Metodista; 1924.

Dr. Guilherme Oswaldo Arbenz, Professor da Faculdade de Odontologia da USP, com a sua *Introdução à Odontologia Legal* (1959).[3] A seguir, em 1962, o ilustre mestre baiano Prof. Dr. Waldernar Graça Leite lançou a sua *Odontologia Legal*.[4] Por derradeiro, em 1997, foi o Prof. Dr. Moacyr da Silva, Titular de Odontologia Legal da Faculdade de Odontologia da USP, quem, comandando vasta lista de colaboradores, apresentou o seu atualizado *Compêndio de Odontologia Legal*.[5]

A inclusão obrigatória da Odontologia Legal ou Odontologia Forense nos *curricula* mínimos de Odontologia, a partir de 1932, tem auxiliado a difundir o seu estudo entre os futuros profissionais. Infelizmente, estes nem sempre lhe devotam o interesse devido, e só lembram de que existe logo na primeira vez que têm um problema na área judicial.

A Odontologia Legal, pelo menos é o que pode parecer aos menos avisados, tem três áreas precípuas de atuação, a saber:

- Exame diagnóstico e terapêutico, bem como avaliação dos danos de maxila, mandíbula, dentes e tecidos moles da boca
- A identificação de indivíduos achados em investigações criminais e/ou em desastres em massa
- A identificação, o exame e a avaliação de mordeduras que aparecem, com frequência, em agressões sexuais, maus-tratos infantis e em situações de defesa pessoal.

Todavia, seu campo de atuação é bem mais amplo.

Por definição, a Odontologia Legal seria a disciplina que oferece à Justiça os conhecimentos da Odontologia e suas diversas especialidades. Nos Institutos Médico-Legais (IMLs), o campo de ação é o mesmo da Medicina Legal, restrito à regionalização de cabeça e pescoço, abrangendo as perícias no vivo, no morto, nos esqueletos (ossadas), em fragmentos, trabalhos encontrados, peças dentárias isoladas e/ou vestígios lesionais.

Acontece que, afora os IMLs, onde os odontolegistas, em regra, têm a sua atividade mais atrelada ao Direito Penal, os cirurgiões-dentistas podem auxiliar a Justiça atuando, ainda, junto às Varas Cíveis e Trabalhistas, como será visto no capítulo seguinte.

O Conselho Federal de Odontologia, órgão normatizador máximo dentro da profissão, na Seção VIII, da Resolução nº 63, de 8 de abril de 2005 (publicada no DOU de 19/04/2005), no artigo 63, define os objetivos da especialidade, *in verbis*:

> Art. 63. Odontologia Legal é a especialidade que tem como objetivo a pesquisa de fenômenos psíquicos, físicos, químicos e biológicos que podem atingir ou ter atingido o homem, vivo, morto ou ossada, e mesmo fragmentos ou vestígios, resultando lesões parciais ou totais reversíveis ou irreversíveis.
>
> Parágrafo único. A atuação da Odontologia Legal restringe-se a análise, perícia e avaliação de eventos relacionados com a área de competência do cirurgião-dentista, podendo, se as circunstâncias o exigirem, estender-se a outras áreas, se disso depender a busca da verdade, no estrito interesse da justiça e da administração.

Não se deve pensar que a Odontologia Legal, ainda que rotulada com qualquer outro nome, desde os seus primeiros passos, foi sempre igual à forma com que se apresenta hoje em dia.

▸ Odontologia Legal nos seus primórdios

O registro mais antigo, isto é, a primeira publicação oficial na qual a Odontologia Legal foi caracterizada como uma ciência capaz de auxiliar a Medicina Legal, data de 1898 e é da lavra de Oscar Amoedo, dentista, cubano de nascimento e radicado na Cidade Luz, e foi publicado em Paris que, à época, era considerada o "centro mundial do conhecimento científico". Todavia, o termo Odontologia Legal não tinha sido cunhado (como vimos, apenas o foi em 1924), e Amoedo, à época, usou o termo "Arte Dentária".[6] É uma das primeiras obras que exibe radiografias – técnica bastante "moderna" e uma novidade à época –, mostrando uma panorâmica de uma mandíbula de adolescente, de muito boa qualidade, mas que, não dispondo da aparelhagem atual, foi montada por segmentos.

O trabalho de Amoedo foi de um valor inestimável porquanto abriu o caminho para a novel disciplina, estabelecendo, desde o seu berço, o liame fundamental entre a Ciência Odontológica e o Direito, a primeira no auxílio do segundo.

É fato de sobejo conhecido que, ainda que a evolução técnico-científica se faça em um crescendo exponencial, sua curva, longe de ser suave, apresenta saltos. Fatos marcantes, tragédias significativas, grandes conflitos armados, parecem impelir avanços bruscos. Também a Odontologia Legal viu-se envolvida entre a última década do século XIX e o primeiro quartel do século XX em acontecimentos que contribuíram para que se firmasse e pudesse mostrar sua importância como auxiliar inconteste da Justiça. Senão, vejamos:

---

[3] Arbenz GO. Introdução à Odontologia Legal. São Paulo: Edição do Autor; 1959.

[4] Leite WG. Odontologia Legal. Salvador: Nova Era; 1962.

[5] Silva M. Compêndio de Odontologia Legal. Rio de Janeiro: Medsi; 1997.

[6] Amoedo O. L'Art dentaire en Médecine Legal. Paris: Masson & Cie.; 1898.

Em 1897, em Paris, irrompeu violento incêndio no Bazar de la Charité, local frequentado pela alta sociedade francesa da época. Esse evento infortunado resultou na morte de aproximadamente uma centena de pessoas. Todas as vítimas morreram carbonizadas e, afinal, as chances de que pudessem ser identificadas eram mínimas. A dificuldade ou impossibilidade de identificação, como é curial, acarretaria severos problemas jurídicos, notadamente na esfera civil. Conforme os relatos históricos, o então cônsul do Paraguai em Paris lançou a sugestão de que se solicitasse a colaboração dos cirurgiões-dentistas da Cidade Luz. Afinal, as pessoas vitimadas pelo incêndio pertenciam à alta sociedade e, via de consequência, submetiam-se a cuidados odontológicos e tratamentos de dentística. Esse procedimento, rapidamente esposado pela autoridade, possibilitou que fossem identificados em torno de 90% dos corpos carbonizados. É inegável que esse resultado, além de animador, fortaleceu bastante a credibilidade e confiabilidade dos métodos da Odontologia Legal como auxiliar na identificação.

Em 1909, o Consulado da legação alemã em Santiago do Chile foi consumido por um voraz incêndio, de aspecto criminoso, que destruiu boa parte do prédio. Quando os bombeiros procediam ao rescaldo das ruínas, foram encontrados restos de um corpo que, após as primeiras tentativas de identificação, parecia pertencer a Willy Guillermo Becker, secretário do Consulado, que estava desaparecido. Foi solicitado o auxílio do cirurgião-dentista Germán Valenzuela de Basterrica, que, após percuciente exame, provou cientificamente que os restos mortais não eram do funcionário do Consulado, antes do porteiro da Representação Diplomática, Ezequiel Tapia. A partir desse momento, começou a busca do secretário desaparecido, que acabou sendo capturado ao tentar atravessar a fronteira Chile-Argentina, usando disfarce de padre. Willy Guillermo Becker foi julgado e enforcado em julho de 1910. Os resultados obtidos impressionaram tão positivamente as autoridades que foi concedida ao Dr. Germán Valenzuela de Basterrica, como recompensa, a aprovação do projeto de criação de uma Escola de Odontologia no Chile. Conforme relata Sousa Lima (comunicação pessoal), ainda existe no saguão da Faculdade de Odontologia de Santiago "um nicho no qual repousa o crânio semicarbonizado de Ezequiel Tapia", testemunho silencioso de sua importância, tanto para a Justiça quanto para a Odontologia chilena.

Em 1912, o transatlântico Titanic naufragou, durante a sua viagem inaugural, após chocar-se contra um *iceberg*. Ao todo, dos 2.200 passageiros que transportava, 1.513 foram a óbito. Ao serem recolhidos diversos corpos, mesmo alguns recuperados algum tempo depois, começou o drama da identificação dos cadáveres, para as devidas implicações de direito. Muitos desses corpos foram reconhecidos por meio do exame das arcadas dentárias.

Ao longo da década de 1940, durante a Segunda Guerra Mundial, navios brasileiros que transportavam soldados foram torpedeados, ao que se supõe, por quatro submarinos alemães. Mais uma vez, a identificação odontolegal, usando as arcadas dentárias dos cadáveres, foi um subsídio decisivo, de grande utilidade.

Acontecimentos dessa espécie, por sua extensão e repercussão internacional, ainda que puntiformes e esparsos no tempo, firmaram de forma inquestionável a importância da Odontologia Legal no cenário científico moderno.

▶ Odontologia Legal nos tempos atuais

Já não mais carecendo de demonstrações grandiloquentes ou de acontecimentos fatais de grande envergadura, a Odontologia Legal continua a oferecer seus préstimos à Justiça, fazendo-o mais no dia a dia, na labuta silenciosa dos gabinetes dos IMLs ou de institutos congêneres, sem que, contudo, os nomes dos denodados cirurgiões-dentistas apareçam nas manchetes, na mídia, nos tabloides do quotidiano. E isso nem seria necessário, porquanto o profissional que se embrenha no cipoal da Justiça deve cumprir a missão que lhe foi cometida sem preocupar-se com o reconhecimento de seu trabalho.

Atualmente, para casos problemáticos de identificação, o odontolegista conta com uma série de subsídios que não existiam em começos do século XX, quando tudo era feito de maneira quase que artesanal.

Com efeito, hoje em dia conta-se com tecnologia de ponta, de acesso relativamente fácil, mesmo que nem sempre disponível nas dependências públicas em que se desenvolvem as perícias. Nessa linha podem-se utilizar:

- Estudos de racemização de aminoácidos, notadamente do ácido aspártico
- Estudos histológicos das estrias de Retzius (linhas de tensão) e das linhas de deposição
- Microscopia eletrônica de varredura, com ou sem análise de difração de raios X
- Análise comparativa de proporções de metais em ossos e dentes
- Estudos sorológicos para tipagem sanguínea, proteínas séricas e polimorfismos enzimáticos
- Análise do perfil de DNA.

Os estudos de **racemização de aminoácidos**, técnica usada há mais tempo em paleontologia, têm se mostrado úteis, em especial o ácido aspártico, um integrante da dentina que tem sido utilizado para estimar a idade. Sabe-se que a maior parte dos aminoácidos que compõem as proteínas do corpo é do tipo óptico L-aminoácidos, ao passo que os D-aminoácidos se encontram nos ossos, dentes, cérebro e cristalino do olho. Os D-aminoácidos são considerados possuidores de baixo *turnover* metabólico e, consequentemente, de um baixo índice de decomposição. O **ácido aspártico** é o aminoácido que tem o **maior índice de racemização**. Foi demonstrado que, comparando-se os índices D/L-ácido aspártico nos dentes, é possível ter uma boa estimativa da idade das pessoas. Os valores mais elevados do índice D/L foram observados em pessoas mais jovens, sendo certo que esses mesmos índices diminuem com a idade, quiçá por causa de fatores ambientais. Esse método se constitui na tecnologia mais acurada de determinação da idade, quando comparado com os métodos convencionais.

O **estudo histológico das estrias de Retzius**, descritas em 1837, que se observam no esmalte dos dentes e que representam o efeito de fatores tensionais sobre os prismas, pode ser utilizado roborando os padrões de erupção, pelo menos em populações jovens. Algo análogo pode ser obtido com o número das linhas de deposição do cemento dos dentes humanos, que apresentam correlação positiva com a idade. Existe a ressalva, apenas, de que a aderência é menor para as amostras de idades mais avançadas.

A **contagem microscópica de sistemas de Havers** ou osteonas, em osso cortical, aplicada a secções por desgaste da mandíbula, já foi reconhecida de utilidade, em combinação com a histologia dentária, na estimativa de idade de restos ósseos não identificados.

A necessidade de poder conhecer a identidade de origem de ossos esparsos (inclusive crânios) ou ossos misturados, como acontece no achado de valas comuns ou cemitérios clandestinos, levou a desenvolver procedimentos de natureza analítica. Dentre esses métodos, a análise da **relação proporcional de certos metais** tem se mostrado aplicável como critério de classificação. É o caso, por exemplo, dos índices magnésio/zinco (que é o melhor), zinco/sódio, magnésio/sódio e cromo/sódio (que podem complementar o primeiro). É óbvio que esse procedimento não deve substituir os métodos antropológicos convencionais, mas antes complementá-los.

A **sorologia forense**, como não poderia deixar de ser, já foi aplicada em pesquisas odontolegais. Trabalha-se com as polpas dentárias, onde podem ser caracterizados os grupos sanguíneos do sistema ABO, as proteínas séricas Gm, Km e Gc e pelo menos oito enzimas polimórficas: PGM, PGD, ADA, AK, EsD, Fuc, DiA3 e transferrina. Publicações recentes exibem métodos simplificados para a identificação fenotípica da alfa-2-HS glicoproteína, tanto em soro como em polpa dentária. Mesmo na atualidade, em que as técnicas sorológicas têm sido um tanto quanto deslocadas pelo exame do DNA, há de se considerar que em muitos casos, notadamente para desastres em massa, quando o acesso às pesquisas de DNA não é fácil ou tem longas filas de espera, o que implica um retardo significativo em face dos desdobramentos jurídicos de uma identificação tardia, os métodos sorológicos, mais difundidos, mais simples e mais fáceis de ser realizados em laboratórios menos sofisticados, podem ser de grande utilidade.

O **traçado dos perfis de DNA**, para um mínimo de 16 *loci*, utiliza procedimentos como a análise dos polimorfismos dos fragmentos de restrição (RFLP) e, quando tal não é possível, em face da degradação do DNA, pode utilizar-se da reação em cadeia da DNA-polimerase (PCR) para amplificar áreas específicas de fragmentos, de modo a possibilitar o exame (ver Capítulo 37, *Conceitos de Identidade e Identificação*).

▶ Preparação para o exercício da Odontologia Legal

A Odontologia Legal, que até há alguns anos não passava de uma utopia dos sonhadores, ou de uma visão de contornos difusos, aos poucos foi se consolidando, cristalizando-se através da orientação de mestres incansáveis e de serviços que acreditaram em uma nova especialidade dentro da Odontologia.

Assim, começaram a ser ministrados cursos de especialização, dos quais os mais tradicionais são o da Faculdade de Odontologia da USP, em São Paulo, orientado pelos Profs. Drs. Moacyr da Silva e Dalton Ramos, o da Faculdade de Odontologia da UFRJ, no Rio de Janeiro, dirigido pelo Prof. Dr. Sérgio Augusto Wanderley Pinto Oliveira, e o da Faculdade de Odontologia da Unicamp, em Piracicaba (SP), orientado pelo Prof. Dr. Eduardo Daruge (*in memoriam*), onde já se conta com os níveis de Mestrado e Doutorado. Outros estão em fase de planejamento e programação, sendo certo que em Alagoas e em Minas Gerais (BH-Itaúna) já estão programados em nível de especialização.

E pode-se perguntar: por que será necessário um número tão elevado de odontolegistas?

É que, em que pese a opinião popular de que os odontolegistas apenas limitam suas perícias a exame de carbonizados (acidentes) e/ou de cadáveres vítimas, por exemplo, de acidentes em massa, essa não é a realidade.

Com efeito, além das possíveis atividades já elencadas em parágrafos precedentes, ainda pode acontecer a participação do cirurgião-dentista e, melhor ainda, do odontolegista nas atividades forenses, fora dos limites dos IMLs e institutos congêneres, na função de peritos ou de assistentes técnicos, em casos da área cível, isto é, civil e trabalhista.

Observam-se elementos como:

- Profissionais com formação heterogênea, oriundos de escolas que têm proliferado indiscriminadamente, que, com prevalência acima do normal, cometem erros (culposos, é claro, não propositais, mas os cometem)
- Pacientes descontentes, até nem tanto com os maus resultados, mas principalmente pelo desajuste ou pela quebra da relação profissional-paciente
- Situação econômico-financeira do entorno, que exacerba a suscetibilidade a quaisquer perdas, ainda que mínimas, que os erros possam significar.

Pois bem, esse já um caldo de cultura pronto para que eclodam as propositturas das ações por *mala praxis*.

A melhor prova é a quantidade de processos abertos contra profissionais que hoje se acumulam nos Conselhos Regionais de Odontologia (CROs), foros civis, criminais e até trabalhistas. É o sentimento dos profissionais e professores mais experientes, de mestres como o Prof. Dr. Jorge de Sousa Lima e a Profª Drª Anna Astrachan, no 3º Encontro Científico, acontecido no Rio de Janeiro (Riocentro, 2001), que o novel cirurgião-dentista teria de ser mais bem protegido, mercê das orientações que deveria receber, ainda durante o curso de graduação, justamente, na disciplina de Odontologia Legal, o que, infelizmente, nem sempre acontece.

Por outras palavras, quando o cirurgião-dentista está adequadamente preparado, a probabilidade de ser alvo de um processo desse tipo é pequena. Todavia, quando se trata de um profissional cuja atuação é inadequada para os padrões exigidos pela técnica, pela ciência e pelos preceitos éticos, realmente suas chances serão bem maiores.

Isso tem feito crescer o interesse por seguros de Responsabilidade Civil que acenam com a cobertura financeira dos profissionais segurados caso eles venham a sofrer condenações judiciais em pecúnia (indenizações, reparações de danos etc.) em casos de lesões corporais, danos materiais ou danos morais.

Muito embora essa possa parecer uma hipótese sedutora, como forma de minimizar os transtornos que o profissional poderia vir a sofrer, a verdade é que pouco resolve, já que, por um lado, os cirurgiões-dentistas, sentindo-se "protegidos" pelo seguro, não teriam tanta preocupação em manter sua atualização técnica, científica ou, mesmo, de procedimentos que caracterizam o padrão mínimo exigido para o exercício profissional. Por outro lado, quando um cliente sabe que o seu dentista tem um polpudo seguro, sentir-se-á mais disposto a promover uma ação por *mala praxis*, no intuito de se locupletar ilicitamente, com a certeza de que não prejudicará demais o profissional, na medida em que este terá o ressarcimento da seguradora.

O problema afigura-se-nos um tanto diferente porquanto, no nosso entender, é mais de formação que de resultados, apenas. O importante é que o cirurgião-dentista, quando aluno e, depois, quando graduado, invista na sua formação, atualização permanente e aprimoramento e na conscientização de sua atividade como profissional da saúde. O dilema não é como safar-se de um problema judicial, antes como não dar azo para que esse problema se instale ou, se o for, que não seja pelo que tange à parte técnico-científica ou ética do profissional.

2 Odontologia Legal e suas Relações com o Direito

Jorge Paulete Vanrell

▶ Introdução

Considera-se que a finalidade precípua da Odontologia Legal seja a aplicação dos conhecimentos da ciência odontológica a serviço da Justiça.

Na realidade, essa conceituação apresenta contornos bastante nebulosos, talvez até pela falta de difusão da disciplina e, via de consequência, do conhecimento da real extensão do seu campo de ação.

Com efeito, fazendo um questionamento genérico sobre o campo de ação da Odontologia Legal, suas finalidades e utilidade, mesmo entre profissionais, invariavelmente obter-se-iam respostas que apontariam para:

- Trabalhar como odontolegista em um Instituto Médico-Legal (IML)
- Ser testemunha no fórum ou no Conselho Regional de Odontologia (CRO), por solicitação de colegas
- Atuar junto aos advogados em casos de erro odontológico de outros colegas
- Preferir manter-se sempre longe da Justiça, visto que ela é algo muito complicado.

Essa estreita gama de respostas pareceria mostrar que o cirurgião-dentista:

- Tem uma visão utilitária da Odontologia Legal, uma vez que tão somente dela cogita como forma de tornar-se funcionário público de carreira
- Sente o peso da obrigatoriedade de comparecer ao fórum e participar de audiências ou outras atividades forenses, ou, pior ainda, de ter que aparecer no Conselho Regional de Odontologia para depor, por mero coleguismo
- Vê a possibilidade de uma fonte de ganhos, erigindo-se como assessor de advogados, quer como acusador, quer como defensor, nos casos de suposta *mala praxis* profissional de outros colegas, limi-

tando todavia a exposição de sua participação, se possível, a orientação apenas verbal, ou à emissão de singelos atestados ou declarações
- Acredita que o Direito é uma ciência em extremo complicada – afinal, ele sempre se preparou para uma área técnica – e que, de um modo ou de outro, sempre trará prejuízos econômicos, quer por obrigá-lo a ausentar-se por longos períodos do seu consultório, quer por acenar-lhe com a possibilidade de perdas financeiras, quando colocado na posição de réu.

É óbvio que, conquanto muitas das razões levantadas possam ser verdadeiras, o que mais existe é pouca informação e comunicação a respeito. Associa-se isso, em muitas escolas superiores, à conivência com docentes improvisados, ora pela falta de formação jurídica, ora pelo interesse em não comprometer a própria imagem com a emissão de juízos de valor, ora, enfim, pela tendência comodista – *laissez faire, laissez passer* – de quem pontifica em uma disciplina com carga horária exígua e considerada, por muitos, apenas complementar na formação do profissional.

Acreditamos, pois, que o que realmente falta é vontade de compreender os objetivos mais específicos dessa inter-relação da Odontologia com o Direito. Quer nos parecer que a melhor forma de suprir essa carência é escancarar para o futuro profissional esse vasto campo de ação. O conhecimento cabal do mesmo é a única forma que acreditamos seja apta a possibilitar que o aluno, aos poucos, crie o seu espaço e estabeleça os seus limites, respeite e ensine a ser respeitado na sua especialidade.

Dois ramos do Direito parecem ter maior difusão entre os profissionais, como campos de inter-relação obrigatória da Odontologia: o Direito Penal e o Direito Civil, e, mesmo dentro desses, com campos de ação, ao que parece, bastante limitados.

Quiçá isso seja consequência, tão somente, de uma falha de informação ou de uma falta de imaginação sobre os reais campos de atuação do cirurgião-dentista, ao se relacionar com as diversas áreas do Direito. Com efeito, e sem pretendermos ser exaustivos, elencamos, a seguir, as principais inter-relações:

▶ Relações com o Direito Penal

O cirurgião-dentista, odontolegista ou não, poderá ser solicitado nos casos descritos a seguir.

▪ Imputabilidade *(verificação da idade)* *(art. 26 e seguintes do Código Penal – CP)*

A determinação da idade é fator fundamental para verificar a imputabilidade do agente no cometimento de um crime e no seu apenamento. A maioridade penal, até há pouco considerada a partir dos 18 anos e agora programada sua redução para os 16 anos, tem de ser cabalmente demonstrada como pressuposto processual. Em regra, a caracterização etária se dá em função da certidão de nascimento e/ou dos documentos que dela se originam ou nela se embasam, como a cédula de identidade policial. É curial, entretanto, que um adolescente infrator, principalmente quando de corpo franzino e de baixa estatura, não entregará sua cédula de identidade para demonstrar a idade; antes, tentará fazê-la desaparecer, alegando a falta de documentos. A partir de então, não dispõe a Polícia Judiciária de outra forma de caracterizar a idade que não seja através do processo de ossificação metafisária, por meio de raios X, e das fases de mineralização e erupção dentárias. É justamente nesse ponto que a Odontologia concorre com os seus préstimos, podendo, com uma margem de erro assaz pequena, determinar a idade do agente.

▪ Lesões corporais *(art. 129, do CP)*

Na ocorrência de lesões corporais que atinjam a região oral, os elementos da cavidade bucal, a região temporomandibular e o pescoço, muito embora o médico-legista possa fazer o exame na ausência de um odontolegista, é óbvio que a pessoa mais indicada para fazê-lo seria o cirurgião-dentista. Vê-se, mais uma vez, que o estomatólogo terá também esse campo de ação, e a Odontologia contribuirá com essa seara do Direito Penal.

▪ Estelionato *(art. 171, do CP)*

O crime de estelionato (do lat. *stelio-onis*, camaleão) é tipificado pela fraude, pelo embuste do agente, que ilaqueia, mediante ardil, a boa-fé do cliente. Assim, o profissional pode prometer (e cobrar) uma ponte móvel em ouro, por exemplo, entregando para o cliente uma ponte feita, apenas, de um metal amarelo, de custo inferior. Enquanto não se caracterizar que, realmente, o referido metal não é ouro, não estará provada a materialidade do crime, e, desde logo, a tipificação do ilícito.

O cirurgião-dentista, funcionando como perito, pode ser solicitado para avaliar o tipo de trabalho realizado em um paciente, bem como os materiais utilizados. Essa perícia se torna necessária para ver o grau de congruência e de verossimilhança entre as anotações no prontuário odontológico, a versão passada para o paciente e a realidade constatada *in loco*.

▪ Falsidade ideológica *(art. 299, do CP)*

A falsidade ideológica compreende o crime em que o agente oferece um documento que é estrutural ou formalmente correto e autêntico, mas cujo conteúdo não se coaduna com a verdade, isto é, é falso.

O cirurgião-dentista, em casos desse jaez, pode ser solicitado para constatar a veracidade ou congruência entre os fatos odontológicos narrados no documento e a queixa ou com a clínica exibida pelo paciente.

▪ Falsidade de documento público/privado *(arts. 300 e 301, do CP)*

A falsidade se caracteriza como a apresentação de fatos diferentes daquilo que eles são na realidade. O instrumento em que tais fatos mentirosos ou falsos são lançados poderá ser tanto um documento público como um documento privado (ver Capítulo 19, *Documentos Odontolegais*).

A falsidade material de documento público ou privado pode acarretar a falsificação, por exemplo, da assinatura do suposto emitente. É o que acontece quando a funcionária (recepcionista, auxiliar de consultório etc.) de uma clínica se apropria de folhas do receituário ou do bloco de atestados, retira algumas delas e as preenche, imitando a assinatura do profissional e apondo o seu carimbo para reforçar o ar de credibilidade.

O cirurgião-dentista, na função de perito, terá, quando chamado, que esclarecer à autoridade requisitante a falsidade técnica do conteúdo documental, no que tange à Odontologia e suas especialidades, bem como examinar os registros odontológicos (prontuários) do emitente, para ver o que deles consta em relação ao suposto paciente e se existe arquivada a cópia ou segunda via do documento.

▪ Atestado médico falso *(art. 302, do CP)*

Muito embora o *caput* do artigo se refira, especificamente, a médico, a torrente jurisprudencial dominante tem estendido sua aplicação para os cirurgiões-dentistas. Trata-se de um caso de falsidade que se torna mais grave na medida em que seu executor é um profissional universitário, e se destina a um fim específico que é o de o usuário tirar algum proveito ou vantagem ilícita. Corresponde ao fornecimento, pelo profissional, de declaração atestando um fato odontológico com repercussão administrativa, quando se trata de uma afirmação mentirosa.

O cirurgião-dentista será requisitado para verificar se o paciente que recebeu o atestado apresenta a patologia nele referida e se no seu prontuário odontológico está arquivada a cópia ou segunda via do atestado. Essa constatação, desde que gozando de fé pública, se constitui na prova da materialidade do *falsum*.

▶ Relações com o Direito Civil

O cirurgião-dentista, odontolegista ou não, poderá participar das seguintes análises.

▪ Capacidade
(arts. 3º a 5º do Código Civil – CC)

A determinação da idade é fator decisivo em termos de determinação da capacidade civil da pessoa e dos atos por ela praticados, conforme determinam os arts. 3º a 5º do Estatuto Substantivo Civil vigente. A maioridade civil se completa aos 18 anos (art. 5º do CC), sendo certo que entre a partir dos 16 anos e até os 18 anos a incapacidade é relativa, e abaixo dos 16 a incapacidade é absoluta, para a prática de quaisquer atos da vida civil (art. 5º do CC). O documento legal a caracterizar a idade é a certidão de nascimento expedida pelo Cartório de Registro Civil em que se efetuou o registro do nascimento e/ou dos documentos que dela se originam, como a cédula de identidade policial. Na ausência dessa documentação, sob qualquer alegação, a forma de caracterizar a idade se baseia em exames do estágio do desenvolvimento corporal que têm seus resultados tabulados. Isso pode ser feito analisando-se o processo de ossificação metafisária ou dos ossos do carpo, por meio de raios X, e das fases de mineralização e erupção dentárias. É justamente nesse ponto que o cirurgião-dentista poderá funcionar como perito, de modo a poder determinar a idade do indivíduo com uma margem de erro assaz pequena.

▪ Identificação individual

A idade é o elemento identificatório pelo qual se afere se uma pessoa é criança, adolescente, adulta ou idosa. Juan Ubaldo Carrea, da Argentina, dizia, quando interpelado a respeito da importância da Odontologia na identificação: *"Dad-me un diente; yo fijaré la persona"*.

Essa é uma das funções precípuas e universalmente aceita da Odontologia Legal, muito antes mesmo que recebesse tal nome, dada a sua possibilidade, quer através do estudo dos arcos dentários, quer dos trabalhos de dentística e de prótese realizados nos dentes, de realizar a identificação precisa de uma pessoa viva ou de restos mortais (ver Capítulo 38, *Arcos Dentários na Identificação*, e Capítulo 45, *DNA em Odontologia Legal*).

▪ Avaliação do dano nas indenizações

Nas ações indenizatórias ou de reparação de dano – material, estético, fonético e/ou funcional –, na área cível, a avaliação da extensão do mesmo deve ser feita ou deve contar com a participação de um cirurgião-dentista (de preferência odontolegista, se tal profissional for acessível na comarca). Esse profissional é o único que poderá afirmar, em grau de certeza, o *an debeatur* que servirá para o magistrado embasar seu decisório sobre o *quantum debeatur*.

▶ Relações com o Direito Processual (Civil e Penal)

O cirurgião-dentista, odontolegista ou não, poderá manifestar-se nos casos descritos a seguir.

▪ Identificação individual

Ver anteriormente Relações com o Direito Civil, item Identificação individual.

▪ Capacidade processual

Ver anteriormente Relações com o Direito Civil, item Capacidade.

▶ Relações com o Direito Previdenciário

O cirurgião-dentista, odontolegista ou não, poderá funcionar como perito nos casos descritos a seguir.

▪ Concessão de benefícios

O sistema previdenciário dispõe de uma série de benefícios socioeconômicos que visam minimizar o sofrimento e/ou a incapacidade do acidentado, notadamente com a consecução de proventos alimentares nas suas várias modalidades. Na avaliação de citada incapacidade do acidentado, o cirurgião-dentista pode ser chamado a realizá-la. Esses benefícios, que incluem os elencados a seguir e outros que foram retirados do rol por serem inaplicáveis à espécie, nem sempre podem ser considerados integralmente nos limites do campo da Estomatologia. Destarte, sua interpretação deve ser cuidadosa, pinçando somente aquilo que possa interessar como componente ou base odontológica.

► **Auxílio-doença.** Importância que é paga mensalmente ao segurado enquanto padece de uma doença que o impede de trabalhar, e até a resolução, quer pelo restabelecimento, quer pela aposentadoria por invalidez. Seu valor equivale a um percentual – em torno de 70% – do que o trabalhador recebia quando em atividade, antes de adoecer. Aplica-se a músicos de instrumentos de sopro, sopradores de vidro, cantores etc., quando desenvolvem quadro patológico que atinge a boca e seus anexos, parte inferior da face e superior do pescoço.

► **Auxílio-acidente.** Importância que é paga mensalmente ao segurado enquanto se recupera de um acidente que o impede de trabalhar em plenitude, e até que se encontre apto a reintegrar-se ao mesmo trabalho ou a um outro do mesmo nível ou de nível inferior de complexidade, ou até fazer jus a aposentadoria por invalidez acidentária. Seu valor equivale aos 100% do que o trabalhador recebia conforme registrado à data do acidente. Aplica-se a cantores, músicos de instrumentos de sopro, sopradores de vidro etc., quando o trauma acidentário atinge a boca e seus anexos, parte inferior da face e superior do pescoço.

► **Aposentadoria por invalidez.** Importância que é paga mensalmente ao segurado que se encontra inválido, isto é, inapto para qualquer tipo de trabalho. Quando essa invalidez decorreu de acidente de trabalho, fala-se em aposentadoria por invalidez acidentária. Seu valor em geral sempre é menor do que aquele que o trabalhador recebia registrado à data do acidente, porquanto o cálculo se faz com base na média dos salários de um período.

► **Abono especial (13º salário).** Importância que é paga ao segurado já aposentado uma vez por ano, na época das festas natalinas – donde o nome inicial de "abono de Natal" – e cujo valor é próximo ao que ele recebe mensalmente a título de aposentadoria.

► **Assistência odontológica.** Prestação da assistência odontológica básica: extrações, moldagens e trabalhos de próteses totais, padronizadas.

► **Reabilitação profissional.** Inclusão do trabalhador acidentado em programas de reaprendizado ou de aprendizado de novas profissões, compatíveis com as sequelas morfofuncionais exibidas, de modo a adquirir outra atividade que, complementada com o auxílio-acidente, lhe garanta a subsistência.

► **Próteses e órteses.** Programa que cobre a aquisição e adaptação para o uso de peças mecânicas ou eletromecânicas – **próteses** – que substituem partes do corpo perdidas em eventos infortunados – por exemplo, membros, superiores ou inferiores, ou segmentos dos mesmos, ou objetos mecânicos – **órteses** – que auxiliam na execução de certas funções, notadamente da deambulação, como muletas, muletas canadenses, bengalas etc. Tem aplicação odontológica apenas na forma de próteses.

► Relações com o Direito Administrativo

O cirurgião-dentista participará do exame admissional ao serviço público.

▪ Exame admissional ao serviço público

O cirurgião-dentista verifica as condições clínicas de higidez bucal, tratamentos executados, peças colocadas etc. Essa é uma exigência que existe no Regulamento do Funcionalismo Público, que dessa maneira pretende se precaver em relação ao estado de saúde com que seus funcionários ingressam no quadro funcional. A inocorrência de quaisquer moléstias nesse exame admissional representará, do ponto de vista legal, e da área, que o trabalhador nada apresentava. Daí em diante, qualquer patologia que possa ser constatada certamente terá ocorrido na vigência do pacto laboral.

► Relações com o Direito Comercial

O cirurgião-dentista, agindo como perito *ad hoc* ou como assistente, poderá ter de agir no seguinte caso.

▪ Perícia sobre bens de consumo

Trata-se de perícias que abrangem produtos de uso odontológico de venda ao público (dentifrícios, escovas, fio dental, soluções detergentes etc.), para verificação de sua adesão à composição e às proporções declaradas, quantidade e efeitos esperados, garantidos pelo fabricante.

► Relações com o Direito do Consumidor

O cirurgião-dentista, agindo como perito nomeado, poderá ter que funcionar analisando os casos descritos a seguir.

12 Parte 1 | Odontologia Legal

▪ Perícia sobre aquisição de bens e serviços

O paciente do consultório odontológico é uma pessoa física. Ou seja, o profissional executa o seu tratamento para uma pessoa física, representada pelo próprio paciente. Este, por sua vez, está adquirindo ou utilizando um produto ou serviço destinado a si próprio ou a terceiros que estão ou não sob sua responsabilidade (p. ex., filhos).

O paciente adquire produtos quando, por exemplo, compra próteses, placas miorrelaxantes, aparelhos ortodônticos, documentação fotográfica e/ou ortodôntica, implantes etc.

Por outro lado, o paciente adquire serviços quando o profissional executa diagnósticos, planejamentos, realiza tratamentos, trabalha executando as documentações fotográficas e/ou ortodônticas, dentre inúmeras atitudes praticadas no ambiente do consultório odontológico e/ou hospitalar sob a responsabilidade do cirurgião-dentista.

▶ Relações com o Direito do menor e do adolescente

O cirurgião-dentista, agindo como perito nomeado ou como odontolegista, poderá ser solicitado para analisar os casos de cuidados com o menor.

▪ Cuidados do menor

Em geral, trata-se de casos de maus-tratos por ação (lesões orais por castigos, aplicação de cáusticos, ablação de peças dentárias, ruptura de frênulo labial etc.) ou por omissão (falta de higiene crônica, abscessos periodontais, cáries atingindo a câmara pulpar, abscessos apicais etc.).

▶ Relações com o Direito Trabalhista

O cirurgião-dentista, agindo como perito louvado, poderá avaliar o nexo de causalidade eficiente nos casos descritos a seguir.

▪ Doenças do trabalho

Verificará a doença desencadeada ou adquirida em função das condições especiais em que o trabalho é realizado e com ele se relacionam diretamente (mesopatias), desde que conste da relação do Anexo II, do Decreto nº 357/91. Há algumas, entretanto, que passaram a ser consideradas como tais após a emissão do citado decreto e outras que ainda não são consideradas mesopatias, exigindo, frequentemente, que os portadores se socorram da Justiça para que possam achar guarida, por analogia, com a legislação vigente.

▪ Doenças profissionais

O perito deverá examinar o histórico e a clínica do distúrbio apresentado durante o pacto laboral, a doença produzida ou desencadeada pelo exercício de trabalho peculiar a determinada atividade (tecnopatia), e desde que conste da relação do Anexo II, do Decreto nº 357/91.

Entre as **doenças profissionais** a que está sujeito o cirurgião-dentista, sem lugar a dúvidas, o grupo mais importante é o que compreende as lesões por esforços repetitivos (LER, denominação que se tenta evitar), que nada mais são que uma variedade especial de distúrbios osteomusculares relacionados ao trabalho (DORT) que acontecem apenas em **determinadas especialidades** ou tipos de trabalho, como, por exemplo, os **endodontistas** (operações de preparação de canais, limado, obturação etc.) e os **periodontistas** (trabalhos extensos com cureta etc.).

▪ Acidentes de trabalho

Acontecimento casual, fortuito, imprevisto, que ocorre pelo exercício da atividade profissional, a serviço de uma empresa ou como trabalhador autônomo, provocando:

- Morte
- Lesão corporal
- Perturbação funcional
- Perda, temporária ou permanente, da capacidade de trabalhar
- Redução, temporária ou permanente, da capacidade de trabalhar.

Resulta evidente que o cirurgião-dentista, no desempenho de suas atividades, está propenso a sofrer acidentes específicos com uma frequência maior que a de qualquer pessoa, mas dentro da frequência com que podem aparecer em outros profissionais da saúde.

▪ Insalubridade

A insalubridade é caracterizada pela ação de diversos agentes, cujos resultados são de efeito cumulativo e que, gradativamente, acabam por minar, de forma insidiosa, a saúde do trabalhador.

Em virtude disso, o odontolegista ou o cirurgião-dentista deverá examinar e verificar a ocorrência de nexo causal entre lesões orais e trabalho, nestas circunstâncias:

Estigmas resultantes da profissão

Certas profissões podem produzir marcas permanentes nos dentes por razões meramente **mecânicas**, que introduzem **desgastes sucessivos** e perdas mínimas de esmalte, em face dos traumatismos reiterados. Outras atividades laborais que expõem o trabalhador a substâncias químicas, quer na forma de produtos, quer na forma de íons, provocam alterações progressivas, ora pelo depósito dos íons, ora pela ação destrutiva, direta ou facilitadora, das substâncias químicas.

Ação mecânica

Nessa esteira encontramos certos trabalhadores que têm por hábito segurar tachas ou pregos entre os dentes. Nesse grupo, por exemplo, encontram-se os **sapateiros**, bem como os **estofadores**. É habitual que entre esses operários se encontrem, não raro, reentrâncias ou chanfraduras na borda incisal dos incisivos centrais (dentes de Hutchinson falsos).

Entre os **colchoeiros**, **estofadores**, **alfaiates** e **costureiras**, também se observam irregularidades ou pequenas fissuras na borda incisal ou livre dos incisivos centrais, resultantes do hábito de puxar o fio e, quando na medida, cortá-lo com o auxílio dos dentes em vez de usar tesoura.

Os **músicos** que executam com instrumentos de uma **palheta** (saxofones, clarineta, oboé etc.), em razão dos repetidos traumas com a **boquilha**, podem apresentar perda de substância no esmalte dos incisivos superiores centrais.

Algo semelhante pode-se observar com os **sopradores** de vidro, nos quais o trauma se dá com a boquilha da cana ou vara sobre os incisivos, tanto superiores como inferiores.

Afora as alterações nos dentes, alguns músicos podem apresentar lesões nos lábios (queilites e lesões contusas), provocadas pelos traumas mecânicos repetidos no uso de instrumentos de sopro, de bocal, quando ainda não se desenvolvera a denominada "embocadura".

Ação térmica

Os **provadores de café**, em função da peculiaridade do seu trabalho e de como ele é executado, podem desenvolver **reações térmicas**, quer na mucosa das bochechas, quer na do palato (duro e mole).

Ação química

A ação química não produz perdas ou traumatismos do esmalte, como o fazem os fatores mecânicos; antes provocam colorações características do esmalte e da dentina pelo produto químico com o qual o trabalhador tem um contato duradouro e diuturno, a saber:

- Manchas acinzentadas no colo dos incisivos e dos caninos, pelo **chumbo**
- Coloração cinzenta global, pelo **mercúrio**
- Manchas esverdeadas com reborda azul, pelo **cobre**
- Manchas amarronzadas na borda livre dos incisivos, pelo **ferro**
- Manchas amarelas, pelo **cádmio** etc.

Outras vezes, podem ser os **vapores corrosivos – nitrosos** e **sulfurosos** – que provocam destruição progressiva dos tecidos dentários e do periodonto, ensejando o amolecimento e a perda dos dentes, afora um maior índice de cáries nas coroas clínicas.

Por derradeiro, podem citar-se as cáries dos **confeiteiros** e pessoas que trabalham em **fábricas de doces**, caracterizadas clinicamente como manchas de forma circular, de cor amarela ou preta, nos tecidos desvitalizados, e localizadas, exclusivamente, na região do colo das peças dentárias. É que nesses trabalhadores acúmulos de açúcares (glicose, sacarose, frutose, maltose etc.) no sulco periodontal, associados a maus hábitos de higiene bucal, que não os removem durante o dia, acabam sendo degradados pelas enzimas salivares e pelas bactérias saprófitas, formando ácidos locais que atacam, de maneira puntiforme, os tecidos dentários, ensejando **estigmas de natureza patológica**, de cunho estritamente laboral.

• Higiene do trabalho

O cirurgião-dentista deverá promover ações responsáveis para garantir que o ambiente de trabalho não se torne agressivo para o trabalhador, no que tange à área estomatológica. Semelhantemente, ao periciar um local de trabalho, poderá identificar agentes que possam provocar insalubridade e quantificá-los, bem como seus efeitos.

▶ Relações com o Direito Penitenciário

O cirurgião-dentista participará do processo de readaptação e reeducação com seus cuidados profissionais no tratamento do encarcerado.

• Tratamento do encarcerado

Promovendo o bem-estar do apenado por meio de ações preventivas, sessões clínicas de diagnóstico e de tratamento, sedando dores e fazendo trabalhos simples de dentística, exodontia e periodontia.

▶ Relações com o Direito dos Desportos

O cirurgião-dentista, agindo como perito nomeado, poderá ter que avaliar casos de lesões culposas e/ou dolosas.

• Lesões culposas e/ou dolosas

Somente na ocorrência de lesões corporais durante o exercício do esporte e que atinjam a região oral. Vê-se, mais uma vez, que o cirurgião-dentista poderá ter, também, esse campo de ação como estomatólogo a contribuir com a Justiça.

Seção 2
Fotografia Aplicada à Odontologia Legal

3 Fotografia Forense

Jorge Paulete Vanrell

▸ Introdução

Habitualmente, o odontólogo, na prática clínica, costuma registrar fotograficamente alguns dos tratamentos que realiza ou alguns dos resultados que obtém, bem como situações que, pela sua raridade ou eventualidade, merecem perpetuar o seu registro. É assim que o profissional pode registrar fotograficamente a qualidade de adaptação de uma prótese, o ajuste perfeito de uma restauração, o antes e o depois de um procedimento estético (p. ex., um clareamento), ou a condição em que recebeu um paciente para registro *ad perpetuam rei memoriam*.

Neste capítulo, ao referirmo-nos à fotografia forense, não estaremos fazendo um estudo desse tipo de fotografia do dia a dia do consultório ou da clínica. Contrariamente, estaremos salientando alguns conceitos que se relacionam com as técnicas fotográficas gerais que um profissional deve conhecer, partindo-se do princípio de que o odontólogo não pode, nem deve, limitar o seu campo de ação à cavidade oral, mas antes estendê-lo ao indivíduo (paciente) como um todo. Não se trata de aprofundar-se no estudo de uma cavidade oral "avulsa", com suas estruturas e acidentes, mas sim de ver que ela se encontra integrada em um indivíduo. Daí que ele necessita saber um mínimo de como fazer o registro desses achados extrabucais.

Pode parecer evidente que muito do que se exporá neste capítulo é da alçada mais específica do odontolegista. Isso pode ser verdadeiro "se" e "quando" há odontolegista, o que não é a situação mais frequente.

Na maior parte dos casos, sequer há como encaminhar o paciente-vítima para uma repartição policial ou para uma dependência do Instituto Médico-Legal ou do Instituto de Criminalística, onde pudessem ser efetuadas as tomadas fotográficas de interesse processual.

Em 1973, Luntz e Luntz[1] listaram três razões mínimas que justificam por que o odontólogo deve ser autossuficiente em fotografia. A elas, Bernstein (1977)[2] acrescentou uma quarta. As razões são:

- A polícia pode não ser alcançável ou não estar disponível para realizar as fotografias pretendidas
- A polícia pode não estar treinada ou equipada para realizar as fotografias em *close*
- A corrente de custódia da prova é mais curta
- A ilustração produzida diretamente por um dentista oferece interpretação muito mais correta dos achados odontológicos do que a obtida por um terceiro, apenas dirigido para tirar a fotografia.

A maioria das lesões que se evidenciam em um paciente ou sobre uma vítima não é duradoura. Com efeito, trata-se de lesões perecíveis, quer pelo efeito natural de cura, com ou sem *restitutio in integrum*, quer pela desintegração quando é o caso de pessoa falecida.

Nessa linha de raciocínio, uma boa fotografia é fundamental na investigação forense como forma de

---

[1] Luntz LL, Luntz P. Handbook for dental identification: techniques in Forensic Dentistry. Philadelphia: J.B. Lippincott Co.; 1973.

[2] Bernstein ML. The application of photography in Forensic Dentistry. Dent Clin North Am. 1977; 21:69.

preserver a prova, documentando-a em filmes. Nesses casos a fotografia acaba por constituir-se em uma implacável testemunha silenciosa, incorruptível e imarcescível, dos fatos.

Este capítulo, como é curial, não se direciona a principiantes absolutos, antes exige alguns conhecimentos básicos prévios relacionados com a técnica fotográfica elementar.

▶ Noções básicas de fotografia

Todos os processos fotográficos, independentemente dos meios utilizados, consistem na captação de radiações eletromagnéticas (luz) de comprimentos de onda específicos, que são medidos em nanômetros (nm), sobre filmes fotossensíveis (fotográficos).

Os filmes fotográficos utilizados para registrar as imagens têm sensibilidade para os comprimentos de onda entre 250 e 900 nm. Dentro dessa escala, o olho humano apenas tem capacidade para ver aquelas radiações eletromagnéticas cujo comprimento de onda se encontra na faixa entre 400 e 760 nm. Nessas condições, o filme da câmara fotográfica registra a imagem igual àquela que está sendo observada pelo olho através da lente quando esta focaliza a imagem.

Como já mencionamos, é possível registrar imagens iluminadas por radiações ultravioleta de comprimentos de onda muito curtos (entre 210 e 400 nm) ou radiações infravermelhas com comprimentos de onda bem longos (entre 750 e 900 nm). Como os referidos comprimentos de onda não são visíveis ao olho humano, são denominados **luz invisível** ou **luz não visível**.

Quando os procedimentos fotográficos são direcionados para captar imagens com esses comprimentos de onda extremos, o processo fotográfico exige técnicas mais específicas, bem como ajustes de focalização, que se destinam a corrigir as propriedades das lentes, que, em geral, são construídas para fotografar com luz visível (entre 400 e 760 nm de comprimento de onda).

Em um ato tão simples quanto é o deitar uma luz sobre um objeto, por exemplo, a pele, uma mucosa etc., ocorrem quatro fenômenos primários relacionados com o destino das radiações luminosas, conhecidos em óptica como reflexão, absorção, transmissão e fluorescência.

▸ **Reflexão.** Ocorre quando uma radiação eletromagnética lumínica que atinge a superfície corporal é devolvida por esta. Cada estrutura pode devolver a luz completa, branca, pela soma das cores, ou apenas algumas das radiações: é graças a esse fenômeno que o olho humano consegue perceber as cores.

▸ **Absorção.** Diz-se que ocorre quando nem toda a radiação é refletida, mas parte dela é retida pelo corpo.

A parte de um campo a ser fotografado que absorve a luz aparecerá preta nas fotografias.

▸ **Transmissão.** É a dispersão da luz nas sucessivas camadas celulares ou não da pele e mucosas, até que a sua energia se dissipe por completo.

▸ **Fluorescência.** Ocorre quando a luz que atinge o corpo é capaz de provocar a excitação de algumas moléculas, o que as faz emitir uma luminosidade tênue e fugaz que perdura até poucos instantes após a cessação da iluminação. É semelhante ao que se observa com os mostradores de relógio e interruptores de luz, que, depois de iluminados, continuam por algum tempo oferecendo uma luminosidade difusa e de escassa intensidade. Em condições normais, a fluorescência da pele não é vista em razão de sua fugacidade, já que a energia se dissipa em torno de 100 ns, além do fato de que a energia lumínica refletida é muito mais intensa, ultrapassando a capacidade do olho humano para captar qualquer fluorescência.

Esses eventos ocorrem todos, simultaneamente, todas as vezes que uma luz atinge a superfície cutaneomucosa. Na dependência do comprimento de onda da fonte de luz incidente e das possibilidades ou configurações da câmara fotográfica usada (lentes, filtros etc.), cada uma das reações da pele à energia lumínica pode ser registrada individualmente.

· Lentes

A lente é a peça do sistema fotográfico encarregada de focalizar toda a luz convergente em um determinado ponto do espaço, denominado **foco**. A **distância focal** de uma lente é considerada, em óptica, a distância entre o centro da lente e o seu foco. Esse fato é responsável por ser a distância focal das lentes inversamente proporcional à convexidade delas. Em outras palavras, quanto mais convexa a lente, tanto menor será a sua distância focal.

Uma lente com distância focal curta, por exemplo, menor que 40 mm, oferece a possibilidade de registrar um campo muito amplo. Assim, para acomodar todos os elementos desse campo em uma área de 1,0 × 1,5 polegada (que é a superfície disponível de um filme de 35 mm), os mesmos deverão ser diminuídos.

Contrario sensu, uma lente com distância focal longa, por exemplo, 75 mm ou mais, habitualmente designada como **tele**, consegue captar menos luz ou um campo mais reduzido, fazendo com que o campo captado seja bem mais estreito, eliminando os objetos que se encontrem mais perifericamente. Todavia, para acomodar esse campo na mesma área de 1,0 × 1,5 polegada de superfície disponível no filme, não haverá dificuldade, e, ainda, ver-se-ão os objetos como mais próximos sem, contudo, serem amplificados.

As lentes denominadas *zoom* são compostas por diversas lentes cuja combinação permite uma ampla variação de distâncias focais que podem ser intercambiadas manualmente. A aproximação ou o distanciamento da cena a ser captada pode variar, sem existir necessidade de que o fotógrafo ou a câmara mudem de posição no espaço.

A maioria das lentes comuns consegue variar a posição do foco para captar nitidamente um campo de até 10×15 polegadas (aproximadamente $25 \times 37,5$ cm).

As denominadas lentes de aproximação (*close-up lens*) podem aproximar-se mais do objeto a ser fotografado e, com isso, captar imagens de até $1 \times 1,5$ polegada, isto é, do mesmo tamanho do campo do filme de 35 mm, a que se denomina tamanho real. Essas imagens têm uma relação (razão) de reprodução (RR) da ordem de 1:1. Seguindo o mesmo raciocínio, as lentes convencionais, conforme mencionado anteriormente, possuem um limite de aproximação de foco, RR de 1:10.

A par de as lentes oferecerem grandes chances de se obterem boas imagens, elas podem ser, também, as "vilãs" responsáveis por algumas distorções e prejuízos nas imagens.

▸ **Curvatura de campo.** É a distorção que permite que apenas o centro da fotografia esteja focalizado, ao passo que as partes periféricas ficam desfocadas. Essa é uma consequência das imperfeições geométricas das lentes que as impedem de enfeixar uniformemente todos os raios que recebem. Como já vimos anteriormente, a utilização de aberturas de diafragma pequenas, do tipo f22/32, ajuda a eliminar o problema, desde que a lente esteja suficientemente bem talhada na sua parte central.

▸ **Difração.** É um dos fatores físicos que acarreta perda da nitidez da imagem. Quando a abertura é muito ampla, por exemplo, f2.8, uma boa quantidade de ondas luminosas que atingem a periferia do diafragma sofre deflexão externa em vez de serem focalizadas. Isso traz como consequência a perda da resolução.

▸ **Profundidade de campo.** Quando se fotografa um objeto tridimensional, é óbvio que essa condição não poderá ser integralmente reproduzida no filme, que é apenas bidimensional. Isso faz com que a imagem que se forma sobre o filme (e, depois, sobre o papel) seja nítida apenas em um plano estreito, que inclui o da película e algo aquém e além desta. A partir daí, nos outros planos antecedentes e nos sucessivos, a nitidez fica paulatinamente prejudicada, e a imagem se desfoca. Inobstante, essa ocorrência pode ser corrigida modificando-se a abertura da lente. Com efeito, quanto menores as aberturas, por exemplo, f16 ou f22, tanto maiores serão as espessuras dos planos, anteriores e posteriores ao filme, que ficarão nítidos. Habitualmente, as lentes profissionais têm indicadores que, de maneira muito simples, mostram desde onde e até onde os planos sucessivos ficarão em foco. Essa é a denominada profundidade de campo, que, como vimos, aumenta em razão inversa à abertura.

▸ **Distância de trabalho.** É a distância que medeia entre a lente e o objeto a ser fotografado. Essa distância depende, basicamente, do tamanho de ampliação que se pretenda (RR, ou razão de reprodução) e da distância focal da lente. É comezinho que a distância de trabalho deve ser adequada de modo a facilitar, de um lado, pela proximidade, para que o operador (fotógrafo) possa manipular e iluminar o objeto, e, de outro que, pela distância, não ocorram distorções de perspectiva. A distância de trabalho (WD, ou *working distance*) ideal pode ser calculada pela fórmula:

$$WD = \text{distância focal} \left[\frac{1}{\text{ampliação}} + 1 \right]$$

Quando se trata de fotografar objetos de grande tamanho, é conveniente que se diminua a distância de trabalho, utilizando-se lentes que tenham uma distância focal pequena – chamadas de grandes angulares – e que, destarte, possam oferecer um ângulo de visão maior. Já quando se trata de fotografar objetos menores em tamanho "retrato", ampliação 1/10, as lentes com distância focal de 50 a 100 mm são mais recomendáveis.

• Exposição

Em essência, a imagem fotográfica se forma quando uma certa quantidade de luz é focalizada pela lente sobre o filme fotossensível, que, destarte, fica "exposto" à energia lumínica.

A exposição é determinada por quatro variáveis que se encontram sob controle direto do operador (fotógrafo):

- Intensidade da luz
- Duração do tempo em que a luz incide sobre a emulsão do filme (velocidade de disparo)
- Tamanho da abertura pela qual passa a luz dentro da lente (abertura)
- Sensibilidade do filme à luz (variação ASA/ISO).

▸ Equipamento fotográfico para Odontologia Legal

• Câmara

Deve ser escolhida sempre uma:

- Câmara 35 mm com lente única
- De sistema reflex (SLR ou *single lens reflex*)
- Com possibilidade de intercambiar lentes
- Visão TTL (*through-the-lens*).

As câmaras com visor autônomo (*view-finder window*), mesmo as de melhor qualidade, causam erro de paralaxe que se amplia quando as fotografias a serem tomadas são em *close* ou com distâncias de trabalho pequenas.

Alguns opcionais que certas câmaras apresentam e que elevam exponencialmente os seus preços podem ser úteis, mas não são absolutamente necessários, porquanto podem ser supridos manualmente nas câmaras tradicionais e mais simples.

▪ Lentes

A lente mais importante, tanto em Odontologia Legal quanto para fotografia intraoral, é a denominada "macro", que permite obter fotografias de grande nitidez e qualidade a curta distância. Essa lente tem de apresentar algumas características ideais ou que disso se aproximem, como:

- **Distância focal de 90, 100 ou 105 mm**, o que permitirá uma boa distância de trabalho entre a lente e o objeto, com distorção de perspectiva mínima para superfícies curvas
- **Variação de abertura do diafragma de f2.8 a f22 ou f32**, pois as aberturas menores – por exemplo, f22 ou f32 – ainda que deixem entrar menor quantidade de luz na câmara, são as que ensejam as maiores profundidades de foco. A **profundidade de foco** é a que possibilita que objetos que estão em planos diferentes apareçam "em foco" ou nítidos. Esse dado é de extrema importância quando se pretende registrar imagens de aproximação de materiais biológicos, cuja focalização pode ser bastante difícil
- **Foco variável desde infinito até 1:1** – devem evitar-se as lentes que necessitem de adaptadores ou anéis de aproximação para obter esse espectro de variabilidade de foco. São preferíveis as lentes de foco contínuo, que não utilizam adaptadores
- **Evitar as lentes macro *zoom***, que permitem focalização em *close*. Na sua maioria não conseguem focalizar aquém de 1:4.

▪ *Flash* eletrônico

Tanto pode ser avulso como incorporado à câmara. O *flash* oferece a possibilidade, quando se utiliza com uma abertura de diafragma pequena – tipo f11, f16, f22 ou f32 – de "congelar" qualquer movimento, resultando imagens extraordinariamente nítidas.

O *flash* circular (ao redor da lente) não é recomendável para fotografia científica do tipo da odontológica, justamente porque:

- "Achata" as imagens
- Não provoca sombras

- Provoca reflexos circulares com objetos brilhantes (p. ex., esmalte dos dentes).

O ideal é um *flash* que permita direcionar o fluxo luminoso sobre o objeto de modo a dar detalhe de luzes e sombras, textura e dimensionalidade. É conveniente que seja móvel e não se incorpore ao corpo da câmara, de tal sorte que possa ser mudado de posição livremente, inclusive em relação a objetos pequenos e próximos. A versão comercial sofisticada é *point flash*, ainda que seus efeitos possam ser supridos e conseguidos pela habilidade do fotógrafo.

▪ Filmes

Todos os filmes consistem, basicamente, em uma tira de acetato de celuloide sobre uma de cujas faces é depositada uma camada da emulsão de um sal, que é haleto de prata fotossensível. Essa sensibilidade à luz é determinada pelo tamanho dos grãos do sal. Os filmes que possuem granulação fina e uniforme, ainda que possam requerer maior quantidade de luz ou exposição por tempos maiores, são os que permitem fotografias com maior e melhor resolução. A sensibilidade dos filmes à luz obedece a padrões internacionais (ASA ou ISO), e os utilizáveis em fotografia odontolegal ou forense em geral variam entre 25 e 160 ASA (ISO).

Para fotografias em preto e branco, o filme mais recomendável é o Panatomic X (ASA 36). Para fotografias coloridas, dispõe-se dos filmes tipo Kodachrome e Ektachrome, além dos filmes tipo Ektar 25 e Kodacolor 100.

Os filmes Kodachrome oferecem grânulos suficientemente pequenos, notadamente nas suas versões 25 e 64 ASA, mas exigem boa iluminação de luz do dia ou a utilização de um *flash* potente. O seu revelado nem sempre é comercial, exigindo, em geral, remessa aos laboratórios da fábrica, com o que se introduz uma demora no processamento das imagens. Isso já não acontece com os filmes tipo Ektachrome, cujo revelado comercial é industrial e se completa em torno de 1 hora.

Outro fator que pode ser levado em consideração é a durabilidade, no arquivo, das fotos e transparências (*slides*). Os *slides* Kodachrome retêm as nuanças de suas cores por um mínimo de 100 anos, ao passo que as transparências Ektachrome mantêm cores garantidas somente por 20 a 25 anos. Todavia, as transparências Kodachrome são sensíveis a uma degradação cromática quando expostas durante meses a luz ambiente contínua.

▪ Filtros

São representados por peças coloridas de vidro, gelatina ou outro material transparente que apenas deixam passar uma certa faixa de radiações eletromagnéticas (luz).

18   Parte 1 | Odontologia Legal

Dependendo das cores, os filtros podem ser utilizados para acentuar ou realçar o contraste entre cores próximas ou contíguas de um mesmo objeto, que deveriam aparecer com a mesma tonalidade de cinza, usando filme preto e branco.

▶ **Lei de transmissão da luz.** O filtro transmite a sua própria cor (que aparece como mais "iluminada" na foto impressa) e absorve, isto é, subtrai a cor complementar (que aparecerá mais escura na foto impressa) (Quadro 3.1).

Ainda que os filtros possam ser utilizados para fotografias em cores, o seu maior uso se dá com as fotografias em preto e branco.

Os filmes preto e branco a serem utilizados, conforme os resultados desejados (Quadro 3.2), podem ser:

- **Filmes Panchromatic** (T-MAX, PLUS-X etc.), sensíveis ao azul, ao verde e ao vermelho. As cores são representadas como diferentes tonalidades de cinza
- **Filmes Orthochromatic** (Kodalith), sensíveis apenas ao azul e ao verde. O vermelho aparecerá como preto na fotografia em preto e branco impressa.

De todos os mencionados, os filtros utilizados com maior frequência são:

- **Filtro verde**: para incrementar o contraste de tons de vermelho ou marcas vermelhas na peça a ser fotografada

Quadro 3.1 Cores absorvidas e transmitidas por cada tipo de filtro.

Cor do filtro	Nome do filtro	Absorve (escurece)	Transmite (ilumina)
Vermelho	25A, 29	Azul e verde – cíano	Vermelho
Azul	47, 47B	Vermelho e verde – amarelo	Azul
Verde	58, 61	Vermelho e azul – magenta	Verde
Magenta	CC50M	Verde	Vermelho e azul – magenta
Cíano	CC50C	Vermelho	Verde e azul – cíano
Amarelo	8, 15	Azul	Vermelho e verde – amarelo

- **Filtro amarelo**: para acentuar o contraste de nuanças de azul a roxo nas equimoses ou outras formas de contusão (p. ex., mordeduras)
- **Filtro ultravioleta** (*UV Filter*): não são lentes para fotografar, mas antes para proteger as lentes. Deve-se cuidar de retirá-los antes de tomar fotografias com luz ultravioleta
- **Filtro ultravioleta Wratten 18A** (*18A UV Filter*): filtro específico para as tomadas com luz ultravioleta

Quadro 3.2 Filmes preto e branco que devem ser utilizados de acordo com o resultado desejado.

Resultado desejado na foto	Com filme Panchromatic	Com filme Orthochromatic
Azul como preto	Vermelho (25, 29)	Verde (58, 61)
Azul como branco	Azul (47, 47B)	Azul (47, 47B)
Azul – verde como branco	Cíano (50C)	Cíano (50C)
Azul – verde como preto	Vermelho (25, 29)	Azul (47, 47B)
Verde como branco	Verde (58, 61)	Verde (58, 61)
Verde como preto	Vermelho (25, 29) ou azul (47, 47B)	Azul (47, 47B)
Laranja como preto	Azul (47, 47B)	*Nihil*
Laranja como branco	Amarelo (15) ou vermelho (25, 29)	Impossível
Vermelho como branco	Vermelho (25, 29)	Impossível
Vermelho como preto	Azul (47, 47B)	*Nihil*
Violeta como branco	Azul (47, 47B)	Azul (47, 47B)
Violeta como preto	Verde (58, 61)	Verde (58, 61)
Amarelo como preto	Azul (47, 47B)	Azul (47, 47B)
Amarelo como branco	Amarelo (15)	Verde (11)
Amarelo – verde como branco	Verde (11, 13)	Verde (11)
Amarelo – Verde como preto	Azul (47, 47B)	Azul (47, 47B)

- **Filtros vermelhos Wratten 87 ou 87C (*Red Filters*)**: para a captação específica de fotografias na faixa das radiações infravermelhas. Os há de nuanças diferentes (mais claros e mais obscuros), devendo a escolha ser feita mais em função de experiências prévias.

Com exceção do *UV filter*, mencionado anteriormente, que é privativo para proteção das lentes, os filtros tanto podem ser utilizados antepostos à lente – quer rosqueados no anel de montagem delas, quer em suportes próprios e vedados – quanto antepostos ao *flash*, de modo tal que a luz que promana deste somente seja de uma certa faixa do espectro eletromagnético, que é a que corresponde ao filtro.

▶ Protocolo fotográfico padrão

Inexiste um único tipo de fotografia para fins forenses. Cada caso é um caso, logo, cada caso apresenta suas peculiaridades. Todavia, na maioria das vezes, de modo a preservar todos os detalhes de uma lesão, dela deverão ser tomadas diversas fotografias, que se constituirão no **protocolo padrão** de cada serviço.

O referido protocolo padrão deverá contar com:

- Fotografias de orientação, a distância média, para mostrar em que parte do corpo a lesão ocorreu
- Fotografias de aproximação, para registrar os detalhes, e nas quais se farão tomadas com diferentes posições da fonte luminosa (p. ex., *flash*) para salientar detalhes de relevo.

Nessas últimas, é recomendável que pelo menos uma série seja tomada utilizando-se uma **escala** no campo, de modo a registrar, como referência, as dimensões relativas das lesões que se descrevem. Existem várias formas de utilizar objetos que possam servir de escala, como moedas circulantes ou outros objetos de tamanhos conhecidos.

Na prática odontolegal, é muito utilizada a escala de Hyrzer-Krauss, adotada pelo American Board of Forensic Odontology (ABFO) nº 2. A Figura 3.1 exibe uma escala monocromática de preto, branco e cinza, três círculos perfeitos e duas escalas milimétricas.

O uso de uma escala, independentemente de qual seja, visa minimizar as distorções fotográficas, bem como garantir a exatidão das medições, ao servir como referencial.

No mesmo protocolo, ainda, constarão:

- Fotos coloridas
- Fotos em preto e branco
- Ambas tiradas com luz visível, bem como usando
  - Iluminação ultravioleta
  - Iluminação infravermelha.

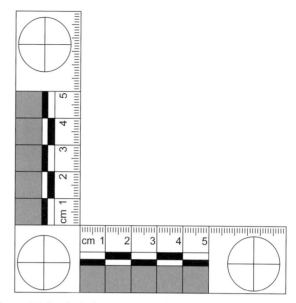

Figura 3.1 Escala de Hyzer-Krauss, adotada pelo American Board of Forensic Odontology (ABFO) nº 2. (Adaptada de Hyzer WG, Krauss TC. The bite mark standard. Reference scale – ABFO No. 2. J Forensic Sci. 1988; 33(2):498-506.)

Deverão ser tiradas diversas fotografias ou, até, vários rolos de filme de cada caso, levando em consideração que o material é perecível e/ou as circunstâncias fugazes, de tal forma que cada fotografia será insubstituível e única.

• Fotografia com luz visível

É o tipo de fotografia mais largamente usado, tanto em cores como em preto e branco. Em primeiro lugar porque os filmes se adaptam à maioria dos equipamentos fotográficos que se encontram no mercado. Em segundo termo, porque cobrem uma extensão bastante ampla do espectro eletromagnético, com otimização entre os 400 e os 760 nm, facilitando bastante o trabalho dos fotógrafos.

Todavia, alguns problemas persistem, e outros são fruto do próprio avanço tecnológico. Com efeito, os filmes e as câmaras comerciais são manufaturados para captação de imagens dentro do espectro visível. Quando se pretende utilizar fontes luminosas que emitam nos extremos do espectro – ultravioleta ou infravermelho –, em regra aparecem distorções ou alterações (o "*fog*" dos autores saxões).

Com a luz ultravioleta obtêm-se distorções indesejáveis para o azul, ao passo que a utilização de radiações infravermelhas o faz para o vermelho, muito embora as lentes dos equipamentos fotográficos modernos disponham de uma cobertura que age como "filtro" e que limita ao espectro visível as radiações eletromagnéticas que atingem o filme.

Outro inconveniente das câmaras mais modernas – tipo 35 mm SRL – é o automatismo. Com efeito, o objeto a ser fotografado se vê através da lente, e a câmara, automaticamente, estabelece o foco, e faz as correções de tempo de exposição do filme.

Destarte, essas câmaras oferecem sérias limitações técnicas para fins de fotografia profissional, notadamente quando se pretende obter "efeitos especiais", ora acentuando detalhes, ora suavizando-os. Não bastasse isso, ainda, as câmaras tipo *point-and-shot*, como, aliás, ocorre com todas as câmaras 35 mm, oferecem problemas de ampliação em face das suas limitações no que tange à área total do filme que será exposta.

Com efeito, uma vez que a superfície exposta do filme se resume a um retângulo de 24 mm × 35 mm, poucos serão os objetos, instrumentos ou lesões que caibam integralmente nessa área, pelo que sempre será necessária certa ampliação para levar as imagens ao tamanho natural. Deve-se cuidar para que essa ampliação possa ser feita sem perda dos detalhes, fundamentais para as comparações, nem o aparecimento de um granulado que prejudique a imagem, criando imprecisões de contornos.

A menos depois de se ter uma boa experiência em fotografia, será impossível que na primeira vez se consiga um bom registro, em face do grande número de variáveis que têm de ser controladas simultaneamente. Daí que se recomende, antes de pretender enfrentar um serviço de porte, "queimar" muitos rolos de filme, de modo a familiarizar-se com os "segredos" da arte fotográfica.

Hodiernamente, têm aparecido e se desenvolvido com bastante rapidez e boa qualidade as denominadas **câmaras digitais**, capazes de captar e armazenar as imagens sob a forma de informações digitais. Algumas vantagens que esse tipo de fotografia apresenta incluem:

- Visão imediata da imagem, quer no visor da câmara, quer na tela do computador
- Impressão imediata em papel
- Possibilidade de transferir a imagem para filmes convencionais, como positivos (transparências) ou como negativos
- Possibilidade de excelentes resultados, quer para fotos em preto e branco, quer para fotos coloridas.

Todavia, no atual estado da técnica, esse tipo de fotografia ainda oferece alguns problemas, como:

- Necessidade de utilização de *chips* de computador especiais para fotografias com luz não visível
- Limitações na ampliação das fotografias, para o tamanho natural ou além
  - Pela imprecisão de contornos
  - Pelo aparecimento dos *pixels*, como quadriculado, na imagem.

Já existem máquinas que estão minimizando esses problemas, em função de maior definição, avaliada através do número de *pixels* por campo (p. ex., 380 × 600,

1.500 × 2.800 etc.), e depois pela definição da impressora, avaliada através do número de pontos por polegada quadrada (dpi).

À época de elaboração deste trabalho, as duas câmaras digitais mais sofisticadas e que oferecem os melhores recursos são os modelos DSC S85, 4,1 *megapixels*, e DSC F707, 5,2 *megapixels*, da Sony, com sensibilidade variando de 100 a 400 ISO e uma imagem de alta resolução de 2.272 × 1.704 *pixels*, a primeira, e de 2.560 × 1.920 *pixels* a segunda, com Memory Stick de 16 MB, podendo comunicar-se diretamente ao microcomputador, via cabo USB.

Os custos das câmaras digitais, entretanto, ainda são bastante altos, principalmente para o profissional que não se vai dedicar exclusivamente à fotografia, mas apenas fará trabalhos esporádicos para registrar casos clínicos e/ou forenses de maior significação.

Uma última observação deve ser feita para reforçar a necessidade de sempre se fazer uma ou mais fotos de orientação do local com uma certa distância que, entretanto, permita ver, ainda que pequena, a lesão mas também o segmento todo (p. ex., face, pescoço, membro superior etc.). Essas fotos preliminares servem para fixar a localização e orientação da lesão. Somente após essas tomadas de orientação é que se poderá partir para fazer as fotografias em *close*.

Um fato deve sempre ser levado em consideração: há casos em que apenas haverá uma oportunidade para fotografar. Logo, nessas circunstâncias, deverão ser feitas várias fotografias – às vezes até um rolo preto e branco e um rolo colorido – com iluminação de ângulos diferentes, com diversas velocidades de exposição e com variações de abertura do diafragma.

• Fotografia em preto e branco com luz visível

O olho humano tem tendência natural a ver melhor as imagens coloridas, uma vez que lhe oferecem maior quantidade de detalhes em destaque. Essas informações "coloridas" são processadas diretamente pelos cones da retina e podem encobrir ou ofuscar outros detalhes. Quando a mesma lesão é fotografada em preto e branco, o olho não se distrai com a composição de cores da lesão e das áreas adjacentes. Destarte, a ausência de cores permite ao observador ver um maior número de detalhes na área afetada.

Para proceder a fotografar em preto e branco, devem ser seguidas as mesmas orientações gerais que são consideradas **metodologia padrão** (ver anteriormente) e que foram estudadas a respeito das fotografias coloridas, compreendendo:

- Seleção do filme
- Iluminação
- Orientação

- Variações (*bracketing*)
  - De diafragma (*f-stops*)
  - De velocidades de disparo
  - De filtros
- Tomadas em *close*, com e sem escala.

Os fotógrafos forenses profissionais optam por utilizar dois corpos de câmara, um carregado com filme preto e branco outro com filme colorido, com lentes intercambiáveis, o que facilita o manuseio.

▪ Fotografia em cores com luz visível

A fotografia em cores com luz visível é, de longe, a técnica fotográfica mais largamente empregada, uma vez que as câmaras já são fabricadas e configuradas para efetuar tomadas com a luz visível. Inexistem exigências ambientais especiais ou peculiaridades da câmara, desde que haja energia suficiente da luz visível para possibilitar o registro da imagem sobre a emulsão do filme.

As câmaras 35 mm têm condições para fotografar objetos com grande precisão e detalhes extremos de cor. Os revestimentos das lentes, bem como os filtros aplicáveis à iluminação com *flash*, permitem direcionar apenas luz do espectro visível sobre o filme. Assim, as únicas duas variáveis que devem ser consideradas quando se fotografa com filme colorido são:

- Tipo do filme
- Intensidade da luz presente durante a exposição do filme.

Na escolha do filme, deve utilizar-se sempre o filme que tenha a **menor velocidade de exposição** para a luz com que se conta. Deverão ser feitas fotos de orientação, direcionando-se, depois, para o local da lesão.

Nas fotos habituais ou de rotina, iluminadas por *flash*, geralmente um filme de ASA 100 é suficiente para a fotografia em *close*. Desde que se utilize a **técnica padrão**, poderão assim ser captados todos os detalhes de uma lesão. Em acréscimo, dever-se-á solicitar ao laboratório fotográfico que, antes de proceder à impressão das fotografias, providencie a correção da temperatura da cor do negativo, até a composição da cor real da imagem que vai ser impressa.

▪ Fotografia com luz não visível

Um dos maiores problemas, senão o maior, na tomada de fotografias com luz não visível é o fato de que o objeto iluminado com tais tipos de luz não é visível, como tal, ao olho humano. Será necessário fotografar, revelar e imprimir a fotografia para, afinal, verificar o que dela constou com a luz visível.

Para tanto – aliás, como em quaisquer outros casos de imagens com iluminação alternativa (ALI, *alternative light imaging*) –, essas técnicas exigem a utilização de **filtros**, que serão colocados entre o objeto e o filme (de regra na frente da lente). De se recordar, entretanto, que os filtros apenas delimitam o comprimento de onda da luz que incide sobre a lesão ou objeto. Em razão disso, devem ser tomadas algumas precauções prévias:

- **Tipo do filme usado**, cuja emulsão deve ser "sensível" ao tipo de luz utilizado, isto é, ao seu comprimento de onda
- **Variantes de exposição da câmara**, incluindo a abertura (*f*) e a velocidade do disparador, que deverão ser corrigidas
- **Fonte de iluminação**, que emita uma suficiente quantidade de luz do comprimento de onda desejado
- **Grau de deslocamento do foco**, para dar uma fotografia nítida.

No Quadro 3.3 são indicados os pontos de partida de cada uma das variáveis, para a fotografia com luz ultravioleta e com luz infravermelha. Há de se ter presente a variabilidade que existe entre as diferentes câmaras, de tal forma que não se pode esperar que, a partir desses dados, logo na primeira vez se consigam boas tomadas. Daí que a recomendação é de que se façam testes múltiplos, alterando uma variável de cada vez, até dominar completamente a técnica, antes de partir para casos reais. Não é lógico – sob pena de se perder o material – pretender que da primeira vez que se trabalhe com determinado tipo de radiação, com o acréscimo de todos os estressores do momento e do local, se obtenham boas fotografias. Daí a recomendação: experimente muitas vezes primeiro.

Fontes de luz ultravioleta (UV)

▶ **Luz solar.** Fonte excelente de luz UV, mas se mostra pouco prática para interiores e impossível de usar em fotografias noturnas.

Quadro 3.3 Pontos de partida de cada variável, para a fotografia com luz ultravioleta e com luz infravermelha.

Variável	Ultravioleta	Infravermelha
Sensibilidade do filme (ASA/ISO)	ASA 100-400	ASA 25-64
Diafragma (*f-stop*)	f4.5 até f11	f8 até f22
Velocidade de disparo	1/125 até 2 s	1/125 até 2 s
Filtro (na lente)	Kodak Wratten 18A	Kodak 87 gel
Comprimento de onda (nm)	200 a 390 nm	700 a 960 nm

22 Parte 1 | Odontologia Legal

▸ **Tubos fluorescentes.** Utilizados habitualmente para iluminação interna; os melhores são os conhecidos como "luz negra", que emitem uma boa radiação UV, tanto melhor quanto mais brilhante.

▸ **Luz de vapor de mercúrio.** Muito útil para iluminar intensamente áreas pequenas. São lâmpadas de difícil aquisição e que exigem certo tempo até estabilizar a emissão.

▸ **Flashes.** As unidades mais antigas oferecem uma boa emissão de luz UV. Entre as mais modernas há algumas que oferecem até uma emissão mensurável, mas exigem bastante experimentação até se conseguir dominar a utilização adequada.

▸ **Combinação de luz fluorescente e "luz negra".** Também conhecida como lâmpada de Wood, a luz emitida inclui uma luz composta por duas fontes em um mesmo equipamento.

Fontes de luz infravermelha (IV ou IR)

▸ **Flashes.** A maioria dos *flashes* emite luz infravermelha suficiente, mas é necessário que o fotógrafo os experimente para poder utilizá-los na fotografia IV.

▸ **Lâmpadas incandescentes (de tungstênio).** São muito utilizadas em laboratório; são melhores quanto mais brilhantes.

▸ **Lâmpadas de quartzo-halogênio.** De fácil aquisição e manejo. A sua luz não deve ser filtrada para evitar que se percam as radiações ultravioleta.

▸ Deslocamento do foco

Ao atravessarem uma lente composta, as luzes de comprimentos de onda não visíveis não seguem os mesmos caminhos que aquelas de comprimentos de onda visíveis. Por isso, a distância focal das lentes varia de acordo com os comprimentos de onda das fontes utilizadas.

Atualmente muitas lentes já são acromáticas, isto é, corrigidas para trabalhar com comprimentos de onda entre 400 e 700 nm, que correspondem à luz visível. A lente acromática se caracteriza por agir fazendo com que dois comprimentos de onda diferentes sejam levados a um único foco coincidente. As lentes que não são acromáticas, que ainda são muitas, podem necessitar de um deslocamento do foco para os comprimentos de onda de fontes fora do espectro visível.

Quando isso ocorre, o método mais fácil e recomendável para ser tentado para a fotografia ultravioleta pode consistir em um simples incremento na profundidade de campo. Para tanto, recomenda-se diminuir a abertura do diafragma (*f*) pelo menos dois pontos. O único problema a ser considerado é que a modificação da profundidade de campo acarreta modificações necessárias sobre os tempos de exposição, a iluminação e a escolha da velocidade do filme em ASA.

É cediço que todas essas preocupações diminuem quando são utilizadas lentes compostas acromáticas modernas de alta qualidade que já dispõem de uma correção de foco para cor, que permite obter fotos nítidas. Da mesma maneira, nenhuma correção ou deslocamento de foco será necessária quando se utilizem lentes próprias para UV (p. ex., Nikon Nikkor UV105).

▪ Fotografia de luz ultravioleta refletida (UVA)

Essa técnica é útil para realçar, fotograficamente, exantemas, erupções ou outros transtornos de pele e mucosas.

O objeto ou peça a ser fotografado é iluminado por uma luz "branca", e o filtro Wratten 18A é colocado entre o objeto e a câmara, geralmente rosqueado no anel da lente. As especificações são as seguintes:

- **Fonte de iluminação sugerida:** *flash* eletrônico
- **Filtro sobre câmara:** Wratten 18A
- **Filme apropriado:** qualquer filme preto e branco com emulsão o mais lenta possível
- **Lente:** tem de ser capaz de transmitir UV. A maioria das objetivas é adequada, desde que associadas com a utilização do filtro Wratten 18A
- **Tempo de exposição:** geralmente é decidido através de experiências prévias
- **Foco:** o foco da câmara deve ser ajustado segundo explanado anteriormente.

▪ Fotografia da fluorescência excitada pela luz ultravioleta

O princípio básico é que o objeto a ser fotografado será irradiado por luz UV, e as áreas ou regiões com fluorescência "brilharão" na região visível do espectro. O objeto ou a região poderá apresentar fluorescência de várias cores.

Como alguns dos raios UV são refletidos pelo objeto (como vimos que acontecia no tipo de fotografia mencionada na seção anterior, essas radiações refletidas são barradas com o uso de um filtro). Esse filtro limita-se a eliminar da energia incidente sobre o filme uma faixa espectral que corresponderia à excitadora do filtro.

Essa técnica é útil, em particular, para a identificação de certos minerais e resinas sintéticas polemizáveis. Em criminalística é usada para "coletar impressões digitais" latentes sobre documentos, selos de correio e notas de dinheiro. Também se utiliza no trabalho forense de identificação de impressões latentes com pós-fluorescentes na visualização. Seguem as especificações:

- **Fonte de iluminação sugerida:** *flash* eletrônico ou lâmpadas de emissão de UV funcionando em um ambiente escurecido
- **Filtro de excitação sugerido:** quando se usam lâmpadas próprias, esse filtro não é necessário. Usando *flash* eletrônico, este deverá ser usado com um filtro Wratten 18 A
- **Filtro de barragem sugerido:** Wratten 2A ou 2E
- **Filme apropriado:** o filme tipo luz do dia, de inversão de cores, parece ser o de melhor desempenho. O efeito para a diferenciação de cores através de nuanças de cinza, no filme preto e branco, é menos marcante que o observado na seção anterior
- **Exposição:** pode ser obtida através de experiências, mas a escassez de luz na fotografia se revela muito menor que o que se capta visualmente
- **Foco:** visual.

· Fotografia de luz infravermelha refletida

O objeto pode ser iluminado por "luz branca", e o filtro a ser utilizado – Wratten 87, 87C ou semelhante – se coloca na lente da câmara, rosqueado no seu anel.

Trabalhando em um ambiente escuro, o filtro pode ser colocado sobre a fonte de iluminação: *flash* ou refletor. Nem sempre os filtros são necessários. Assim, quando uma chapa de ferro ou um ferro de passar roupa, aquecidos, são usados como fonte de radiação infravermelha (IR) e as tomadas estão sendo feitas em um quarto escuro, os filtros são desnecessários.

Há fotógrafos que usam um filtro *25 sobre a lente das câmaras SLR, principalmente para que eles possam visualizar e focalizar a imagem no visor. As câmaras digitais mais modernas – do tipo DSC F707, da Sony – já oferecem avanços técnicos que dispensam o acréscimo de qualquer filtro ou fonte radiante.

Essa técnica é útil para o registro de extravasamentos subcutâneos e/ou submucosos, bem como para a detecção de adulterações ou falsificações de documentos etc. Seguem as especificações:

- **Fonte de iluminação sugerida:** *flash* eletrônico, refletores ou luz do dia
- **Filtros sugeridos:** Wratten 87 ou 87C colocados sobre a objetiva da câmara
- **Filme:** Kodak de alta velocidade para infravermelho
- **Exposição:** deve ser determinada através de experiências
- **Foco:** para resultados críticos, isso deve ser ajustado.

Fotografia da fluorescência excitada pela luz no infravermelho (luminescência)

Assim como vimos que na fluorescência excitada pelas radiações UV certas estruturas do objeto ou da peça de exame transformam comprimentos de onda curtos em outros mais longos que, nessas circunstâncias, se encontram na região visível, algo semelhante ocorre com as radiações infravermelhas.

Com efeito, quando tal acontece estamos em presença da denominada **luminescência**, e o objeto irradia luz verde-azulada, sem nenhum vestígio de infravermelho (IR) nos raios que emite.

Para fazer uma separação, pode-se colocar um filtro que permita passar para a câmara tão somente os comprimentos de onda recém-criados pela radiação IR. Para obter melhores resultados, recomenda-se trabalhar em um ambiente obscuro, preferentemente livre de radiações IR.

Essa técnica é particularmente útil para o estudo das tintas utilizadas em porcelanas de restaurações vestibulares e na detecção de falsificações na fotografia forense. As especificações são as seguintes:

- **Fonte de iluminação sugerida:** lâmpada de tungstênio ou *flash* eletrônico
- **Filtro excitador sugerido:** Corning 9788 sobre a fonte de iluminação mais um filtro Corning 3966, que absorve o calor colocado entre a fonte e o filtro 9788 quando se usa fonte de tungstênio. Certos *lasers* azuis ou azul-esverdeados também podem ser usados, nesse caso sem quaisquer filtros
- **Filtro de barramento sugerido:** Wratten 87, 87C ou 88A
- **Filme:** Kodak de alta velocidade, para infravermelho
- **Exposição:** é determinada geralmente através de experimentação prévia. Em geral o tempo de exposição é bastante longo
- **Foco:** deve ser ajustado para resultados críticos
- **Nota:** quando a fotografia de luz infravermelha refletida é feita com o **filme de cores infravermelho**, a luz "branca" mais o infravermelho (IR) devem incidir sobre o objeto. Para contornar isso, um filtro Wratten *12 pode ser utilizado na frente da objetiva da câmara para eliminar da radiação incidente a luz azul à qual as três camadas do **filme em cores para IR** são sensíveis.

▶ Utilização da prova fotográfica

Quando as imagens digitalizadas são utilizadas para fins forenses, o problema da admissibilidade desse tipo de prova sói ser levantado. O fato de as fotografias digitais serem mais "alteráveis" que as conservadas em filmes – negativos ou positivos – é o argumento mais citado. Há uma corrente jurisprudencial, inclusive, que não admite as fotografias digitais para fins processuais.

24 Parte 1 | Odontologia Legal

Esta seção foi concebida no sentido de esclarecer esse campo tão confuso, o que, em regra, resulta de confusões conceptuais e informações errôneas a respeito do tema.

▪ Legislação brasileira

Tanto os Estatutos substantivos – Códigos Civil, Penal e do Consumidor e Estatuto da Criança e do Adolescente, para citar os que mais se relacionam com a matéria – bem como os Estatutos adjetivos – Códigos de Processo Penal e Civil – e outras normas subsidiárias que legislam sobre matéria de prova foram elaborados muito antes que a fotografia digital fosse difundida e, assim, incorporada ao conjunto probatório.

Destarte, quando o Código de Processo Civil cita, em seu art. 429, *in verbis*:

> Art. 429. Para o desempenho de sua função podem o perito e os assistentes técnicos utilizar-se de todos os meios necessários, ouvindo testemunhas, obtendo informações, solicitando documentos que estejam em poder de parte ou em repartições públicas, bem como instruir o laudo com plantas, desenhos, *fotografias e outras quaisquer peças.* [o grifo é nosso]

Ora, uma vez que não foram vedadas expressamente, e ainda que as fotografias digitais sejam apenas uma forma de registro, além do que poderiam ser incluídas no genérico ilimitado "outras quaisquer peças", inexiste qualquer proibição para que seu uso seja admitido nas cortes.

Nessa esteira, a mais avançada jurisprudência admite que a fotografia pode ser armazenada digitalmente em um computador, que ela é considerada um original e que qualquer cópia exata que dela tenha sido feita pode ser admitida como elemento de prova em juízo.

A principal exigência para que isso aconteça – tanto para fotos digitais como para fotos obtidas sobre filmes – são a pertinência e a autenticidade. Isso, exceto quando a fotografia é aceita por ambas as partes. Caso contrário, a parte que pretenda fazer prova com uma foto deve, sob compromisso, afirmar que a fotografia é uma representação fiel da cena ou do material. Por outras palavras, está a testemunhar que a fotografia retrata com exatidão a cena ou o objeto tal como foi visto pela própria testemunha.

É obvio que o fotógrafo forense, associado ao odontolegista, deverá conhecer, senão todos os recursos da computação gráfica (que seria o ideal), pelo menos o maior número possível. Dessa forma, poderá usar essa técnica, quer como instrumento pericial de busca de convencimento, quer como mero recurso de demonstração.

▶ Sete princípios técnicos elementares

Oto Henrique Rodrigues (op. cit.), célebre *expert* gaúcho, esboça alguns princípios técnicos elementares, válidos para qualquer tipo de perícia e perito que possa fazer uso da computação gráfica, como, no caso, seriam as fotografias digitais. Tais princípios são descritos a seguir:

1. Ter presente que trabalhamos com matéria fisicamente visível, palpável, mensurável, isto é, trabalhamos sobre peças originais.
2. Não posso mudar a peça original através da computação gráfica.
3. Os equipamentos de captura de imagens somente retratam o que veem seus olhos eletrônicos (CCD).
4. Nosso trabalho é, todo ele, baseado sobre imagens.
5. As imagens virtuais somente são cargas elétricas armazenadas em um meio apropriado e praticamente não têm matéria, e seu valor é avaliado em função do *quantum* de realidade que mantêm com o documento físico original.
6. As citadas imagens eletrônicas podem refletir fielmente o objeto original ou podem ser modificadas parcialmente ou em sua totalidade. Todavia, o mais elementar é que qualquer pessoa, especialista ou não, poderá distinguir entre um e outro. Aliás, isso é irrelevante, uma vez que o desenho foi e ainda é largamente utilizado como demonstração em relatórios periciais sem que ninguém questionasse que o desenho modifica a realidade.
7. É pueril não empregar algo tão simples e produtivo para fazer um trabalho de verificação e demonstração de semelhanças e diferenças apenas porque há partes interessadas em levantar suspeitas em torno da honestidade e bom caráter dos peritos.

▶ Procedimento padrão

É necessário desenvolver um procedimento operacional padronizado, para garantir que uma fotografia digital seja admitida em juízo. Esse procedimento inclui:

- Em que oportunidades se utilizam imagens digitais
- Corrente ou sequência de custódia
- Segurança das imagens
- Realce das imagens
- Liberação e disponibilização das imagens.

Esse procedimento de rotina, como é curial, não se aplica apenas às fotografias digitais como, também, às fotografias convencionais sobre filmes e fitas de vídeo.

O mais importante, em todos os casos, é conservar a imagem digital original. Isso pode ser feito de diversas formas, levando-se em consideração:

- Fazer a gravação (salvar) do arquivo de imagem em disco rígido ou em CD
- As imagens digitais devem ser preservadas nos formatos originais dos arquivos. A regravação em

certos formatos pode fazer com que a imagem perca compressão. Quando se emprega a perda de compressão, informações vitais da imagem podem ser perdidas, e podem ser introduzidos artefatos

- Se as imagens são mantidas em um computador central ou em um servidor, em que diversas pessoas podem ter acesso aos arquivos de imagens, estes devem ser disponibilizados apenas como arquivos para simples leitura, de modo a que ninguém, dolosa ou culposamente, possa modificá-los, deletá-los ou regravá-los
- No caso de que uma imagem tenha de ser analisada ou realçada, deverá ser feita uma cópia do arquivo e trabalhar sobre essa cópia, que será salvada (gravada) com outro nome de arquivo
- O arquivo original, em hipótese alguma, será substituído ou regravado (*overwritten*) como um arquivo novo.

Alguns cuidados complementares devem ser tomados, para evitar que um trabalho técnico de primeira qualidade venha a ser prejudicado, em face de má interpretação das partes e/ou de terceiros.

Oto Henrique Rodrigues (2001), um dos mestres nacionais no tratamento de imagens e computação gráfica forense, assim resume os cuidados fundamentais:

- Nunca tratar uma imagem ao ponto de produzir uma modificação significativa. É eticamente aceitável que se faça um processamento artificial da imagem mediante comandos específicos orientados pela visão do objeto ou peça original, a título de **demonstração**, se espelham a realidade
- Não fazer comparações de tamanhos entre duas imagens, se não foi feito o controle da proporção e dimensão desde a captura da imagem. Nunca fazer a redução ou ampliação nas dimensões mediante o emprego de um *software* gráfico
- Não é fácil fazer uma demonstração da distinção de cores entre o padrão e o questionado, tendo o máximo cuidado se há essa intenção. Lembrar sempre: a consciência é o senhor do perito.

Seção 3

Noções de Traumatologia Forense

4 Energias Lesivas ou Vulnerantes

Jorge Alejandro Paulete Scaglia

▶ Conceito

A matéria pode apresentar-se de diversas maneiras, são os denominados **estados da matéria** na natureza: sólido, líquido, gasoso, plasmático (em reatores nucleares) e "condensado" (resultante da *Bose-Einstein condensation* [BEC]).

A **energia** nada mais é que uma das formas de existência da matéria, pois é equivalente a ela e interconversível com ela, segundo a relação expressa pela equação de Einstein:

$$E = mc^2$$

em que **E** é a energia equivalente à massa, **m**, e **c**, a constante eletromagnética (velocidade da luz, igual a 3×10^8 **m/s**).

A energia existe sob diversas formas, podendo passar de uma para outra, sendo que a tendência natural é converter-se na forma mais simples, mais comum, que é a energia térmica. Todavia, nenhum processo de interconversão ocorre com 100% de rendimento, uma vez que parte da energia total de um sistema se dissipa. Isso constitui a **degradação da energia** ou tendência ao aumento de **entropia**.

À guisa de exemplo, podemos tomar a **energia cinética** ou de movimento, que é uma das formas mais comuns e frequentes, e reside nos próprios corpos. Dessa maneira, quando estes se deslocam com uma certa velocidade *V*, tornam-se capazes de produzir um trabalho. A fórmula dessa energia cinética é **E = 1/2 mv²**.

Em todos os casos, quando uma forma de energia entra em contato com o corpo (ou o corpo entra em contato com ela), no ponto em que ocorre a transferência de energia para aquele, produzem-se alterações das estruturas superficiais (cutâneas e mucosas) e/ou profundas, internas (músculos, ossos etc.) ou, ainda, modificações das atividades ou funções de tecidos, órgãos e sistemas. A alteração morfológica ou funcional do corpo no local em que ocorre transferência de energia é o que se denomina **lesão**.

Daí que se denominem **energias lesivas** quaisquer formas de energia capazes de provocar lesões ou, então, **energias vulnerantes**, todas aquelas formas de energia capazes de vulnerar o organismo.

▶ Agentes lesivos

Diz-se de todos aqueles que podem provocar lesões. Eles podem ser agrupados em **instrumentos** e **meios**.

· Instrumentos

São objetos ou estruturas que transferem energias cinéticas (mecânicas), como se pode ver no Quadro 4.1.

· Meios

São todas aquelas situações que transferem quaisquer outras formas de energia, **diferentemente da cinética** (mecânica).

Quadro 4.1 Tipos de instrumentos que podem causar lesões.

Instrumento	Aplicação da energia sobre	Mecanismo	Ferimento (lesão)	Exemplo
Perfurante	Um ponto	Pressão–penetração	Punctório	Alfinete, agulha, sovela, prego, estilete
Cortante	Uma linha	Deslizamento	Inciso	Navalha, gilete
Contundente	Área + massa	Pressão–esmagamento	Contuso	Cassetete, chão, muro
		Pressão + esgarçamento	Lacerocontuso	Para-choque, pau
Perfurocortante	Ponto + linha	Pressão–deslizamento	Perfuroinciso	Peixeira, faca, bisturi
Perfurocontundente	Ponto + massa	Pressão–penetração	Perfurocontuso	Projétil de arma de fogo, chave de fenda
Cortocontundente	Linha + massa	Pressão–esmagamento	Cortocontuso	Machado, dente, foice, unha, facão
Lacerante	Linha + massa	Esgarçamento	Laceração	Serra, motosserra, serrote, tronçador

▶ **Meios físicos.** Diferentes dos mecânicos, compreendem **energias** sob a forma de vibrações. A avaliação da energia total do sistema pode ser calculada com certeza pela fórmula:

$$E = h\nu$$

em que h = constante de Planck ($6,6256 \times 10^{-34}$ J) e ν = a frequência.

Essas energias podem ser divididas em:

- **Sonoras**: instantânea (explosão, impacto) ou contínua (ruído laboral, música com potência)
- **Elétricas**: cósmica (queroaurântica: raio, centelha) ou artificial (eletricidade industrial)
- **Térmicas**: frio (geladura), calor (queimadura, intermação, insolação)
- **Luminosas**: solar, artificial

- **Radioativas ou actínicas**: raios X, rádio, cobalto, raios α, β e γ
- **Barométricas**: pressões hiperbáricas (escafandros, caixões).

▶ **Meios químicos.** Aqueles nos quais a energia é liberada pelo sistema durante uma reação química, a exemplo do que acontece com as **substâncias cáusticas** (soda, potassa), **substâncias corrosivas** (ácidos, como no caso da **vitriolagem**), entre outras.

▶ **Meios físico-químicos.** Aqueles em que há uma somatória de energias, como, por exemplo, **energia mecânica + energia química**, no caso da **asfixia**.

▶ **Meios bioquímicos.** Inanição.

▶ **Meios biodinâmicos.** Coma, estado de choque.

▶ **Meios psíquicos (psicossomáticos).** Estresse, ansiedade.

▶ **Meios mistos.** Fadiga.

5 Lesões Contusas

Jorge Paulete Vanrell ▪ *Jorge Alejandro Paulete Scaglia*

▶ Definição

Designam-se **lesões contusas** as provocadas por instrumentos contundentes, cuja classificação se dá por exclusão:

- A cabeça e as extremidades do homem e dos animais
- Instrumentos próprios para o ataque e a defesa (p. ex., soco-inglês, borduna, cassetete, *nuntchako*)
- Ferramentas de trabalho (p. ex., martelo, marreta e utensílios, desde que utilizados por impacto)
- Objetos no seu estado natural (pedras, paus etc.)
- Objetos dos mais variados: qualquer estrutura, pouco importando se é ela que vem de encontro ao corpo da vítima ou se é este que vai se chocar contra ela (p. ex., paredes, solo etc.).

▶ Modalidades das lesões

Os instrumentos contundentes, animados da necessária energia cinética, são capazes de provocar soluções de continuidade e lacerações, mais ou menos extensas, dos tecidos moles, dos vasos, das vísceras e das estruturas osteoarticulares.

▪ Formas lesivas

Decorrem em função de sua massa, da força viva de que estão animados, da direção na qual se movem, da duração do contato, da elasticidade dos tecidos golpeados, da maior ou menor moleza do local e da presença de resistências subjacentes. A ação contundente sobrevém como consequência de:

- **Compressão**, que determina esmagamento, mormente quando há uma resistência subjacente
- **Contato tangencial**, por atrito

- **Tração**, que pode produzir arrancamentos e lacerações. Quando a tração se exerce sobre uma víscera, esta pode ocasionar ruptura do seu aparelho suspensor, dos ligamentos e/ou do pedículo vascular, obviamente além das produzidas na própria víscera nas inserções
- **Sucção**, que determina uma depressão circunscrita
- **Explosão**, que decorre do aumento primário ou secundário da pressão interna. Também por deformação compressiva: para esta última, lembrar a força necessária para quebrar uma noz!

▶ Localização

Lesões superficiais

A seguir, são listadas as lesões que, com a exceção da escoriação, somente ocorrem em corpos com vida.

▶ **Rubefação.** A pressão libera histamina, que dá vasodilatação. Há autores que não a consideram lesão porque não há saída de sangue dos vasos. Encontram-se nas compressões e nas irritações agudas ou crônicas.

▶ **Edema traumático.** Aumento do líquido extracelular e extravascular, provocando distensão com limites nítidos, por vezes com a forma do instrumento.

▶ **Bossas linfáticas e sanguíneas.** Produzidas pelo acúmulo de linfa ("galo-d'água") ou de sangue, quando há um plano subjacente resistente e impermeável.

▶ **Hematoma.** Lago sanguíneo, localizado, formado pelo rompimento de vasos (Figura 5.1). Além de superficial, pode ser em profundidade, em plena massa de órgãos (hematomas extradural, subdural, intramuscular), e em espaços teciduais (retroperitônio, mediastino).

▶ **Equimose.** Sufusão hemorrágica difusa que se infiltra na espessura dos tecidos, ocasionada pelo rompimento dos vasos em face de ação de instrumento contundente, cuja forma pode guardar. A transformação química da hemoglobina fora do vaso leva a mudanças cromáticas na

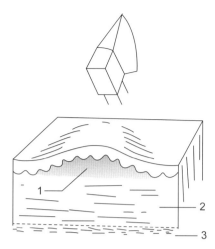

Figura 5.1 Mecanismo de formação de bossas e hematomas. **1.** Coleção líquida (linfa ou sangue). **2.** Córion. **3.** Tecido mais resistente e impermeável.

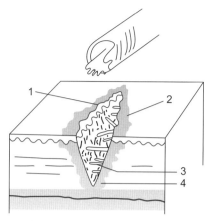

Figura 5.3 Desenho esquemático de lesão contusa. **1.** Irregularidade das bordas, em geral, amplamente laceradas e franjadas. **2.** Contusões das margens, que, às vezes, são apenas perceptíveis. **3.** Presença de pontes de tecido que se estendem entre as margens do ferimento. **4.** Fundo irregular, contuso e hemorrágico.

evolução – **espectro equimótico** de Legrand du Saulle: avermelhado, vermelho-violáceo, azulado, esverdeado, amarelado. Podem assumir a forma de sufusões (lençóis), víbices (estriações, "cobrinhas"), sugilações (em grão de areia sobre uma área) ou petéquias (pontos de 1 mm ou mais de diâmetro).

▶ **Escoriação.** Resulta da ação mecânica tangencial do instrumento que deixa a derme ao descoberto por arrancamento da epiderme (Figura 5.2). Não havendo secção das papilas, apenas flui serosidade, que forma crosta amarelada (melicérica) quando seca. Quando há secção das papilas, existe mistura de sangue na serosidade e a crosta que se forma ao secar é castanha ou amarronzada. Ao se destacar a crosta pode ficar uma mancha hipocrômica temporária. No cadáver, por não haver circulação, ainda que possam ocorrer escoriações, não se formarão crostas.

Por sua **forma**, podem indicar o instrumento (lineares estreitas, instrumentos pontiagudos; lineares largas (estigmas ungueais), arranhões; semilunares, unhas; pinceladas, cascalho; em chapa, asfalto; apergaminhadas, no sulco de enforcamento.

Por sua **localização**, podem orientar sobre o tipo de crime: em torno do nariz, na sufocação; em torno do pescoço, na esganadura; nas coxas, nádegas e mamas, no estupro e no atentado violento ao pudor; esparsas pelo corpo, no atropelamento.

▶ **Laceração (lesão lacerocontusa).** À semelhança da anterior, resulta da ação mais ou menos tangencial do instrumento, que, pela força de arrasto ou de tração, acaba por provocar esgarçamentos ou dilacerações dos tecidos, gerando lesões que, por suas características gerais, podem parecer-se com as cortocontusas sem, contudo, exibirem a relativa nitidez provocada pelo impacto do gume daquelas sobre o corpo: suas bordas são irregulares em face da dilaceração.

As características das **lesões lacerocontusas** são mostradas na Figura 5.3.

Lesões profundas

▶ **Entorses e luxações.** Tracionamentos e contusões que distendem ligamentos (entorses). Quando as superfícies articulares perdem contato, ainda que temporariamente, fala-se em luxação.

▶ **Fratura.** É a solução de continuidade do osso (Figura 5.4). Pode ser fechada ou exposta; completa ou incompleta; única, múltipla ou cominutiva; "em galho verde", transversa, oblíqua, longitudinal, espiral ou em mapa-múndi.

▶ **Rotura visceral.** Em geral, resulta de aumento de pressão, mais ou menos localizado, que faz explodir vísceras ocas com conteúdo líquido (bexiga, vesícula, estômago) ou dilacera vísceras maciças por tracionamento (arrancamentos, esgarçamentos) ou por penetração (perfuração, transfixação, secção).

▶ **Esmagamento.** Provocado por compressões violentas de grandes massas (desabamentos, acidentes de trânsito, com prisão entre as ferragens) ou por ondas de pressão/decompressão alternadas (nas explosões, *cf. infra*).

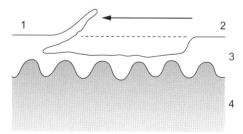

Figura 5.2 1. Retalho arrancado da epiderme. **2.** Direção da força escoriativa. **3.** Epiderme. **4.** Derme.

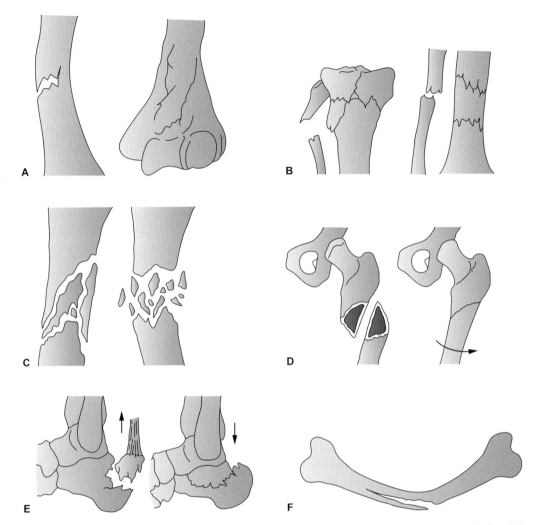

Figura 5.4 Algumas das formas mais frequentes de fraturas em ossos longos. **A.** Fraturas incompletas. **B.** Fraturas múltiplas. **C.** Fraturas cominutiva (esquerda) e "explodida" (direita). **D.** Fratura por torção. **E.** Fraturas por tração tendínea/arrancamento (esquerda) e por compressão (direita). **F.** Fratura em "galho verde". (Adaptada de Baima Bollone P, Pastore Trossello F. Medicina Legale e delle Assicurazioni. Torino: Giappichelli; 1989.)

▪ Traumatismos de crânio

▸ **Fechados.** Quando a massa encefálica móvel se desloca dentro do crânio, chocando-se contra as paredes (lesões de desaceleração), ou quando o trauma provoca lesões vasculares que levam a um derrame sanguíneo, por extravasamento, como nos traumatismos cranioencefálicos (TCE) que provocam acidentes vasculares cerebrais hemorrágicos (hemorragia extradural; hemorragia subdural; hemorragia intracerebral ou intracapsular) (Figuras 5.5 e 5.6).

▸ **Abertos.** Quando o instrumento com ação contundente aplica sua energia diretamente sobre o crânio, em forma tangencial ou de maneira perpendicular, com afundamento (lesão em mapa-múndi, de Carrara) (Figuras 5.7 a 5.11).

▪ Lesões por explosão

A explosão é uma manifestação da transformação violenta e brusca de energia que se acompanha de modificações físicas e de mudanças químicas de ordem molecular. A citada transformação caracteriza-se pela passagem instantânea da energia potencial a outras formas de energia: cinética, calórica, lumínica, dinâmica, térmica. *Blast* (do inglês, rajada, explosão) é a denominação que mais se usa para caracterizar esse evento.

O *blast* pode ocorrer na terra, no ar ou na água, em espaços abertos ou fechados, exibindo efeitos vulnerantes diferentes. Frequentemente é acidental, mas também pode ter caráter homicida, suicida ou bélico. Os acidentes são, frequentemente, por explosão de botijões, balões ou tubos de gases comprimidos (p. ex., GLP ou gás liquefeito de petróleo, acetileno, oxigênio etc.); em outros casos podem ser vasos sob pressão (p. ex., caldeiras). Nos casos homicidas ou bélicos, em geral, trata-se de artefatos *ad hoc*, como granadas de mão, minas ou bombas de fabricação caseira ou comercial, e podem conter explosivos de poder destrutivo variado: pólvora, dinamite, trinitrotolueno (TNT) etc.

Capítulo 5 | Lesões Contusas 31

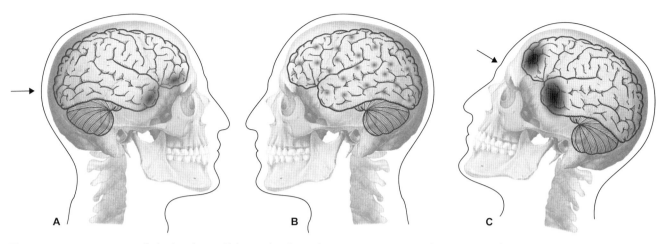

Figura 5.5 Lesões contusas, fechadas, do encéfalo, produzidas, indiretamente, por contrachoque: por aceleração (**A**), por dispersão de forças (**B**) e por desaceleração (**C**).

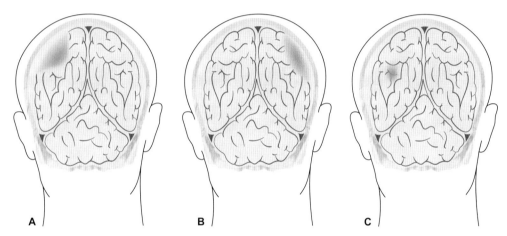

Figura 5.6 Acidentes vasculares cerebrais hemorrágicos, que podem resultar de traumatismos cranioencefálicos (TCE), mostrados em um corte frontal da metade posterior do crânio. **A.** Hemorragia extradural. **B.** Hemorragia subdural. **C.** Hemorragia intracerebral (intracapsular).

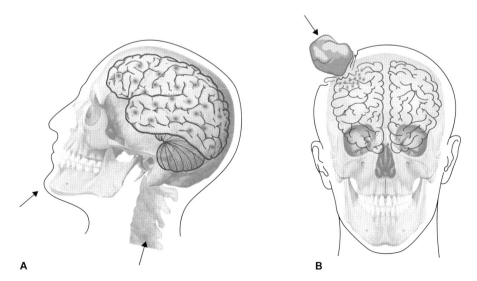

Figura 5.7 Lesões contusas provocadas por traumas diversos. **A.** Indireto (concussão cerebral por contrachoque). **B.** Direto com afundamento (por instrumento contundente).

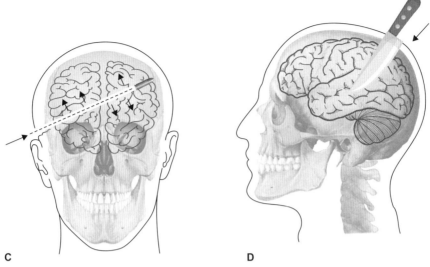

Figura 5.7 (*continuação*) Lesões contusas provocadas por traumas diversos. **C.** Direto com perfuração (por instrumento perfurocontundente). **D.** Direto com penetração (por instrumento perfurocortante).

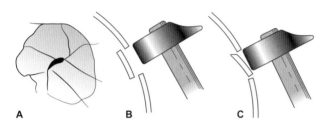

Figura 5.8 Esquema das lesões com afundamento da calota craniana. **A.** Lesão em mapa-múndi, de Carrara (norma horizontal). **B.** Lesão em vazador, de Strassmann (esquema em corte). **C.** Lesão em terraço, de Hoffmann (esquema em corte).

A explosão provoca uma onda de expansão, de pressão positiva, de fortíssimo empuxo, com deslocamento de um grande volume gasoso, de milésimos de segundo de duração, seguida de uma onda de pressão negativa, de vácuo relativo, de menor violência e intensidade, de ocupação do espaço esvaziado no momento anterior, que pode arrancar as vestes das vítimas.

As lesões decorrentes da explosão (*blast injury*) encontram-se em relação com a proximidade das pessoas ao local do evento, ao local em que a explosão se deu e à potência da carga explosiva. Trata-se, em todos os casos, de lesões contusas generalizadas, de grande extensão, a que podem acrescer-se queimaduras de graus diversos em face da deflagração do explosivo.

As lesões mais frequentes soem observar-se nas cavidades naturais do tronco (tórax e abdome), que podem ser abertas e com sinais de eventração, ou no crânio. Os

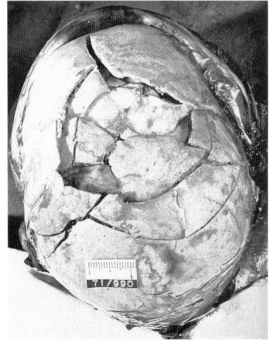

Figura 5.9 Fratura craniana em mapa-múndi, provocada pela queda de um tijolo. (Retirada de Spitz WU, Fisher RS. Medicolegal investigation of death, 2. ed. Springfield: CC Thomas; 1980.)

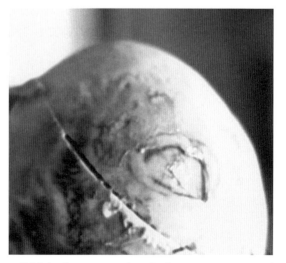

Figura 5.10 Lesão em vazador, de Strassmann, provocada por martelada.

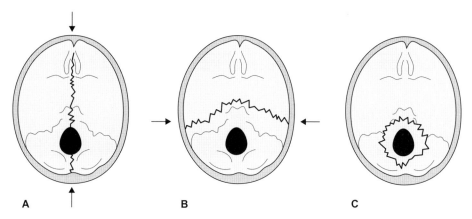

Figura 5.11 Mecanismo traumático compressivo das fraturas de base de crânio. As setas indicam, em **A** e **B**, os sentidos das forças que agem como potência e como resistência. **A.** Longitudinal. **B.** Transversal. **C.** Nas quedas, o intenso impacto da coluna vertebral contra a base do crânio provoca a fratura em volta do forame magno. (Adaptada de Teixeira WRG. Medicina Legal. 2 vols. Mogi das Cruzes: edição particular; 1978.)

globos oculares podem explodir, e as membranas timpânicas, se perfurarem; são muito frequentes as fraturas expostas e as explosões ou rupturas viscerais.

No exame deve ser feita, desde logo, uma distinção entre as lesões produzidas pela explosão propriamente dita e aquelas decorrentes da ação:

- De instrumentos contundentes colocados no interior do artefato (parafusos, pregos, porcas, balins, esferas metálicas etc.), que se destinam a funcionar como projéteis secundários
- Das ocasionadas por desabamentos de estruturas de alvenaria de prédios, seguida de esmagamentos etc.

6 Lesões por Arma Branca

Jorge Alejandro Paulete Scaglia

► Instrumentos lesivos

A característica mais comum, de onde advém o nome armas brancas, é o fato de que historicamente, na sua maioria, brilhavam, principalmente à noite (pareciam ser "brancas"), à diferença das armas de fogo da época, que, além de não reluzirem, projetavam fogo quando de seu acionamento. Podem ser agrupados conforme o Quadro 6.1.

► Características das lesões

▪ Lesões punctórias

Produzidas por instrumentos perfurantes. Embora circulares, podem ser deformadas pelas linhas de força das fibras elásticas e musculares subcutâneas (ferida oval, triangular, em seta, em quadrilátero), seguindo as **leis de Filhos e Langer**, que não se cumprem no cadáver, mas **apenas no vivo**.

▪ Lesões incisas

São típicas dos instrumentos cortantes. Chama-se **incisão** apenas quando é cirúrgica. Apresenta-se mais profunda na parte central (**corpo**), superficializando-se nos extremos (cabeça e cauda, ou cauda de entrada e cauda de saída) (Figura 6.1).

A lesão incisa exibe **bordas** e **vertentes** regulares que se coaptam perfeitamente. **Margens** sem escoriações ou equimoses. **Fundo** sem trabéculas (Figura 6.2).

Elementos especiais podem ser observados em alguns tipos de lesões incisas:

- **Sinal do espelho (de Bonnet)**: borrifo ou respingos de sangue no espelho nos casos de esgorjamento suicida (Figura 6.3)
- **Inclinação da lesão de esgorjamento**, para diferenciar suicídio (oblíqua) de homicídio (horizontal) (Figura 6.4)
- **Lesões de defesa**: localizadas em antebraços (face dorsal e borda ulnar) e palma das mãos.

▪ Lesões perfuroincisas

Provocadas por instrumentos perfurocortantes com um ou dois gumes (faca-peixeira, adaga). Feridas mais profundas do que largas, que têm a maioria dos elementos das lesões incisas (bordas, margens, vertentes, fundo). Assumem forma de botoeira, com uma comissura aguda (gume) e outra arredondada (costas) ou as duas em ângulo agudo (instrumentos com dois gumes), ou estreladas, quando a "lâmina" tem mais de dois gumes (Figura 6.5).

Quadro 6.1 Classificação dos instrumentos lesivos.

Instrumento	Aplicação da energia sobre	Mecanismo	Ferimento (lesão)	Exemplo
Perfurante	Um ponto	Pressão-penetração	Punctório	Alfinete, agulha, sovela, prego
Cortante	Uma linha	Deslizamento	Inciso	Navalha, gilete
Perfurocortante	Ponto + linha	Pressão-deslizamento	Perfuroinciso	Faca, peixeira
Cortocontundente	Linha + massa	Pressão-esmagamento	Cortocontuso	Machado, dente, foice, unha, facão

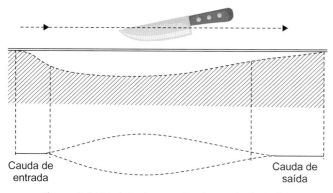

Figura 6.1 Vista lateral e superior de uma lesão incisa.

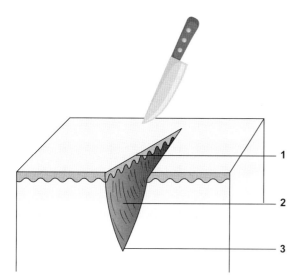

Figura 6.2 1. Borda ou lábio. 2. Vertente. 3. Fundo.

Por vezes há deformação do orifício de entrada, em face da movimentação da mão que empunha o instrumento, quer alargando ou ampliando a lesão, quando há inclinação maior na saída, quer mudando a forma, quando há rotação depois de fincada no corpo (Figura 6.6).

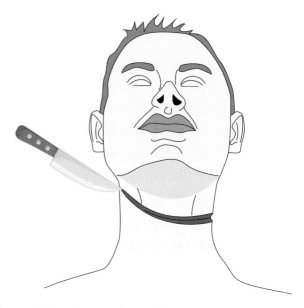

Figura 6.4 Esgorjamento homicida: observar a direção do corte, que seria mecanicamente impossível de ser realizado pela própria vítima.

Um caso especial dessa modificação é a denominada lesão "em cauda de andorinha", que aparenta o cruzamento de duas lesões diferentes, quando de fato ambas foram provocadas sem retirar o instrumento (Figura 6.7).

As lesões perfuroincisas podem ser:

- **Penetrantes**: entram em cavidade preexistente (pleural, pericárdica, peritoneal)
- **Perfurantes**: penetram em uma parte maciça do corpo, sem saída
- **Transfixantes**: atravessam um órgão ou uma parte do corpo
- **Em fundo de saco**: quando perfuram, atingem um obstáculo resistente e não penetram além do comprimento

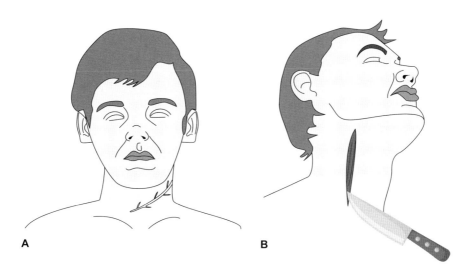

Figura 6.3 Esgorjamento suicida. **A.** Contralateral, observar a inclinação do corte, as hesitações e as retomadas. **B.** Ipsilateral, incisão vertical (raro).

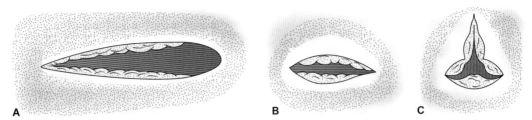

Figura 6.5 Lâmina com um gume (**A**), lâmina com dois gumes (**B**) e com três gumes (**C**). (Adaptada de Almeida Jr A, Costa Jr JBO. Lições de Medicina Legal. São Paulo: Nacional; 1977.)

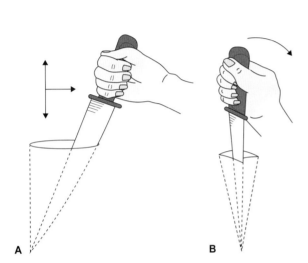

Figura 6.6 Modificações da lesão perfuroincisa pelo movimento da mão que empunha o instrumento. **A.** Alargamento por inclinação. **B.** Rotação da mão.

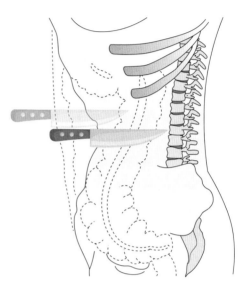

Figura 6.8 Lesão "em sanfona" de Lacassagne.

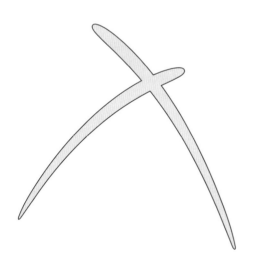

Figura 6.7 "Cauda de andorinha", modificação da lesão perfuroincisa pelo movimento da mão do agressor.

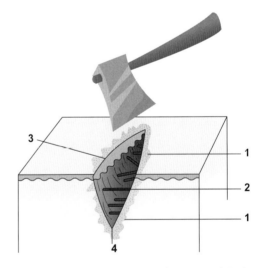

Figura 6.9 1. Equimoses em torno da lesão. **2.** Trabéculas no fundo. **3.** Borda irregular. **4.** Fundo anfractuoso.

- **Em acordeão** ou **em sanfona** (Lacassagne): quando a superfície do corpo é depressível (parede de abdome), a lâmina produz uma lesão mais profunda que o seu próprio comprimento (Figura 6.8).

Lesões cortocontusas

São **lesões mistas**, com algumas das características dos ferimentos incisos (efeito de cunha), mas produzidas pelo mecanismo das contusas, ou seja, pressão sem deslizamento. Quando, em acréscimo, o instrumento tem um gume afiado, pode provocar lesões que se assemelham mais às incisas. As lesões costumam ser muito devastadoras, decepando segmentos, fraturando ou seccionando ossos etc. (Figura 6.9).

▶ Características diferenciais

No Quadro 6.2 exibem-se as principais características morfológicas, funcionais e de evolução, diferenciais, das lesões por arma branca.

Quadro 6.2 Principais características das lesões por arma branca.

Elementos	Punctórias	Incisas	Perfuroincisas	Cortocontusas
Bordas	Rombudas	Nítidas	Nítidas	Anfractuosas
Contusão	Rara	Ausente	Rara	Presente
Caudas	Ausentes	Presentes	Presentes	Ausentes
Abertura	Deformada por trações	Função da extensão	Função da extensão e de outras lesões	Função da extensão e de outras lesões
Perfil da lesão	Cilíndrico	Triangular à base cutânea	Variável	Triangular à base cutânea
Trajeto	Igual ou maior que a lâmina	Reto ou quebrado	Reto	Reto
Vertentes	Ausentes	Lisas	Lisas (eventuais)	Irregulares
Fundo	Cego ou aberto	Liso	Cego ou aberto	Anfractuoso
Trabéculas	Ausentes	Ausentes	Ausentes	Presentes
Dimensão maior	Profundidade	Comprimento	Comprimento e profundidade	Profundidade
Hemorragia externa	Ausente/mínima	Abundante	Variável	Abundante
Hemorragia interna	Grande	Ausente	De média a grande	Variável
Tendência à infecção	Grande	Escassa	Variável	Grande
Sequelas	Nulas ou raras	Frequentes	Variáveis	Frequentes e extensas

7 Lesões Produzidas por Armas de Fogo e seus Projéteis

Jorge Alejandro Paulete Scaglia

▶ Introdução à balística

A **balística** é uma parte da Física Aplicada que estuda os projéteis (sua trajetória, os meios que atravessam etc.) e as armas de fogo.

▪ Armas de fogo

As armas de fogo são instrumentos que utilizam a grande quantidade de gases produzidos pela queima instantânea de uma carga, constituída por um combustível seco (pólvora ou sucedâneo) como forma de propulsão dos projéteis. Essa queima ocorre somente na presença de "chama viva" (que era como se detonavam as armas de fogo antigas: canhões, bombardas, arcabuzes, bacamartes, garruchas etc., com o auxílio de um pavio aceso). Daí a necessidade de existir nos cartuchos uma segunda mistura combustível, capaz de se acender (inflamar) quando golpeada. Essa forma parte da **espoleta** ou **escorva**.

As armas de fogo são compostas de três partes fundamentais:

- A que se destina a segurar a arma: **coronha** (cabo) e **armação** (corpo)
- A parte dos mecanismos de **disparo**, constituído pelo percussor (agulha), acionado pelo gatilho (tecla) e o de **extração**, para expulsar a cápsula (estojo) uma vez deflagrada
- O **cano**, que é a peça essencial, constituída por um cilindro metálico, fechado em uma de suas extremidades e aberto pela outra. A extremidade fechada pode sê-lo pela própria fabricação (p. ex., pica-pau e armas antigas) ou pelo cartucho quando este se aloja na câmara (parte de diâmetro ligeiramente maior). A extremidade do cano que dá continuidade à câmara é conhecida como "boca de carga", ao passo que a outra extremidade, aquela através da qual o projétil abandona a arma, recebe o nome de "boca de fogo". A superfície interna do cano pode ser lisa (hoje em dia isso só se vê nas armas de caça: espingardas, escopetas) ou raiada, apresentando cristas internas longitudinais (raias), dispostas de forma helicoidal, ora girando para a direita (dextrogiras), ora para a esquerda (sinistrogiras), que imprimem ao projétil, quando do percurso ao longo do cano, um movimento básico de rotação sobre o seu eixo que serve para manter a trajetória e a direção e outorgar-lhe maior força de penetração (Figura 7.1).

Classificação das armas de fogo

A classificação das armas de fogo pode ser feita de acordo com o seu **uso** (de caça, de esporte, de defesa), com o **comprimento do cano** (curtas e longas), segundo o **acabamento interior do cano** (lisas e raiadas), o seu **calibre** (.22, .38, 6,35, 7,65, 12, 16, 36 etc.), seu **funcionamento** (de repetição, automáticas, semiautomáticas) e a **velocidade do projétil** (de baixa velocidade, de alta velocidade). Em Criminalística se classifica, também, em **armas de mão** (revólver, pistola etc.) e **armas de ombro** (fuzil, carabina etc.).

Calibre

O calibre, para as armas de caça ou armas de alma lisa, é determinado pelo número de esferas de chumbo (balins), de diâmetro igual ao do cano, que perfazem uma libra de massa ($\cong 454$ g) (p. ex., calibre 12 significa que 12 esferas de chumbo do diâmetro do cano pesam 1 libra). O calibre, para as armas raiadas, é dado pela medida do diâmetro do cano no fundo de duas raias opostas da alma. O calibre pode ser expresso em milímetros (Bélgica: 9 mm, 7,65 mm), em milésimos de polegada (Inglaterra: .303, .380) ou em centésimos de polegada (EUA: .45, .38).

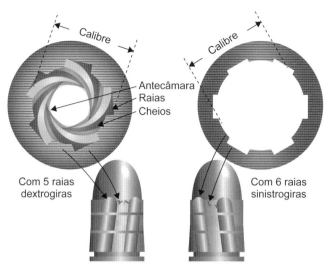

Figura 7.1 O raiado do cano e a medição do calibre. (Adaptada de Rabello E. Balística Forense. 2 vols. 2. ed. Porto Alegre: Sulina; 1982.)

Munição

Um cartucho é composto por diferentes partes: a cápsula ou estojo, a espoleta ou escorva, a carga (pólvora), as buchas e o(s) projétil(eis).

A **cápsula** ou **estojo** apresenta uma extremidade fechada – a **base** ou **culote** – e uma extremidade aberta, onde se encontra(m) o(s) projétil(eis). A base ou culote pode apresentar um diâmetro algo maior que o estojo – a **orla saliente** (**ressalto** ou **talão**) – ou simplesmente ser sem orla, mas apresentando um **gargalo estrangulado**. O culote impede que a cápsula entre em profundidade na câmara e, ao mesmo tempo, serve para o cartucho ser empolgado pela garra do extrator, nas armas de repetição sem tambor. A **forma** da cápsula pode ser cilíndrica, troncocônica ou semelhante a uma garrafa, podendo ser totalmente metálicas ou com um culote de latão e o corpo do estojo de papelão ou de plástico.

A **espoleta** ou **escorva** pode ser **anular** ou **central**, conforme o local em que o percussor deve golpeá-la. Sua finalidade é incendiar a pólvora, que constitui a carga do cartucho. Esta, ao queimar, desprende um grande volume de gases (> 2.000 mℓ/1 g) que, ao saírem através do cano, forçam a expulsão do projétil. As **buchas**, presentes principalmente nos cartuchos de projéteis múltiplos próprios das armas de caça ou de alma lisa, apenas servem para conter a pólvora na cápsula (estojo), separando-a dos balins de chumbo.

Os **projéteis** podem ser únicos ou múltiplos (bagos de chumbo, nas armas de caça) (Figura 7.2). Os primeiros, por sua vez, podem ser nus ou jaquetados (encamisados), quando o núcleo de chumbo-antimônio é revestido por uma delgada camada de latão, que facilita o deslocamento dentro do cano aquecido. Essa jaqueta (camisa) de latão pode ser completa, isto é, cobrir integralmente o núcleo, ou incompleta, isto é, deixando exposta a extremidade do núcleo.

Por motivos de ordem física (aerodinâmicas), os projéteis tendem a ser ogivais na extremidade que se constitui na frente de avanço. Todavia, de modo a aumentar o seu poder vulnerante, os projéteis podem apresentar modificações que facilitam sua deformação, multiplicando o seu poder devastador quando impactam contra o alvo (p. ex., o corpo da vítima). Essas modificações visam aumentar o diâmetro da extremidade anterior do projétil, quer utilizando uma aleação mais maleável ou menos dura que o resto do núcleo (projéteis *soft nose*), quer com modificações estruturais que facilitam a sua ruptura/expansão (projéteis ponta-oca, *hollow point* ou *dundum*) (Figuras 7.3 e 7.4).

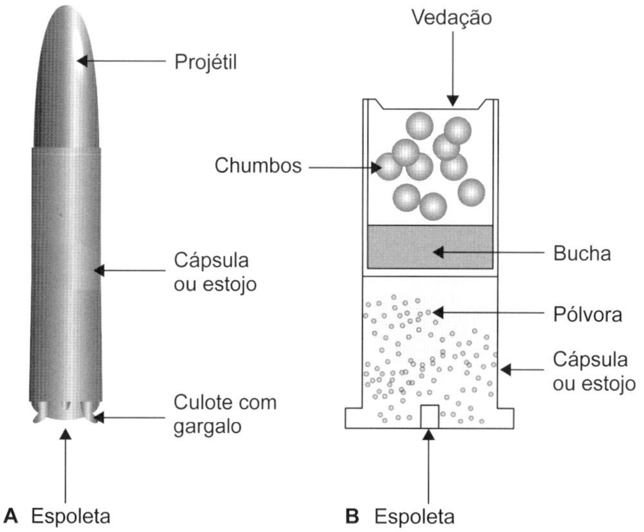

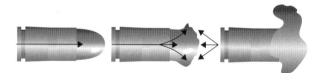

Figura 7.3 Sequência da forma de agir de um projétil *soft nose*. Os 4/5 posteriores do núcleo são revestidos por jaqueta de latão (traçado mais grosso, no esquema), que visa limitar a deformação, por esmagamento contra o alvo, da extremidade livre (anterior).

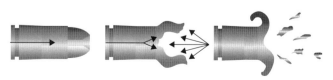

Figura 7.4 Sequência da forma de agir de um projétil de ponta oca, aumentando a pressão na cavidade anterior, o que possibilita que a extremidade se fragmente e os pedaços possam se abrir, facilitando a ampliação da frente de ataque.

Figura 7.2 Tipos de cartucho de projétil único (**A**) e de caça a projéteis múltiplos (**B**).

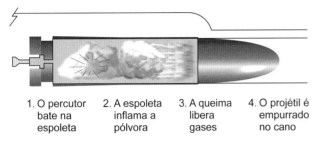

Figura 7.5 Mecanismo de disparo de um projétil.

1. O percursor bate na espoleta
2. A espoleta inflama a pólvora
3. A queima libera gases
4. O projétil é empurrado no cano

Mecanismo do disparo

O mecanismo do disparo de um projétil segue basicamente as quatro etapas esquematizadas na Figura 7.5.

▶ Lesões perfurocortantes

Tanto do ponto de vista forense quanto do ângulo criminalístico, os disparos podem ser efetuados a distâncias variáveis entre a boca de fogo do cano da arma e a vítima:

- Disparos (tiros) apoiados ou encostados, à distância zero
- Disparos (tiros) próximos, a curta distância ou à "queima-roupa"
- Disparos (tiros) a distância.

• Projéteis de baixa energia

São aqueles com velocidades de 100 a 500 m/s, na saída do cano.

Ferimento de entrada do projétil

É variável segundo a distância do disparo e conforme o projétil seja único ou múltiplo. Existem elementos que são comuns a todo tipo de tiro, independendo da distância entre a arma e a vítima: são os denominados **efeitos primários do tiro**.

Designam-se como efeitos primários do tiro as ações mecânicas do projétil sobre o alvo e que, via de consequência, são próprios do orifício de entrada. É mister lembrar que esses efeitos independem da distância do disparo, ou seja, da distância entre a boca de fogo do cano da arma e o ponto de impacto sobre o alvo (corpo da vítima). Os efeitos primários do tiro compreendem: o ferimento **perfurocontuso** ou **lacerocontuso**, e as **orlas** (Figura 7.6).

▶ **Orla de enxugo ou orla de alimpadura.** É produzida pela limpeza dos resíduos existentes no cano da arma (pólvora, ferrugem, partículas etc.) que o projétil transporta e que este deixa ao atravessar a pele ou as vestes, ficando sob a forma de uma auréola escura em volta do orifício de entrada.

▶ **Orla de escoriação.** Corresponde a uma delicada área, localizada em torno do ferimento perfurocontuso de entrada, em que a epiderme é arrancada pelo atrito do projétil quando penetra, deixando exposto o córion: vermelha e brilhante, quando recente, mate e escura após algumas horas.

▶ **Orla equimótica ou orla de contusão.** É produzida pelo projétil quando impacta sobre o corpo, quando se comporta apenas como um instrumento contundente (inclusive ao longo do túnel de trajeto). Evidencia-se como uma equimose cuja extensão e intensidade estarão em relação não apenas com o impacto do projétil como, também, com a textura dos tecidos da região: mais ampla quando mais lassos, mais estreita e menos evidente quando mais firmes ou consistentes.

O conjunto dessas três orlas é denominado, pelos autores saxões, **anel de Fisch**.

Já nos **tiros a curta distância** ou **disparos à queima-roupa**, isto é, aqueles desferidos contra o alvo situado dentro dos limites da região espacial varrida pelos gases e pelos resíduos da combustão do explosivo propelente expelidos pelo cano da arma, ocorrem a ação e a deposição de alguns ou de todos esses elementos sobre o corpo ou sobre as vestes da vítima, constituindo-se, por contraposição, nos **efeitos secundários do tiro**.

Assim, designam-se efeitos secundários do tiro aqueles que se relacionam com a ação ou com o depósito de produtos residuais da combustão dos explosivos, iniciador e propelente, bem como com corpúsculos metálicos provenientes da abrasão do ou dos projéteis na alma do cano.

Os **efeitos secundários do tiro** podem ser utilizados para aquilatar a **distância** entre a boca de fogo do cano da arma e o alvo, e, eventualmente, a **direção** do cano da arma com relação à vítima. Esses efeitos estão sujeitos a uma grande variação, relacionada com o tipo e o estado

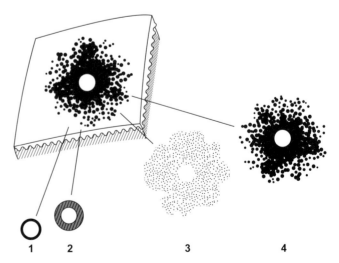

Figura 7.6 Orlas e zonas de contorno. **1.** Orla de enxugo ou de alimpadura. **2.** Orla de contusão. **3.** Zona de esfumaçamento. **4.** Zona de tatuagem.

de conservação da arma, com a qualidade da munição, bem como com a natureza e/ou a região do alvo atingido.

Esses **efeitos secundários do tiro** compreendem as **zonas de contorno** (ver Figura 7.6).

▸ **Zona de chamuscamento.** É produzida pelos gases superaquecidos resultantes da combustão do explosivo propelente e se forma nos tiros encostados (distância zero) e até distâncias de 15 m nos revólveres. É uma zona característica do orifício de entrada do projétil e é verificada pela ocorrência de queimaduras dos pelos e da pele da vítima (bem como de tecidos, podendo-se dar a combustão das vestes quando estas se interpõem no local atingido e são de fios sintéticos).

▸ **Zona de esfumaçamento.** Constituída por grânulos de fuligem resultantes da combustão da carga propelente, é superficial e se deposita apenas sobre a pele e/ou as vestes interpostas, em torno do orifício de entrada, deprimido. É facilmente removida da região por lavagem com bucha, água e sabão. Aumentando a distância entre a boca de fogo e o alvo, cresce o diâmetro da zona de esfumaçamento, na medida em que vai se tornando cada vez mais tênue a deposição dos resíduos, cuja concentração diminui do centro para a periferia, com crescente perda da nitidez dos limites.

▸ **Zona de tatuagem.** É composta por partículas de carvão (pólvora combusta) e de grânulos de pólvora incombusta, dispersos em torno do orifício de entrada, de bordas deprimidas, cujo diâmetro cresce progressivamente até perder-se a energia cinética de cada corpúsculo, assim como a aceleração de que está animado.

Com o crescente alargamento do cone de dispersão, se tem que a uma distância de 35 cm entre a boca de fogo do cano da arma e o alvo os pontos de tatuagem que se espalham sobre esse último já são poucos e bastante dispersos, e praticamente cessam de serem assinaláveis os seus efeitos, verificando-se que o contorno dessa área ou zona perde totalmente a sua regularidade e a sua nitidez.

Casos especiais podem ser observados em alguns tipos de disparo:

- **Câmara (boca) de mina de Hoffmann**: orifício de grande tamanho, estrelado, de bordas laceradas, evertidas e irregulares, com descolamento dos tecidos do crânio, aspecto da cratera de uma mina, nos disparos encostados ou apoiados no crânio
- **Sinal de Benassi**: esfumaçamento da tábua externa dos ossos do crânio, em casos de tiro encostado
- **Sinal de Puppe-Werkgarten**: queimadura pela estampa do cano da arma, no disparo apoiado (Figura 7.7)
- **Sinal do telão de Raffo**: zonas, decorrentes da combustão da carga do cartucho e dos gases produzidos, sobre as vestes, que servem de anteparo

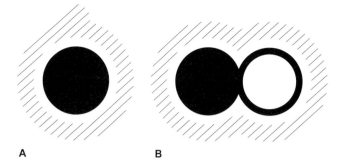

Figura 7.7 Sinal de Puppe-Werkgarten. **A.** Marca do cano, com a massa de mira, em volta do orifício de entrada. **B.** Esquema de marca deixada por arma de cano duplo, na qual disparou apenas o cano da esquerda.

(telão ou biombo): sinal do desfiamento em cruz; sinal do cocar e sinal do decalque (Figura 7.8)
- **Sinal do funil de Bonnet**: nos ossos, notadamente os planos, mostrando uma escariação em forma de funil, cuja "boca" aponta o local em que o projétil sai do osso (Figura 7.9)
- **Lesão em "buraco de fechadura"**: ocorre nos ossos da abóbada craniana, quando o projétil atinge a calota bem tangencialmente, mas com inclinação mínima suficiente para poder entrar. O mecanismo é mostrado na Figura 7.10. A Figura 7.11 mostra uma fotografia deste tipo de lesão.

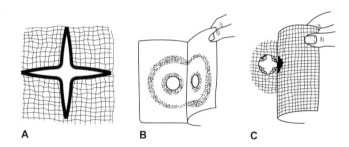

Figura 7.8 Sinal do telão de Raffo. **A.** Sinal do desfiamento "em cruz", nos disparos encostados. **B.** Sinal do cocar. **C.** Sinal do decalque. (Adaptada de Basile A, Waisman D. Fundamentos de Medicina Legal. 2. ed. Buenos Aires: Ateneo; 1991.)

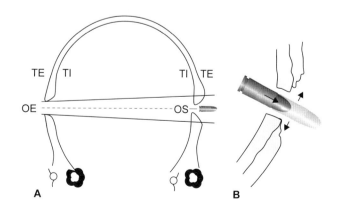

Figura 7.9 Sinal do funil de Bonnet. **A.** Escoriação evidente na tábua óssea, do lado contrário à entrada do projétil. **B.** Esquema mostrando, no orifício de saída (OS) do crânio, a perfuração da tábua interna (TI) e a avulsão da tábua externa (TE). OE: orifício de entrada.

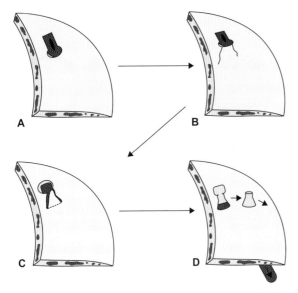

Figura 7.10 Esquema de formação da lesão em "buraco de fechadura". **A.** Início da penetração do projétil quase tangencial. **B.** A ponta do projétil começa a levantar um fragmento do osso da calota craniana. **C.** O fragmento, forçado, faz charneira na borda oposta à penetração. **D.** O fragmento se destaca e fica retido pelo couro cabeludo até que, durante a necropsia, se solta completamente.

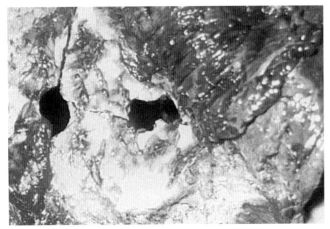

Figura 7.11 Fotografia de uma lesão de entrada em "buraco de fechadura", no centro; à esquerda, um orifício de entrada comum, grosseiramente circular, embora se tenha deformado, quando da recolocação das partes, por estar logo no local da secção óssea para abertura da cavidade craniana.

Trajeto do projétil

Deve ser diferenciado da trajetória do projétil (que pertence à balística externa: fora da arma, mas também fora do alvo). O **trajeto** representa o caminho, reto ou não, seguido pelo projétil dentro do corpo. Não havendo orifício de saída, estende-se desde o orifício de entrada até o fundo de saco onde se aloja o projétil. Pode ser único ou múltiplo (quando o projétil único se fragmenta, ou quando o cartucho apresenta projéteis múltiplos, p. ex., cartuchos de caça, munição "Glaser"), perfurante, penetrante ou transfixante (rever esses conceitos no capítulo anterior).

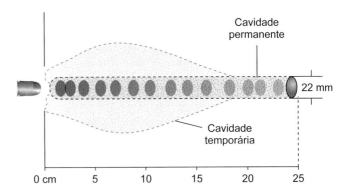

Figura 7.12 Formação das cavidades temporária e permanente com um projétil de baixa energia. (Adaptada de Martin Fackler apud www.frfrogspad.com/terminal.htm.)

Trata-se de um verdadeiro túnel escavado pelo projétil, durante a sua penetração, a expensas da energia transferida aos tecidos ao seu redor, que são primeiro comprimidos centrifugamente, criando uma **cavidade temporária**, para voltar ao normal após a passagem do projétil, ao longo do seu percurso, e que se traduz como um **túnel equimótico** ou **hemorrágico**, que se inicia com a orla de contusão ou orla equimótica, na superfície do corpo, ou pelo halo hemorrágico visceral de Bonnet, nas vísceras internas, ensejando a hemorragia em T de Piedelièvre.

▸ **Cavidade permanente.** É o orifício ou túnel permanente deixado no alvo pela passagem do projétil. É produzido pelo efeito esmagador (pressão) e cortante (laceração) do projétil. Dependendo do "desenho" do projétil, a cavidade permanente pode ser bastante larga, em diâmetro, ou difícil de ser vista. Os menores orifícios são produzidos pelos projéteis ogivais ou arredondados não expansivos e que não apresentam grande precessão e nutação.

▸ **Cavidade temporária ou temporal.** É o limite do deslocamento temporário dos tecidos pelo efeito hidrostático, quando da passagem do projétil (Figura 7.12).

Ferimento de saída do projétil

Independe da distância do disparo. As características, em geral, são:

- Orifício maior que o de entrada (em face dos fragmentos arrastados pelo projétil)
- Orifício de forma irregular
- Bordas evertidas
- Sem orla de enxugo nem de escoriação
- Pode apresentar orla equimótica ou orla de contusão.

▪ Projéteis de alta energia

São aqueles com velocidades de 500 a 1.200 m/s, na saída do cano.

Quadro 7.1 Velocidades de saída disponíveis de acordo com a arma de fogo.

Arma	Velocidade de saída	Alcance	Calibre
Revólver com munição THV	922,35 m/s	100 m	.357 MAG
AR-10 (*Assault Rifle-10*)	880,00 m/s	3.000 m	.308 NATO (7,62 mm)
AR-15 (*Assault Rifle-15*)	991,00 m/s	3.500 m	.223 NATO (5,56 mm)
FN-FAL (*Fabrique Nationale – Fuzil Automatique Léger*)	835,00 m/s	3.000 m	.308 NATO (7,62 mm)
SIG-Sauer 550	1.100,00 m/s	4.000 m	.220 NATO (5,50 mm)
AK-47 (*Assalt Kalashnikov*)	710,00 m/s	3.000 m	7,62 × 39 mm

Ferimento de entrada do projétil

É variável, podendo ser congruente com o diâmetro (calibre) do projétil ou assumir um diâmetro muito maior, uma forma estrelada que lembra mais um orifício de saída ou uma câmara de mina de Hofmann (sem ter suas características, porquanto não se trata de disparos encostados). Essas modificações se relacionam com a quantidade de energia transferida no momento do impacto.

Em geral, resultam de disparos (tiros) a distância, originários de armas de fogo curtas (revólveres ou pistolas com munição THV = *Très Haute Vitesse*, para defesa) ou longas (fuzis), originariamente de uso apenas bélico, para ataque. No Quadro 7.1 são apresentadas algumas das velocidades disponíveis no momento.

Trajeto do projétil

O caminho, reto ou em zigue-zague, dependendo do ricochete, seguido pelo projétil dentro do corpo encontra-se rodeado por uma zona de necrose e laceração, por fora da qual há uma intensa infiltração hemorrágica.

A grande quantidade de energia liberada no sentido centrífugo leva a uma aceleração radial dos tecidos atravessados, formando-se, assim, a **cavidade temporal**, cujo diâmetro instantâneo é muito maior que o diâmetro do trajeto definitivo. Esse movimento centrífugo persiste até o exaurimento por transformação de toda a energia cinética em energia elástica, quando a cavidade temporal atinge seu diâmetro máximo (Figura 7.13).

Logo a seguir, a energia elástica se transforma, novamente, em energia cinética, e os tecidos, agora, são acelerados em sentido centrípeto, o que determina o colabamento da cavidade temporal. Gera-se, assim, uma nova pressão positiva, ao longo do trajeto, repetindo-se, novamente, o processo todo, sob a forma de ondas pulsáteis: fases sucessivas de expansão e colabamento da cavidade temporal ("pulsação da cavidade"), de amplitude paulatinamente decrescente ao longo do trajeto. O volume da cavidade temporal é proporcional à quantidade de energia cedida pelo projétil ao atravessar o corpo, que será tanto mais elevada quanto maior for a velocidade do projétil.

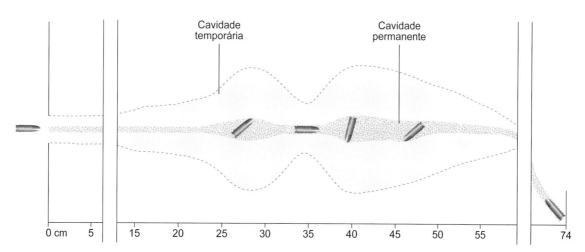

Figura 7.13 Formação das cavidades temporária e permanente com projétil de alta energia. (Adaptada de Martin Fackler apud www.frfrogspad.com/terminal.htm.)

Esse mecanismo explica a elevada lesividade dos projéteis de alta energia (alta velocidade), sendo certo que os tecidos mais próximos ao trajeto sofrem, de forma mais direta, os efeitos da pulsação, gerando a zona de laceração ou zona de esfacelo, ao passo que os tecidos mais afastados e, via de consequência, menos afetados ensejam a formação da zona de hemorragia, periférica.

Ferimento de saída do projétil

Em geral, é um orifício que tanto pode ser maior que o de entrada ou menor, o que pode levar a conclusões errôneas quanto à direção do disparo. Pode ser regular ou de forma irregular, bordas evertidas, em geral com orla equimótica ou orla de contusão.

8 Energias de Ordem Físico-Química | Asfixias

Jorge Paulete Vanrell

▶ Introdução

Em que pese a sua etimologia – do grego α, falta, privação + $\sigma\varphi\upsilon\xi\iota\varsigma$, pulso –, o termo **asfixia** designa um estado fisiopatológico caracterizado pela supressão do fenômeno respiratório, na vigência da circulação. Por outras palavras, é a supressão da absorção de oxigênio e da eliminação do anidrido carbônico, por parte dos tecidos, sem que ocorra parada da função circulatória.

▶ Classificação

Reconhecem-se as asfixias clínicas como as produzidas por ventilação pulmonar insuficiente resultante de doenças; asfixias tóxicas, em cuja produção participam substâncias venenosas ou gases tóxicos; e asfixias mecânicas, de singular importância em Medicina Legal.

As **asfixias mecânicas** comportam:

- Mecanismos de sufocação, que é a obstrução dos orifícios naturais (boca, nariz) ou da traqueia, ou brônquios por qualquer elemento obstrutivo
- Mecanismo de compressão externa do pescoço (enforcamento, estrangulamento e esganadura)
- Mecanismo de aspiração de líquidos para o sistema respiratório (submersão ou imersão)
- Mecanismos de alteração biomecânica musculorrespiratória (compressão toracoabdominal; crucifixão; suspensão pelos antebraços etc.).

As **asfixias gasosas ou tóxicas** podem resultar de:

- Intoxicação por monóxido de carbono (CO), constituindo anoxia anêmica
- Intoxicação por cianuretos, compreendendo a anoxia histotóxica
- Asfixia por substituição do O_2 por outros gases (gás natural, anidrido carbônico)
- Asfixia por confinamento, em decorrência da consunção progressiva do O_2, como acontece nos encerros herméticos da vítima.

▪ Classificação médico-legal

Considerando, pois, que a **falta de oxigênio** é o pivô central da *causa mortis* por asfixia, a maneira como tal diminuição ocorre permite distingui-las, conforme mostrado a seguir.

Asfixias por falta de suprimento de oxigênio

Também chamadas de **asfixias de aporte, asfixias mecânicas** ou **anoxias anóxicas**. Ocorrem das seguintes maneiras:

- Por oclusão mecânica (externa ou interna) das vias respiratórias superiores:
  - Oclusão dos orifícios respiratórios externos (travesseiros, sacos plásticos etc.): **sufocação direta**
  - Constrição do pescoço:
    - Pela força física do agente (com as mãos, prega do cotovelo, pés): **esganadura**
    - Com laço acionado pelo peso da própria vítima: **enforcamento**
    - Com laço acionado por força diversa do peso da vítima: **estrangulamento**
  - Corpos estranhos, tamponamento com lenços, toalhas etc.: **engasgo**
- Por impedimento mecânico da excursão torácica:
  - Compressão torácica (por ferragens, em acidentes, por entulhos, em desabamentos); limitação da excursão respiratória (crucifixão, suspensão pelos antebraços): **sufocação indireta**
- Por alterações qualitativas da mistura gasosa inspirada:
  - Por meios gasosos que deslocaram o oxigênio: anidrido carbônico, monóxido de carbono, metano etc.: **rarefação**

46 Parte 1 | Odontologia Legal

- ○ Por meios líquidos (asfixia por submersão): **afogamento**
  - ○ Por meios sólidos – substâncias granuladas (areia, terra, grãos, palha de arroz ou de café etc.) ou em pó (talco, farinha, caulim, cimento etc.): **soterramento**
- Por alterações quantitativas da mistura gasosa inspirada, empobrecimento ou rarefação do oxigênio da mistura gasosa: diminuição da pO_2:
  - ○ Em ambientes fechados: **confinamento**
  - ○ Em grandes altitudes: **rarefação**
  - ○ Em perda de pressão em cabinas (avião): **descompressão**.

Asfixias por diminuição do transporte de oxigênio no sangue

Também chamadas de asfixias de transporte ou anoxias anêmicas, ocorrem:

- Por diminuição da quantidade de hemoglobina: **anemia aguda traumática**
- Por alteração química da hemoglobina, que perde a capacidade de transportar oxigênio:
  - ○ Por monóxido de carbono (CO): **intoxicação**
  - ○ Por substâncias metemoglobinizantes: **envenenamento**.

Asfixias por diminuição do oxigênio circulatório

Também chamadas de **asfixias de liberação**. Ocorrem por alcalose gasosa por excesso de ácido carbônico + sódio = excesso de bicarbonato que facilita a captação de oxigênio por aumento da pCO_2, mas que dificulta a liberação do O_2 em nível celular (fibrose e esclerose pulmonares, asma, enfisema).

Asfixias por diminuição do oxigênio tissular

Também chamadas de **asfixias de utilização** ou **anoxias histotóxicas**. Ocorrem por impedimento da utilização do oxigênio, que se encontra em concentrações normais, por inibição enzimática da cadeia de aceptores de hidrogênio no nível das mitocôndrias: **intoxicação cianídrica** (por cianuretos).

▶ Fisiopatologia

Os sintomas, como é curial, dependem da forma de apresentação e produção: o cérebro, o coração e a retina são os órgãos mais sensíveis à falta de oxigênio. O sintoma objetivo mais característico da hipoxia é a **cianose**, que ocorre quando existem mais de 5 g de hemoglobina não oxigenada por 100 mℓ de sangue capilar.

Nos casos de asfixia mecânica, reconhecem-se diversas fases, de duração variável segundo o mecanismo:

- **Fase anestésica**: quando se verificam acufenos, fotopsias, dores, cefaleias e perda da consciência
- **Fase convulsiva**: apresenta características semelhantes às de uma crise epiléptica, inicialmente com convulsões tônicas, depois com convulsões clônicas
- **Fase agônica**: observam-se alguns movimentos incoordenados, de tipo automático ou reflexo, o coração tem sístoles isoladas, espaçadas, e ocorre incontinência de esfíncteres
- **Fase terminal**: com parada cardiorrespiratória, arreflexia, dilatação pupilar e morte.

No campo da Medicina Legal, dois tipos de asfixias têm real significação: as asfixias mecânicas e as asfixias gasosas.

As **asfixias mecânicas** podem ocorrer pelos seguintes mecanismos:

- Por sufocação
  - ○ Obstrução dos orifícios oronasais; obstrução faríngea, laríngea ou traqueal por corpo estranho
  - ○ Espasmo ou edema de glote
  - ○ Compressão pela hipertrofia do timo ou da tireoide
  - ○ Asfixia posicional (hiperflexão do pescoço sobre o tórax, contenção de obesos algemados em viaturas de transporte de presos)
  - ○ Obstrução faringolingual pós-íctus ou durante o coma
- Por compressão externa do pescoço
  - ○ Por enforcamento
  - ○ Por esganadura
  - ○ Por estrangulamento
  - ○ Por compressão anteroposterior do pescoço (entre dois bastões, garrote etc.)
  - ○ Por compressão bilateral (dispositivo automático de fechamento, como porta de elevador)
  - ○ Por compressão anterior (enforquilhamento passivo)
- Por aspiração de líquidos para o sistema respiratório
  - ○ Asfixia por submersão (completa ou incompleta)
  - ○ Asfixia por aspiração inspiratória (vômica, hematêmese, hemorragias, cistos pulmonares, hemorragias cervicais no esgorjamento etc.)
- Por alteração biomecânica musculorrespiratória
  - ○ Poliomielite bulbar ou anterior aguda; curarização
  - ○ Crucifixão, suspensão pelos antebraços
  - ○ Compressão toracoabdominal
  - ○ Contração muscular violenta (tétano, epilepsia etc.).

As **asfixias gasosas** ocorrem por:

- Intoxicação por monóxido de carbono (CO)
- Intoxicação por cianetos (cianuretos)
- Asfixia por substituição do O_2 (gás natural, dióxido de carbono)
- Asfixia por confinamento (consumo progressivo do O_2)
- Asfixia por altura (pressão parcial do O_2 diminuída).

▶ Sinais anatomopatológicos gerais

A **síndrome geral das asfixias** permite reconhecer os sinais descritos a seguir.

▪ Sinais externos

▶ **Cianose.** Cor arroxeada (quando a quantidade de oxigênio é menor de 13,4 mℓ% N = 20); vê-se bem nos lábios, pavilhões auriculares, leitos ungueais e conjuntivas, de roxo a azul-escuro. A cianose cervicofacial de Le Dentut e torácica, conhecida como "máscara equimótica de Morestin" (1911), de observação mais frequente na asfixia por compressão toracoabdominal, é acompanhada de equimoses externas ou petéquias amplamente disseminadas no rosto, pescoço e tórax superior.

▶ **Equimoses subconjuntivais.** Decorrentes da estase venosa, levando a aumento da pressão capilar local.

▶ **Otorragias (pouco frequentes).** Por estase venosa.

▶ **Petéquias hemorrágicas de Casper ou manchas de Tardieu.** Pontilhado externo nítido pela face, pescoço e tronco superior.

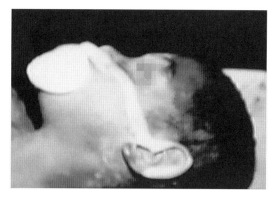

Figura 8.2 Cogumelo de espuma *in loco*.

▶ **Protrusão da língua.** Pode ser por causa mecânica externa, como nos casos de asfixia por constrição do pescoço, notadamente o enforcamento, ou por edema *post mortem* (como nos afogamentos).

▶ **Cogumelo de espuma externo.** Nos orifícios oral e nasais, mais frequente nas asfixias por submersão, mas não é patognomônico, porquanto encontradiço em outras formas. Resulta da coexistência de movimentos respiratórios, mesmo que ineficazes, com extravasamento de secreções proteicas para o interior da luz da árvore respiratória (Figuras 8.1 e 8.2).

▶ **Escoriações ungueais típicas.** Como lesão de "defesa", nos casos de constrição do pescoço.

▪ Sinais internos

▶ **Encéfalo.** Pontilhado hemorrágico difuso.

▶ **Pulmões.** Congestão intensa e manchas de Tardieu disseminadas sobre as pleuras.

▶ **Coração.** Com estase venosa, ventrículo esquerdo vazio e direito repleto de sangue, petéquias subepicárdicas, relacionadas com o aumento de pressão no sistema da veia cava superior.

▶ **Vísceras abdominais.** Congestão generalizada, observa-se tanto na superfície como na profundidade do fígado e baço, como consequência de aumento da pressão nos sistemas das veias cavas, superior e inferior.

▶ **No peritônio.** Reveste os órgãos abdominais e nos mesentérios, é possível observar manchas de Tardieu pequenas, do tamanho de uma cabeça de alfinete, mas, por vezes, verificam-se derrames mais importantes, de até 0,5 cm de diâmetro, conhecidos como manchas de Paltauff, mais frequentes nos casos de afogamento.

▶ **Sangue.** Muito escuro, insaturação oxigenada, com fluidez aumentada. Poliglobulia por contração do baço, hiperglicemia e aumento da fosfatase alcalina sanguínea, das plaquetas e das granulações azurófilas dos leucócitos.

▶ **Glândula tireoide.** Apresenta sinais de hiperfunção, com grande dilatação dos folículos.

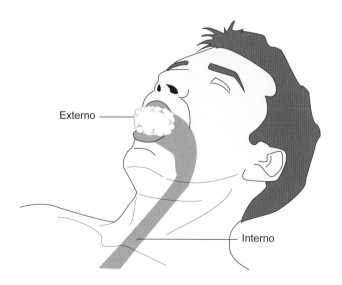

Figura 8.1 Mecanismo de formação do cogumelo de espuma. (Adaptada de Basile A, Waisman D. Fundamentos de Medicina Legal. 2. ed. Buenos Aires: Ateneo; 1991.)

▶ Sinais anatomopatológicos especiais

Afora as características genéricas e sinais inespecíficos próprios, em maior ou menor grau, comuns a todas as asfixias, cada uma das modalidades tem também peculiaridades – os sinais anatomopatológicos especiais – que servem para identificá-las. Como é cediço, cada um desses sinais tem relação direta quer com o modo quer com a condição em que cada asfixia ocorre.

▪ Asfixia por enforcamento

O enforcamento é uma forma de asfixia mecânica que consiste na suspensão completa ou incompleta do corpo, com a constrição do pescoço por meio de um laço sujeitado a um ponto fixo (prego, galho de árvore, madeiramento do telhado, cano do chuveiro etc.). O enforcamento, em regra, é suicida, sendo muito raramente acidental ou homicida.

Mecanismos do enforcamento

Aceitam-se dois mecanismos: um aéreo e um vascular, que concorrem para o resultado morte, por asfixia; a primeira – uma ação aérea –, em face da compressão que o laço exerce sobre a laringe, a traqueia e a base da língua, e que dificulta ou impede a passagem de ar.

A segunda – uma ação vascular – é quando a compressão produzida pelo laço faz a oclusão dos vasos do pescoço, primeiro veias, depois artérias, dificultando, até interromper, a oxigenação cerebral (Figuras 8.3 e 8.4).

Pode acrescer-se, ainda, uma **ação neural**, por compressão do nervo pneumogástrico (X par) ou das terminações nervosas do seio carotídeo, que provocaria parada cardíaca, por inibição, de origem vagal. No enforcamento por lesão neural exclusiva – que está excluído das asfixias, provocando **aspecto pálido** (enforcados brancos) – ocorre fratura da apófise odontoide do eixo, com lesão da medula oblonga (bulbo raquidiano) ou deslocamento das vértebras cervicais por ruptura de ligamentos e/ou luxação, com lesão alta da medula espinal, seguida de choque medular e morte instantânea. Isso somente acontece no enforcamento convencional, na modalidade judicial.

Formas de enforcamento

Denomina-se **enforcamento por suspensão completa** a posição totalmente suspensa do corpo da vítima sem apoio em objeto algum, e se designam como **enforcamento por suspensão incompleta** aqueles casos em que alguma parte do corpo da vítima se apoia sobre o solo ou qualquer outro objeto (mobiliário, estruturas de alvenaria etc.) (Figura 8.5).

A posição do nó do laço tem grande importância; quando aparece na nuca, denomina-se **enforcamento típico**, ao passo que se denomina **enforcamento atípico**

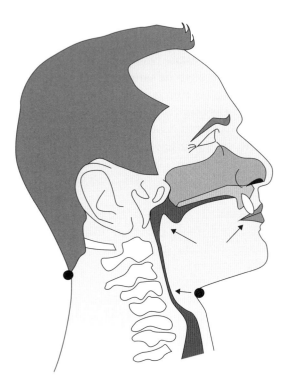

Figura 8.3 Esquema mostrando a retropulsão da língua e obliteração das cóanas pelo palato mole, e projeção da língua ao exterior, tudo em decorrência da compressão do laço.

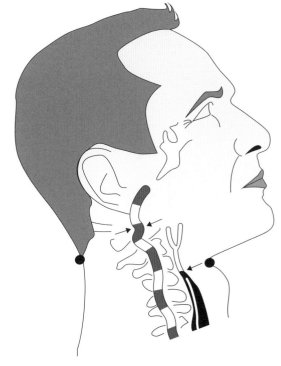

Figura 8.4 Oclusão das artérias carótidas e das artérias vertebrais pela constrição do laço.

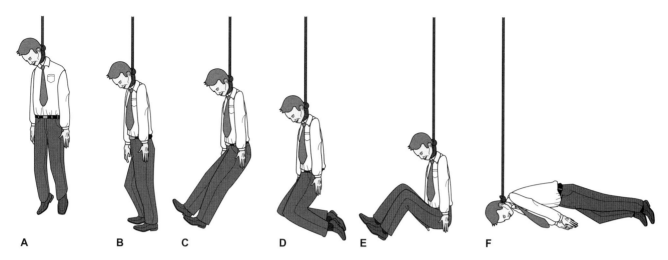

Figura 8.5 Enforcamentos. **A.** Por suspensão completa. **B a F.** Várias modalidades de suspensão incompleta. (Adaptada de Gisbert Calabuig JA. Medicina Legal y Toxicología. 5. ed. Barcelona: Masson; 1998.)

quando o nó se encontra em qualquer outra posição (lateral, submentoniano etc.) (Figura 8.6).

O cadáver do enforcado pode mostrar-se "pálido" (enforcados brancos) ou com um aspecto arroxeado, cianótico (enforcados azuis). Esses achados devem considerar:

- **Enforcados brancos**: em geral decorrentes de um enforcamento típico, com lesão bulbar ou medular, ou de um efeito inibitório com parada cardiorrespiratória
- **Enforcados azuis**: é o aspecto mais frequente que se observa, na cabeça e pescoço, nos enforcamentos atípicos, quando existe oclusão incompleta da artéria carótida do lado em que se encontra o nó, levando a intensa congestão passiva craniofacial, podendo chegar até os extremos de uma máscara equimótica de Morestin. O aspecto de um óbito sem agonia ou luta, tranquilo, e róseo que, por vezes, se observa nos enforcamentos típicos resulta da compressão análoga dos vasos cervicais de ambos os lados, impedindo o fluxo sanguíneo bilateralmente (Figura 8.7).

Exame do cadáver

O exame deve iniciar-se no local da ocorrência, verificando todas as circunstâncias específicas do local. Somente depois é que se poderá passar à perinecroscopia (exame externo).

Os **livores hipostáticos** serão mais frequentes na parte distal dos membros ou nas áreas de maior declive, de acordo com a posição do corpo, e acima do cinturão ou de qualquer peça que faça constrição do corpo (Figura 8.8). Não raro se observam **exoftalmia** e/ou **protrusão da língua** além dos limites da arcada dentária. A **face** mostra-se vultosa e cianótica (máscara

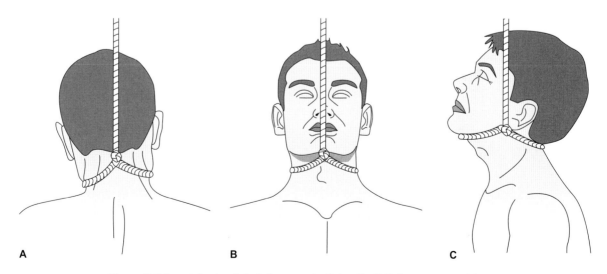

Figura 8.6 A posição do nó. **A.** Enforcamento típico. **B e C.** Enforcamentos atípicos.

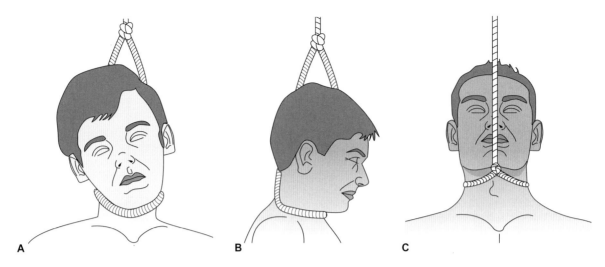

Figura 8.7 Enforcamentos. **A.** enforcamento típico (enforcado branco). **B e C.** Enforcamentos atípicos (enforcados azuis).

equimótica de Morestin ou cianose cervicofacial de Le Dentut). **Cianose** dos leitos ungueais, equimoses subconjuntivais, petéquias de face e pescoço, otorragia, escoriações (de cotovelos e joelhos). A **anisocoria** é um sinal bastante encontradiço, ainda que nem sempre procurado pelos legistas. A **cabeça** só estar **caída** para o lado e **enrijecida**. **Escoriações ungueais** podem ser encontradas na margem do sulco, como evidências de defesa instintiva e ineficaz da vítima para salvar a sua vida.

A característica mais importante do enforcamento é a presença do **sulco**, provocado no pescoço pela ação do laço. Quando a suspensão leva bastante tempo (horas) e/ou quando o material utilizado para fazer o laço é muito duro (fio de arame, fio elétrico etc.), o sulco pode ser profundo e bem marcado. Já quando o laço foi elaborado com tecido ou quando há roupas interpostas entre o laço e a pele (como nas asfixias autoeróticas), o sulco pode ser pouco visível ou mesmo estar ausente. Quando se utilizam cordas grossas e de material áspero, o decalque do laço pode ficar sobre a pele, no fundo e nas vertentes do sulco. A direção do sulco é sempre oblíqua, de baixo para cima, da alça para o nó, com o que se pode diferenciá-lo do sulco de estrangulamento, que, de regra, é reto, horizontal, perpendicular ao eixo maior do pescoço.

Um dos detalhes perecíveis que não podem ser esquecidos é a procura de sinais indicativos de reação vital. Estes serão úteis para diferenciar se a vítima morreu enforcada ou foi dependurada após ter sido morta alhures e por outro meio. O sinal de Thoinot exibe, nas áreas justapostas ao sulco, cor arroxeada por cima e por baixo das bordas (Figura 8.9). Também se podem observar livores em placas (sinal de Ponsold), e no

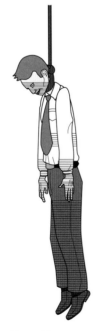

Figura 8.8 Livores hipostáticos na morte por suspensão.

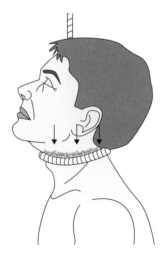

Figura 8.9 Sinal de Thoinot: formação dos livores na borda superior do sulco.

fundo do sulco (leito) soem ver-se vesículas serosas ou serossanguinolentas (sinal de Lesser).

Nos casos em que a corda é muito fina (p. ex., corda de varal, fio elétrico), ou quando se utiliza um fio de arame, o tecido celular subcutâneo é fortemente comprimido, sendo certo que o sulco assume um aspecto prateado, bem visível quando a pele do pescoço é dissecada, retirada e observada por transparência. Em face dessas características, Thoinot o designou de sinal da linha argentina ou placa argêntica e Lacassagne, de transparência nacarada (Figura 8.10).

Em dissecando o pescoço, o exame deve direcionar-se no sentido de procurar possíveis equimoses do tecido celular subcutâneo e dos músculos cervicais, fraturas do osso hioide ou da cartilagem tireoide, bem como esgarçamentos ou rupturas das cordas vocais na laringe; na traqueia podem-se ver fraturas dos anéis cartilagíneos. A procura da equimose retrofaríngea de Brouardel, pela compressão do hioide sobre a faringe, é de extrema importância porquanto serve como elemento diferencial (sua ausência indica que o cadáver foi suspenso após a morte). Nas carótidas primitivas observam-se esgarçamentos da camada externa ou túnica adventícia (sinal de Etienne-Martin) ou da camada interna ou túnica íntima (sinal de Amussat). Em ambos os sinais, observam-se esgarçamentos lineares, perpendiculares ao eixo maior do vaso (Figura 8.11). Pode-se observar infiltração hemorrágica da bainha dos vasos (sinal de Martin). Nas veias jugulares, podem observar-se lesões análogas com descolamento da íntima (sinal de Otto). As lesões da coluna cervical podem incluir fraturas, luxações e ruptura de ligamentos.

Nas serosas (pleura, pericárdio) podem observar-se manchas de Tardieu, pequenas, variando em tamanho desde uma cabeça de alfinete até 5 mm de diâmetro.

Os pulmões têm uma consistência discretamente enfisematosa nos seus ápices, mas exibem intensa congestão nas bases, não apenas do estroma como com extravasamento de líquido serossanguinolento no interior do parênquima. O coração mostra no seu interior sangue fluido e escuro.

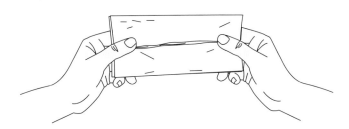

Figura 8.10 Sinal da transparência nacarada (Lacassagne) ou da linha argentina (Thoinot). (Adaptada de Basile e Waisman, op. cit.)

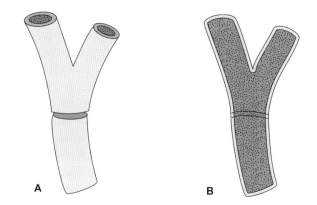

Figura 8.11 Lesões de enforcamento que aparecem na carótida primitiva. **A.** Sinal de Etienne-Martin. **B.** Sinal de Amussat.

Asfixia por esganadura

A esganadura é um processo asfíctico provocado pela compressão do pescoço pelas mãos, por algum outro segmento dos membros (antebraço, cotovelo, perna, pé) ou pelo golpe conhecido como gravata. A fisiopatologia da esganadura é a mesma da que foi descrita no parágrafo precedente. Uma diferença significativa e que se torna importante qualificadora do *animus* do agente é o tempo necessário para atingir o objetivo letal, que, em geral, é bastante maior que no enforcamento e no estrangulamento.

A esganadura, habitualmente, tem origem homicida, sendo extremamente raros os mecanismos acidentais. A esganadura praticamente é impossível de ser observada em casos de suicídio, uma vez que o aperto das mãos sobre o pescoço cede à medida que a vítima perde a consciência, deixando assim de manter a compressão local.

Nas pessoas debilitadas ou nas crianças é mais fácil a esganadura homicida, em face da baixa resistência que a vítima pode opor. Semelhantemente, em casos de crimes sexuais é bastante frequente o homicídio da vítima por esganadura, como forma de evitar a delação e/ou a identificação posterior. Nos partos sem assistência médica (autoassistidos), com apresentação cefálica, a morte pode ser por esganadura acidental, durante o período expulsivo, quando a mãe tenta auxiliar-se. Todavia, em casos desse jaez – hoje em dia cada vez mais raros – não se deve deixar de lado a hipótese de infanticídio.

O exame do pescoço deverá levar em consideração, além dos elementos gerais elencados nas asfixias mecânicas por enforcamento:

- Ausência de sulco
- Equimoses por pressões das polpas digitais
- Estigmas ungueais (contusões semilunares, escoriações lineares ou em faixa).

A cianose cervicofacial (máscara equimótica de Morestin) é um importante sinal vital que, somado aos outros

52 Parte 1 | Odontologia Legal

mencionados, oferece a certeza de que a vítima estava viva quando teve o pescoço comprimido pelas mãos do agressor. A protrusão da língua, bem como o cogumelo de espuma, é rara. Em contrapartida, a **exoftalmia** é frequente.

Excepcionalmente se encontram fraturas do osso hioide ou da cartilagem tireoide pela compressão ou hematomas retrofaríngeos (equimose retrofaríngea de Brouardel) por contusão dessas estruturas sobre as partes moles da faringe e áreas retrojacentes. Não se observam lesões externas na carótida primitiva. Todavia, pode ser encontrada a **marca de França**, que consiste em rupturas longitudinais, em forma de meia-lua, da túnica íntima da carótida comum.

▪ Asfixia por estrangulamento

O estrangulamento é uma variedade de processo asfíctico provocado pela constrição do pescoço por um laço acionado pela força das mãos do agente. A fisiopatologia do estrangulamento é semelhante à que foi descrita para o enforcamento. Como acontece com a esganadura (*vide infra*), e à diferença do que se observa no enforcamento (*cf. supra*), um detalhe importante é dado pelo *animus* de que está dotado o agente, haja vista o tempo necessário de constrição ininterrupta exigido para alcançar o objetivo, em geral em torno de 10 minutos.

Em regra, o estrangulamento é de natureza homicida, excepcionalmente suicida, quando, aplicando um torniquete, após perder a consciência (em torno de 90 segundos ou 1 minuto e meio), o torniquete se trava, na própria mandíbula ou no ombro, e não se desenrola. Outras vezes pode acontecer que o material que constitui as duas ou três voltas do laço (fio de ferro de passar roupa, fio de conexão de vídeo etc.) não deslize um sobre o outro, impedindo que as circulares se desfaçam. Destarte, o arrependimento do agente suicida é ineficaz na medida em que, ao não relevar a pressão constritiva, acaba por levar ao óbito.

Nas mulheres e nas crianças o estrangulamento homicida é bastante fácil, notadamente quando existe o elemento surpresa, uma vez que geralmente a vítima é atacada pelas costas.

A ectoscopia cervical deverá considerar, além dos elementos elencados nas asfixias mecânicas, em geral:

- Presença constante de sulco horizontal, duplo ou triplo, abaixo da cartilagem tireoide, completo em volta do pescoço, de profundidade uniforme
- Estigmas ungueais (contusões semilunares, escoriações lineares ou em faixa), na margem do sulco, principalmente próximas na borda superior, como defesa instintiva da vítima para salvar a vida
- Face vultosa e cianótica (máscara equimótica de Morestin ou cianose cervicofacial de Le Dentut)

- Protrusão da língua e cogumelo de espuma (menos intenso que no enforcamento)
- Exoftalmia
- Cianose dos leitos ungueais, equimoses subconjuntivais, petéquias de face e pescoço, equimoses puntiformes nos lábios (raras no enforcamento)
- Linha argentina: linha brilhante no fundo do sulco, aderente aos planos subjacentes
- Equimose retrofaríngea de Brouardel (muito rara)
- Rupturas de músculos da região cervical, dependendo da disparidade física em favor do agressor
- Sinal de Amussat: descolamento transversal da íntima da artéria carótida (raro)
- Sinal de Otto: descolamento transversal da íntima da veia jugular (raro)
- Sinal de Etienne-Martin: infiltração hemorrágica da bainha dos vasos (raro).

A cianose cervicofacial (máscara equimótica de Morestin) é um importante sinal vital que, somado aos outros mencionados, oferece a certeza de que a vítima estava viva quando teve o pescoço comprimido pelo laço acionado pelas mãos do agressor. A protrusão da língua, bem como o cogumelo de espuma, é evidente.

Podem encontrar-se fraturas da cartilagem tireoide pela compressão ou hematomas retrofaríngeos (equimose retrofaríngea de Brouardel) por contusão dessa estrutura sobre as partes moles da retrofaringe. Observam-se lesões na adventícia e na íntima da carótida comum. A marca de França, na íntima da carótida primitiva, não é encontrada.

▪ Asfixia por sufocação

A sufocação é uma variedade de asfixia mecânica aguda causada por obstrução das vias respiratórias, ora na sua entrada, ora no seu percurso – quando se denomina **engasgo**, donde que serão estudadas separadamente – por um corpo estranho ou por oclusão laríngea, traqueal ou brônquica, todas elas patológicas.

No caso de sufocações criminais, como, por exemplo, visando à ocultação de crimes sexuais, o mais encontradiço é que sejam provocadas por oclusão das vias respiratórias superiores com travesseiros, cobertores, toalhas, papel úmido, esparadrapo, utilizados para amordaçar a vítima.

Os orifícios oronasais podem ser tamponados manualmente e com maior facilidade, nos recém-nascidos (infanticídio) e nas crianças de primeira idade. Uma vez que a ação é manual, é frequente o achado de estigmas ungueais no contorno da boca ou das narinas.

Em crianças, durante brincadeiras de "astronauta", a sufocação é produzida ao enfiar a cabeça em sacos de plástico (polietileno). Em certo momento, a criança fica inconsciente, e as demais crianças que participam da brincadeira não imaginam a gravidade do caso, porquanto apenas pensam que o colega "se finge de morto". Este, inconsciente, não mais consegue retirar o capuz, e o processo asfíctico se agrava, levando ao óbito.

Em certas perversões sexuais, a motivação erótica – asfixia autoerótica – que leva o adulto a colocar a própria cabeça dentro de um saco de plástico, é a falsa ideia de que, ocasionando um início de asfixia, aumenta a excitação genésica e se atinge um orgasmo completo e gratificante. Além de não alcançar seus objetivos, o pervertido frequentemente paga com sua vida a ilusão popular.

O mecanismo asfíctico da sufocação é puro, excluindo toda e qualquer participação neural ou circulatória, limitando-se a uma acidose respiratória com acúmulo progressivo de CO_2 no sangue.

Os achados mais característicos, ao exame perinecroscópico, nos casos de sufocação, são:

- Cianose da face, pescoço e tórax superior (máscara equimótica de Morestin ou cianose cervicofacial de Le Dentut), e essa cianose pode complementar-se com:
  - Equimoses subconjuntivais
  - Petéquias, de face e pescoço
  - Equimoses puntiformes nos lábios
- Estigmas ungueais, como escoriações lineares e ferimentos cortocontusos, nos casos homicidas
- Equimoses digitais, na região periorificial da face, isto é, em torno da boca, regiões bucinadoras e asas do nariz, quando a obstrução da entrada de ar se deu com o auxílio da mão
- Sangramento pelos orifícios nasais
- Exoftalmia
- Fratura do nariz
- Epistaxe
- Equimoses ou lesões cortocontusas na mucosa da face vestibular dos lábios, por pressão contra as peças dentais
- Fratura de dentes
- Ferimentos da língua.

Na abertura das cavidades observam-se:

- No crânio:
  - Congestão meningoencefálica, intensa
- No tórax e no abdome:
  - Congestão dos pulmões
  - Podem encontrar-se manchas de Tardieu
  - Edema agudo de pulmão
  - Secreções abundantes e explosão alveolar com extravasamentos sanguinolentos
  - Congestão de vísceras abdominais (baço, fígado etc.).

▪ Asfixia por engasgamento ou engasgo

É uma forma de asfixia, geralmente acidental, que resulta do encravamento de um corpo estranho na via respiratória (faringolaringe, laringe, traqueia, brônquios). Embora seja mais frequente em crianças, com bolinhas de gude, chupetas, botões, balas, moedas ou bolos alimentares, também pode observar-se em adultos.

Nesse caso a obstrução ocorre com fragmentos de alimentos de tamanho avantajado ou mal mastigados, com um quadro clínico que se assemelha a um distúrbio vascular agudo de origem cardíaca, donde o nome dado por autores americanos, *coffee coronary* ("infarto de restaurante"). Em pessoas de idade, pode acontecer o engasgo com próteses dentárias móveis, arrastadas durante a deglutição.

A simulação de um quadro outro que o de asfixia muitas vezes é responsável pelo óbito do paciente, uma vez que retarda o atendimento ou a retirada do objeto que produz a obstrução. Em crianças de pouca idade, a demora em pôr em prática manobras simples (colocação da criança em inversão, ou com a cabeça para baixo, estimulação simultânea da tosse etc.), substituindo-as por complexos procedimentos de reanimação, pode ser decisiva e vital.

Sobrevindo o óbito, os achados mais conspícuos, ao exame perinecroscópico, nos casos de engasgo, são:

- Cianose da face, pescoço (máscara equimótica de Morestin ou cianose cervicofacial de Le Dentut); essa cianose pode complementar-se com:
  - Equimoses subconjuntivais
  - Petéquias, de face e pescoço
- Presença de corpo estranho, na boca ou na garganta
- Esgarçamentos e sufusões hemorrágicas na mucosa oral e na língua
- Face vultosa e cianótica
- Exoftalmia (frequente).

Na abertura das cavidades observam-se:

- No crânio:
  - Congestão meningoencefálica intensa
  - Presença de corpo estranho na orofaringe, na glote ou na traqueia
- No tórax e no abdome:
  - Presença de corpo estranho na glote, na traqueia ou nos brônquios
  - Edema da parte alta da árvore respiratória
  - Congestão dos pulmões
  - Podem encontrar-se manchas de Tardieu (raras)
  - Edema agudo de pulmão (raro)
  - Secreções abundantes e explosão alveolar com extravasamentos sanguinolentos (raros).

• Asfixia por compressão toracoabdominal

É uma forma de asfixia devida a alteração da biomecânica da musculatura, primária e secundária, responsável pela respiração, que resulta no impedimento extrínseco da mobilização desses grupos musculares durante o processo respiratório.

Essa forma de asfixia se observa pela compressão toracoabdominal, em vítimas de desabamentos, episódios de pânico em multidões, compressão entre ferragens em grandes acidentes de veículos, deslizamentos de terra ou lama com cobertura parcial da vítima (expressamente excluídos os casos de soterramento) etc.

A maioria das vezes, trata-se de um mecanismo acidental, sendo certo que na necropsia se encontram traumatismos diversos, cuja somatória contribui para o evento morte por essa causa.

Os elementos necroscópicos mais encontradiços são:

- Máscara equimótica de Morestin, na face, ou cianose cervicofacial de Le Dentut
- Otorragia
- Equimoses subconjuntivais
- Petéquias hemorrágicas de Casper
- Equimoses e escoriações: retratando o objeto que produziu a compressão
- Fraturas de arcos costais e/ou esterno
- Sinais de hemorragia aguda traumática
- Hematoma do mediastino anterior
- Ruptura dos pulmões
- Equimoses de pericárdio
- Manchas de Tardieu, em quase todas as localizações conhecidas
- Hemotórax e hemoperitônio
- Rupturas de fígado e baço.

• Asfixia por soterramento ou sepultamento

É uma modalidade de asfixia, em regra acidental, que decorre da queda da vítima no interior de silos, reservatórios, porões de navios, onde existem grãos de cereais (trigo, cevada, arroz), cascas resultantes do beneficiamento de cereais ou outros grãos (palha de arroz, de café etc.) ou substâncias em pó (farinha, cimento, caulim, areias finas etc.). Tanto pode ser vista em crianças como em adultos.

O exame perinecroscópico evidencia:

- Vestes impregnadas de areia, grãos, palhas, pós, farinha etc.
- Boca e orifícios nasais arrolhados pelos mesmos materiais
- Escoriações e equimoses típicas, na face e no tórax
- Sinais comuns às asfixias
- Esmagamento do tórax, face e membros (eventual)

- Escoriações características para cada meio
- Pós, palhas ou outras substâncias, conforme o caso, aderidos às feridas
- Fraturas de arcos costais e esterno
- Hematomas no tórax
- Rupturas de fígado e baço
- Explosão de estômago, alças intestinais e bexiga.

• Asfixia por afogamento

O afogamento – submersão ou imersão asfíctica – representa uma forma de morte violenta em decorrência da substituição do ar a ser respirado por água ou algum outro líquido que penetra em grandes quantidades nas vias respiratórias.

À diferença de outras formas asfícticas já analisadas, o afogamento tanto pode ser acidental como suicida ou mesmo criminal, sendo certo, contudo, que a forma acidental é a mais frequente. Quando ocorre, sob a forma de homicídio, geralmente é por surpresa ou como ato final, depois de espancamento da vítima e esta achar-se inconsciente. O suicídio por afogamento nunca é uma reação de ímpeto, antes o coroamento de um longo processo preparatório, em que o suicida tira os sapatos, os deixa arrumados, com as meias dentro deles, tira parte de sua roupa, a qual dobra com esmero, para, por último, caminhar, lentamente, para dentro da água, até desaparecer. Esse ritual é válido tanto para água doce (lagoa, açude, rio) como para água salgada.

Reconhecem-se três formas fisiopatológicas principais da submersão asfíctica: **submersão com inibição**, **submersão com asfixia** e **afogamento interno**.

Submersão com inibição

Quando a morte ocorre predominantemente por falha circulatória, também é conhecida como "hidrocussão". Quando a vítima entra no meio líquido, pode desencadear-se um reflexo inibidor das funções respiratória e/ou circulatória em razão do contato brusco e inesperado com a água, notadamente se esta apresenta uma diferença a menor significativa. Os receptores dessa via reflexa encontram-se na superfície cutânea e na mucosa das vias respiratórias superiores ou da orelha média, onde podem ser atingidos pela água em contato através da membrana timpânica. Ainda, a interrupção do processo digestivo pela ação reflexa mencionada pode ensejar um choque neurovascular, com perda da consciência, inibição respiratória e queda da pressão arterial, com a vítima dentro da água, oportunidade em que esta pode entrar, ainda que em pequenas quantidades, nas vias respiratórias. A morte acontece em estado sincopal, dando lugar aos denominados **afogados brancos**.

Submersão com asfixia

É a responsável pela produção dos denominados **afogados azuis**, uma vez que a morte é uma consequência, notadamente, de falha do processo respiratório. Trata-se de um verdadeiro estado de asfixia que apresenta obstrução da via respiratória e da superfície de hematose. Em face do preenchimento da árvore broncorrespiratória pela coluna líquida, há uma anoxia anóxica por privação do suprimento de O_2, hipercapnia, lesão tecidual pulmonar aguda e importante hidremia por passagem da água ao espaço intersticial e ao sangue circulante. As vítimas afogadas em água doce vão a óbito por fibrilação ventricular, seguida de parada cardíaca; já nos afogados em água salgada – que é hipertônica –, o decesso decorre de edema sobreagudo de pulmão.

Afogamento interno

É uma variedade de asfixia que resulta de um mecanismo hídrico, oportunidade em que os líquidos ou substâncias próprios do organismo ou nele contidos chegam a provocar a asfixia (aspiração de hematêmese, hemoptise ou vômicas).

O levantamento do cadáver nas formas de asfixia por submersão inclui variáveis – segundo Basile e Waisman (op. cit.) – relacionadas com o tempo de permanência do corpo no meio líquido. Esses autores assim diferenciam as quatro modalidades, conforme descrito a seguir.

▶ **Com resgate imediato.** Pode ocorrer **com sobrevivência da vítima**, quando a vítima é retirada da água com vida e não ocorre óbito, aparecendo apenas sinais de asfixia frustra. A morte, entretanto, pode sobrevir pouco tempo após, ainda que sejam aplicadas todas as medidas adequadas. Quando ocorre **sem sobrevivência da vítima**, a superfície do corpo pode estar recoberta pelo material em suspensão na água (areia, lama etc.); o rosto pode estar pálido ou cianótico, e, às vezes, podem ver-se nas conjuntivas petéquias de origem asfíctica, que também podem aparecer nas escleróticas. Podem observar-se escoriações ou outras lesões contusas (hematomas, equimoses etc.) decorrentes do contato do corpo com irregularidades do fundo, durante o arrasto pela correnteza (Figura 8.12). Aparece com frequência o cogumelo de espuma, interno e externo, que é um sinal vital importante, mesmo que não seja patognomônico da asfixia por submersão; a pele anserina pode ver-se em quase todos os casos e somente desaparece quando tem início a putrefação

▶ **Com resgate mediato (até 8 dias).** Podem observar-se perdas de substância nas partes moles (geralmente provocadas por peixes ou crustáceos), descolamento parcial da epiderme e do cabelo. O rosto aparece com a configuração em "cara de negro" de Lecha-Marzo, sendo certo que no tronco progride o processo

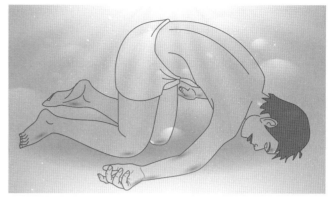

Figura 8.12 Locais mais frequentes de aparecimento de lesões por atrito contra obstáculos do fundo, no arrasto do corpo pela correnteza, atingindo preferencialmente: fronte, cotovelos, dorso de antebraços e mãos, joelhos e dorso dos pés.

destrutivo por putrefação. As pálpebras e os lábios (se não foram destruídos previamente pela ictiofauna), o escroto e a vulva, à semelhança do resto do corpo, aparecem inchados, e os globos oculares exibem exoftalmia ("olhos de peixe"), dando ao cadáver um aspecto monstruoso, por vezes até irreconhecível para seus familiares e amigos. A hemoglobina, transformando-se em sulfoemoglobina, passa a ter uma cor esverdeada, conferindo, por sua infiltração, uma cor peculiar aos tecidos.

▶ **Com resgate tardio (até 20 dias).** Ocorre destruição quase completa das partes moles do rosto, mãos e partes expostas à ação da água e da fauna; no tronco existem manchas esverdeadas de putrefação; o cabelo se desprende quase na sua totalidade, e pode haver perda de peças dentárias.

▶ **Com resgate muito tardio (até 2 meses ou mais).** Há destruição quase total das partes moles, com desaparecimento total de pelos, unhas e dentes. Pode haver amputação espontânea de membros, por desarticulação, bem como explosão das grandes cavidades pela pressão dos gases da putrefação. Nesses casos a identificação é difícil, podendo-se fazer, de forma tentada, pelas vestes, e de forma irretorquível pelo DNA.

Na perinecroscopia das necropsias de afogados, devem ser verificados alguns elementos importantes como:

- Temperatura cutânea que baixa rapidamente, provocando horripilação
- Pele anserina
- Pele corrugada em escroto, aréola mamária e pênis
- "Mão de lavadeira"
- Descolamento da epiderme palmar e plantar ("luvas")
- Destruições cutâneas parciais por animais aquáticos
- Fácil maceração da pele por embebição

Parte 1 | Odontologia Legal

- Cogumelo de espuma esbranquiçado (só presente logo após a retirada do corpo da água)
- Petéquias subconjuntivais e da face
- Cianose azul-clara nos leitos ungueais, lábios e pavilhões auriculares; livores cadavéricos de cor rósea
- "Cabeça de negro", por onde se inicia a putrefação
- Escoriações, equimoses, hematomas e feridas, pelo impacto com obstáculos do fundo.

Ao exame necroscópico podem ser observados:

- Sinais comuns às asfixias em geral
- Hemorragias de cor azulada de ambos os lados da apófise da crista etmoidal, no andar superior da base do crânio (sinal de Vargas Alvarado)
- Hemorragias azuladas no rochedo do temporal, no andar médio da base do crânio
- Líquidos e corpos estranhos, nas vias respiratórias superiores
- Enfisema aquoso subpleural ou hiperaérea de Casper, deixando marcas das costelas nos pulmões
- Manchas de Tardieu (raras no afogado)
- Manchas de Paltauff (frequentes no afogamento)
- Sangue mais diluído nas cavidades esquerdas do coração
- Estômago cheio de líquido
- Congestão de vísceras torácicas e abdominais.

Alguns elementos só podem ser verificados a médio ou longo prazo, como:

- O cadáver flutua mais precocemente na água do mar
- A fase enfisematosa da putrefação é mais precoce
- Ocorre saponificação, quando o cadáver fica muito tempo na água (de 3 meses a 1 ano)
- Com mais de 1 mês no meio líquido, encontram-se incrustações calcárias na pele das coxas.

A pesquisa de plâncton não pode deixar de ser feita nas necropsias de afogados, uma vez que o plâncton existe em todas as águas, doces ou salgadas, exceção feita à água destilada. Trata-se de pequenas partículas de sílica (geoplâncton) e elementos vivos de tamanho microscópico, como as diatomáceas (zooplâncton) ou restos de algas (fitoplâncton). Para que as partículas de plâncton atravessem a barreira alveolopulmonar, seu tamanho deve ser inferior a 150 µ. O plâncton pode ser pesquisado tanto em sangue cardíaco, como em fígado, medula óssea etc. Essa determinação não deve ser apenas qualitativa mas também quantitativa, já que em moradores ribeirinhos pode eventualmente encontrar-se plâncton em pequenas quantidades, mesmo em casos de óbito não relacionado com asfixia por submersão.

• Asfixia por confinamento

A asfixia por confinamento ocorre quando o consumo do oxigênio de um ambiente fechado dá azo ao aumento progressivo do dióxido de carbono e do vapor de água gerados pelo metabolismo respiratório, levando à morte.

Essa forma de asfixia pode ser acidental, em crianças, como sói acontecer quando nas brincadeiras infantis elas se encerram dentro de geladeiras ou *freezers* desativados, dentro de baús ou outros ambientes análogos, cuja saída se veja dificultada ou, até, impedida por mecanismos de fecho difíceis de serem abertos do interior.

Já com adultos o confinamento pode resultar do desabamento de túneis e galerias, em submarinos, sinos ou caixões, isto é, em compartimentos estanques, quando são impossibilitados de renovar o ar, ou em encerros acidentais ou forçados em cofres bancários, câmaras frigoríficas etc.

A morte é causada pelo excesso de dióxido de carbono e diminuição da concentração de oxigênio. Sobrevêm, então, taquipneia por estímulo do centro respiratório bulbar, excitação psicomotora e sensação de embriaguez. À medida que a concentração de dióxido de carbono aumenta, surgem depressão, lipotimia, arreflexia, relaxamento muscular, arritmia e hipotensão arterial. O quadro terminal é a parada cardiorrespiratória. Outrossim, observa-se uma ação local irritante com lacrimejamento, tosse, transpiração profusa, mal-estar geral, cefaleias, vertigens, náuseas e estado sincopal, logo antes do óbito. A sudorese sói ser acompanhada de sede intensa, resultante da perda de líquidos, sensação de opressão precordial, fadiga, sufocação, aumento da temperatura e estupor letárgico ou delírio.

O achado habitual é o de um cadáver em ambiente confinado e úmido, transpirado e com as roupas molhadas pelo vapor de água gerado; existem deposições fecais e urinárias no espaço confinado, como consequência do aumento do peristaltismo e da excitação; as lesões autoprovocadas pela vítima, nas suas tentativas de chamar a atenção ou no seu desespero para tentar achar uma saída, são quase constantes. Essas lesões se localizam, preferencialmente, nas mãos, joelhos e pés, e sempre apresentam sinais vitais. O corpo pode apresentar cianose, e no sangue a espectroscopia põe em evidência o acentuado aumento da carboemoglobina.

• Asfixia gasosa

Embora possa existir um elevado número de asfixias gasosas, à guisa de exemplo apenas faremos referência às duas formas mais frequentes: a intoxicação por monóxido de carbono (CO) e o envenenamento por gás cianídrico (HCN).

Monóxido de carbono

É um gás gerado a partir da combustão incompleta do carbono (C), constituinte de diversas matérias orgânicas e que, em certas cidades, como, por exemplo, São Paulo e Rio de Janeiro, que utilizam o gás encanado obtido a partir de carvão mineral, integra a mistura do mesmo.

No processo respiratório habitual, durante a hematose, o oxigênio molecular (O_2) se combina com a hemoglobina (Hb) contida nas hemácias, para formar a oxi-hemoglobina (HbO_2). Caso esse processo respiratório seja bloqueado pela presença no ar de óxido de carbono (CO), ainda que o volume de sangue seja normal, acaba por produzir-se uma anoxia anêmica, uma vez que o CO é 200 vezes mais firme na sua combinação com a Hb que o O_2. O produto dessa combinação – a carboxi-hemoglobina (COHb) – não é utilizado na respiração, produzindo-se a morte por intoxicação com monóxido de carbono. Como esse gás é imperceptível para os sentidos – incolor e inodoro –, a vítima não reconhece a sua presença, nem percebe a sua inalação.

Os acidentes soem ocorrer em locais fechados com braseiros acesos no inverno, bloqueios de saídas durante incêndios, aquecimento do motor de carros em garagens com escassa ventilação etc. Todavia, há casos em que a morte pode ser suicida, como, por exemplo, vedando as frestas de portas e janelas de uma cozinha e abrindo os registros do gás de cozinha, ou pela ignição e aceleração do motor de um automóvel dentro de uma garagem previamente vedada. Com grandes concentrações de CO, a morte é sincopal.

À perinecroscopia é possível observar:

- Aspecto aprazível do cadáver
- Pele e mucosas apresentam cor carmim característica ou uma nuança levemente cianótica
- Manchas de Tardieu nas serosas pleurais e/ou pericárdica (raras)
- Amostras de sangue deverão ser recolhidas, para realizar a espectroscopia
- A espectroscopia mostrará as bandas de absorção características da carboxi-hemoglobina, da oxi-hemoglobina, bem como de outras eventuais combinações.

Ácido cianídrico

A intoxicação pela inalação de gás cianídrico é a que provoca o decesso em menos tempo.

Já na ingesta de sais do ácido cianídrico – cianuretos de sódio ou de potássio –, que são os de uso industrial mais frequente, a morte ocorre em alguns minutos, porquanto o gás cianídrico começa a desprender-se apenas quando o cianeto chega ao estômago da vítima e entra em contato com o ácido clorídrico. Nessas circunstâncias, ocorre a seguinte reação estequiométrica:

$$NaCN + HCl \Leftrightarrow NaCl + \mathbf{HCN}$$

Trata-se de um veneno de escol para suicidas convictos, ainda que também possa ser ministrado com finalidade homicida.

O ácido cianídrico inibe a transformação do íon férrico em ferroso e, na intimidade celular, bloqueia o sistema citocromo-citocromo oxidase, grande responsável pelo passo derradeiro da respiração aeróbica dos tecidos.

A pesquisa do ácido cianídrico, afora o odor característico que exala o cadáver, que lembra o de amêndoas amargas, pode ser feita através da reação de Schönbein, com o reagente homônimo, guáiaco cúprico.

Durante a perinecroscopia e a necropsia, observam-se:

- Cor da pele e manchas de hipóstase de róseas a ligeiramente cianóticas quando a dose pequena manteve a vítima em coma por certo tempo
- Cogumelo de espuma caso tenha havido tempo de ocorrer edema agudo de pulmão (raro)
- Odor característico de amêndoas amargas no ambiente e no hálito da vítima se estiver ainda viva e em coma, bem como do cadáver e de suas cavidades quando aberto, notadamente o estômago.

Em casos de exumação, passado certo tempo, é possível que sejam encontrados restos de cianatos, **que não teriam como formar-se na ausência da intoxicação exógena**, resultantes de processos de biodegradação durante os processos degenerativos do cadáver. Da mesma forma, análises realizadas na terra de inumação e nas áreas em torno do cadáver podem apresentar, longo tempo depois, reação positiva para o radical cianeto (CN).

9 Ação de Outras Energias Lesivas sobre o Corpo Humano

Jorge Paulete Vanrell

▶ Introdução

Este capítulo abrange uma miscelânea limitada da lesionologia resultante da ação de diversas energias lesivas sobre o corpo humano. Trata-se da ação, quer de meios menos frequentes, quer de energias que não se observam habitualmente no trabalho profissional do odontolegista. Daí que não se trate de um estudo exaustivo, antes meramente exemplificativo.

Nessa esteira estarão incluídas algumas variedades de energias de ordem **física**, como temperatura, pressão atmosférica, eletricidade, radioatividade, luz e som; energias de ordem **química**, como cáusticos e venenos; energias de ordem **bioquímica**, como perturbações alimentares, autointoxicações e infecções; energias de ordem **biodinâmica**, como choque e síndrome da falência múltipla dos órgãos; energias de ordem **mista**, como fadiga, doenças parasitárias e sevícias, e energias de ordem **psicossomática**.

▶ Lesões por meios térmicos

A ação dos meios térmicos sobre o organismo produz reações de magnitude variável, mas que podem ser tão intensas a ponto de levar ao óbito. A capacidade orgânica de manter a homeotermia, isto é, a temperatura corporal quase que constante, variando em condições normais, está reduzida a uma pequena faixa de não mais de 3°C.

Destarte, a exposição corporal a temperaturas, quer muito altas, quer muito baixas, e que superem a capacidade adaptativa do organismo para manter a sua homeotermia, acabará por provocar alterações nos processos metabólicos e/ou lesões teciduais que, se mantidas, poderão se tornar irreversíveis.

· Ação do calor

A ação das temperaturas elevadas pode dar-se quer de forma sistêmica, ou seja, sobre o corpo inteiro, quer de forma local. Isso é o que permite diferenciar, na ação dos meios térmicos, as **termonoses** das **queimaduras**.

Termonoses

São quadros resultantes da ação do calor difuso sobre o corpo, como:

- **Insolação**: a fonte de calor é natural (sol)
- **Intermação**: a fonte de calor é artificial (fornalha, caldeira, cadinho etc.).

A ação térmica estimula os mecanismos de homeostase do corpo que estimulam os processos fisiológicos de controle térmico, provocando vasodilatação, sudorese, perda de água e eletrólitos. Paralelamente, especialmente no caso da insolação, ocorre a ação das radiações ultravioleta sobre as camadas basais da epiderme e nos diversos estratos do córion.

As lesões, quando não há supressão do agente, são resultantes da agressão ultravioleta e do desequilíbrio hidreletrolítico e, quando mais graves, de eventuais queimaduras de segundo grau.

A temperatura ambiente se torna agressiva quando ultrapassa os 30°C, mormente quando se acompanha de umidade relativa do ar superior a 60 a 70%, na ausência de ventilação ou com ventilação deficiente. Esses elementos colaboram na inibição da dispersão calórica através da transpiração e da respiração.

Além dos fatores subjetivos, deve levar-se em consideração, ainda, a idade (infância, velhice), a gravidez, a fadiga, a obesidade e eventuais doenças sistêmicas (cardíacas, renais, hepáticas) e as intoxicações crônicas (alcoolismo).

Podem assumir grande importância os costumes e vestes que, em prol da moda ou da elegância, sacrificam o indivíduo, criando verdadeiras "câmaras úmidas", na medida em que inibem a dispersão térmica.

A sintomatologia das termonoses é característica, iniciando-se com um aumento da temperatura corpórea que pode atingir valores de 43 a 44°C e que, quando cursa com taquicardia, aumento da pressão sistólica e aumento da pressão diferencial por diminuição da diastólica, há congestão cutânea (hiperemia), secura de pele e mucosas, distúrbios visuais e auditivos, vertigens, taquipneia e, por último, extrassístoles e convulsões.

As termonoses podem assumir diversas formas clínicas, a saber:

- **Fulminante**: com queda abrupta da pressão arterial, coma e morte
- **Sincopal**: precedida de distúrbios neurovegetativos (cefaleia, náuseas, vômitos) e de colapso
- **Hiperpirética**: por aumento da temperatura corporal além dos 45°C
- **Asfíctica**: com cianose, dispneia e esfriamento das extremidades
- **Congestiva**: com vermelhidão cutânea, congestão polivisceral e edema pulmonar
- **Urêmica**: com sudorese, insuficiência renal, parestesias, distúrbios sensoriais, convulsão e morte.

No caso específico das insolações, afora o efeito sistêmico, ocorre um aumento local da temperatura intracraniana. Podem distinguir-se três grandes formas:

- **Fulminante**: com perda de consciência, choque e morte
- **Grave**: com sintomatologia neurológica (inquietação psicomotora, convulsões, alterações da coordenação motora e da linguagem, meningismo e vertigens), febre e poliúria
- **Leve**: com mal-estar geral, obnubilação, febre, distúrbios sensoriais, cefaleia e vertigens.

As formas leves são completamente reversíveis, sem sequelas. As outras formas – grave e fulminante –, além de poderem ser fatais se não tratadas tempestivamente, deixam sequelas, em face dos inúmeros focos de hemorragia meningoencefálica.

Queimaduras

É a ação do calor por contato direto com o corpo, através de chama, de sólido, de gás ou de líquido quentes. Com a exposição a temperaturas de 45 a 50°C, ocorrem vasodilatação, hiperemia e rubor. Com 55°C ocorrem alterações celulares, com transudação serosa. Além dos 70°C observam-se necrose coagulativa e desnaturação das substâncias proteicas dos tecidos.

Segundo a **classificação das queimaduras em profundidade**, de Hoffmann e Lussena, temos queimaduras de quatro graus.

▸ **1º grau | Eritema (rubor).** Provocado pela hiperemia dos capilares superficiais, com vermelhidão da pele. A recuperação é total, depois de um período variável de descamação epidérmica.

▸ **2º grau | Flictena ("bolha").** Formações cheias de líquido seroso, que levantam o estrato córneo da epiderme, podendo variar em número e volume. A base de cada flictena está rodeada por um halo hiperêmico. O líquido que contêm é rico na presença de albumina e cloretos (originando o **sinal de Chambert** positivo). Quando o "teto" da flictena se rompe, ficam expostas as camadas basais da epiderme ou mesmo a derme, o que origina a cor avermelhada do "fundo" das lesões. Quando a ação térmica se prolonga, o "teto" das flictenas se carboniza enquanto a sua inserção permanece aderente, de cor enegrecida. Isso gera o aspecto conhecido como "pele de leopardo" ou "pele de jaguatirica". Do ponto de vista médico-legal, a formação de flictenas é um sinal de reação vital, isto é, somente ocorre **quando a pessoa está viva**, nunca se forma no cadáver.

▸ **3º grau | Escarificação (necrose).** Ocorre quando a temperatura atinge os 180°C. A área necrótica exibe uma consistência firme e maior que a dos tecidos vizinhos não queimados, discretamente deprimida, de cor castanha. Quando a pessoa sobrevive, as escaras se delimitam e a parte necrótica se destaca, ensejando uma chaga úmida, de granulação e transudante, com *restitutio* demorada, e cicatrizes amplas, retráteis. Por vezes, há formação de queloides e de epiteliomas.

▸ **4º grau | Carbonização.** Observa-se combustão até dos tecidos mais profundos. Deve-se lembrar que, quando a carbonização é parcial, podem encontrar-se regiões vizinhas que apresentem as outras formas de queimadura relativamente mais leves, como a necrose coagulativa e a formação de flictenas. O calor produz a calcinação dos ossos, que se transformam em um material branco-acinzentado, bastante friável.

Essa classificação das queimaduras em quatro graus é útil do ponto de vista médico-legal. Todavia, do ponto de vista clínico, o elemento mais importante não é a profundidade da área lesada, antes a sua extensão. Com efeito, nas queimaduras de 2º grau e de certa extensão, por exemplo, 20% da superfície corporal, instala-se uma síndrome complexa e grave.

Os sintomas imediatos incluem agitação psicomotora, dor e sensação de sede intensa. Se a queimadura é ainda mais extensa – metade da superfície corporal –, a vítima entra em choque de imediato. Com o correr das horas, ocorre um choque secundário, hipovolêmico, resultante da perda de água e eletrólitos, quer através das áreas desprovidas de pele, quer através de edema visceral. Há diminuição da função renal, com oligúria ou anúria, e instalação de um estado urêmico. Caso o choque hipovolêmico seja superado, pode observar-se insuficiência renal pelo aumento da massa líquida circulante, dada a reabsorção dos edemas. A mortalidade é bastante elevada, alcançando em torno de 30% quando a superfície corporal atingida é da ordem de 40 a 45%.

O óbito ocorre 1 ou 2 dias depois, como reação tardia ao choque, ou, mais tardiamente, entre 5 e 8 dias por insuficiência renal, pelo aparecimento de úlceras gastroduodenais (úlcera de Curling), por insuficiência hepatorrenal, por esgotamento suprarrenal ou por coagulação intravascular disseminada.

Na prática, a área da superfície queimada pode ser facilmente calculada através da "tabela dos nove", idealizada por Wallace, em que cada segmento do corpo representa 9%, ou um múltiplo ou submúltiplo de 9%, da superfície corporal total (Quadro 9.1).

Pulaski e Tennisson deram uma configuração mais gráfica e objetiva à "tabela dos nove", como se vê no diagrama da Figura 9.1.

Quadro 9.1 Tabela dos nove.

Cabeça e pescoço	9%
Face anterior do tronco	18%
Face posterior do tronco	18%
Cada membro inferior	18%
Cada membro superior	9%
Períneo e genitália	1%

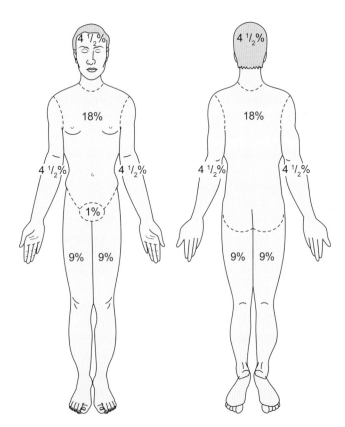

Figura 9.1 Diagrama de Pulaski e Tennisson, da "regra dos nove" de Wallace. (Adaptada de Bonnet EFP. Medicina Legal. 2. ed. Buenos Aires: López Libreros Editores; 1980-1993.)

Ação do frio

Resfriamento ou hipotermia

É a denominação do quadro anatomoclínico provocado pela exposição ao frio além dos limites da compensação homeotérmica biológica. A atividade termorreguladora do corpo reage de modo a repor as perdas calóricas decorrentes da exposição a baixos níveis térmicos ambientais, dentro de certos limites. Admite-se que a compensação espontânea se dê automaticamente, até que a temperatura retal atinge 30°C e, por vezes, até 25°C.

É óbvio que a tolerância ao frio é uma função que depende da duração da exposição e das condições personalíssimas da vítima. Crianças e anciãos, pessoas extenuadas ou fadigadas têm escassa tolerância às baixas temperaturas, à semelhança dos intoxicados. Isso se vê com bastante frequência quando uma pessoa alcoolizada fica exposta ao relento, e na madrugada tem grande chances de morrer por hipotermia.

Já é fato conhecido que o resfriamento do corpo inicialmente reduz e, a certos níveis, inibe a cessão do oxigênio, por parte das hemácias, aos tecidos. Esse fenômeno se comporta como uma verdadeira anoxia histotóxica, o que explica por que o sistema neural central, particularmente sensível às carências de oxigênio, se ressente precocemente pela ação do frio.

A sintomatologia é característica, iniciando-se por uma profunda sensação de frio, acompanhada de vasoconstrição periférica, que determina intensa palidez. As funções do sistema neural central são afetadas em razão inversa à sua complexidade. Os sentidos se embotam, o conhecimento se compromete, a vítima entra em coma e morre.

Nessa sequência de evolução clínica existe uma primeira fase de adaptação – chamada de **compensação** –, caracterizada pelas modificações circulatórias vasoconstritivas periféricas, que se acompanham de aumento da tensão arterial e da frequência cardíaca. Logo a seguir, instala-se uma segunda fase, chamada de **descompensação**, inicialmente reversível e afinal irreversível, quando começa a ficar comprometida a atividade bulbar.

Geladuras

A constrição vascular e a consequente isquemia que o frio causa nos tecidos, em um primeiro momento, evitam a dissipação do calor. Todavia, esse mecanismo se torna ineficaz caso a ação do frio continue, em virtude da ocorrência da vasodilatação paralítica. O resultado é uma hipoxia periférica com trombose vascular, aumento da permeabilidade capilar e edema. A fase terminal consiste em um quadro de gangrena úmida, se a oclusão vascular é incompleta, ou de gangrena seca, se a trombose vascular é completa.

Não se trata de um fenômeno exclusivamente intrínseco ao indivíduo, antes fatores externos e biológicos numerosos se coadunam de modo a compor o quadro clínico. Com efeito, a ventilação e a umidade relativa são diretamente proporcionais ao dano, a que se somam as constrições produzidas por peças de roupa ou por calçados. Outros elementos potencializam a ação do frio, como cansaço, fadiga e certos estados emocionais que reduzem a resistência à ação local da baixa temperatura.

As lesões provocadas pelo frio se dividem em graus, segundo a **classificação de Calissen**.

▸ **1º grau | Eritema (rubor).** Lesões mais frequentemente localizadas na extremidade dos dedos, na ponta do nariz e nos pavilhões auriculares. Observam-se regiões de coloração roxo-violácea, edematosas, frias e dolorosas. Existe a possibilidade de que ocorram lesões epidérmicas, com o aparecimento de fissuras sangrantes.

▸ **2º grau | Vesicação (bolhas ou flictenas).** O edema se torna mais marcante, dando ensejo à formação de flictenas, cheias de líquido viscoso, seroso ou serossanguinolento. A pele ao redor das flictenas mostra um halo cianótico. A ruptura do "teto" das flictenas deixa exposta a derme, avermelhada pela congestão.

▸ **3º grau | Gangrena (necrose).** No nível dérmico, forma-se uma série de escaras circunscritas, que atingem o celular subcutâneo e os tecidos mais profundos (músculos e ossos). A necrose origina, ao se delimitar, lesões de evolução tórpida que se resolvem em cicatrizes retráteis. Por vezes, ocorre a gangrena seca ou úmida de uma parte da extremidade, o que pode originar mutilações espontâneas, de extensão variável.

As lesões por congelamento são pouco dolorosas. Todavia, quando se tenta o reaquecimento, origina-se uma exacerbação da sintomatologia dolorosa. Os congelamentos e as lesões que deles decorrem soem recuperar-se com graves sequelas anatomofuncionais, caracterizadas por atrofias, distrofias, pigmentações, distúrbios vasculares e neurites.

▸ Lesões por pressão atmosférica

A pressão atmosférica é uma ação constante do meio sobre o indivíduo e, como é curial, resulta da maior ou menor pressão exercida pela "coluna de ar" que age sobre o corpo de cada indivíduo. Em termos habituais, admite-se como nível normal o do indivíduo que se encontra ao nível do mar. Assim, na medida em que ascendemos a uma certa altura, por exemplo, 1.000 metros acima do nível do mar, a coluna de ar sobre o indivíduo terá mil metros menos de altura e, consequentemente, pesará menos. *Contrario sensu*, se o mesmo indivíduo estiver em um nível de 1.000 metros abaixo do nível do mar, a coluna de ar terá mil metros a mais de altura e, obviamente, pesará mais.

O primeiro caso se observa em situações em que o indivíduo sobe a uma certa altura ou, ainda, reside em cidades elevadas, como La Paz, na Bolívia, ou México, DF, no México, para limitarmo-nos às Américas. O segundo caso é mais difícil de encontrar-se naturalmente, porquanto inexistem grandes depressões, verdadeiros poços que tenham tal profundidade com ação direta do peso da coluna de ar.

Todavia, há de se ter presente que o efeito lesional não resulta tanto do peso da coluna de ar em si, mas das decorrências desse peso menor na pressão parcial dos gases cuja mistura constitui o ar atmosférico respirado, conforme estipulado pela lei de Boyle & Mariotte.

▪ Hipopressão atmosférica

Também conhecida como mal das alturas e síndrome de Cruchet e Mouliner.

Observa-se, de forma mais abrupta, em determinadas atividades, como pilotos de avião, alpinistas etc. O dano, entretanto, se instala de forma mais lenta nos trabalhadores que operam em áreas de montanha. Verificam-se transtornos auditivos (zunidos, acúfenos), cefaleias, náuseas, vertigens, dispneia e taquicardia, como consequência da anoxia, especialmente cerebral. Com o tempo ocorre uma adaptação fisiológica à altura, com **poliglobulia**, que facilita o transporte do oxigênio mais escasso, e fatores que facilitam o melhor aproveitamento tecidual.

▪ Hiperpressão atmosférica

Também conhecida como "doença dos caixões" e síndrome de Poll e Watelle.

O hiperbarismo é frequente nos escafandristas ou pessoas que mergulham a certas profundidades, notadamente quando não se observam as medidas de segurança aconselhadas. O dano por hiperbarismo tanto pode ocorrer durante o processo de compressão como depois, durante a descompressão.

Com efeito, **durante a compressão** é afetado, com frequência, o aparelho auditivo, não raro com perfuração timpânica, hipoacusia, dor, hemorragias mucosas e, por vezes, congestão dos seios paranasais. É a denominada aero-otite média, característica da síndrome.

Durante a descompressão, se esta não se realiza lentamente, aparecem dores musculares e articulares, lesões osteoarticulares, vertigens, cefaleias, paralisias musculares e sinais de insuficiência cardíaca, com óbito próximo. As embolias gasosas são comuns, pela formação de bolhas ou borbulhas de nitrogênio, oriundo do ar que se encontra dissolvido no sangue.

Lesões por eletricidade

A eletricidade é um agente natural poderoso, que se manifesta por atrações ou repulsões, faíscas ou descargas luminosas, devido às comoções que provoca no organismo animal e a decomposição química que produz nos tecidos.

No presente momento considera-se a eletricidade como a concentração eletrônica de um determinado corpo, dependendo sua carga elétrica – positiva ou negativa – do número de prótons ou elétrons que tenham seus átomos. Os elétrons, ao passarem de um átomo para outro, geram uma corrente elétrica.

As fontes produtoras de eletricidade podem ser naturais (raios, relâmpagos), biológicas (peixe – torpedo, lampreia, poraquê = *Electrophorus electricus*) ou geradas pela ação do homem (eletricidade industrial). Todas elas podem provocar lesões orgânicas suscetíveis de exibir efeitos localizados, circunscritos ou generalizados.

As correntes elétricas naturais (queroaurânticas ou cósmicas) e biológicas sempre são contínuas, mas as correntes de origem industrial tanto podem ser contínuas quanto alternadas.

Nas correntes contínuas, o fluxo é em uma única direção: os elétrons dirigem-se sempre no mesmo sentido. Já nas correntes alternadas os elétrons fluem oscilando ora para um polo (fase positiva) e, logo a seguir, para o polo oposto (fase negativa). A soma de ambas as fases constitui o ciclo e o número de ciclos por segundo indica a frequência.

A intensidade de uma corrente mede-se em **ampères**. A força impulsora de uma corrente elétrica é a sua força eletromotriz ou tensão elétrica, e a sua unidade de medida é o **volt**.

Todo condutor elétrico oferece uma resistência à passagem da corrente elétrica: os bons condutores, muito pouca, e os maus condutores, muito mais. Alguns corpos, absolutamente, não permitem a passagem da corrente e, por isso, são utilizados como isolantes (madeira, borracha, plásticos). Essa resistência à passagem da corrente elétrica mede-se em **ohms**.

A intensidade de uma corrente elétrica é diretamente proporcional à diferença de potencial ou voltagem e inversamente proporcional à resistência, conforme a lei de Ohm, segundo a fórmula:

$$I = \frac{V}{R}$$

em que para diminuir a intensidade de uma corrente há de se reduzir a voltagem ou aumentar a resistência.

A passagem de uma corrente elétrica através de um condutor gera calor, que será tanto maior quanto maior seja a resistência oferecida à essa passagem. É o denominado **efeito Joule**. Do ponto de vista médico-legal, as correntes elétricas são mais perigosas quanto maior é a sua intensidade.

As correntes elétricas – contínuas ou alternadas – podem ser de baixa, mediana ou alta tensão. As alternadas, por sua vez, se classificam em monofásicas ou polifásicas. Diz-se que são correntes de baixa tensão quando não passam de 120 volts; de mediana tensão, entre 120 e 1.200 V; acima desse valor, consideram-se de alta tensão. A corrente da rede domiciliar no Brasil é, na maior parte do território, de 110 V, muito embora alguns estados usem voltagens de 220 V.

A resistência do organismo à passagem da corrente elétrica depende de muitos fatores, tanto externos quanto internos. É muito importante o estado da pele: quanto mais espessa e seca, menor será sua condutividade (ou seja, maior sua resistência). A pele úmida, transpirada ou mal enxugada favorece a passagem da corrente, e mais ainda se a vítima se encontra sobre um chão molhado. Para se ter uma ideia, basta lembrar que a pele sadia opõe uma resistência de 12.000 ohms, valor que se reduz para 1.000 ohms ou menos se está úmida, e é em torno de apenas 300 ohms nas mucosas (boca, vagina, reto etc.).

Quando entra no organismo, a corrente não segue o trajeto mais curto, antes dirige-se através dos tecidos que têm melhores condições de condutividade, isto é, menor resistência elétrica. A corrente circulatória é o maior condutor, por isso os centros bulbares, cardiorrespiratórios, são atingidos de forma instantânea.

Intensidades de 1 mA (miliampère) produzem apenas cócegas quando aplicadas sobre a pele seca; abaixo de 10 mA causam contrações musculares, mas ainda é possível "soltar-se" do condutor; acima de 10 mA e com voltagem suficiente, ocorrem contrações tetaniformes que impedem a separação do condutor, podendo-se produzir parada respiratória quando o trajeto inclui o tórax (Figura 9.2).

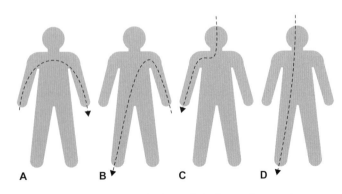

Figura 9.2 Possíveis trajetos da eletricidade dentro do corpo humano: mão–mão (**A**); mão–pé (**B**); cabeça–mão (**C**); cabeça–pé (**D**).

Efeitos da eletricidade artificial (industrial)

Eletroplessão

Síndrome desencadeada pela **eletricidade artificial**. Dentre as lesões produzidas pela corrente observam-se lesões localizadas, cutâneas, ou internas, além de efeitos gerais sobre o organismo.

▸ **Marca elétrica de Jellinek.** Deve-se procurar sempre a marca que deixa a entrada da eletricidade na pele ou mucosa, por vezes até com o auxílio de uma lupa quando a lesão é puntiforme, e que se designa como **marca eletroespecífica de Jellinek**. Trata-se de uma lesão de contornos nítidos, arredondada ou elíptica, de cor acinzentada, castanha ou rósea, dura ao tato e, frequentemente, de centro encovado (umbilicada). Eventualmente pode haver, também, uma "marca de saída", mas é de maior amplitude e de consistência mole, contrastando com a de entrada. Quando a "saída" da eletricidade ocorre em uma extremidade que está imersa na água, inexiste "marca de saída", já que a área de difusão é muito grande.

▸ **Efeito Joule.** Na zona de entrada da corrente pode haver queimadura elétrica de magnitude diversa no que diz respeito a extensão e profundidade. Em regra é de cor cinza-ardósia ou pardacenta, anfractuosa, com bordas bem delimitadas e elevadas, "de vazador", seca e quase indolor, que são atribuídas ao efeito Joule. As queimaduras elétricas podem deixar cicatrizes, em geral queloides ou outras sequelas traumáticas. Caso o condutor entre em contato com superfícies ósseas, podem produzir-se as "pérolas ósseas" de Jellinek, de fosfato de cálcio.

▸ **Metalização ou salpicos metálicos.** Na zona de entrada da corrente, o eletroduto metálico pode impregnar a pele do fundo da lesão com partículas de metal fundido (metalização). Essas partículas, às vezes, podem observar-se apenas com o auxílio do microscópio estereoscópico.

▸ **Lesões nervosas.** As síndromes neurológicas (oftalmia elétrica, neurites, parestesias, paralisias) ou psiquiátricas, as atrofias orgânicas (musculares) e os transtornos cardiológicos são eventos frequentes nas pessoas que sofrem eletroplessão.

Eletrocussão

É a ação sistêmica ou **letal** provocada pela energia elétrica artificial. A corrente da rede domiciliar pode provocar fibrilação ventricular, tetanização muscular do diafragma e inibição dos centros bulboprotuberanciais, sede dos centros cardiorrespiratórios. O aspecto do cadáver é um indicativo do mecanismo da morte: o "rosto branco" é mais comum nos casos de fibrilação ventricular, e o "rosto azul" (arroxeado) é mais frequente quando ocorre tetanização respiratória (Figura 9.3).

A perinecroscopia permite, ainda, observar o "falso cogumelo de espuma" (o verdadeiro é o que aparece nos casos de asfixia por submersão), bem como lesões corporais secundárias, decorrentes das convulsões tetaniformes agônicas ou da queda após a perda de consciência.

Honório Piacentino (apud Basile e Waisman)[1] descreveu, ainda, o aparecimento de petéquias nas laterais do tórax e na região dorsal. Esse mesmo autor, outrossim, observou um pontilhado hemorrágico típico na área subependimária do assoalho do 4º ventrículo, na área de transição entre o bulbo e a protuberância (Figura 9.4).

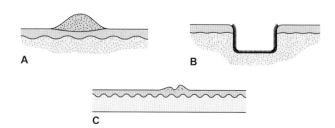

Figura 9.3 Lesões por eletricidade artificial ou industrial. **A.** Queimadura de 2º grau (flictena). **B.** Queimadura elétrica. **C.** Marca eletroespecífica de Jellinek, que indica o ponto de entrada da corrente elétrica. (Adaptada de Basile A, Waisman D. Fundamentos de Medicina Legal. 2. ed. Buenos Aires: Ateneo; 1991.)

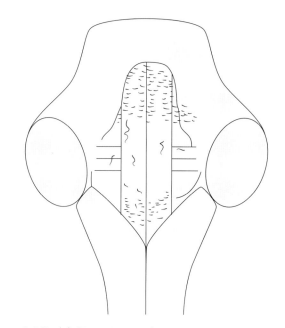

Figura 9.4 Sinal de Piacentino, por eletrocussão: esquema mostrando, no assoalho do 4º ventrículo, no bulbo raquidiano, a presença de hemorragias subependimárias. (Adaptada de Basile e Waisman, op. cit.)

---

[1] Basile A, Waisman D. Fundamentos de Medicina Legal. 2. ed. Buenos Aires: Ateneo; 1991.

• Efeitos da eletricidade natural

As lesões provocadas pela eletricidade atmosférica – **fulminação** – são, o mais das vezes, mortais. Todavia, dependendo da distância linear entre a vítima e o ponto da descarga, o efeito da corrente elétrica induzida pelo facho elétrico pode provocar lesões – **fulguração** – não letais.

Fulguração

Lesões **localizadas**, **não letais**, produzidas pela eletricidade cósmica ou querauranográfica, das quais a mais característica é o **sinal de Lichtenberg** ou **cutifulgurite**. Nele, observa-se na pele como lesões de aspecto arboriforme ou serpiginoso (em "folha de samambaia"), de cor avermelhada, que resultam da paralisia vascular ou da difusão elétrica pela pele.

Fulminação

Lesões **sistêmicas**, **letais**, produzidas pela eletricidade cósmica ou querauranográfica. Ocorrem com maior frequência em locais descampados, abertos, pela diferença de tensão elétrica entre as nuvens mais baixas e a Terra. As roupas são arrancadas violentamente e outras vezes queimadas pela ação da descarga elétrica.

Quando a vítima carrega objetos metálicos, estes podem chegar a fundir-se, total ou parcialmente, e, de regra, são imantados pela ação eletromagnética da descarga do raio ou centelha. As queimaduras disseminadas são frequentes, abrangendo tanto a pele quanto as massas profundas. Na pele pode observar-se depilação por carbonização de todos os pelos do corpo e não apenas os da cabeça. É frequente a perda da transparência da córnea e do cristalino por coagulação proteica. Mãos, orelhas e pênis soem ser as áreas de entrada da corrente cósmica, podendo, via de consequência, observar-se lesões traumáticas ou mesmo arrancamento ou carbonização. Podem encontrar-se fraturas ósseas, em virtude do "efeito martelo" da descarga cósmica, bem como ruptura de tímpanos, explosões viscerais e/ou evisceração das grandes cavidades do corpo (tórax e abdome). O rosto pode apresentar-se de cor arroxeada ou mesmo branco. A decomposição (putrefação do cadáver) se opera muito mais rapidamente que o habitual.

▶ Lesões por radioatividade

O uso, cada dia mais frequente, da radioatividade com finalidades terapêuticas tem, também, aumentado o número de casos de reações adversas decorrentes das radiações ionizantes. Essas lesões, em geral, são produzidas pela exposição excessiva ou sem controle a fontes emissoras de radioatividade, como: raios X, rádio, bombas de cobalto, aceleradores lineares, reatores nucleares, síncrotons etc., destinados à produção de radioisótopos ou à geração de energia termonuclear.

O mecanismo de ação da radioatividade resulta da ionização dos tecidos orgânicos, provocando mudanças histoquímicas imediatas ou tendo repercussão tardia (p. ex., radionecrose de arcos dentais), segundo a quantidade de radiação absorvida e o tempo de exposição. As lesões citadas tanto podem ser externas como internas ou generalizadas. Nessa linha, até podem ser encontradas síndromes de radiação aguda ou diferida (subcrônica).

Quando se aplicam doses pequenas, as lesões externas se limitam, nos primeiros dias, a eritemas fugazes. Já quando as dosagens são maiores, o eritema se torna persistente, e após cerca de 2 semanas podem aparecer flictenas e descamação seca e acentuada, que, em geral, regridem nos 30 dias subsequentes.

Quando se aplicam doses maiores, sobrevêm ulcerações de bordas endurecidas, cortadas abruptamente, de evolução tórpida, com áreas teciduais profundas, necrosadas, que podem atingir até os ossos.

Outras vezes, trata-se de aparelhos de radioterapia ou de radiodiagnóstico mal isolados, que provocam lesões nos operadores, ensejando querelas atinentes à responsabilidade profissional e periculosidade maior.

Das **lesões externas**, as radiodermites crônicas tardam de 5 a 10 anos para aparecer, caracterizando-se por lesões depilatórias, telangiectasias e pele de aspecto marmóreo, que sangra com facilidade; as unhas se tornam quebradiças, com desaparecimentos das lúnulas, a lâmina deixando ver, no leito ungueal, pontos enegrecidos. A pele assume uma tendência à hiperqueratose, com propensão ao desenvolvimento de epiteliomas.

As **lesões internas** são representadas por uma síndrome que inclui componentes cerebrais, gastrintestinais e hematopoéticos. O organismo tem uma resistência capaz de absorver até 200 rads sem que ocorra a morte mas, acima desses valores, as doses podem ser letais, estando relacionadas com a distribuição no organismo e com a iteratividade das exposições. Alguns tecidos e órgãos são mais sensíveis que outros às radiações, como por exemplo as gônadas, as células linfoides e a medula óssea, donde as manifestações hematopoéticas mencionadas. Os tecidos mais resistentes são o muscular e o conjuntivo, nas suas diversas modalidades.

O mecanismo de ação da radioatividade se exerce diretamente, por ionização, sobre o DNA nuclear, onde enseja interligação entre nucleotídios diferentes dos pares convencionais T-A e G-C, facilitando destarte rupturas da molécula, evidenciadas como fragmentações cromossômicas.

▶ Lesões por meios químicos

Também denominadas **queimaduras por cáusticos**, nome de todas as substâncias químicas que provocam desorganização ou necrose dos tecidos.

Essa designação de "queimaduras" não é técnica, antes popular, em função das características que as lesões externas causadas por substâncias químicas adquirem, semelhantes às produzidas, em alguns casos, pela ação do calor.

Em Medicina Legal, distinguem-se as substâncias químicas pelo efeito, em geral sob a forma de escaras, cuja coloração é indicativa da ação e, assim, da substância química:

- **Efeito desidratante:**
  - **Ácido sulfúrico** (vitríolo ou azeite de vitríolo): escaras roxas, pretas ou castanho-escuras, secas e endurecidas, que ao serem arrancadas provocam hemorragias. A cor é devida à decomposição da hemoglobina do sangue extravasado. É o mais corrosivo, provocando desidratação dos tecidos
  - **Cal virgem**, **soda em escamas** (soda cáustica), **potassa em escamas** (potassa cáustica): escaras vermelhas a brancas, por hidratação celular. São substâncias de uso doméstico que com as proteínas formam proteinatos e com as graxas, sabões
- **Efeito oxidante:**
  - **Ácido nítrico**: escaras amarelas; por causa da reação xantoproteica, ao alterar as proteínas teciduais
  - **Ácido clorídrico**: escaras cinza a roxas
  - **Ácido fênico**: escaras esbranquiçadas
  - **Ácido crômico**, **nitrato de prata**: escaras marrom-escuras a pretas
- **Efeito fluidificante:**
  - **Soda cáustica**: em solução – lesões esbranquiçadas
  - **Ácido acético**, **amoníaco**: escaras moles e úmidas, esbranquiçadas a amareladas
- **Efeito coagulante:**
  - **Sais de mercúrio, zinco, cobre, chumbo**: lesões esbranquiçadas, por coagulação das proteínas em geral
- **Efeito irritante:**
  - **Gases bélicos** (iperita, lewisita): liberam ácido clorídrico intra-hístico (dentro dos próprios tecidos), provocando lesões teciduais internas e universais, isto é, na economia toda.

Menção especial merece o ácido sulfúrico, por um valor mais histórico, porquanto, ao produzir a corrosão dos tecidos até a sua destruição total, foi usado com certa frequência, nas últimas décadas do século XIX e no primeiro quartel do século XX, como forma intencional de produzir lesões irreversíveis. Essa forma de agressão era conhecida como "**vitriolagem**", nome advindo da antiga designação do ácido sulfúrico (vitríolo ou azeite de vitríolo). Assim, o agente químico era lançado sobre o rosto, pescoço e tórax superior da vítima, ou sobre seus órgãos genitais (vitriolagem sexual), como forma de vingança pessoal, com o fito de provocar marcas indeléveis.

As substâncias com efeito desidratante e fluidificante, como a soda e a potassa cáusticas, podem agir não apenas sobre o corpo da vítima mas também sob a forma de ingesta suicida, quando as lesões, como é curial, ocorrem sobre os segmentos superiores do sistema digestório. Nesses casos, mesmo havendo sobrevida ao processo de intoxicação aguda, em geral se instalam atresias, notadamente da faringe, do esôfago e da cárdia.

▶ Lesões por agentes biológicos

Essas lesões podem ser provocadas por substâncias de origem animal ou vegetal que agem quer localmente, por contato com a pele ou mucosas, ou por inoculação, quer por ingestão.

No primeiro caso, encontramos produtos vegetais de certas plantas ornamentais de uso doméstico, como o cróton, a *Dieffenbachia pictal* (aningapara ou comigo-ninguém-pode), a *Datura* (saião) e outras. No segundo caso, temos substâncias que são tóxicas *per se* e são ingeridas, como é o caso das toxinas bacterianas (p. ex., toxina botulínica, botulismo) ou outras em alimentos em mau estado de conservação (p. ex., maioneses em festas), nos quais há a proliferação de bactérias que provocam intoxicações alimentares. Por derradeiro, pela ocorrência em certos alimentos, como por exemplo as favas, que podem provocar fortes reações alérgicas/anafiláticas nos sujeitos hipersensíveis ("favismo"); por reações anormais graves consecutivas à ingesta de frutos do mar (malacotoxicoses) ou por ingesta de produtos (p. ex., tiramina, nos queijos duros) que isoladamente ou combinados (p. ex., com vinho) podem desencadear crises hipertensivas em algumas pessoas mais sensíveis.

Em outros casos, as lesões são decorrentes da ação tóxica de produtos naturais de animais peçonhentos, como certas aranhas (p. ex., *Latrodectus mactans*, a viúva-negra), algumas espécies de escorpiões (p. ex., gêneros *Tytius* e *Buthus*) e de anfíbios (p. ex., gênero *Bufo*), cujas peçonhas podem ser mortais para os seres humanos.

Em especial, as mordidas de cobras peçonhentas podem ocasionar danos graves ou levar à morte da vítima. Os sinais gerais mais significativos incluem, dependendo das espécies, ações coagulante, hemolítica e/ou neurotrópica.

Seção 4

Estudo das Mordeduras

10 Identificação Odontolegal pelas Marcas de Mordida

Maria de Lourdes Borborema

▶ Definição

Denominam-se mordidas, em Odontologia Legal, as marcas deixadas pelos dentes, humanos ou de animais, na pele de pessoas vivas, de cadáveres ou sobre objetos inanimados relativamente moles.

O ponto mais importante é que as marcas ou impressões deixadas pelos dentes ou outros elementos duros da boca (p. ex., pontes móveis, aparelhos ortodônticos etc.), sobre um suporte, possuem características individualizadoras incontroversas, que podem ser utilizadas na identificação da pessoa que provocou a lesão, partindo-se do pressuposto de que a dentadura é única para cada indivíduo.

O seu estudo pode ser feito usando-se as mesmas técnicas que se utilizam para comparar outros indícios físicos ou marcas deixadas por instrumentos. Assim, para analisar uma mordida utilizar-se-ão o exame cuidadoso da lesão (ferimento), medições e cotejos minuciosos, de modo a poder compará-la com as características próprias dos arcos dentais do(s) suspeito(s).

Além da própria identificação do agente, quatro pontos fundamentais na investigação forense podem ser elucidados pela análise minudente das marcas de mordida:

- Violência da agressão
- Precedência ou sequência na produção das mordidas, quando mais de uma
- Reação vital das lesões, para determinar se foram produzidas *intra vitam* ou *post mortem*

- Data aproximada das mesmas, isto é, tempo transcorrido entre sua produção e o exame.

Na maioria dos Institutos Médico-Legais, a análise das marcas de mordidas oferece problemas práticos para sua efetivação, o que limita bastante o seu estudo. Entre essas dificuldades encontram-se:

- A dificuldade de reconhecimento das mordidas, que, por vezes, passam inadvertidas durante a perinecroscopia
- Por tratar-se de lesões que se alteram com o tempo, o lapso transcorrido entre a produção da lesão e o exame e a coleta do material pode ser de vital importância
- Os padrões das mordidas soem ser bastante variáveis, já que se trata de uma ação entre dois instrumentos móveis: a mandíbula (os arcos dentais) e a pele (o corpo da vítima)
- A pele não é um suporte adequado para conservar as marcas de mordida, nem para facilitar a coleta de impressões.

É por isso que o reconhecimento rápido das mordidas, uma boa técnica de coleta das impressões e uma avaliação minudente de todas as evidências de que se dispõe serão elementos imprescindíveis para minimizar as divergências.

O procedimento de identificação através das marcas de mordidas é semelhante ao que acontece com as impressões digitais e implica três fases sucessivas:

1. Reconhecimento da mordida e coleta do material, por moldagem, para análise ulterior.
2. Coleta de amostras do(s) suspeito(s) e moldagem.
3. Confronto das marcas de mordidas com as amostras obtidas do(s) suspeito(s).

▶ Análise das impressões de mordidas

▪ Inspeção

O **exame visual** tem por objetivo caracterizar se se trata de uma marca deixada por uma mordida, exigindo, por isso, um conhecimento suficiente das formas dos arcos dentais humanos, bem como da morfologia de cada peça dentária e das transformações que possam ter ocorrido sobre elas por traumas, por perda de peças ou pela própria dinâmica da mordida.

À inspeção, uma marca de mordida humana característica estaria composta das seguintes zonas, de fora para dentro:

- **Equimose** em área difusa, mais ou menos intensa, limitando externamente a área, provocada pela pressão dos lábios
- **Escoriações ou lesões cortocontusas**: marcas deixadas pelos dentes anteriores – incisivos e caninos, excepcionalmente pré-molares – ou pela superfície do palato, onde poderão ser observadas as características individuais dos dentes
- **Equimoses de sucção** (sugilações) provocadas pela língua ou pelo vácuo criado pelo agente.

A **forma** circular ou elíptica da marca da mordida humana, resultante da somatória dos arcos superior e inferior, com frequência pode ser acompanhada por equimoses puntiformes de sucção e por escoriações superficiais.

A **marca** deixada pelos incisivos se corresponde com um retângulo alongado para cada um, ao passo que as marcas dos caninos são de forma triangular ou estrelada. Em geral pré-molares e molares não deixam marcas, exceto quando o segmento mordido, pelo seu tamanho menor, é passível de "entrar na boca" do agente: por exemplo, mão ou antebraço de criança, dedo de adulto etc. Nesses casos, as marcas têm forma de largos retângulos com pressões variadas em função das cúspides.

No caso de **mordidas de animais domésticos** (canídeos, felídeos etc.), estas têm características próprias:

- São mais alongadas, tendo forma de "V"
- Nunca têm vestígios de sucção
- Maior profundidade das lesões perfurocontusas
- Maior profundidade das lesões produzidas pelos caninos
- Apresentam lacerações frequentes

- Exibem marcas dos diastemas, próprios e naturais, de cada espécie animal.

▪ Registro fotográfico

A boa observação **não dispensa** a fotografia. A observação é perecível, a fotografia é duradoura, sem contar que é um dos melhores métodos para documentar a análise das mordidas.

A técnica deve ser cuidadosa, lembrando que para evitar distorções recomenda-se:

- Manter o paralelismo entre o filme e a marca
- Incluir sempre uma escala ou régua milimetrada
- Fazer fotografias:
  ◦ Com luz natural
  ◦ Com *flash*
  ◦ Em cores
  ◦ Em preto e branco
  ◦ Com filme para infravermelho (quando for possível)
- Começar sempre por tomadas "panorâmicas" para, depois, centrar-se nos detalhes através de fotografias em *close*
- Tirar fotografias em dias sucessivos, notadamente entre o 3º e o 5º dia.

▪ Mordidas como indícios biológicos

Toda vez que alguém morde, deixa escapar a sua saliva no local da lesão. Segue-se, daí, a importância que tem a coleta para se poder efetivar um estudo genético-molecular, visando à identificação do agente.

O exame da saliva, para fins de identificação, permite as seguintes determinações:

- O **estudo do grupo sanguíneo** do agressor (sistema ABO/Rh), para os indivíduos secretores (em torno de 80% da população)
- A **pesquisa de amilase salivar** em torno da lesão, o que confirmará tratar-se de uma mordida (mormente naqueles casos em que a configuração seja dúbia)
- A **identificação do DNA**, extraído das células orais do agressor que existem na saliva em volta da lesão, multiplicado através da técnica da reação em cadeia da polimerase (PCR).

Toda vez que existe uma mordida, e mesmo antes de se proceder aos curativos, se deverá tentar (mesmo que os resultados laboratoriais possam ser negativos) colher o máximo possível de células orais vindas na saliva e que tenham ficado no local. Essa é uma coleta inadiável, já que os vestígios são perecíveis, daí a sua prioridade.

O material para extração do DNA e amplificação em amostras de saliva sobre a pele oferece os melhores resultados utilizando **dois cotonetes** (*swabs*) sucessivos:

68 Parte 1 | Odontologia Legal

- O primeiro cotonete **umedecido em água destilada**, fazendo-o girar em toda a região e deixando-o, depois, secar ao ar
- O segundo cotonete **seco**, passando-o na mesma área em que foi passado o primeiro
- Colocar ambos os cotonetes, **sem contato manual**, em envelopes de papel secos e encaminhá-los ao laboratório
- Enviar ao laboratório que pesquisa o DNA uma pequena amostra de sangue da vítima (extraído por venopuntura em tubo Vacutainer®).

A remessa de sangue da vítima é importante para estabelecer o seu perfil de DNA, uma vez que suas células cutâneas ou sanguíneas (quando houve sangramento) poderão contaminar a saliva retirada pelos cotonetes (*swabs*).

▸ Moldagem da mordida

Em todos os casos em que a mordida provoca lesões cortocontusas ou lacerações na superfície cutânea, a moldagem de tais lesões pode ser feita com o auxílio de materiais de moldagem de alta precisão, do tipo do silicone ou de vinilpolissiloxano.

O material praticamente líquido se aplica sobre as lesões, deixando-se fraguar. Esse processo de fraguado é dependente da temperatura do suporte, razão pela qual será bastante mais lento nos cadáveres do que com as vítimas vivas. Isso deve ser lembrado para evitar a retirada precoce, o que levaria a uma distorção da impressão.

Esse material de moldagem de precisão pode ser reforçado pela aplicação sobre ele de um material mais duro e rígido, como o gesso e, por vezes, até uma malha metálica, para evitar que a impressão sofra deformações. O positivo da impressão original deverá ser executado com um material adequado (gesso), de modo a colocar a "mordida" no articulador.

Em casos de levantamento de lesões de mordida em cadáveres, pode-se dissecar a pele na área da mordida ou fazer uma retirada, em bloco, da área da mordida, seguida de fixação pelo formol tamponado.

Para tanto, antes de proceder à retirada do material em bloco, se faz em volta da lesão um aro usando cera ou plástico, que poderá ser mantido em posição com 4 a 6 pontos de sutura na pele. Dentro dessa retenção poderá ser distribuído o material de moldagem, e, uma vez que este tenha dado presa, pode-se retirar a peça inteira e fixar, como indicado, para seu exame posterior, no laboratório.

▪ Mordidas sobre objetos

Marcas de mordidas podem ser achadas sobre objetos inanimados perecíveis (frutas, queijos etc.), que deverão ser conservados, em sacos de plástico herméticos, no refrigerador, a 4°C. Como sobre esses objetos inanimados também podem encontrar-se restos de saliva, sua coleta deve ser **prévia** a qualquer manipulação sobre a peça.

Para se poder proceder a um exame comparativo posterior das marcas de mordida achadas, estas deverão ser fotografadas usando a mesma técnica mencionada a respeito do levantamento cadavérico. Depois de fotografadas, ainda, poderá ser feita a tomada de impressões das mordidas sobre o objeto inanimado, com material de moldagem de precisão (p. ex., silicone).

Se a conservação tem de ser feita por tempo longo (semanas, meses), recomenda-se a imersão em uma mistura fixadora:

- Formol a 40%: 5 mℓ
- Ácido acético glacial: 5 mℓ
- Álcool a 70%: 90 mℓ.

▸ Coleta de amostras do suspeito

Para possibilitar a comparação das marcas, torna-se necessária a coleta de amostras do(s) suspeito(s), caso exista(m), incluindo:

- Mordidas em lâmina de cera
- Moldagem dos arcos dentários, superior e inferior
- Coleta de saliva ou de células da mucosa oral
- Coleta de sangue (esta é mais difícil, em face da possível negativa).

Os positivos, em gesso, dos arcos dentais superior e inferior deverão ser montados no articulador, verificando se a mordida na cera se adapta aos mesmos.

▸ Comparação das marcas de mordida com as moldagens do suspeito

O cotejo entre as marcas de mordida colhidas sobre a vítima ou sobre o objeto inanimado e as moldagens obtidas a partir do suspeito inclui duas etapas:

- Análise métrica da mordida na vítima
- A associação e comparação da forma da lesão com a forma dos dentes do(s) suspeito(s).

A **análise métrica** deverá ser feita sobre as fotografias que têm a régua graduada sobre os modelos em alginato ou em gesso e sobre as mordidas em cera, e deverá repetir-se sobre o material da vítima e o material do(s) suspeito(s). Compreende:

- Medida da largura e comprimento de cada dente
- Avaliação do tamanho comparativo dos dentes
- Distância entre as peças dentárias
- Tamanho geral dos arcos.

A **associação e a comparação de padrões** representam a segunda fase do procedimento, e incluem:

- A comparação física da forma da lesão com a dos dentes do suspeito
- Orientação da marca, diferenciando a parte do arco superior daquela do arco inferior
- Análise das rotações dentárias
- Verificação das posições relativas de cada peça no respectivo arco
- Registro de:
  - Ausência de peças
  - Distância entre as peças
  - Curvatura dos arcos
  - Outras características individualizadoras (fraturas, restaurações etc.).

De modo a se conseguir essa associação entre as marcas e os padrões de confronto podem-se utilizar técnicas fotográficas (usando transparências) ou radiográficas (depositando material radiopaco no interior das marcas, seguido de radiografia da peça).

A análise das mordidas não é um trabalho para amadores, antes para técnicos com habilidade no manejo dos procedimentos periciais. Todavia, é necessário ter presente que, **antes de qualquer procedimento mais complexo ou sofisticado**, a observação morfológica cuidadosa das marcas de mordida, em geral, é o procedimento que dá melhores resultados. De nada adianta ir para os detalhes quando a simples morfologia geral já exclui o suspeito.

Com efeito, o grande número de características individuais que aparecem nas peças dentais, e o seu exame combinado e simultâneo, habitualmente é o que permite determinar o caráter personalíssimo de cada mordida quando objetivamente comparada com outras.

11 Mordida Humana na Identificação Criminal

Alicia Picapedra ▪ *Carlos Sassi* ▪ *Cecilia Amorin*

▶ Introdução

É bem verdade que o surgimento do desvelo por identificar pode remontar aos primórdios da humanidade, visto que o homem sempre precisou reconhecer objetos, animais e seus próprios semelhantes. Pode-se concluir, então, que identificar é determinar a individualidade, ou seja, provar por meios técnicos e científicos que uma pessoa é quem parece ser. De igual maneira, não há possibilidade alguma de negar que a Odontologia é, de fato, uma especialidade dentro da Medicina. Nessa linha de raciocínio, a Odontologia Legal constitui, a rigor, um ramo da Medicina Legal, com a qual colabora, fazendo ou complementando exames especializados, relativos à sua área de competência. Sua finalidade essencial é, pois, a de aplicar os conhecimentos da ciência odontológica ao serviço da Justiça.

"A Investigação Criminal não pode prescindir da imensurável contribuição da Odontologia Legal na identificação, na avaliação do dano e, sobretudo, quando presentes as marcas de mordida em objetos, alimentos ou pele humana."

Essa afirmação de Galvão, na epígrafe da obra de Marques et al. (2007),[1] põe em evidência que existe uma tendência crescente em Medicina Legal e Forense, de aplicar procedimentos odontológicos, com o intuito de contribuir nos casos de identificação humana.

Esse processo é considerado de suma importância, devido à grande quantidade de dados que podem ser obtidos dos arcos dentais e às particularidades das peças que neles se encontram, fatores que tornam impossível o fato de que dois indivíduos tenham dentaduras idênticas. Por tal motivo, os órgãos dentais constituem, muitas vezes, elementos primordiais na

identificação odontolegal, dando origem, assim, a um novo capítulo, relacionado ao estudo das marcas das mordidas.

Nesse contexto, as mordidas ou mordeduras são definidas como as impressões ou marcas deixadas pelos dentes humanos ou de animais na pele ou mucosas de pessoas vivas, cadáveres, alimentos, vestes ou objetos de consistência relativamente mole ou amolecida, à proporção que os suportes ou substratos, como os locais nos quais as supramencionadas se localizam. Estes se categorizam em animados (pessoas ou animais) e inanimados (alimentos ou objetos).

Deste modo, as marcas de mordida revelam-se como provas de suprema relevância médico-jurídica em casos de delitos, já que as impressões deixadas pelos elementos dentais ou outros componentes duros da boca – tais como próteses removíveis ou fixas, aparelhos ortodônticos etc. –, sobre um suporte, podem servir como meios auxiliares para a incriminação ou a descriminação de pessoas, dentro de um rol de suspeitos.

▶ Princípios básicos das técnicas de levantamento

As marcas de mordida são frequentemente observadas em brigas, rixas, roubos, homicídios, crimes sexuais e episódios de violência doméstica, em que o agressor morde sua vítima e, mais raramente, quando esta última faz o mesmo com o primeiro, ao tentar se proteger, dado que os dentes operarão, de maneira indistinta, como armas de defesa ou ataque. É indubitável a transcendência da sua análise nos acontecimentos de estupro ou abuso sexual, uma vez que os criminosos costumam morder suas vítimas em várias partes do corpo, como uma demonstração de controle, possessão

---

[1] Marques JAM, Galvão LCC, Silva M. Marcas de mordidas. Feira de Santana: Universidade Estadual de Feira de Santana; 2007.

ou satisfação do seu ego, sem esquecer a contingência de serem simuladas ou autoinflingidas.[2]

Nessas ocasiões, os arcos dentais agem como instrumentos cortocontundentes, contundentes ou perfurocontundentes, provocando lesões de forma e gravidade diversas sobre a pele.

Ao deparar com sinais com aparência de morduras, é mister, em primeira instância, examiná-los de modo exaustivo, levando a efeito um diagnóstico diferencial com outros de similar manifestação clínica. Logo após corroborar que se está diante de marcas de mordida, definir-se-á se estas são fruto da ação de seres humanos ou de animais, quer *intra vitam*, quer *post mortem*.

As de origem humana consistirão, habitualmente, em uma figura circular, oval ou elíptica, dicotomizada em forma de "U", resultante dos arcos superior e inferior, alijados em suas bases por um espaço aberto e com três zonas bem individualizadas, desde sua periferia ao centro: uma de equimose difusa, com intensidade variável, consequência da pressão dos lábios e vedação das bochechas; outra de escoriações ou lesões cortocontusas, pela incidência direta dos órgãos dentais ou do palato; e mais uma, de sugilações ou equimoses por sucção, motivada pela projeção da língua ou pelo vácuo gerado ao morder. O diâmetro desse complexo corresponderá à distância intercanina, oscilando entre 25 e 40 mm,[3,4] ou entre 25 e 45 mm,[5] para as provocadas por uma criança ou um adulto, apresentando valores inferiores a 30 mm ou 25 mm,[6,7] para as provavelmente pertencentes a um indivíduo com a dentição decídua, e de 25 a 30 mm, para as promovidas por um menino ou adulto pequeno.[8]

Os caracteres individuais mencionados permitirão diferenciá-las das específicas dos animais, em geral, carnívoros domésticos (cães e gatos), singularizadas por serem assaz profundas e puntiformes, estreitas e alongadas (em forma de "V"), perfurocontusas, lacerantes, sem vestígio algum de sucção, com extensões limitadas de avulsão de tecido e de diastemas naturais e privativos de cada espécie.

---

[2] Sassi C, Picapedra A. Marcas de mordida e sua importância pericial. In: Daruge E, Daruge Jr E, Francesquini Jr L. Tratado de Odontologia Legal e Deontologia. São Paulo: Santos; 2017. pp. 588-625.

[3] American Academy of Pediatrics. Oral and dental aspects of child abuse and neglect. Pediatrics. 1999; 104(2):348-50.

[4] Pretty IA, Hall RC. Forensic dentistry and human bite marks: issues for doctors. Hosp Med. 2002; 63(8):476-82.

[5] Melani RFH. Marcas de mordidas. In: Silva M. Compêndio de Odontologia Legal. São Paulo: Medsi; 1997. pp. 475-83.

[6] Melani, op. cit.

[7] American Academy of Pediatrics, op. cit.

[8] American Academy of Pediatrics, op. cit.

Por seu turno, as concretizadas em vida exibirão um variável grau de discromia, devido a difusão e coagulação sanguíneas, e ulterior retração tecidual, determinada pela orientação e sistematização das fibras elásticas, conforme as linhas de Filhos e Langer, fenômenos que se estenderão, em geral, entre 4 e 36 horas, à medida que, as praticadas *a posteriori* do falecimento da vítima, mostrar-se-ão apergaminhadas, com escassos ou nulos indícios de hemorragia, coagulação e retração dos tecidos, ficando visíveis, em média, por um lapso de 12 a 24 horas.

Destarte, o processo de identificação servindo-se das marcas de mordida é, em essência, intricado, porquanto requer um profundo conhecimento teórico sobre morfologia dental, anatomia comparada, fórmulas dentais díspares, estágios de desenvolvimento, eventuais deturpações ou anomalias, e uma profusa experiência prática por parte do perito odontolegal. Com efeito, a interpretação e a análise daquelas são, ao mesmo tempo, um misto de arte e de ciência.

Para Pretty e Hall (op. cit.), representam verdadeiras evidências físicas e biológicas. As primeiras surgem do estudo pormenorizado das marcas dentais, encontradas em vítimas supérstites ou fenecidas, alimentos diversos e/ou objetos, perecíveis ou imperecíveis, que refletem as características individuais da dentição. As segundas, por sua vez, são o resultado de análises auxiliares no processo de identificação do agressor, como acontece com a saliva existente na pele ou nos objetos abocanhados. A partir de um correto manuseio das amostras da mesma e mediante uma análise genético-molecular, é possível chegar a determinar que realmente estejamos em presença de uma mordedura (pela investigação da amilase salivar presente na área), bem como o grupo sanguíneo, em indivíduos secretores, e identificar o DNA do atacante, em células de tecidos bucais isoladas dela. Igualmente, é imperioso coletar material do agredido para descartar falso-positivos, por ocasionais contaminações da saliva recuperada.

A pele dos defuntos, em bloco (derme, músculo e panículo adiposo adjacente), pode ser enucleada, na zona do ferimento, para estudo por transiluminação, fixação em formol a 10% tamponado e armazenamento por períodos extensos. Antes da remoção, cortar-se-ão ou raspar-se-ão os pelos do local, para colar (com adesivo de cianoacrilato) e/ou suturar (com 4 a 6 pontos) à superfície cutânea, aproximadamente 25 mm por fora dos limites da lesão, um anel de plástico ou de acrílico autopolimerizável, visando evitar a contração e distorção da amostra. Para melhor localização espacial desta, anotar-se-ão, na sua face exposta, as respectivas referências anatômicas (medial, distal, superior, inferior). Se for cogente uma eventual reprodução, colocar-se-á material de moldagem, confinado pelo aro aludido, prévio à incisão dos tecidos, distante uns 10 a 15 mm do seu flanco exterior.

Um fator fundamental a levar em consideração é a celeridade que se impõe no manejo das evidências. As razões são óbvias nas ocorrências de levantamento de lesões de mordedura em cadáveres, ao passo que, nos casos de sujeitos vivos é preciso agir antes de se proceder às manobras curativas, haja vista que se trabalhará com vestígios perecedouros. Semelhante conduta deve-se adotar perante substratos inanimados deterioráveis (frutas, queijos, guloseimas, bolos, sanduíches, biscoitos, hortaliças, musses etc.), que serão colocados em sacos de plástico herméticos, no refrigerador, a 4°C, para um eventual exame comparativo posterior. Se a conservação vai ser feita por tempo longo (semanas, meses), é aconselhável realizar a imersão em uma mistura fixadora com a seguinte composição: 5 mℓ de formol a 40%, 5 mℓ de ácido acético glacial e 90 mℓ de álcool a 70%. Não é necessária tanta urgência em presença de suportes inanimados não perecíveis, como artefatos de madeira, plástico, borracha ou metal, lápis, canetas etc., os quais se ensacarão de modo análogo, não requerendo cuidados especiais para sua guarda.

Uma boa coleta de dados começará por uma detalhada e meticulosa observação macroscópica das lesões da vítima ou das impressões deixadas no objeto, seguida dos exames fotográficos tecnicamente indicados, do registro das marcas dentais mediante as moldagens, e a confecção dos modelos de gesso correspondentes (da evidência), moldagens, mordidas em silicone pesado ou lâminas de cera, modelos de gesso e eventuais montagens em articulador (do suspeito), assim como da superposição e digitalização de imagens. Pretty e Hall (op. cit.) salientam a conveniência de reproduzir também os arcos dentais da própria vítima, para desconsiderar a hipótese de autolesão, exceto quando as marcas estiverem em regiões inacessíveis para ela.

Convém notar, outrossim, que um competente e cuidadoso exame fotográfico será aquele capaz de minimizar ou inclusive eliminar as distorções. Múltiplos autores são contestes em obter imagens com luz visível ou *flash*, em cores e preto e branco, com filme para ultravioleta, infravermelho ou por luz alternada, com a câmera paralela à lesão e uma tomada por cada plano focal que ela ocupe, de orientação (panorâmicas) e de aproximação (em *close*), em dias sucessivos (nos vivos) e com régua milimetrada ou escala (preferencialmente a de Hyzer-Krauss ou nº 2 da American Board of Forensic Odontology – ABFO). Essa se disporá próxima do vestígio, embora sem ocultar sua fisionomia, como referência de tamanho e à valoração dimensional do suporte. Outras tomadas, agora sem escala, terão de ser realizadas, desvendando que não houve encobrimento de detalhes. No tocante ao suspeito, tirar-se-ão três fotografias extrabucais (de fronte, perfil e máxima abertura) e cinco intrabucais (frontal e laterais em máxima intercuspidação, oclusais superior e inferior), complementando-se com as frontais das bordas cortantes dos dentes superiores ou com outras, conforme as circunstâncias.

Claro está que os passos anteriores são complementares e correlativos, embora isso não implique que sempre se devam ou se possam cumprir todas as etapas.

Por tal motivo, faremos uma rápida descrição dos aspectos que, a nosso ver, são mais relevantes em relação ao caso a ser apresentado.

Com respeito à moldagem, inexiste uma indicação específica sobre o material a utilizar, recomendando-se, não obstante, que seja um aprovado pela American Dental Association (ADA) e deixando expressa constância do protocolo a ser executado. Os peritos odontolegistas empregam, de preferência, materiais precisos e estáveis, tais como elastômeros (silicone, mercaptana ou polissulfeto e poliéter) ou hidrocoloides irreversíveis (alginato). Objetivando conseguir uma reprodução de extrema fidelidade, das feridas na pele e/ou marcas sobre objetos, rotineiramente, faz-se uso de silicone ou similares, sendo o alginato o de escolha para a moldagem dos arcos do suspeito investigado. Cumpre assinalar que é crucial colocar a vítima em posição semelhante à do momento da agressão, para uma adequada materialização dos registros.[9] Por outro lado, a superfície de alguns alimentos pode apresentar-se úmida, em virtude do teor de água particular deles (p. ex., maçãs), o que justificará sua devida preparação antes de serem reproduzidos. Para tal, Briñón (1984)[10] aplica procedimentos análogos aos indicados para o levantamento de pegadas em lama (secagem com ar e borrifamento de laquê), com o escopo de endurecê-las para simplificar sua manipulação.

É aconselhável vazar o modelo de imediato, com gesso de alta precisão e dureza, preferentemente de cor branca (caso se pretenda escaneá-lo), para inviabilizar ocasionais mudanças dimensionais que condicionariam as etapas sucessivas. Por motivos de segurança, sugere-se confeccionar dois modelos (um de trabalho/estudo e outro a ser guardado como evidência), ora por duplo vazamento, ora por duplicado do primeiro.

Superada a etapa de registro da evidência, procederemos a sua aferição e interpretação, frisando-se que às mordeduras não existe uma técnica universalmente aceita para esse fim, pois esta se verá condicionada pelas características individuais dos dentes, as próprias da substância mordida, e pelo estado daquela no

---

[9] Melani, op. cit.

[10] Briñón E. Odontología Legal y Práctica Forense. Buenos Aires: Purinzon; 1984.

momento do seu encontro. Por conseguinte, tornam-se mais complicadas em superfícies curvas (p. ex., maçãs), em que as mordeduras soem ser rotacionadas e submetidas à pressão da mão.

Com a finalidade de facilitar o trabalho de identificação, têm aparecido diferentes propostas, como as de Sweet e Pretty (2001)[11] e Pretty e Hall (op. cit.), que indicam fazer a comparação das marcas de mordida por meio da realização de uma "análise métrica" e de uma "análise comparativa" dos dados obtidos.

A primeira se embasa no registro *in situ* das medidas da mordedura (distância intercanina, espaços interdentais, dimensões da borda incisal de cada órgão dental etc.), para seu futuro confronto com o correspondente ao arco do suspeito, procurando estabelecer possíveis pontos de concordância entre ambos.

A segunda consiste em cotejar o suporte encontrado, ou sua reprodução, com os modelos dos arcos ou a mordida em cera do indiciado (comparação direta), reparando em detalhes como: dentes ausentes, posição dos diversos órgãos dentais, rotações, anomalias, fraturas etc.; ou bem na superposição de imagens, feita em forma manual ou digital (comparação indireta), com idêntico objetivo.

Em uma situação se realizará o calco da marca de mordida em folha de acetato transparente ou semitransparente, para sua subsequente colocação sobre as bordas incisais do modelo do incriminado, e na outra, utilizar-se-ão programas como o Adobe Photoshop®, para manipular tanto fotografias digitais quanto imagens escaneadas.

De acordo com Cameron e Sims (1973),[12] as gomas de mascar, frutas (mormente maçãs) e queijos são os elementos descobertos com mais assiduidade na cena do crime.

▶ Relato de caso

O presente caso trata da identificação de um ladrão que entrou em uma residência depois de arrombar uma janela da cozinha, através da qual teve acesso aos produtos do roubo. Antes de deixar o local, observou suculentas e apetitosas maçãs que se encontravam em uma fruteira, e decidiu dar uma mordida em uma delas, arrancando um fragmento, e evadindo-se do local, em seguida.

No procedimento de inquérito, diversos suspeitos foram detidos, segundo a orientação dada à polícia pelo *modus operandi*. A partir da análise das marcas de mordida encontradas na maçã coletada na cena do crime e da sua comparação com os modelos de gesso dos suspeitos, contando-se com maiores possibilidades clínicas, foi conseguida a identificação do criminoso (caso registrado no 3º Distrito Policial de São José do Rio Preto, SP, Brasil, em setembro de 2003).

A maior parte dos procedimentos de análise física radica na comparação do padrão dental dos suspeitos com o da marca da mordida encontrada *in loco*, sobre a vítima ou objeto.

É importante lembrar, com Marques et al. (2007),[13] que ao morder um objeto não duro, nem quebradiço, podem acontecer duas variáveis:

- Quando é firme e resistente (p. ex., fruta), "os dentes superiores procuram assegurá-lo enquanto os inferiores efetivam o corte; o contorno das superfícies vestibulares, tanto dos dentes superiores quanto dos inferiores, apresenta-se evidente, além do percurso feito no alimento"
- Quando é mole ou de menor consistência (p. ex., musse, goiabada, marrom-glacê etc.), "a mandíbula é conduzida em oclusão cêntrica pressionando o alimento contra a superfície lingual dos incisivos superiores", pelo qual se encontrará a impressão das superfícies linguais nos alimentos. Ao aumentar a consistência, exigindo "maior força para a apreensão e corte do alimento, a mordida ocorre com a mandíbula em protrusão, topo a topo", imprimindo as bordas incisais dos dentes superiores e inferiores.

▪ Técnica

Uma vez encontradas as evidências, procedeu-se da seguinte maneira:

- Observação macroscópica detalhada
- Obtenção de fotografia digital do alimento mordido (maçã) (Figura 11.1)
- Moldagem com silicone de condensação, pela técnica de dupla impressão, das marcas de mordida no alimento (maçã) (Figura 11.2)
- Vazado em gesso de alta precisão e dureza (Figura 11.3)
- Conservação da evidência (maçã) em saco de plástico hermético, na geladeira, a 4°C
- Moldagem com alginato de ambos os arcos do indiciado

---

[11] Sweet D, Pretty IA. A look at forensic dentistry-Part 2: Teeth as weapons of violence – identification of bitemark perpetrators. Br Dent J. 2001; 190(8):415-8.

[12] Cameron JM, Sims BG. Forensic Dentistry. Edinburgh: Churchill Livingstone; 1973. p. 157.

[13] Marques JAM, Melani RFH, Silva M. Mecanismo e classificação das mordidas. In: Marques et al., op. cit.

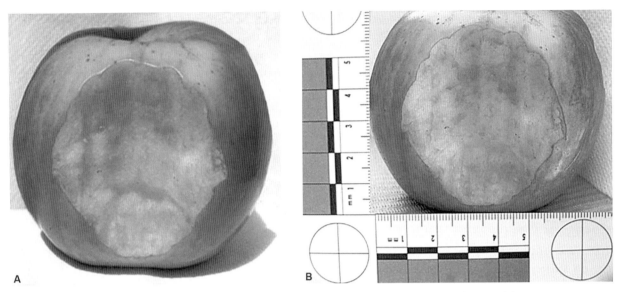

Figura 11.1 Maçã com marca de mordida, sem escala (**A**) e com escala nº 2 da ABFO (**B**).

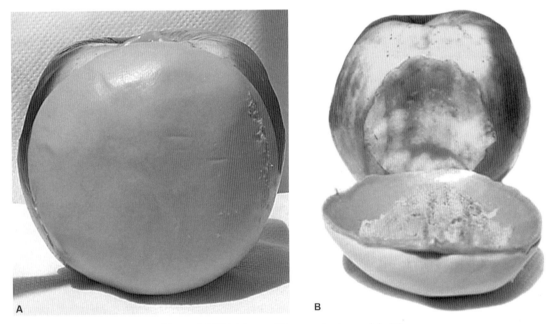

Figura 11.2 Moldagem (**A**) e vazado do modelo (**B**).

- Vazado em gesso de alta precisão e dureza
- Controle de qualidade dos modelos obtidos e recorte dos seus excessos.

O registro da mordida habitual do suspeito, mediante uma lâmina de cera, não foi necessário nesse caso, dado que a peça encontrada oferecia características tridimensionais, com retirada do fragmento.

Resultados

Baseando-se nas Figuras 11.1 a 11.6, é exequível comprovar uma perfeita concordância, no procedimento de comparação direta, entre o arco dental superior do suspeito e as marcas encontradas no alimento.

Foram obtidas 4 concordâncias em 4 variáveis possíveis.

Em decorrência da contundência das provas apresentadas, não foi necessário concretizar a sobreposição de imagens.

Discussão

As marcas de mordida são resenhadas na literatura como elementos periciais fundamentais para a identificação de agressores e vítimas. Em consequência disso, a Odontologia Legal assume posições de destaque.

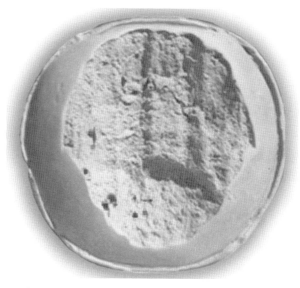

Figura 11.3 Vazado em gesso de alta precisão e dureza.

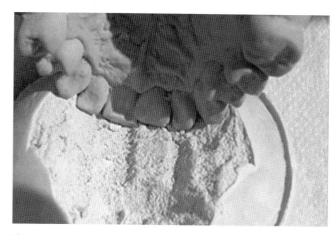

Figura 11.5 Comparação direta entre o modelo do suspeito e o da mordida na maçã, mostrando a correspondência com os desalinhamentos dentais.

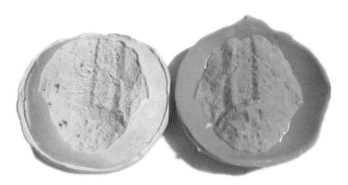

Figura 11.4 Moldagem e vazado do modelo, em gesso de alta precisão e dureza.

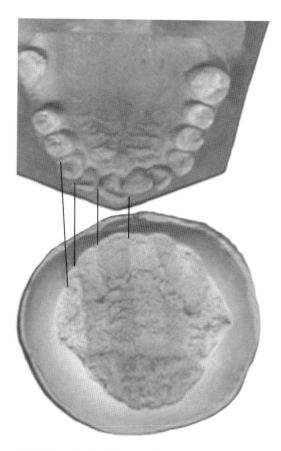

Figura 11.6 Traçado de linhas auxiliares que inter-relacionam as marcas de mordida na maçã, reproduzidas no modelo correspondente, com o respectivo modelo de gesso do indiciado.

O odontolegista desempenha um papel transcendente na avaliação das marcas de mordida, não só pelo fato de estar familiarizado com o aspecto e a interpretação das mesmas nos diferentes substratos, mas também pelos seus conhecimentos da anatomia, fisiologia e patologia do sistema estomatognático, dos princípios da oclusão dental e dinâmica mandibular, e do instrumental, materiais e dispositivos odontológicos exigidos para a execução de um trabalho de boa qualidade.

Os resultados obtidos demonstram que a análise das impressões dentais em alimentos de certa consistência – a par do que acontece com outros elementos – pode ser utilizada, com segurança, como mais uma prova pericial, com a possibilidade de incriminar ou descriminar os suspeitos. Entrementes, impende ressaltar que as marcas locadas em suportes inanimados são mais fidedignas que as da pele, a qual se comporta, geralmente, como um pobre meio de impressão.

De mais a mais, no presente capítulo apresenta-se esse caso real e exemplificativo, junto a uma explanação dos métodos de análise atuais e as plausíveis conclusões, um protocolo adequado para a manipulação dos vestígios deixados na vítima e os dos próprios ofensores.

Conclusão

Nesse caso foi possível identificar o suspeito como o autor do delito, já que o padrão dos seus dentes concordava com as marcas da mordida no alimento.

12 Laudo Pericial sobre Mordedura

Jorge Paulete Vanrell ■ *Maria de Lourdes Borborema*

▶ Introdução

Para os profissionais que não estão habituados a lidar com casos concretos e com a documentação odontolegal produzida nos autos, é óbvio que toda essa farragem pode resultar estranha e incompreensível.

Considerando que uma das finalidades desta obra é pedagógica, trazemos um caso real tal como oferecido ao Delegado de Polícia atuando no caso. Apenas foram modificados, propositadamente, os dados que eventualmente poderiam identificar as partes, a Comarca, o local, os endereços e as datas etc., procedendo a uma total desidentificação.

▶ Modelo

Repartição – DDM de XXX Laudo Nº _____/08
B.O./I.P./T.C. nº 1.111/08

• Laudo de exame de corpo de delito

Post mortem

Aos 00.00.08, nesta Cidade de SS, a fim de atender a requisição da Dra. Delegada de Polícia Titular da Delegacia de Defesa da Mulher de FF, os infra-assinados Médicos-Legistas do Instituto Médico-Legal, com o auxílio da Assistente de Antropologia e Odontologia Legal, procederam, nas Dependências do Núcleo de Perícias Médico-Legais de SS (SP), ao exame de corpo de delito, mediante confronto, entre os registros fotográficos coevos ao homicídio (00.00.08) e os materiais colhidos do acusado, nesta data, para responder aos seguintes quesitos:

1º Trata-se de mordida (mordedura) humana?

2º A mesma aconteceu *intra vitam* ou *post mortem*?

3º Pode-se identificar a autoria da lesão?

4º A mordida (mordedura) representa meio insidioso ou cruel? (Resposta especificada)

Realizada a perícia, passaram a oferecer o **laudo**, conforme descrito a seguir.

Histórico

Segundo refere a Autoridade Policial, o material fotográfico remetido para confronto foi colhido pelo Fotógrafo Técnico Pericial **C.C.**, por ocasião da perinecroscopia realizada no cadáver de NONO NONO, vítima de homicídio, na cidade de FF, no dia 00.00.08.

Vestes

A vítima, no momento do exame perinecroscópico e necroscópico, jazia nua.

Realidade da morte

Foi constatada pelos Médicos-Legistas do Núcleo de Perícias Médico-Legais de FF (SP).

Material examinado

Trata-se de uma fotografia, de tamanho natural, de uma lesão cortocontusa, entrecortada, com as características de mordedura humana, localizada na face dorsal do terço médio do braço direito, ligeiramente elíptica a eixo maior acompanhando o longo eixo do segmento (braço).

O limite lesional da elipse é constituído por uma sequência ideal de lesões cortocontusas, grosseiramente acompanhando o perímetro mas com pequenos desalinhamentos entre elas, e separadas por hiatos.

A fotografia evidencia, ainda, que a lesão cortocontusa entrecortada original apresenta-se rodeada por uma importante área de equimose arroxeada, sendo certo que na área interna, delimitada pela lesão, se observa uma área escoriativo-contusa, ligeiramente avermelhada.

Na imagem da mordedura sobre a vítima, nenhum dos dois arcos se encontra completo. Algumas peças dentárias, quer pela sua configuração, quer pela sua localização no hemiarco, quer pela posição da boca do agressor no momento da mordedura, acabaram por deixar lesões mais profundas, algumas cortocontusas outras perfurocontusas, ao passo que outras não chegaram a produzir lesões (Figura 12.1).

O **arco superior** ou **arco maxilar** deixou impressos:

- Ângulo distal direito da borda incisal, do incisivo central superior direito (11)
- A borda incisal do incisivo lateral superior direito (12)
- A cúspide única do canino superior direito (13), sob a forma de uma lesão perfurocontusa
- Outras impressões não podem ser identificadas com a precisão exigível.

O **arco inferior** ou **arco mandibular** deixou impressos:

- A somatória das bordas incisais, dos incisivos centrais e laterais inferiores, direitos e esquerdos (31, 32, 41, 42)
- As cúspides, transformadas pelo desgaste em "bordas oclusais", dos caninos inferiores, direito e esquerdo (33 e 43)
- As cúspides vestibulares, transformadas pelo desgaste e cisalhamento em "bordas oclusais", dos primeiros pré-molares inferiores, direito e esquerdo (34 e 44)
- Outras impressões não podem ser identificadas com a precisão exigível.

As impressões e lesões deixadas pelas peças dentárias do arco superior demonstram que, após um primeiro momento de maior pressão – quando se produziram as lesões anteriormente elencadas –, houve um abrandamento relativo desta, de tal sorte que os dentes do arco superior deslizaram sobre a pele, com uma discreta rotação da cabeça do agressor para a esquerda, em relação ao eixo maior da mordedura. Ao deslizar, deixaram vestígios de referida mobilização.

Esses vestígios são caracterizados como escoriações lineares (ver nº 1, na Figura 12.2), que se coaptam com os espaços interdentais respectivos, e que terminam abruptamente, em um novo íctus de pressão – notadamente do hemiarco superior direito –, que acabou por provocar uma segunda série de lesões, mais internas que as primeiras, em relação ao perímetro da mordedura, provocadas pelas bordas incisais ou pelas cúspides vestibulares da face oclusal (ver nºˢ 2 e 3, na Figura 12.2).

Pesando a alegação de que tal conjunto lesivo poderia ter sido infligido na vítima por seu marido, VOVO VOVO, foi solicitada a coleta de material do mesmo para os necessários confrontos anatômicos.

Técnica

Após autorização de VOVO VOVO, se procedeu à moldagem de seus arcos dentários, maxilar e mandibular, seguindo-se a técnica habitual, consistente em:

- Escolha de moldeiras, superior e inferior, grandes, para adulto
- Preparação de massa homogênea de alginato

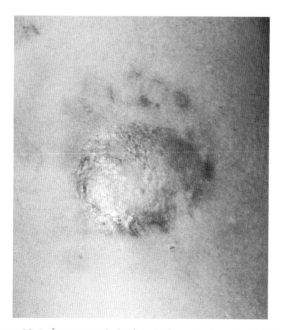

Figura 12.1 Área parcial da fotografia colhida pelo Fotógrafo Técnico Pericial do Núcleo de Perícias Criminalísticas do Instituto de Criminalística em FF, no dia 00.00.08.

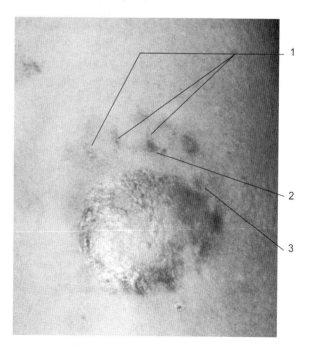

Figura 12.2 Ampliação fotográfica da mordedura que se destina a mostrar as alterações provocadas pela modificação de posição real do arco dentário superior do agressor, com discreta rotação de referido segmento para a esquerda. **1.** Escoriações e contusões lineares provocadas quando a epiderme deslizou beliscada pelos espaços interdentais. **2.** Lesão cortocontusa provocada pela borda incisal do incisivo superior lateral direito (12). **3.** Lesão contusa provocada pela cúspide vestibular do primeiro pré-molar superior direito (14).

- Enchimento de cada uma das moldeiras, sucessivamente, com a massa de alginato
- Obtenção dos moldes dos arcos dentários, superior e inferior
- Controle de qualidade da moldagem
- Vazado dos moldes em gesso especial, para detalhes finos
- Controle de qualidade das peças vazadas
- Recorte dos excessos das bases
- Secagem ao ar livre.

A seguir, foi coletada a mordida habitual do Indiciado, sobre lâmina de cera rosa, de modo a verificar o desenho deixado pelas peças dentárias, bem como orientar a articulação precisa de ambos os arcos.

Resultados

Os confrontos foram realizados seguindo a metodologia preconizada pela American Society of Forensic Odontology (*cf.* Bowers CM, Bell GL. Manual of Forensic Odontology. 3. ed. Saratoga Springs: Am. Soc. Forensic Odontology; 1997).

Conforme se dessume nas fotografias das Figuras 12.1 a 12.4, foi verificada uma perfeita congruência entre os arcos dentários do Indiciado, VOVO VOVO, e as lesões deixadas pelo agressor da vítima, NONO NONO, na **face dorsal do terço médio do braço direito**.

De modo a facilitar a interpretação dos dados nas figuras apresentadas, foram traçadas linhas auxiliares que interligam as marcas de mordida na vítima com a mordida do Indiciado, VOVO VOVO, em cera, e com a moldagem dos respectivos arcos em gesso.

Foram obtidas doze (12) concordâncias, em doze (12) variáveis possíveis, e nenhuma (0) discordância (ver Figuras 12.1 a 12.4).

Discussão

A lesão analisada, caracterizada como uma mordida humana, foi produzida na vítima quando a mesma se encontrava com vida, haja vista a **reação vital** que exibe, quer nas áreas escoriativas, periféricas e centrais, quer na orla de contusão ou orla equimótica que a rodeia.

Causa espécie a posição anômala do agressor, que colocou o eixo maior de sua face paralelo ao eixo maior do braço da vítima. Com efeito, tal posição contraria aquilo que é habitual, ou seja, que a mordedura se dê perpendicularmente ao longo eixo do membro. A posição em que a mordedura foi praticada na vítima, para que pudesse abocanhar os tecidos moles, obrigou o agente a comprimir fortemente o seu nariz e o seu queixo, pois que, caso contrário, não conseguiria o efeito lesivo observado.

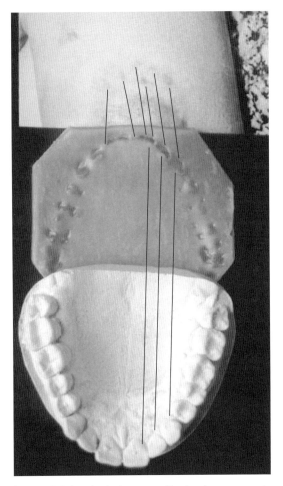

Figura 12.3 As principais concordâncias do arco superior.

A lesão mostrada pela vítima não foi produzida de forma instantânea ou rápida, sendo certo que a ação do agente se prolongou durante pelo menos 1 minuto, tempo esse necessário para conseguir morder e readaptar a mordida. Eis que dos indícios deixados na mordida se evidencia que o agente após uma mordedura de grande intensidade – provocando contusões e lesões cortocontusas – abrandou a pressão exercida, provavelmente por mobilização do braço da vítima, o que ensejou um deslizamento dos tecidos abocanhados, ao que se seguiu nova pressão intensa por parte do agente. Essa nova pressão ensejou um segundo grupo de lesões, algo mais central, conforme foi demonstrado nas fotografias antecedentes.

Mister enfatizar que o tipo de lesão observada enseja uma dor intensa, mesmo assumindo as situações em que a vítima anui com a agressão, como, por exemplo, nos rituais sadomasoquistas.

As imagens observadas na parte central da mordedura, incluindo contusão com início de escoriação, se justificam e mostram perfeita concordância com as observações do Prof. Moacyr da Silva (Compêndio de Odontologia Legal. São Paulo: Medsi; 1997. p. 476),

Capítulo 12 | Laudo Pericial sobre Mordedura 79

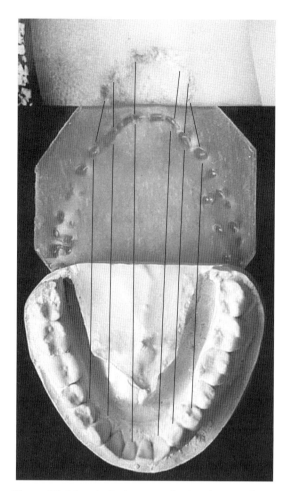

Figura 12.4 As principais concordâncias do arco inferior.

como tendo se originado de um misto entre a pressão central da língua (área mais clara) e a sucção no espaço linguopalatal (área em meia-lua, mais avermelhada).

Conclusão

Em face do anteriormente exposto e de tudo quanto foi descrito podemos inferir as seguintes conclusões: **1** – A marca de mordida que a vítima NONO NONO exibe na face dorsal do terço médio do braço direito, corresponde a uma mordida humana. **2** – Referida mordida humana foi desferida quando **a vítima ainda estava viva**. **3** – A lesão de mordedura toda foi produzida de uma única vez. **4** – O ato de morder se revestiu de considerável violência. **5** – A ação de morder não foi de ímpeto mas se prolongou durante um **tempo não inferior a 1 minuto**. **6** – Durante a mesma ação de morder, **o agressor readaptou a mordida**. **7** – O **número de concordâncias** entre a lesão de mordedura presente na vítima, NONO NONO, e a moldagem da arcada dentária do Indiciado, VOVO VOVO, e sua mordida em cera é de doze (12). **8** – Há **ausência de discordâncias**, na mesma comparação apontada em 7. **9** – Houve **insídia** porquanto a ação foi praticada na parte dorsal do corpo da vítima, próxima do ombro e do tronco, o que dificulta à vítima safar-se e o que obriga o agente a se postar por trás da mesma. **10** – Trata-se de meio **cruel**, uma vez que a mordida, e com a intensidade da observada no caso *sub examine*, é extremamente dolorosa, em face da região e do tempo necessário para provocá-la, com as nuanças que apresenta.

Respostas aos quesitos

1 – Ao 1º – Sim. **2** – Ao 2º – A lesão ocorreu *intra vitam*. **3** – Ao 3º – Sim. A mordida se originou da arcada dentária de VOVO VOVO. **4** – Ao 4º – Sim. **Insidioso** porquanto realizado na parte dorsal do corpo da vítima, o que obrigava o agente a se postar por trás da mesma; **cruel**, uma vez que a mordedura, e com a intensidade do caso *sub examine*, é extremamente dolorosa, em face da região e do tempo necessário para provocá-la, com as nuanças que apresenta.

Nada mais havendo a relatar, encerramos o presente Laudo.

Perito Executor　　　　Perito Revisor
Assistente em Antropologia e Odontologia Legal

Seção 5

Estomatologia do Trabalho e Infortunística

13 Estomatologia do Trabalho e Infortunística

Jorge Paulete Vanrell

▶ Estomatologia do trabalho

É o capítulo das Ciências Forenses que estuda as manifestações, alterações e estigmas que ocorrem **na boca**, em geral como resultado do exercício de determinadas profissões ou atividades laborais.

· Estigmas resultantes de profissões

Certas profissões podem produzir marcas permanentes nos dentes por motivos meramente **mecânicos**, que introduzem **desgastes sucessivos** e perdas mínimas de esmalte, em face dos traumatismos reiterados. Outras atividades laborais que expõem o trabalhador a substâncias químicas, quer na forma de produtos, quer na forma de íons, provocam alterações progressivas, ora pelos depósitos dos íons, ora pela ação destrutiva direta, ou facilitadora, das substâncias químicas.

Ação mecânica

Nessa esteira, encontramos certos trabalhadores que têm por hábito segurar tachas ou pregos entre os dentes. Nesse grupo, por exemplo, encontram-se os **sapateiros**, bem como os **estofadores**. É habitual que entre esses operários se encontrem reentrâncias ou chanfraduras na borda incisal dos incisivos centrais (dentes de Hutchinson falsos).

Entre os **colchoeiros, estofadores, alfaiates e costureiras**, também se observam irregularidades ou pequenas fissuras na borda incisal ou livre dos incisivos centrais, resultantes do hábito de puxar o fio e, quando na

medida, cortá-lo com o auxílio dos dentes em vez de usar tesoura.

Os **músicos** que executam com instrumentos de uma **palheta** (saxofones, clarineta, oboé etc.), em razão dos repetidos traumas com a **boquilha**, podem apresentar perdas de substância no esmalte dos incisivos superiores centrais.

Algo semelhante pode observar-se com os **sopradores** de vidro, nos quais o trauma se dá com a boquilha da cana ou vara sobre os incisivos, tanto superiores como inferiores.

Afora as alterações nos dentes, alguns músicos podem apresentar lesões nos lábios (queilites e lesões contusas), provocadas pelos traumas mecânicos repetidos, no uso dos instrumentos de sopro, de bocal, quando ainda não desenvolveram a denominada "embocadura".

Ação térmica

Os **provadores de café**, em função da peculiaridade do seu trabalho e de como o mesmo é executado, podem desenvolver **reações térmicas**, quer na mucosa das bochechas, quer na do palato (duro e mole).

Ação química

A ação química não produz perdas ou traumatismos do esmalte, como o fazem os fatores mecânicos, antes provoca colorações características do esmalte e da dentina pelo produto químico com o qual o trabalhador tem um contato duradouro e diuturno, a saber:

- Manchas acinzentadas no colo dos incisivos e dos caninos, pelo **chumbo**

- Coloração cinzenta global, pelo **mercúrio**
- Manchas esverdeadas com reborda azul, pelo **cobre**
- Manchas amarronzadas na borda livre dos incisivos, pelo **ferro**
- Manchas amarelas, pelo **cádmio** etc.

Outras vezes, podem ser os **vapores corrosivos – nitrosos** e **sulfurosos** – que provocam destruição progressiva dos tecidos dentários e do periodonto, ensejando o amolecimento e a perda dos dentes, afora um maior índice de cáries nas coroas clínicas.

Por derradeiro, podem citar-se as cáries dos **confeiteiros** e pessoas que trabalham em **fábricas de doces**, caracterizadas clinicamente como manchas de forma circular, de cor amarela ou preta dos tecidos desvitalizados, e localizadas, exclusivamente, na região do colo das peças dentárias. É que nesses trabalhadores acúmulos de açúcares (glicose, sacarose, frutose, maltose etc.) no sulco periodontal, associados a maus hábitos de higiene bucal, que não os removem durante o dia, acabam sendo degradados pelas enzimas salivares e pelas bactérias saprófitas, formando ácidos locais que atacam, de maneira puntiforme, os tecidos dentários, ensejando **estigmas de natureza patológica**, de cunho estritamente laboral.

▶ Infortunística

É a parte das Ciências Forenses que estuda os **acidentes de trabalho** e as **doenças profissionais**.

· Acidente de trabalho (acidente-tipo)

Acontecimento casual, fortuito, imprevisto, que ocorre pelo exercício da atividade profissional, a serviço de uma empresa ou como trabalhador autônomo, provocando:

- Morte
- Lesão corporal
- Perturbação funcional
- Perda, temporária ou permanente, da capacidade de trabalhar
- Redução, temporária ou permanente, da capacidade de trabalhar.

Resulta evidente que o cirurgião-dentista, no desempenho de suas atividades, está propenso a sofrer acidentes específicos com uma frequência maior que qualquer pessoa, mas dentro da frequência com que podem aparecer em outros profissionais da saúde.

Nesse sentido, os acidentes são, na sua maioria, **mecânico-biológicos**, isto é, neles há inicialmente uma **fase traumática**, exclusivamente **mecânica**, que provoca soluções de continuidade no revestimento cutaneomucoso do profissional, que se transformam em portas de entrada de microrganismos (vírus, bactérias, protozoários etc.), os quais ensejam, por sua vez, o estabelecimento da fase biológica, infecciosa, local ou sistêmica, a partir da área traumatizada.

À guisa de exemplo de **lesões traumáticas, mecânicas**, na área de Odontologia, há de se lembrar que o profissional manuseia instrumentos de regra com extremidades aguçadas, como exploradores, agulhas, limas, grampos de próteses móveis etc., bem como que trabalha com brocas de alta rotação que, inadvertidamente, podem escapar do dente em tratamento, provocando lesões na mão auxiliar.

Em geral, não é do conhecimento do profissional – e por vezes tampouco do paciente – se o mesmo é portador de **doenças infectocontagiosas** transmissíveis por inoculação, isto é, que carecem da efração da pele ou das mucosas para ingressar no organismo de outrem.

Nesse grupo enquadram-se com destaque, em face de sua gravidade, dificuldade de tratamento e/ou sequelas, entre outras:

- Sífilis ou lues
- Hepatite B
- Síndrome da imunodeficiência adquirida (AIDS).

Para fins previdenciários e securitários, as **doenças profissionais**, as **doenças do trabalho** e os **acidentes de percurso** (*in itinere*) equiparam-se aos acidentes de trabalho.

· Doença profissional

Doença produzida ou desencadeada pelo exercício de trabalho peculiar a determinada atividade (**tecnopatia**), e desde que conste da relação do Anexo II, do Decreto nº 357/91.

Entre as doenças profissionais a que está sujeito o cirurgião-dentista, sem lugar a dúvidas, o grupo mais importante é o que compreende as lesões por esforços repetitivos (LER, denominação esta que se tenta evitar), que nada mais são que uma variedade especial de distúrbios osteomusculares relacionados ao trabalho (DORT), que acontecem **apenas para determinadas especialidades** ou tipos de trabalho, como, por exemplo, os **endodontistas** (operações de preparação de canais, limado, obturação etc.) e os **periodontistas** (trabalhos extensos com cureta etc.).

As LER representam um grupo heterogêneo de quadros clínicos, alguns deles bem definidos, como tenossinovite, sinovite ou epicondilite, e outros mais difusos. Daí que se entendam as lesões por esforços repetitivos (LER) como uma "síndrome clínica", caracterizada por **dor crônica**, acompanhada ou não de **alterações**

82 Parte 1 | Odontologia Legal

objetivas (detectáveis aos raios X, ao ultrassom, à ressonância magnética nuclear etc.) e que se manifesta principalmente no pescoço, cintura escapular e/ou membros superiores em decorrência do trabalho.

O desenvolvimento das lesões por esforços repetitivos, bem como o caso mais amplo e genérico dos DORT, é multicausal, sendo importante analisar os fatores de risco direta ou indiretamente envolvidos. A expressão "fator de risco" designa, de maneira geral, os fatores do trabalho relacionados com as LER. Os fatores foram estabelecidos, na maior parte dos casos, por meio de observações empíricas e depois confirmados com estudos epidemiológicos.

Os **fatores de risco** (ver Doença do trabalho, adiante) não são independentes. Na prática, há a interação desses fatores nos locais de trabalho. Na identificação dos fatores de risco, devem-se integrar as diversas informações.

· Doença do trabalho

Doença desencadeada ou adquirida em função das condições especiais em que o trabalho é realizado e que com ele se relacionam diretamente (**mesopatias**), desde que conste da relação do Anexo II, do Decreto nº 357/91. Há algumas, entretanto, que passaram a ser consideradas como tais após a emissão de citado decreto e outras que ainda não são consideradas mesopatias, exigindo, frequentemente, que os portadores recorram à justiça para que possam achar guarida, por analogia, com a legislação vigente.

Desponta nesse grupo das mesopatias – e por vezes é difícil separá-las das tecnopatias – o grupo mais amplo dos distúrbios osteomusculares relacionados ao trabalho (DORT).

O termo LER é genérico, e o médico deve sempre procurar determinar o diagnóstico específico. Como se refere a diversas patologias distintas, torna-se difícil estabelecer o tempo necessário para uma lesão persistente passar a ser considerada crônica. Além disso, até a mesma patologia pode se instalar e evoluir de forma diferente, dependendo dos fatores etiológicos e da resposta que cada organismo apresenta aos estímulos de uma mesma noxa. Com todas essas limitações, o que se pode dizer é que as lesões causadas por esforços mantidos, duradouros ou repetitivos são patologias, manifestações ou síndromes patológicas que se instalam insidiosamente em determinados segmentos do corpo, em consequência de **trabalho realizado de forma inadequada**.

Assim, o nexo é parte indissociável do diagnóstico que se fundamenta em uma boa anamnese ocupacional e em relatórios de profissionais que conhecem a situação de trabalho, permitindo a correlação do quadro clínico com a atividade ocupacional efetivamente desempenhada pelo trabalhador, donde a proposta da nova terminologia distúrbios osteomusculares relacionados ao trabalho – DORT.

Contrariamente ao que se previa há alguns anos, em que as atividades técnicas se pretendiam suavizadas em face das melhorias tecnológicas, a incidência dos DORT vem aumentando no mundo moderno. Isso acontece em todos os locais de operação em que as características da organização do trabalho de forma geral privilegiam os paradigmas da alta produtividade e da boa qualidade do produto final em detrimento da preservação do trabalhador (no caso, o cirurgião-dentista). As principais causas são a inflexibilidade e a alta intensidade de ritmo, a grande quantidade e a alta velocidade dos movimentos repetitivos, a falta de autocontrole sobre o modo e o ritmo de trabalho, mobiliário e equipamentos ergonomicamente inadequados etc. Enfim, esses elementos acabam por somar-se à lista dos "fatores de risco" dos DORT.

Sobre o plano conceitual, "os **mecanismos de lesão** dos casos de DORT são considerados um acúmulo de influências que ultrapassam a capacidade de adaptação de um tecido, mesmo se o funcionamento fisiológico deste é mantido parcialmente".[1]

Na caracterização da exposição aos fatores de risco, alguns elementos são importantes, dentre outros:

- Região anatômica exposta aos fatores de risco
- Intensidade dos fatores de risco
- Organização temporal da atividade (p. ex., a duração do ciclo de trabalho, a distribuição das pausas ou a estrutura de horários)
- Tempo de exposição aos fatores de risco.

A seguir, é mostrado como os grupos de fatores de risco dos DORT podem ser elencados.

▶ **Grau de adequação do posto de trabalho à zona de atenção e à visão.** A dimensão do posto de trabalho pode forçar os indivíduos a adotar posturas ou métodos de trabalho que causam ou agravam as lesões osteomusculares.

▶ **Frio, vibrações e pressões locais sobre os tecidos.** A pressão mecânica localizada é provocada pelo contato físico de cantos retos ou pontiagudos de um objeto ou ferramentas com tecidos moles do corpo e trajetos nervosos.

▶ **Posturas inadequadas.** Em relação à postura, existem três mecanismos que podem causar as LER:

- Os limites da amplitude articular
- A força da gravidade oferecendo uma carga suplementar sobre as articulações e músculos
- As lesões mecânicas sobre os diferentes tecidos.

---

[1] Brasil. Ministério da Saúde. Diagnóstico, tratamento, reabilitação e fisiopatologia das LER/DORT. Série A. Normas e Manuais Técnicos n. 105, p. 45. Brasília: Ministério da Saúde; 2001.

> ► **Carga osteomuscular.** A carga osteomuscular pode ser entendida como a carga mecânica decorrente:

- De uma tensão (p. ex., a tensão do bíceps)
- De uma pressão (p. ex., a pressão sobre o canal do carpo)
- De uma fricção (p. ex., a fricção de um tendão sobre a sua bainha)
- De uma irritação (p. ex., a irritação de um nervo).

Entre os fatores que influenciam a **carga osteomuscular** encontramos: a força, a repetitividade, a duração da carga, o tipo de preensão, a postura do punho e o método de trabalho.

> ► **Carga estática.** A carga estática está presente quando um membro ou segmento é mantido em uma posição que vai contra a gravidade. Nesses casos, a atividade muscular não pode se reverter a zero ("esforço estático"). Três aspectos servem para caracterizar a presença de posturas estáticas: a fixação postural observada, as tensões ligadas ao trabalho, sua organização e conteúdo.

Isso pode ser facilmente exemplificado analisando-se o trabalho desempenhado pela auxiliar de consultório, quando deve ficar em pé, por longos períodos, sustentando um instrumento (afastador, sugador etc.) em uma posição adversa, com torção dos segmentos do tronco entre si, ou destes sobre a bacia. Em geral, no fim da sessão, ou no fim do expediente, isso será consignado como uma "dor nas costas" (dorsalgia) ou uma "dor na cintura" (lombalgia), que se repetirá cada vez com maior frequência e com os mesmos esforços, ainda que de menor duração.

> ► **Invariabilidade da tarefa.** A invariabilidade da tarefa implica monotonia fisiológica e/ou psicológica. Isso é válido tanto para as **tarefas dinâmicas**, isto é, em que há movimentação repetitiva dos mesmos grupos musculares, quanto para as **tarefas estáticas**, como as mencionadas no item anterior.

> ► **Exigências cognitivas.** As exigências cognitivas podem ter um papel no surgimento dos DORT, quer causando um aumento de tensão muscular, quer causando uma reação mais generalizada de estresse.

> ► **Fatores organizacionais e psicossociais ligados ao trabalho.** Os fatores psicossociais do trabalho são as percepções subjetivas que o trabalhador tem dos fatores de organização do trabalho. Como exemplo de fatores psicossociais podemos citar: considerações relativas à carreira, à carga e ritmo de trabalho e ao ambiente social e técnico do trabalho. A "percepção" psicológica que o indivíduo tem das exigências do trabalho é o resultado das características físicas da carga, da personalidade do indivíduo, das experiências anteriores e da situação social do trabalho.

▪ Acidente de percurso

Também chamado **acidente de trajeto** ou **acidente *in itinere***. Acidente que ocorre no percurso da residência ao trabalho e vice-versa, independentemente do meio de transporte e desde que não tenha havido alterações significativas do itinerário para fins pessoais.

Caracterização

Os elementos que caracterizam o acidente de trabalho (e as doenças a ele equiparadas) são:

- Existência de uma lesão pessoal
- Incapacidade, de algum tipo, para o trabalho
  - Temporária (até 1 ano de duração)
  - Permanente:
    - Parcial
    - Total (invalidez, seguida ou não de morte)
- Nexo de causalidade entre ambas.

Benefícios

O sistema previdenciário dispõe de uma série de benefícios socioeconômicos que visam minimizar o sofrimento e/ou a incapacidade do acidentado, notadamente com a consecução de proventos alimentares, nas suas várias modalidades.

> ► **Auxílio-doença.** Importância que é paga mensalmente ao segurado, enquanto padece de uma doença que o impede de trabalhar, e até a resolução, quer pelo restabelecimento, quer pela aposentadoria por invalidez. Seu valor equivale a um percentual – em torno de 70% – do que o trabalhador recebia quando em atividade, antes de adoecer.

> ► **Auxílio-acidente.** Importância que é paga mensalmente ao segurado, enquanto se recupera de um acidente que o impede de trabalhar em plenitude, e até que se encontre apto a reintegrar-se ao mesmo trabalho ou a um outro do mesmo nível ou de nível inferior de complexidade, ou até fazer jus a aposentadoria por invalidez acidentária. Seu valor equivale ao 100% do que o trabalhador recebia registrado à data do acidente.

> ► **Aposentadoria por invalidez.** Importância que é paga mensalmente ao segurado que se encontra inválido, isto é, inapto para qualquer tipo de trabalho. Quando essa invalidez decorreu de acidente de trabalho, fala-se em aposentadoria por invalidez acidentária. Seu valor em geral sempre é menor do que o que o trabalhador recebia registrado à data do acidente, porquanto o cálculo se faz com base na média dos salários de um período.

> ► **Pecúlio.** Importância que é paga uma única vez à família do segurado, por ocasião de sua morte, principalmente quanto esta ocorreu em virtude de acidente laboral.

Abono especial (13º salário). Importância que é paga ao segurado já aposentado, uma vez por ano, na época das festas natalinas – donde o nome inicial de "Abono de Natal" – e cujo valor é próximo ao que recebe mensalmente em virtude da aposentadoria.

Assistência odontológica. Prestação da assistência odontológica básica: extrações, moldagens e trabalhos de prótese totais, padronizadas.

Reabilitação profissional. Inclusão do trabalhador acidentado em programas de reaprendizado ou de aprendizado de novas profissões, compatíveis com as sequelas morfofuncionais exibidas, de modo a adquirir outra atividade que, complementada com o auxílio-acidente, lhe garanta a subsistência.

Próteses e órteses. Programa que cobre a aquisição e adaptação para o uso de peças mecânicas ou eletromecânicas – **próteses** – que substituem partes do corpo perdidas em eventos infortunísticos – por exemplo, membros, superiores ou inferiores, ou segmentos dos mesmos, ou objetos mecânicos – **órteses** – que auxiliam na execução de certas funções, notadamente da deambulação, como muletas, muletas canadenses, bengalas etc.

Simulação

Com a concessão de benefícios, surgem novas oportunidades para que indivíduos inescrupulosos:

- Aleguem perturbações inexistentes = **simulação**
- Enriqueçam o quadro, acrescentando outros sintomas = **parassimulação**
- Exagerem as perturbações que realmente têm = **metassimulação**
- Omitam as perturbações de que são portadores = **dissimulação**.

Investigação

Em geral a investigação que deve rodear esses casos de fraude é mais fácil quando a queixa da perturbação é **objetiva**: perda de segmento, imobilidade articular, perda de função de órgão etc. Para as perturbações objetivas, a caracterização da fraude em geral apenas exige uma boa capacidade de observação do profissional e uma certa dose de malícia para aceitar e interpretar as perturbações morais e socioeconômicas que, em geral, se encontram na base desses comportamentos.

Bem mais difícil é quando a queixa da perturbação é **subjetiva**, como, por exemplo, a ocorrência de uma **dor**. É que, nesses casos, não há como mensurar a queixa, não há como quantificar a dor que é relatada. É certo que, no estudo da dor, se devem levar em conta fatores como:

- Sexo
- Idade
- Trabalho

- Fadiga
- Perturbações mentais.

Todavia, paralelamente, devem ser pesquisados sinais objetivos, sem alertar o examinado de que serão feitos ou da maneira como serão feitos. Esses testes, em geral, estribam no fato de que, ao se provocar uma dor intensa, ocorre uma liberação instantânea de **epinefrina** (também chamada de **adrenalina**) na corrente circulatória. Logo, para pesquisar a dor, realmente o que se pesquisa é o aumento instantâneo de epinefrina, observando os efeitos gerais desta, como:

- Alterações da frequência cardíaca em mais de 5% (**teste de Mankopf**)
- Alterações da frequência cardíaca, avaliada através do pulso (**sinal de Imbert**)
- Alterações do diâmetro pupilar (**sinal de Levi**)
- Alterações da sensibilidade dolorosa no ponto (**sinal de Müller**).

Sinais de Waddell

A região dorsal é um local comum de queixas musculoesqueléticas inorgânicas. Devido à complexidade e à anatomia oculta da região, a diferenciação entre causas físicas e comportamentais torna-se especialmente difícil. Em 1980, Waddell et al.[2] divulgaram os resultados do estudo prospectivo por eles realizado de 26 sinais clínicos em avaliações de 350 pacientes. Eles identificaram **oito sinais (considerados sinais comportamentais)** consistentemente confiáveis e reproduzíveis para a identificação de problemas não estruturais em pacientes com dor lombar, sendo certo que o valor preditivo é aumentado quando três ou mais sinais positivos estão presentes:

- **Dor superficial**: desconforto cutâneo à palpação
- **Dor não anatômica**: dor que atravessa os limites somáticos de múltiplos metâmeros
- **Sinal da compressão axial**: relato de dor lombar baixa
- **Sinal da rotação simulada**: relato de dor lombar
- **Elevação da perna com distração**: relato de dor lombar baixa ou região posterior da coxa; diminuição da dor com a continuidade da elevação da perna; dor grave à flexão de 10º de flexão em pacientes sem incapacidade aparente
- **Alteração sensorial regional**: distribuição da parestesia global ou "em meia"
- **Fraqueza regional**: fraqueza súbita, incomum (p. ex., rigidez associada a tremor; agitação indefinida) em pacientes com força preservada nos testes musculares

---

[2] Waddell G, McCulloch JA, Kummel E et al. Nonorganic physical signs in low-back pain. Spine. 1980; 5(2):117-25.

- **Hiper-reatividade**: com o paciente reagindo física ou verbalmente de uma maneira inapropriadamente teatral a formas leves de palpação ou a técnicas de exames suaves.

Na prática, tão grave como a simulação e a metassimulação, quanto aos seus efeitos prejudiciais para o empregador, é a **dissimulação**. Ocorre que se, quando da admissão, a dissimulação passou inadvertida no exame admissional, o aparecimento da queixa recairá posteriormente como responsabilidade exclusiva do empregador do momento. Esse fato costuma acarretar sérios problemas laborais e securitários para empresas, microempresas e/ou empregadores autônomos, como sói ser o caso dos consultórios ou clínicas odontológicas.

14 Cotidiano do Profissional no seu Meio | *Coping* e *Burnout*

Jorge Paulete Vanrell ▪ *Maria de Lourdes Borborema*

▶ Introdução

Para os profissionais, graduados após longos anos de estudo, onde amealharam informações técnicas suficientes para poderem tratar exitosamente seus pacientes, o primeiro passo consistirá em adentrar em um novo mercado de trabalho.

Finalmente, o profissional se verá livre para poder pôr em prática tudo quanto aprendera nos seus cursos de graduação e especialização. *Pari passu*, terá de enfrentar desafios completamente novos, para os quais não fora nem alertado, nem preparado, no seu curso. Via de consequência, não criou rotinas de defesa ou respostas automáticas para essas novas situações.

Nesta linha vivencial, os primeiros anos de exercício profissional ver-se-ão permeados por pequenas situações de dano, de ameaça ou de desafio que o obrigarão a estabelecer, paulatinamente, estratégias em geral desgastantes mas que lhe permitam enfrentar referidas situações de estresse no seu dia a dia laboral.

▶ Mecanismos de enfrentamento | *Coping*

O termo *coping* é um anglicismo derivado do verbo *to cope*, e significa "enfrentar, fazer face a, lidar com ou adaptar-se a". Por definição, "estratégias de *coping* ou enfrentamento são esforços cognitivos e comportamentais para lidar com situações de dano, de ameaça ou de desafio quando não está disponível uma rotina ou uma resposta automática".[1]

É uma forma primária e elementar de lutar contra o estresse ou as situações estressantes

Deve-se salientar que apenas esforços conscientes e intencionais são considerados estratégias de *coping*, quando o estressor deve ser percebido e analisado. Daí que não se encontrem incluídas nestas respostas "qualquer tipo de conteúdo da mente existente ou operante fora da consciência".[2]

▪ Classificações

Associados ao conceito de *coping* estão o de mediadores e moderadores.

Os **mediadores** são definidos como mecanismos através dos quais a variável independente é capaz de influenciar a variável dependente. Especificamente no *coping*, estes mecanismos seriam, por exemplo:

- A avaliação cognitiva
- O desenvolvimento da atenção.

Sua característica principal é que os mediadores seriam acionados durante o episódio de *coping*, em oposição aos moderadores, que seriam preexistentes.[3]

Os **moderadores** são variáveis preexistentes que influenciam as estratégias de *coping* como (Figura 14.1):

- As características da pessoa
  - Nível de desenvolvimento
  - Gênero
  - Experiência prévia
  - Temperamento
- As características do estressor
  - Tipo
  - Nível de controlabilidade

---

[1] Lazarus RS, Folkman S. Stress, appraisal, and coping. New York: Springer; 1984.

[2] Antoniazzi AS, Dell'Aglio DD, Bandeira DR. O conceito de coping: uma revisão teórica. Estudos Psicol. 2000; 3(2):273-94.

[3] Rudolph KD, Denning MD, Weisz JR. Determinants and consequences of children's coping in the medical setting conceptualization, review, and critique. Psychological Bulletin. 1995; 118:328-57.

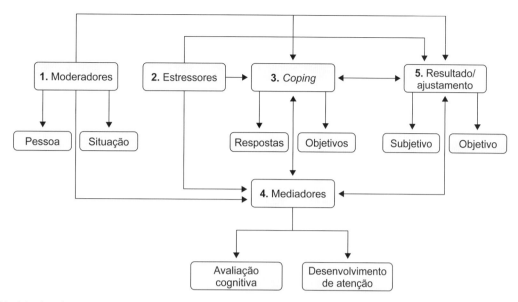

Figura 14.1 Modelo de relações entre *coping*, estresse, moderadores, mediadores e resultados/ajustamento de Rudolph, Denning e Weisz. (Adaptada de Antoniazzi AS, Dell'Aglio DD, Bandeira DR. O conceito de coping: uma revisão teórica. Estud Psicol Natal. 1998. 3:273-94.)

- As características do contexto
  - Influência paterna
  - Suporte social, bem como a interação desses fatores.

As **estratégias** de *coping* são divididas em *coping* focalizado na emoção, e *coping* focalizado no problema.

O *coping* focalizado na **emoção** tem por objetivo reduzir a sensação física desagradável de um estado de estresse como, por exemplo, comer doces, fumar um cigarro ou chorar no ombro de um amigo.

O *coping* focalizado no **problema** pode ser dirigido para uma fonte externa, como tomar medicamentos, ou dirigido internamente geralmente, como ao fazer uma reestruturação cognitiva para encarar o problema de uma forma mais adaptativa.

Dentre os **copings emotivos** mais estudados e comuns está o *coping* religioso, como rezar e participar de rituais (Figuras 14.2 e 14.3).

Os *copings* também são divididos entre **adaptativos**, caso sejam saudáveis e eficazes, como meditar para relaxar, e **desadaptativos**, caso causem prejuízos para si mesmo ou para outros, como beber para esquecer dos problemas.

Como se vê os *copings* são mecanismos e estratégias desenvolvidos para conseguir enfrentar o estresse quotidiano e que, por períodos variáveis – de meses a anos – conseguem resolver as situações mas sempre provocando um desgaste progressivo do indivíduo. Quando os *copings* começam a se mostrar insuficientes ou ineficazes porque a pressão dos estressores se acentua o indivíduo pode entrar em um processo assaz complexo e perigoso: a **síndrome de burnout**.

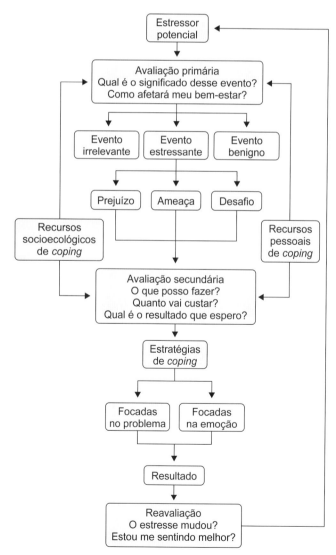

Figura 14.2 Modelo de processamento de estresse e *coping* de Lazarus e Folkman. (Adaptada de Antoniazzi et al., op. cit.)

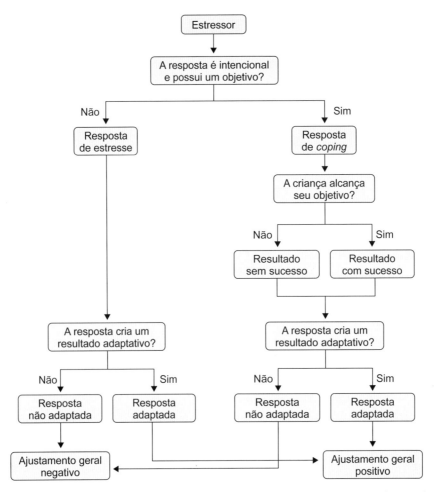

Figura 14.3 Esquema de *coping* e estresse de Rudolph, Denning e Weisz. Embora exposto para crianças, pode ser aplicado ao adulto. (Adaptada de Antoniazzi et al., op. cit.)

▶ Síndrome de *burnout*

O termo *burnout* deriva do verbo *to burn out*, "queimar por completo". A síndrome de *burnout* é um **distúrbio psíquico** de caráter depressivo, precedido de esgotamento físico e mental intenso, definido na década de 1970 pelo psicanalista nova-iorquino Herbert J. Freudenberger como "[...] um estado de esgotamento físico e mental cuja causa está intimamente ligada à vida profissional".[4]

Uma característica marcante do *burnout* e que sempre está presente é a **dedicação exagerada à atividade profissional**. A manifestação desse desejo de ser o melhor e o mais competente é um prenúncio de um futuro *burnout*.

A tendência a demonstrar em todo momento um alto grau de desempenho é outra fase importante da síndrome: o portador de *burnout* mede sua autoestima pela capacidade de realização e sucesso profissional. O que tem início com satisfação e prazer acaba quando esse desempenho não é reconhecido.

Nesse estágio, a necessidade de se afirmar e o desejo de realização profissional se transformam em obstinação e compulsão. O profissional nesta busca sofre, além de problemas de ordem psicológica, forte desgaste físico, gerando fadiga e exaustão.

É uma patologia que atinge membros da Área da Saúde (dentistas, médicos, odontólogos etc.), da Segurança Pública, da Educação, da Tecnologia da informação, Gerentes de Projetos, advogados, professores etc. Em todas as atividades se encontra mas em uma forma que pode ser particular para cada área.

Como acontece com qualquer patologia, o *burnout* pode ser caracterizado por diversos **estágios** em que se apresenta no paciente – 12 ao todo – e por uma constelação de **sintomas** e **sinais** que são utilizados para auxiliar no diagnóstico.

▪ Estágios

Doze são os estágios do *burnout*[5] que se apresentam sucessivamente:

---

[4] Kraft U. Esgotamento total. Rev Viver Mente e Cérebro. 2013; 161.

[5] Kraft, op. cit.

- Necessidade de se afirmar ou provar ser sempre capaz
- Dedicação intensificada – com predominância da necessidade de fazer tudo sozinho e a qualquer hora do dia (**imediatismo**)
- Descaso com as necessidades pessoais – comer, dormir, sair com os amigos começam a perder o sentido
- Recalque de conflitos – o portador percebe que algo não vai bem, mas não enfrenta o problema. É quando ocorrem as manifestações físicas
- Reinterpretação dos valores – isolamento, fuga dos conflitos. O que antes tinha valor sofre desvalorização: lazer, casa, amigos, e a única medida da autoestima é o trabalho
- Negação de problemas – nessa fase os outros são completamente desvalorizados, tidos como incapazes ou com desempenho abaixo do seu. Os contatos sociais são repelidos, cinismo e agressão são os sinais mais evidentes
- Recolhimento e aversão a reuniões (recusa à socialização)
- Mudanças evidentes de comportamento (dificuldade de aceitar certas brincadeiras com bom senso e bom humor)
- Despersonalização (evitar o diálogo e dar prioridade aos *e-mails*, mensagens, recados etc.)
- Vazio interior e sensação de que tudo é complicado, difícil e desgastante
- Depressão – marcas de indiferença, desesperança, exaustão. A vida perde o sentido
- Finalmente, a síndrome do esgotamento profissional propriamente dita, que corresponde ao colapso físico e mental. Esse estágio é considerado de emergência e a ajuda médica e psicológica uma urgência.

Sinais e sintomas

Os sinais e sintomas são variados e podem incluir:

- Fortes cefaleias
- Tonturas
- Tremores
- Falta de ar
- Distúrbios gastrintestinais
- Oscilações de humor
- Transtornos do sono
- Dificuldade de concentração
- Problemas digestivos.

Como acontece com diversos transtornos psicossomáticos registra-se, também, um incremento na ocorrência de síndrome de *burnout* em ambientes profissionais, apesar da dificuldade de diferenciar a síndrome de outros males, pois ela se manifesta de forma muito variada. Tudo dependerá de qual será seu órgão-alvo ou órgão de choque.

Por vezes um(a) profissional pode apresentar eczemas cutâneos inexplicáveis, resistentes a todo tipo de tratamento dermatológico; outras vezes é uma pessoa que tem um cólon irritável; por vezes é uma pessoa que apresenta dores gástricas crônicas; outra reage com sintomas depressivos; outra desenvolve um transtorno de ansiedade de forma explícita ou uma asma brônquica refratária. Enfim, já foram descritos mais de uma centena de quadros sintomáticos do esgotamento profissional.

A síndrome de *burnout* é geralmente desenvolvida como resultado de um período de esforço excessivo no trabalho com intervalos muito pequenos para recuperação. Os trabalhadores da área de **saúde** são frequentemente propensos ao *burnout*.[6] Os médicos e os odontólogos (*cfr. infra*) parecem ter a proporção mais elevada de casos de *burnout* (de acordo com um estudo recente no *Psychological Reports*, nada menos que 40% dos médicos e odontólogos apresentavam altos níveis de *burnout*). Cordes e Doherty (1993),[7] em seu estudo sobre esses profissionais, encontraram que aqueles que têm frequentes interações intensas ou emocionalmente carregadas com outros estão mais suscetíveis.

Os estudantes são também propensos ao *burnout* nos anos finais da escolarização básica (ensino médio) e preparação para o vestibular. Nestes casos, não é um tipo de *burnout* relacionado com o trabalho, mas com o estudo intenso continuado com privação do lazer, de atividades lúdicas, ou de outro equivalente de fruição hedônica. Talvez isto seja melhor compreendido como uma forma de depressão. Os trabalhos com altos níveis de estresse ou consumição podem ser mais propensos a causar *burnout* do que trabalhos em níveis normais de estresse ou esforço. Profissionais de TI, cientistas, policiais, taxistas, bancários, controladores de tráfego aéreo, engenheiros, músicos, professores e artistas parecem ter mais tendência ao *burnout* do que outros profissionais.

Tratamento

Uma vez diagnosticada, a síndrome de *burnout* deve ser tratada, com urgência, de modo a evitar que o prejuízo possa ser maior. O tratamento, em geral, é combinando medicação alopática e psicoterapia.

Nos casos mais sérios, torna-se necessária a utilização de medicamentos antidepressivos que atuam como moderadores de ansiedade e da tensão, que devem ser prescritos após avaliação médica.

Se perceber alguns dos sintomas, não deixe que eles tomem conta da sua vida. Há casos em que essa síndrome resulta em depressões profundas e até ideias

---

6 Kraft, op. cit.

7 Cordes CL, Dougherty TW. A review and a integration of research on job burnout. Acad Manage Rev. 1993; 18:621-56.

suicidas. Portanto, se identificar alguns dos sintomas, busque soluções o mais rápido possível, incluindo orientação especializada.

Burnout dos odontólogos

Os odontólogos, pelas características do seu próprio trabalho, notadamente participando dos sistemas de saúde, estão também predispostos a desenvolver *burnout*. Esses profissionais trabalham diretamente e intensamente com pessoas em sofrimento.

Particularmente os odontólogos que trabalham em áreas municipais de Postos de Saúde e de Postos de Atendimento muitas vezes se sentem esgotados pelo fato de continuamente darem muito de si próprios aos seus pacientes e, em troca, pelas características dos mesmos, receberem muito pouco.

Conforme salienta Kraft (op. cit.), um dos principais fatores encontrados na origem do *burnout* foi a falta de controle sobre o trabalho. Faz-se necessário, ainda, acrescentar que nos territórios da Saúde, a síndrome de *burnout* adquire aspectos mais complexos pelo fato de agregar valores oriundos dos sistemas de saúde que se alimentam de perspectivas utópicas que interferem, diretamente, no trabalho do dentista. Currículos, diretrizes, orientações e demais processos burocráticos acabam por disseminar discussões que sempre acabam acumulando estresse nas práticas profissionais e, consequentemente, envolvem o odontólogo e sua práxis.

A sociedade, por sua vez transfere responsabilidades extras ao odontólogo, sobrecarregando-o e inculcando-lhe papéis que não serão desempenhados com a competência necessária.

Cada dia se agregam mais atividades para o dentista nas instituições e os processos de qualidade inserem cada vez mais itens a serem checados; também há a desvalorização salarial e a sobrecarga horária a que são submetidos, fazendo com que os odontólogos não respeitem individualmente um período de repouso entre uma jornada e outra, acumulando empregos e chegando a trabalhar 36 e 48 horas ininterruptas, com repousos de 1 a 2 horas no máximo entre as jornadas de 12 horas.

As quatro pílulas mágicas são fundamentais. Seriam: dieta saudável, exercício físico, bom sono e rede de relacionamentos. Elas ajudam em várias seções da nossa vida, na felicidade, na longevidade, no combate ao estresse.

Seção 6

Odontologia na Prevenção do Abuso Infantil

15 Papel do Dentista em Casos de Abuso Infantil

Jorge Paulete Vanrell

"Homo homini lupus, non homo."
[Titus Maccius Plautus, Asinaria, II, 4, 88]

▶ Introdução

A incomensurável capacidade que o ser humano tem de ser desumano é levada aos piores limites quando este se torna capaz de lesar – maltratar e até matar – não só seus próprios semelhantes, mas notadamente os seus descendentes. Uma mãe ou um pai que assim age demonstra ter perdido um dos mais elementares instintos, o de **conservação da prole**. Basta deitar uma olhada sobre os registros da história para verificar que a asseveração de Plauto não era uma mera figura poética.

Os maus-tratos têm sido racionalizados, através dos tempos, pelas mais variadas justificativas conhecidas, desde práticas e crenças religiosas, motivos disciplinares e educacionais e, em amplo grau, com fins econômicos.

As reações evocadas não somente nas classes dominantes mas, mesmo, no povo em geral têm oscilado entre o mais absoluto abandono e evitamento dos castigos físicos até seu uso amplo e repetido em níveis selvagens.

As referências de abusos físicos extremos nos menores para conseguir retorno econômico dos seus ascendentes foram frequentes durante a Revolução Industrial, mesmo em países tidos como mais desenvolvidos à época, como Grã-Bretanha e EUA. Os abusos cujo alvo são as crianças, ao longo do tempo, têm provocado ondas periódicas de simpatia, evocando a indignação pública, que não tarda em se acalmar, até o próximo período de provocação.

A literatura especializada, quer médica, quer jurídica, deixa claro que, praticamente, não existem formas de desumanidade com crianças que já não tenham sido documentadas.

As diversas formas de imprensa vez por outra registram, com vívidos detalhes, casos de crianças deixadas acorrentadas em cômodos escuros, diariamente, por semanas ou durante meses; crianças de curtíssima idade que são limitadas ao seu próprio berço por dias e dias; crianças que são dependuradas pelos seus punhos em canos de chuveiro ou suportes semelhantes; crianças que sofrem exposição prolongada a temperaturas extremas, que incluem forçar os infantes a ficarem sentados, nus, sobre blocos de gelo; castigos térmicos diversos, indo desde a queimadura com brasa de cigarros, ou a obrigatoriedade de "secar" as calças "molhadas", sentando em cima de uma estufa, ou mergulhando em água fervendo a mão sinistra que, obstinadamente, tenta segurar o lápis para escrever, no caso de uma criança canhota...

Já houve casos em que a morte se deu por inalação de pó de pimenta-do-reino e outra por pó de pimenta-malagueta, ministradas por motivos "disciplinares", sem contar com os casos, que não são poucos, de crianças falecidas por inanição, à espera de que, mantidas sem comer, mudassem seus comportamentos...

Estatísticas dos EUA estimam que o número de crianças que eram encaminhadas para os serviços de proteção da infância, anualmente, oscilava entre 250.000 e 500.000, já em 1966. Esse número cresceu para 1.200.000 casos em 1986, duplicando para 2.400.000 atendimentos por ano, em 1996.

No Brasil, não temos estatísticas nacionais fidedignas, apenas registros esparsos de serviços isolados ou de núcleos de atendimento, que estão longe de espelhar a realidade atual no país, antes apenas de microrregiões.

Infelizmente, longe de se tratar de registros históricos esporádicos que apenas ocorrem em outros países, quase que a diário vemos as telas dos nossos lares invadidas por figuras de tenra idade – 4 a 6 anos –, labutando para obter "pingues" ganhos, de centavos por dia, trabalhando, muitas vezes acorrentados – por grilhões materiais ou simplesmente morais –, ora nas pedreiras obtendo cascalho manualmente, ora nas fazendas cortando, carregando e alimentando as moendas para extrair sisal, ora nos fornos de carvão, ora nas calçadas elegantes da orla marítima, prestando-se ao "jogo" dos interesses maiores do turismo sexual, figuras amorfas formando uma fantasmagórica legião de esquecidos, de crianças sem hoje e sem amanhã.

Ao menos em tese, pensa-se na criança como um ser inserido no seu meio familiar do qual derivam, de forma natural e espontânea, todas as atenções afetivas e materiais de que necessita para o seu normal desenvolvimento.

Todavia, há ocasiões em que esse mesmo núcleo familiar se torna hostil para com o menor, resultando no abandono, nos maus-tratos, de palavra e de fato, nos abusos sexuais e, muitas vezes, até na morte.

Não resta dúvida quanto ao fato de que as lesões que aparecem nas pequenas vítimas, de certa forma, são iguais ou têm escassas diferenças com as que se observam nos adultos. Contudo, características próprias como a idade, a etiologia, a ocorrência de certas lesões específicas etc. justificam que se faça um estudo separado das formas de violência em todos aqueles casos em que a vítima é uma criança.

O objeto desse estudo, entretanto, longe de ser um tema moderno ou local, é um problema que se observa em todas as épocas e em todos os países.

Com efeito, Zacchia, em 1626, levantou os problemas médico-legais dos maus-tratos na infância ao ter que efetuar algumas necropsias em casos desse jaez. Mais de 200 anos depois, em 1879, Tardieu, uma das figuras exponenciais da Medicina Legal francesa, dedicou um longo trabalho ao estudo médico-legal sobre as sevícias e os maus-tratos exercidos sobre as crianças. Anos após, Parissot e Caussade (1929) publicaram nos *Annales de Médecine Légale*, de Paris, um amplo trabalho sobre as sevícias nas crianças.

Vê-se, pois, que nos séculos passados, ainda que esparsas as publicações, o assunto sempre se manteve em um plano de informação relativa, como corresponde aos temas que a sociedade tem pouco (ou nenhum) interesse em abordar e escancarar. Como se o esconder a cabeça, no procedimento que segue o avestruz, fosse capaz de ocultar seu corpo!

Não resta dúvida de que o trabalho de Caffey (1946),[1] famoso radiólogo infantil americano, representou um marco definitivo na pesquisa atual sobre o assunto. Com efeito, foi em 1946 que publicou os achados de fraturas múltiplas de ossos longos, junto com hematoma subdural, em seis lactentes cujos pais não conseguiam explicar de forma razoável a gênese das lesões.

Logo a seguir, Silverman apontou, por sua vez, a origem traumática das lesões, o que acabou sendo ratificado por Woolley e Evans (1955),[2] insistindo na sua origem não apenas traumática, mas também intencional. Em 1957, ainda, o próprio Caffey (1957),[3] agora com uma casuística muito maior, pôde afirmar, sem rebuços, que as citadas lesões eram resultado inequívoco de maus-tratos nas crianças, por parte de adultos.

Kempe et al. (1962)[4] consolidaram o quadro clínico que foi designado como **síndrome da criança maltratada** ou **síndrome de Caffey** (em homenagem ao precursor dessas investigações) e que compreende um conjunto de lesões diversas, para as que devem atentar tanto os pediatras quanto os médicos de família e os médicos-legistas, e que sempre devem fazer pensar em agressões resultantes de um ambiente familiar inadequado.

Outros autores de língua inglesa, nos períodos seguintes, deram novas designações ao quadro, tais como *battered-baby syndrome, battered-child syndrome, parent-infant-trauma (PIT)* e *failure to thrive syndrome.*

A partir de então, diversos foram os países que começaram a se interessar no assunto. A síndrome de Caffey é muito bem conhecida nos EUA, onde foram realizadas as observações *princeps*, e no Canadá e na Europa Ocidental, onde existem numerosas publicações científicas sobre o tema. Já é mal conhecida e pouco divulgada na América Latina, Europa Oriental, Ásia e África, conforme ficou claramente evidenciado no III Congresso Mundial de Medicina Legal (São Paulo, outubro de 1996).

---

[1] Caffey J. Multiple fractures in the long bones of infants suffering from chronic subdural hematoma. Am J Roentg. 1946; 56(8):163-73.

[2] Woolley Jr PV, Evans Jr WA. Significance of skeletal lesions in infants resembling those of traumatic origin. J Am Med Assoc. 1955; 158(6):539-43.

[3] Caffey J. Some traumatic lesions in growing bones other that fractures and dislocations. Clinical and radiological features. Brit J Radiol. 1957; 30:225.

[4] Kempe CH, Silverman FN, Steele BF et al. The battered child syndrome. J Am Med Assoc. 1962; 181(7):17-24.

"On trouve ce que l'on cherche et on cherche ce que l'on connaît...!"

["Encontra-se o que se busca, mas só se procura aquilo que se conhece...!"]

Entre nós, tanto entre os médicos (clínicos, pediatras, ortopedistas, cirurgiões etc.) quanto entre os cirurgiões-dentistas e entre os próprios médicos-legistas, a referida síndrome é pouco conhecida. O primeiro caso foi noticiado por Canger Rodrigues et al., em 1974, logo seguido por três observações de Teixeira (1978, 1980),[5] um dos pesquisadores que mais tem dado a devida atenção que esse quadro merece, designando-o **síndrome do bebê espancado** (SIBE).

Essa designação decorre de que a agressão mais frequentemente é a **mecânica**, isto é, a tapas, socos, chutes, por vezes dentadas, terminando o agressor por jogar o bebê no chão, ou girá-lo pelo ar, preso pelos pés, e, às vezes, escapa das mãos, batendo a cabeça na parede, em móveis etc. Todavia, outras vezes a agressão é **térmica**: os agentes queimam as crianças com água fervente ou com cigarros, quando não com a chapa do fogão! Em alguns casos a agressão é **sexual**: os pais praticam atos sexuais com seus filhos; para outros a agressão é **química**, dando drogas, bebidas alcoólicas ou medicamentos para a criança dormir sem incomodar, e outros, enfim, negam alimentos e água, deixando a criança morrer de fome e de sede, não raro agredindo-a também.

De uma forma propedêutica e de modo a sintetizar o quadro, os maus-tratos podem ocorrer:

- **Por omissão**, incluindo:
  - **Carências físicas**: abandono, falta de higiene mínima, falta de suprimento de alimentos, falta de proteção às inclemências climáticas (intempéries, frio, desidratação etc.)
  - **Carências afetivas**: de gravíssimas proporções no desenvolvimento da criança
- **Por ação**, que compreendem:
  - **Maus-tratos físicos**: sob a forma de contusões (tapas, murros, chutes, empurrões); lesões mecânicas (punctórias, incisas e perfuroincisas); queimaduras, por sólidos ou líquidos quentes, ou com objetos específicos (cigarros); intoxicações por álcool, sedativos (drogas psicolépticas) ou gás de cozinha, entre outras
  - **Abuso sexual**
  - **Maus-tratos psíquicos**: gritos, encerros ou encarceramento prolongado, abuso emocional, coação, ameaças de castigos severos etc.

---

[5] Teixeira WRG. Medicina Legal. Traumatologia. Mogi das Cruzes: edição particular; 1978.

▸ Perfil das crianças maltratadas

• Idade

Os dados obtidos em nossas observações mostram que a maior proporção de casos ocorre na **faixa etária** de 0 a 6 anos (60%), ao passo que nas faixas de idade de 7 a 12 anos (25%) e de 13 a 18 anos de idade (15%), se encontra uma diminuição progressiva e compreensível das agressões (Figura 15.1).

• Sexo

No que tange ao sexo das vítimas, não se observa nenhuma distribuição preferencial, encontrando-se números praticamente idênticos para ambos os sexos, pelo menos no grupo de 0 a 6 anos de idade. Os casos de cunho sexual – estupros e atentados violentos ao pudor – são achados, com maior frequência, no sexo feminino e nos grupos de 6 a 12 e de 13 a 18 anos.

• Classe social

Tampouco a **condição socioeconômica** parece influenciar de forma significativa. A aparente distorção que se observa no noticiário, na mídia, mais se relaciona com o fato de que os casos que ocorrem nas classes mais favorecidas (A e B) soem ter sua divulgação censurada, quer em um primeiro momento, pela autoridade policial (censura do Boletim de Ocorrência), quer em uma segunda fase, quando a morosidade da justiça já acalmou o "clamor popular", lançando um manto de esquecimento sobre assunto tão rumoroso. Dessa maneira, apenas se registram os casos de gravidade extrema ou quando seguidos de morte.

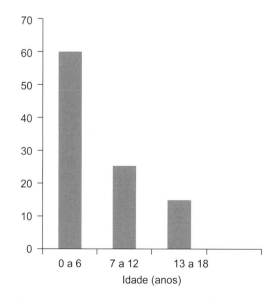

Figura 15.1 Frequência de agressões por faixa etária.

Isso é exatamente o contrário do que acontece com os grupos sociais menos afortunados (classes C, D e E), que, com maior facilidade (em face da insignificância de sua representatividade política, em face da dificuldade "natural" para que seus direitos sejam respeitados, em face do silêncio que se impõe para os casos oriundos das classes mais favorecidas – A e B –, que contrasta com publicidade às escâncaras que se outorga aos casos provenientes das classes menos aquinhoadas), ocupam as manchetes da imprensa oral, escrita e televisada.

▶ Perfil dos autores de maus-tratos

Em geral, com relação aos bebês, o agressor mais frequente é a própria mãe. Os motivos são dos mais diversos e, em geral, fúteis. Entre os mais comuns podem resumir-se no fato de ser ela quem tem que cuidar do bebê: trocar e lavar as fraldas (porque não tem condições econômicas para usar fraldas descartáveis ou para fazer face ao salário de uma empregada doméstica), dar banho, dar de comer, fazendo, enfim, várias tarefas de grande responsabilidade, que tomam muito tempo e que concorrem com outras atividades que ela pode achar igualmente ou mais importantes, como: assistir à televisão, ver novelas, conversar com as vizinhas, "namorar" etc.

Às vezes, principalmente se é ignorante ou é má (ou as duas coisas ao mesmo tempo), a mãe agride a criança, imaginando, assim, "educá-la", que a está ensinando, por exemplo, a não sujar as roupas, ou puni-la por atrapalhar as "chances" de sua vida etc. A Figura 15.2 mostra um gráfico dos principais autores de maus-tratos.

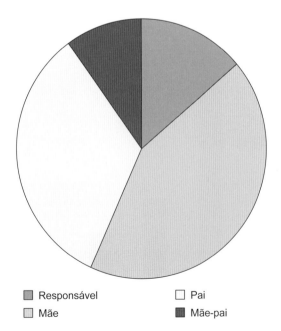

Figura 15.2 Autores de maus-tratos.

▶ Clínica dos maus-tratos

▪ Atitude da criança

O procedimento clínico mais simples – a **observação**, silenciosa e desarmada – geralmente é suficiente se obter a maioria dos subsídios necessários para, na suspeita de maus-tratos, estabelecer sua realidade e permitir sua caracterização.

Com efeito, dados como a desnutrição e o retardo ponderoestatural, de aparecimento frequente, apontam para deficiências nutricionais e/ou hipoalimentação, bem como para privação afetiva.

Quando a criança é examinada pelo médico, tanto no ambulatório quanto no domicílio, ou quando comparece no nosocômio, apresenta-se com atitude **indiferente**, **apática** ou **triste**. Outras vezes, mostra-se **receosa** ou francamente **temerosa**, protegendo o rosto com mãos e antebraços ou fechando os olhos quando o médico se aproxima, como forma espontânea de defesa perante situações que imagina semelhantes àquelas em que lhe é imposto o castigo ou em que tenha recebido os traumas.

Por vezes, sói apresentar uma atenção fixa, quase paralisada, acompanhando os movimentos do médico, que foi denominada *frost vigilance* (vigilância fria ou gelada), pelos autores saxões.

Em outros casos, a criança de tenra idade só pode manifestar seu receio através do choro insistente, à aproximação de uma determinada pessoa (mãe, pai, babá, enfermeira etc.), deixando em evidência, por meio desse único mecanismo de defesa social que possui, que atribui a essa pessoa a causa do seu infortúnio ou a autoria dos maus-tratos.

▪ Lesões

O segundo procedimento clínico a ser colocado em prática, complementando o primeiro, mas sem substituí-lo, é o **exame físico** externo ou **ectoscopia**, que poderá ser complementado, *intra vitam* e conforme as necessidades, por exames não invasivos mais sofisticados: radiografia, tomografia computadorizada, ressonância magnética etc. Quando ocorre o óbito, obviamente, e como corresponde a qualquer caso de **morte violenta** ou de **morte suspeita**, o exame necroscópico é uma imposição legal, *ex-vi* o que dispõem os artigos 158 e seguintes do Estatuto Adjetivo Penal.

Como é curial, de acordo com o tipo de maus-tratos aplicados, as lesões que decorrem, obviamente, poderão ser de natureza assaz diversa: umas superficiais, de partes moles; outras mais profundas, de estruturas esqueléticas ou de órgãos internos.

Lesões de partes moles (cutaneomucosas)

De interesse odontológico

▶ **Lacerações do lábio superior.** Com arrancamento do frênulo.

▶ **Escoriações da mucosa oral.** Resultantes da tentativa de introdução da colher para alimentar crianças inapetentes ou anoréxicas.

▶ **Mordeduras humanas.** Localizadas preferencialmente nas bochechas, tronco anterior (tórax e abdome), nádegas e coxas.

▶ **Queimaduras químicas.** Frequentes em torno dos orifícios bucal e nasal, nos lábios e língua, resultantes de esfregar pimenta (malagueta) ou soda cáustica (Figura 15.3).

De interesse geral

▶ **Equimoses múltiplas e hematomas.** Podem localizar-se em qualquer parte do corpo, mas com preferência pela região cefálica. Soem ter as mais variadas formas e dimensões e, em geral, encontram-se em estados evolutivos diferentes (**espectro equimótico de Legrand de Saulle**), por terem se originado em momentos diversos.

▶ **Equimoses elipsoidais.** Produzidas por dedos, que se localizam, preferencialmente, nos braços e antebraços, resultantes de sacudidas violentas.

▶ **Áreas de alopecia.** Nas regiões frontal e parietais, decorrentes de arrancamento de mechas de cabelo.

▶ **Estigmas ungueais ou arranhões.** Constituídos por escoriações lineares ou semilunares, em qualquer parte do corpo, sem localização específica mas frequentes no pescoço (tentativa de esganadura) e tronco.

▶ **Deformidades da orelha externa.** Também chamadas de "orelha de boxeador" ou "orelha em couve-flor", resultantees de rupturas traumáticas da cartilagem que, em geral, não sofrem reparação espontânea adequada.

▶ **Ferimentos de arma branca.** Punctórios, incisos e perfuroincisos, em geral com requintes de tortura e não com finalidade letal.

▶ **Queimaduras térmicas.** Soem reproduzir a forma do objeto aquecido que as produziu (linhas paralelas ou entrecruzadas, por grelhas e tostadores; áreas puntiformes, pela brasa de cigarros; área, pelo ferro de passar ou na chapa do fogão).

▶ **Lesões genitais.** Incluindo lacerações, esgarçamentos, equimoses e outras, nos casos de abuso sexual (Figura 15.4).

▶ **Lesões anais.** Por vezes se estendem ao períneo, compreendendo rágades, lacerações, rupturas esfincterianas etc., nos casos de atos libidinosos.

Lesões esqueléticas

▶ **Fraturas de crânio.** Acompanhadas de hematoma extradural e das sequelas; por vezes assumem a forma estrelada ou em mapa-múndi, centrada no ponto de aplicação da força do impacto, ou a forma "em terraço", com afundamento na área de impacto.

▶ **Fraturas dos ossos próprios do nariz.** Por falta de tratamento adequado, podem consolidar-se, perpetuando uma deformidade.

▶ **Fraturas diafisárias de ossos longos.** Em geral múltiplas (**síndrome de Silverman**), com estádios diferentes de consolidação e com frequentes malformações por consolidações defeituosas, em face da ausência de tratamentos ortopédicos adequados.

▶ **Fraturas metafisárias.** Com severas repercussões no crescimento, que pode chegar a tornar-se assimétrico.

▶ **Arrancamentos epifisários.** Descolamentos de fragmentos ósseos das epífises, notadamente em relação com pontos de inserção musculoligamentar.

▶ **Fraturas de costelas.** Evento de rara produção espontânea em crianças, exceto quando da queda ou projeção sobre planos resistentes ou por impactos diretos (p. ex., chutes).

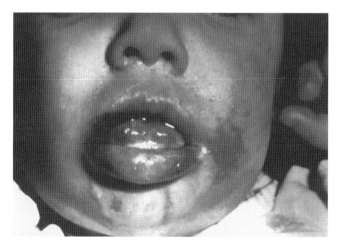

Figura 15.3 Lesões químicas linguais, labiais e periorais, produzidas pela capsaicina, após esfregar pimenta-malagueta crua na região, para "ensiná-lo a não repetir nomes feios". (Fotografia cedida pelo Prof. Dr. Wilmes R.G. Teixeira, Mogi das Cruzes, SP.)

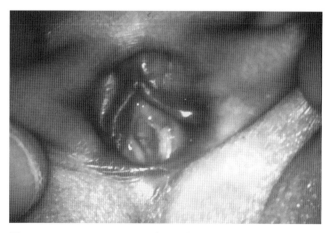

Figura 15.4 Lesões por manipulação digital em genitália de menor.

Fraturas de raque e de bacia. Muito raras em crianças, exceto quando da aplicação de traumas diretos de extrema violência.

Calcificação de hematomas periostais. Resultantes na demora da reabsorção de grandes volumes, donde resultam imagens radiográficas características.

Involução cortical traumática. Ocorre na camada cortical, subperióstica, dos ossos longos, resultante da involução do potencial regenerativo do osso periostal em face das agressões múltiplas.

Hiperosteose cortical. Hipertrofia óssea resultante de crescimento desorganizado ou de reabsorção inadequada dos sucessivos calos ósseos.

Lesões internas ou viscerais

Cabeça

Hematoma subgaleal. Configura bossas hemáticas de difícil reabsorção, alocadas sob o couro cabeludo, na gálea aponeurótica e alcançando o periósteo da tábua externa dos ossos da abóbada craniana.

Hematoma subdural. Descrito inicialmente por Tardieu, em 1879, constituído por um extravasamento de sangue, após ruptura das estruturas vasculares durais e aracnóideas, que se acumula no espaço entre os folhetos parietal e visceral da aracnoide ou sobre a pia-máter, acarretando compressão cerebral localizada, bem como transtornos neurológicos, convulsões, obnubilação da consciência e/ou hemiplegia. Nos recém-nascidos e nas crianças durante os primeiros meses de vida, esse tipo de hematoma pode provocar **hemorragia retiniana** e **aumento de tensão**, ao nível das fontanelas.

Hemorragia subaracnoide pós-traumática. Resulta da ruptura de estruturas vasculares finas, em decorrência de ação direta do agente mecânico.

Contusão cerebral. Lesão provocada por energias mecânicas que se aplicam direta ou indiretamente (lesões de contracheque) sobre a massa encefálica, notadamente o córtex cerebral, em profundidade, com um aspecto visual análogo ao de uma equimose.

Tronco

Hemotórax. Derrame sanguíneo na cavidade pleural, resultante de um trauma, de violência apreciável, aplicado sobre o tórax.

Hemopericárdio. Derrame sanguíneo entre os dois folhetos do pericárdio, em geral decorrente de traumas violentos aplicados na região precordial, que podem produzir pertuitos ou lacerações do próprio coração.

Rupturas viscerais (fígado, baço, rim etc.). Decorrentes de lesões diretas ou indiretas, fechadas, provocadas pela aplicação de forças externas (p. ex., socos, chutes etc.) sobre a parede abdominal.

Contusões de duodeno, jejuno e pâncreas. Resultantes do esmagamento desses órgãos contra o plano resistente da coluna vertebral, quando forças mecânicas são aplicadas sobre a parede anterior do abdome.

Hemoperitônio. Derrame sanguíneo na cavidade peritoneal, em geral resultante de lesões traumáticas indiretas de vísceras maciças intracavitárias (p. ex., baço, fígado etc.) por aplicação de traumas externos (chutes, socos etc.).

Hematoma retroperitoneal. Constituído por uma coleção de sangue no tecido conjuntivo, um tanto mais lasso, que se situa por trás do peritônio, na parede dorsolombar do abdome. Em geral resulta de uma hemorragia por ruptura de vasos sanguíneos de calibre médio da região, ou por lesões traumáticas de órgãos maciços retroperitoneais (rins).

Esgarçamento e lesões de mesentério. Resultantes de trações exercidas pelas próprias vísceras ligadas ao mesentério, quando sobre elas são aplicadas, indiretamente e de forma abrupta, forças mecânicas externas.

▶ Diagnóstico dos maus-tratos

Longe de ser uma tarefa específica de especialistas, realizar o diagnóstico da ocorrência de maus-tratos é uma tarefa/dever de qualquer pessoa, no exercício de sua cidadania.

▪ Quando suspeitar

Talvez uma atitude expectante e uma acendrada capacidade de observação sejam ferramentas suficientes para pôr mãos à obra. Nessa linha de raciocínio, deve-se suspeitar de tudo e de todos – uma verdadeira **dúvida sistemática** –, mas, principalmente, das lesões esquisitas ou mal aclaradas, mormente quando não se coadunem com as "explicações" dadas pelos familiares ou cuidadores para:

- Equimoses (manchas arroxeadas) múltiplas, em várias regiões do corpo, com cores diferentes ("espectro equimótico")
- Equimoses com a forma de "marcas de dedos" (de pegar) nos braços e no tórax
- Hematoma orbitário ("olho roxo")
- Equimoses em locais pouco expostos, como sulco nasogeniano, ou sem estruturas resistentes subjacentes, como pálpebra inferior, bochechas etc.
- Lesões atuais e/ou deformações cicatriciais nas orelhas ("orelha de boxeador" ou "orelha em couve-flor")
- Marcas de mordeduras, atribuídas a um "excesso de carinho", atentando-se para a localização (bochechas, queixo, abdome, nádegas)

- Contusões na região frontal ou no queixo
- Lacerações de lábios (freio labial) e/ou gengivas, às vezes com arrancamento de peças dentárias (dentes decíduos)
- Queimaduras por cigarro, atentando para o aspecto típico e para as localizações que não se mostram acidentais (por esbarrar a brasa de um cigarro), antes propositais, em regiões escolhidas e cobertas (genitais, mamilos, sola dos pés etc.) e geralmente não sendo únicas mas várias, produzidas em série
- Queimaduras por escaldamento em regiões diferentes do corpo: glúteos, pés e pernas (queimadura em "formato de meias") ou em outras regiões
- Equimoses precisas, imprimindo o formato dos objetos que as produziram: marcas de fio dobrado, paus, fivelas, correntes etc.
- Lesões de órgãos genitais: pênis (lesões por amarrações do prepúcio, para evitar que urinando a criança "molhe" as fraldas), vulva etc.
- Fraturas de ossos longos com diferente cronologia de consolidação: umas atuais, em geral desalinhadas; outras com calo ósseo formado; outras já consolidadas mas em posição viciosa. Esse dado permite concluir a existência de agressões intensas e repetidas
- Referências hospitalares de traumatismo cranioencefálico (TCE), com hematoma subdural, ou de traumatismos abdominais com lesões graves (rupturas) de órgãos internos (fígado, baço etc.), que só podem ser tratadas através de cirurgia de alto risco
- Estado de desnutrição, demonstrado por caquexia intensa.

As Figuras 15.5 a 15.16 mostram alguns exemplos dos casos mencionados anteriormente.

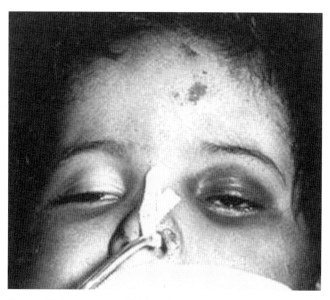

Figura 15.6 Equimose orbitária após espancamento, com fratura de base de crânio, seguida de derrame extradural e óbito. (Fotografia cedida pela Prof.ª Kátia S. de Aquino e pelo Dr. Hélio Oliveira, Campinas, SP.)

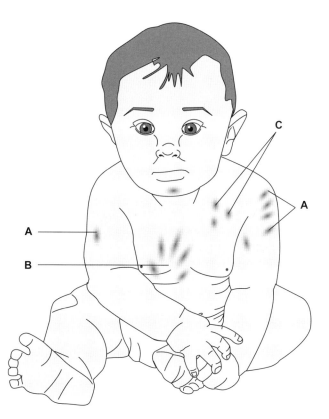

Figura 15.5 Lesões de partes moles. **A.** Equimoses elipsoidais (pegada para sacudir). **B.** Impressões de mãos. **C.** Golpes de ponta de dedos.

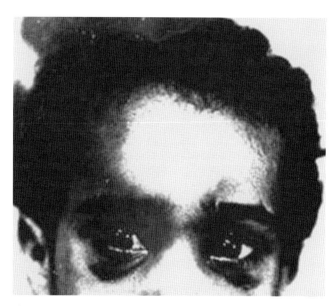

Figura 15.7 Equimose orbitária bilateral por espancamento. (Fotografia cedida pela Prof.ª Kátia S. de Aquino e pelo Dr. Hélio Oliveira, Campinas, SP.)

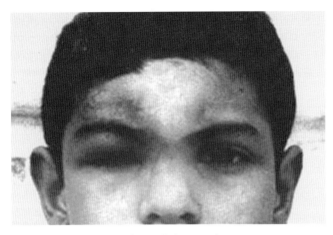

Figura 15.8 Hematoma orbitário à direita após espancamento a socos ("sinal de boxeador"). (Fotografia cedida pela Prof.ª Kátia S. de Aquino e pelo Dr. Hélio Oliveira, Campinas, SP.)

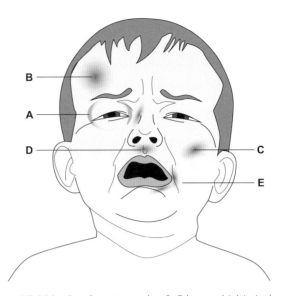

Figura 15.11 Lesões de partes moles. **A.** Edema orbitário (palpebral) unilateral. **B.** Equimoses de bossas frontais. **C.** Equimoses de bochecha. **D.** Equimoses labiais e subnasais. **E.** Equimoses e escoriações periorais.

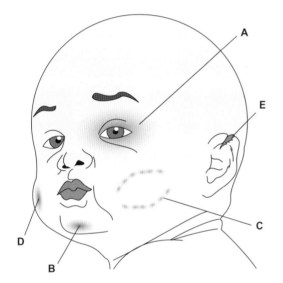

Figura 15.9 Lesões de partes moles. **A.** Equimoses orbitárias unilaterais. **B.** Equimoses mentonianas. **C.** Mordeduras humanas em bochechas e queixo. **D.** Equimoses em bochechas. **E.** Lacerações e deformidades de pavilhão auricular (hélice).

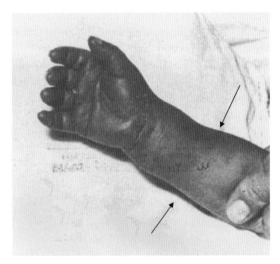

Figura 15.12 Imersão da mão direita de um bebê de 8 meses em água fervente. As setas apontam o nível da água quando da imersão. (Fotografia cedida pelo Prof. Dr. Wilmes R. G. Teixeira, Mogi das Cruzes, SP.)

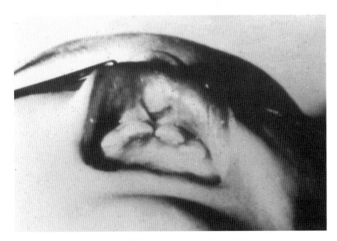

Figura 15.10 Ruptura do frênulo em decorrência de um tapa materno.

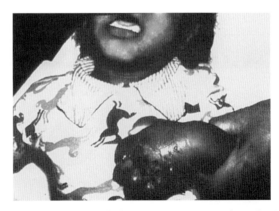

Figura 15.13 Mão esquerda de criança com queimaduras de 2º grau (flictenas) provocadas por imersão em água fervente, para "corrigir" a tendência a ser canhota. (Fotografia cedida pelo Prof. Dr. Wilmes R. G. Teixeira.)

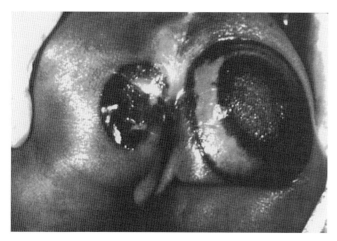

Figura 15.14 Queimaduras de 2º e 3º graus, em ambas as nádegas, após sentar a criança sobre a chapa quente de um fogão, para "educá-la a não sujar as fraldas". (Fotografia cedida pelo Prof. Dr. Wilmes R. G. Teixeira, Mogi das Cruzes, SP.)

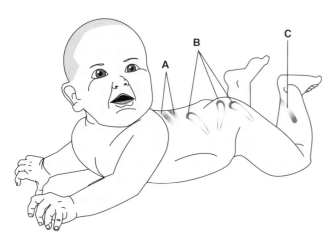

Figura 15.15 Lesões de partes moles. **A.** Equimoses paralelas (contusão com instrumento roliço). **B.** Equimoses em alça (contusão com fio elétrico). **C.** Equimoses em faixa (contusão com instrumento plano: cinturão).

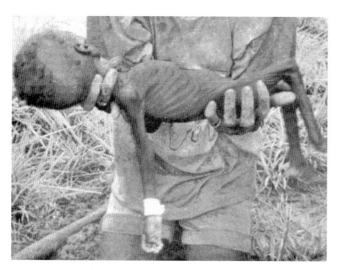

Figura 15.16 Caquexia por desnutrição. (Fotografia da *Folha de S. Paulo*.)

Quando o cirurgião-dentista deve redobrar a atenção

O profissional deve desconfiar quando da ocorrência dessas lesões esquisitas, notadamente aquelas situações em que:

- Existam relatos diferentes dos responsáveis, **interrogados isoladamente e sem comunicação entre si**, sobre a origem das lesões
- Exista demora inexplicável dos responsáveis em procurar o atendimento médico cuja necessidade, o mais das vezes, é evidente até para os olhos leigos, em face da gravidade das lesões
- Exista incongruência entre as explicações simplistas sobre a origem das lesões e a multiplicidade e/ou gravidade dos achados clínicos, traumáticos e radiográficos
- Tenha havido procura por atendimento médico através de profissionais diversos ou hospitais diferentes, nos distintos e sucessivos episódios traumáticos (visando evitar o cruzamento das informações dos registros ou dos prontuários médicos)
- Seja apresentada uma criança ou bebê desnutrido e descuidado, configurando a **síndrome da criança negligenciada**.

Deve-se considerar a importância do cirurgião-dentista no diagnóstico precoce e rápido desse problema. Infelizmente, entretanto, não são todas as Escolas de Odontologia que dispõem de programas de treinamento ou cursos de educação continuada para os seus alunos e ex-alunos, de modo a facilitar-lhes a detecção de casos de crianças maltratadas. Muitas, até, nem abordam esse problema nas diversas disciplinas do curso de formação (Odontopediatria, Odontologia Preventiva etc.), inclusive em Odontologia Legal.

Mouden, em 1996,[6] já afirmava que os cirurgiões-dentistas se encontram em uma situação privilegiada para caracterizar sinais de maus-tratos em crianças, uma vez que por volta de 65% de todos os traumas físicos associados ao abuso ocorrem nas áreas da face, cabeça e pescoço. Ratificando esses dados, levantamento realizado pela American Dental Association (ADA), publicado em 1999, refere que em 1:3 crianças maltratadas se observam lesões na região cefálica.

Como mencionado, as lesões mais encontradiças pelo cirurgião-dentista localizam-se na região da face, cabeça e pescoço, são as lesões intrabucais, do palato, dos lábios, do assoalho da boca, das mucosas, dos frênulos labial e lingual, podendo observar-se, outrossim,

---

[6] Mouden L. Prevent abuse and neglect through dental awareness. ADA's Council on Access, Prevention and Interprofessional Relations. ADA; 1996.

100 Parte 1 | Odontologia Legal

lacerações e/ou queimaduras provocadas por instrumentos diversos (como garfos e colheres), substâncias químicas (capsaicina) ou líquidos quentes, fraturas nos ossos da face e dentárias, ablação de peças dentárias e necrose pulpar, decorrente de lesões traumáticas.

Segundo pesquisas norte-americanas realizadas na década de 1990, quando o profissional foi treinado para o reconhecimento de sinais de abuso infantil durante uma consulta odontológica clínica, sua probabilidade de perceber sinais de maus-tratos infantis é de aproximadamente 2:1 com relação aos profissionais que não foram treinados.

Fala-se, sempre, que o conhecimento e a denúncia dos casos de algum tipo de abuso contra as crianças podem ser representados por um *iceberg*, cuja parte emergente representa apenas um décimo do volume, ao passo que os 9/10 restantes ficam submersos. Por outras palavras, a proporção entre casos denunciados no universo de casos reais é de 1:10.

Todavia, no Brasil, segundo estatísticas do Centro Brasileiro de Defesa dos Direitos da Criança e do Adolescente, para cada uma situação de violência contra criança registrada, pelo menos outras 20 ficam ignoradas. Por outras palavras, a proporção seria de 1:20, ou seja, o dobro. Segue-se daí que a violência contra a criança e o adolescente é entre nós, sem sombra de dúvida, muito maior do que os números que mostram as estatísticas de atendimento em unidades especializadas, multidisciplinares.

A violência dentro da família não é um assunto de fácil abordagem e compreensão, uma vez que os seus limites fogem às noções convencionais, socioculturais, do relacionamento humano interpessoal, dentro do grupo familiar. Com efeito, no Brasil ao menos, e talvez isso possa ser estendido e aplicado a outros países, a violência contra crianças e adolescentes segue um padrão comportamental associado a quatro noções socioculturais fundamentais, a saber:

- De proteção à infância
- Do entender castigo como um instrumento pedagógico
- De manter a hierarquia familiar
- De dominação do mais forte.

Como resulta cediço, uma das maiores dificuldades em se diagnosticar o problema de violência na família é o fato de que as pessoas tendem a considerar, em face do exposto, a maioria das agressões normais, entendendo-as como parte do processo educacional dentro da família.[7] Isso leva a uma outra dificuldade, qual seja,

a de comunicação do fato às autoridades policiais, haja vista que se não considera crime, dentro da cultura popular.

A Organização Mundial da Saúde (OMS, 1997)[8] aponta que:

> [...] cada setor da sociedade tem um importante papel e pode ajudar na prevenção da violência física, sexual ou abuso emocional e negligência em crianças, apoiando e promovendo o desenvolvimento de programas educacionais e de saúde para crianças e adolescentes, compreendendo as necessidades das crianças durante seu processo de desenvolvimento e reconhecendo sua vulnerabilidade e fortalecendo os laços de família.

Como é óbvio, a Odontologia também pode e deve contribuir com o diagnóstico fechado ou a hipótese diagnóstica de casos de maus-tratos e consequente notificação compulsória aos órgãos responsáveis, porquanto se trata de norma cogente que promana do ordenamento jurídico em vigor.

▶ Condutas a seguir

▪ Aspecto legal

Chaim (1995)[9] e Chaim et al. (2000)[10] verificaram a inexistência de uma conduta padrão dos cirurgiões-dentistas ao se defrontar com casos de maus-tratos em crianças, antes, apenas, alguns conceitos éticos básicos, alicerçados na análise perfunctória da personalidade do entrevistado. Essa falta de uma conduta padrão não deveria ser admitida.

A piorar o quadro, ainda, o mesmo autor,[11] estudando as atitudes de cirurgiões-dentistas e de acadêmicos de Odontologia perante casos de maus-tratos, verificou que a enorme maioria dos entrevistados é partidária de uma atitude conciliadora, de negociação, junto aos agressores. Assim, constatou que 55% dos entrevistados consideravam mais adequado, antes da denúncia às autoridades, um diálogo com os pais ou responsáveis, 12% acreditavam que devessem apenas conversar com os pais ou responsáveis, e somente 18% consideraram que a denúncia fosse o mais adequado.

Visando vitalizar esse procedimento conciliatório e incentivar os cirurgiões-dentistas e os acadêmicos de

---

[7] Rodrigues AA. Violência doméstica contra crianças e adolescentes no Distrito Federal. Departamento de Serviço Social, Universidade de Brasília; 1996.

[8] Organização Mundial da Saúde. Child Abuse and Neglect. Fact Sheet N150, março de 1997.

[9] Chaim LAF. Odontologia versus criança maltratada. Revista da APCD. 1995; 49(2):142-4.

[10] Chaim LAF, Daruge E, Gonçalves RJ. Criança maltratada e a Odontologia: conduta, percepção e perspectivas – uma visão crítica. Disponível em: www.odontologia.com.br/artigos.asp?id=117&idesp=13&le=s.

[11] Chaim, op. cit.

Odontologia, já a American Dental Association (ADA), em 1994, nos EUA, determinou que fosse incluída no Código de Ética a obrigatoriedade de que os dentistas que detectassem casos suspeitos de abuso infantil fizessem a sua notificação.

Chegou-se a sugerir, no Brasil, que o Conselho Federal de Odontologia (CFO) poderia incluir no Código de Ética Odontológica um artigo que tratasse exclusivamente desse assunto, determinando a obrigatoriedade dos cirurgiões-dentistas em relatar casos de abuso infantil, o que, até a versão mais moderna de citado diploma legal – Código de Ética Odontológica vigente no país desde 19.12.1991, com as alterações regulamentadas em 05.06.1998 – não aconteceu.

Acreditamos que qualquer atitude em tal sentido seria muito elegante, mas seria letra morta *ab initio*.

Primeiro, porque profissional algum segue uma letra impressa que se não coadune e afine com a sua própria consciência e personalidade. As normas surgem como uma necessidade de regulamentar aquilo que já se faz ou se vivencia, não como uma imposição a ser cumprida.

Segundo, porque no próprio Código de Ética Odontológica, capítulo III, que trata dos deveres fundamentais, no art. 4º, inciso III, já está esculpido, entre os deveres do cirurgião-dentista: "III – zelar pela saúde e dignidade do paciente." Isso dá a certeza de que não notificar um caso de maus-tratos significaria contrariar o próprio Código de Ética.

Terceiro, porque na ordem jurídica, acima das leis puntiformes (federais, estaduais ou municipais) e/ou dos decretos-leis ou dos decretos, encontram-se as leis mais abrangentes – os Códigos Penal e Civil e o Estatuto da Criança e do Adolescente (Lei 8.069, de 10.07.1990) –, e, por sobre elas, ainda a *Lex Maior*, isto é, a Constituição da República (1988).

Constituição Federal

A Constituição da República Federativa do Brasil contempla o assunto *sub examine* no seu art. 227, *in verbi*:

> Art. 227. É dever da família, da sociedade e do Estado assegurar à criança e ao adolescente, com absoluta prioridade, o direito à vida, à saúde, à alimentação, ao lazer, à profissionalização, à cultura, à dignidade, ao respeito, à liberdade e à convivência familiar e comunitária, além de colocá-los a salvo de toda forma de negligência, discriminação, exploração, violência, crueldade e opressão.
>
> § 1º. O Estado promoverá programas de assistência integral à saúde da criança e do adolescente, admitida a participação de entidades não governamentais e obedecendo os seguintes preceitos.
>
> [...]
>
> § 4º. A lei punirá severamente o abuso, a violência e a exploração sexual da criança e do adolescente.

> [...]
>
> Art. 229. Os pais têm o dever de assistir, criar e educar os filhos menores [...]

Código Penal e legislação complementar

No Código Penal, verificamos dispor sobre maus-tratos, especificando, inclusive, o seu significado no seu art. 136, *in verbis*:

> Art. 136. Expor a perigo de vida ou a saúde de pessoa sob sua autoridade, guarda ou vigilância, para fim de educação, ensino, tratamento ou custódia, quer privando-a de alimentos ou cuidados indispensáveis, quer sujeitando-a a trabalho excessivo ou inadequado, quer abusando de meios de coerção ou disciplina.

No art. 224 do mesmo Códex Substantivo Penal, verifica-se uma consideração especial que se tem para com os menores ao se presumir a violência abaixo de um certo limite de idade, *in verbis*:

> Art. 224. Presume-se a violência, se a vítima:
>
> a) não é maior de 14 (quatorze) anos;
>
> b) [...]
>
> c) [...]

Esse artigo é complementado, exacerbando a pena, pelo art. 9º da Lei 8.072/90 (Lei dos Crimes Hediondos), *in verbis*:

> Art. 9º. As penas fixadas no art. 6º para os crimes capituladas nos arts. 157, § 3º, 158, § 2º, 159, *caput* e seus §§ 1º, 2º e 3º, 213, *caput*, e sua combinação com o art. 223, *caput* e parágrafo único, 214 e sua combinação com o art. 223, *caput* e parágrafo único, todos do Código Penal, são acrescidos de metade, respeitado o limite superior de 30 anos de reclusão, estando a vítima em qualquer das hipóteses referidas no art. 224 também do Código Penal.

Estatuto da Criança e do Adolescente

Por derradeiro, no Estatuto da Criança e do Adolescente, encontraremos alguns artigos muito significativos sobre a matéria em tela:

> Art. 5º. Nenhuma criança ou adolescente será objeto de qualquer forma de negligência, discriminação, exploração, violência, crueldade e opressão, punido na forma da lei qualquer atentado, por ação ou omissão, aos seus direitos fundamentais.
>
> Art. 13. Os casos de suspeita ou confirmação de maus-tratos contra a criança ou o adolescente serão obrigatoriamente comunicados ao Conselho Tutelar da respectiva localidade, sem prejuízo de outras providências legais.
>
> Art. 245. Deixar o médico, professor ou responsável por estabelecimento de atenção à saúde e de ensino fundamental, pré-escola ou creche, de comunicar à autoridade competente os casos de que tenha conhecimento, envolvendo suspeita ou confirmação de maus-tratos contra criança ou adolescente.
>
> **Pena**: multa de três a vinte salários de referência, aplicando-se o dobro em caso de reincidência.

Verifica-se, pois, que não se pode alegar falta de legislação pertinente ao assunto e que o cirurgião-dentista em qualquer lugar, *a fortiori* no seu consultório, como "responsável por estabelecimento de atenção à saúde" que é, tem o dever de cumprir e não negligenciar, não deixando de notificar o caso. Sua omissão, em ocorrendo, pode transformar-se em um encobrimento do crime, auxiliando, inconscientemente e na sua medida, a manter os níveis de violência contra crianças e adolescentes que são retratados, a diário, pela mídia, isso sem contar que, legalmente, se acumplicia com o agente, convertendo-se em coautor do crime, ficando sujeito às mesmas reprimendas legais.

Daí que a denúncia do fato, no nosso entender, é o caminho mais recomendado e que deve ser de escolha. Não apenas para não incorrer em ilícito penal de, tendo tomado conhecimento de um crime, não o comunicar à autoridade competente, constituindo-se em verdadeiro encobridor do crime, mas principalmente para evitar o agravamento da situação.

A referida denúncia, em face da legislação retromencionada, deve ser feita perante o Conselho Tutelar do Município que abrange a área de moradia do menor. Na ausência do Conselho Tutelar, naquelas localidades em que ainda não se tiver organizado, a comunicação deve ser feita junto ao Juizado da Infância e da Juventude ou junto à Delegacia de Polícia.

Em geral, os serviços especializados de atendimento a esse tipo de casos, a pretexto de proceder a uma "acomodação" psicossocial da família, optam por fazer entrevistas, analisar, aconselhar e, afinal, pouco fazer. Por outras palavras, parecem acreditar que essas mães malvadas e esses pais cruéis vão se emendar pelo simples fato de aconselhá-los ou de acenar-lhes com uma cominação de pena, futura e eventual.

Não são poucos os casos em que crianças que consultaram na emergência hospitalar, até mais de uma vez na mesma semana, por supostos acidentes domésticos, acabamos por conhecê-las no necrotério, sobre a mesa de necropsia. Há um grande número de pequenas vítimas encaminhadas para esse tipo de serviços, que logo no primeiro ano subsequente, acabam em óbito.

Isso, de maneira alguma, visa desacreditar a tarefa e as funções inerentes a psicólogos e assistentes sociais. Antes, enfatiza a necessidade de que outras autoridades, inclusive as que constam do Estatuto da Criança e do Adolescente, também **participem de maneira ativa não no conhecimento do problema, mas na tentativa de solucioná-lo**, ainda que as medidas que devam ser adotadas possam parecer drásticas ou odientas ao primeiro olhar.

Agir de outra forma seria engajar-se em um terrível jogo de faz de conta, em que cada elo dessa corrente médico-jurídico-psicossocial acaba por se autoconvencer de que está fazendo o "politicamente correto" na sua área, quando não passa de mera fachada.

▪ Abordagem da criança maltratada

Nesses casos, a conduta deve ser rápida, em caráter de urgência, e incluir:

- Levar a criança para o hospital (pronto atendimento, emergência etc.)
- Radiografar o corpo inteiro
- Efetuar uma **junta** com médicos (pediatra, ortopedista, radiologista e legista), cirurgião-dentista, psicólogo e assistente social
- Institucionalizar (quando confirmado o diagnóstico de **SIBE** ou maus-tratos)
- Convocar ou comunicar à autoridade policial, que encaminhará o caso para o Instituto Médico-Legal (IML)
- Comparecer no Instituto Médico-Legal (IML), quando solicitado, lembrando que o médico-legista ou o odontolegista (quando há) são os únicos profissionais que, por se tratar de caso de lesão mediante violência, poderá registrar as lesões ou realizar os exames ou a necropsia, fornecendo, primeiro, a Declaração de Óbito, nos casos fatais
- Comunicar, se possível, à autoridade judicial (promotor público, curador de menores, principalmente em face do Estatuto da Criança e do Adolescente)
- Comunicar ao Conselho Tutelar do Município ou da área de competência, por força da letra do Estatuto da Criança e do Adolescente.

▶ Conclusão

Observe-se que não estamos aqui nos referindo a uma palmada ou a uma chinelada que, vez por outra, depois de uma traquinagem, a mãe ou o pai podem aplicar na criança. Não, não é isso!

Trata-se, ao contrário, de um problema bem mais sério, de uma agressão inacreditável da mãe (ou do pai, madrasta, padrasto, companheiro) sobre a criança, o bebê, e, o que é pior, efetuada dentro da própria casa, assumindo, pela repetição, o aspecto de uma verdadeira tortura e transformando, dessa maneira, o que deveria ser o lar em uma prisão, uma armadilha sem escapatória!

E por que falar em armadilha sem escapatória?

É simples: o bebê **não anda** e **não fala**. Como consequência:

- **Não reage, nem se defende**, por não possuir condição física suficiente
- **Não escapa**, já que não anda, nem corre
- **Não denuncia**, uma vez que não fala.

Daí afirmarmos anteriormente que, para uma mãe ou para um pai malvados, para uma mãe ou para um pai que perderam os mais elementares instintos de conservação da prole, o bebê é uma "**vítima ideal**": apanha frequentemente, sem poder escapar ou denunciar seu agressor, o que torna ainda mais fácil a repetição da agressão, que, assim, permanece oculta.

E isso não é apenas com os bebês, mas acontece de maneira semelhante com as crianças de baixa idade e mesmo em idade escolar.

A finalidade deste capítulo é apenas divulgar, de maneira simples, esse gravíssimo quadro traumático de maus-tratos a crianças e bebês, pouco conhecido, excetuando alguns casos mais rumorosos, e tem por objetivo fazer questionamentos, suscitar toda uma problemática, com vistas a alertar os profissionais, bem como a toda pessoa que possa assumir liderança na sua comunidade, para esse grave problema de modo a integrá-los na formação de uma consciência coletiva.

Segue-se, daí, que nesses casos a conduta deverá consistir na prestação de um atendimento multidisciplinar, efetuando uma verdadeira **junta**, incluindo médicos (pediatra, ortopedista, radiologista e legista),

cirurgião-dentista, psicólogo, assistente social e autoridades (policiais e judiciais). Nesse contexto, o papel do psicólogo, como fator de nucleação, análise e transformação, será de singular importância, mostrando-se pedra angular, em face de sua possibilidade não só de amalgamar áreas do conhecimento tão díspares, como de promover transformações nas partes envolvidas.

Só que essa junta multidisciplinar deve ser de **ação rápida e imediata**. Não se trata de fazer projetos, tecer políticas, ficar à espera dos acontecimentos, marcar e marcar reuniões... sem soluções práticas. Cada membro deve estar comprometido com o seu papel e desempenhá-lo com a presteza necessária àquilo que é fugaz e irreversível. O mais das vezes, minutos de indecisão ou morosidade podem representar um dano irreparável, uma sequela irreversível ou uma vida perdida. E, afinal, todos serão responsáveis, inclusive o cirurgião-dentista, que, por mero comodismo ou infundado temor, tenha negligenciado daquilo que jurou quando da sua colação de grau.

Seção 7

Tanatologia

16 Noções de Tanatologia

Jorge Paulete Vanrell

▶ Conceito de morte

Por vezes, as coisas mais simples e óbvias são as mais difíceis de conceituar e definir. Tal é o que acontece com a morte. Tão difícil é defini-la como conceituar a sua antítese, a própria vida.

A maior parte das definições que têm sido feitas com relação à morte pode ser chamada de definições negativas, porquanto se expressam pela via da exclusão. Por outras palavras, diz-se que ocorre morte toda vez que não ocorrem certos e determinados fenômenos ditos vitais.[1]

Do ponto de vista estritamente jurídico, até que conceituar a morte não é difícil: "é a extinção do sujeito de direito". Ou, como no-lo diz Rojas:[2] "é o termo legal da existência civil da pessoa."

Tampouco o é do ângulo médico: **morte é a cessação da vida**. Há de se ter presente, contudo, que isso, mais que uma definição, é um simples prognóstico de irreversibilidade de um processo: **a vida não mais há de retornar.**

E assim pode-se, licitamente, questionar em que consiste essa vida que não mais há de retornar. E, por conseguinte, qual é o instante em que o caminho se torna unidirecional e sem retorno, podendo-se falar em morte?

Preliminarmente, mister esclarecer, ainda que despiciendo de necessidade, que, pelo próprio contexto da matéria que estamos analisando, nos referimos à vida no caso do homem, isto é, do ser humano. Não é que esta seja diferente da dos demais sistemas viventes na sua essência; todavia, ela oferece um inegável *plus* de sofisticação intelectiva que lhe permite relacionar-se com os demais seres congêneres.

É dessa maneira que, como qualquer sistema vivente, o ser humano exibe **intensa negantropia**, isto é, **é capaz de estabelecer a sua ordem** ou, por outras palavras, lutar contra a tendência natural do universo a aumentar a entropia, **a expensas do constante suprimento de energia**. Isso é o que lhe permite ser mais organizada e, ao mesmo tempo, é isso, também, o que, na medida em que aumenta a sua complexidade, a torna mais instável.[3]

É curial que, como parte dessa instabilidade, na ausência do suprimento energético necessário, o caminho inverso é inexoravelmente percorrido, levando ao progressivo aumento de entropia, isto é à disgregação e à desorganização total.

Um organismo vivente libera a energia necessária à manutenção do seu nível de organização através do rompimento sucessivo das ligações químicas dos nutrientes que capta do meio, ao longo do **processo**

---

[1] Scigliano H, Berro G, Soiza A. Formas de muerte. In: Medicina Legal. Montevidéo: Depto. de Medicina Legal, Faculdade de Medicina de Montevidéo; 1989. pp. 141-55.

[2] Rojas N. Medicina Legal. 8. ed. Buenos Aires: El Ateneo Editores; 1966.

[3] Paulete Vanrell J. Citologia (curso em instrução programada): organização e termodinâmica; energia da célula. 3. ed. São José do Rio Preto: Depto. de Morfologia da Faculdade Regional de Medicina; 1973.

de **respiração** que aproveita e exige o **oxigênio** como aceptor final da cadeia metabólica.

Segue-se daí que a integridade das funções de captação e intercâmbio de oxigênio – **atribuição do sistema respiratório** – deve se considerar um dos fenômenos vitais, isto é, capazes de caracterizar a vida e, *mutatis mutandi*, sua ausência como **um dos elementos a conceituar a morte**.

Paralelamente, em face do tamanho e do grau de desenvolvimento adquirido pelo ser humano, o oxigênio resultante da captação e intercâmbio que é feito apenas em uma área restrita – **os pulmões** – carece ser distribuído pelo corpo todo. Tal **distribuição** é cometida ao **sistema circulatório**.

De tal sorte, a higidez e integridade funcional do sistema circulatório se poderá considerar outro dos fenômenos vitais cuja ausência, certamente, servirá também para **complementar o conceito de morte**.

Por derradeiro, devemos considerar que ambas as estruturas morfofuncionais citadas – sistemas respiratório e circulatório – existem em função de atender às necessidades de um complexo conjunto de células cuja atividade coordena todo o organismo e, ainda, possibilita toda a sua vida de relação. Referimo-nos ao **sistema nervoso** ou sistema neural.

Assim, resulta que a própria atividade do sistema neural se constitui em um fenômeno vital *princeps*, porquanto as outras duas previamente elencadas – **respiratória e circulatória** – acabam por ser subservientes a ela.

Conquanto já enunciamos que a maior grau de complexidade se segue, sempre, um maior grau de instabilidade, não resulta difícil compreender que as células do sistema nervoso – os **neurônios** – hão de ser, por força do seu próprio grau de sofisticação, os mais suscetíveis às variações nos teores de oxigênio necessários à mantença de sua elevada organização. É por isso que baixas concentrações de O_2 ou a sua ausência acarretam prejuízos irreversíveis na sua organização, caracterizados como **morte celular** (morte neuronal).

Para complementar o raciocínio, baste lembrar que os avanços técnicos muito têm conseguido no que tange a suprir alguns desses fenômenos vitais, pela ação de aparelhos que "respiram" pelo indivíduo (facilitando as trocas gasosas e o aporte de oxigênio) e que fazem o sangue "circular" (mecanicamente). Todavia, inexiste qualquer engenho eletromecânico capaz de "pensar", "agir" e "ter emoções", que seja aplicável ao organismo humano, para suprir-lhe a falha dos neurônios mortos.

É por isso que, com a destruição do nível de complexidade mais elevado – os neurônios ou a sua somatória, o **sistema neural** –, acabamos por verificar uma verdadeira desintegração da personalidade, aumento de entropia do sistema, que se trasuntará na sua **morte**.

▶ Classificação odontolegal das formas de morte

▪ Quanto à realidade

Morte real

O conceito de morte, interessando a áreas tão diversas das ciências biológicas, jurídicas e sociais, está longe de ter um consenso quanto ao momento real de sua ocorrência. É que a morte, observada do ponto de vista biológico, e atentando-se para o corpo como um todo, não é um fato único e instantâneo, antes o resultado de uma série de processos, de uma transição gradual.

Com efeito, levando-se em consideração a diferente resistência vital das células, tecidos, órgãos e sistemas que integram o corpo à privação de oxigênio, forçoso é admitir que a morte é um verdadeiro "processo incoativo", que passa por diversos estágios ou etapas no devir do tempo.

Cada campo do conhecimento e cada ramo da medicina acabaram por tomar um momento desse processo, adotando-o como critério definidor de morte. A Medicina Legal teve de adotar uma determinada etapa do citado processo como o seu critério de morte e, para tanto, optou pela etapa da **morte clínica**.

Até não há muito tempo, uma das grandes questões era poder determinar se uma pessoa, realmente, estava morta ou se se encontrava em um estado de morte aparente. Tudo isso visando evitar a inumação precipitada, que seria fatal nessa última situação. O fato assumiu tal importância que chegou a influenciar os legisladores, que acabaram por colocar, na legislação adjetiva civil, prazos mínimos para a implementação de certos procedimentos como a **necropsia** e o **sepultamento**.

O aparecimento das modernas técnicas de reanimação e de manutenção artificial de algumas funções vitais como a respiração – respiradores mecânicos, oxigenadores – e a circulação – bomba de circulação extracorpórea –, mesmo na vigência da perda total e irreversível da atividade encefálica, criou a necessidade de rever e readaptar os critérios de morte.

A **atividade neurológica** é a única das funções vitais que, até o presente momento, não teve condições, em que pesem os avanços tecnológicos, de ser suplementada nem de ter suas funções mantidas por qualquer meio artificial. Daí que os seus prejuízos, sua irrecuperabilidade ou a sua extinção sejam, praticamente, sinônimos da própria extinção da vida.

Mas, e quiçá por isso mesmo, é no nível neurológico que ocorrem os mais variados e sutis estados intermediários entre a vida e a morte, denominados "**estados fronteiriços**".

Alguns desses "estados fronteiriços" se encontram mais próximos da morte, como aqueles chamados

106 Parte 1 | Odontologia Legal

"estados de vida parcial", como os "comas ultrapassados" (*carus* ou "*coma dépasé*"), com desaparecimento da vida de relação e conservação da vida vegetativa; de duração variável, como os subcrônicos ou "prolongados", com duração superior a 3 semanas, e os crônicos ou irreversíveis. Outras formas, contrariamente, se encontram mais próximas da vida, como os denominados estados de "**morte aparente**".

Morte aparente

A **morte aparente** pode ser definida como um estado transitório em que as funções vitais "aparentemente" estão abolidas, em consequência de uma doença ou entidade mórbida que simula a morte. Nesses casos, que, também, podem ser provocados por acidentes ou pelo uso abusivo de substâncias depressoras do sistema nervoso central (SNC), a temperatura corporal pode cair sensivelmente, e ocorre um rebaixamento das funções cardiorrespiratórias de tal envergadura que oferecem, ao simples exame clínico, a aparência de morte real.

É inconteste que, nesse quadro, **a vida continua** sem que, contudo, se manifestem sinais externos: os batimentos cardíacos são imperceptíveis, os movimentos respiratórios praticamente não são apreciáveis, ao tempo que inexistem elementos de motricidade e de sensibilidade cutânea.

Assim, a denominada **tríade de Thoinot** define, clinicamente, o estado de morte aparente: **imobilidade, ausência aparente da respiração e ausência de circulação**.

A duração desse estado foi um dos elementos que mais aguçou a curiosidade dos pesquisadores. Historicamente, surgiram opiniões das mais díspares, indo desde alguns minutos até dias de morte aparente.

A causalidade permite distinguir as formas de morte aparente descritas a seguir.

▸ **Sincopal.** É a mais frequente das causas, resultando, em geral, de uma perturbação cardiovascular central e/ou periférica, bem como por perturbações encefálicas e/ou metabólicas.

▸ **Histérica (letargia e catalepsia).** As crises histéricas ocupam o segundo lugar em frequência na produção de estados de morte aparente. O termo genérico **letargia** designa todos os estados de sopor de longa duração, acompanhados de perda de movimentos, sensibilidade e consciência, que podem ser confundidos com a morte real.

▸ **Asfíctica.** É também uma das causas assaz frequente de morte aparente. Manifesta-se sob duas formas: **mecânica**, quer com via respiratória livre, quer com via obstruída, e **não mecânica**, asfixia de utilização ou histotóxica (absorção de CO, cianuretos e venenos metemoglobinizantes).

▸ **Tóxica.** Compreende a anestesia e a utilização de morfina ou outros alcaloides do ópio (heroína) em doses tóxicas.

▸ **Apoplética.** É causada pela congestão (ingurgitação) e hemorragia no território de uma artéria encefálica (em geral a lenticuloestriatal). É mais frequente em pacientes com antecedentes de hipertensão arterial essencial, mas também pode observar-se em outros quadros.

▸ **Traumática.** Que ocorre em casos em que se produzem outros efeitos gerais simultâneos, como descrito a seguir.

Elétrica (por eletroplessão ou fulguração). Pode observar-se nos atingidos por descargas de eletricidade comercial e que sobrevivem, quedando em um estado de morte aparente. A mesma coisa pode ser vista em pessoas afetadas pela indução de descargas de eletricidade natural (queroaurântica) – **fulguração** – em uma área de 30 a 60 metros de diâmetro, em torno do ponto da faísca.

Térmica (termopatias e criopatias). A morte aparente, nesses casos, sobrevém quando falham os mecanismos de regulação da temperatura corporal em decorrência de um desequilíbrio no nível de combustão intraorgânica. As **termopatias** soem ocorrer nos casos de "golpes de calor" hipertérmicos ou de hiperpirexia, com retenção calórica. É uma ocorrência mais frequente no verão ou em regiões com altas temperaturas e elevada taxa de umidade relativa ambiente, em pessoas com patologias preexistentes ou sem elas, velhos e crianças, mais sensíveis ao calor. Também podem observar-se com frequência em certas atividades ou profissões submetidas a intermação (mineiros, foguistas, caldeireiros, cozinheiros etc.) e na intoxicação anfetamínica. A morte aparente por **criopatia** ocorre quando há hipotermia global aguda. Observa-se com frequência em ébrios que dormem ao relento, nos quais a vasodilatação periférica aumenta a perda calórica, facilitando a hipotermia; também nas crianças desabrigadas na época invernal; nos acidentes com queda das vítimas ao mar (pilotos, náufragos); e até por causa iatrogênica (transfusões de sangue frio). O estado de morte aparente pode instalar-se quando a temperatura central diminui abaixo dos 32°C.

▸ **Causas gerais.** A morte aparente pode observar-se em algumas formas terminais de cólera, na eclâmpsia durante o período comatoso e em algumas formas de epilepsia.

▪ Quanto à rapidez

Morte rápida

Denomina-se **morte rápida** ou **súbita** aquela que, pela brevidade de instalação do processo – desde segundos até horas –, **não possibilita** que seja realizada uma pesquisa profunda e uma observação acurada da sintomatologia clínica, hábil a ensejar um diagnóstico com certeza e segurança, nem que seja instituído um tratamento adequado, e, muitas vezes, sequer elidir se houve ou não violência.

Muita polêmica tem sido criada em torno da valoração da duração do período pré-mortal, isto é, do lapso transcorrido entre a ação da causa desencadeante e a morte propriamente dita.

Morte lenta

Recebe o nome de **morte lenta** ou **agônica** aquela que, em geral, vem de maneira esperada, devagar, significando a culminação de um estado mórbido, isto é, de uma doença ou da evolução de um traumatismo.

Afora as características e dados que eventualmente aflorem do exame perinecroscópico, alguns dos quais podem apontar para morte rápida – como, por exemplo, espasmo cadavérico –, outros também podem orientar no sentido de uma morte lenta, demorada, ponto final de uma longa agonia, tal o caso da emaciação, da caquexia, da presença de extensas escaras de apoio, entre outros.

Contudo, do ponto de vista médico-legal, e em persistindo dúvidas, o diagnóstico diferencial entre morte rápida e morte lenta se baseia em **docimasias químicas ou histoquímicas**, isto é, na pesquisa do **glicogênio** e da **glicose** no fígado e na constatação da **epinefrina** (também chamada de **adrenalina**) ou do **pigmento feocrômico** nas suprarrenais. As várias provas que existem em tal sentido se embasam no **maior consumo** ou gasto das citadas substâncias durante o demorado processo agônico, gasto este que se não observa, dada a rapidez do processo, na morte súbita.

• Quanto à causa

Morte natural

É aquela que sobrevém como consequência de um processo esperado e previsível como, por exemplo, com o decorrer do tempo, quando é de se prever que o envelhecimento natural, com o esgotamento progressivo das funções orgânicas, que se acompanham de processos de involução, esclerose e atrofia de órgãos e sistemas, levará à extinção da vida.

Em outros casos, o óbito é um corolário de uma doença interna, aguda ou crônica, a qual pode ter acontecido e transcorrido sem a intervenção de qualquer fator externo ou exógeno. É evidente que, *strictu senso*, a causa do óbito não é "natural" e sim patológica, isto é, como consequência de uma doença ou de uma degeneração. Todavia, o uso habitual do termo considera esse tipo de morte "**natural**", uma vez que tanto a sua causa quanto o seu desenlace soem ocorrer de forma espontânea, como evolução natural e previsível do processo mórbido.

Morte violenta

No extremo diametralmente oposto das mortes naturais, encontramos as mortes de causa violenta: **homicídios**, **suicídios** e **acidentes**. Nesses casos, muito embora a causa final do decesso possa ser previsível (p. ex., anemia aguda por hemorragia aguda traumática), na gênese do processo e como causa primeira, existe a violência (lat. *violentia*, e este de *vis*, força), isto é, um fenômeno no qual, de uma ou outra forma, interveio a **força** como causa desencadeante.

Essas são também denominadas **mortes médico-legais**, porquanto no seu estudo e apreciação deve mediar a intervenção médica e judicial, ambas agindo em benefício da segurança coletiva e como tutela dos bens jurídicos da sociedade.

Morte duvidosa

Morte súbita

Como já vimos, denomina-se **morte súbita** aquela que, pela brevidade de instalação do processo – desde segundos até horas – não possibilita que sejam realizadas uma pesquisa profunda e uma observação clínica mais demorada, hábil a ensejar um diagnóstico com certeza e segurança. Tampouco oferece chances para se poder instituir um tratamento adequado, e é por isso que toma o paciente, sua família e relações de surpresa. O termo "morte súbita" tem uma dupla conotação:

- Objetiva, a **rapidez** com que ocorre o óbito
- Subjetiva, caráter **inesperado**, inopinado, com que se dá o decesso.

Existem três critérios hábeis para se definir uma morte como inopinada, a saber:

- **Período pré-mortal** – ou seja, a rapidez entre a causa desencadeante e o óbito – estimado de minutos a horas, é aquele que, por sua brevidade, não permite identificar uma sintomatologia clínica utilizável para um diagnóstico seguro, nem realizar um tratamento de acordo ou descartar uma violência
- **Estado de saúde prévio** ou curso de uma **doença não grave**, incapaz de levar ao óbito em prazo breve. A morte, assim, é inesperada. O "inopinado" do fato é o que levanta a dúvida
- **Aspecto de morte natural**, sem elementos de violência.

Destarte, a morte súbita ou inesperada implica a morte de um sujeito em bom estado de saúde aparente, com agonia breve, e que, por seu caráter inopinado, desperta dúvidas médico-legais quanto à sua causa jurídica.

Como se vê, pois, a morte pode ser súbita mas esperada, isto é, pode encontrar-se dentro das previsões de quem conhecesse o real estado de alguma patologia da qual a vítima fosse portadora, por exemplo, úlcera péptica não tratada, que se perfura, causando hemorragia fulminante. Tal caso, muito embora possa ser rotulado de morte súbita, também foge, completamente, da alçada médico-legal.

Todavia, se a patologia do paciente fosse desconhecida pelos seus familiares, então essa morte súbita deixa de ser um **fato previsível**, esperado pelas relações, para transformar-se em um **fato inesperado e inexplicável**, que, destarte, tornará a **morte suspeita** para eles, exigindo (o que seria totalmente prescindível e desnecessário) a intervenção do médico-legista.

É evidente que a conotação de "inesperado" ou "inexplicável" de um óbito é diferente para os populares leigos que para o médico assistente. Com efeito, eis que para esse último a morte, em que pesem os tratamentos instituídos, pode acontecer em questão de umas poucas horas, em face da gravidade do quadro. Assim, para a família, essa morte poderá ser "súbita" e "inesperada", não assim para o médico assistente, para quem o decesso poderia ser esperado e, muito embora ocorrido em curto lapso, isto é, de forma rápida, não será súbito.

Em algumas condições, pois, proceder-se-á à perícia médico-legal, da qual poderá resultar o diagnóstico final sob a forma de uma das seguintes hipóteses.

▶ **Causa, com certeza, da morte.** Quando os achados da necropsia são absolutamente incompatíveis com a vida (p. ex., ruptura de aneurisma de aorta).

▶ **Causa sugestiva da morte.** Os achados da necropsia não são, necessariamente, incompatíveis com a vida, mas, na ausência de outros dados, explicam o óbito (p. ex., hipertrofia concêntrica do miocárdio, pneumonia lobar).

▶ **Causa compatível com a morte.** Decorre mais da análise das informações clínicas colhidas na anamnese familiar, existindo ou não achados da necropsia ou nos exames complementares que possam ser correlacionados com os dados obtidos sobre a doença (p. ex., um paciente com epilepsia no qual, eventualmente, poderá ser encontrado um tumor cerebral **compatível** com o óbito).

▶ **Causa indeterminada da morte.** são aqueles casos em que nem as informações colhidas nem os achados da necropsia apontam para uma causa provável que determinou a morte. Daí que se diga que a morte resultou de **causa indeterminada**. Corresponde às denominadas coloquialmente de **necropsias brancas**.

▶ **Causa violenta da morte.** Quando os achados da necropsia, realizada em um suposto caso de **morte natural súbita e inesperada**, demonstram que, mesmo na ausência de dados de anamnese ou de sinais externos de violência, o exame necroscópico acaba revelando uma causa violenta.

Morte sem assistência

As maiores dúvidas que suscita esse tipo de óbito se relacionam com o fato de ocorrer sem testemunhas, em locais isolados ou em pessoas que moram sozinhas ou, pelo menos, em cuja residência, no momento da morte, não havia ninguém, e que tampouco procuraram por auxílio.

Nessas circunstâncias, não há nenhuma orientação diagnóstica, e via de consequência dever-se-á proceder à necropsia como forma possível de determinar a *causa mortis*, tanto médica quanto jurídica, elucidando se se trata de morte de causa natural ou se foi produzida mediante violência.

Por essas razões, a medida mais correta é proceder ao exame necroscópico, incluindo o exame toxicológico das vísceras, desde que nenhuma outra causa de morte natural exsurja, quer da perinecroscopia, quer da própria necropsia.

Morte suspeita

Rotula-se como **morte suspeita** aquela que, mesmo com testemunhas, e com alguns dados de orientação diagnóstica, se mostra duvidosa quanto à sua origem, logo desde a investigação policial sumária, quer por atitudes estranhas do meio ambiente, quer por indícios que impedem descartar de plano a violência (possibilidade de intoxicação, presença de ferimentos etc.).

Sua frequência é bastante elevada; de acordo com estatística realizada, foi observada na cidade de São Paulo uma incidência da ordem de 69,41% de mortes de causa natural definida e de 18,53% de mortes de causa violenta, com os restantes 12,06% representando casos de morte de causa indeterminada.

A necropsia deve ser precedida da coleta de informações, anamnese familiar, exame das vestes e dos documentos, onde podem encontrar-se dados de valor diagnóstico (p. ex., carta de suicídio, bilhetes anônimos, contas a pagar etc.) que ajudam a orientar se estamos em presença de um caso de morte súbita, de causa natural ou violenta.

Essa diagnose da *causa mortis* – natural ou violenta –, em nosso meio, tanto mais se aproximará da realidade quanto maior seja o número de informações que se possam coligir no exame necroscópico *lato sensu* e que implicam o exame do estado das vestes, os vestígios de cabelos ou pelos, as manchas de líquidos e secreções humanas (sangue, esperma, saliva), o exame das lesões corporais mínimas (escoriações em volta do pescoço, narinas e boca, petéquias palpebrais ou subconjuntivais, lesões peri ou intravaginais ou anais), a minudente necropsia acompanhada, conforme o caso, de exames toxicológicos (dosagem alcoólica, venenos nas vísceras e secreções), seguida dos exames microscópicos ou outros exames complementares, incluindo a pesquisa de **reação vital**, macro e microscópica, nas lesões.

▶ Provas de cessação da vida

O diagnóstico da morte não é subjetivo, mas se baseia no estudo de uma série de fenômenos objetivos, mais ou menos imediatos, que ocorrem no corpo. Esses fenômenos podem ser, esquematicamente, divididos em dois grandes grupos, a saber:

- Sinais de cessação da vida ou **sinais abióticos**
- Sinais positivos de morte ou **fenômenos cadavéricos**.

▪ Sinais abióticos

É com apoio nesses dois tipos de fenômenos que se estabeleceram, desde a antiguidade, os critérios de **realidade da morte (provas da morte)**, que podem ser circulatórios, respiratórios, químicos, dinamoscópicos e neurológicos.

▶ **Provas circulatórias.** Baseiam-se na pesquisa da parada circulatória: pela ausculta (Bouchut), pelo fundo de olho, pela oscilação de uma agulha implantada no coração (Middeldorff), pela cianose ao ligar um dedo (Magnus); pela falta de batimentos na radioscopia de tórax (Piga), pelo eletrocardiograma (Guérin e Fache), pela sucção com ventosa escarificada (Boudimir e Lavasseur), pela hiperemia conjuntival pelo éter (Halluin) ou pela dionina (Terson), pelo não aparecimento de flictena pela aproximação de uma chama (Ott), pela não distribuição da **fluoresceína** injetada intravenosa (Icard), pela perda da turgência dos globos oculares (Stenon-Louis), pela medição da radioatividade no *clearance* de Xe^{133} no córtex cerebral.

▶ **Provas respiratórias.** Baseiam-se na pesquisa da parada respiratória: pela ausência de murmúrio vesicular na ausculta, pela ausência de mobilidade de uma superfície líquida, pela ausência de embaçamento de um espelho colocado na frente da boca ou narinas (Winslow).

▶ **Provas químicas.** Baseiam-se na pesquisa de substâncias ou modificações que se originam das fases iniciais da decomposição cadavérica: pela eliminação de ácido sulfídrico gasoso (Icard), pela oxidação ou fosqueamento de uma agulha de metal (Cloquet-Laborde), pelo aumento da acidez tecidual (Ascarelli, Silvio Rebello, Lecha-Marzo, De Dominicis).

▶ **Provas dinamoscópicas.** Baseiam-se na ausência de movimentos ou respostas dinâmicas de defesa: pela ausência de vibração pulsátil (Collongest), pela falta de reação à injeção subcutânea de éter (Rebouillat), pela deformação persistente da pupila por compressão ocular (Ripauld), pela aproximação de uma haste quente na planta do pé (Lancisi), pela **mancha negra da esclerótica** (*livor scleroticae nigrescens*, de Sommer e Larcher), pela ausência de contração muscular ao choque elétrico (Roger e Beis).

▶ **Provas neurológicas.** Baseiam-se na ausência de atividade cerebral. Assim, a morte cerebral pode considerar-se, justamente, o ponto de irreversibilidade, porquanto ao se perderem, de forma definitiva, as funções cerebrais o indivíduo deixa de possuir aquilo que o caracteriza como ser humano, qual seja, a atividade psíquica.

Morte cerebral e transplantes de órgãos

No Brasil, a partir de 1997, e seguindo os critérios estabelecidos pelo Conselho Federal de Medicina através da Resolução nº 1480/97, foi adotada a caracterização da **morte encefálica** como critério de morte, em substituição ao **critério cardiorrespiratório**, para todos os médicos de sua jurisdição.

Considera-se que um paciente se encontra em **morte cerebral** quando, mesmo conservando atividade cardíaca na vigência de assistência respiratória mecânica, apresenta um coma arreativo e apneico (CAA) de causa bem conhecida e apto a provocar lesões totais e definitivas do encéfalo.

É possível estabelecer um critério estatístico diferencial para identificar as principais causas etiológicas que levam um indivíduo a entrar em quadro de tamanha gravidade. Refere-se que nos jovens a causa mais frequente são os traumatismos – 30 a 40% –, enquanto nas pessoas idosas são os acidentes vasculares cerebrais – 50% –, e o resto compreende uma série de patologias tumorais, metabólicas, carenciais etc.

Método para o diagnóstico de morte cerebral

O método para o diagnóstico de morte cerebral para **maiores de 5 anos** deve atender aos seguintes critérios:

- Pré-requisitos:
  - Sujeito em respirador e em coma profundo
  - Ausência de hipotermia primária
  - Ausência de efeitos atuais – demonstrados – de substâncias paralisantes, anestésicos, depressores do SNC
  - Ausência de desequilíbrios hidreletrolíticos (hipo e hipernatremia), distúrbios metabólicos (hipoglicemia etc.), alterações hemodinâmicas (hipovolemia ou choque) ou outros fatores que podem agravar o coma (hipoxia)
  - Causa do coma bem conhecida e demonstrada
- Diagnóstico de **coma arreativo e apneico** (CAA):
  - Coma profundo com ausência total de movimentos espontâneos
  - Ausência de resposta em territórios dos nervos cranianos ante estímulos adequados em qualquer zona do corpo
  - Ausência de rigidez de descerebração, de decorticação ou de convulsões

110 Parte 1 | Odontologia Legal

- ○ Ausência específica dos seguintes reflexos cefálicos: fotomotor, corneano, nauseoso, tussígeno, oculocefalógiro e oculovestibular
- ○ Apneia demonstrada mediante um teste de apneia.

Declaração de morte por critério cerebral

Há duas formas de coma capazes de levar ao óbito: os **comas estruturais** e os **comas não estruturais**. Para ambas as modalidades, desde que cumpridos todos os requisitos referidos anteriormente, pode-se proceder a declarar a morte. Todavia, a forma de fazê-lo difere para cada um dos dois tipos.

Nos **comas estruturais**, isto é, aqueles que apresentam alterações macroscópicas do encéfalo, tipo lesão pós-traumática, vascular ou pós-neurocirúrgica, o diagnóstico é relativamente fácil e confiável. Deverão, contudo, realizar-se dois exames clínicos completos, com um intervalo de 12 horas entre eles, sendo certo que ambos deverão ser positivos e concordantes ou congruentes. Em quadros desse jaez não serão necessários mais exames complementares.

Já nos casos de **comas não estruturais** a situação é bem mais difícil de ser definida. Como premissa, há de se aguardar que o desequilíbrio, a intoxicação ou a noxa, enfim, tenham desaparecido por completo do organismo. Nesse momento, há de se realizar o primeiro exame clínico. Passadas 24 horas, como mínimo, realizar-se-á o segundo exame, sendo certo que cada um deles deverá contar com um eletroencefalograma (EEG) isoelétrico, isto é, sem atividade elétrica. Eventualmente, poderá recorrer-se a outros exames mais sofisticados, como, por exemplo, estudo dos potenciais evocados e angiografia (arteriografia) cerebral completa. Não se deve esquecer que, de acordo com as demonstrações e trabalhos de Wertheimer et al.,[4] nos casos de morte cerebral ocorre a cessação da circulação cerebral.

Problema dos transplantes de órgãos

Os transplantes de órgãos vêm provocando inúmeros questionamentos éticos acerca da origem e da forma de obtenção do material a ser transplantado (José Roberto Goldim, *Ética Aplicada aos Transplantes de Órgãos*, aula/UFRGS).

A obtenção de órgãos de doador vivo – talvez porque seja empregada há mais tempo e porque ainda é útil – suscita menores questionamentos do ponto de vista ético, mormente quando existe relação de parentesco entre doador e receptor. A doação de órgãos por parte de amigos ou até mesmo de terceiros desconhecidos tem sido fortemente evitada. As questões envolvidas são a autonomia e a liberdade do doador ao dar seu consentimento e a avaliação de risco/benefício associada ao procedimento, especialmente com relação à não maleficência (mutilação) do doador.

A realização de transplantes com doador morto tem sido a solução mais promissora para o problema da demanda excessiva. O problema inicial foi o estabelecimento de critérios para caracterizar a morte do indivíduo doador. A **mudança do critério cardiorrespiratório para o encefálico** possibilitou um grande avanço nesse sentido. Os critérios para a caracterização de morte encefálica foram propostos, no Brasil, pelo Conselho Federal de Medicina, através da Resolução nº 1.480/97. Na doação de órgãos por cadáver muda-se a discussão da origem para a forma de obtenção: "doação voluntária, consentimento presumido, manifestação compulsória" ou "abordagem de mercado".

Em 16 de janeiro de 1997, foi aprovada pelo Congresso Nacional, após uma longa tramitação, a nova lei de transplantes (Lei 9.434/97), sancionada em 4 de fevereiro de 1997, que altera a forma de obtenção para **consentimento presumido**. A legislação anteriormente vigente (Lei 8.489/92 e o Decreto 879/93) estabelecia o **critério da doação voluntária**.

A alocação dos órgãos para transplante, assim como de outros recursos escassos, deve ser feita em dois estágios. O primeiro estágio deve ser realizado pela própria equipe de saúde, contemplando os critérios de elegibilidade, de probabilidade de sucesso e de progresso à ciência, visando à beneficência ampla. O segundo estágio, a ser realizado por um Comitê de Bioética, pode utilizar os critérios das probabilidades estatísticas envolvidas no caso, da necessidade de tratamento futuro, do valor social do indivíduo receptor, da dependência de outras pessoas, entre outros critérios mais, no dizer de Goldim.

O problema, entretanto, longe de estar resolvido, parece estar apenas começando. No primeiro semestre seguinte à vigência da nova lei, o número de doações e de doadores para transplantes caiu quase que pela metade (50%). Numerosas pessoas que nos primeiros momentos procederam à renovação de suas carteiras de identidade ou de suas carteiras nacionais de habilitação, a fim de que nelas se registrasse sua intenção como "doador de órgãos", voltaram atrás na sua intenção, ou pelo menos mostraram o seu arrependimento.

As campanhas de divulgação e conscientização, além de frequentemente não atingirem seus objetivos, por vezes provocam reações adversas. Uma vez que a discussão sai da esfera estritamente científico/acadêmica para alcançar a consciência popular, o problema

---

[4] Wertheimer P, Houvet M, Descattes J. A propos du diagnostic de la mort du système nerveux dans les comas avec arrêt respiratoire. Presse Med. 1959; 67:87-8.

é muito mais sério. É que na conceituação popular ainda prevalece o **critério cardiorrespiratório de morte**. Logo, **para um cidadão comum**, até não ver que um familiar ou um amigo não teve a completa parada de suas funções respiratórias e circulatórias, ele não estará morto. Via de consequência, qualquer material que se pretendesse retirar na condição de doador de órgãos seria inaproveitável do ponto de vista do transplante.

Segue-se, daí, que as campanhas de conscientização deveriam começar, justamente, não pelo incentivo à captação de órgãos, antes pela formação de uma consciência coletiva em torno do **critério encefálico** ou da **morte encefálica**, como equivalente de óbito, substituindo a ideia de que a morte apenas ocorre quando ocorre a **parada cardiorrespiratória, absoluta e irreversível**, pelo menos do ponto de vista dos interessados em transplantes.

Severo entrave jurídico

O Código Civil em vigor diz:

> Art. 6º. A existência da pessoa física termina com a morte. Presume-se esta, quanto aos ausentes, nos casos em que a lei autoriza a abertura da sucessão definitiva.

Pois bem, a "lei", ao regular o caso, refere-se à **existência da pessoa natural**, no Código de 1916, e da **pessoa física**, no novo, o que, afinal, significa o mesmo, em sentido lato. A lei, portanto, **refere-se à pessoa na sua integralidade**, e não às suas partes.

É do entendimento do eminente Prof. Eulâmpio Rodrigues Filho,[5,6] figura exponencial das letras jurídicas nacionais, que ao Conselho Federal de Medicina, através de mera Resolução, não se atribui o poder de regulamentar a morte, mediante procedimento que **implica restringir a letra da Lei**.

A nós, *data venia* – continua o ilustre professor –, não interessa se antes o critério era um, que depois foi mudado, pois, parece que em ambos os casos o pensamento do CFM é desprezível, porque o Código **não disciplina** que a morte decorre da falência dessa ou daquela atividade, mas define o caso em que ocorre o **término da existência da pessoa física**, sem definir **morte**, por desnecessário, e não admitir mitigações no ato de considerá-la, pois não haveria como admitir meia morte, morte parcial, morte necessária, morte suficiente, morte cientificamente considerada etc., pois se trata de um fenômeno natural tão intangível quanto os efeitos da gravidade, das ideias de frio, de calor etc.

---

[5] Rodrigues Filho E. Código Civil anotado. 3. ed. São Paulo: Síntese; 2001. p. 50.

[6] Rodrigues Filho E. Conceito jurídico de morte. In: Paulete Vanrell J. Medicina Legal: Tanatologia. 3. ed. J.H. Mizuno; 2007.

Daí a sua manifestação, *in verbis*:

> O direito é uma ciência humana, e, como tal, não contempla morte onde ela não exista. Morte é fim. Não é morto, na acepção jurídica, quem tenha em funcionamento, ainda que forçado, atividade circulatória e respiratória, a despeito da falência da atividade cerebral. *Juridicamente, a perda da atividade cerebral conduz à incapacidade, não à morte.* (op. cit. fls. 50, grifo nosso)

O raciocínio é de uma simplicidade cristalina e de uma clareza meridiana e, o que é mais importante, está estritamente correto do ponto de vista jurídico.

Surge aí um severo entrave jurídico sobre o qual será necessário refletir demoradamente, porquanto há de chocar os interesses dos grupos de transplantes, que se encontram sempre preocupados com "o problema do desperdício de órgãos".

Problema do desperdício de órgãos

Em 1999, o desperdício de órgãos no Brasil foi de 70%, uma vez que apenas 30% dos órgãos de doadores em potencial foram aproveitados. Esse desperdício era o resultado, principalmente, da falta de estrutura para a captação, 3 anos depois da aprovação da lei de doação, além do caso de contraindicações médicas.

Hoje, 20 anos depois, o Brasil tem o maior programa público de transplante de órgãos, tecidos e células do mundo, que é garantido a toda a população por meio do Sistema Único de Saúde (SUS). Cerca de 96% dos transplantes de órgãos são realizados na saúde pública. O Sistema Nacional de Transplantes é formado por 27 Centrais Estaduais de Transplantes; 13 Câmaras Técnicas Nacionais; 504 estabelecimentos e 851 serviços habilitados; 1.157 equipes de transplantes; 574 Comissões Intra-hospitalares de Doações e Transplantes; e 72 Organizações de Procura de Órgãos (OPOs).

De acordo com a Associação Brasileira de Transplante de Órgãos (ABTO), em 2017 houve um crescimento de 14% na taxa de doadores efetivos. No primeiro semestre deste ano, o país atingiu o número de 17 doadores por milhão de população (pmp), o que aproxima o Brasil da sua meta que seria de 18 pmp.

Apesar de estar na segunda colocação mundial em número absoluto de transplantes de rim, por exemplo, o Brasil ocupa a 33ª colocação quando se leva em consideração a realização desses procedimentos em relação ao tamanho da população. Em 2017, 42% das famílias ainda recusaram a doação de órgãos de seu parente que teve morte encefálica comprovada.

Alguns entraves práticos dificultam que as metas propostas sejam atingidas. Dentre eles podem ser citados:

- **Fila de espera enorme**: de acordo com a última publicação da ABTO, 32.716 pessoas aguardam por um órgão no Brasil, das quais 706 são crianças

112 Parte 1 | Odontologia Legal

- **Órgão mais aguardado**: o rim é o órgão que possui a maior fila de espera: são 21.962 pessoas aguardando um órgão compatível
- **Transplantes realizados no ano**: de janeiro a junho de 2018, houve no Brasil 4.257 transplantes de órgãos, dos quais 577 foram realizados pela doação de pessoas vivas. Os transplantes de córnea apresentam número maior: 7.396
- **Tempo limite**: cada órgão tem um prazo máximo para ser transplantado em outra pessoa. O coração, por exemplo, deve ser colocado em um novo corpo em apenas 4 h.

Segundo relatório da Sociedade Brasileira de Clínica Médica, o número de transplantes de órgãos e tecidos mais que dobrou na última década no país, alcançando 23.397 cirurgias em 2017. O número equivale a quase 8% dos transplantes feitos em todo o mundo no mesmo período, segundo dados divulgados no dia 8 de fevereiro de 2018 pelo Ministério da Saúde, pela imprensa. Em 10 anos, foram feitos 6.827 transplantes dos chamados órgãos sólidos, como coração, rim e fígado, entre outros, e 16.570 de tecidos. As cirurgias de transplante que mais cresceram, em quantidade, foram as de medula óssea, córnea, fígado, pulmão e rim.

Para o governo, o aumento do número de transplantes está relacionado com a maior quantidade de doadores e com a ampliação da rede de captação de órgãos. Em 2011, chegaram a 11,4 pessoas por grupo de 1 milhão de habitantes. A meta era chegar a 15 doadores por milhão até o fim de 2014, taxa semelhante à de países que são considerados referência em doação de órgãos. Com mais doações e cirurgias, o tempo de espera por um órgão na fila dos transplantes caiu, em média, 23% em 1 ano. No caso do transplante de rim, a redução do tempo de espera foi 42%, mas 27.827 pessoas ainda aguardam por um transplante na rede pública de saúde. No Sistema Único de Saúde (SUS), os candidatos são chamados conforme a ordem da fila e a gravidade do caso.

De acordo com o Ministério da Saúde, as metas são expandir e melhorar a estrutura para os transplantes de coração e pulmão, considerados os mais complexos. Uma das dificuldades é o tempo curto que o coração pode ficar fora do corpo humano, no máximo 4 h. O rim, por exemplo, pode ficar armazenado por até 24 h.

O governo fixou regras para o transplante de órgãos em estrangeiros que não vivem no país. Segundo Portaria publicada, nessas situações, o doador precisa ser vivo e parente do estrangeiro. No momento, a cirurgia pode ser feita somente na rede particular. No SUS, o procedimento só é autorizado se houver um acordo entre o Brasil e o país de origem do solicitante. Todavia, não existem acordos bilaterais vigentes com essa previsão.

Segundo o Ministério da Saúde "[O estrangeiro não residente] não disputa a fila de transplantes do SUS. Não entra na frente de nenhum brasileiro. A regra vem para coibir qualquer prática de tráfico de órgãos ou de doador vivo. Isso está condizente com os tratados internacionais", foi a justificativa. As normas vêm para evitar que estrangeiros que vivem na região de fronteira e que buscam atendimento no país deixem de ser atendidos. Porém, o Ministério não informou o tamanho da demanda. De acordo com a ABTO, os casos são "pouquíssimos".

Mecanismo da morte

O **mecanismo da morte** é a sequência, quer de alterações fisiopatológicas, quer de desequilíbrios bioquímicos, que são desencadeados pela **causa da morte** (*causa mortis* **médica**) e que se tornam incompatíveis com a vida.

Causa mortis médica

O término inexorável da vida há de ter, sempre, uma causa médica, válida e plausível. Os mecanismos da morte podem manifestar-se das formas mais variadas, mas, afinal e fatalmente, sempre deverá alcançar como denominador comum uma das seguintes entidades nosológicas básicas:

- Anemia aguda
- Asfixia
- Assistolia/fibrilação ventricular
- Choque metabólico
- Choque toxêmico
- Choque traumático-neurogênico
- Depressão ou paralisia respiratória
- Envenenamento
- Síncope
- Traumatismo cranioencefálico (TCE).

Causa mortis jurídica (de causa violenta)

▶ **Homicídio.** Morte de um indivíduo em mãos de outro, em forma dolosa, culposa ou preterintencional.

▶ **Suicídio.** Morte de um indivíduo pelas lesões que se autoinflige com o objetivo de pôr fim à sua vida.

▶ **Acidente.** Diz-se da que sofre um indivíduo por causas fortuitas e não previsíveis, ou que, em sendo previsíveis, não o foram por ignorância, negligência ou imprudência, isto é, por culpa.

Lesões intra vitam e post mortem

- Reação vital
- Sinais macroscópicos
  - Hemorragia
  - Coagulação sanguínea

- ○ Retração de tecidos
- ○ Reação inflamatória
- ○ Reação vascular
  - ▪ Eritema e flictenas
  - ▪ Arborescências de Lichtenberg, nas descargas de eletricidade natural
  - ▪ Marcas de Jellinek, nas descargas de eletricidade industrial
- ○ Miscelânea
  - ▪ Cogumelo de espuma
  - ▪ Fuligem nas vias respiratórias, aspiração de materiais
  - ▪ Embolias gordurosas e gasosas
  - ▪ Bossas linfáticas, CO no sangue
  - ▪ Espasmo cadavérico
- • Provas microscópicas: pelo afluxo de leucócitos (Verderau), pela histoquímica (Raekallio), pela ferritina em gânglio linfático regional.

▪ Fenômenos cadavéricos

Fenômenos abióticos imediatos

- • Parada cardiorrespiratória
- • Inconsciência
- • Imobilidade
- • Insensibilidade
- • Palidez
- • Midríase ou dilatação pupilar
- • Abolição do tônus muscular.

Fenômenos abióticos mediatos (consecutivos)

▶ **Desidratação cadavérica.** Perda de peso devida à perda e água, que é da ordem de 8,0 g/quilo de peso por dia, em fetos e recém-nascidos, e de 10,0 e 18,0 g/quilo de peso por dia em adultos.

▶ **Esfriamento do cadáver.** A perda de calor do corpo se dá por: convecção, radiação, condução e evaporação. A queda da temperatura do corpo é da ordem de 0,8 a 1,0°C por hora, nas primeiras 12 horas e de 0,3 a 0,5°C por hora nas 12 horas seguintes. Na prática, admite-se que o esfriamento se faz de maneira mais célere, em média de 1,5°C por hora.

▶ **Livores hipostáticos.** Manchas arroxeadas, que se iniciam como um fino pontilhado (sugilação hipostática), que, por coalescência, se transformam em manchas maiores e que resultam do sangue acumulado, por congestão passiva, naquelas regiões que ocupam a posição mais de declive. Isso é válido tanto para a pele quanto para os órgãos internos.

▶ **Rigidez cadavérica.** Substitui a flacidez inicial e começa a instalar-se entre 30 minutos e 6 horas após o óbito. Trata-se de um processo progressivo que segue uma marcha descendente (**lei de Nysten**): músculos mandibulares; músculos do pescoço; músculos do tórax; músculos dos membros superiores; músculos do abdome e músculos dos membros inferiores, por último. O processo inverso – **resolução da rigidez** – ocorre entre as 24 e 36 horas seguintes ao óbito, em média.

Fenômenos transformativos do cadáver

São os processos abióticos que transformam o cadáver, quer pela sua destruição, quer pela conservação.

Fenômenos destrutivos

São divididos em: autólise, putrefação e maceração.

Autólise

Processo autodestrutivo de células e tecidos que se opera sem interferência externa, decorrente do aumento da permeabilidade das membranas plasmáticas, que possibilita a liberação de enzimas proteolíticas contidas nos lisossomos (*suicide bags*). Isso leva a uma acidez temporária que pela putrefação se neutraliza e inverte pela alcalinização progressiva com valores de pH da ordem de 8,0 a 8,5.

Putrefação

É o processo de decomposição da matéria orgânica por bactérias e pela fauna macroscópica, que acaba por devolvê-la à condição de matéria inorgânica. A putrefação do corpo não é um processo resultante do evento morte, apenas. É necessária a **participação ativa de bactérias** cujas enzimas, **em condições favoráveis,** produzem a desintegração do material orgânico. Daí que, em condições térmicas que impeçam a proliferação bacteriana, ou pela ação de substâncias antissépticas, o cadáver não se putrefaz. As bactérias encarregadas da putrefação do cadáver, na sua maioria, são as mesmas que, em vida, formam a flora intestinal do indivíduo.

Algumas das substâncias intermediárias formadas durante o processo de decomposição das proteínas são altamente fétidas, tornando-se as responsáveis pelo **cheiro característico** dos corpos em putrefação. A decomposição catalítica dos glúcides e dos lipídios praticamente **não exala odores nauseabundos**.

Esse processo de decomposição paulatina é bastante lento. As larvas de insetos, todas com atividade necrofágica, se deixadas agir livremente, podem destruir o cadáver em um tempo bem menor: **de 4 a 8 semanas**.

Com efeito, em um cadáver exposto à **intempérie**, a putrefação se vê acelerada, sendo certo que os corpos **enterrados** têm a sua decomposição retardada até em oito vezes com relação aos primeiros.

A putrefação se desenvolve em quatro fases ou períodos distintos e consecutivos, a saber:

▶ **Período cromático.** Também chamado de **período de coloração** ou **período das manchas**. Tem início, em geral, de 18 a 24 horas após o óbito, com uma duração aproximada de 7 a 12 dias, dependendo das condições climáticas. Inicia-se pelo aparecimento de uma mancha esverdeada na pele da fossa ilíaca direita (**mancha verde abdominal**), cuja cor é devida à presença de **sulfometemoglobina**. Nos **recém-nascidos** e nos **afogados**, a mancha verde é **torácica** e não abdominal.

▶ **Período enfisematoso.** Também chamado de **período gasoso** ou **período deformativo**. Inicia-se durante a primeira semana e se estende, aproximadamente, por 30 dias. Os gases produzidos pela putrefação (notadamente gás sulfídrico, hidrogênio fosforado e amônia) infiltram o tecido celular subcutâneo, modificando, progressivamente, a fisionomia e a forma externa do corpo. Essa distensão gasosa é mais evidente no abdome e nas regiões dotadas de tecidos areolares como face, pescoço, mamas e genitais externos. Os próprios gases destacam a epiderme do córion, formando extensas **flictenas** putrefativas, cheias de líquido transudado.

▶ **Período coliquativo.** Também chamado de **período de redução dos tecidos**. Inicia-se no fim do primeiro mês e pode estender-se por meses ou até 2 ou 3 anos. Caracteriza-se pelo amolecimento e desintegração dos tecidos, que se transformam em massa pastosa, semilíquida, escura e de intensa fetidez, que recebe o nome de **putrilagem**. A atividade das larvas da fauna cadavérica (**miase cadavérica**) auxilia grandemente na destruição total dos restos de matéria. Como mencionado, os insetos e suas larvas podem destruir a matéria orgânica do cadáver com extrema rapidez (4 a 8 semanas).

▶ **Período de esqueletização.** No final do período coliquativo, a putrilagem acaba por secar, desfazendo-se em pó. Dessa maneira, exsurge o esqueleto ósseo, que fica descoberto e que poderá conservar-se por longo tempo.

Maceração

É o processo de transformação destrutiva em que ocorre o amolecimento dos tecidos e órgãos quando os mesmos ficam submersos em um meio líquido e nele se embebem. O mais frequente é que aconteça com a água e o líquido amniótico.

Na maceração, a pele se torna esbranquiçada, friável, corruga-se e faz com que a epiderme se solte da derme e possa até se rasgar em grandes fragmentos. Isso é bastante evidente nas mãos, onde a pele se desprende a modo de **luvas**. Externamente, a derme, pelas razões apontadas anteriormente, fica exposta, mostrando-se em geral vermelho-brilhante, luzidia, por causa do próprio edema que a embebe e a torna túrgida.

Fenômenos conservadores

Nem sempre o destino do cadáver é a sua transformação destrutiva. Muitas vezes, as formas macroscópicas ou anatômicas podem ser relativamente conservadas pela ocorrência de processos biológicos ou físico-químicos, naturais ou artificiais, incluem a **saponificação**, a **mumificação**, a **petrificação** e a **coreificação**.

Saponificação

Trata-se de um fenômeno cadavérico que depende de que o corpo, ou parte dele, seja colocado em um meio que obedeça a duas exigências: **ambiente muito úmido** (pântano, fossa séptica, alagado ou terra argilosa) e **ausência de ar** ou **ventilação escassa**.

O processo tem início por volta de 2 meses após a inumação e se completa em torno de 1 ano. A putrefação sofre um desvio, para, e algumas enzimas microbianas provocam mudanças nas estruturas moles, que se transformam em **sabões** de baixa solubilidade, conhecidos pela denominação genérica de **adipocera**. Esta é uma substância de início branco-amarelada, de consistência mole, com aspecto característico de sabão ou de queijo, e com um cheiro próprio, rançoso, *sui generis*. Com o passar do tempo, essa massa passa a apresentar uma cor mais escura, amarelo-pardacenta, tornando-se mais seca, dura, friável e quebradiça.

Mumificação

Nessa modalidade de fenômeno cadavérico, que é uma dessecação rápida, seu aparecimento depende, exclusivamente, das condições em que o corpo seja colocado:

- Ambiente muito seco, em torno de 6% de umidade relativa do ar
- Temperatura elevada, acima dos 40°C
- Abundante ventilação.

O processo tem início desde logo, uma vez que é impedida a putrefação e se completa entre 6 meses e 1 ano. Todavia, em climas propícios, a mumificação pode ocorrer em poucas semanas.

Como decorrência da perda de água, a pele fica coriácea, se retrai, enruga e endurece, adquirindo uma coloração terrosa, entre marrom e preto. O processo tem início na parte distal dos quirodáctilos e dos pododáctilos, nos lábios e no dorso e ponta do nariz. A perda da água de constituição faz com que o corpo diminua notavelmente o seu peso, chegando a atingir valores da ordem de 5 a 10 kg, ao todo.

Petrificação

Trata-se de um processo transformativo cada vez mais raro, em que ocorre a infiltração dos tecidos do cadáver por sais de cálcio, os quais acabam por precipitar em meio às estruturas celulares e teciduais. Assume o aspecto de uma verdadeira "calcificação" generalizada. Sói encontrar-se, quase que exclusivamente, nos embriões ou fetos mortos, por vezes *intra utero* e, mais frequentemente, nos resultantes de gravidezes ectópicas, tubárias ou peritoneais, retidos, nos quais, até pelas próprias características individuais do meio ou do local, o corpo asséptico, em vez de entrar em maceração, sofre uma **incrustação por sais calcários**. O resultado desse processo é a formação de um **litopédio** (criança de pedra), somente passível de retirada cirúrgica.

Coreificação

Representa uma modalidade de processo transformativo que ocorre em cadáveres conservados em urnas metálicas – notadamente de zinco galvanizado – hermeticamente seladas. O ambiente assim criado dentro da urna inibe parcialmente os fenômenos de decomposição. A pele do cadáver assume o aspecto, a cor e a consistência uniforme de couro recém-curtido. Começa a observar-se no primeiro ano de colocação do cadáver na urna metálica, atingindo o seu máximo no segundo ano. Excepcionalmente, pode completar-se em apenas 2 ou 3 meses.

▶ Cronotanatognose

É o capítulo da Tanatologia que estuda os meios de determinação do tempo transcorrido entre a morte e o exame necroscópico.

Como é cediço, essas determinações se baseiam nos prazos em que se processam os diversos fenômenos transformativos, destrutivos ou conservadores que podem ser encontrados no cadáver. Todavia, é fácil compreender que a maioria das avaliações possíveis possui valor apenas aproximativo.

Com efeito, todas elas integram um grande número de variáveis, a maioria das quais dependente de valores mesológicos zonais, de características do próprio indivíduo cujo cadáver se pretende examinar e atreladas a um sem-fim de circunstâncias que influenciam, ora acelerando, ora retardando, ora apenas alterando, a marcha natural dos fenômenos cadavéricos.

Desnecessário enfatizar que, quanto maior o tempo escoado entre o óbito e o exame, tanto maior será a dificuldade na determinação precisa do lapso transcorrido, em horas ou dias, desde o decesso.

Diversos **calendários de cronotanatognose** têm sido elaborados, tomando como base as transformações *quod plerumque accidit* nos cadáveres e através das quais é possível uma verificação, ainda que aproximada, dos tempos transcorridos.

• Técnicas cronotanatognóticas

Compreendem a observação de modificações e fenômenos que se instalam progressivamente no cadáver, bem como exames complementares que permitem datar, com relativa precisão dentro de uma faixa temporal, o momento do óbito.

Estimativa do momento da morte recente

Esfriamento do cadáver (*algor mortis*)

O **esfriamento do cadáver** é um dos fenômenos abióticos imediatos que pode ser utilizado **com grandes ressalvas**, e que sói ser útil, por sua praticidade, na estimativa aproximada do momento da morte.

Com efeito, sabe-se que o corpo, uma vez cessadas as funções vitais, passa a perder calor, por diversos mecanismos – convecção, condução, irradiação e evaporação –, à razão de 1,0°C a 1,5°C por hora, igualando, em termos gerais, a temperatura do ambiente, no máximo, até a 24ª hora após o decesso.

Não é necessário lembrar que numerosos fatores como a temperatura ambiente, o arejamento do local, a temperatura do corpo no momento do óbito, o estado nutricional, a camada de panículo adiposo, as vestes que cobrem o cadáver etc. podem modificar os tempos anteriormente referidos.

Rigidez cadavérica (*rigor mortis*)

Também a rigidez cadavérica poderá ser utilizada para aquilatar o tempo transcorrido desde o óbito, lembrando que, à semelhança do que acontece com o esfriamento do corpo, numerosos são os fatores que podem ora acelerá-la (frio), ora retardá-la (calor), donde que nunca deverá ser assumida como valor absoluto, antes apenas de orientação.

Algumas regras foram estabelecidas, por diversos autores, para permitir a sua estimativa em relação ao momento da morte.

▶ **Regra de Bonnet.** A rigidez se inicia logo após a morte, atingindo o seu total desenvolvimento até a 15ª hora, e depois desaparece lentamente. Acaba quando os fenômenos destrutivos, de putrefação, se instalam.

▶ **Regra de Fávero.** O processo se inicia logo na primeira hora e se generaliza entre 2 e 3 horas, atingindo o seu máximo após 5 a 8 horas.

▶ **Regra de Niderkorn.** Considera-se precoce a rigidez que ocorre até a 3ª hora; é normal entre a 3ª e a 6ª hora; diz-se tardia quando sobrevém entre a 6ª e a 9ª hora, e chama-se de muito tardia quando ocorre depois da 9ª hora.

Manchas de hipóstase (*livor mortis*)

Começam aparecer sob a forma de um pontilhado (**sugilações**) cujos elementos coalescem para formar placas de cor variável, dentro das nuanças vermelho-arroxeadas, na dependência da *causa mortis*. Desaparecem pela compressão, inclusive digital, elemento esse que serve para diferenciá-las das equimoses, que são constantes.

116 Parte 1 | Odontologia Legal

Duas regras podem ser usadas a seu respeito: quanto ao aparecimento e quanto à fixação.

▸ **Quanto ao aparecimento.** Surgem na primeira meia hora após o óbito, mas apenas se tornam evidentes entre a 2ª e a 3ª hora, e podem não aparecer nas regiões comprimidas.

▸ **Quanto à fixação.** Tornam-se fixas, isto é, não mudam de localização quando se muda a posição do cadáver, após decorridas 6 a 15 horas.

Os livores cadavéricos:

- São difíceis de observar nas pessoas melanodermas
- Podem não ser observáveis mesmo em leuco ou xantodermas, quando nessas pessoas o óbito ocorre em condições de anemia aguda após hemorragias maciças
- Podem observar-se ainda em vida, na fase agônica ou terminal, em pessoas extremamente debilitadas e com hipotensão arterial.

Crescimento do pelo

Mesmo após a morte, alguns fâneros, como pelos e unhas, continuam a crescer. Os primeiros crescem à razão de **21 micra por hora**, donde que sua medição tenha sido utilizada para determinar a hora do óbito.

Nível de potássio no humor vítreo

A quantidade de potássio, avaliada em miliequivalentes por litro, **aumenta** progressivamente à medida que transcorre o tempo após a morte, e os valores progressivos são confiáveis, ao menos para os climas quentes, apenas para as primeiras 12 horas após o óbito. Contrariamente, em climas frios, a precisão pode estender-se por 24 horas.

Assim é que foi possível construir uma tabela que permite, a partir das avaliações do teor de potássio no humor vítreo dos olhos, calcular o tempo transcorrido desde o decesso (Quadro 16.1).

Quadro 16.1 Tabela para calcular o tempo transcorrido desde o decesso a partir das avaliações de potássio no humor vítreo dos olhos.

Horas desde a morte	Máximo mEq K/ℓ	Médio mEq K/ℓ	Mínimo mEq K/ℓ
1 a 3	5,6	4,70	3,0
3 a 5	7,2	5,66	4,3
5 a 7	7,8	6,58	5,3
7 a 9	9,6	7,45	6,2
9 a 11	12,9	9,02	6,8
11 a 13	12,6	10,31	8,8
> 13	12,6	10,41	9,0

Alterações oculares

Já foram alvo de estudo em outras partes deste trabalho as seguintes:

- Midríase (dilatação pupilar)
- Tela viscosa da córnea (tela albuminosa da córnea)
- Segmentação da coluna sanguínea dos vasos oculares
- Perda da turgência dos globos oculares.

Entre nós, Rodrigues aprimorou técnica de **tonometria ocular**, capaz de avaliar essa perda estabelecendo uma correlação confiável entre a saída de líquido (desidratação) e o tempo transcorrido desde o decesso. Trata-se de uma técnica simples, rápida, de fácil execução e de ínfimo custo. A tonometria ocular oferece margem de erro de apenas 1 hora quando o estudo é realizado nas primeiras 24 horas.

Conteúdo gástrico

O tempo de esvaziamento do estômago varia de indivíduo para indivíduo, em parte pelo tipo dos alimentos ingeridos, em parte pelas idiossincrasias normais ou patológicas de cada pessoa. Destarte, o estudo do conteúdo gástrico do cadáver pode ser de utilidade, de modo a verificar em que estado de digestão se encontram os alimentos.

Com efeito, eis que as principais substâncias constituintes dos alimentos, bem como os reflexos hormonais autônomos, entre o estômago e o duodeno, são decisivos para influenciar o tempo de permanência dos alimentos na câmara gástrica. Assim, os glúcides ou hidratos de carbono são os que apresentam uma permanência mais breve, e, em contrapartida, os lipídios são os que oferecem um trânsito mais demorado, sendo certo que as proteínas ocupam um lugar intermediário.

Algumas patologias tanto do estômago como do duodeno – lesões do plexo de Auerbach, estenoses duodenais pós-ulcerosas etc. – podem aumentar bastante esses tempos, ao passo que fenômenos como o *dumping*, podem diminuí-lo.

Quando o conteúdo do estômago do cadáver exibe alimentos não digeridos, pode-se aventar a hipótese de que alguma refeição foi realizada nas últimas 2 horas antes do óbito.

Já foi apresentada uma relação de alimentos que podem ser encontrados no estômago e cujo achado pode servir como indício cronológico do lapso transcorrido desde a sua ingestão, conforme relacionado, com adaptações, no Quadro 16.2.

Paralelamente, e desde que conhecidos os hábitos alimentares da vítima, por exemplo, horários de refeições, tipos de alimentos ingeridos etc., os achados do

Quadro 16.2 Conteúdo gástrico que pode servir como indício cronológico do lapso transcorrido desde a sua ingestão.

Tempo de permanência no estômago do vivo (h)	Tipo de alimento
1 a 2	Água, chá, café, leite
2 a 3	Massas, ervilhas, carne de ave, carne bovina, bolachas, laranja
3 a 4	Pão, arroz, carne assada, verduras cozidas, presunto
4 a 5	Carne de porco, legumes, couve

conteúdo gástrico poderão auxiliar, ainda mais, na avaliação do momento do óbito.

Estimativa do momento da morte não recente

Putrefação

Algumas regras podem ser estabelecidas de modo a se utilizar o avanço do processo putrefativo na cronotanatognose, conforme descrito a seguir.

▸ **Período cromático.** Tem início com a mancha verde, entre a 18ª e a 24ª hora, e a sulfometemoglobina confere cor verde enegrecida ao corpo todo até o fim da primeira semana.

▸ **Período enfisematoso.** Inicia-se por volta da 24ª hora, sendo certo que o edema de face, genitália e circulação póstuma de Brouardel aparecem entre as 48 e 72 horas.

▸ **Período coliquativo.** Tem início no fim da primeira semana e se prolonga de maneira diversa, conforme o local em que se encontra o cadáver.

▸ **Período de esqueletização.** Começa entre a 3ª e a 4ª semana, podendo ocorrer muito mais rapidamente nos cadáveres expostos.

Cristais de Westenhöfer–Rocha–Valverde

Trata-se de cristais incolores, de forma prismática ou laminar, de tamanho variável, facilmente quebradiços, que aprecem no sangue do cadáver e que resultam da decomposição das hemácias. Tingidos pelo ferrocianeto de potássio, adquirem cor azulada, em face do seu conteúdo férrico, ao passo que pelo tratamento com iodo assumem cor castanha.

Seu valor cronotanatognótico reside no fato de que esses cristais aparecem no sangue do cadáver somente por volta do 3º dia da morte, e sua presença não mais é achada após o 35º dia do óbito.

Fauna entomológica

O estágio da metamorfose dos dípteros cujas larvas têm atividade necrofágica permite estabelecer uma cronologia da morte. Existem estudos adaptando as observações dos autores europeus para o Brasil, mas eles são pouco usados.

Estimativa do tempo de morte fetal intra utero

Utiliza-se apenas para os casos de morte fetal recente, e se baseia na evolução do processo de **maceração**. Assim, podem ser encontrados os seguintes estágios.

▸ **Grau 0.** Caracteriza-se pela pele de aspecto bolhoso e indica um tempo de óbito de menos de 8 horas.

▸ **Grau 1.** Identifica-se pelo início do descolamento da epiderme e aponta para um tempo que oscila entre 8 e 24 horas.

▸ **Grau 2.** Exibe grandes áreas de descolamento cutâneo, e nas cavidades serosas verifica-se a ocorrência de derrames serossanguinolentos (avermelhados), o que indica óbito de mais de 24 horas.

▸ **Grau 3.** Caracteriza-se pelo fato de os derrames das cavidades serosas se tornarem turvos e o fígado assumir coloração amarelo-marronzada, e aponta para uma cronologia de morte em torno de 48 horas.

Estimativa da sobrevivência fetal

No encontro de cadáver de recém-nato, a estimativa do tempo de sobrevivência fetal até o óbito pode ter interesse. Todavia, é mister enfatizar as dificuldades práticas com que se defronta o legista, tendo em vista fatores mesológicos, variabilidade individual e condições do local e do corpo (p. ex., vestes). Apenas como orientação geral, apresentamos a enumeração a seguir extraída de diversos autores, que deve ser utilizada atentando para as ressalvas já mencionadas.

▸ **Minutos ou poucas horas no pós-parto.** Tumor do parto acentuado; sangue materno sobre o corpo; pele avermelhada coberta por verniz caseoso; cordão umbilical branco-azulado com perda progressiva do brilho e da turgência; estômago com ar, saliva e muco; pulmões com áreas de expansão e atelectasia.

▸ **Várias horas até 24 horas.** Tumor do parto em fase de absorção; verniz caseoso ressecado; cordão umbilical achatado e com início da orla de eliminação; evacuação de mecônio; mielinização do nervo óptico.

▸ **24 a 48 horas.** Tumor do parto mais reduzido; descamação epidérmica, cordão umbilical bastante dessecado com orla de eliminação quase completa; maior quantidade de mecônio eliminado.

▸ **48 a 72 horas.** Tumor do parto quase desaparecido; cordão umbilical coriáceo; aumento da descamação epidérmica; não ocorrência de mecônio.

▸ **4º a 5º dia.** Tumor do parto desaparecido; cordão umbilical mumificado; intensa descamação epidérmica; mielinização completa do nervo óptico.

▸ **6º dia.** Queda do cordão umbilical; redução da descamação epidérmica; início de obliteração e fibrose dos vasos umbilicais intra-abdominais.

▸ **Acima de 8 dias.** Diminuição maior da descamação epidérmica; obliteração completa dos vasos umbilicais intra-abdominais e fechamento da comunicação interatrial (CIA) (forame de Botallo).

Parte 1 | Odontologia Legal

Provas da vida extrauterina

Em situações especiais como, por exemplo, nos casos de suspeita de infanticídio, torna-se necessário verificar, preliminarmente, se estamos em presença de uma figura delituosa possível ou, simplesmente, de um crime impossível.

Com efeito, eis que se faz necessário saber se a vítima do suposto infanticídio teria vivido antes do cometimento do ilícito ou se, apenas, se tratava de um natimorto, cuja condição não chegou a ser constatada pela mãe antes da prática de seu ato.

As provas destinadas à verificação da vida fetal *extra utero* – designadas como **docimasias** – podem ser divididas em três grandes modalidades: respiratórias diretas e indiretas; não respiratórias; e ocasionais.

Docimasias respiratórias diretas

Todas as provas respiratórias da vida extrauterina se apoiam, basicamente, em um princípio estatuído por Galeno há quase 2.000 anos: "*Substantia pulmonalis per respirationem ex rubra gravi densa in albam levem ac raram transfertur.*"

▸ **Prova hidrostática de Galeno.** É realizada em quatro tempos, iniciando-se pela ligadura da traqueia logo após a abertura do corpo e preparando-se um recipiente grande contendo água abundante:

- **1º tempo**: mergulha-se o bloco das vísceras torácicas na água: havendo flutuação houve respiração, logo, houve vida, porquanto o próprio Galeno já afirmava: "*respirare vivere est*"
- **2º tempo**: sem retirar o bloco da água, separam-se os pulmões, e, após seccionar os hilos dos órgãos, observa-se se há flutuação: a interpretação é a mesma do primeiro tempo
- **3º tempo**: ainda sob a água, separam-se os lobos pulmonares e se cortam em pequenos fragmentos para verificar o comportamento de cada um deles: se afundam, o pulmão não respirou; caso flutuem, houve respiração
- **4º tempo**: os fragmentos seccionados no tempo anterior são espremidos, sempre sob a água, contra a parede do recipiente, observando-se a saída de pequenas bolhas de ar junto com sangue; abandonados os fragmentos, estes também vêm à superfície, quando, então, a prova se considera positiva.

Podem existir causas de erro na realização dessa prova, como: putrefação, insuflação, respiração *intra utero*, congelação, cocção, hepatização, atelectasia secundária, asfixias mecânicas internas etc. Nesses casos, o exame histológico do órgão pode esclarecer eventuais dúvidas, ao se verificar o aspecto histológico do pulmão cujo epitélio, de monoestratificado cúbico, quando o órgão não respirou, passará a monoestratificado plano após as primeiras inspirações.[7]

▸ **Tátil de Rojas.** Quando da palpação interdigital, o parênquima pulmonar dá a sensação de fofura e crepitação, caso tenha havido respiração.

▸ **Óptica de Bouchut e Casper.** Consiste na observação da superfície do pulmão, que, de um aspecto parenquimatoso, quando não há respiração, assume um aspecto de mosaico, em face de ocorrerem mudanças circulatórias que circunscrevem os lóbulos pulmonares.

Numerosas outras provas têm sido descritas para estabelecer a ocorrência de vida extrauterina com base na respiração fetal. Todavia, a maioria delas por sua complexidade ou por seu primitivismo, tornou-se obsoleta e não passa de ter um valor meramente histórico.

Docimasias respiratórias indiretas

Denomina-se assim o conjunto de provas que visa verificar se o recém-nascido respirou, utilizando para tanto outros órgãos que não os pulmões. As mais utilizadas são a seguintes.

▸ **Docimasia gastrintestinal de Breslau.** Baseia-se na existência de ar no tubo digestivo, ingressado por deglutição toda vez que o feto tenha respirado. Após forte ligadura acima da cárdia e na ampola ileocecal, secciona-se o tubo digestivo, que é, então, retirado e colocado em um recipiente com água. Se houver flutuação é porque o feto respirou; se afundarem, é porque não houve vida extrauterina. Nos casos em que durante as manobras de reanimação houve insuflação de ar no estômago do feto, apenas esse órgão flutuará, enquanto o resto do tubo digestivo afundará na água.

▸ **Docimasia auricular de Wreden-Wendt-Gelé.** Baseia-se na ocorrência de ar na cavidade da orelha média que lá ingressou através da tuba auditiva (trompa de Eustáquio), desde que o recém-nascido tenha respirado. Consiste na punção da membrana timpânica, com a cabeça do feto mergulhada na água. Caso este tenha respirado, surgirá uma bolha de ar que sobe até a superfície do recipiente.

Docimasias não respiratórias

Trata-se de provas que se não se baseiam na respiração fetal, mas em outras atividades vitais desenvolvidas pelo recém-nascido, como a deglutição. Existem várias, porém as mais utilizáveis são as descritas a seguir.

▸ **Docimasia siálica de Dinitz-Souza.** Consiste na pesquisa de **saliva** no estômago do feto. A reação positiva é um indicativo de que existiu vida extrauterina.

---

[7] Paulete Vanrell J. Sinopse de anatomia microscópica. São José do Rio Preto: Depto. de Morfologia da Faculdade Regional de Medicina; 1975.

▸ **Docimasia alimentar de Bothy.** Consiste na pesquisa de leite ou outros alimentos no estômago do feto; os referidos elementos não existem no natimorto.

▸ **Docimasia bacteriana de Malvoz.** Os fenômenos putrefativos, no feto natimorto, começam pelos orifícios da boca, nariz e ânus. Nos casos em que o feto teve vida extrauterina, a putrefação se inicia pelo tubo digestivo e pelo sistema respiratório.

Docimasias ocasionais

Não se trata, a rigor, de provas técnicas, mas de observações para cuja ocorrência se torna necessário que o feto tenha tido vida extrauterina.

▸ **Corpos estranhos.** A presença de corpos estranhos nas vias respiratórias do cadáver implica, necessariamente, que o feto fez a sua inspiração, donde que tenha respirado.

▸ **Sinais de sobrevivência.** Como descamação cutânea, orla de eliminação periumbilical, dessecamento e mumificação do cordão umbilical etc.

▸ **Lesões traumáticas.** Quando o feto apresenta lesões traumáticas com características inequívocas de terem sido produzidas *intra vitam*, é irretorquível que o mesmo teve vida extrauterina.

▪ Sobrevivência, hipermortalidade, comoriência e premoriência

Sobrevivência é a condição pouco frequente em que um indivíduo é capaz de permanecer vivo a contar do momento em que recebeu lesões de tal magnitude que poderiam ser responsáveis por sua morte.

Durante esse lapso, embora letalmente ferida, a vítima pode locomover-se, executar movimentos, enfim, cumprir atos que, ao depois, parecem impossíveis em face das lesões que apresenta e que, por isso, soem provocar grandes dúvidas ou levam ao estabelecimento de hipóteses completamente errôneas que, não raro, prejudicam e retardam bastante as investigações.

Assim, lesões encefálicas graves, por exemplo, por projéteis de arma de fogo, desde que não atinjam centros vitais, podem permitir que a vítima revide a agressão sofrida, possa lutar com seu vitimário e, por vezes, até provocar-lhe ferimentos ou matá-lo.

É conhecido, também, o caso das lesões cardíacas de pequeno tamanho que, ora por sua incidência oblíqua, ora porque podem ser obliteradas por pequenos coágulos, lentificam ou retardam a hemorragia que acabará sendo letal, quer por anemia, quer por tamponamento.

Hipermortalidade é a condição em que uma situação atual é capaz de provocar um agravamento, muitas vezes terminado em óbito, de uma moléstia da qual a vítima já era portadora.

Esse conceito é de grande importância para a Medicina Legal aplicada à Infortunística, porquanto é nesse ramo das ciências que, com maior frequência, se dá a ocorrência de agentes traumáticos agirem sobre o organismo da vítima, já minado por uma doença consumptiva, infectocontagiosa, profissional ou do trabalho. Nessas condições, aquele mal que por si próprio levaria o trabalhador ao óbito vê-se agravado pelo traumatismo sofrido, somando-se e, destarte, acelerando a superveniência da morte.

Comoriência é uma figura jurídica e não um conceito médico-legal, criada para dar conta de situações ambíguas nas quais, em decorrência de um mesmo evento infortunístico, duas ou mais pessoas que têm nexos familiares, jurídicos ou comerciais que implicam problemas de Direito Civil e, principalmente, de herança morrem.

Premoriência é a ordem cronológica dos óbitos das diversas vítimas em um mesmo evento. De regra, nesses casos, é de extrema importância tentar determinar a sequência dos óbitos, notadamente por problemas patrimoniais, de herança.

Não se trata de um problema fácil de resolver. São necessários boa habilidade do legista, grande poder de observação e uma avaliação global do quadro como um todo para, posteriormente, levando em consideração alguns critérios – **natureza da lesões, local dos ferimentos, intensidade das lesões, condições físicas e idade das vítimas** –, chegar a uma conclusão diagnóstica, considerando, afora a diferente gravidade dos ferimentos, que os mais fortes prevalecem, pela lógica natural, sobre os mais fracos e os mais jovens sobre os mais idosos.

17 Homicídio, Suicídio ou Acidente

Jorge Paulete Vanrell ▪ *Jorge Alejandro Paulete Scaglia*

▶ Introdução

Convencionalmente, designa-se como **maneira da morte** o modo ou a forma através da qual agiu o agente responsável pela **causa da morte**. A importância do seu estudo é indiscutível, justamente porquanto implica a **diagnose jurídica** da causa da morte.

Com efeito, distingue-se assim entre a morte **natural**, quando esta é determinada, por exemplo, por uma doença, e a **morte violenta** ou **não natural**, toda vez que a sua causa seja um traumatismo ou uma lesão, de origem homicida, suicida ou, mesmo, acidental. Pouco importa, no caso, que o decesso da pessoa tenha se dado imediatamente ou depois de transcorrido um certo tempo, por vezes até dias ou semanas, a contar do início do processo que provocou o óbito.

Essa diferenciação é de extrema importância, uma vez que, se a morte for **natural**, não haverá responsabilidades criminais ou civis a apurar.

Caso a morte seja **violenta**, incluindo-se nessa rubrica até os óbitos decorrentes de eventos infortunísticos – acidentes do trabalho –, resulta cediça a necessidade de esclarecer largamente as circunstâncias em que a mesma aconteceu, principalmente pelas implicações jurídicas, tanto no campo civil quanto no âmbito da legislação acidentária própria.

Contudo, os casos que mais conclamam a atenção do médico-legista são aqueles em que a morte pode ter sido ocasionada pela própria vítima – **suicídio, suicídios a dois** e **homicídios-suicídios** – ou aqueles outros em que a morte é o resultado da ação de uma outra pessoa sobre a vítima: **homicídios**, nas suas diversas modalidades.

Nessas situações, torna-se importante efetuar um diagnóstico diferencial preciso, de modo a se estabelecer o verdadeiro nexo de causalidade entre as ações e os resultados. É nesse momento que se inter-relacionam e se entrelaçam as múltiplas informações que se colhem e os dados semiológicos que se apuram, quer no local, quer sobre a própria vítima.

Tudo é importante: os antecedentes, a investigação policial, o levantamento do local e do cadáver e o exame necroscópico. Mas, também, tudo deverá ser analisado em conjunto, de modo a se avaliar a verossimilhança dos dados, a coerência dos resultados e a consistência das conclusões.

Nessas circunstâncias, torna-se necessário estabelecer algumas definições úteis; assim, entende-se por:

- **Homicídio**: morte de um indivíduo em mãos de outro, em forma dolosa, culposa ou preterintencional
- **Suicídio**: morte de um indivíduo pelas lesões que se autoinflige com o objetivo de pôr fim à sua vida
- **Morte acidental**: diz-se da que sofre um indivíduo por causas fortuitas e não previsíveis, ou que, em sendo previsíveis, não o foram por ignorância, negligência ou imprudência, isto é, por culpa.

Durante as investigações, a existência de uma dessas três modalidades de morte violenta deverá ser cuidadosamente pesquisada, sendo o raciocínio balizado por certos elementos que analisaremos a seguir.

O exame do local em que o cadáver de uma pessoa é encontrado constitui a pedra angular da investigação. Daí a importância que tem a preservação desse local, para não prejudicar as pesquisas.

É óbvio que nem todos os casos exigem a presença do legista na cena do evento. Todavia, há situações em que o seu chamado poderá ser de utilidade para que, no local, possa avaliar o modo provável do óbito (homicídio, suicídio ou acidente), com base em indícios peculiares. Será, também, a melhor forma para que se possa estabelecer uma razoável aproximação do momento ou horário da morte. O legista, muitas vezes, pode auxiliar na reconstituição do incidente graças aos aportes médicos ou de ciências afins que poderá fornecer.

Há de se levar em consideração que o legista, por força de sua formação, vê uma cena de crime com olhos diferentes daqueles dos peritos criminais e que as hipóteses que levante no local tanto poderão ajudar às pesquisas subsequentes, quanto ao próprio Juízo, uma vez que o médico-legista poderá ser chamado a prestar esclarecimentos em audiência.

Assim, ao estudar o local do crime, a verificação da **desordem de móveis, móveis quebrados** ou **desarranjo de objetos** é um forte indício de que no local houve luta, perseguição ou tentativa de fuga, comuns aos homicídios. Todavia, quando citada desordem se limita apenas à vizinhança imediata do cadáver, não permite descartar a hipótese de um suicídio e sua provocação durante a fase agônica da vítima.

Outras condições do local como, por exemplo, **fechamento das portas por dentro, calafetamento de portas e janelas, achado de cartas ou bilhetes, encontro de embalagens de medicamentos, copos com restos de bebidas** podem ser extremamente úteis para direcionar a pesquisa no sentido de determinada forma de violência.

A presença de **manchas de sangue e outros líquidos orgânicos** é de grande interesse, porquanto dados referentes à sua localização, distância em relação ao cadáver, afora sinais de arrasto, que obrigam a pensar na posterior mobilização da vítima, podem trazer subsídios inestimáveis à investigação. De mais a mais, o estudo do grupo sanguíneo das manchas, comparando-o ao da vítima, poderá esclarecer, ainda, se esse sangue lhe pertence ou é oriundo do homicida, que, porventura, pode ter sido ferido durante o cometimento do seu ato.

As **manchas de esperma**, em geral, orientam no sentido de se estar em presença de um crime de conotação erótica. Inobstante, em alguns casos de asfixia, não é infrequente a ejaculação tardia da vítima, o que, como é curial, nada tem a ver com violência sexual. Nesses casos, pode ser de interesse averiguar se o tipo de sêmen corresponde ou não ao da vítima, já que isso pode levar a estabelecer diferenças entre suicídio e homicídio.

A ocorrência de **impressões e pegadas** pode ter interesse ao se caracterizar se originárias da vítima ou não. Nessa segunda hipótese, o seu levantamento cuidadoso, por fotografia e/ou por moldagem, poderá auxiliar não apenas na determinação de sua origem como, também, no número de pessoas que participaram do evento. Quando as impressões ou as pegadas apresentam vestígios de sangue, é comezinho que a identificação ou tipagem deste será útil ao esclarecimento de sua origem: se da vítima ou do vitimário.

O achado da **arma** no local do crime poderá servir, eventualmente, para a identificação dactiloscópica da pessoa que a utilizou. Sua presença nas proximidades do cadáver, em geral, orienta o raciocínio para o suicídio,

enquanto o seu desaparecimento é um forte indício de homicídio.

Todavia, além dos dados criminalísticos de índole geral mencionados anteriormente, para o médico-legista poderão aparecer, logo em uma observação perfunctória do cadáver, elementos mais específicos que, muito embora não tenham um valor definitivo, orientarão sobre a diagnose jurídica da *causa mortis* que com maior probabilidade poderia ter ocorrido.

▶ Forma de apresentação do cadáver

Esse dado pode ser útil. Assim, quando se encontra um **cadáver suspenso** (enforcamento), a primeira impressão que se tem é a de estarmos em presença de um suicídio. Todavia, não se pode excluir que se trate de um **acidente**, de um **homicídio** ou, até, de uma **simulação**, em que o agente esteja tentando ocultar uma outra forma de morte violenta, fazendo-a aparecer, aos olhos do investigador, como se se tratasse de um suicídio.

Quando a vítima apresenta sinais de **estrangulamento** ou de **esganadura**, a orientação mais coerente é no sentido de estarmos em presença de um **homicídio**, porquanto essa forma de morte é praticamente impossível em forma acidental ou suicida.

Contrariamente, a **asfixia por imersão (submersão)** é uma característica frequente de **suicídio** ou **acidente** e muito mais raramente de homicídio.

Quando o cadáver se nos apresenta com **lesões de desaceleração ou de impacto** ocasionadas por veículos, inclusive composições férreas, o raciocínio deve ser orientado, em primeiro lugar, para **acidente de trânsito** ou **suicídio**, já que, por motivos de frequência, são raros os homicídios perpetrados por esse método.

▶ Instrumento utilizado

A variedade do instrumento que provoca as lesões encontradas no corpo da vítima também serve para orientar quanto à diagnose jurídica da *causa mortis*.

Com efeito, as **armas de fogo**, por exemplo, costumam ser usadas, intencionalmente, tanto por **homicidas** quanto por **suicidas**, sendo mais raros os acidentes provocados por imperícia ou negligência no seu manuseio. Já as **armas brancas**, conquanto também possam ser usadas da mesma maneira dolosa, proporcionalmente, mostram uma menor incidência de acidentes fatais.

As lesões que apresenta um cadáver provocadas por **instrumento contundente** orientam mais facilmente no sentido de um **homicídio** ou de um **acidente** sem que, contudo, se possa descartar *a priori* um suicídio, como, por exemplo, nos casos de **precipitação** ou **defenestramento**.

▶ Sinais de violência no cadáver

O exame da vítima quando mostra **vestes** em desalinho, com eventuais rasgões ou esgarçamentos dos tecidos, associadas a **lesões corporais** tais como as resultantes de agressões sexuais, ou equimoses, escoriações, mordidas, estigmas ungueais, queimaduras, ferimentos punctórios, entre outras, **topograficamente afastadas das lesões letais**, são um forte indício de **homicídio** precedido por luta entre o agente e a vítima e, eventualmente, intentos de defesa dessa última.

Nenhuma das outras duas causas jurídicas de morte – suicídio e acidente – tem o condão de apresentar tão proteiforme quadro lesional.

▶ Características dos ferimentos

O aspecto macroscópico que apresentam as lesões no cadáver também pode oferecer uma série de informações silenciosas sobre os acontecimentos que envolveram sua produção. O **local** em que se situam, a sua **quantidade** e **variedade**, a **direção do trajeto** das mesmas, entre outros elementos, poderão ser utilizados para alcançar os fins colimados.

• Local

A **topografia** do local em que se infligiu o ferimento é de grande importância para auxiliar na caracterização da diagnose jurídica da *causa mortis*.

As **lesões homicidas** caracterizam-se por uma completa **ausência de local de escolha**, afora o instrumento utilizado, exceção feita, como é cediço, às asfixias mecânicas por compressão do pescoço.

As **lesões suicidas** identificam-se por se situarem em **locais de escolha** que se relacionam, em todos os casos, com áreas vitais ao alcance das mãos do agente.

Nessa característica se baseia a manobra tradicional, que consiste em colocar na mão da vítima uma arma semelhante à utilizada para a autoquíria, mobilizando o segmento até a posição necessária para produzir os ferimentos observados, analisando, então, a compatibilidade dos mesmos, o que enfatizará a noção de suicídio.

A presença das vestes no local do ferimento pode, também, auxiliar na diferenciação entre suicídio e homicídio. Com efeito, em geral, o suicida desabotoa e abre as roupas no local em que pretende infligir o ferimento mortal. Já o ferimento homicida ou acidental costuma acontecer através das vestes.

Segundo o tipo de instrumento utilizado, também sofrerão alterações os locais de escolha do suicida.

Assim, para as **armas de fogo**, a **região temporal** e **boca**, estatisticamente, são os locais preferidos, enquanto a **região precordial** é mais raramente utilizada.

Quando são usadas **armas brancas**, os locais eletivos são o **pescoço**, a **face anterior do antebraço** desde o **punho** até a **prega do cotovelo** e o **precórdio**. Excetuando-se o suicídio ritual japonês – *seppuku* ou haraquiri –, excepcionalmente o abdome é atingido pelo instrumento com finalidades de autoeliminação. Tanto é verdade que, quando se encontram lesões incisas ou perfuroincisas no abdome, deve-se pensar sempre, em primeiro lugar, em homicídio ou acidente.

• Quantidade

Como regra geral, deve-se considerar (afora o **local**, como já foi mencionado anteriormente neste trabalho) que o número de ferimentos permite orientar o legista quanto à causa jurídica da morte.

Eis que, estatisticamente, as lesões únicas ou duplas e oriundas de uma única variedade de arma são mais frequentes nos casos de **suicídio**. É evidente que essa regra, como qualquer outra, admite exceções, e na literatura especializada encontram-se relatos de casos excepcionais, **geralmente em psicopatas**, em que a vítima se lesa múltiplas vezes, mas geralmente em regiões muito próximas.

Nos casos de **homicídio**, não apenas o número de ferimentos costuma ser maior, como também é mais frequente a associação de métodos. Refere-se o caso de que na vigência de ferimentos homicidas múltiplos, **diferentemente do que acontece no suicídio**, eles não se situam próximos entre si, nem têm topografia preferencial, exceção feita às lesões de defesa (ver adiante).

• Variedade

Além do número e da sede das lesões, como elementos passíveis de diferenciar as três formas jurídicas de morte violenta ainda contamos com a **profundidade** dos ferimentos. Assim, as lesões provocadas pelos suicidas, em geral, costumam ser **mais superficiais** que as decorrentes de homicídio.

O emprego de **armas diferentes** é quase sempre um forte elemento para fazer pensar em **homicídio**, muito embora seja verdade que, por vezes, o suicida, notadamente quando falha o seu intento com um certo instrumento, serve-se de outro para conseguir seu objetivo.

Nesses casos, em havendo ferimentos múltiplos, apenas um deles, **que de regra é o último**, tem eficácia para tirar a vida da vítima, e o legista deverá levar em consideração esse fato para poder elaborar sua conclusão sobre a *causa mortis* jurídica.

Em contrapartida, quando se encontram no cadáver **dois ou mais ferimentos mortais**, há de se considerar, em primeiro termo, a hipótese de **homicídio**.

Por derradeiro, ainda nessa fase inicial, o legista deverá observar a **cronologia das lesões**, de modo a caracterizar se todas elas foram produzidas no mesmo momento, isto é, durante o tempo em que o agente agrediu a vítima, ou se algumas delas foram ocasionadas antes, *intra vitam*, ou seja, com a vítima ainda viva, e outras foram infligidas *post mortem*, isto é, quando a vítima já estava morta. O diagnóstico diferencial entre lesões *intra vitam* e *post mortem* será objeto de um estudo separado, no final desta seção.

▪ Direção

É incontestе que a análise da direção dos ferimentos – fato que constará sempre de discussão do Laudo Necroscópico – resultará de singular importância na reconstituição da cena, auxiliando, outrossim, muitas vezes no esclarecimento da diagnose jurídica da causa da morte.

Com efeito, as lesões cuja direção é de *trás para a frente* praticamente **excluem a hipótese de suicídio**, exceto nos raros casos em que o agente monta uma parafernália mecânica para efetuar um disparo a distância.

Já os casos de homicídio não oferecem direções preferenciais, sendo certo que muitas vezes se encontram lesões na parte dorsal do corpo produzidas por surpresa ou emboscada, à traição, ou mesmo quando a vítima tenta fugir do seu agressor.

Nos **ferimentos de arma de fogo**, a direção da trajetória do projétil, frequentemente, permite reconstituir a posição relativa do atirador com relação à vítima e à própria posição desta. Isso sem contar outros dados que poderão ser obtidos, como o tipo de projéteis, seus calibres e suas cargas, além de verificar quais as lesões letais entre as diversas produzidas e a eventual identificação dos instrumentos que as produziram.

Quando há vários ferimentos de arma de fogo, há de se caracterizar qual a que foi mais letal para assim se poder identificar qual a arma que disparou o projétil, labor este que estará afeto ao laboratório de balística.

Nos ferimentos por **arma branca**, nos casos de **homicídio**, a direção da trajetória da lesão será útil para determinar a **forma como o agente empunhava** o instrumento, qual a **mão dominante** (se destro ou canhoto) ou, pelo menos, com a que segurava a arma, e a **posição relativa** com relação à vítima (de frente, pelas costas, de lado etc.).

Todos estes dados serão fornecidos pela observação cuidadosa da lesão, notadamente pela posição que assume a "cauda" da mesma, isto é, uma verdadeira escoriação linear que indica o local em que o instru-

mento se superficializou abandonando o corpo da vítima.

Nos casos de **esgorjamento** – lesão que tanto pode ser suicida quanto homicida –, deve-se prestar bastante atenção às suas características direcionais, porquanto, em se tratando de um **suicídio**, a direção predominante é a **oblíqua**, de cima para baixo e variando da esquerda para a direita (nos indivíduos destros) e da direita para a esquerda (nos indivíduos canhotos e, frequentemente, nos ambidestros). Nos suicidas destros, a incisão pode ser vertical à direita, autoinfligida após ter voltado a cabeça para a esquerda (ver Figuras 6.3 e 6.4, no Capítulo 6).

Quando o **esgorjamento** resulta de **homicídio**, em que de regra o agente se posta por trás da vítima, a direção predominante é a **horizontal** na parte média anterior do pescoço, sendo certo que a incisão acaba superficializando-se de maneira oblíqua na parte lateral do segmento, variando apenas e indicando qual a mão dominante do agressor: para a direita se é destro, para a esquerda se é canhoto.

Nos dois tipos de ferimento que caracterizam o esgorjamento e que acabamos de descrever – suicida e homicida –, a **regularidade das bordas do ferimento** poderá ter importância complementar àquela decorrente da direção, para melhor roborar a diagnose jurídica da *causa mortis*.

Com efeito, no **suicídio**, o agente por vezes faz algumas pequenas escoriações superficiais com o gume do instrumento, próximas ao início da futura lesão, e que são interpretadas como "experiências" ou "indecisões" sobre o ato que vai praticar. Ao depois, quando decide realizar o corte, as bordas do ferimento provocado são lisas e nítidas, indicando que foram produzidas de uma só vez, de ímpeto, em um único **íctus**.

Contrariamente, no **homicídio**, as bordas são irregulares e, não raro, os ferimentos são pequenos e múltiplos, já que a vítima se movimenta, esboçando reação de defesa contra o agressor. Exceção a essa regra são os casos em que a vítima é atacada enquanto dorme ou é surpreendida por uma ataque repentino, à traição.

▶ Lesões de defesa

Recebe esse nome o conjunto de ferimentos que pode ser encontrado na vítima nos casos de homicídio e que se não relaciona diretamente com as lesões dolosas provocadas pelo agente. Antes, se trata de lesões que se originam incidentalmente quando a vítima, de forma instintiva, trata de defender-se. Daí que a localização desses ferimentos siga padrões mais ou menos característicos.

A topografia mais frequente das **lesões de defesa** se relaciona com a face dorsal das mãos, borda ulnar e face dorsal dos antebraços, nas tentativas de proteger a cabeça e o tronco; no mento e laterais da face, quando se evitam agressões sobre o pescoço; e, também, na face palmar das mãos e dos dedos, quando a vítima tenta segurar a arma do agressor. Em se tratando de arma de fogo, podem ser encontrados esfumaçamento, chamuscamento e tatuagem da palma, notadamente nas regiões tenar e hipotenar, com exame residuográfico positivo da região.

▶ Espasmo cadavérico

Nada mais é do que um caso particular de rigidez cadavérica, de **instalação instantânea e ainda em vida**, cuja principal característica é uma contratura muscular que faz persistir, após a morte, a posição ou a atitude que a vítima apresentava no momento do óbito.

A principal diferença que apresenta o **espasmo cadavérico** em relação à rigidez cadavérica propriamente dita é que esta última se instala **já no cadáver** como parte dos fenômenos consecutivos e **é sempre precedida de relaxamento do tônus muscular**, coisa que não ocorre no primeiro.

É um fenômeno raro e que, pela própria característica de sua instalação – relacionada com lesões extensas e súbitas de centros neurais superiores (cerebrais, cerebelosos e do tronco encefálico) ou após fadiga muscular intensa –, somente pode aparecer nos casos de morte violenta ou súbita.

O fato de o corpo ou de um segmento do mesmo fixar-se, de forma rígida e de maneira abrupta, na última posição que assumira ou no derradeiro gesto que efetuara em vida concede ao estudo do **espasmo cadavérico**, quando presente, importância médico-legal.

É claro que o achado de um cadáver empunhando uma arma, por exemplo, embora faça logo pensar em suicídio, nem sempre deverá ser hábil a realizar tal diagnose jurídica da *causa mortis*. Outros elementos como a topografia lesional e as características do próprio ferimento (câmara de mina de Hoffmann, zonas e orlas em torno do orifício produzido pelo projétil e trajeto deste) ou da mão do cadáver (salpicos de sangue ou substância neural, teste residuográfico positivo) deverão ser relacionados com a arma empunhada para aquilatar a coerência da afirmação.

A importância do **espasmo cadavérico**, citada anteriormente, se vê reforçada ainda mais pelo fato de ser impossível "simular" ou "remedar" esse espasmo.

Com efeito, mesmo que a arma seja colocada na mão fechada da vítima, aguardando-se até que sobrevenha a rigidez cadavérica como fenômeno consecutivo *post mortem*, esta nunca oferecerá uma pressão tão completa e firme quanto a do próprio espasmo.[1]

▶ Identificação da arma

Essa é uma parte do levantamento que não compete, especificamente, aos legistas, antes aos peritos criminais. Contudo, desde que se tenha acesso ao instrumento que ocasionou a morte, é mister do legista avaliar a concordância entre este e as lesões que se observam no cadáver, de modo a verificar a viabilidade de tê-las produzido. Isso é de singular importância nos ferimentos produzidos por armas brancas e por instrumentos contundentes já que nas armas de fogo a contribuição dada pelos estudos de balística terminal ou de balística forense, realizados pelo Instituto de Criminalística, o mais das vezes acabam por identificar com precisão a arma utilizada, permitindo, inclusive, distingui-la entre várias.

▶ Exame do acusado

Deve ser realizado do ponto de vista físico e psíquico. O primeiro visará à verificação da ocorrência de rasgões nas roupas, existência de vestígios (manchas de sangue ou outros líquidos orgânicos, pelos etc.) oriundos da vítima e/ou de lesões de qualquer natureza que permitam caracterizar a ocorrência de luta ou reações de defesa da vítima.

O segundo – exame psíquico – deve realizar-se para avaliar o estado mental do agente, caracterizar se é portador de algum **desvio comportamental** ou **psicopatia** capaz de modificar sua imputabilidade ou de explicar a violência, as lesões de *overkill* ou outras que possam ter infligido na vítima.

▶ Quadro sinóptico

No Quadro 17.1, pode ser vista, de forma sumária, a orientação que permitem os achados lesionais na perinecroscopia no que tange às mais prováveis maneiras da morte da vítima.

---

[1] Lacassagne A. Questions génerales relatives à la mort, au cadavre et aux taches. In: Précis de Médecine Légale. Paris: Masson; 1909. pp. 249-330.

Quadro 17.1 Quadro sinóptico das diagnoses jurídicas da *causa mortis*.

Sinais	Homicídio	Suicídio	Acidente
Formas de morte			
Enforcamento	Muito raro	Frequente	Possível
Esganadura	Típico	Impossível	Muito raro
Estrangulamento	Típico	Muito raro	Muito raro
Imersão/submersão	Raro	Frequente	Frequente
Acidente de trânsito	Raro	Frequente	Frequente
Tipo de arma			
Arma branca	Frequente	Frequente	Raro
Arma de fogo	Frequente	Frequente	Frequente
Instrumento contundente	Frequente	Raro	Frequente
Violência externa	Frequente	Inexiste	Inexiste
Local da lesão			
Região temporal	Possível	De eleição	Possível
Região precordial	Possível	De eleição	Possível
Prega do cotovelo	Possível	De eleição	Possível
Punho/antebraço	Possível	De eleição	Possível
Pescoço	Possível	De eleição	Possível
Abdome	Frequente	Raro	Possível
Quantidade de ferimentos			
Um ou dois	Frequente	Possível	Raro
Múltiplos	Frequente	Muito raro	Frequente
Variedade de ferimentos			
Instrumento único	Frequente	Frequente	Frequente
Instrumentos diferentes	Frequente	Muito raro	Raro
Dois ferimentos graves	Frequente	Muito raro	Raro
Direção do ferimento			
Esgorjamento	Horizontal	Oblíquo/vertical	Raro
"Cauda" da lesão	Pequena	Grande	Inexiste
Regularidade de bordas	Rara	Frequente	Rara
Lesões de defesa	Frequentes	Inexistem	Raras
Espasmo cadavérico	Muito raro	Frequente	Possível
Outros sinais			
Profundidade da lesão	Frequente	Raro	Possível
Salpicos ou borrifos	Inexistem	Frequentes	Possíveis
Estigmas ungueais	Frequentes	Inexistem	Inexistem

Adaptado de Yametti Sassi L. Diagnóstico diferencial entre suicidio, homicidio y accidente. In: Puppo Touriz H et al. Medicina Legal. Montevidéo: Libreria Médica; 1985. pp. 107-14.

Seção 8

Odontologia Legal no Fórum

18 Perícias e Peritos

Jorge Paulete Vanrell

▶ Perícia

É um procedimento especial de constatação, prova ou demonstração científica ou técnica, relacionado com a veracidade de uma situação ou análise. É a procura de elementos que formem uma opinião segura e adequada do fato que se pretende provar e que, por isso, se constituem na prova desse fato.

▶ Perito

(Do lat. *peritus, a, um*, experimentado, que sabe por experiência, hábil, instruído, versado.)

Pessoa a quem incumbe a realização de exames técnicos de sua especialidade ou competência, para esclarecimento de fatos que são objeto de inquérito policial ou de processo judicial.

▶ **Peritos oficiais.** São chamados os que exercem esse mister por atribuição de cargo público, como, por exemplo, os médicos-legistas, os odontolegistas, os peritos criminais etc. Têm eles por missão efetuar os exames de corpo de delito e outras perícias requisitadas pela autoridade ao diretor da repartição em que desempenham suas atividades, cabendo-lhes a elaboração e assinatura do laudo correspondente. A par de reconhecida probidade e amplo tirocínio profissional, devem primar, também, pelo conhecimento de toda a legislação e formalidades jurídicas pertinentes à função, de modo a assegurarem cabal execução das tarefas que lhes forem cometidas.

▶ **Peritos não oficiais.** São aqueles designados **pela autoridade para suprirem a falta de peritos oficiais**, ou para substituí-los, quando, por qualquer motivo, estiverem estes impedidos ou impossibilitados de funcionar.

Perito nomeado ou perito louvado. Também chamado perito *ad hoc*, é todo *expert* em determinado assunto que, não o sendo de ofício, é nomeado por uma autoridade, para atuar como perito, em determinado caso. Denomina-se **perito louvado** (do lat. *laudo-are*, enaltecer, gabar, exaltar, elogiar) e, daí, louvado = enaltecido, exaltado, elogiado àquela pessoa que não é *expert* oficial, mas a autoridade, judiciária ou policial, o enaltece, o exalta ou o elogia, chamando-o para exercê-la.

Para esse fim, são escolhidas, de preferência, pessoas legalmente habilitadas para o exercício de uma profissão que se coadune com o exame que se tem em vista (**peritos habilitados**), ou, na falta destes, pessoas outras, dotadas de um grau de experiência que lhes possibilite o atendimento à requisição legal (**peritos leigos**).

Os peritos não oficiais, antes de realizarem a perícia, prestam o compromisso de bem e fielmente desempenhar o encargo que lhes é confiado, devendo assinar, juntamente com a autoridade que estiver presente, o auto de exame lavrado pelo escrivão. No foro criminal, os exames periciais são realizados, em regra, por dois peritos. Todavia, por resolução da autoridade judicial e sob determinadas circunstâncias previstas no Código Processual, esse número poderá ser aumentado para três ou, mesmo, mais, esclarecendo-se que em nenhum caso intervirão as partes para indicá-los.

Nas ações cíveis, funciona apenas um perito, podendo cada litigante indicar um assistente técnico, que participará do exame ou o acompanhará, assinando, em caso de concordância, o laudo elaborado pelo perito. Havendo divergência de opiniões, o assistente técnico oferecerá, nos 10 dias subsequentes à entrega do Laudo Oficial, seu parecer, em separado, à luz do que lhe faculta o art. 433, Parágrafo Único, do Estatuto Adjetivo Civil.

O **laudo** (do lat. *ego laudo*, enalteço, exalto, saliento) é o instrumento legal que recolhe, à guisa de relatório, tudo quanto o Perito viu e achou importante registrar sobre o material objeto da perícia (ver capítulo seguinte).

Os peritos nomeados não podem, injustificadamente, esquivar-se ao encargo para o qual são designados, sob pena de lhes serem impostas as sanções previs-

tas em lei. Podem, em contrapartida, estar impedidos de atuar, por qualquer uma das seguintes razões:

- Pelos mesmos motivos que impedem o juiz de exercer jurisdição em um processo ou que levantem suspeição contra sua pessoa
- Pela interdição de direitos mencionada nos incisos I e IV do art. 69 do Código Penal, ou seja, pela incapacidade temporária para investidura em função pública, ou pela incapacidade temporária para profissão ou atividade cujo exercício depende de habilitação especial, ou de licença ou autorização do poder público.

Não podem funcionar como peritos, ainda, os que tiverem prestado depoimento ou opinado anteriormente sobre o objeto da perícia, bem como os analfabetos e os menores de 21 anos. A legislação concernente aos peritos, sua nomeação, atuação, deveres etc., está compreendida nos arts. 159 e 160, 178 a 182 e 275 a 280 do Código de Processo Penal e nos arts. 138 (inciso III), 145 a 147 e 420 a 439 do Código de Processo Civil.

19 Documentos Odontolegais

Jorge Paulete Vanrell

▶ Classificação

Os documentos odontolegais compreendem o conjunto das declarações, orais ou escritas, firmadas por cirurgião-dentista, no exercício da profissão, para servir como prova, que podem ser utilizadas com finalidade jurídica.

Podem ser classificados de diferente forma, conforme se utilizem critérios diversos. As classificações mais utilizadas são:

- Quanto à sua procedência:
  - **Oficial**: é aquele oriundo de uma repartição ou dependência oficial como o Centro de Saúde, o Instituto Médico-Legal (IML), ou de um profissional que no momento de expedi-lo esteja em uso e gozo de cargo ou função pública
  - **Oficioso**: é todo documento promanado de profissional odontólogo, em consultório particular ou em qualquer local ou instituição, desde que não esteja submetido ao vínculo do cargo ou função pública
- Quanto à sua finalidade:
  - **Administrativo**: é o documento produzido por cirurgião-dentista e que se destina a ser apresentado perante qualquer pessoa, empresa, instituição ou repartição, mesmo que dependa direta ou indiretamente do Poder Judiciário, mas desde que venha a ser entranhado em processo judicial
  - **Judicial**: é qualquer documento da lavra de cirurgião-dentista que se destina a ser utilizado, nos autos de processo judicial (p. ex., atestado, para justificar ausência de testemunha em audiência; parecer, para alicerçar ação indenizatória etc.)
- Quanto ao seu conteúdo:
  - **Verdadeiro**: diz-se daquele documento emitido por cirurgião-dentista e cujo texto é a mera expressão da verdade, isto é, contém dados técnicos de fatos que realmente foram constatados no paciente
  - **Falso**: é todo documento cujo conteúdo difere da realidade ou não é a expressão da verdade. Seu autor está sujeito às penas que a lei impõe para tanto.

▶ Tipos

▪ Notificação ou comunicação compulsória

É um documento que **relata fatos**, de índole odontológica ou não, observados ou constatados no exercício da profissão, e que, por força de lei, o cirurgião-dentista tem obrigação de comunicar. Inclui a comunicação de:

- Acidentes de trabalho (Decreto nº 357/91). Compreende, essencialmente, os acidentes-tipo, mas, para fins previdenciários e securitários, as doenças profissionais (tecnopatias), as doenças do trabalho (mesopatias) e os acidentes de percurso (*in itinere*) equiparam-se aos acidentes de trabalho
- Moléstias infectocontagiosas de notificação compulsória (CP, Art. 269)
- Doenças profissionais (tecnopatias) e doenças do trabalho (mesopatias) (CLT, Art. 169)
- Morte encefálica comprovada em estabelecimento de saúde (Decreto nº 2.268/97, Art. 18)
- Crimes de ação pública (LCP, Art. 66).

Essa comunicação deve ser feita, por escrito, à autoridade competente, para que sejam tomadas as providências sanitárias, judiciárias ou sociais cabíveis. A autoridade competente, como é curial, variará de caso para caso. Assim, em se tratando de **crimes de ação pública** (LCP, Art. 66), como, por exemplo, maus-tratos infantis ou agressões, as notificações devem ser feitas, perante a

Autoridade Policial, junto ao Ministério Público (Promotoria da Infância, Adolescência e Juventude) ou ao Conselho Tutelar da Infância, Adolescência e Juventude da região em que o fato tenha sido constatado.

As notificações de **acidentes de trabalho** são feitas através de documento próprio, a CAT (Comunicação de Acidente de Trabalho), em seis vias, a primeira das quais deve ser encaminhada, incontinenti, à Agência local do Instituto Previdenciário.

Pode ser o caso da Autoridade Sanitária, como, por exemplo, Diretor do Centro de Saúde I a cuja jurisdição esteja submetido. Em toda localidade em que exista pelo menos um Centro de Saúde, este será o Centro de Saúde I. A essa autoridade dirigir-se-ão as notificações referentes a **moléstias infectocontagiosas de notificação compulsória** (CP, Art. 269).

A **notificação odontológica**, para que cumpra suas finalidades legais, e a fim de que o cirurgião-dentista tenha sua responsabilidade resguardada, deverá conter:

- A identificação do paciente (nome, RG, endereço)
- A informação acerca do ato profissional realizado ou da constatação que foi feita durante o atendimento, sem risco de cometer infração ética por revelação de segredo (Art. 9º, § 1º do Código de Ética Odontológica, ver Apêndice 2), sendo certo que poderá ser utilizada a CID-10 (Classificação Internacional de Doenças, versão 10, ver Apêndice 5)
- Horário e a data em que o paciente foi atendido
- Local e data do atendimento
- Assinatura do cirurgião-dentista que está realizando a notificação
- Carimbo esclarecedor do cirurgião-dentista, com nome e número do CRO, mesmo quando for utilizado o impresso do receituário.

Modelo de notificação compulsória

> Dr. **XXX**
> Cirurgião-Dentista – CRO-SP nº 00000
> Rua dos Cocos nº 00 – São José do Rio Preto – SP
>
> Sr. Diretor do Centro de Saúde I:
>
> **Notifico** a V. Sª, para fins sanitários, que no dia de hoje consultei o paciente:
>
> Sr. **XXX**, RG nº 00.000.000-0, domiciliado à Rua das Amoreiras nº 9999, bairro dos Frutais, desta cidade, que apresenta manifestações clínicas de CID-10 nº B06 (rubéola).
>
> São José do Rio Preto, 21 de junho de 2018
>
> Assinatura:
> Carimbo

▪ Atestado odontológico

É uma declaração particular sucinta em que **se afirma a veracidade** de certo fato odontológico e as consequências deste que implicam providências administrativas, judiciárias ou oficiosas, relacionadas com o cliente.

É mister lembrar que ao cirurgião-dentista só é permitido atestar, certificar, testemunhar ou declarar, para qualquer fim, o que tenha examinado ou verificado pessoalmente.

A competência do cirurgião-dentista para atestar, no setor de sua atividade profissional, estados mórbidos e outros e, inclusive, para justificação de faltas às tarefas habituais, é conferida pela Lei Federal nº 26.215, de 30.06.75, que altera a redação do item III do Art. 62 da Lei Federal nº 5.081, de 24.08.68, que regula o exercício da Odontologia.

De modo a que cumpra suas finalidades legais, e a fim de que o cirurgião-dentista tenha sua responsabilidade resguardada, o atestado odontológico deverá conter:

- A identificação do paciente: nome, RG e endereço (opcional)
- A finalidade para a qual foi expedido (fins trabalhistas, escolares, desportivos etc.; não se deve utilizar o chavão "para os devidos fins")
- Horário e a data em que o paciente foi atendido
- Se for recomendado repouso, este será indicado em horas (24 horas, 48 horas etc.)
- Quando houver necessidade de revelação do diagnóstico ou da intervenção praticada, utilizar a CID-10 (ver Apêndice 5), recomendando-se que o paciente assine o rodapé do atestado anuindo com a publicidade do seu diagnóstico, evitando-se o cometimento de infração ética por revelação de segredo (Art. 9º, § 1º do Código de Ética Odontológica, ver Apêndice 2)
- Local e data da expedição
- Assinatura do cirurgião-dentista responsável pela declaração
- Carimbo esclarecedor do cirurgião-dentista, com nome e número do CRO, mesmo quando for utilizado o impresso do receituário.

A emissão de atestado odontológico falso avilta a classe odontológica e infringe normas do Código de Ética Odontológica, sujeitando o infrator às penas previstas no Art. 22 do referido Estatuto (ver Apêndice 2). Além disso, considerando que o cirurgião-dentista é quem medica a cavidade bucal, o profissional que fornecer, de favor, ou vender um atestado odontológico falso praticará o crime capitulado no Art. 301 ou 302 do Código Penal: "falsidade de atestado médico". Caso a Odontologia não fosse considerada uma ciência médica, como de fato é, aplicar-se-ia o Art. 299, do referido Diploma Legal: "falsidade ideológica".

Modelo de atestado odontológico

> Dr. XXX
> Cirurgião-Dentista – CRO-SP nº 00000
> Rua dos Cocos nº 00 – São José do Rio Preto – SP
>
> ### Atestado
>
> **Atesto**, para fins escolares (trabalhistas ou desportivos), que no dia de hoje o paciente:
>
> Sr. **XXX**, RG nº 00.000.000-0, domiciliado à Rua das Amoreiras nº 9999, bairro dos Frutais, desta cidade, esteve sob meus cuidados profissionais em virtude de CID-10 nº K04.8 (cisto periapical), tendo sido submetido a procedimento cirúrgico, das 14h às 16h, sendo-lhe recomendado repouso por 48 (quarenta e oito) horas, além da medicação prescrita.
>
> São José do Rio Preto, 21 de junho de 2018
>
> Assinatura do CD:
> Carimbo
>
> De acordo:
> Assinatura do paciente:

▪ Relatório

É um documento que exige compromisso prévio, que obedece a uma determinada formalidade, minucioso, e que deve contribuir com o **esclarecimento** de um ou mais fatos de ordem odontológica. O odontolegista é dispensado desse ato, porquanto tem compromisso permanente, enquanto no exercício de sua função, junto à Secretaria de Segurança Pública ou assemelhada.

O Relatório denomina-se **laudo** quando é escrito pelo próprio perito (p. ex., Laudo de Exame de Corpo de Delito); designa-se **auto** quando é ditado pelo perito ao escrivão (p. ex., Ata de Exumação).

Do Relatório devem constar, necessariamente, as seguintes partes:

- **Preâmbulo**: introdução, que se refere ao local, à data e à hora da perícia, a autoridade requisitante, os peritos designados, a identificação da pessoa a ser periciada, o exame a ser realizado e os quesitos a serem respondidos
- **Histórico** ou **comemorativo**: um relato sucinto, ainda que completo, do fato justificador do pedido de perícia
- **Descrição** (*visum et repertum*): contém, com todos os detalhes, os achados objetivos e subjetivos dos exames realizados
- **Discussão**: o debate, a confrontação de hipóteses, as controvérsias possíveis de cada caso
- **Conclusão**: a ilação da análise dos dados descritos e discutidos, a posição final procurada pelo requerente da perícia

- **Respostas aos quesitos**: permite a formação de juízos de valor, quer pelas partes, quer pelo magistrado.

Modelo de laudo de exame de corpo de delito | Lesão corporal

Preâmbulo

Examinamos a partir dos três (03) dias do mês de maio (05) do ano de mil novecentos e noventa e um (1991), no Setor de Perícias Médico-Legais de XXX, estado de São Paulo, atendendo requisição da Exma. Sra. Dra. Delegada de Polícia Titular da Delegacia de Defesa da Mulher local, para proceder ao exame médico-legal, clínico e radiográfico, da situação atual de implantes dentários agulheados realizados na vítima **N. N.**, de modo a responder os quesitos oferecidos pela DD Autoridade Policial. Assim, tendo realizado os exames possíveis julgados necessários, passamos a dar o seguinte **Laudo Pericial**.

Histórico

Tratam os autos de um **inquérito policial** (BO Nº 55555/91), instaurado pela Sra. Dra. Delegada de Polícia Titular da Delegacia de Defesa da Mulher de XXX (SP), que apura **lesões corporais** e em que figura como vítima **N. N.**

Identificação

Acompanhando a Requisição, compareceu à sede deste Setor de Perícias Médico-Legais: **N. N.**, RG nº 0.000.000, filha de N. O. e de A. B. J., brasileira, solteira, do lar, natural de VVV (SP), com 44 anos de idade, residente e domiciliada nesta cidade, na rua Projetada Noventa e Nove Nº 001, Jardim Santa Apolônia.

Exames realizados

Na sequência de exames realizados, a metodologia seguida, conforme as recomendações habituais, foi a seguinte:

- Exame clínico, médico-odontológico, da vítima, não apenas da região onde se localizam os implantes agulheados, mas das diferentes regiões de cabeça e pescoço como um todo
- Estudo radiográfico do crânio, em norma frontal e lateral, por raios X simples, de alta resolução
- Estudo radiográfico das articulações temporomandibulares, bilateralmente, visando verificar eventual sequela de comprometimento morfofuncional
- Estudo radiográfico, panorâmico, ortoplanático, de ambas as arcadas dentárias, superior ou maxilar, inferior ou mandibular

- Estudo radiográfico por chapas periapicais, das utilizadas em Odontologia, efetuado com equipamento convencional, que se destinou a verificar detalhes da inter-relação dos tecidos da vítima, com as hastes metálicas utilizadas para os implantes.

Todos os exames radiográficos foram realizados em Serviços habilitados e por Profissionais radiologistas.

Resultados

Realizados os exames acima referidos, foram obtidos os seguintes resultados:

Exames clínicos

Vítima de sexo feminino, leuco para xantoderma, de fenótipo mongoloide, cabelos castanho-escuros, lissótricos, ligeiramente emaciada para a idade e caracteres somatocutâneos.

Na cavidade oral, a vítima exibe duas próteses provisórias, completas, fixadas temporariamente nas extremidades dos implantes inseridos nos arcos, contendo 14 elementos a superior e também 14 elementos a inferior, todos de resina sintética, mostrando ampla abrasão na face oclusal das peças medioposteriores, com desgaste instrumental, que aboliu completamente a escultura dos tubérculos mamilares dos molares e pré-molares de ambos os lados.

Mobilidade real, relativa e absoluta, das próteses, a expensas de mobilidade das hastes metálicas implantadas, mais evidente para os movimentos de lateralidade (vestibulolingual e vestibulopalatina), produzidos pela mão do examinador.

Queixa referida de parestesia espontânea, sob a forma de formigamento, no triângulo do nervo mentoniano, no lábio inferior, à esquerda.

Dores referidas, "em choque", na mesma região supramencionada do lábio, inclusive com o contato lingual e dos próprios alimentos, durante a mastigação.

Dores referidas à pressão da oclusão, na borda inferior da mandíbula, na projeção da localização anatômica dos caninos inferiores e que, do lado esquerdo, se corresponde com a borda inferior da região de parestesia anteriormente referida.

Dores referidas quando da mastigação, que levam à impossibilidade de ingestão de alimentos sólidos, desde a data da intervenção cirúrgica bucal, levando a um regime alimentar exclusivamente líquido, semilíquido e pastoso. Emaciação evidente que a vítima informa ter sido em torno de 10 (dez) kg, no prazo de 1 ano.

Dores referidas com hiperestesia cutânea, quando da deambulação e à palpação, nas regiões malares, bilateralmente, mas a predomínio esquerdo, com as características das que se observam nas sinusites, agudas e crônicas, sendo que o achado clínico depende de comprovação radiográfica.

Disartria para a emissão de algumas vogais que exigem maior abertura, atribuída pela vítima às dores que sente, bilateralmente, ao nível das articulações temporomandibulares.

Telangiectasias periorificiais na narina esquerda.

Edema da mucosa nasal, mais importante à esquerda.

Elemento de consistência metálica, de 2,0 mm de comprimento, protruindo do assoalho da fossa nasal esquerda, perceptível pela observação direta com espéculo nasal e pela percussão com instrumentos metálicos.

Alterações psíquicas reacionais, com significativa influência no comportamento social.

Exames radiográficos

A observação dos numerosos filmes radiográficos obtidos pelas modalidades técnicas acima referidas põe em evidência que a vítima apresenta:

- Múltiplas hastes, de densidade radiográfica metálica, implantadas na mandíbula (em número de 09) e maxilar superior (em número de 13)
  - As hastes da mandíbula se dispõem em três conjuntos de duas, localizados, aproximadamente, a saber:
    - Na projeção do incisivo lateral esquerdo
    - Na projeção do canino direito
    - Na projeção do segundo pré-molar a primeiro molar direitos
    - Um conjunto de três ou trípode, localizado na projeção do segundo pré-molar e primeiro molar esquerdos
  - As hastes da maxila se dispõem em três conjuntos de três elementos ou trípodes, localizados, aproximadamente:
    - Na projeção dos caninos superiores, bilateralmente
    - Na projeção do primeiro pré-molar à esquerda (é a haste bucopalatina desse trípode a que faz protrusão no assoalho da fossa nasal esquerda)
    - Um conjunto de quatro, na projeção do primeiro a segundo pré-molar, à direita
  - Diversas hastes que se localizam na arcada superior atravessam os antros maxilares, fixando-se tão somente em dois pontos exíguos da cortical da cavidade: um, inferior, que transfixam, e um outro, superior no qual se inserem
- Reabsorção do osso malar, ao nível da inserção das próteses, mais evidente à esquerda
- Ausência de material de osteogênese junto aos implantes
- Espessamento da mucosa dos antros maxilares, de maneira mais acentuada à esquerda
- Conservação da estrutura e funcionalidade das articulações temporomandibulares, bilateralmente.

132 Parte 1 | Odontologia Legal

Avaliação psicológica

A avaliação psicológica clínica, perfunctória, mostra alterações reacionais manifestas da dinâmica emocional da vítima, que acabam por perturbar seu relacionamento interpessoal, e que apresentam, como ponto de partida referido e manifesto:

- A efetivação dos implantes
- A realização objetiva de custos elevados, com severa diminuição patrimonial
- Início e manutenção de um quadro doloroso crônico com agudizações funcionais
- Aparecimento progressivo de manifestações que se relacionam com o insucesso subjetivo, em tese, do método escolhido, como:
  - Dores
  - Quadro inflamatório e infeccioso imediato
  - Mobilidade progressiva das próteses
  - Alterações precoces da oclusão
  - Abrasão empírica das superfícies oclusais
  - Dores nas articulações temporomandibulares
  - Restrições funcionais da mastigação
  - Emaciação com perda de peso progressiva
  - Sinusite crônica
  - Receio de contaminação pela haste exposta.

Discussão

O implante selecionado é o do **tipo agulheado**, idealizado pelo profissional francês **Jacques Scialom**, por vezes também grafado **Seialom**.

A recomendação principal do autor consiste em cuidar de aplicar as agulhas de tântalo, de tamanho adequado a cada situação, à direção de implante e à área de fixação, de preferência em número de três – exceto naquelas localizações em que tal seja impraticável – de modo a formar um **trípode** ou **tripé** que equilibre e disperse a distribuição de forças através de cada uma das hastes.

Quanto à **direção das agulhas**, as recomendações são as seguintes:

- No **maxilar superior**, com osso remodelado, duas hão de ser bucopalatinas – uma mesiodistal e outra distomesial – e uma terceira palatobucal, de modo a formar o trípode já referido
- Na **mandíbula**, com osso remodelado, com os devidos cuidados nas regiões posteriores aos forames mentonianos, em virtude da topografia do nervo dentário inferior e da fossa da glândula submandibular, duas serão colocadas na direção linguobucal – uma no sentido mesiodistal e outra no sentido distomesial – e uma terceira, mais curta, de direção bucolingual. Eventualmente, em casos de desdentados totais mandibulares, as três agulhas, de cada lado, podem ter a direção linguobucal.

Quanto à **profundidade de introdução das agulhas**, são estas as orientações:

- No **maxilar**, a ponta ativa da agulha deve terminar:
  - Na cortical da fossa nasal
  - Na cortical do seio maxilar
  - Na junção das duas corticais da fossa nasal e do seio
  - Na rafe palatina
  - Na espinha nasal anteroinferior, ou
  - No processo pterigoide
- Na **mandíbula**, a ponta ativa da agulha deve terminar sempre na espessura do osso
- Em todos os casos, deve evitar-se atingir ou aproximar-se dos revestimentos mucosos, porquanto se isso acontecer a extremidade da agulha poderá transformar-se, quer em um "corpo estranho", quer em uma fonte de irritação local, quer em porta de entrada de eventuais infecções, porquanto criada uma solução de continuidade no isolamento cutaneomucoso. No caso da mandíbula, em particular, deve-se evitar a proximidade da ponta ativa das agulhas com o periósteo, por ser esta a parte inervada, sensível às pressões e distensões.

Quanto à **posição do vértex ou ápice dos trípodes – os pilares –**, a recomendação é escolher, de preferência e bilateralmente, a projeção equivalente aos caninos e entre os primeiros/segundos molares, de forma a possibilitar um conveniente apoio mecânico da meso e da supraestrutura.

Conclusão

Do exposto concluímos que a vítima sofreu lesões corporais de natureza **grave**, com incapacidade para as funções habituais por mais de trinta (30) dias.

Respostas aos quesitos legais

Ao 1º – Há ofensa à integridade corporal ou à saúde da paciente?

Respondemos: Sim.

Ao 2º – Qual o instrumento ou meio que a produziu?

Respondemos: Instrumento perfurante.

Ao 3º – Foi produzida por meio de veneno, fogo, explosivo, asfixia ou tortura, ou por outro meio insidioso ou cruel?

Respondemos: Prejudicado.

Ao 4º – Resultará incapacidade para as ocupações habituais por mais de 30 dias; ou perigo de vida; ou debilidade permanente de órgão, sentido ou função?

Respondemos: Sim, resultou, pelo menos, incapacidade para as ocupações habituais por mais de 30 dias.

Ao 5º – Resultará incapacidade permanente para o trabalho, ou enfermidade incurável, ou perda ou inutilização de membro, sentido ou função; ou deformidade permanente?

Respondemos: Depende de exame complementar.

Respostas aos quesitos específicos

Ao 1º – A vítima tem indicação segura para ser implantada (implante dentário)?

Respondemos: Sim, em virtude da idade, do sexo e de ser desdentada completa, de longa data, em razão de acidente, com osso remodelado.

Ao 2º – Quais os tipos de implante dentário indicados para a vítima especificamente?

Respondemos: Pela segurança, biocompatibilidade e boa incorporação ao organismo do paciente, os mais modernos, ditos de rosca ou parafuso.

Ao 3º – Quais os critérios seguidos para indicar esse tipo de implantes?

Respondemos: Os critérios gerais para a indicação de implantes são:

- Desdentados totais
- Desdentados parciais
- Como estabilizadores endodônticos intraósseos
- Reimplantes
- Fraturas do maciço facial.

Ao mesmo tempo, devem inocorrer as contraindicações, quer de ordem geral (definitivas ou temporárias), quer de ordem local.

Os peritos signatários não dispõem de elementos para informar quais os critérios seguidos pelo profissional, no caso *sub examine.*

Ao 4º – Qual a margem de segurança oferecida por esse tipo de implante? Em que se baseia?

Respondemos: A margem de segurança oferecida é boa, desde que realizado dentro das normas que regem a sua operacionalização. Baseiam-se em um estudo clínico prévio do paciente, de preferência multidisciplinar, visando analisar suas condições físicas gerais na procura de alguma das causas de contraindicação, sua adaptabilidade à técnica de implante e ao uso da supra-estrutura final, sua biocompatibilidade individual com relação ao material do qual é constituído o implante (tântalo, vanádio, carbono-vítreo etc.), avaliação das condições psíquicas gerais.

Ao 5º – Qual o percentual comprovado pela literatura científica da eficácia desse trabalho diante do controle do tempo? Qual o prognóstico?

Respondemos: Segundo os critérios da Conferência de Harvard em 1978 – citados por Constantino A, Integração dos tecidos a implantes orais. Rev Assoc Paul Cir

Dent 1991; 45 [1]; 373-378 – que, pelo tipo de implante usado na vítima, seriam os aplicáveis, dever-se-ia esperar 75% de êxito com permanência do sistema em função pelo menos durante 5 (cinco) anos, desde que tenha sido correta a indicação, adequada a escolha da técnica e dos materiais e inexistam quaisquer causas gerais, locais ou individuais de contraindicação. Dadas todas as condicionantes, o prognóstico sói ser bom.

Ao 6º – O implante selecionado está corretamente colocado?

Respondemos: No caso *sub examine,* no conjunto do trabalho e considerando cada grupo de hastes, muito embora tenham sido utilizados implantes agulheados do tipo Scialom, tanto o **número de agulhas** quanto a **direção das agulhas**, bem como a **profundidade de inserção das agulhas**, o **comprimento constante** e o **posicionamento dos pilares**, parecem **não estar de acordo com os princípios do método, nem com as diretrizes da técnica recomendadas pelo seu idealizador.**

Quanto ao critério de **correção**, o mesmo, porquanto subjetivo, extrapola da objetividade exigida de um Laudo pericial, que se cinge, apenas, ao *visum et repertum* dos fatos.

Ao 7º – As reações adversas apresentadas são comuns nesse tipo de implante?

Respondemos: Sim, encontram-se no rol das reações que podem ser previstas para o implante agulheado de Scialom.

Ao 8º – O quadro doloroso, a presença de sinusite em antromaxilar, a perfuração da mucosa nasal, a parestesia parcial do lábio inferior são decorrências normais nesses tipos de implantes?

Respondemos: Não, desde que se tenham seguido à risca as diretrizes técnicas e as recomendações do idealizador, dentro dos padrões habituais e mínimos da profissão de odontólogo. Com efeito, o **quadro doloroso**, afora aquele oriundo da sinusite, é decorrência do contato direto da ponta ativa de algumas agulhas com estruturas sensíveis como, por exemplo, o periósteo mandibular ou a mucosa palatina. A **sinusite antromandibular** parece resultar da invasão dos antros maxilares pelas agulhas que, ora como corpos estranhos, ora como vias de facilitação, propendem a criar e manter a infecção no local. A **perfuração da mucosa nasal** parece resultar de uma penetração excessiva do implante agulheado além do plano recomendado pela técnica. A **parestesia parcial do lábio inferior**, ainda que possa ter origens múltiplas, não pode descartar-se que resulte de lesão irritativa ou compressiva do **nervo mentoniano**.

Ao 9º – Quais os danos que desse tipo de implante podem advir?

Respondemos: Afora outros que possam ser detectados, individualmente, os implantes agulheados podem ocasionar (*cf.* Lemos JLR *et al.* Análises Topográfica, Telerradiográfica, Planimétrica e Tomográfica comparadas com a Observação Direta em um Crânio com Implantes Agulhados. Rev Assoc Paul Cir Dent 1990; 44 [6]:349-352):

- Osteoporose, com
  - Reabsorção óssea peri-implantar
  - Ultrapassagem do assoalho das fossas nasais
  - Ultrapassagem da cortical dos antros maxilares
  - Ultrapassagem da tábua externa da mandíbula
  - Ultrapassagem da tábua interna da mandíbula
- Agressões ao nervo mandibular ou alveolar inferior ou a seus ramos.

Ao 10º – O trabalho de implante está concluído?

Respondemos: O implante propriamente dito, isto é, a inserção das agulhas ou hastes metálicas, sim. Não o trabalho como um todo, porquanto falta a colocação das mesoestruturas e das supraestruturas definitivas (próteses fixas ou pontes fixas, superior e inferior).

Ao 11 – O implante realizado foi bem-sucedido?

Respondemos: Não. O sucesso do implante, pelo menos da parte já concluída, ou seja, a inserção das agulhas metálicas, só pode ser avaliado através da biocompatibilidade do material das hastes com os tecidos da vítima, **evocando uma adequada osteogênese junto aos implantes,** e das próprias agulhas como elementos mecânicos, **não gerando reações nas estruturas que perfura ou que transfixa.**

Ao 12 – A dor generalizada apresentada pela vítima durante a mastigação é normal?

Respondemos: Não, e muito menos depois de transcorrido **mais de 1 ano** do início do procedimento. Referida dor pode resultar da proximidade da ponta ativa das agulhas implantadas com o periósteo, na mandíbula, e do contato das hastes metálicas com a mucosa nasal, a mucosa dos antros maxilares e, eventualmente, elementos musculares ou outros da fossa pterigóidea, à direita, ou suas adjacências.

Ao 13 – As próteses instaladas sobre os implantes estão corretamente adaptadas? A oclusão das próteses está perfeita?

Respondemos: Não. A oclusão das próteses é imperfeita ou parcial.

Ao 14 – No entendimento dos Senhores Peritos, o implante resultou eficiente? O mesmo deve ser conservado, removido ou receber algum tratamento acessório? Por quê?

Respondemos: Não. As agulhas ou hastes metálicas devem, s.m.j., ser removidas, incontinenti, de preferência em ambientes hospitalar, cirúrgico e sob anestesia geral, de modo a possibilitar uma assepsia adequada, a realizar toda a remoção em uma única sessão e com o menor trauma e a evitar contaminações. Em virtude dos processos reacionais que já desenvolveram – **osteoporose** –, bem como pelo desconforto funcional a que está submetendo a vítima, chegando até a provocar alterações reacionais manifestas da sua dinâmica emocional, que acabam por perturbar seu relacionamento interpessoal, e que apresentam, como ponto de partida evidente, afora outros subjetivos, a efetivação dos implantes e o início e a manutenção de um quadro doloroso crônico com agudizações funcionais.

Ao 15 – Caso seja indicada a remoção dos implantes, há necessidade de tratamento *a posteriori*? Quais?

Respondemos: Sim. Odontológicos, para adaptação de prótese móvel; clínicos gerais, odontológicos e médicos; psicoterápicos, como técnica de apoio para conciliar a aceitação de suas frustrações com o insucesso da técnica em face do elevado custo material e emocional da tentativa.

Ao 16 – Restou ou há possibilidades de restar alguma modalidade de sequela à vítima em virtude dos implantes? Em caso afirmativo, esta é reversível ou não?

Respondemos: Sim, a reabsorção óssea, bem como a sinusite dos antros maxilares, além de alterações graves da dinâmica emocional. Todas as três podem ser reversíveis, mas nenhuma espontaneamente, exigindo tratamentos especializados, dispendiosos e duradouros.

Ao 17 – Os problemas advindos à vítima com o início dos implantes, especialmente o estado doloroso, são passíveis de incapacitá-la para suas atividades habituais? Em caso de resposta afirmativa, durante quanto tempo? Houve incapacidade para as atividades normais no período compreendido entre o início do tratamento até a presente data?

Respondemos: Sim. Desde a efetivação dos implantes e até a completa *restitutio in integrum*, física e emocional da vítima. Sim, total e permanente no lapso questionado.

Ao 18 – Há "lixamento" nas próteses provisórias?

Respondemos: Preliminarmente, é mister esclarecer que, em linguagem técnica, não há que se falar em "lixamento" e sim em "desgaste", uma vez que a abrasão não é feita por "lixa", antes por instrumentos rotatórios, de alta ou baixa velocidade. No caso, sim, há desgaste por abrasão instrumental das superfícies oclusais dos elementos provisórios. O citado desgaste foi efetuado com instrumental próprio, de baixa rotação, de tipo odontológico – provavelmente broca, pedra, esmeril e/ou "borracha" –, porquanto nas bordas de junção da face oclusal com as outras circundantes (distal, mesial, vestibular e lingual/palatina) verificam-se arredondamentos que somente poderiam ter sido produzidos por instrumentos apropriados, cuja flexibilidade de movimentos possibilitaria esse tipo de acabamento.

Ao 19 – No caso de "lixamento" na prótese provisória, esta pode acarretar, em consequência, uma disfunção na ATM (articulação temporomandibular)?

Respondemos: Poderia, em tese. Todavia, não dispõem os peritos signatários de elementos comparativos – pré e pós-desgaste – para concluir.

Ao 20 – Esse lixamento pode provocar dores?

Respondemos: Não nas próteses provisórias, como é curial, porquanto são de material plástico (próteses provisórias de acrílico). Todavia, elementos como: as modificações da oclusão, a ocorrência de eventuais neopontos de trauma, as necessárias microvariações da dimensão vertical e o eventual aumento dos movimentos de lateralidade podem, ao serem mantidos no tempo, provocar dores musculares e/ou articulares consequentes, tanto na fonação como na mastigação.

Ao 21 – Havendo lixamento, o consequente desgaste feito na prótese provisória modifica a dimensão vertical e os movimentos de lateralidade?

Respondemos: Sim. Quanto à dimensão vertical, obtida pelas moldagens sucessivas e reproduzida pelo protético no articulador, é evidente que qualquer desgaste por abrasão, notadamente importante como o observado na vítima – no qual foi retirada totalmente a escultura das cúspides na superfície oclusal dos elementos posteriores: molares e pré-molares –, acabará por modificar a menor, isto é, diminuindo-a, a dimensão vertical. Quanto aos movimentos de lateralidade, os mesmos são possibilitados, favorecidos ou aumentados pelo desgaste, uma vez que tal procedimento elimina os pontos de interferência das superfícies oclusais correspondentes.

Ao 22 – É possível que um profissional qualificado faça tal desgaste, ao ponto de provocar uma disfunção na ATM?

Respondemos: Não, em tese, mormente se se trata de um "profissional qualificado", pois que, se tal fosse, caso verificasse no *follow-up* da vítima um desgaste excessivo em algum ponto, poderia, *incontinenti*, corrigi-lo, justamente por tratar-se de um trabalho provisório e em acrílico, mediante reembasamento, suplementação ou outro acréscimo, de modo a impedir que a disfunção da ATM se instale, já que esta é um processo que leva um certo tempo para se estabelecer.

Nada mais havendo a relatar, foi encerrado o presente Laudo.

São José do Rio Preto, 10 de junho de 1991.

Dr. Jorge Paulete Vanrell
Perito Executor

Dr. XXX
Perito Subscritor

▪ Parecer

É a resposta escrita a uma consulta formulada com o intuito de esclarecer questões de interesse jurídico, feita pela parte ou pelo advogado de uma das partes em processo judicial (**consulente**), procurando interpretar e esclarecer dúvidas levantadas em relação a um relatório odontolegal. Em geral é endereçada a um profissional que tenha competência especial sobre o assunto, que dará a sua **opinião pessoal** sobre a matéria, sendo esse parecer passível de juntada nos autos do processo judicial.

O valor e a credibilidade do parecer dependerão do prestígio, bom conceito, renome científico e moral usufruído por aquele que o emite (**parecerista**). Trata-se de documento particular, unilateral, que não exige compromisso legal do parecerista, donde que nunca se possa enquadrar como falsa perícia.

O parecer não tem forma fixa, seguindo, aproximadamente, a mesma sequência do relatório, com as seguintes partes:

- **Preâmbulo**: a introdução, na qual devem constar, além do nome, todos os títulos do parecerista e o nome do consulente, bem como a forma como foi feita a consulta, se por escrito ou oralmente
- **Exposição de motivos**: um histórico do caso, no qual são relatados os motivos da consulta e são transcritos os quesitos (caso tenham sido propostos)
- **Discussão**: a parte mais importante do parecer, na qual é feita a análise de fatos e documentos, são formuladas hipóteses plausíveis e são feitas as deduções fundamentadas, que servirão de alicerce para a elucidação das questões propostas. Nessa parte cabem citações e referências bibliográficas que orientem o consulente para a compreensão e o entendimento da opinião do parecerista a respeito da questão proposta
- **Conclusão**: a parte em que o parecerista colocará, concisamente, a sua maneira de ver e interpretar os fatos
- **Respostas aos quesitos**: permitirão a formação de juízos de valor pelo consulente.

Modelo de parecer odontolegal

Preâmbulo

Eu, Jorge Paulete Vanrell, Médico (CRMSP nº 30.697); Doutor em Ciências; Especialista em Medicina Legal; Especialista em Medicina do Trabalho (Reg. SESMT/MTb nº 14.049); Ex-Professor Assistente de Genética Médica e de Evolução da Faculdade de Medicina de Catanduva, SP; Ex-Professor Titular de Psicofisiologia e Psicopatologia junto ao Curso de Psicologia Clínica da Faculdade Rio-Pretense de Filosofia, Ciências e Letras; Professor de Medicina Forense junto ao Curso de Direito da Universidade Paulista (UNIP), São José do Rio Preto (SP); Professor de Odontologia Legal junto ao Curso de Odontologia da Unip, Campus JK, São José do Rio Preto (SP), e Professor de Medicina Legal e de Criminologia junto à Academia de Polícia de São Paulo, tendo sido solicitado pela Sra. C. A. para emitir opinião sobre os documentos médico-legais que se encontram encartados nos autos do IP nº 1.111/01 – 4º DP de XXX (SP), instaurado em desfavor das Dras. E. M. M. e L. H., tendo realizado as observações julgadas necessárias sobre o material submetido à nossa consideração, passo a dar o meu Parecer.

Exposição de motivos

A I. Consulente formulou ao signatário algumas dúvidas técnicas e preocupações que a assaltaram após ter sido submetida a procedimento odontológico pelas Dras. **E. M. M.** e **L. H.**, com o escopo de colocar prótese dentária fixa que incluiria os incisivos centrais superiores, bilateralmente (11 e 21) e o incisivo lateral direito superior (12). Feitas as moldagens de praxe e confeccionados os núcleos, estes foram cimentados, em caráter definitivo, nos respectivos canais previamente preparados. Foi colocada uma prótese provisória, que incluía as três coroas unidas em uma só peça, cimentada de forma temporária.

No dia em que deveria ser feita a prova das coroas definitivas, a prótese provisória não soltou, às manobras habituais, porquanto estaria aderida muito firmemente aos núcleos. Por mais que a Dra. **E. M. M.** tenha forçado a retirada, não conseguiu seu intento. Foi-lhe sugerido pela Examinada que a profissional inutilizasse a prótese provisória, promovendo a sua retirada após cortá-la com broca ou com disco diamantado. A Dra. **E. M. M.** preferiu utilizar alavanca, servindo de escopro, e martelo, e com grande violência conseguiu a retirada da prótese provisória, arrancando, no mesmo ato, os núcleos, que já se encontravam cimentados, de maneira definitiva. A I. Consulente refere que, no momento, sentiu muita dor.

Os núcleos arrancados teriam sido recimentados logo a seguir e cimentadas as coroas definitivas, sendo certo que a Examinada refere que nesse momento o incisivo central superior direito (11) ficou com mobilidade ("balançando", *sic*). Inicialmente a região teria ficado muito dolorida, e, com o correr dos dias, apareceu uma fístula na mucosa vestibular da gengiva superior, na projeção da raiz do incisivo central superior direito (11), que aumentou progressivamente.

A I. Consulente que teria voltado ao consultório de citadas profissionais, oportunidade em que a Dra. **L. H.** lhe disse ser especializada para fazer o tratamento do canal e que com o auxílio de um "medicamento moderno" promoveria a recuperação da raiz e do alvéolo do osso maxilar. Esse medicamento, conforme lhe teria sido noticiado, calcificaria o osso e firmaria novamente a raiz móvel.

O processo infeccioso, contrariamente, piorou após a manipulação da Dra. **L. H.**, razão pela qual a profissional lhe receitou doses maciças de antibióticos. Esses antibióticos acabaram por produzir uma intoxicação medicamentosa, que exigiu tratamento médico, sendo certo que, na oportunidade, a Dra. **L. H.** teria se negado a dar quaisquer esclarecimentos, pessoal ou telefonicamente, ao médico assistente.

Debelado o processo infeccioso a Dra. **L. H.** teria informado à Consulente que "o pino (núcleo) ultrapassou o ápice, sendo encravado no osso, provocando a reação óssea e que a raiz, além de fraturada, agora estava perfurada" (*sic*).

As profissionais, Dras. **E. M. M.** e **L. H.**, a partir de então, teriam se negado a continuar tratando da I. Consulente, bem como a dar qualquer solução definitiva ao caso de sua prótese.

Consulta

A I. Consulente solicitou para responder aos seguintes quesitos oficiais:

1º – Há ofensa à integridade corporal ou à saúde do examinado?

2º – Qual a natureza do agente, instrumento ou meio que a produziu?

3º – Foi produzida por meio de veneno, fogo, explosivo, asfixia ou tortura, ou por outro meio insidioso ou cruel? (resposta especificada)

4º – Resultará incapacidade para as ocupações habituais por mais de 30 dias, ou perigo de vida, ou debilidade permanente de membro, sentido ou função, ou antecipação de parto?

5º – Resultará incapacidade permanente para o trabalho, ou enfermidade incurável, ou perda ou inutilização de membro, sentido ou função, ou deformidade permanente, ou abortamento?

Exame e discussão

Além do exame médico-legal, e por tratar-se de caso especializado, a Examinada foi encaminhada à Faculdade de Odontologia da Universidade Paulista, de modo a que fosse feita uma avaliação pelos docentes das respectivas disciplinas. Assim sendo, a vítima foi examinada por:

- Prof. Dr. **B. E. C. de T.**, Professor Titular de Periodontologia da Faculdade de Odontologia da Unesp, em Araraquara (SP), e professor da mesma Disciplina no Curso de Odontologia da Universidade Paulista, Campus JK, em XXX

- Prof. Dr. **C. B.**, Professor Titular de Prótese Dentária da Faculdade de Odontologia da USP, em Ribeirão Preto (SP), e professor da mesma Disciplina no Curso de Odontologia da Universidade Paulista, Campus JK, em XXX.

Foram realizadas numerosas radiografias periapicais e uma panorâmica e discutido o caso pelos profissionais odontólogos, oportunidade em que, associando a clínica e os dados radiográficos, foram constatados:

- Ausência do núcleo metálico no canal radicular do incisivo central superior direito (11)
- Reabsorção do osso no alvéolo do incisivo central superior direito (11), que apenas recebe a metade apical da raiz
- Aumento do espaço perirradicular de referido elemento dentário
- Mobilidade aumentada da raiz do incisivo central superior direito (11)
- Debilitamento universal das inserções dos ligamentos radiculares do incisivo central superior direito (11).

Conclusão

Do observado e exposto e com base na opinião dos profissionais odontólogos especialistas na área, somos de parecer que a I. Consulente sofreu lesões corporais de natureza **grave**, **com debilidade permanente**, na prática, da **função mastigatória**, da **função fonética** e da **função estética**.

A avaliação da perda da função do incisivo central superior direito (11) da Consulente, de acordo com os critérios habitualmente aceitos, nacionais e internacionais (cf. Louis Mélennec: *Valoración de las discapacidades y del daño corporal. Baremo Internacional de Invalideces*, Masson, Barcelona, 1997), representa:

- Perda da função mastigatória de 1% (um por cento)
- Perda da função fonética da ordem de 8% (oito por cento)
- Perda da função estética da ordem de 6% (seis por cento).

Respostas à consulta

Ao 1º – Há ofensa à integridade corporal ou à saúde do examinado?

Respondemos: Sim.

Ao 2º – Qual a natureza do agente, instrumento ou meio que a produziu?

Respondemos: Instrumento contundente.

Ao 3º – Foi produzida por meio de veneno, fogo, explosivo, asfixia ou tortura, ou por outro meio insidioso ou cruel? (resposta especificada)

Respondemos: Sim, meio cruel, em face do arrancamento dos núcleos sem anestesia, deixando mobilidade das peças dentárias, notadamente do incisivo central superior direito (11).

Ao 4º – Resultará incapacidade para as ocupações habituais por mais de 30 dias, ou perigo de vida, ou debilidade permanente de membro, sentido ou função, ou antecipação de parto?

Respondemos: Sim, debilidade permanente da função mastigatória (1%), da função fonética (8%) e da função estética (6%).

Ao 5º – Resultará incapacidade permanente para o trabalho, ou enfermidade incurável, ou perda ou inutilização de membro, sentido ou função, ou deformidade permanente, ou abortamento?

Respondemos: Não.

Este é, s.m.j., o nosso Parecer, *sub censura*.
XXX, 2 de abril de 2000.
Prof. Dr. **Jorge Paulete Vanrell**

▪ Depoimento oral

É uma informação prestada, de viva voz, *coram judice*, pelo perito, perante a autoridade policial ou judiciária, que a registra por termo, em assentada.

▪ Consulta

É um esclarecimento prestado à Autoridade em consequência de dúvidas ou omissões de ordem odontológica.

20 Perícia em Odontologia Legal

Maria de Lourdes Borborema ▪ *Jorge Paulete Vanrell*

▶ Introdução

Para obter a identificação de um indivíduo através da Odontologia Legal, não resta dúvida de que o mais importante é poder fazer um estudo minucioso da dentadura questionada, de modo a poder captar o maior número de informações que permitam a sua caracterização.

Em se tratando de uma ossada, é muito mais simples, porquanto se podem estudar ambos os arcos, superior e inferior, separadamente. Já quando se trata de um cadáver fresco, completo, ou de uma cabeça decepada – coisa frequente quando o homicida pretende que não se identifique o cadáver –, dever-se-á proceder à retirada do arco maxilar e do arco mandibular, para facilitar o manuseio, obtendo toda a informação dental, inclusive permitir a tomada de radiografias.

Essa retirada, de forma sistemática, pode ser efetuada pela técnica de Luntz (Figura 20.1):

- Duas incisões bilaterais, nas bochechas, formando um ângulo de abertura posterior, a partir da comissura labial de cada lado
- A incisão superior prolonga-se até o arco zigomático
- A incisão inferior prolonga-se até o ângulo mandibular ou gônio
- Retirar as partes moles da mandíbula (inserções dos músculos mastigadores)
- Desarticular a articulação temporomandibular
- Realizar uma incisão, em ferradura, acompanhando, internamente, o rebordo inferior da mandíbula
- Aprofundar essa incisão de modo a alcançar o assoalho da boca, seccionando todas as inserções musculares, até isolar completamente a mandíbula
- O arco maxilar ou superior é isolado através de um corte horizontal, feito com o auxílio de serra e escopro

- O corte se inicia na espinha nasal anterior, prolongando-se até atingir as lâminas verticais dos ossos palatinos e processos pterigóideos do esfenoide.

Para obter os arcos ósseos limpos, é preciso:

- Ferver os arcos assim retirados em água contendo detergente e, em querendo, alguns cristais de soda cáustica
- Realizar, então, a limpeza manual, com rugina (legra) e pinça, dos restos de partes moles
- Proceder, por fim, ao branqueamento dos ossos com água oxigenada (30 volumes), onde podem ser deixados 24 horas
- Secar as peças.

Com os ossos assim preparados, realiza-se com facilidade o estudo minudente de ambos os arcos e de cada uma das peças dentárias, de modo a obter todas as informações de interesse odontolegal, para que possam ser transferidas para a respectiva ficha odontológica.

Uma vez completado esse estudo das peças isoladas, rearticulam-se os arcos com o auxílio de massa plástica, e se toma uma radiografia panorâmica, que complementará as primeiras, mostrando um grande número de pontos de grande valor na identificação, sendo certo que a documentação radiográfica possibilitará um amplo cotejo com qualquer outra radiografia panorâmica feita *in vivo* ou com as radiografias periapicais soladas que tenham sido obtidas em consultas clínicas prévias.

No caso específico dos cadáveres carbonizados, tanto os dentes sadios como aqueles que tenham sido alvo de tratamentos restauradores resistem bastante à ação do calor, quando permanecem *in situ*, a boca com os lábios fechados (o que é raro), formando uma câmara úmida protetora.

Dos materiais protéticos, o amálgama é o mais frágil ao calor. Já as porcelanas, os compostos (resinas +

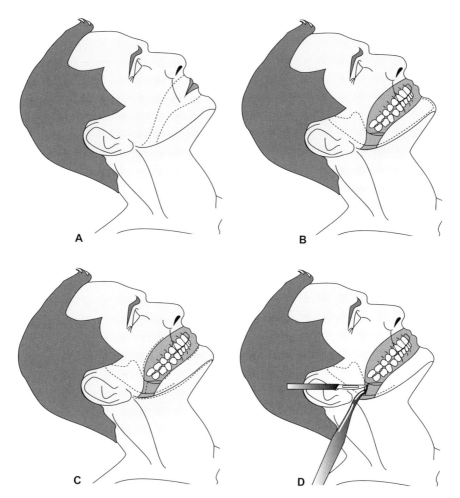

Figura 20.1 A. Passo 1: incisão cutânea, perioral e facial, para delimitar os retalhos. **B.** Passo 2: retirada dos retalhos, superior e inferior, deixando exposto o complexo alveolar (arcos dentais) e o ramo ascendente (cervicofacial) da mandíbula. **C.** Passo 3: linhas tracejadas apontando secção transversal dos ramos ascendentes (cervicofaciais) da mandíbula (bilateralmente) e incisão profunda paralela à superfície do osso, acompanhando a borda inferior da mandíbula, de gônio a gônio, para seccionar as inserções do músculo milo-hióideo. **D.** Passo 4: luxação do ramo mandibular seccionado e incisão, através desse espaço, para seccionar os músculos pterigóideos. (Modificada de Stimson PG, Mertz CA. Forensic Dentistry. Boca Ratón: CRC Press; 1997.)

minerais), os cementos e o ouro são resistentes ao calor (fundem entre 800 e 1.400°C).

Os fotopolímeros, cuja cor se assemelha à dos dentes, podem ser facilmente reconhecidos com o auxílio da luz ultravioleta, com a qual apresentam fluorescência entre branco-azulada e branco-esverdeada.

Nas peças dentárias submetidas, em forma isolada, diretamente à ação do fogo podem produzir-se fissuras já a 150°C. Com temperaturas de 270°C, as raízes se tornam de cor negra; com 400°C ocorre a queda espontânea da coroa, quando o dente está sadio ou, então, a coroa se pulveriza, quando existem cáries ou infiltrações.

A 800°C carboniza-se o esmalte, que se torna azul; a dentina é mais resistente ao fogo. As raízes dos dentes calcinados mostram-se curvadas, podendo facilitar a confusão com as dos animais.

▶ Ficha odontológica para identificação forense

A ficha odontológica que se utiliza para a identificação forense é algo diferente da que se utiliza no prontuário odontológico da clínica. Com efeito, a ficha de identificação deve conter um número maior de informações que facilitem a identificação de uma vítima.

Existe uma ampla variedade de modelos, e é difícil indicar qual é o melhor. O que se podem indicar são as características que uma ficha deve preencher para ser funcional:

- Ser fácil de usar
- Contar com espaços suficientes para recolher todos os dados identificadores, como:
  - Falta de peças dentárias

- Alterações, congênitas ou adquiridas das peças dentárias remanescentes
- Restaurações odontológicas
- Obturações
- Próteses, fixas e móveis
- Radiografias obtidas etc.

Uma boa ficha odontológica, para fins de identificação forense, teria de contar, ao menos, com os seguintes tópicos:

- Sistemas de numeração das peças dentárias (Figura 20.2)
- Diagrama para o registro das particularidades morfológicas das coroas de cada dente
- Um local para registrar, se necessário, algumas outras características odontológicas de especial interesse, como, por exemplo, radiografias, próteses, obturações, restaurações etc.

▶ Sistemas de numeração das peças dentárias

Existem numerosos sistemas de numeração; todavia, o mais aceito e utilizado é o da Federação Dental Internacional (FDI), conhecido como **sistema de dois algarismos**, no qual se representam os dentes por um par de números, o primeiro dos quais indica a qual dos hemiarcos pertence a peça dentária e o segundo indica qual é o dente.

Na dentição definitiva o primeiro dígito vai de 1 a 4, representando os quadrantes em sentido horário. O segundo dígito – de 1 a 8 –, representa a peça correspondente desde o incisivo central até o molar distal. Na dentição temporária, os quadrantes representam-se com os números de 5 a 8, e as peças dentárias, de 1 a 5.

▪ Diagramas

Existem, outrossim, diversos modelos de diagramas em que se podem registrar as diferentes particularidades presentes nos dentes. Não obstante, toda essa variedade de diagramas pode ser reduzida a dois tipos fundamentais: o sistema lineal e o sistema em forma de arco. Em ambos os casos representam-se, de forma esquemática, as faces oclusais dos diferentes dentes, e é nelas que se registram, nos respectivos lugares, os tratamentos odontológicos: obturações, restaurações, coroas, próteses etc. (Figura 20.3).

Na Figura 20.4 está reproduzido um dos diagramas mais utilizados – é o que usa a Interpol –, que é de uso fácil e bastante prático para realizar os confrontos de achados que possam levar à identificação de uma pessoa. Como se vê, é formado desenhos bem simplificados e numerados, que se agrupam em quatro quadrantes superpostos.

▪ Seção para características especiais

Por derradeiro, reserva-se na ficha uma parte que permite anotar, para cada caso, trabalhos odontológicos de interesse especial para a identificação, bem como fazer constar radiografias apicais, panorâmicas (ortopantomografia), *intra vitam* e *post mortem*, e/ou outras informações que se tenham levantado.

Com essas indicações, pode-se elaborar uma ficha odontológica que permita ao perito recolher adequadamente, no caso concreto, os dados passíveis de serem empregados no procedimento de identificação odontológica (Figuras 20.5 e 20.6).

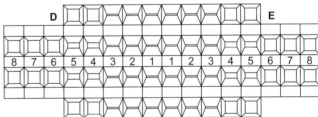

Figura 20.3 Diagrama alternativo, de uso na Interpol, em que as duas fileiras centrais representam os dentes permanentes, do adulto, e as fileiras extremas, superior e inferior, a dentição decídua ou infantil.

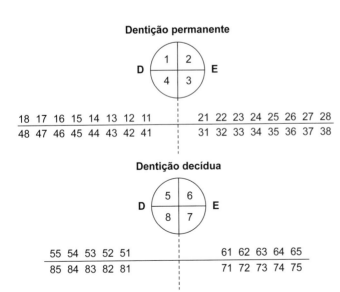

Figura 20.2 Sistemas de numeração das peças dentárias.

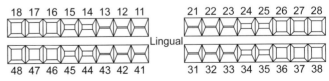

Figura 20.4 Diagrama simplificado, de uso da Interpol, representando apenas os dentes permanentes do adulto, por quadrante dos arcos dentais.

Capítulo 20 | Perícia em Odontologia Legal 141

Victim identification form
(Approved by the International Criminal Police Organization – Interpol)

PART **J**

| Male/female | | Ref. nº |

Dead body – dental findings

11			21
12			22
13			23
14			24
15			25
16			26
17			27
18			28

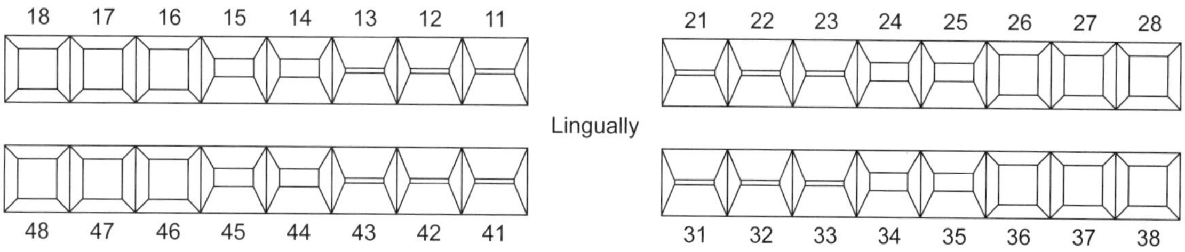

18 17 16 15 14 13 12 11   21 22 23 24 25 26 27 28

Lingually

48 47 46 45 44 43 42 41   31 32 33 34 35 36 37 38

48			38
47			37
46			36
45			35
44			34
43			33
42			32
41			31

Specific description of crowns, bridges and dentures

Further findings (occlusion, attrition, anomalies, staining, calculus, periodentitis, etc.)

Radiographic examination of

Supplementary examination

Age evaluation (method?)

Figura 20.5 Fac-símile do anverso da ficha da Interpol, permitindo registrar, de forma extremamente simples, os achados na vítima.

142 Parte 1 | Odontologia Legal

Victim identification form **PART**
(Approved by the International Criminal Police Organization – Interpol)

J

Male/female		Ref. nº

Dead body – dental findings

Site of recovery	Recovery nº
Police agency	Date

Dental examination

Requested on	by
Performed on	at

Material

			Removed		Yes		No
Jaws present	☐ Upper	☐ Lower	Removed	☐ Yes		☐ No	
Fragmentary remains			Removed	☐ Yes		☐ No	
Single teeth			Removed	☐ Yes		☐ No	
Other			Removed	☐ Yes		☐ No	

Supplementary details

Stamp	Place and date
	Signature

Figura 20.6 Fac-símile do verso da ficha de identificação odontológica da Interpol, na qual podem ser registradas características complementares presentes na vítima.

▶ Formulário de achados dentais

Um bom exemplo de ficha dental é o formulário de achados dentais, que consta do prontuário para identificação de vítimas, em uso pela Interpol e de utilização simples, anotando todas as observações e seguindo instruções precisas quanto à marcação.

Nessa esteira, as peças dentárias perdidas *in vivo* marcam-se com um X grande, ao passo que as perdidas depois da morte marcam-se com um círculo. Quanto às restaurações, usam-se:

- Cor preta, para marcar amálgamas
- Cor vermelha, para indicar trabalhos feitos em ouro
- Cor verde, para os materiais polimerizados.

As cáries marcam-se com "x" pequenos grifados sobre a face atingida pelo processo.

▶ Peculiaridades da perícia em Odontologia

A perícia, em Odontologia, reveste-se de algumas características próprias que vão além da mera constatação anatômica da lesão, adentrando pelos caminhos funcionais. Por sua clareza, permitimo-nos transcrever adiante trecho do texto do Prof. Genival Veloso de França,[1] uma vez que sintetiza, de maneira muito clara, esses conceitos.

Quanto aos dentes, há necessidade de que a perícia venha a distinguir com sutileza o valor de cada peça, levando em conta as suas funções **mastigatória**, **estética** e **fonética**, de acordo com o interesse de cada exame (Quadro 20.1).

Hentze, in Michellis, apud Penna, para os 100% da integridade da **função mastigatória** de cada dente, estabelece os seguintes percentuais:

- Incisivo central: 1%
- Incisivo lateral: 1%
- Canino: 2%
- 1º pré-molar: 3%
- 2º pré-molar: 3%
- 1º molar: 5%
- 2º molar: 5%
- 3º molar: 5%
- 25% × 4 = 100%.

Álvaro Dória, in Raimundo Rodrigues, apud Arbens, para os 100% da **função estética**, propõe os seguintes valores:

- Incisivo central: 6%
- Incisivo lateral: 6%
- Canino: 6%
- 1º pré-molar: 5%
- 2º pré-molar: 2%
- 1º molar: 0%

---

[1] França GV. Medicina legal. 11. ed. Rio de Janeiro: Guanabara Koogan; 2017.

Quadro 20.1 Valor estético, fonético e mastigatório dos dentes (Dueñas, in Betran, apud Arbenz).

	Valor estético	Valor fonético	Valor mastigatório
Incisivo central	100	100	40
Incisivo lateral	90	90	40
Canino	80	80	70
1º pré-molar	70	50	60
2º pré-molar	60	40	70
1º molar	50	–	100
2º molar	40	–	90
3º molar	–	–	–

- 2º molar: 0%
- 3º molar: 0%
- 25% × 4 = 100%.

E quanto à **função fonética**, avaliamos em cada peça dentária uma perda percentual nos seguintes índices:

- Incisivo central: 8%
- Incisivo lateral: 8%
- Canino: 6%
- 1º pré-molar: 2%
- 2º pré-molar: 1%
- 1º molar: 0%
- 2º molar: 0%
- 3º molar: 0%
- 25% × 4 = 100%.

Há outros que ainda consideram um **coeficiente de antagonismo**, como sendo um percentual de perda em relação à diminuição da função do dente que fica em seu sentido oposto, em face da redução de sua função. Para eles, esse valor chega a 50% daquele mesmo dente que falta.

Por outro lado, observa-se na prática que os peritos quando respondem aos quesitos relativos à debilidade e à perda funcional, nesse particular, levam em conta apenas os índices mastigatórios relativos às peças dentárias lesadas, omitindo os coeficientes estéticos e fonéticos da vítima.

Assim, Moreira (Paraíba), propõe um coeficiente integral para as lesões dos dentes, que ele chama de **índice geral de lesões dentárias** (IGLD), nas seguintes proporções:

$$IGLD = \frac{14423434 \mid 43432441}{24423433 \mid 33432442}$$

Justifica as perdas atribuídas aos terceiros molares, não valorizadas em alguns índices, em face das disponibilidades de novas tecnologias em que esses elementos dentários possam merecer um certo destaque na preservação das arcadas dentárias e na possibilidade do uso de próteses.

No que se refere aos prejuízos produzidos por agressão em próteses ou em dentes destas, pensamos tratar-se de um dano à coisa material, interessando tão só às questões de direito patrimonial (prejuízo econômico).

Outro fato relevante: um traumatismo sobre a dentição temporária, que se completa em torno de 2 anos e meio, quando traumatizada em uma de suas peças, pode acarretar graves repercussões sobre o dente que se está formando, tais como

144 Parte 1 | Odontologia Legal

hipoplasia do esmalte, malformação radicular, retardo ou ausência da erupção, oclusão defeituosa, malformação da coroa, retardo ou parada na formação da raiz, entre outros.

▶ Prejuízo fonético

Há muito tempo se conhece o grande número de fatores que determinam e influenciam a passagem do som à palavra e que têm produzido a **teoria da invariabilidade da fala**, segundo a qual é possível evidenciar-se diferenças entre os sons produzidos por pessoas diversas.

Com efeito, o ato de falar é, em grande parte, expressão de hábitos fixos, de **características inatas**, próprias de um indivíduo, e de **características adquiridas** através da repetição de uma mesma ação milhares de vezes. Ensina-se a falar desde o primeiro ano de vida, e desde aquele mesmo ano aprendem-se cadências e inflexões dialetais. Modificações permanentes ou temporárias, quer de origem patológica como as cáries, quer de origem pós-traumática (lesões labiais, fraturas dentárias, correções dentísticas, cirurgias palatinas etc.) modificam, independentemente da vontade do falante, o som emitido no ato de falar. Muito embora essas modificações possam ocorrer ao longo do tempo, esses hábitos não abandonam o indivíduo durante toda a vida. Destarte, **a voz constitui parte integrante de seu próprio ser** e ele não poderá dispor a seu *bel piacére* daquilo que o caracteriza, uma vez que ao falar a pessoa age em parte de maneira automática, completamente fora do controle cortical, isto é, sem existir a consciência daquelas singularidades que, na própria voz, representam elementos característicos e distintivos.

É sobre esse princípio que se apoiam as diversas técnicas de pesquisa, dentre as quais deve salientar-se a que se baseia sobre comparações de registros de voz, mediante a escuta direta: **análise perceptual**, sendo certo que a mais concreta inovação é representada pelo emprego dos aparelhos eletrônicos que permitem transformar um sinal de baixa frequência, como é o som da voz, em uma representação gráfica que poderá ser facilmente objeto de comparações, já que o registro gráfico gera uma figura característica cujas dimensões correspondem, respectivamente, à frequência, à amplitude e ao tempo.

As modificações na cavidade oral resultantes da perda de dentes e a consequente reconstrução de um conjunto de dentes por próteses removíveis (PPT ou PTR) podem causar alterações na fala e na voz da pessoa. Da mesma forma, as alterações da fala e da voz em pacientes com perda de dentes e o grau de melhora da fala com o uso de próteses podem ser avaliados por meio de programas de computador.

Assim, alterações acústicas expressas em consoantes e vogais podem ser determinadas, em valores percentuais, nos pacientes sob exame, quando as vogais – especialmente as fechadas ("i", "u") – podem mudar sua frequência fundamental. Já com uma prótese, o paciente pode produzir a mesma articulação com a qual estava acostumado antes da perda dos dentes.[2]

Caso seja incorreta a construção da PPT ou da PPR, as alterações acústicas podem continuar, "resultando na carga de estresse do paciente dependente de sexo, idade, condição psíquica e gravidade do problema".

As alterações na atividade lingual mostram que ela é imprescindível para diversos procedimentos fisiológicos humanos, participando direta e indiretamente de funções essenciais como a mastigação, a deglutição e de maneira especial a fonação. Nessa última função, a fonação, a língua representa um dos principais articuladores fonéticos, apresentando grande flexibilidade e exercendo papel fundamental no resultado dos sons da fala.[3-6] Nessa função a língua se vê complementada pelas peças dentais, notadamente as anteriores, quando da participação na produção de consoantes linguodentais, posicionando-se entre os incisivos centrais superiores [t], [d] e [n]; alveolares, articulando sua ponta com o alvéolo dentário como nas consoantes [t], [d], [s], [z], [n] e [l]; pós-alveolares [c] e [f], com o dorso colocando-se na parte anterior do palato duro; retroflexas, quando a ponta da língua projeta-se para trás durante a realização da consoante; palatal quando a língua se eleva gradualmente para a frente ([é], [ê] e [i]) com a aproximação para a região do palato duro, posterior à pós-alveolar; velar, com o dorso em direção ao palato mole ([k], [g], [rr], [õ], [ô] e [u]); e uvular relacionando-se com a região da úvula.[7-10]

A supressão de peças dentárias, como é curial, pode causar distúrbios da fala, no que tange à articulação. De acordo com Braid (2003, op. cit.), as diferenças acústicas dos sons decorrentes de alterações na articulação fonética são passíveis de observação e do estabeleci-

---

[2] Jindra P, Eber M, Pešák J. The spectral analysis of syllables in patients using dentures. Biomed Papers. 2002; 146(2):91-44.

[3] Laver J. Principles of phonetics. Great Britain: Cambridge University Press; 1994.

[4] Callou D, Leite Y. Iniciação à fonética e à fonologia. 5. ed. Rio de Janeiro: Jorge Zahar; 1995.

[5] Braid ACM. Fonética forense. 2. ed. Campinas: Millennium; 2003.

[6] Palmer JM. Anatomia para fonoaudiologia. 4. ed. Rio de Janeiro: Guanabara Koogan; 2003.

[7] Molina R. Identificação de falantes: aspectos teóricos e metodológicos. [Tese.] Piracicaba: Faculdade de Odontologia de Piracicaba, Unicamp; 1994.

[8] Lieberman P, Blumstein SE. Speech physiology, speech perception, and acoustic phonetics. New York: Cambridge University Press; 1996.

[9] Braid ACM. Fonética forense. Porto Alegre: Sagra-Luzzatto; 1999.

[10] Braid ACM. Fonética forense. Porto Alegre: Sagra-Luzzatto; 1999.

mento objetivo através de medições e análises instrumentais acústicas.

A análise acústica possibilita a mensuração de fenômenos da fala relacionados aos efeitos das configurações específicas do aparelho fonador. Nessa avaliação, é possível utilizar diferentes estudos específicos, como, por exemplo, a análise de formantes, determinando as ressonâncias do trato vocal; e a análise da suavidade espectral do filtro (SFF).

De acordo com Lieberman e Blumstein,[11] um dos principais instrumentos para investigação da produção da voz é a análise espectral. Esta tem sido amplamente utilizada para examinar o efeito de modificações orofaciais na produção da fala.[12-18]

Na análise espectral um som pode ser observado por três parâmetros: frequência, amplitude e sequência cronológica. Os dados podem ser visualizados em segunda dimensão, com gráficos coloridos ou em escala de cinza na terceira dimensão, sendo o espectrograma nada mais do que a distribuição espectral de um sinal acústico ao longo do tempo.[19]

Tomando essa análise como ponto de partida, torna-se possível obter informações que podem ser transformadas em modelos gráficos, numéricos e estatísticos. Isso possibilitará a mensuração, mediante valores numéricos de frequência, energia e tempo, de fenômenos da voz que indicam os efeitos produzidos a partir de configurações específicas do aparelho fonador, podendo ser, inclusive, utilizados para a identificação dos falantes.[20,21]

---

[11] Lieberman e Blumstein, 1996, op. cit.

[12] Braid, 1999, op. cit.

[13] Galvão LCC et al. Alterações na fala de usuários de próteses anteriores. Jornal do Conselho Federal de Odontologia da Bahia; 1999.

[14] Niemi M, Laaksonen JP, Vahatalo K et al. Effects of transitory lingual nerve impairment on speech: an acoustic study of vowel sounds. J Oral Maxillofac Surg. 2002; 60:647.

[15] Niemi M, Laaksonen JP, Aaltonen O et al. Effects of transitory lingual nerve impairment on speech: an acoustic study of diphthong sounds. J Oral Maxillofac Surg. 2004; 62:44-51.

[16] Niemi M, Laaksosen JP, Ojala S te al. Effects of transitory lingual nerve impairment on speech: an acoustic study of sibilant sound/s/. Int J Oral Maxillofac Surg. 2006; 35:920-3.

[17] Lee ASY, Whitehill TL, Ciocca V et al. Acoustic and perceptual analysis of the sibilant sound/s/before and after orthognatic surgery. J Oral Maxillofac Surg. 2002; 60(4):364-72.

[18] Lundykvist S, Haraldson T, Lindblad P. Speech in connection with maxillary fixed prostheses on osseointegrated implants: a three-year follow-up study. Clin Orl Implants Res. 1992; 3(4):176-80.

---

[19] Santos IR. Análise acústica da voz de indivíduos na terceira idade. [Dissertação.] Escola de Engenharia de São Carlos, Faculdade de Medicina de Ribeirão Preto, Instituto de Química de São Carlos, Universidade de São Paulo; 2005.

[20] Johnson N, Sandy JR. Tooth position and speech – is there a relationship? Angle Orthod. 1999; 69(4):306-10.

[21] Braid, 2003, op. cit.

21 Perícia Documental em Atestados

Mário Marques Fernandes

▶ Introdução

Vários são os documentos odontológicos passíveis de serem falsificados, exigindo certa habilidade do perito para detectar a adulteração, seja no conteúdo ou na forma. Havendo uma denúncia ou suspeita, deve o gestor público ou privado encaminhar o caso. Para isso, pode lançar mão de uma investigação através de seus mecanismos internos de sindicância e auditoria ou ainda utilizar-se externamente dos órgãos do Estado, quando cabível. Assim como nos inquéritos policiais, normalmente vinculados a questões criminais e coordenados pelos Delegados de Polícia, pode o cirurgião-dentista atuar em perícias nos inquéritos civis, dirigidos pelos Promotores de Justiça. Desde a promulgação da Constituição de 1988, o Ministério Público se encontra inserido no capítulo "Das funções essenciais à Justiça". Foi na área cível que a instituição adquiriu novas funções, destacando a sua atuação na tutela dos interesses coletivos e individuais indisponíveis (entre outros, direito à saúde). Isso deu evidência à instituição, tornando-a uma espécie de ouvidoria da sociedade brasileira nas questões vinculadas aos direitos humanos.[1-4]

O presente capítulo tem como objetivo apresentar uma situação em que o odontólogo é posto em contato com a justiça, no caso específico assessorando o Promotor de Justiça. Versa sobre uma situação em que ocorre o pedido de uma análise documental de atestados médicos e odontológicos. O laudo foi realizado, nesse caso, em conjunto com um médico.

▶ Utilização de documentos falsos à luz dos Códigos Civil e Penal

Segundo o diploma penal vigente, no título referente aos crimes contra a fé pública, mais especificamente no capítulo sobre falsidades documentais, vários são os crimes tipificados. Todos eles são caracterizados pela fraude ou adulteração de instrumentos escritos ou impressos. Além da falsidade de documento público (art. 297) e de documento privado (art. 298), existe de interesse para o odontólogo (cf. citado no Capítulo 2, *Odontologia Legal e suas Relações com o Direito*) a falsidade ideológica (art. 299), em que podem ser enquadrados os cirurgiões-dentistas (ver discussão no Capítulo 17, *Homicídio, Suicídio ou Acidente*). Destacamos que a lei que regulamenta o exercício da profissão odontológica data de 24 de agosto de 1966.[5] Portanto, o legislador penal não poderia tipificar os atestados odontológicos explicitamente, pois o referido diploma foi promulgado em 1940 por um Decreto-Lei, logo, 26 anos antes.[6] No âmbito da falsidade ideológica, o odontólogo perito pode ser suscitado a avaliar a legitimidade ou a relação de fatos expostos em documentos, como o diagnóstico, queixa ou realidade clínica exibida pelo paciente. Ainda segundo o Código Penal Brasileiro, está prevista pena pela **utilização** do documento falso, em que a mesma seria somada, na hipótese de uso, com a prevista pelo tipo documental.

No que tange às situações civis, a Carta Civil promulgada em 2002 ratificou a necessidade de indeni-

---

1. Brasil. Constituição da República Federativa do Brasil. São Paulo: Imesp; 1988.
2. Mazzilli HN. Introdução ao Ministério Público. São Paulo: Saraiva; 1997.
3. Salles CA. Entre a razão e a utopia: a formação histórica do Ministério Público. In: Vigilar JMM, Macedo Júnior RP (Coords.). Ministério Público II: democracia. São Paulo: Atlas; 1999.
4. Lopes JAV. Democracia e cidadania: o novo Ministério Público. Rio de Janeiro: Lumen Juris; 2000.

---

5. Brasil. Lei federal nº 5.081 de 24 de agosto de 1966. Regula o exercício da Odontologia. Diário Oficial da União; 1966.
6. Brasil. Decreto-Lei nº 2.848 de 7 de dezembro de 1940. Institui o Código Penal. Diário Oficial da União; 1940.

zar os danos causados por atos ilícitos, de interesse para este capítulo, especificamente os relacionados a documentos falsos.[7] Destacamos dois artigos que se relacionam diretamente com o tema. Primeiro, o art. 187 cita que: "Também comete ato ilícito o titular de um direito que, ao exercê-lo, excede manifestamente os limites impostos pelo seu fim econômico ou social, pela **boa-fé** ou pelos bons costumes." Ora, quem altera algum instrumento escrito dificilmente o faz sem má-fé, indo de encontro à redação do artigo, ou seja, cometendo ato ilícito. Além desse artigo, no referido diploma civil o legislador preocupou-se com a questão da prova. No art. 225 aumentou-se a possibilidade de meios de produção das mesmas como reproduções fotográficas, cinematográficas ou registros fonográficos citando: "...quaisquer... reproduções mecânicas ou eletrônicas de fatos ou de coisas fazem prova plena destes...". Claramente foi observada e ampliada no código a possibilidade de encontrar e mostrar a verdade, aqui em estudo, nos casos relacionados a documentação.

▶ Aspectos legais e funcionais da justificativa dos afastamentos

A justificação da falta dos trabalhadores na iniciativa privada e de servidores ao serviço público está vinculada a entrega do atestado médico ou odontológico e, na maioria das vezes, a uma avaliação pericial. Um grande número de instituições tem considerado a imprestabilidade dos atestados para fins de justificativa, quando da ausência da referência ao diagnóstico da moléstia incapacitante, de modo expresso ou codificado (CID), no atestado fornecido pelo profissional da Odontologia ou da Medicina. Passamos agora a nos ater em algumas ponderações constitucionais e legais:

Segundo Silva,[8] a **privacidade** é uma prerrogativa genérica constitucionalmente assegurada ao cidadão no sentido da proteção de seus segredos e particularidades, incluídas manifestações da esfera íntima, privada e da personalidade. Todavia, se, de um lado, a Constituição da República garante e assegura tal direito, a mesma Carta Magna igualmente dispõe, de outra sorte, sobre os princípios que a Administração Pública deve obedecer, dentre os quais o da **legalidade** e **finalidade**, este tacitamente admitido, segundo Meirelles,[9] "sob a denominação de **princípio da impessoalidade**". Por tais prin-

cípios, aos quais adere e se indissocia o da **moralidade**, todo e qualquer ato praticado pelo administrador deve inexoravelmente prestigiar, e seguir, os mandamentos da lei e as exigências do bem comum, aqui considerado o fim público, ou interesse público inserto de forma expressa ou tácita na norma. Em parecer jurídico sobre o tema,[10] há que se constatar que a indicação da moléstia nos atestados tem o condão, na hipótese vertente, de dar sustentação fática à **justificativa** da falta do servidor ao serviço, circunstância com inúmeros reflexos na sua vida funcional. Se falta houve ao serviço, motivada por incapacidade por razão de moléstia, incumbe o servidor, para preservar seus interesses, materializar as razões pertinentes, sob pena de, em não o fazendo, suportar todos os sancionamentos daí decorrentes. Obviamente não pode a administração, em detrimento dos princípios citados, chancelar justificação de falta sem causa e sem amparo, pela simples razão de que, sem prova e sem motivo, o ato assim praticado se apresenta totalmente vazio, despropositado e inválido. A consideração da falta, reitere-se, ocorre não diante da mera e formal certificação, mas também em face de sua causa.

Com efeito, já é conhecida a legislação infraconstitucional acerca do sigilo profissional em pareceres e normas éticas dos Conselhos de Medicina e Odontologia. Em nenhum momento, segundo as peças invocadas, é vedado ao profissional de Medicina ou Odontologia, autorizado pelo paciente, declinar o diagnóstico da moléstia expressamente, ou apontar a respectiva CID. Conclui o parecer indicando que a falta do servidor ao serviço somente pode ser considerada, e reconhecida pela administração, à luz da apresentação de atestado médico ou odontológico que contenha o diagnóstico da moléstia incapacitante, de forma expressa ou codificada (CID). Além disso, finaliza apontando que a exigência de conter no atestado a referência supramencionada não constitui violação ao direito à privacidade do servidor, haja vista que ao administrador se transfere o dever de guardar sigilo, sob pena de responder penal, civil e administrativamente.

▶ Breves considerações sobre a atuação do Ministério Público em questões periciais relacionadas à saúde

Os ramos do Ministério Público que exercem funções de promoção do direito à saúde de forma genérica são: Ministério Público Federal, quando há envolvimento de

---

[7] Brasil. Lei Federal nº 10.406 de 10 de janeiro de 2002. Institui o novo Código Civil. Diário Oficial da União; 2002.

[8] Silva JA. Curso de Direito Constitucional Positivo. 18. ed. São Paulo: Malheiros; 1993.

[9] Meirelles HL. Direito Administrativo brasileiro. 9. ed. São Paulo: Melheiros; 1992.

---

[10] Ministério Público do Rio Grande do Sul. Parecer sobre apresentação do diagnóstico da moléstia incapacitante em atestados. Expediente Administrativa nº 005705-09.00-PGJ.1; 1997.

qualquer tipo de responsabilidade de entes e autoridades federais, o Ministério Público do Distrito Federal e Territórios e o Ministério Público dos Estados. Existem basicamente as seguintes linhas de atuação do Ministério Público na defesa do direito à saúde: (a) a repressão a fraudes de instituições públicas e privadas, prestadoras do serviço público de saúde; (b) a repressão a atos de improbidade imputados a administradores públicos envolvendo as verbas públicas destinadas à saúde; (c) a estruturação do SUS nas esferas federal, estadual e municipal, com a fiscalização da existência do serviço e de sua qualidade; (d) a fiscalização de implementação das políticas públicas de saúde, como programas de vacinação, saúde da mulher, transplantes de órgão, entre outros; e (e) a promoção de direitos coletivos e individuais indisponíveis de crianças, adolescentes, idosos e portadores de transtornos mentais.[11]

No resguardo do direito à saúde, pode o Ministério Público adotar várias medidas, de natureza administrativa ou judicial, que quase sempre são precedidas de uma investigação, a qual ocorre por meio do **inquérito civil** público. A instauração do inquérito pode ocorrer a partir de representação de qualquer pessoa, associação, pessoa jurídica de direito ou de direito privado, ou de ofício. Segundo Rodrigues (op. cit.), a sociedade tem participado de forma significativa na provocação dos inquéritos civis, sendo considerada uma forma de participação política mais ampla. Para instrução do inquérito, poderá o Promotor de Justiça requisitar informações, convocar pessoas para prestar depoimentos, deprecar diretamente a qualquer órgão de execução a realização das diligências necessárias para a investigação, solicitar assessoria técnica a servidores da instituição,[12] ou de outros órgãos quando não dispuser em quadro funcional próprio, bem como qualquer pessoa poderá, durante a tramitação do inquérito civil, apresentar ao Ministério Público documentos ou subsídios para melhor apuração dos fatos, entre outros. Essa gama de poderes é imprescindível para que a investigação seja bem-sucedida. Instruído o procedimento, cabe ao membro do Ministério Público eleger a medida mais adequada ao caso. Assim, poderá propor ação civil pública, ação coletiva ou ação de improbidade, expedir recomendação, celebrar termo de ajustamento de conduta ou promover o arquivamento do inquérito civil. Esse não é condição de procedibilidade para o ajuizamento das ações a cargo do Ministério Público, nem para a realização das demais medidas de sua atribuição própria.[13-15]

Segundo estudos de Rodrigues,[16] o objetivo principal do inquérito civil é investigar a materialidade dos fatos potencialmente ou efetivamente lesivos ao direito da saúde, identificando os responsáveis pela sua prática. Esse objeto é o mais amplo possível, podendo se referir a um fato determinado ou a um conjunto de fatos que revelem um estado de coisas contrário aos interesses da coletividade. O adjetivo civil qualifica a função do inquérito para investigar fatos da órbita não penal. Nada impede, porém, que na apuração de um ilícito civil se constatem indícios de materialidade e autoria de um delito penal, podendo os dados obtidos no inquérito civil servir como elemento para a proposita de uma ação penal.

Integralmente inserida nas ações de saúde encontra-se a saúde bucal. Na defesa dos assuntos supracitados relacionados à Odontologia, em decorrência da amplitude e por analogia, podemos exemplificar a atuação dos Ministérios Públicos: (a) na repressão a fraudes de empresas prestadoras de serviço odontológico; (b) na repressão a atos de improbidade imputados a cirurgiões-dentistas ocupantes de cargos na administração pública; (c) na estruturação de programas relacionados à saúde bucal oriundos do SUS, com a fiscalização da existência de serviço e de sua qualidade; (d) na fiscalização de implementação das políticas públicas de saúde bucal; e (e) na promoção de direitos coletivos e individuais indisponíveis no âmbito odontológico a grupos vulneráveis.[17-19]

Nota-se no cenário nacional, especificamente no sul do Brasil, a presença regulamentada de cirurgiões-dentistas nos quadros funcionais do Ministério Público.

---

[11] Rodrigues GA. Breve cotejo sobre o papel do ombudsman da saúde norueguês e a atuação do Ministério Público em defesa de direito à saúde no Brasil. Revista Direito Sanitário. 2007; 8(2):82-104.

[12] Rio Grande do Sul (Estado). Lei nº 10.559 de 19 de outubro de 1995. Cria o Serviço Biomédico da Procuradoria Geral de Justiça e dá outras providências. Diário Oficial do Estado; 1995.

[13] Brasil. Presidência da República. Lei Complementar nº 75 de 20 de maio de 1993. Dispõe sobre a organização, as atribuições e o estatuto do Ministério Público da União. Diário Oficial da União; 1993a.

[14] Brasil. Presidência da República. Lei Complementar nº 8.625 de 12 de fevereiro de 1993. Institui a Lei Orgânica Nacional do Ministério Público, dispõe sobre as normas gerais para organização do Ministério Público dos Estados. Diário Oficial da União; 1993b.

[15] Conselho Nacional do Ministério Público. Resolução nº 23, de 17 de setembro de 2007. Disciplina, no âmbito do Ministério Público, a instauração e tramitação do inquérito civil. Brasília: CNMP; 2007.

[16] Rodrigues GA. Ação civil pública e termo de ajustamento de conduta. Rio de Janeiro: Forense; 2006.

[17] Brasil, 1993a, op. cit.

[18] Brasil, 1993b, op. cit.

[19] Lucato MC. Responsabilidade profissional do cirurgião-dentista. Jornal Brasileiro de Clínica Odontológica Integrada. 2004; 8(47):367.

Criado no âmbito do Ministério Público do Estado do Rio Grande do Sul, pela Lei estadual nº 10.559, de 19 de outubro de 1995, encontra-se o Serviço Biomédico. Esse Setor tem como atribuições, entre outras, atividades periciais junto aos membros e servidores da instituição. Como síntese das atribuições do cargo de odontólogo estão descritas, entre outras: realizar inspeções no âmbito da Odontologia e, ainda, realizar ou assistir perícias.

▶ Descrição de caso pericial envolvendo a atuação do Ministério Público | Exemplo

Serviço Biomédico
Laudo de Assessoria Técnica nº 00000

O Dr. XX, cirurgião-dentista, na qualidade de assessor relator, e a Dra. YY, médica, na qualidade de assessor correlator, ambos regularmente inscritos nos Conselhos Regionais de Odontologia e de Medicina do Estado do Rio Grande do Sul sob o nº 00000 e o nº 11111, respectivamente, lotados no Serviço Biomédico da Procuradoria Geral de Justiça do Rio Grande do Sul, vêm por meio deste documento oferecer resposta a assessoria técnica solicitada pelo Promotor de Justiça Dr. NN, conforme solicitado através do ofício nº 22222, da Promotoria de Justiça Especializada, referente ao inquérito civil nº 33333.

Histórico

Trata-se de inquérito civil instaurado para apurar a regularidade dos excessivos pedidos de afastamento por motivos de saúde dos vereadores da cidade de XX, com suspeita de que tais afastamentos destinam-se unicamente a beneficiar os respectivos suplentes.

O presente histórico e a consequente análise dos atestados foram baseados exclusivamente nos dados constantes no referido inquérito civil.

Foi solicitada a identificação das CID (Classificação Internacional de Doenças) e uma avaliação, de modo geral, da credibilidade dos documentos.

Revisão da literatura | Considerações sobre os atestados

O atestado é uma declaração sucinta em que se afirma um fato médico ou odontológico e as suas consequências. O atestado pode implicar providências administrativas, judiciárias ou oficiosas. Estando de acordo com as normas regulamentares, em princípio deve ser acatado na sua veracidade, sujeitando o autor de atestado falso a infração ética e penal.

---

[20] Rio Grande do Sul (Estado), 1995, op. cit.

A competência do cirurgião-dentista para atestar, no setor de sua atividade profissional, estados mórbidos e outros, e, inclusive, para justificativa de faltas às tarefas habituais, é conferida aos odontólogos pela Lei federal nº 6.215, de 30.06.75, que altera a redação do item III do art. 62 da Lei federal nº 5.081, de 24.08.68, que regula o exercício da Odontologia.

Quanto aos médicos, a resolução do Conselho Federal de Medicina nº 1.658/2002, considerando os preceitos do Código de Ética Médica e a legislação vigente, normatiza a emissão de atestados médicos.

De modo que cumpra com suas finalidades legais, e a fim de que os profissionais tenham sua responsabilidade resguardada, os atestados deverão ser registrados de maneira legível, contendo algumas informações como:

- Identificação do paciente
- Finalidade para a qual foi expedido
- Estabelecimento do diagnóstico, quando autorizado pelo paciente
- Especificação do tempo de repouso concedido
- Identificação do emissor, mediante assinatura e carimbo ou número de registro do Conselho Regional de Medicina ou Odontologia.

A colocação do diagnóstico, codificado ou não por meio da CID, somente poderá ser feita quando por justa causa, dever legal ou solicitação do paciente ou seu representante legal, com concordância expressa no atestado. Dessa forma, não pode ser considerada infração ética por violação do segredo profissional (art. 9º, inc. 1º do Código de Ética Odontológica e art. 102 do Código de Ética Médica). Cabe a cada instituição regulamentar a exigência ou não da colocação da CID nos atestados.

O atestado é parte integrante do ato médico e odontológico – que compreende o exame clínico, o diagnóstico, o prognóstico, a prescrição e a emissão do atestado. Portanto, o médico não pode dar **atestado a distância**, isto é, sem examinar pessoalmente o paciente, nem recusar-se a fornecer o documento quando solicitado pelo paciente, devendo igualmente registrar em ficha própria e/ou prontuário médico os dados dos exames e tratamentos realizados.

Ao fornecer atestado médico sem ter exercido ato profissional que o justifique ou que não venha a corresponder à realidade, além de cometer grave infração aos postulados éticos da profissão, o médico infringe a legislação penal, no delito de **Atestado Falso**, previsto no art. 302 do Código Penal, ou mesmo em **Falsidade Ideológica** (art. 99 do CP), estando sujeito a penalidades. Entretanto, a falsidade pode ser na existência ou não de uma enfermidade, ou seja, na **inveracidade** do que o atestado pretende provar. Circunstâncias secundárias, como o tempo de afastamento do trabalho (p. ex., de 2 ou 30 dias) diante de uma **doença real** ou um equívoco de diagnóstico, não se constituem em atestado falso.

Análise dos dados

- Número de atestados analisados: 151 (130 médicos e 21 odontológicos)
- Número de pacientes envolvidos: 9
- Número de atestados com CID: 49 (33%); sem CID: 102 (67%)
- Número de atestados com carimbo: 119, sem carimbo: 32
- Número de atestados que seguem as normas vigentes: 149 (98,7%).

Salientamos que não será possível, na maior parte dos casos, fazer uma apreciação do número de dias de afastamento concedidos correlacionando-os com o diagnóstico em virtude do desconhecimento de outras variáveis clínicas que levaram o profissional a deferir determinado número de dias, além do fato de que em 67% dos atestados não consta o diagnóstico.

Em relação à ausência de carimbo em alguns atestados, o profissional tem seu nome impresso na folha, possibilitando a correta identificação do emissor, principalmente quanto ao número do respectivo Conselho, com uma exceção, às fls. XXX dos autos do Inquérito Civil.

Os diagnósticos encontrados na codificação utilizada são válidos, e em apenas em um caso (fls. XXX dos autos) foi encontrado um código inexistente, de acordo com o Código Internacional de Doenças (CID) consultado.

Conclusão

Entendendo que é uma prerrogativa das organizações e instituições a solicitação da CID nos atestados de seus empregados e servidores, sugerimos análise da matéria no regimento interno da Câmara de Vereadores de XXXXX, em virtude de 102 atestados não apresentarem a referida codificação. É do interesse do servidor justificar eficazmente a causa da ausência, portanto a ele incumbe autorizar o médico ou odontólogo a declarar a respectiva CID se houver tal exigência por parte do empregador.

Quanto aos dois atestados incorretos, em um caso pode ter havido erro de grafia, com troca dos números da CID (ex. J03.6 no lugar de J03.9). No outro, não há possibilidade de identificar o profissional que realizou o atendimento. Há ainda um atestado sem assinatura. Todavia, existem outros documentos desse mesmo profissional confirmando a autoria do atestado no que tange à grafia do mesmo.

Considerando os dados analisados, o Serviço Biomédico consigna que em 98,7% dos casos os documentos preenchem os requisitos necessários na formatação de um atestado, segundo a legislação vigente.

Bibliografia

Código de Ética Médica. Disponível em: http://www.cremers.com.br.

França GV. Comentários ao Código de Ética Médica. 3. ed. Rio de Janeiro: Guanabara Koogan; 2000.

Paulete Vanrell J. Odontologia Legal e Antropologia Forense. Rio de Janeiro: Guanabara Koogan; 2002.

Resolução CFM nº 1.658/2002. Disponível em: www.cfm.org.br.

Sebastião J. Responsabilidade médica civil, criminal e ética. 3. ed. Belo Horizonte: Del Rey; 2003.

Porto Alegre, __ de _____de ____.

Dr. XX
Assessor relator

Dra. YY
Assessora correlatora

▶ Considerações finais

No caso apresentado, observa-se a importância do trabalho do cirurgião-dentista na cuidadosa análise conjunta médico-odontológica dos documentos enviados no inquérito civil, a qual pode ou não determinar a evolução para uma ação judicial civil e/ou penal, além das repercussões administrativas aos vereadores envolvidos. Destaca-se a importância dos atestados odontológicos, pesquisada pelos autores Hebling et al. e Silva,[21,22] frisando aspectos relacionados às suas consequências e sua confecção. Segundo os estudos de Mazzilli e Crosato no município de São Paulo,[23] em um estudo retrospectivo de afastamentos por motivos odontológicos de 1996 a 2000, a prevalência encontrada foi de 0,55% (775 casos em um total de 140.843 registros). Nesse estudo chegou-se à média de 5,4 dias de afastamento, e a faixa etária mais prevalente foi a de 40 a 49 anos. Com o trabalho pericial desenvolvido, observamos uma necessidade de atualização e reciclagem entre os próprios gestores e profissionais das áreas médica e odontológica, tanto pública quanto privada, no que

---

[21] Hebling E, Daruge E, Daruge Jr E. Atestados odontológicos. JBC J Bras Odont Clin. 1998; 2(10):51-5.

[22] Silva M. Documentação em odontologia e sua importância jurídica. Odontologia e Sociedade. 1999; 1(1/2):1-3.

[23] Mazzilli LEN, Crosato E. Análise dos afastamentos do trabalho por motivo odontológico em servidores públicos municipais de São Paulo submetidos à perícia ocupacional no período de 1996-2000. RPG Rev Pós Grad. 2005; 12(4):444-53.

tange a documentação. No âmbito público, Meneguim et al.[24] publicaram um trabalho sobre aspectos legais do prontuário odontológico. Segundo os autores, apenas 33% de uma amostra composta de 18 coordenadores de saúde bucal de municípios do interior de São Paulo tinha o entendimento de que os atestados odontológicos são itens essenciais na composição de um prontuário odontológico. Quanto aos profissionais com atuação na iniciativa privada, Campos.[25] mostrou em uma pesquisa que 53,9% dos cirurgiões-dentistas participantes da amostra não faziam os atestados odontológicos em duas vias, e nem solicitavam a assinatura dos pacientes nos referidos documentos, evidenciando, portanto, a necessidade de maior conhecimento dos profissionais sobre o tema.

---

[24] Meneghim ZMAP, Pereira AC, Meneguim MC et al. Prontuário odontológico no serviço público: aspectos legais. Rev Odonto Ciência. 2007; 22(56):118-23.

[25] Campos APM. O prontuário odontológico em defesa do cirurgião-dentista. [Trabalho de conclusão de curso.] São José dos Campos: Faculdade de Ciências da Saúde (Curso de Odontologia), Universidade do Vale do Paraíba; 2001.

22 Aspectos Clínicos do Erro Odontológico

Maria de Lourdes Borborema

▶ Introdução

À semelhança do que acontece com a Medicina Legal, nas Faculdades de Medicina, onde a disciplina é considerada apenas uma das "menores" no Brasil, temos, também, um problema semelhante com a Odontologia Legal nas Faculdades de Odontologia. Professores desanimados, que nem sempre têm vontade de transmitir, e alunos desinteressados, que nem sempre têm vontade de ouvir.

Há pouco tempo, como exemplo, foi triste para nós vermos na biblioteca de uma das maiores Universidades de América Latina, no estado de São Paulo, um fato insólito: depois de mais de 70 anos, uma obra valiosa para a relação jurídico-profissional guarda o eterno mistério de suas páginas virginalmente fechadas de origem.

Se o aluno, primeiro, e o profissional, depois, parecem outorgar tão pouca importância a esse ramo da Odontologia, não é de estranhar que o número de gafes profissionais cometidas pouco a pouco cresça, se estenda, se agrave.

Lamentavelmente, o cirurgião-dentista somente percebe esse "ponto cego" de sua formação no dia em que recebe citação do fórum dando-lhe ciência de ação que lhe foi proposta por *mala praxis*, quer na área penal, quer na área civil, e que poderá fazer curvar sua altivez profissional ou minguar o patrimônio que, com tanto esforço, conseguiu amealhar ao longo dos anos.

▶ O que é erro em Odontologia?

Quiçá o mais importante seja deixar bem claras, desde o começo, algumas ideias que, por terem outra conotação na linguagem coloquial, podem criar equívocos fatais. Uma delas é a de *mala praxis* odontológica.

Com efeito, a *mala praxis* – segundo a ciência odontológica – é o resultado adverso ocorrido durante um ato odontológico e resultante de uma ação ou omissão do profissional.

Segundo o Direito, a *mala praxis* em Odontologia é o resultado adverso ocorrido durante um ato odontológico e causado por imperícia, imprudência ou negligência do profissional.

Dessa duplicidade de conceitos – se bem que em campos diversos – surge a necessidade de ver a qual nos ateremos no terreno prático. E que não se entenda isso como querer menosprezar uma área em benefício de outra.

▪ Critério meramente odontológico

Ocorre que no terreno odontológico prático os fatos atribuíveis à *mala praxis* são muito mais amplos, ainda que de contornos mais difusos, menos precisos. Com efeito, tudo o que aconteça a um cliente, por obra e graça da ação e/ou da omissão do cirurgião-dentista, já seria uma *mala praxis*.

E isso nem sempre é verdade.

Muito vai depender da **escola** que o dentista perfilhe: uma mais intervencionista, outra mais expectante; uma mais clínica, outra mais cirúrgica; uma respeitando mais a evolução biológica do organismo diante dos procedimentos, outra mais rápida e que sacrifica, em aras da celeridade, os ritmos biológicos de cada paciente.

E existem fatos, ainda, que poderão estar na dependência de ocorrerem **acidentes imprevisíveis**: falha de fábrica na resistência dos materiais usados, reações idiossincráticas a fármacos, sensibilidade pessoal exacerbada à presença de bimetais, e, assim, a lista poderia estender-se muito mais.

Esses "casos de *mala praxis*" realmente são **fatos escusáveis**, desde que o profissional tenha utilizado, correta e oportunamente, os conhecimentos e regras da ciência odontológica atual, havendo existido, tão somente, um fato realmente imprevisível. Daí que muitos autores, quer no âmbito nacional como no internacional, nem os consideram erros profissionais, no sentido de *mala praxis*.

Todavia, há casos em que os Conselhos Regionais de Odontologia, acionados pelos pacientes, chegam a promover contra o profissional um procedimento administrativo, sempre com consequências no seu prontuário de antecedentes profissionais.

· Critério jurídico

Sem sombra de dúvida, o critério jurídico que caracteriza a *mala praxis* profissional do dentista é muito mais restrito, mas, também, é muito mais bem definido.

Com efeito, constatado o fato – que poderá ser *mala praxis* ou não –, o foco da atenção se dirige, especificamente, ao *animus*, à intenção do profissional ao propor seu trabalho; ao *modus operandi*, isto é, à qualidade pessoal de seu trabalho; à sua condição de *prudens*, isto é, de respeitar prudentemente os limites impostos pela ciência; à sua constante *cura et vigilantia* no tratamento e seus resultados, imediatos e mediatos.

É assim que um fato odontológico, juridicamente, se transformará em *mala praxis* apenas se ficar comprovado, de maneira inequívoca, que o dentista agiu com imperícia, imprudência ou negligência, isto é, com pelo menos um dos três comportamentos que identificam a culpa.

▶ Como caracterizar a culpa

A caracterização da culpabilidade é um fato fundamental, uma vez que será aquilo que fará com que um mesmo fato possa ser visto, analisado e julgado de pontos de vista diferentes.

Na verdade, não podemos esquecer que, mesmo quando analisamos um caso do ponto de vista administrativo, e *a fortiori*, quando o fazemos penal ou civilmente, além da mera descrição das lesões, o que interessará ao Conselho, no primeiro caso, e ao magistrado, no segundo, é saber se conseguimos ver, no ato analisado, indícios de imperícia, imprudência ou negligência do profissional.

Não existe a menor dúvida de que se trata de uma tarefa que nada tem a invejar aos 12 trabalhos de Hércules. E é por isso mesmo que temos de redobrar nossa atenção e nosso esforço, para não nos inclinarmos, instintivamente, para o lado de um corporativismo protecionista que tudo justifica, nem tampouco para o lado de uma intransigente perseguição sistemática.

Se, por um lado, somos humanos e, como tal, falíveis, temos que lembrar que, no momento, somos auxiliares da Justiça, e, consequentemente, nosso relatório terá que ajudar o magistrado a decidir.

Para facilitar a compreensão sobre a forma como procedemos nestes casos, acredito que seja importante mostrar os passos sucessivos dessa investigação *sui generis* (Quadro 22.1).

▶ Frequência dos casos de erro

Infelizmente, a *mala praxis* não é tão rara como poderia parecer, nem tão afastada de nós como seria de desejar.

É verdade que na vertiginosa celeridade dos tempos atuais, na última década e, mais especialmente, no último lustro, os casos de *mala praxis* têm aumentado de forma alarmante.

▶ Possíveis causas do erro

Vendo esse aumento na frequência dos casos de *mala praxis*, em contraste franco com a evolução tecnológica que, pelo menos em tese, deveria fazer com que houvesse uma tendência a diminuir, é lógico que venha à cabeça uma pergunta: quais são as causas que estão no fundo desses erros técnico-profissionais?

Já em 1962, Graça Leite[1] propunha pelo menos quatro fatores que, isolados ou em conjunto, poderiam explicar os casos – felizmente raros naqueles tempos – de erros profissionais. Nesse sentido o autor aponta quatro fatores precípuos:

- Pressão do fator econômico
- Fragilidade moral
- Falta de vocação profissional
- Omissão de regras científicas básicas.

Hoje em dia, quatro décadas após, podemos acrescentar alguns outros, até como desdobramento desses, dadas algumas circunstâncias peculiares do país e que, quiçá, não se apliquem alhures. Assim, teríamos estes outros fatores, também:

- Aumento indiscriminado do número de Faculdades de Odontologia
- Massificação do ensino, em uma profissão que ainda é arte e, como consequência, exige um regime tutorial
- Defeitos na formação profissional
- Falta de boa comunicação social com os pacientes
- Submissão a condições de trabalho inadequadas e/ou precárias
- Anomia ou quase certeza de impunidade para os resultados adversos

---

[1] Graça Leite W. Odontologia Legal. Salvador: Era Nova; 1962.

154 Parte 1 | Odontologia Legal

Quadro 22.1 Passos para caracterização da culpabilidade.

1º passo
Consiste no **exame clínico-radiográfico** para verificar, pelo menos:
- Congruência entre queixa e tratamento
- Existência de lesões
- Existência de sequelas lesionais
- Etiologia das lesões e das sequelas
- Tipos de procedimentos ou trabalhos realizados
- Coerência entre o quadro clínico e os procedimentos seguidos
- Congruência entre os procedimentos seguidos e os procedimentos recomendados
- Qualidade dos materiais utilizados
- Biocompatibilidade dos materiais
- Ajustes materiais adequados
- Relação custo-benefício entre os procedimentos adotados e os resultados obtidos
- Grau de informação que se ofereceu ao paciente antes de submetê-lo ao tratamento
- Grau de satisfação do paciente com o trabalho realizado.

2º passo
Consiste na identificação dos **erros de diagnóstico**:
- Por ação
  - Semiologia realizada com técnica defeituosa, com descaso ou com imprudência
  - Interpretação equivocada dos dados semiológicos, ainda que tenham sido corretamente obtidos
- Por omissão
  - Quando se deixa de usar um recurso indispensável (raios X, isolamento absoluto etc.).

3º passo
É constituído pela verificação de **erros de planejamento**:
- Por ação
  - Planejamento errôneo de um tratamento
  - Recomendação de um tratamento sem medir suas consequências
- Por omissão
  - Falta de planejamento quando o mesmo é imprescindível (por motivos sociais, econômicos, financeiros etc.)
  - Falta de comunicação ou discussão com especialistas e/ou com o paciente.

4º passo
Consiste na constatação de **erros de execução (erros de tratamento)**:
- Por ação
  - Escolha de um tratamento impróprio
  - Utilização de instrumentos inadequados, remédios contraindicados, má técnica nos procedimentos
- Por omissão
  - Falta de tratamento quando o mesmo é imprescindível
  - Falta de conselhos ou orientação indispensável.

5º passo
Consiste na detecção de **erros de prognóstico**:
- Por ação
  - Avaliação incorreta da possível evolução após o tratamento
  - Realização de exames complementares (p. ex., histopatologia, exames de laboratório etc.), sem preocupar-se com os resultados dos mesmos
- Por omissão
  - Abandono do paciente
  - Falta de orientação do paciente sobre as possíveis formas de evolução do quadro
  - Falta de conhecimentos sobre a evolução natural do processo patológico do paciente.

6º passo
Representado pela elaboração do **relatório**, encaminhando-o à autoridade requerente ou diretamente ao magistrado, dependendo dos ritos processuais e da área em que o processo tramita.

- Autoconfiança no corporativismo que se espera dos peritos e dos Conselhos Regionais.

Em síntese, tudo quanto foi exposto prenuncia tempos de borrasca, indica-nos que caminhamos por sendas cada vez mais tortuosas e cheias de valhacoutos onde os profissionais, em vez de se aperfeiçoarem, procuram escudar-se em práticas antiquadas para não serem alcançados pelos procedimentos que põem em xeque sua responsabilidade profissional.

23 Erro Estrutural | Nova Fonte de *Mala Praxis*: Implantodontia

Bruno da Silva Santos

► Histórico

O tempo mostra que o homem sempre buscou a substituição de suas perdas dentais por materiais que poderiam desenvolver a função de um dente perdido.

O relato mais antigo segundo a história da implantodontia é a substituição de um dente pela **pedra negra de Copán** (um implante que pertencia à era pré-colombiana), fato relatado pela primeira expedição arqueológica de Harvard, no ano de 1890. Na oportunidade, foi encontrado em um incisivo lateral esquerdo de uma mandíbula, na grande metrópole maia de Honduras. Essa peça encontra-se no Museu Peabody, na Universidade de Harvard, nos EUA.

Nesse mesmo museu encontra-se uma grande peça na qual foi substituída a perda dos incisivos de uma mandíbula por dentes confeccionados com conchas de bivalvos. Essa peça arqueológica foi descoberta em 1931, em Honduras, na denominada "Playa de los Muertos" e que, como é lógico, pertencia também à cultura maia, sendo datada do ano 600 d.C.

Os fenícios e os egípcios utilizavam implantes intraósseos, constituídos por dentes de animais ou feitos em marfim, principalmente nas mulheres, cuja beleza era comprometida pela perda dental.

Bem mais recentemente, Maggiolo, cirurgião-dentista italiano, através da infibulação endoalveolar de uma raiz metálica de ouro que serviria de sustento de uma peça dentária unitária, ganhou o título de precursor da implantodontia.

Em 1940 iniciou-se a história da implantodontia moderna, com Formiggini, e, a seguir, surgiram vários tipos de implantes.

Em 1943, pensando na fibrointegração, Gustav Dahl desenvolveu os implantes conhecidos como **subperiostais**. Estes, por sinal, e muito embora tivessem sido em pequena escala, junto com os implantes laminados desenvolvidos por Linknow, em 1967, foram muito usados no Brasil. Os implantes subperiostais são constituídos por uma estrutura metálica, modelada de acordo com a anatomia do arco dental e inserida abaixo do periósteo. Tais implantes, a longo prazo, têm apresentado problemas com os tecidos moles e fraturas das estrutura de metal. Sua indicação era para aqueles casos em que a maxila e a mandíbula se apresentavam muito reabsorvidas, impossibilitando o uso de uma prótese total. Hoje o emprego desse implante é questionável, em face do surgimento dos implantes osseointegrados e, principalmente, dos implantes de ancoragem em osso zigomático, uma forma inovadora de reabilitação de maxilas atróficas.

Também foi apresentada, no ano de 1967, por Scialom, uma modalidade de implantes em forma de agulhas, cuja ideia era colocar três agulhas de tântalo no osso, constituindo um trípode. A seguir, apoiado nesses trípodes, sustentar e manter um ou vários elementos dentais em função.

Mas a verdadeira mudança veio em 1952, com a descoberta da osseointegração pelo Prof. Bränemark, que, realizando estudos sobre microcirculação no mecanismo de reparação óssea, observou uma ancoragem óssea direta e forte entre uma câmara de titânio e a tíbia de um coelho, surgindo então o conceito da osseointegração, que esse autor definiu como sendo "uma conexão direta, estrutural e funcional, entre o osso vivo, ordenado, e a superfície de um implante submetido a uma carga funcional".

► Implante

• Finalidade

As grandes finalidades da implantodontia, através de implantes rosqueáveis de titânio intraósseos, são

156 Parte 1 | Odontologia Legal

restabelecer a estética, a manutenção ou recuperação da dimensão vertical, a boa oclusão, devolver a melhor função mastigatória, permitindo a maior estabilidade e retenção de próteses, e a fonética e a saúde bucal, mas também manter o osso alveolar através de estímulos biomecânicos endósteos, sempre em processo de remodelação óssea da maxila e da mandíbula, evitando a atrofia das mesmas.

Isso é possível a partir da osseointegração, que é o processo que permite que o implante suporte uma prótese, possibilitando assim a realização da reabilitação oral. A osseointegração ocorre através de uma estabilidade primária ou secundária, garantida pelo cirurgião através da avaliação da qualidade óssea e técnica cirúrgica compatível com o planejamento feito por meio de exames radiológicos e análises de modelos de estudo e guias cirúrgicos em que se determinam o tamanho, a dimensão e o desenho do implante indicado para cada tipo de osso.

Assim, através da implantodontia preenche-se uma grande lacuna, que era a dificuldade de reabilitar pacientes com grande regiões edêntulas e na maioria das vezes edêntulos totais, uma das finalidades da qual surgiu a implantodontia.

· Indicações

Os implantes são indicados para:

- Pacientes que apresentam ausência de apenas um dente
- Pacientes parcialmente edêntulos que apresentaram dificuldades no uso de próteses parciais removíveis
- Pacientes edêntulos
- Pacientes insatisfeitos com suas próteses fixas e removíveis parciais
- Pacientes insatisfeitos com suas próteses totais
- Maxilas atróficas.

▸ **Implantes extraorais.** Indicados para pacientes que tiveram lesões cancerígenas em que houve o comprometimento de nariz, olhos, orelhas etc.

· Tipos

No mercado brasileiro existem várias empresas que oferecem implantes de desenhos diversos, mas todos os fabricados no Brasil são implantes rosqueáveis intraósseos e que podem ser selecionados seguindo critérios quanto a:

- Comprimento
- Diâmetro
- Desenho ou forma (cilíndrico ou cônico)
- Tipo de conexão protética, podendo ser hexágono interno, externo ou cone Morse
- Tipo de tratamento da superfície do implante.

Cada empresa tem uma proposta, cabendo ao cirurgião-dentista avaliar qual é a melhor opção de implante que conseguirá atingir o seu objetivo, tanto estético quanto biomecânico.

A seguir são apresentadas características que devem ser levadas em consideração na escolha de um sistema de implantes:

- Ser de fácil manipulação
- Possuir base científica comprovada
- Oferecer um aspecto econômico compatível
- Oferecer opções protéticas variadas
- Oferecer opções de tamanho e de forma
- Oferecer qualidade no tratamento de superfície
- Oferecer qualidade comprovada e aceita pelos órgãos de fiscalização competentes
- Oferecer apoio técnico para o profissional
- Promover constantes atualizações científicas aos seus usuários.

· Técnicas

As técnicas de implante são classificadas em traumáticas e atraumáticas.

A **traumática** é a técnica mais usada no dia a dia do implantodontista, e se caracteriza quando é realizada uma perfuração no osso utilizando brocas calibradas e escalonadas de acordo com o protocolo estabelecido pelo fabricante, o qual também fornece o sistema de implante. O tamanho e a forma dos implantes a serem instalados no sítio específico determinam a sequência de brocas. O não seguimento desse protocolo de sequência de brocas proposto pelo sistema de implantes implica que o cirurgião não conseguirá obter a estabilidade primária e a secundária, tão desejadas tanto no implante de um único tempo cirúrgico quanto no de segundo tempo cirúrgico.

A **atraumática** é uma técnica utilizada geralmente em regiões onde se observa um osso tipo III ou um osso tipo IV, promovendo a expansão do osso alveolar através de um osteótomo de Samers, cuja principal função é expandir e compactar o osso alveolar nos locais em que ele se apresenta mais trabecular, propiciando um leito ósseo mais compacto, onde se conseguirá o travamento de um implante, mesmo em um osso mais trabeculado.

· Contraindicações

Infelizmente, o uso de implantes não é uma panaceia. É que existem contraindicações para sua realização. Essas contraindicações podem ser de caráter sistêmico e de caráter local:

- Contraindicações de **caráter sistêmico**:
  ◦ Doenças sistêmicas em geral
  ◦ Cardiopatias tipo infarto do miocárdio e angina

- Diabetes tipo II
- Doenças do sangue
- Gestantes
- Fumantes excessivos
- Pacientes irradiados
- Pacientes com problemas psiquiátricos
- Pacientes que ainda não completaram o crescimento ósseo, que ocorre aproximadamente aos 16 anos nas mulheres e entre os 17 e 18 em homens; esta é uma contraindicação relativa
- Contraindicações de **caráter local**:
  - Pacientes que apresentam inflamação aguda ou crônica na cavidade oral
  - Má higiene oral
  - Volume e densidade óssea inadequados para ancoragem de um ou mais implantes
  - Patologias locais
  - Acidentes anatômicos que podem causar danos e complicações tipo nervo alveolar inferior
  - Hábitos parafuncionais.

▶ Implantodontia como especialidade

Em 8 de abril de 2005, o Conselho Federal de Odontologia baixou a Resolução 63/05, em cuja seção VII – Implantodontia, o art. 61 reporta a definição da especialidade, estabelecendo que

> [...] é a especialidade que tem como objetivo a implantação, na maxila e na mandíbula, de materiais aloplásticos destinados a suportar prótese unitária, parcial ou removível, e próteses totais.

O art. 62 estabelece e delimita as áreas de competência para a atuação do especialista, que incluem as seguintes atividades:

- Diagnóstico das estruturas ósseas dos maxilares
- Diagnóstico das alterações das mucosas bucais e das estruturas de suporte dos elementos dentários
- Técnicas e procedimentos de laboratórios relativos aos diferentes tipos de prótese a serem executados sobre os implantes.

▶ Erros na implantodontia e suas consequências

Observamos que os erros ocorrem em várias etapas do procedimento. Antes de realizarmos o planejamento dos implantes, é necessário respeitar e **estabelecer um protocolo**, no qual o cirurgião-dentista reunirá informações para evitar as falhas que podem impedi-lo de alcançar um resultado de excelência, tanto estético quanto funcional.

▪ Erros na fase inicial | Exame clínico e análise de radiografias e tomografias

Para evitar erros na fase inicial, deve-se:

- Prestar atenção sempre ao que o paciente quer e ao que ele necessita, para que não ocorra equívoco entre queixa e tratamento
- Observar a presença de defeitos e lesões preexistentes
- Verificar os tipos de procedimentos que o paciente já realizou e que devem ser bem documentados
- Procurar respeitar o planejamento estabelecido, e, ao realizar alguma modificação, avisar o paciente, documentando sempre
- Garantir e manter a qualidade do material e dos serviços prestados nessa fase; é importante que o profissional crie um critério para adotar qual o sistema de implantes a utilizar
- Realizar implantes de marcas de empresas que garantam a possibilidade a longo prazo de fornecer componentes protéticos, porque hoje, com a concorrência e a busca por preços mais acessíveis, há empresas sem estrutura que oferecem implantes mais econômicos mas, após um tempo, os fabricantes desaparecem do mercado, deixando de produzir os implantes e, o mais complicado, os componentes para realização das próteses, que é o que foi prometido para os pacientes. Para que isso não ocorra, chama-se a atenção do clínico e do implantodontista para pesquisarem, antecipadamente, sobre a empresa que fornece seus produtos
- Informar ao paciente sobre as possibilidades e principalmente as relações custo-benefício e as opções de tratamentos
- Esgotar as informações para que o cliente se sinta bem informado sobre tudo, e obter a assinatura do documento de consentimento esclarecido.

Quando o clínico ou o implantodontista rompe algum desses passos, provavelmente cairá no erro de diagnóstico e prognóstico, tanto por ação inadequada de propostas e procedimentos como por omissão de informações e descrição dos tratamentos realizados, provocando a insatisfação do paciente, que poderá fazer uma reclamação, quer administrativa, junto ao Conselho Regional de Odontologia, quer judicial.

▪ Erros na fase de planejamento

Ocorrem quando o cirurgião faz um planejamento meramente empírico, ou seja, apenas com exames clínicos. Também quando recomenda um tratamento sem medir suas consequências ou quando faz algo – procedimento, técnica, uso de materiais – que ainda não foi aceito cientificamente.

Ocorrem, frequentemente, erros de planejamento quando o clínico não discute com um especialista para auxiliá-lo a esgotar todas as possibilidades de tratamento, respeitando as condições tanto sociais quanto econômicas do paciente.

• Erros na fase de execução

Os erros na fase de execução ocorrem nas seguintes situações:

- Escolha de tratamentos inadequados sem indicação precisa e utilização de instrumentos, medicação contraindicada e más técnicas cirúrgicas no procedimento
- Falta de tratamento, quando o mesmo é imprescindível, tal como nas emergências decorrentes de procedimentos realizados e falta de orientações pós-cirúrgicas
- Escolha de implantes e componentes inadequados, quando não são respeitadas as suas indicações quanto a desenho, forma, diâmetro e comprimento
- Inserção de um implante em regiões em que a espessura e altura do osso não permitam a instalação com segurança de implantes, devendo fazer enxertos ósseos antes da inserção, em um outro procedimento cirúrgico para que não ocorra a instalação de implantes mal posicionados, impedindo a reabilitação dos mesmos
- Quando não são observados os tecidos moles, a quantidade de gengiva inserida e a quantidade para escolha das alturas das cintas dos componentes para realização das próteses sobre implantes, garantindo assim estética e saúde gengival.

• Erros no prognóstico

Observamos erros na falta de conhecimento da evolução clínica dos procedimentos, tais como enxertos ósseos, enxertos de biomateriais, falta de conhecimento quanto ao torque mínimo para que ocorra a estabilidade primária a fim de promover a osseointegração. Portanto, não se deve manter um implante sem o torque mínimo para que o implante se mantenha em um alvéolo cirúrgico, porque isso promove a fibrointegração, ou seja, a perda do implante, impossibilitando que receba a coroa, ou a perda tardia do implante, por não ter ocorrido a osseointegração total do implante no osso.

▶ Sucesso e fracasso em implantodontia

Sucesso é quando o implante apresenta-se imóvel, quando colocado em função não apresenta sinais e sintomas de inflamação, e a perda óssea no seu primeiro ano de vida útil seja de menos de 0,2 mm anualmente, e, em sequência, apresente uma longevidade de 85% no final do período de 5 anos e de 80% no final de 10 anos, atingindo assim o seu objetivo durante o planejamento, que foi alcançar a reabilitação, tornando o paciente apto para mastigar os alimentos e com o implante osseointegrado, mantendo o osso em função e impedindo sua reabsorção. Isso eleva a autoestima do paciente ao devolver-lhe a estética e melhorar a fonética e a segurança.

O **fracasso** está dividido em quatro tipos:

- **Fracasso total**: quando a perda total ou parcial de um ou mais implantes impede a instalação de uma prótese e não permite mais a instalação de um novo implante no mesmo local
- **Fracasso parcial**: quando a perda de um ou mais implantes não impede a reabilitação e instalação da prótese, mas não atinge o objetivo para o qual foi planejado
- **Fracasso transitório**: é quando a perda não impede a realização de novos procedimentos cirúrgicos para uma nova instalação de implantes
- **Fracasso definitivo**: quando a perda impede, definitivamente, a realização de novos procedimentos cirúrgicos para uma nova instalação de implantes.

▶ Casos clínicos

De modo a exemplificar as diversas modalidades de erro ou *mala praxis* já elencadas, alguns casos clínicos emblemáticos podem servir de paradigma.

De todos eles, entretanto, exsurge uma consideração de índole geral que paira sobre quaisquer casos clínicos. Referimo-nos ao fato de que o "implantodontista", independentemente do local e do tempo de sua formação na especialidade, deve, antes de mais nada, ser um **cirurgião-geral** que domine, ampla e comodamente, os procedimentos da cirurgia bucomaxilofacial, periodontia e prótese e oclusão, para que possa utilizar estratégias e técnicas diversas, adaptando-as, se necessário, no curso de uma mesma intervenção.

Um segundo aspecto que parece ser de extrema importância é que o "implantodontista", antes de encetar açodadamente um processo de implante, deve fazer um estudo completo da região e local do implante, avaliando a espessura e a densidade do osso, para ver da necessidade de fortalecê-lo realizando uma enxertia de osso – autógeno, xenógeno ou alógeno, processo que garante o travamento com o implante, para ancorá-lo em osso de maior compacidade etc.

Levar em consideração que agir destemidamente e sem o balanço de um planejamento consciencioso pode expor o profissional, desnecessariamente, a uma representação junto ao Conselho Regional de Odontologia, ou ser alvo de uma ação judicial indenizatória para ressarcimento de danos.

Os casos apresentados poderão dar uma dimensão da extensão e gravidade do problema.

Caso nº 1

V.L.G., paciente de sexo feminino, com 43 anos de idade. Apresenta-se com queixa de mobilidade na prótese parcial anterior e superior. Realizado exame por imagens (raios X e tomografia computadorizada), foi constatado que a mesma apresentava um implante na região do elemento 23, que suportava toda a prótese contendo os dentes anteriores superiores. O braço de alavanca fixado sobre o implante e a falta de espessura óssea para a sustentação deste último provocaram, pela reiteração dos movimentos de mastigação, uma reabsorção óssea ao redor do implante (Figura 23.1), provocando a sua perda tardia.

Segundo relata a paciente, o cirurgião-dentista não a informou da necessidade de realização de enxertos, e relatou também que, à mesma época, havia feito outro implante, na região do elemento nº 13, cuja perda ocorreu após 2 meses da instalação. Depois de ter sofrido essa primeira perda do implante, o profissional assistente realizou uma enxertia com osso liofilizado (procedimento do qual ainda se observam grânulos de osso liofilizado por toda a mucosa na região em que ocorreu a perda do implante na região do elemento nº 13), ficando assim evidente que o profissional realizou um segundo procedimento que não traria nenhum benefício à paciente em relação à osteopromoção de osso ou ganho de espessura do maxilar.

Neste caso, o cirurgião-dentista fracassou em diversas etapas do tratamento:

- Inicialmente, quando não realizou enxertia óssea na região anterior da maxila, o que seria de muita importância para que o implante estivesse totalmente inserido no osso e fosse possível a colocação do número suficiente de implantes para suportar toda a carga mastigatória. *Pari passu*, colocou uma prótese apoiada sobre implante, de um lado, e sobre dente natural, do outro, sendo que os dentes naturais apresentam mobilidade fisiológica que os implantes não possuem. Esse fato conseguiu causar, ao mesmo tempo, problemas para o dente de apoio e para o implante
- Depois, fazendo uma opção equivocada de material e de técnica cirúrgica para a realização de enxertos pós-perda do implante na posição do elemento nº 13, e não realizando o acompanhamento necessário da paciente pós-tratamento, quando ainda poderia evitar a reabsorção óssea formada em torno do implante, na região do elemento nº 23 (Figuras 23.2 e 23.3). Isso poderia ter limitado o dano causado pela reabsorção.

É por essa sucessão de eventos que não foi alcançado o resultado esperado pela paciente e que era previsto pelo profissional no plano de tratamento original.

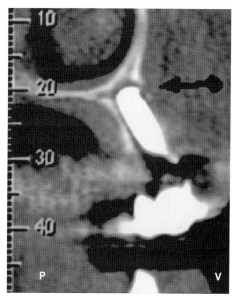

Figura 23.2 Apresentação de ação de reabsorção total da parede vestibular na região do implante, no alvéolo do nº 23.

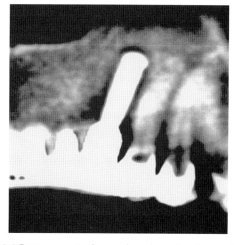

Figura 23.3 Demonstração de grande reabsorção e formação de tecido granular ao redor do implante na região do elemento nº 23.

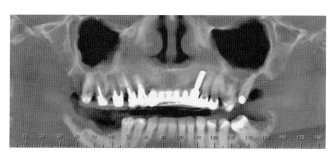

Figura 23.1 Caso clínico nº 1.

Caso nº 2

K.N., paciente de sexo feminino, com 59 anos de idade, procura o Serviço para a realização de prótese sobre implantes na maxila realizados em outro serviço. Observamos a impossibilidade da realização do tratamento pretendido, após verificarmos a posição e a inclinação com que os implantes se apresentavam. Verificamos, assim, uma dupla falha – no planejamento e na execução dos implantes – na região anterior de maxila, notadamente na região dos elementos nos 11, 12 e 13.

Nesse local, ocorreu um **erro na fase de planejamento**, por parte do profissional, quando este, verificando a escassa espessura óssea do local, não realizou procedimentos prévios de ganho de estrutura óssea na região da maxila. Isso o levou a um **erro de execução**: ao inserir implantes em uma região de pobre espessura óssea, necessitou alterar a inclinação dos implantes (Figura 23.4) para atingir osso de maior consistência, quando provocou o rompimento da cortical inferior da fossa nasal da paciente (Figuras 23.5 e 23.6).

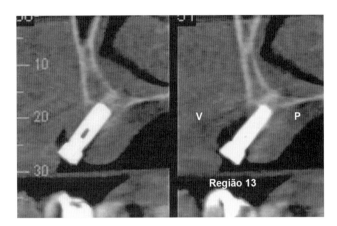

Figura 23.6 Ausência de osso na face vestibular do implante na região do canino direito.

Foi a inclinação dos implantes exibida que impossibilitou a reabilitação com prótese sobre implante, em face da impossibilidade de articulá-la. Para a correção, foi preciso um novo procedimento, com remoção dos implantes e realização de um procedimento prévio de regeneração óssea para poder alocar novos implantes.

Caso nº 3

I.Q.R., paciente do sexo feminino, com 34 anos de idade, realizou implantes na região inferior direita, na projeção dos elementos nos 45 e 46. No local, apresentou mobilidade no dente nº 44, de grau III, associada a parestesia do nervo alveolar inferior direito. Realizado o estudo por imagens, confirmou-se a invasão do canal mandibular inferior direito – responsável pela parestesia –, que, nesse caso, pode considerar-se permanente, uma vez que o procedimento inicial ocorrera há 24 meses e o implante já se encontrava integrado e em plena atividade mastigatória. Cessa assim a possibilidade de reversão do quadro, inviabilizando sua remoção. Paralelamente, verifica-se que o implante colocado na região do elemento nº 45 perfurou a raiz do dente nº 44, causando a sua perda, com seus consectários de perda parcial da função mastigatória e da estética da paciente (Figuras 23.7 a 23.9).

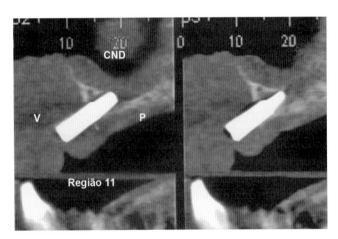

Figura 23.4 Inclinação do implante.

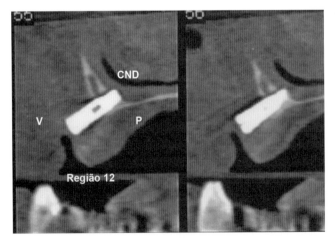

Figura 23.5 Rompimento da cortical inferior nasal.

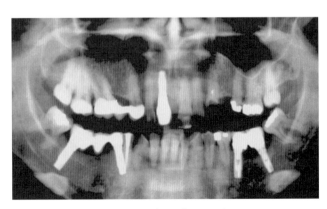

Figura 23.7 Radiografia panorâmica.

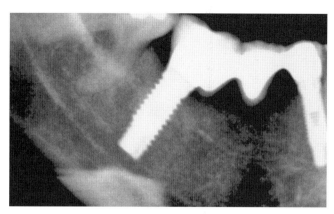

Figura 23.8 Invasão do canal alveolar inferior.

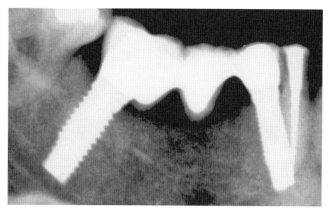

Figura 23.9 Perfuração da raiz do elemento nº 44.

24 Abuso Estrutural | Outra Fonte de *Mala Praxis*: Implantes Faciais

Sergio Augusto Alves de Oliveira

▶ Histórico

Quando revisamos a literatura antiga, podemos observar que desde os primórdios dos tempos o ser humano busca apresentar um rosto perfeito, harmonioso e sempre com uma aparência juvenil e atraente.

Inúmeras foram as tentativas de rejuvenescer ou manter uma boa aparência usando as substâncias disponíveis na época, quer na utilização externa, na forma de cosméticos e cremes, quer como implantes faciais primitivíssimos e altamente prejudiciais (cera de abelha, parafina, metais diversos), além de outros produtos de origem orgânica e inorgânica.

Como esses produtos apresentavam muitas complicações, os cientistas e pesquisadores ao longo dos tempos tentaram e criaram inúmeras técnicas cirúrgicas bizarras, a maioria das quais provocava resultados desastrosos e muitas vezes letais para o paciente.

Com o desenvolvimento da Medicina como um todo, as técnicas anestesiológicas e cirúrgicas evoluíram enormemente, tornaram-se muito mais efetivas, menos invasivas e, consequentemente, pouco agressivas. A fim de melhorar e prolongar ainda mais os resultados, deu-se início, paralelamente, à pesquisa de substâncias de preenchimento (autólogas ou heterólogas) e implantes que fossem o mais biocompatíveis, de baixo custo e da maior durabilidade possível.

Todavia, mesmo com toda essa evolução, até a década de 1990 alguns resultados ainda eram frustrantes ou insatisfatórios, dependendo do quadro clínico e da aparência geral da face da pessoa interessada (atrofia gordurosa ou muscular, rugas e sulcos muito profundos, cicatrizes, pele muito prejudicada por efeitos solares ou orgânicos, reabsorção óssea com consequente perda de contorno facial).

Devido a isso, iniciou-se uma intensa busca de substâncias para preenchimento (**volumetria**), próteses, fios de suspensão e enrijecimento que fossem o mais biocompatíveis (produzissem a menor reação tecidual possível), de fácil aplicação, e que tivessem o menor índice de complicações.

Hoje em dia, existem inúmeros produtos, substâncias e implantes que podem ser colocados na face ou em qualquer outra área corporal, com excelentes resultados e baixíssimos índices de complicações quando manipulados por mãos hábeis e experientes. Esses produtos são usados por profissionais da área da saúde de acordo com a preferência pessoal de cada um.

Mas, quando um paciente procura um especialista visando melhorar a aparência, deve-se ter em mente os limites extremos a que podemos chegar, pois nem sempre as pessoas sabem exatamente o que desejam, e nós, como profissionais na área, devemos ter a ponderação necessária para esclarecer e limitar até onde é possível ir. **Deve-se sempre melhorar, e não deformar uma face.**

Neste capítulo procuraremos esclarecer e orientar o leitor sobre esse amplo universo do rejuvenescimento facial, da volumetria facial e mesmo das transformações faciais.

▶ Envelhecimento

O envelhecimento cutaneomuscular, com a consequente sobra de pele, formação de rugas e sulcos faciais, a aparência de flacidez em seus diversos graus, é amplamente estudado pelo mundo todo, e comumente promove a perda do contorno facial, atrofia e redistribuição da gordura subcutânea, devido a alterações e perda do colágeno e elastina da área, perda de água intra e intercelular, levando à perda do aspecto pueril. Hoje podemos atribuí-lo com certeza a vários fatores, dos quais os principais são:

- Influência genética
- Sol em excesso sem proteção adequada

- Tabagismo
- Síndromes do colágeno
- Doenças consumptivas
- Diferença entre anabolismo e catabolismo osteofacial (a constante movimentação muscular sobre suas bases ósseas vai desgastando essas estruturas, que não se reconstituem adequadamente e, associada à força da gravidade, promove ptose do conjunto musculocutâneo)
- Alterações hormonais.

▶ Classificação

As rugas são classificadas de acordo com sua causalidade.

▶ **Rugas de expressão.** Provocadas por excesso de movimentação muscular, ocorrem especialmente nas regiões frontal, glabelar, orbicular ("pés de galinha") e periorais ("código de barra").

▶ **Rugas gravitacionais.** São as provocadas pela ação da gravidade e se localizam especialmente no nível da região submentoniana, pescoço e região submandibular.

▶ **Rugas estáticas.** São as rugas que aparecem naturalmente devido à perda da elasticidade da pele. Situam-se mais no nível do pescoço e colo, e, mesmo com a pessoa parada, elas são visíveis.

▶ **Rugas mistas.** Como o próprio nome diz, são uma mistura de duas ou mais das rugas descritas anteriormente, e são mais frequentes como as rugas verticais da frente do pescoço.

▶ **Sulcos faciais.** São basicamente dois e se situam no terço superior da face (sulco nasoglabelar) e no terço médio da face (sulco nasolabial – "bigode chinês").

▶ Indicações

Os preenchimentos e implantes faciais, em sua ampla gama de tipos, podem ser usados para tratamentos estéticos e também para tratamentos reparadores:

- Estéticos:
  - Preenchimento de rugas e sulcos
  - Perda de volume facial (malar, lábios, bochechas etc.)
  - Remodelação do contorno facial (mento, ângulos de mandíbula, rebordo orbital, nariz etc.)
  - Atrofia de região oral por perda de elementos dentários
  - Ptoses faciais por perda de elasticidade cutânea
- Reparadores:
  - Cicatrizes e depressões pós-traumas e procedimentos cirúrgicos
  - Hemiatrofia facial progressiva (síndrome de Parry Romberg, sequelas de HIV)

  - Atrofias musculocutâneas pós-paralisia facial
  - Sequelas de procedimentos cirúrgicos (rinoplastias, cirurgias ortognáticas etc.).

Lembrar sempre que "o menos é mais", pois muitos desses preenchimentos são definitivos, impossíveis de serem retirados posteriormente, e outros tantos podem produzir sequelas irreparáveis.

▶ Contraindicações

Muitas podem ser as contraindicações ao uso de substâncias de preenchimento e similares, sendo as mais comuns:

- Áreas infectadas
- Regiões com irrigação sanguínea insuficiente
- Pacientes com doenças sistêmicas que dificultem a cicatrização (diabetes, cânceres, síndromes do colágeno etc.)
- Pacientes com reconhecida hipersensibilidade ao produto ou com história de alergias frequentes
- Regiões que receberam radioterapia
- Pacientes em uso de quimioterápicos ou similares
- Áreas com pressão permanente ou excessiva sobre o implante
- Pacientes com distúrbios psicossomáticos (depressões, psicoses etc.).

▶ Tipos de preenchimento e implantes faciais

Vários são os tipos de substâncias e materiais utilizados para preenchimento dos sulcos e rítides faciais, além de próteses para reposição de áreas ósseas perdidas ou hipoplásicas. Independentemente da forma de utilização, esses estão classificados basicamente em orgânicos e inorgânicos.

▪ Orgânicos

São os produtos de origem animal (bovino ou suíno) ou mesmo do tipo de autotransplante (doador e receptor são o mesmo). Essas substâncias podem provocar reações alérgicas e normalmente têm um tempo de atuação no organismo, sendo reabsorvidas com o passar dos meses. Os mais comuns são:

- Colágeno (Zyderm®, Zyplast®): implantes injetáveis
- Colágeno sólido (ENDURAgen®): utilizado na forma de placas para aumento de tecido
- Ácido hialurônico (Restylane®, Perlane®, Juvederm®, Residerm®, Puragen®)

- Hidroxiapatita de cálcio: composto de microesferas de cálcio e fosfato, em gel aquoso, com reabsorção entre 2 e 3 anos
- Gordura (lipoescultura facial): o material é retirado cirurgicamente pela técnica de lipoaspiração de áreas selecionadas da pessoa e enxertado na face, após separação do sangue, líquidos injetados e outros elementos: pode ocorrer grande reabsorção, dependendo da forma de manipulação das células e das condições da área receptora
- Ácido poliláctico
- *Fascia lata*: fragmento da aponeurose do músculo da *fascia lata*, retirado da face lateral da coxa.

Inorgânicos

Entre os tipos de preenchimento e implantes faciais inorgânicos, os mais comuns são:

- Silicone líquido (Bioplastique®): pouquíssimo utilizado atualmente devido a sua grande movimentação intratecidual. Devemos lembrar também do silicone industrial, utilizado amplamente devido ao baixo custo, sendo frequente encontrarmos complicações gravíssimas consequentes ao seu uso
- Silicone sólido: utilizado em diversas formas para aumento de mento, dorso nasal e malares, apresenta boa integração na área de implante
- Polimetilmetacrilato (PMMA) (Metacrill®, Artecoll®, New Plastic®, Profill®): é um implante na forma de gel composto por porcentagens variáveis de coloide (carboximetilcelulose) ou colágeno bovino, associado a microesferas entre 30 e 110 mícrons de diâmetro, e apresentado comercialmente nas concentrações de 2, 10 e 30%. Não absorvível, as esferas são envolvidas por fibroblastos e colágeno, podendo provocar complicações de difícil resolução
- Politetrafluoroetileno (e-PTFE) (Goretex®): material amplamente usado em cirurgia cardíaca e que passou a ser utilizado em cirurgia plástica e dermatológica a fim de preencher sulcos profundos tipos glabelar e nasogeniano, apresentado na forma de microtúbulos com diâmetros de 1,8 a 3,2 mm
- Poliacrilamida hidrogel: gel composto de 2,5% de poliacrilamida e silicone
- Polietileno poroso de alta densidade (PHDPE) (Porex®): material sólido apresentado em diversas formas, indicado para uso de modulação do contorno facial (mento, malares, dorso nasal, mandíbula e cirurgias craniofaciais). Deve ser fixado à base óssea através de parafusos, havendo osseointegração com crescimento tecidual intraporos

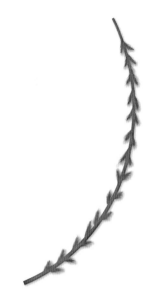

Figura 24.1 Fio russo, um precioso auxiliar, utilizado para a "suspensão" de porções faciais e periorais, em que as estruturas perderam a resistência das fibras colágenas. As espículas ou rebarbas laterais do fio permitem que o profissional ancore os tecidos que "desabaram" nos tecidos mais firmes ou mais bem fixados, alocados em planos superiores.

- Fios de suspensão (fios russos de Beramendi): fios de polipropileno, não biodegradáveis, com dois segmentos de garrinhas que correm em sentidos opostos, utilizados na suspensão facial em casos de flacidez pequena (Figura 24.1)
- Fios de ouro: fios monofilamentares confeccionados em ouro de alta pureza (99,99%), com 0,1 mm de diâmetro, destinados ao aumento de fibroblastos e colágeno nas áreas implantadas, utilizados em parte para dermossustentação e em outros casos para preenchimento de pequenas rugas periorais. São não absorvíveis e radiopacos.

Complicações

Como todo procedimento médico, existem complicações inerentes ao ato, e estas vão desde as mais simples e transitórias, como equimoses, hematomas e edema na área preenchida, até as mais complexas e permanentes, promovendo sequelas irreversíveis. As mais frequentes são:

- Infecção
- Edema permanente
- Hematoma e equimoses
- Manchas permanentes por impregnação de ferritina na pele pós-reabsorção do hematoma
- Reação de corpo estranho com formação de granulomas (nódulos) endurecidos e palpáveis, às vezes visíveis (Figuras 24.2 a 24.6)

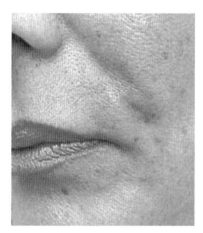

Figura 24.2 Nódulos no sulco nasogeniano produzidos pela infiltração pontual de silicone.

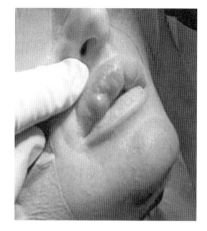

Figura 24.4 Granulomas em lábio superior provocados pela infiltração de substância plástica que não foi dispersada ou modelada.

- Embolização
- Assimetria
- Rompimento, ou perda de sustentação dos fios de tração/suspensão, promovendo assimetria facial
- Necrose de pele, subcutâneo, muscular
- Alterações de sensibilidade (dor crônica, hipo/hipersensibilidade)
- Reações alérgicas em diversos graus
- Cicatrizes e aderências
- Fibrose e enrijecimento da face com perda da expressão facial
- Lesões nervosas por método de infiltração inadequado
- Deformidades faciais por deslocamento do material ou excesso de fibrose
- Cegueira por deslocamento de material líquido ou infiltração intravascular em áreas de risco (glabela e região periorbitária)
- Extrusão do material implantado
- Alterações psicossomáticas.

▸ Ficha clínica e termo de consentimento esclarecido

Quando somos procurados por um paciente com alguma queixa ou insatisfação por ter sulcos, rugas na face, perda do contorno facial que o incomodam, sobra de pele aqui ou ali, devemos escutá-lo atentamente e analisar a queixa com cuidado, de modo a verificar se é real ou imaginária, procurando analisar se não há

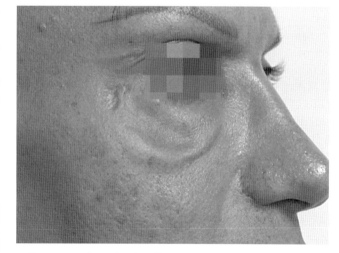

Figura 24.5 Sequelas de infiltração de silicone líquido em face.

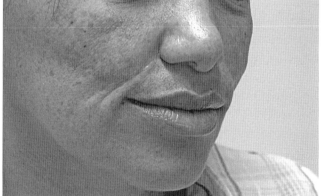

Figura 24.3 Sequela da infiltração com Goretex® em sulco nasogeniano direito: observa-se a formação de "cordões" fibrosos subdérmicos que acabaram por ressaltar o sulco que se tratava de dissimular.

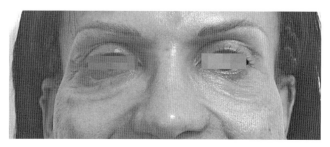

Figura 24.6 Sequelas de infiltração de silicone líquido em região palpebral inferior.

implicações psicológicas e problemas familiares diversos envolvidos.

Em uma ficha na qual constem o nome, endereço e outros dados pessoais, iniciamos uma rigorosa investigação clínica do interessado (alergias, doenças pregressas, medicações em uso, sinais clínicos de problemas psicológicos, procedimentos feitos no passado etc.); após isso, devemos anotar minuciosamente, se possível em algum tipo de ilustração facial, o que vemos, como tipo do sulco/ruga, local exato, profundidade e extensão do mesmo, tipo de pele, manchas, cicatrizes, presença de assimetrias faciais e tudo mais que possa nos servir para fundamentar nossa indicação quanto ao procedimento a ser feito e para nos defendermos de qualquer queixa futura.

Após essa primeira fase, devemos expor a solução cabível a esse caso, sem exageros ou falsas promessas, tomando o cuidado de esclarecer bem o resultado a que poderemos chegar, se o procedimento com substâncias de preenchimento será suficiente ou se o caso deve ser também ou somente cirúrgico, e quais serão as substâncias e implantes utilizados, inclusive quais são as possíveis complicações e sua solução se porventura ocorrerem.

Após esse primeiro momento, devemos tirar fotos detalhadas da face do paciente, *ad perpetuam rei memoriam*, para mostrar a ele onde serão aplicados os implantes líquidos e o que se pode esperar deles no pós-operatório imediato.

Após todas as explicações, devemos, em comum acordo, fazer um planejamento clinicocirúrgico detalhado e minucioso; por fim, devemos entregar a todos um **termo de consentimento esclarecido**, com cópia do planejamento, tipo de material, quantidade e fabricante, riscos e complicações possíveis, a fim de que o paciente possa ler com tempo, na sua residência, preencher o que for necessário e assinar previamente a qualquer procedimento que se venha a encetar.

Lembramos que esse termo não isenta o profissional de responsabilidade civil ou penal, apenas servirá como instrumento de defesa em caso de questionamento jurídico.

▶ Quando não dá certo, quem é o culpado?

Centenas a milhares de intervenções estéticas (preenchimentos labiais, implantes periorais e subnasais de substâncias, esculturas de hemiface inferior etc.) são realizadas, diariamente, no país. O aumento do número de profissionais habilitados, o aumento da capacidade econômico-financeira dos clientes e o aumento da vaidade insaciável do ser humano são, sem dúvida, forças convergentes a alavancar o progresso da cirurgia plástica, tanto estética quanto reparadora. Os resultados obtidos, na sua grande maioria, satisfazem tanto ao profissional quanto ao cliente.

Vez por outra, entretanto, resta no cliente uma nesga de insatisfação: o lábio poderia ter ficado um pouquinho mais "cheinho", mais "voluptuoso"; as rugas de expressão poderiam ter sido mais suavizadas, dissimulando ainda mais o ríctus da boca; *les rides du dentier*, subnasais, poderiam dar lugar a uma área mais lisa e "carnuda"; enfim, sempre algo poderia ser mudado em uma nova intervenção...

Vez por outra, por seu lado, resta no próprio profissional um ligeiro arrependimento de que poderia ter obtido algo mais se prolongasse a sessão, se aplicasse mais preenchimento moldável etc., o que, obviamente, aumentaria seus lucros imediatos...

Infelizmente, nesse campo científico, existe uma plêiade de "mini"-insatisfeitos, a par de uma plêiade de "macro"-gananciosos.

A falta de limites na vaidade e no desejo de emulação dos clientes, por um lado, e o açodamento dos profissionais, ávidos de obter pingues lucros a curto prazo, pelo outro, somente podem chegar a resultados funestos.

E isso sem considerarmos os pacientes que sonegam informações, durante a anamnese clínica, preciosas para o profissional, na escolha de materiais, na técnica a ser seguida, na aplicação que pode ser feita: nada dizem do seu diabetes melito crônico, silenciam sobre sua atrofia dérmica, nada falam sobre a hiper-reatividade ou a hipersensibilidade... E, não raro, o profissional não consegue haurir essas informações, e, por vezes, na sua pressa intervencionista, nem se dá ao tempo para investigá-las, através de exames complementares, "que encareceriam, desnecessariamente, o procedimento".

Vê-se, pois, que está pronta uma mistura explosiva:

- De um lado, o cliente insatisfeito, e, do outro, o profissional, que já contabilizou seus lucros e acha que nada mais tem a fazer, uma vez que implementou sua parte da avença
- De um lado, o cliente insatisfeito, e, do outro, um novo profissional que está sendo procurado para tentar reverter os resultados tidos como desastrosos: arrumar o que o colega desarrumou.

O mais grave, no primeiro caso, é que a relação paciente/profissional foi quebrada, ensejando a tentativa de reparação por via judicial.

O mais grave, no segundo caso, é o nível de qualificação técnica que se exige do profissional para corrigir os deslizes dos colegas, em geral de 9 meses a 1 ano e meio depois da intervenção geradora do problema, quando já os processos de fibrose e de granulomatose estão plenamente instaurados e consolidados, dificultando ou, até, impossibilitando uma correção adequada.

▶ Implicações jurídicas

O Código Civil Brasileiro de 2002 dispõe extensa e claramente sobre as relações entre profissionais da saúde e pacientes, principalmente no art. 186, que diz: "Aquele que, por ação ou omissão voluntária, negligência ou imprudência, violar direito e causar dano a outrem, ainda que exclusivamente moral, comete ato ilícito." Fica claro, portanto, que os profissionais da área da saúde que por negligência, imperícia ou imprudência promoverem dano a outrem, seja este qual for (estando inclusos os danos estético e moral), comete um ato ilícito passível de punição civil de acordo com o art. 944 do mesmo diploma legal, que dispõe: "A indenização mede-se pela extensão do dano."

Lembramos que em caso de questionamento jurídico a punição poderá ser minorada de acordo com o art. 945, que dispõe: "Se a vítima tiver concorrido culposamente para o evento danoso, a sua indenização será fixada tendo-se em conta a gravidade de sua culpa em confronto com a do autor do dano."

Mesmo assim, o profissional que causou o dano a seu paciente não está isento de responder criminalmente de acordo com o Código Penal.

Hoje em dia temos visto que a maior parte das pendências jurídicas deve-se a uma quebra do relacionamento médico-paciente. Por isso deve-se escutar atentamente o paciente, procurando ser facilmente alcançável quando este precisar de seus préstimos, principalmente se alguma complicação estiver em curso. Com isso você evitará indenizações, sejam elas por danos morais, estéticos, ou mesmo por lucros cessantes.

25 Erro Funcional | Modificação do Sorriso

Ana Graciela Buño Arostegui ▪ *Alicia Picapedra* ▪ *Carlos Sassi*

▶ Introdução

"À maneira de uma luz misteriosa, a beleza
da alma se projeta sobre a beleza do corpo."

Victor Hugo

A beleza física não se pode considerar completa senão quando integralizada pela vivacidade da beleza interior. Isso porque a beleza é essencialmente a integração dos princípios estéticos, sendo influenciada por fatores psicológicos que podem afetar a aparência estética, tanto positiva quanto negativamente.

A percepção visual é um requisito muito importante para a apreciação da estética, da mesma forma que o exame visual é uma rotina na prática clínica. Por isso, a compreensão dos princípios estéticos, por um lado, e o treinamento, por outro, permitir-nos-ão apurar nossa percepção, bem como desenvolver um critério objetivo.

A beleza ideal é influenciada por muitos fatores que podem ser aplicados nas restaurações odontológicas a fim de respeitar os desejos do paciente de sentir-se satisfeito com os parâmetros escolhidos. A percepção da beleza humana, nos seus diferentes níveis, depende da raça, da civilização e dos próprios fatores individuais.

As gerações, a moda e as tendências, em um dado momento, podem contribuir para favorecer e atualizar as preferências na área da beleza, muito embora estas ignorem princípios básicos da estética. Com efeito, existem inúmeros casos de indivíduos considerados verdadeiros ícones de sensualidade e beleza na sua época, que se constituem exemplos evidentes de tal situação. Na Figura 25.1, apresenta-se um dos mais famosos e renomados casos.

Furtwangler[1] definiu a simetria como a regularidade constante na disposição das formas ou dos objetos.

Desse modo, reconhecem-se dois tipos de simetria: a horizontal e a radiante.

Em biologia existem múltiplas estruturas simétricas tanto no nível sistêmico quanto, especificamente, na área facial. Claro está que nenhuma pessoa é totalmente simétrica, visto que todas apresentam pequenas diferenças entre os dois dimídios, ou lados do corpo. Sabe-se que uma face perfeitamente simétrica não existe, já que a própria natureza determina variações mínimas, visando evitar um aspecto artificial do indivíduo. Com efeito, uma ligeira assimetria facial pode tornar o rosto até mais atraente.

A beleza humana compreende, esquematicamente, certos parâmetros. Para Claude Rufenacht,[2] ela é definida por:

- Um componente natural
- Um componente biológico estrutural
- Um componente dentofacial
- Um componente especificamente facial.

Esses componentes estão em concordância com a idade, o sexo e o perfil morfopsicológico e em estreita relação com o meio e a herança, além da imprescindível percepção fisiológica, cognitiva, bom gosto e resposta intelectual por parte de quem a aprecia.

Os seres humanos podem captar as imagens, de acordo com os contrastes de cores, formas e textura. A relação entre os objetos torna-se visível por contrastes; esse fenômeno é denominado **composição**. Na Odontologia, portanto, são utilizados os termos **composição facial**, **composição dentofacial** e **composição dental**.

A composição deve visar à consolidação de uma verdadeira unidade, para que as suas diferentes partes possam ser consideradas um todo. A unidade estética é constituída por formas geométricas e por um padrão regular e repetitivo.

---

[1] Furtwangler A. Masterpieces ok Greek sculpture. Chicago: Argonaut; 1964.

[2] Rufenacht C. Fundamentals of esthetics. Quintessence; 1990.

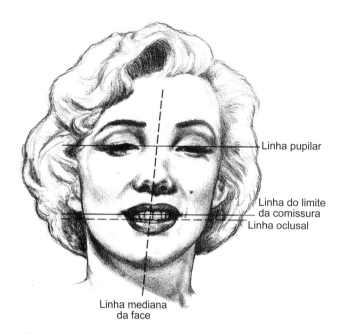

Figura 25.1 Representação de um rosto evidentemente assimétrico, de Marilyn Monroe, estrela cinematográfica de Hollywood na década de 1950.

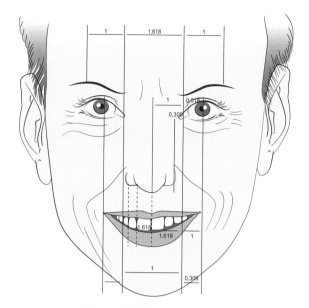

Figura 25.2 "Proporção áurea."

▶ Princípios da estética facial

Na composição dentofacial, a harmonia depende do equilíbrio estabelecido entre as forças coesas e as forças segregantes. As forças coesas são elementos propensos à unidade, ordenados em aquiescência com um princípio elementar (p. ex., uma borda incisal).

As forças segregantes, por sua vez, são elementos organizados que recordam um evento de transcendência.

Por outro lado, a simetria deve ser levada em consideração na composição dentofacial, com o escopo de criar uma resposta psicológica positiva.

Em condições normais, as diversas estruturas que fazem parte do corpo humano encontram-se proporcionalmente relacionadas entre si, dando origem destarte a composições harmônicas e estéticas.

A "proporção áurea", "proporção divina" ou "proporção dourada" surge, então, como um claro exemplo de harmonia no qual as forças de coesão e de segregação encontram-se efetivamente equilibradas (Figura 25.2).

A preponderância ou prevalência de certo grupo de elementos sobre o outro acarretará consequências nitidamente palpáveis e deverá ser avaliada de acordo com a sua conotação física e psicológica, contribuindo, desse modo, à real integração da composição dentofacial na estrutura facial.

Na Odontologia hodierna, o conceito da estética envolve um conjunto de componentes pertencentes a face, gengiva e dentes, os quais farão parte de uma estrutura biológica que deverá ser respeitada para garantir um aspecto salutar e natural.

Essa última condição deve estar presente nas variadas estruturas orais e coexistir com uma adequada estabilidade funcional oclusal. Caso contrário, apresentar-se-ão conjunturas semelhantes às da Figura 25.3.

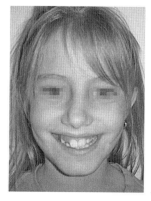
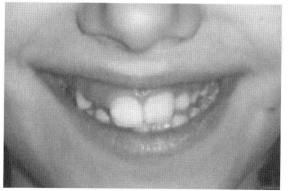

Figura 25.3 Desequilíbrio estético produto de alteração funcional oclusal.

A maioria da população acredita que o sorriso é, depois dos olhos, o elemento mais importante na estética facial.[3] Em vista disso, um significativo número de adultos está mais preocupado com a aparência de seus dentes frontais que com a própria oclusão.[4]

Por outro lado, a forma e o tamanho dos dentes superiores anteriores exercem uma importante influência na estética dental e devem concordar com a morfologia facial (dentes quadrados, triangulares ou ovoides com suas respectivas faces homônimas).

É preciso salientar que a morfologia dentária é única para cada pessoa, dado que não existem dois indivíduos com dentaduras idênticas. Por causa disso, os dentes adquirem uma relevância quase equivalente à das impressões digitais no procedimento de identificação humana.

Mas não é menos verdade que os dentistas, já desde a própria etapa de planejamento, devem ter presentes os critérios de beleza, harmonia, equilíbrio e proporção que imperam na sociedade em que vivem. Contudo, afora essas indiscutíveis normas sociais, existem certos parâmetros aceitos e promovidos pela profissão no tocante à morfologia, ao tamanho e à relação entre as peças dentárias (Figura 25.4).

A aparência dentofacial tem uma influência muito importante no bem-estar psicossocial dos indivíduos.

Uma boa aparência não é um sinal de vaidade, senão uma necessidade de aceitação social, dado que a face é a área mais exposta do corpo, enquanto a boca é a mais proeminente.

Um sorriso agradável encerra vários componentes, tais como: a quantidade de gengiva exposta, a localização da linha mediana, o contorno gengival, a posição dos dentes e as dimensões das coroas clínicas, devendo ser harmônico com a forma do rosto (Figura 25.5).

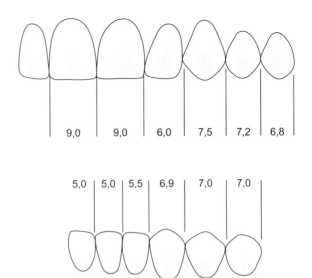

Figura 25.4 Desenho esquemático mostrando a proporção ideal entre tamanho e forma dos dentes.

Todavia, a beleza do sorriso pode desarmonizar-se como consequência de alterações de componentes horizontal, vertical e transversal da face (Figura 25.6).

Destaca-se a necessidade de paralelismo entre as linhas horizontais da face quando se planeja a harmonia estética (linha bipupilar paralela à linha labiolabial, ambas paralelas, por sua vez, à linha dentária anterior).

Nessas circunstâncias, pouco pode ser feito para mudar a linha do lábio visando tornar mais agradáveis as relações labiodentais. Entretanto, o plano dentário pode ser alterado por cirurgia ortognática, intrusão ortodôntica, aumento da coroa clínica, técnicas de reeducação muscular, procedimentos cirúrgicos realizados na musculatura facial e ajuste do plano incisal nas reabilitações anteriores.

Linha do sorriso

O paralelismo é a relação mais harmoniosa entre duas ou mais linhas.

---

[3] Anderson KM, Behrents RG, McKinney T et al. Tooth shape preferences in an esthetic smile. Am J Orthod Dentofacial Orthop. 2005; 128(4):458-65.

[4] Espelad LV, Stenvik A. Perception of personal dental appearance in young adults relationship between occlusion, awareness, and satisfaction. Am J Orthod Dentofacial Orthop. 1991; 100(3):234-41.

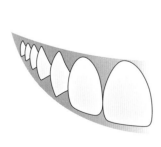
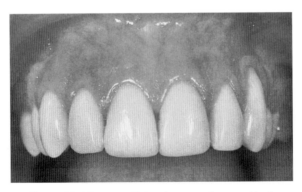
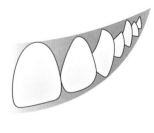

Figura 25.5 Aspecto clínico de um sorriso agradável.

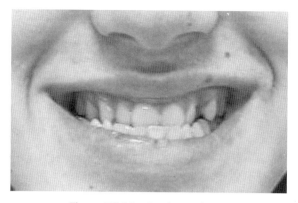

Figura 25.6 Sorriso desarmônico.

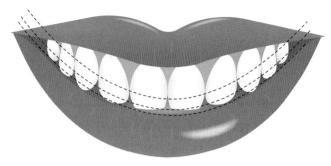

Figura 25.7 Desenho esquemático que mostra o paralelismo entre as linhas do sorriso, dentária e do lábio inferior em condições ideais.

As bordas incisais dos dentes superiores e o contorno da margem gengival devem ser paralelos a outras linhas acessórias de referência do rosto, tais como: a bipupilar, a superciliar e a que une as comissuras labiais, exercendo assim um efeito coeso nele.

O lábio superior em repouso deve permitir mostrar entre 3 e 5 mm dos incisivos.

No sorriso amplo deve existir uma exposição total da coroa clínica dos dentes e de 2 mm, no máximo, da gengiva aderida, nos dois hemiarcos superiores (fatores ausentes nos pacientes com assimetria). Determina-se assim uma superfície denominada **área do sorriso**, na qual se poderão incluir, afora os incisivos, os caninos, os pré-molares e os molares.

O arco dentário do sorriso deve ser paralelo à curva do lábio inferior; no entanto, pode entrar em contato com ele quando o paciente sorri (Figura 25.7).

A linha do sorriso deve coincidir com as bordas incisais dos dentes superiores, adotando desse modo uma forma curva, cuja convexidade pode ver-se modificada pela idade ou eventuais alterações funcionais (Figura 25.8).

No sorriso, a linha dental mediana deve coincidir com a linha facial mediana, especificamente com o sigma labial (filtro do lábio superior). Nos casos em que isso não é possível, deve-se tentar paralelizá-las.

A coincidência entre as linhas medianas dentais não é apenas um requisito estético, mas também manifestação de uma oclusão funcional ideal (Figura 25.9).

Para Robert Lee, um sorriso ideal compõe-se das seguintes características:

- Incisivos centrais superiores com bordas incisais retas, no mesmo nível, e com média de 12 mm de comprimento coronário (medido a partir das bordas incisais até os contornos gengivais) (Figura 25.10 A)
- Incisivos laterais com um comprimento coronário de 10 mm e com suas bordas incisais 1 ou 2 mm por cima das correspondentes aos centrais (Figura 25.11 A)
- Contornos gengivais dos incisivos laterais aproximadamente 1 mm por baixo dos contornos gengivais dos incisivos centrais (ver Figura 25.11 A)
- Caninos com média de 12 mm de comprimento coronário e com as suas cúspides no mesmo nível das bordas incisais dos centrais (ver Figura 25.11 A)
- Incisivos centrais inferiores com um comprimento coronário entre 9 e 12 mm

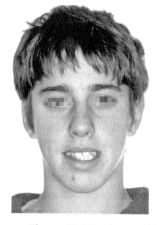
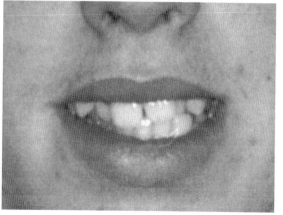

Figura 25.8 Notória modificação da linha do sorriso devido a alterações funcionais.

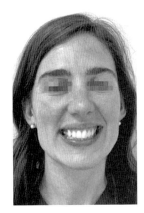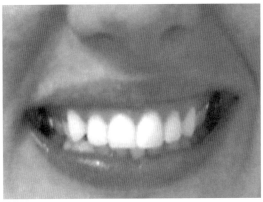

Figura 25.9 Falta de coincidência entre as linhas medianas dentais.

- Incisivos laterais mais curtos e mais arredondados que os centrais
- Caninos com média de 12 mm de comprimento coronário e com suas bordas incisais em dois planos que convergem para constituir uma cúspide pontiaguda (junto com seus homólogos superiores) (são os dentes com as coroas mais compridas da boca).

Claro está que essas condições nem sempre estão presentes em todos os sujeitos (Figuras 25.10 B, 25.11 B e 25.12).

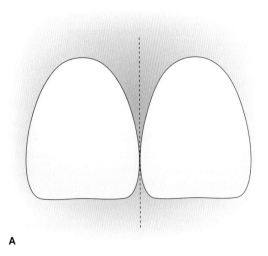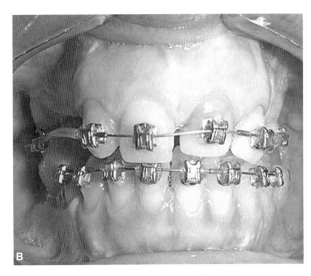

Figura 25.10 A. Desenho esquemático do sorriso ideal. Incisivos centrais superiores no mesmo plano. **B.** Sorriso desarmônico. Incisivos centrais superiores em posições e planos diferentes.

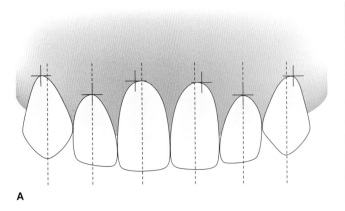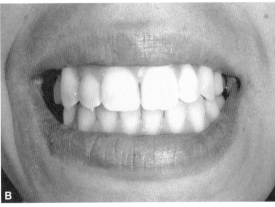

Figura 25.11 A. Desenho esquemático do sorriso ideal. Relação entre incisivos centrais, laterais e caninos superiores. **B.** Sorriso desarmônico. Alterações nas posições dentárias e nos contornos gengivais dos dentes superiores exibidos.

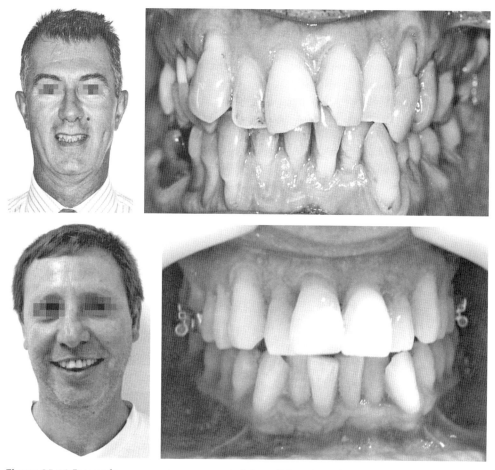

Figura 25.12 Fotografias que mostram as características clínicas de pacientes com sorriso desarmônico.

▶ Aspectos ético-legais

É fato de sobejo conhecido que a estética constitui um fenômeno cultural que evolui e interage com o homem, variando com a época e a região nas quais vive. A procura da beleza esteve presente em todas as civilizações ao longo da história. O belo é aquilo que agrada e é aceito universalmente, facilitando a interação social dos sujeitos. O mundo moderno, globalizado e competitivo, exige uma aparência bonita e harmoniosa, pois o fator estético constitui-se, em regra, em uma verdadeira obsessão na vida cotidiana dos homens e mulheres do século XXI. Nessa esteira, alguns sociólogos opinam que a beleza tem-se tornado uma verdadeira moeda invisível que estipula o valor de cada indivíduo aos olhos da sociedade, portanto quem a possui terá evidentes vantagens sobre os demais e maiores probabilidades de atingir poder social, cultural e econômico. Com efeito, o poder da aparência e a força da imagem constituem realidades incorporadas à cultura de qualquer sociedade.

A beleza, por si só, é sinônimo de saúde, porém resulta muito difícil de conceituar. Ao dizer de Ivo Pitanguy, "não sei definir a beleza, mas sempre que a vejo sei reconhecê-la".

De mais a mais, é preciso frisar que os constituintes da face e da própria boca se comportam como fatores-chave e determinantes nesse processo de formulação. Poder-se-ia afirmar que um sorriso sincero é a mais relevante das expressões humanas e, ao mesmo tempo, um dos componentes essenciais do rosto. "Um sorriso agradável pode produzir uma aura que espalha a beleza da face, fazendo parte das qualidades e virtudes da personalidade humana" (Claude Rufenacht). Ter um sorriso aprazível depende diretamente da beleza das estruturas, bem como da relação harmoniosa entre os dentes, tecidos gengivais e lábios.

Nesse contexto, o alvo primordial do presente trabalho é orientar o dentista no que tange aos critérios estéticos com validade universal e individual, que devem guiar o planejamento e a execução de qualquer tipo de terapêutica ou reabilitação odontológica e evitar, assim, possíveis reclamações por parte dos pacientes.

Seguindo essa linha de pensamento, impõe-se a necessidade de conhecer e respeitar um conjunto de regras de conduta ou preceitos legais básicos e obrigatórios, visto que os profissionais da saúde realizam habitualmente muitas intervenções que podem estar fadadas ao insucesso. Segundo Paulete Vanrell,[5] esse complexo normativo é constituído por leis e decretos diversos, tanto de ordem geral (Código Civil, Código Penal e Código de Defesa do Consumidor) quanto de cunho específico (Disposições do Conselho Federal e dos Conselhos Regionais de Odontologia e Código de Ética Odontológica).

De acordo com a Lei 5.081/66, que regulamentou o exercício da Odontologia no Brasil, a Resolução CFO-63/2005 e o Código de Ética Odontológica (CEO), cabe ao cirurgião-dentista a responsabilidade pelo diagnóstico, prognóstico, planejamento, execução e controle, sempre procurando o estabelecimento e a preservação efetiva da saúde do paciente.

Por outro lado, é preciso destacar que, antes da criação e institucionalização do Código de Defesa do Consumidor (CDC) e apesar da existência de outras inúmeras normas jurídicas vigentes, para uma situação de erro do cirurgião-dentista não havia, de fato, penalizações ao profissional, pois os processos eram demorados e o acesso à Justiça, muito oneroso.

Após o advento do CDC, ficou determinada a **inversão do ônus da prova**, de forma que a partir de então o odontólogo é obrigado a provar que não incorreu em erro.[6] Outrossim, em virtude da difusão dessas informações, os pacientes estão mais atentos aos seus direitos, e por causa disso têm aumentado notoriamente os processos de reparação de danos contra cirurgiões-dentistas.[7]

De acordo com o CDC (arts. 6º e 31), é responsabilidade do cirurgião-dentista informar o indivíduo quanto ao consumo do serviço contratado, já que as relações estabelecidas entre eles, em certo aspecto, são meramente comerciais. Soma-se a isso que o citado Código garante ao consumidor o direito de escolha, e por tal motivo o profissional deve sempre oferecer mais de uma opção de tratamento, de maneira que o seu não fornecimento constitui uma infração à lei.

Mas não é menos verdade que o CDC autoriza a prestação do serviço só mediante assinatura (se maior de 18 anos) e/ou a impressão dactiloscópica do polegar direito, seguidos da assinatura do termo de consentimento livre e esclarecido (TCLE) por duas testemunhas a rogo. Esse documento deve ser parte integrante do prontuário e somente autoriza a realização do trabalho odontológico; se for necessário fazer uso de dados e/ou fotografias, são imprescindíveis novas autorizações.[8]

Todas as vantagens e limitações do tratamento deverão constar no plano do mesmo, bem como no TCLE e no contrato de prestação de serviços odontológicos. Além do mais, as eventuais repercussões negativas advindas da terapêutica executada são passíveis de punição e até mesmo de reparação de danos (reposição de lucros cessantes, perdas patrimoniais e dano moral), conforme previsto no Código Civil Brasileiro de 2002. Claro está que a supracitada ação só se dará mediante a verificação de culpa, que deverá ser apurada por meio de perícia, segundo o estabelecido no art. 14 do CDC.[9,10]

Por sua vez, o contrato que se estabelece entre o profissional e o paciente ou seu responsável (caso este último seja incapaz) estipula, em geral, um tipo de obrigação de meio e não de resultado. Contudo, a obrigação atribuída será de resultado, quando o profissional se compromete a atingir resultados convencionados ou comprometidos oportunamente. Tal é o caso dos ortodontistas, que, ao aceitarem tratar um paciente, se obrigam a tornar maloclusões em relações oclusais normais.[11]

Claro está que o critério a adotar nas diversas situações que se apresentarem dependerá também da opinião, da interpretação e da própria "formação jurídica" dos autores envolvidos. Com efeito, alguns deles afirmam que a obrigação é de meio e não de resultado,[12] outros deixam aberta a possibilidade de que seja de meio ou de resultado,[13] e um grupo não minoritário pensa que é de resultado,[14,15] alicerçados em que cada vez mais a jurisprudência considera a obrigação do dentista quase totalmente desse tipo. Antunes et al.[16] são da opinião de que cada caso deverá ser avaliado pericialmente por um profissional competente, no sentido de comprovar se realmente houve imperícia, imprudência ou negligência.

No entanto, além das variadas tendências descritas, há um consenso geral no tocante à necessidade de contar com uma documentação correta, abrangente e adequadamente arquivada, que inclua a elaboração de um prontuário odontológico completo (ficha clínica, anamnese, exame clínico, plano de tratamento, evolução e intercorrências do mesmo), cópia de receitas, atestados,

---

5 Paulete Vanrell J. Odontologia Legal e Antropologia Forense. Rio de Janeiro: Guanabara Koogan; 2002.

6 Francesquini Jr L. Parâmetros de qualidade em próteses parciais removíveis e a responsabilidade civil. [Tese.] FOP/Unicamp; 2004.

7 Francesquini, 2004, op. cit.

8 Francesquini, 2004, op. cit.

9 Paulete Vanrell, 2002, op. cit.

10 Altafin HC. Modelos de contratos de prestação de serviços odontológicos: aspectos éticos e legais. [Tese.] Piracicaba: Faculdade de Odontologia de Piracicaba, Unicamp; 2003.

11 Paulete Vanrell, 2002, op. cit.

12 Souza NTC. Responsabilidade civil e penal do médico. 2. ed. Campinas: LZN; 2006.

13 Silva RG. A desconsideração da personalidade jurídica e o Código de Defesa do Consumidor. In: Paulete Vanrell J. Odontologia Legal e Antropologia Forense. Rio de Janeiro: Guanabara Koogan; 2002.

14 Bastos RS. Responsabilidade civil do cirurgião-dentista. [Tese.] PUC-SP; 2006.

15 Silva M. Compêndio de odontologia legal. Rio de Janeiro: Medsi; 1997.

16 Antunes FCM, Daruge E, Daruge Jr E. O cirurgião-dentista frente a responsabilidade civil. JAO. 2001; 4:45-51.

exames complementares, TCLE e contrato de prestação de serviços, visando salvaguardar o cirurgião-dentista e determinar a sua verdadeira responsabilidade nos fatos que eventualmente venham a acontecer.

Nesse objetivo, é igualmente fundamental criar uma relação de amizade e confiança com o paciente, que permita estabelecer uma comunicação clara, franca e direta com ele e com a sua família, no intuito primário de elucidar dúvidas, explicar cada procedimento a ser realizado e conhecer as suas expectativas sobre o possível resultado.

Tendo em vista os aspectos envolvidos, apresentam-se a seguir alguns exemplos autênticos que podem servir como orientação para os cirurgiões-dentistas no exercício diário da profissão.

▶ Relato de casos clínicos

Caso nº 1

Paciente do sexo masculino, adulto, na faixa etária de 26 anos, com grave retrognatismo mandibular e notório apinhamento dentário. Em virtude disso, planejou-se a realização de um tratamento que incluía uma terapêutica ortodôntica combinada com procedimentos de cirurgia plástica (avanço do mento). Após a fase cirúrgica, o paciente alega que a aparência do lábio inferior, ao sorrir, não é igual à que tinha antes da cirurgia, e faz conhecer a sua insatisfação à equipe interdisciplinar por meio de uma queixa oral.

A partir de uma análise comparativa minudente e pormenorizada da documentação pré-operatória e da pós-operatória, respectivamente, junto com uma avaliação clínica atualizada, pode se manifestar, *a priori*, que não se encontram evidências claras que possam fazer jus a esse seu posicionamento (Figuras 25.13 a 25.15).

Caso nº 2

Paciente adolescente do sexo masculino, na atualidade, na faixa etária de 14 anos, que se encontra em fase de controle do tratamento ortodôntico, tendo começado o mesmo aos 7 anos de idade; é portador de um transtorno neurológico que lhe acarreta uma falta de coordenação dos músculos faciais.

Em circunstâncias como a mencionada, é imperioso fazer um correto diagnóstico (como deve ser norma em todos os casos) e, previamente ao início do tratamento, pôr em conhecimento do paciente as limitações que se evidenciarão no decorrer e na finalização do mesmo, por meio de um termo de ciência que especifique as condições em que ele chega ao consultório e que, tal como o TCLE, deverá ser assinado por ele ou por seu responsável (afora o resto da documentação citada no tópico "Aspectos ético-legais").

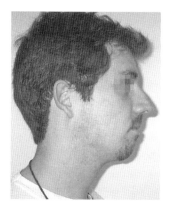 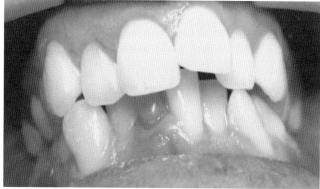

Figura 25.13 Paciente no começo do tratamento.

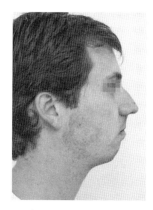 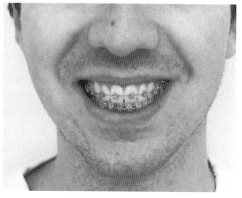

Figura 25.14 Paciente em fase de tratamento ortodôntico, prévio à cirurgia.

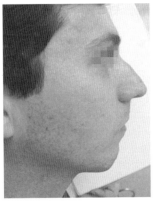
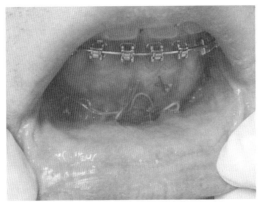
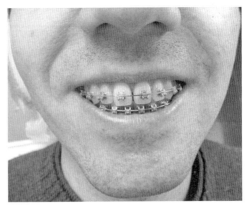

Figura 25.15 Paciente em fase pós-cirúrgica, ainda com aparelho ortodôntico instalado.

Nesse caso, conseguiu-se uma adequada oclusão funcional, mas coexistindo com um sorriso desarmônico, produto do quadro neurológico supracitado (Figuras 25.16 e 25.17).

▪ Caso nº 3

Paciente adolescente do sexo masculino, de 15 anos de idade, com protrusão dos dentes anteriores superiores e restauração plástica estética de resina composta que repõe o terço mesial do dente 22. Em consequência da reconstrução incorreta da peça dentária citada, agravou-se a aparência estética e comprometeu-se seriamente a possibilidade de atingir uma correta guia incisiva e desoclusão canina (Figura 25.18).

▪ Caso nº 4

Paciente adolescente do sexo feminino, de 15 anos de idade, biotipo dolicofacial, com marcante assimetria

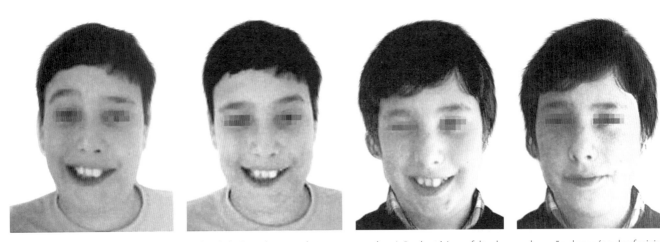

Figura 25.16 Paciente aos 7 e aos 8 anos de idade. Percebem-se claramente a malposição dentária e a falta de coordenação dos músculos faciais.

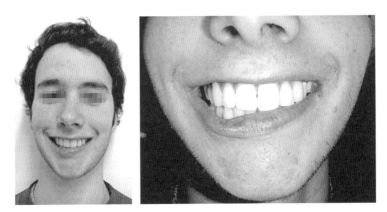

Figura 25.17 Paciente aos 14 anos de idade em fase de controle do tratamento. Constata-se a existência de uma oclusão funcional correta e de um sorriso ainda desarmônico devido à permanência do transtorno neurológico.

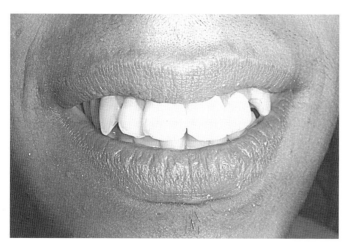
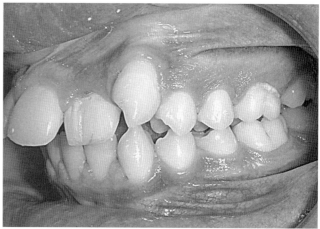

Figura 25.18 Reconstrução incorreta no elemento 22 que compromete a estética e dificulta a obtenção de uma oclusão funcional.

facial, respirador bucal, com dor e ruído articular. Do ponto de vista dentário com Classe III direita e Classe II esquerda, desvio da linha mediana dentária inferior à esquerda, e, por sua vez, classe I esquelética e birretrusão, altura facial inferior aumentada e hipertrofia condilar (Figura 25.19 A e B).

Relata antecedentes de tratamento ortodôntico por malposição dentária e disfunção oclusal. O mesmo foi finalizado com aparente sucesso 30 meses depois da sua data de início. Devido a um erro de diagnóstico e, portanto, de planejamento, executou-se uma terapêutica sem levar em conta que a paciente sofria de uma patologia de crescimento excessivo e tardio, localizada no côndilo mandibular direito.

A jovem consultou-se então em outra clínica especializada, onde os profissionais que lhe prestaram atendimento decidiram solicitar exames complementares (fotografias habituais, radiografia panorâmica, tomografia computadorizada e cintilografia óssea). Analisando os dados coletados, verificaram-se crescimento anormal só no côndilo direito e a inexistência de outras áreas com características semelhantes às descritas para a mandíbula (Figuras 25.19 C e 25.20). Nessas circunstâncias, e em acordo com a paciente e sua família, decidiu-se instaurar uma nova terapêutica, tendo presente que os eventuais resultados favoráveis poderiam ser incertos e instáveis. Por causa disso, afora a ineludível exigência de realizar um correto diagnóstico (como é de regra fazer em todas as situações), e antes do começo do próprio tratamento, impõe-se dar a conhecer ao paciente as dificuldades que se apresentarão no transcurso e no fim do mesmo, por meio de um termo de ciência que deixe constância das condições em que aquele chegar à clínica e que da mesma forma que o TCLE deverá ser assinado por ele ou por seu responsável (além do resto da documentação mencionada no tópico "Aspectos ético-legais").

Na atualidade, a paciente continua, ainda, em tratamento.

▶ **Conclusão**

O conceito da beleza humana, nos seus diferentes níveis, depende das tendências em um dado momento, da etnia, da civilização e dos próprios fatores individuais.

A procura da beleza esteve presente em todas as civilizações ao longo da história.

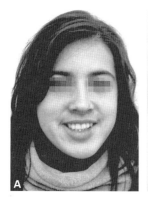
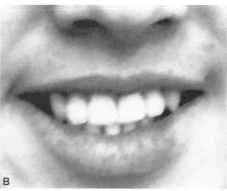
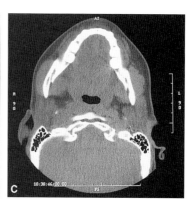

Figura 25.19 A e B. Fotografias no começo do tratamento atual, nas quais se podem verificar a assimetria facial e o desvio da linha mediana dentária inferior à esquerda. **C.** Tomografia computadorizada que mostra crescimento anormal do côndilo direito.

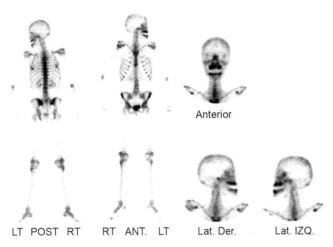

Figura 25.20 Cintilografia óssea. Imagens panorâmicas do esqueleto completo e das áreas de interesse de cabeça e pescoço. Nessas últimas, observa-se moderada hipercaptação do meio de contraste na articulação direita, não existindo outras áreas semelhantes no resto do esqueleto.

Trata-se de um verdadeiro fenômeno cultural que evolui e interage com o homem, variando com a época e a região nas quais vive.

A estética é um fator eminentemente empírico e se relaciona de maneira direta com a simetria e a harmonia, as quais nem sempre são determinadas matematicamente.

No corpo humano não existe nenhuma estrutura totalmente simétrica, desde que a própria natureza tem determinado variações mínimas, com a finalidade primordial de impedir um aspecto artificial do indivíduo.

A Odontologia deverá sempre levar em consideração as características individuais de cada paciente para realizar uma apreciação ou avaliação estética correta, a partir da qual procurará executar as medidas indicadas para atingir uma adequada estabilidade funcional oclusal e a sua correspondente e imprescindível aparência saudável e natural.

A morfologia dentária é única para cada pessoa, pois não existem dois indivíduos com dentaduras idênticas.

Os dentes adquirem, destarte, uma relevância quase equivalente à das impressões digitais no procedimento de identificação humana.

É mister que o cirurgião-dentista conheça e domine os critérios estéticos elementares que devem guiar o planejamento e a execução de qualquer tipo de terapêutica ou reabilitação odontológica, bem como o conjunto de normas legais gerais e a normatização específica da sua profissão, procurando evitar, assim, eventuais processos por parte dos pacientes.

26 Diagrama de Ishikawa na Odontologia Legal

Jorge Paulete Vanrell ▪ *Maria de Lourdes Borborema*

▶ Introdução

No imaginário popular existe uma tendência espontânea a atribuir a um "erro odontológico" qualquer evento infausto ou adverso que possa ocorrer ao longo de um procedimento, dentro da Odontologia curativa. É cediço que este comportamento resulta da ignorância popular do grande número de fatores causais que intervêm ao longo de um único procedimento.

Para os profissionais, entretanto, e *a fortiori* para o Perito, a análise das diversas relações de causa e efeito que podem agir em um único procedimento é uma tarefa assaz complexa, como foi explicitado por diversos autores.

Para proceder a um exame equânime e isento, a melhor forma de apresentar essa multiplicidade de fatores causais de uma maneira racional é gráfica, sendo o diagrama de Ishikawa a opção mais utilizada em representações de causa e efeito.

▶ Conceito

O diagrama de Ishikawa é uma representação gráfica que serve para ajudar na organização do raciocínio e discussões de ideias no processo de resolução de problemas. O método foi inicialmente proposto, na Universidade de Tóquio, Japão, pelo engenheiro químico Kaoru Ishikawa, em 1943, para resolver problemas industriais.

Em essência, consiste na identificação de **causas** que podem contribuir para determinados **resultados**.

Em que pese a proposta de Ishikawa de aplicação inicial ter sido feita para a área de produção – no auxílio dos denominados **Círculos de Qualidade** –, sua comprovada eficácia não tardou para ser difundida, nos 30 anos seguintes, em diversas outras áreas de gestão industrial. A partir de 1970 começou a ser utilizada na área médica, nos EUA, na *Mayo Clinic*.

O diagrama de Ishikawa também é conhecido por outros nomes:

- **Diagrama de Causa e Efeito**, já que o diagrama busca a identificação das principais causas que são responsáveis por determinado problema, resultado ou efeito
- **Diagrama Espinha de Peixe**, como decorrência da representação gráfica do diagrama que lembra o esqueleto axial dos peixes osteíctes, nos quais os eixos das causas corresponderiam às espinhas neurais e hemais das vértebras (Figura 26.1)
- **Diagrama 6 M**, uma vez que os seis principais grupos de causas começam com "M":
  - **Método**: causa que envolve técnica ou método utilizado para executar certo procedimento ou ação (p. ex., método inadequado ou ultrapassado)
  - **Material**: causa que envolve o material utilizado no processo operacional (p. ex., falta de próteses adequadas, material vencido, material fora da especificação ou tolerância, material avariado etc.)
  - **Máquina**: causa que envolve o equipamento de trabalho (p. ex., falta de manutenção, falta de repasse da *check-list* do sistema do equipo antes de iniciar o procedimento, maquinário antigo etc.)
  - **Medida**: causa que envolve instrumento de medição e relatórios de resultados laboratoriais (p. ex., falta de aferição dos instrumentos, frequência de erros; erros de amostragem, demora na entrega dos resultados laboratoriais etc.)
  - **Mão de obra**: causa que envolve ações dos profissionais (p. ex., despreparo; desatenção, imprudência, cansaço, obstinação, renitência etc.)
  - **Meio ambiente**: causa que envolve o meio ambiente (interrupção ou "pisca" de energia elétrica etc.) e o ambiente de trabalho (p. ex., *layout* inadequado, aparelhos de substituição emergencial fora do alcance etc.).

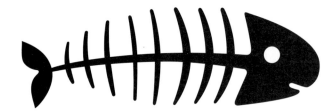

Figura 26.1 Representação de um esqueleto axial de peixe, ao qual se assemelha o diagrama de Ishikawa.

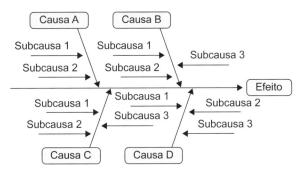

Figura 26.2 Diagrama em forma de espinha de peixe.

▶ Metodologia

Preliminarmente, em se considerando os propósitos deste livro, devemos lembrar que essa metodologia pode ser usada com duas finalidades precípuas:

- **Nos trabalhos de equipe**, para melhorar os procedimentos no futuro, e assim evitar ou minimizar, progressivamente, os problemas, por meio de um *brainstorming*[1] cíclico para mapear de forma efetiva todas as causas que levam a um efeito não desejado em um produto, processo ou prestação de serviço
- **Nos trabalhos de avaliação pericial**, para descobrir as causas que possam ter contribuído para um problema concreto, de modo a atribuir responsabilidades entre os diferentes "M" do processo.

Para tanto, as causas são subdivididas em um dos grupos conhecidos como **causa principal** ou **causa raiz**, e que são os **6 M**.

Para facilitar a estruturação da metodologia e compreensão, criou-se um diagrama em forma de espinha de peixe, no qual as causas raízes seriam as espinhas a serem preenchidas pelas causas, e a extremidade da cabeça, o problema ou efeito (Figura 26.2).

A seguir são apresentados alguns conselhos para elaborar e usar os diagramas de causa e efeito:

- Identificar todos os fatores relevantes mediante consulta e discussão entre várias pessoas de uma mesma equipe. Para isto, pode ser útil utilizar o *brainstorming*
- Expressar o efeito e os fatores tão concretamente como seja possível, uma vez que a abstração leva a obter resultados úteis
- Fazer um diagrama para cada característica (p. ex., se estudar as falhas que levaram a um óbito e/ou a uma sequela, fazer um diagrama para o óbito e outro para a sequela)
- Escolher um efeito e uns fatores que sejam mensuráveis
- Descobrir os fatores sobre os quais é possível agir; descobrir um fator sobre o qual não seja possível agir não seria útil para resolver o problema
- Outorgar a importância a cada fator objetivamente com base em dados
- Tratar de melhorar continuamente o diagrama de causa e efeito enquanto é usado.

▶ Exemplo de aplicação em caso concreto

▪ Histórico

NN, paciente masculino de 50 anos, sem antecedentes conhecidos, que chega como emergência a um Centro de Atenção Secundária, politraumatizado, em coma profundo, após sofrer um grave acidente de trânsito, no qual participou como motorista de um dos veículos. Procedida a avaliação de pronto atendimento, foi verificada uma fratura do maciço facial, tipo Lefort III, sendo que o profissional assistente responsável pelo atendimento de emergência concluiu, em face da extensão e gravidade lesional, pela impossibilidade de transferência para um Centro de Atenção Terciária, habilitando-se para proceder às intervenções cirúrgicas necessárias – reconstrução dos pilares de sustentação: pilar zigomático, pilar canino, e margens orbitais, principais responsáveis pelo suporte dos tecidos – sem nenhum demora no atendimento, para realização de exames laboratoriais e de imagens (TC e RM), e implementação dos protocolos estabelecidos pela especialidade cirúrgica bucomaxilofacial. Esta opção contraria os protocolos quanto à urgência, uma vez que estes consideram que a urgência deve ser estendida até 1 semana de espera. As restrições locais do número e tamanho

---

[1] *Brainstorming* é um método criado nos EUA, pelo publicitário Alex Osborn, usado para testar e explorar a capacidade criativa de indivíduos ou grupos, principalmente nas áreas de relações humanas, dinâmicas de grupo e publicidade e propaganda. O *brainstorming* ("tempestade cerebral", em inglês) ou tempestade de ideias, mais que uma técnica de dinâmica de grupo, é uma atividade desenvolvida para explorar a potencialidade criativa de um indivíduo ou de um grupo – criatividade em equipe –, colocando-a a serviço de objetivos predeterminados.

das placas de osteossíntese para fixação interna rígida, na pressa, obrigou o cirurgião a proceder a um bloqueio maxilar (osteossíntese a fio). Atualmente, os princípios operatórios para o tratamento das fraturas faciais consistem em intervenção precoce (1ª semana), redução aberta, fixação interna com placas de perfil baixo, parafusos de titânio e enxertos ósseos quando necessário. O paciente, sempre em coma, teve uma evolução prejudicada nas primeiras 48 horas, com abundante sangramento e não diminuição do edema local. A reposição de volumes hemáticos não se mostrou suficiente para coibir as perdas. Nas 24 horas seguintes à intervenção, o laboratório entregou os resultados dos exames, que evidenciaram que o paciente fazia uso de apixabana 5 mg (Eliquis®) 1-0-1/dia. Três horas depois da última avaliação na UTI, o paciente veio a óbito. O cadáver foi encaminhado para o IML a fim de ser submetido a necropsia, na intenção de determinar a *causa mortis* médica. Resultado: **anemia aguda, por hemorragia interna e externa.**

▪ Aplicação da metodologia

Para poder chegar à elaboração do diagrama de Ishikawa, foi utilizado, pela sua excelente qualidade e facilidade de uso, o programa em Excel **EasyKawa_V1.1**,[2] oferecido gratuitamente pela empresa Calidad Total (CT), que apresenta duas telas sucessivas: a primeira, para coletar dados referentes a cada uma das possíveis seis causas raízes (6 M) (Figuras 26.3 e 26.4); a segunda, para traçar o diagrama em "espinha de peixe" (Figura 26.5).

[2] www.dropbox.com/s/fcdrjrhc5byt9x3/EasyKawa_v1_1.rar?dl=0.

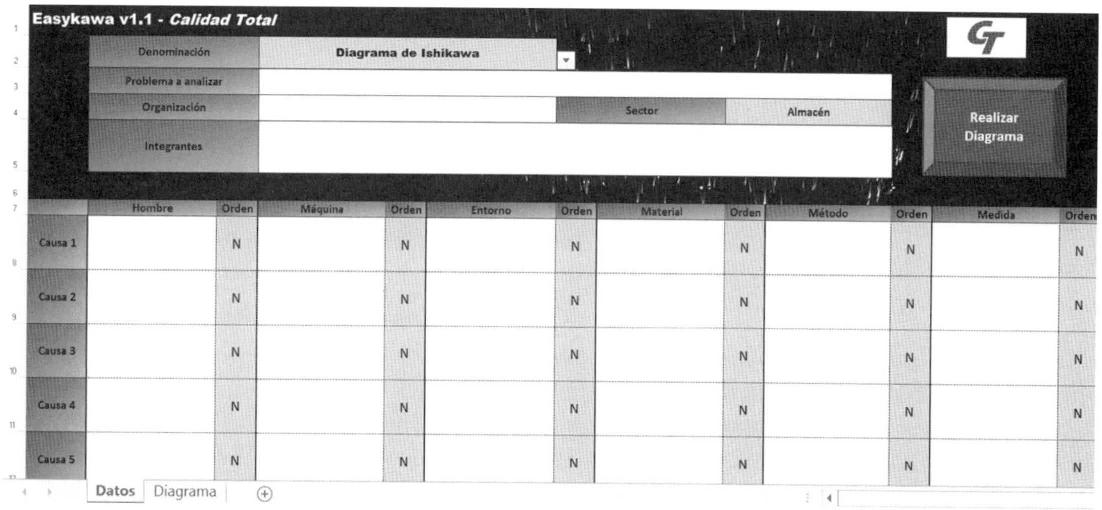

Figura 26.3 Tela para o preenchimento das causas e subcausas do problema que se pretende analisar.

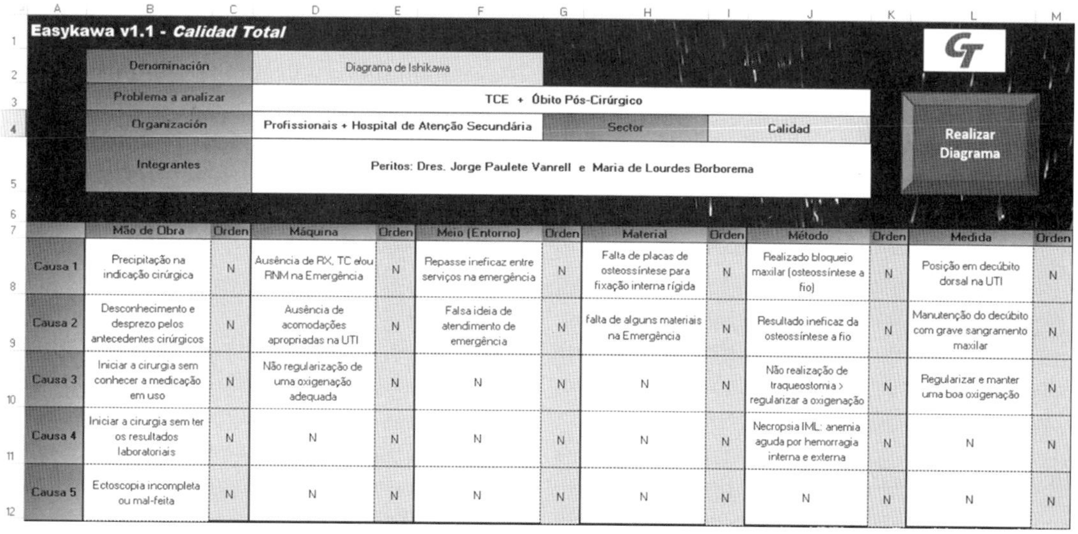

Easykawa v1.1 - Calidad Total

Denominación	Diagrama de Ishikawa
Problema a analizar	TCE + Óbito Pós-Cirúrgico
Organización	Profissionais + Hospital de Atenção Secundária
Sector	Calidad
Integrantes	Peritos: Dres. Jorge Paulete Vanrell e Maria de Lourdes Borborema

	Mão de Obra	Orden	Máquina	Orden	Meio (Entorno)	Orden	Material	Orden	Método	Orden	Medida	Orden
Causa 1	Precipitação na indicação cirúrgica	N	Ausência de RX, TC e/ou RNM na Emergência	N	Repasse ineficaz entre serviços na emergência	N	Falta de placas de osteossíntese para fixação interna rígida	N	Realizado bloqueio maxilar (osteossíntese a fio)	N	Posição em decúbito dorsal na UTI	N
Causa 2	Desconhecimento e desprezo pelos antecedentes cirúrgicos	N	Ausência de acomodações apropriadas na UTI	N	Falsa ideia de atendimento de emergência	N	falta de alguns materiais na Emergência	N	Resultado ineficaz da osteossíntese a fio	N	Manutenção do decúbito com grave sangramento maxilar	N
Causa 3	Iniciar a cirurgia sem conhecer a medicação em uso	N	Não regularização de uma oxigenação adequada	N	N	N	N	N	Não realização de traqueostomia > regularizar a oxigenação	N	Regularizar e manter uma boa oxigenação	N
Causa 4	Iniciar a cirurgia sem ter os resultados laboratoriais	N	N	N	N	N	N	N	Necropsia IML: anemia aguda por hemorragia interna e externa	N	N	N
Causa 5	Ectoscopia incompleta ou mal-feita	N	N	N	N	N	N	N	N	N	N	N

Figura 26.4 Tela com o preenchimento das causas e subcausas do problema a analisar.

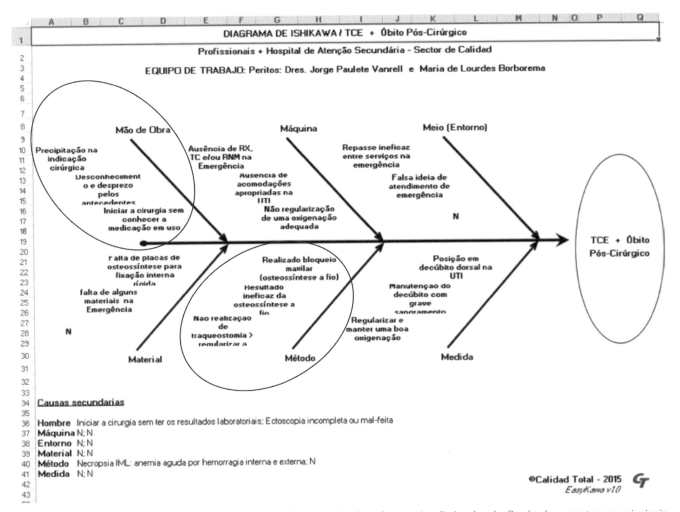

Figura 26.5 Diagrama obtido ao clicar no botão "Realizar Diagrama" no ângulo superior direito da tela. Os círculos apontam as principais subcausas responsáveis pelo óbito e a prova material por meio do exame necroscópico (IML).

▶ Conclusão

De todo o exposto, pode-se verificar que, por meio da utilização do diagrama de Ishikawa, torna-se muito mais fácil, durante a perícia, analisar e topografar as principais subcausas que podem ter contribuído para que um efeito adverso se produza.

Desta forma, resulta muito mais simples e objetivo para o Perito e para o Julgador outorgar responsabilidades, quer pessoais, quer funcionais ou institucionais, em face de um evento resultante.

27 Participação em Audiências | O Cirurgião-Dentista como Testemunha

Jorge Paulete Vanrell

▶ Introdução

Se o cirurgião-dentista sentisse prazer em frequentar os meios forenses, decerto teria estudado Direito e não Odontologia.

Esse fato nos leva a pensar que participar de qualquer atividade no Fórum ou relacionada com a Justiça sempre representa uma situação desagradável ou, quando menos, discômoda para o profissional.

E, o que é pior, são várias as situações em que o cirurgião-dentista pode ser chamado perante a Autoridade Judicante. Senão vejamos:

- **Como autor**: é, quiçá, a forma mais cômoda, porquanto se trata de defender seus interesses, em geral, quer acionando alguém que não honrou, tempestivamente, os honorários avençados, quer uma empresa que não entregou as mercadorias solicitadas em tempo hábil e, com isso, acarretou prejuízos financeiros ou morais para o profissional
- **Como réu**: é, talvez, a forma mais desagradável, porquanto alguém o levou às barras do tribunal, reclamando, com base no Código de Defesa do Consumidor, no Código Civil ou no Código Penal, que o profissional não adimpliu com uma obrigação de fazer ou, o que é mais grave, que o fez de maneira incorreta ou inadequada, agindo com dolo ou com culpa
  - ○ **No Cível**: pelo inadimplemento de sua parte contratual, o cirurgião-dentista é acionado para reparar em pecúnia o dano – material, funcional, estético ou moral – que eventualmente tenha provocado no seu cliente
  - ○ **No Penal**: quando o Ministério Público aciona a máquina judicial para perseguir o profissional que, pelo menos *in thesis*, infringiu alguma das normas tipificadas no Estatuto Repressivo em vigor:

- Praticou lesão corporal no paciente
- Provocou a morte do mesmo
- Induziu o suicídio de seu paciente ou lhe forneceu meios para que o praticasse
- Abandonou seu paciente incapaz, sem deixar aos seus responsáveis as indicações necessárias e o seu substituto normal durante sua ausência
- Cometeu furto, apropriando-se do ouro entregue pelo paciente para fazer um determinado trabalho de prótese, utilizando um metal de cor amarela mas de valor bem inferior
- Praticou estelionato, por exemplo, entregando-lhe um produto no lugar de outro (p. ex., *duracast* por ouro, resina por porcelana, provisório por definitivo etc.), executando um serviço diferente do avençado (p. ex., restauração sem o prévio preparo endodôntico combinado etc.)
- Cometeu crime de falso, ora emitindo atestado ideologicamente falso, ora fornecendo atestado, oficial ou oficioso, que não espelha a verdade
  - ○ **No Administrativo**: o cirurgião-dentista é conclamado pelo seus pares para ser submetido a processo ético-disciplinar, no âmbito da competência do respectivo Conselho Regional
- **Como testemunha**: solicitado para emitir seu ponto de vista profissional sobre a pessoa ou o procedimento de um colega, podendo ser a favor ou contra, segundo seja testemunha do Réu ou do Autor, respectivamente, como parecerista das partes, ou fazê-lo, imparcialmente, como *expert* do juízo
  - ○ **No Cível**: o profissional é requerido pela Autoridade, indicado por uma das partes ou a pedido do Juiz, para referir os dados de que disponha em relação aos fatos sobre os quais versa o processo, em relação à pessoa do Autor ou do Réu

(testemunha de referência), ou manifestar sua opinião técnica, como Perito ou Parecerista, quer sobre a indicação, quer sobre procedimentos efetuados, quer sobre influência nos resultados obtidos, como resultado da implementação contratual

- **No Penal**: o profissional é chamado para servir de testemunha referencial ou como testemunha técnico-profissional, de modo a manifestar *coram judice* o que é de seu conhecimento, na área para a qual foi indicado. Muito eventualmente, o cirurgião-dentista pode ser intimado a participar do Tribunal do Júri, quando se trate de julgamento de crime doloso contra a vida. A única diferença é que seu depoimento não mais será na sala de audiências fechada, de frequência restrita, antes no plenário do júri, em sessão pública

- **No Administrativo**: o cirurgião-dentista, em regra, é indicado por um colega, de modo a exaltar suas qualidades técnicas ou morais, excepcionalmente a explicitar algo na área técnico-profissional, haja vista que o depoimento deveria ser dado para os Membros do Conselho, seus pares, que haverão de dispensar aquilo que para eles já é de sobejo conhecido.

Os Tribunais – Juizados, Varas, Tribunais do Júri, Câmaras ou Conselhos – são locais regidos por regras procedimentais bastante rígidas onde, infelizmente, afloram as paixões e podem ser vistos os comportamentos mais complexos, tudo sob o pálio da austeridade do Poder Judiciário.

Sem dúvida, o plenário do júri, para um cirurgião-dentista, é o ambiente mais inóspito. Em primeiro lugar, por tratar-se de uma sessão pública, na qual, ao falar, deverá fazê-lo de modo a que todos o ouçam. Em segundo termo, pelo tempo que insume, uma vez que o profissional fica incomunicável durante o tempo todo que dure a sessão do júri (horas ou dias). Em terceiro lugar, em face da situação singular em que o depoente tem de se manifestar perante os membros do Conselho de Sentença, sete juízes de fato nem sempre motivados ou interessados, escolhidos e arrastados contra suas vontades, dentre os membros da comunidade local, para participar desse ritual atávico ainda que constitucional.

Quem esperar encontrar a atmosfera dos tribunais americanos que aparece nos seriados ou nos filmes de Hollywood verá suas esperanças frustradas, porquanto não terão a imponência dos tribunais britânicos, nem permitirão o uso de máquinas fotográficas, nem de holofotes e câmaras de televisão ou de vídeo. Será apenas um sóbrio e singelo tribunal para analisar um drama da vida real.

Assegurar o interesse da audiência nessa participação, conhecida como Prova Técnica, é atirar-se nela de corpo inteiro, sabendo de antemão que pode ser o ato em que o profissional e sua especialidade podem dar com a cara no chão.

▶ Profissionais da saúde e a Justiça

Cirurgiões-dentistas e médicos, em regra, são péssimas testemunhas, justamente porque os profissionais da área da saúde detestam o Fórum. Quanto mais experiente (idoso) e mais preparado um profissional, tanto mais provável que se torne uma testemunha pobre ou inconsequente, para os fins forenses.

Os profissionais da saúde, como testemunhas, geralmente podem ser classificados em três grandes categorias: os Bons, os Ruins e os Completamente Desastrados.

Os Bons costumam ser excelentes no seu campo profissional, em geral são até renomados e muito honrados. Infelizmente, não desempenham bem o papel de testemunhas. Nada mais triste que ver o espetáculo de um professor-doutor, livre-docente, nas rampas escorregadias, em grande parte cobertas pelas "cascas de banana" que ele próprio deixa cair, durante seu depoimento.

Temos também os Ruins. Estes normalmente são profissionais não muito honestos ou que trabalham em especialidades ou campos em que poucas coisas parecem fazer sentido. Falam muito, usam terminologia enigmática, tentam explicar demais e, após seus depoimentos, deixam juízes e advogados tanto ou mais confusos que antes de começar a audiência.

Por derradeiro estão os Completamente Desastrados: são os profissionais jovens, tão cuidadosos para não tropeçar nas rachaduras da calçada que pisam direto em cima das cascas de banana... A única razão para que esses jovens profissionais sobrevivam no ambiente forense está em grande parte relacionada com a compaixão pública que seu desempenho evoca. (Os odontolegistas experientes, bem como os médicos forenses, se excluem porque habitualmente têm uma classe própria; todavia, se constrangidos, podem cair em uma das duas primeiras categorias elencadas: os Bons e os Ruins.)

A maioria dos profissionais é relutante em converter-se em testemunha. Inobstante, quando são forçados a tal, os seus depoimentos deixam muito a desejar ou dão um triste espetáculo de cientistas instruídos, contradizendo tudo e todos, inclusive os seus colegas, e muitas vezes a si próprios, negando todos os conhecimentos dos princípios científicos solidamente estabelecidos.

Já alertamos para o fato de que os cirurgiões-dentistas não gostam do Fórum, até porque dentro de suas salas e corredores se veem jogando um "jogo paralelo". Além do mais, encontram-se longe de suas clínicas e suas cirurgias, sem nenhuma ajuda disponível dos seus assistentes, estagiários e enfermeiras. *Pari passu*, do outro lado, os operadores do Direito estão "jogando em seu próprio campo e com as suas próprias regras". Por exemplo, no seu ambiente, médicos e dentistas falam o seu jargão técnico, mas dentro do Fórum são forçados a definir condições estomatológicas e a falar em português escorreito.

▶ Como proceder no papel de testemunha técnica

Não há nada melhor que reconhecer os componentes do que se poderia considerar um *kit* básico de sobrevivência.

▪ Preparar-se para a audiência

A maior parte das testemunhas parece ignorar um dos mais comezinhos princípios de uma boa testemunha: ler seu Laudo ou seu Parecer antes de entrar na sala de audiências ou no plenário do júri.

Eis o momento em que descobrirá que a sua secretária pode ter errado no português ou atravessaram sua mente pensamentos pornográficos enquanto digitava seu Relatório, fazendo-a referir-se a "orgasmos bacterianos", no lugar de despretensiosos "organismos...", ou, simplesmente, lembrando que o zero à esquerda da vírgula decimal não tem valor, confundindo 0,5 centímetro com 5 centímetros.

Sempre haverá tempo suficiente para corrigir enganos banais antes de entrar em audiência. Para tanto, não esqueça de levar sempre suas anotações ou fichas na pasta.

▪ Manter uma boa aparência

Vestir-se corretamente

Os operadores do Direito têm que avaliar as testemunhas e suas provas, mas eles só veem as testemunhas de uma forma fugaz e em uma situação artificial, muito especial. Destarte, quando se deparam com uma nova testemunha, eles tiram suas conclusões sempre a partir de seus estereótipos.

Assim, ainda que a moda ou a forma de vestir tenham mudado, consideravelmente, durante os últimos anos, o ambiente forense, nesse sentido, parece ter ficado quase parado no tempo. Os operadores de Direito vestem ternos ou *tailleurs*, quando não becas: não há lugar para roupas esportivas. A ideia popular de como os doutores – médicos e dentistas – devem se apresentar perante a Justiça, em grande parte, está baseada em filmes e novelas da televisão. Não tente se parecer com um "doutor" da televisão: vista-se bem – de terno ou de branco –, mas de forma tal que, afinal, pelo menos pareça com um profissional, sério e responsável. Calças *jeans* apertadas, minissaias justas, camisetas ou *bustiers* podem parecer boas indumentárias na telinha, mas nunca o serão na sala de audiências ou no plenário do júri.

Relaxar

Isso é muito mais fácil de dizer do que de conseguir. Não trate de parecer muito convencido. Ninguém gosta de alguém que pareça inteligente demais. Ande de cima para baixo, fume tantos cigarros quantos quiser, mas tudo isso antes de entrar em audiência. Uma vez dentro, mantenha-se firme e ereto. Não fique irrequieto, não se mostre evasivo e não evite devolver os olhares. Reconheça que o juiz é quem está presidindo os trabalhos, olhando para ele rapidamente de tanto em tanto, mas nunca trate de parecer familiar. Dentro da sala de audiências, ele sempre será "Meritíssimo", e nunca poderá dirigir-se ao magistrado como "Oi, meu chapa!", nem que todos os sábados participe de um "racha" de futebol com ele.

Segurar o seu Relatório com as mãos é a melhor coisa que você pode fazer com elas. Nunca ponha as mãos nos bolsos. Se perceber que sua garganta pode secar, peça que tragam um copo de água, mas antes da sua vez de entrar na sala de audiências ou no plenário. Nunca se deve pedir um copo de água quando o interrogatório ou a acareação se complicam. Pouco importa que morra de sede se não consegue resistir à "temperatura" de um interrogatório ou de uma acareação.

Se tiver dificuldades para relaxar, tenha presente que, embora profissional, você não se encontra nesse momento no rol dos acusados, e suas chances de ser levado para a cadeia são mínimas.

Mostrar-se imparcial

Ser imparcial é algo realmente encomiável, não somente quando da apresentação das provas, mas também no comportamento e na aparência. É recomendável tratar de estabelecer contato visual – olho no olho – com algum dos jurados ou dos integrantes da audiência e, ao depois, manter suas atenções sempre voltadas para ele. Para tanto, não pode esquecer que os esclarecimentos ou depoimentos são prestados ao juiz, e, via de consequência, sempre se deve assegurar que 50% da atenção seja voltada para o magistrado.

Acusação e defesa podem tentar agradá-lo, mas todos sabemos que isso pode não passar de um comportamento utilitário e passageiro. Olhar o advogado adversário apenas como uma forma de cortesia, mas

Parte 1 | Odontologia Legal

não se quisesse trucidá-lo ou estivesse com medo dele. Tampouco tente ser um boneco de estimação do Promotor!

▪ Falar tudo de uma só vez

Fale agora, ou cale-se para sempre… ou, pelo menos, até ser reinquirido.

Falar em voz alta e clara

Mesmo os profissionais mais competentes sofrem uma inibição particular quando são inquiridos e têm que responder, quer para o juiz, quer para os jurados. Aí a voz transforma-se em um sussurro, o magistrado não escuta, o escrevente não entende e a parte contrária usa a crítica a esse comportamento para irritar o depoente. Tampouco é necessário gritar, nem ficar balbuciando ou murmurando quando o clima da audiência "esquenta". O cirurgião-dentista depoente não deve deixar que sua voz demonstre que se encontra em um estado de ânimo do tipo "gostaria de não estar aqui". O depoimento com uma fala pausada, firme e perfeitamente audível no recinto é o único de que se necessita.

Responder às perguntas

Não há grande vantagem em dar uma resposta para uma pergunta que gostaria que lhe fosse feita e não foi. Por outras palavras, é de péssimo resultado que seja feita uma pergunta e o depoente responda algo que tem *in mente*, mas que não tem nada a ver com o questionamento. Um bom hábito, em audiências, é escutar primeiro a pergunta inteira. Não se trata de um programa de televisão em que se está competindo contra outro participante e em que é importante saber quem é capaz de apertar primeiro o botão da campainha.

Não responder nada além do que lhe for perguntado

Entender o assunto e, logo, responder à pergunta, mas não indo além dos limites desta. A exceção é quando se considera estar sendo exigido por um questionamento, em especial, que carece de uma resposta mais ampla e demorada (*cf.* adiante). Não se deve oferecer mais munição do que necessário, lembrando: pare de cavoucar quando já se encontra em um poço. Curiosa e infelizmente, as pessoas ficam subitamente tagarelas quando sentem que estão em apuros.

Nessas situações, tanto a acusação quanto a defesa podem permitir ou, até, encorajar o profissional para que use corda bastante para se enforcar.

Não adentrar em seara alheia

Se for um radiologista experiente, limite-se às suas radiografias, e não especule no seu depoimento sobre aquilo que o endodontista deveria ter achado ou não. Até mesmo com boas técnicas radiológicas uma fratura radicular longitudinal pode passar inadvertida, mas ela não escapará da argúcia do endodontista, que, decerto, a achará.

Da mesma maneira, os endodontistas devem limitar-se aos procedimentos endodônticos praticados, sem manifestar se a qualidade das radiografias obtidas pelo profissional especialista é boa ou não. Esse é um problema a ser debatido pessoalmente com o radiologista, nunca ao longo de um depoimento em audiência.

Evitar palavras de uso jurídico e/ou expressões pejorativas

A todo custo há de se evitar o uso de termos que tenham conotações legais próprias, diferentes das utilizadas, por exemplo, em Odontologia. Assim, à guisa de exemplo, deve-se evitar falar em "sequestro", sendo preferível usar um circunlóquio quiçá menos preciso, mas também menos ambíguo, dizendo: "o fragmento ósseo da maxila que ficou retido na região da cirurgia…".

É que o termo "sequestro", juridicamente, tem um sentido bastante diferente daquele usado em patologia. Os operadores de Direito, assim que ouvirem tal termo, automaticamente e de forma reflexa, vão canalizar a atenção e o raciocínio no sentido que estão acostumados a dar-lhe, e não àquele que a testemunha pretendia lhe outorgar.

▪ Provas

Imparcialidade

Afinal de contas esse é o motivo da presença do profissional na audiência. Quão preparado está sobre a base científica, a precisão e a imparcialidade da prova que vai apresentar? Está seguro? Foi avaliado pelos seus pares? Seus pontos de vista estão baseados em fatos científicos e na sua própria experiência? Não estará, como simples profissional clínico, sofrendo um fugaz delírio de grandeza? Não será que, ao se manifestar contra seu colega, está discordando das atitudes técnicas dele para angariar mais um cliente? Daria o mesmo depoimento se seus próprios amigos e parentes estivessem clamando por justiça? Foi pressionado, sutilmente ou às escâncaras, pela polícia ou pela Promotoria para dar um determinado depoimento? Os advogados de defesa já lhe mostraram algum envelope contendo o vil metal? Algum editor já entrou em contato com ele?

Ora, caso se sinta incomodado com alguns desses aspectos da prova odontológica, decerto estará no lugar errado e na hora errada. Deve deixar esse lugar agora, já, neste minuto…!

Suas provas são claras e insofismáveis?

Suas provas são cristalinas, e seria capaz de expressá-las em um português simples e escorreito? Sente-se com capacidade para explicar assuntos anatômicos, funcionais, patológicos e instrumentais ao juiz ou aos jurados? Você pode descrever o curso do nervo mandibular de tal forma que os operadores do Direito que se encontrem na sala de audiências ou no tribunal do júri possam entender?

▶ Objetivos dos advogados

Os objetivos básicos dos advogados são estabelecer e fortalecer os alicerces, organizar as perguntas de modo a que as respostas se tornem simples disjuntivas – tipo sim/não –, misturar ou confundir os assuntos e desmoralizar as testemunhas do lado contrário.

Essas estratégias são todas legítimas e viáveis. Todavia, não podem ser vistas como princípios inamovíveis. Assim, desmoralizar o testemunho de um especialista apenas no escopo de eliminar uma testemunha pode ser mal visto pelo juiz ou ter um efeito negativo em face dos jurados, mormente se a testemunha seguiu, à risca, todas as recomendações elencadas anteriormente.

É bom lembrar que os advogados só fazem perguntas para as quais já sabem as respostas. Não apreciam respostas inesperadas porque com elas correm o risco de perder o controle da situação. Por isso, não tente ludibriar os advogados com respostas marotas e inesperadas. Pode ser tão perigoso como segurar o goleiro para evitar que pegue a bola. Como técnicos, não podemos esquecer que os jogadores desse time são eles e que o árbitro da partida – o juiz – também é um bacharel em Direito. Deixe que eles marquem, por todos os meios, seus próprios gols, mas não tente segurá-los.

Ambos os lados fazem os alicerces do processo, usando as testemunhas como pedreiros. Toda a sustentabilidade de um caso depende dos seus alicerces e, via de consequência, dos tijolos e dos pedreiros. Atualmente, a maioria desses alicerces consta só do papel, sem a presença dos pedreiros. Todavia, ambas as partes gostam de manter seus "pedreiros" de prontidão, à espera, até como uma ameaça pairando sobre o adversário.

Um dos modos preferidos de estabelecer alicerces bastante firmes é montar um cenário (enredo) diferente seguindo as linhas: "Eu lhe digo, Doutor..." ou "É correto, Doutor, que eu pense…" Essas já são velhas conhecidas. A aproximação hoje em dia é um pouco mais sutil: "Dr. Fulano, como odontolegista experiente, estou certo de que, seguramente, o senhor concordará que este é um caso claro de…" Esteja alerta para perguntas aparentemente lisonjeiras, desse tipo. Sempre é bom lembrar o vetusto brocardo latino: *In cauda est venenum!*

Ouça uma vez, reflita duas e pense três, antes de responder. Nunca o faça de ímpeto, nem na emoção...

▶ Truques sujos

Os truques e a prestidigitação verbal podem variar de forma considerável. Os itens seguintes são apenas um roteiro básico.

▪ Guerra psicológica

Esse realmente é o mais sujo do leque de truques sujos. É verdade que uma testemunha com experiência o ignora, mas quando é um novato... Se for testemunha da acusação, o assombro tomará conta do defensor, na medida em que o ignora desde que dá o primeiro passo na sala de audiências, dando-se de ocupado, revisando suas anotações etc. No instante em que a testemunha da acusação começa a falar, o advogado da defesa se virará, ajustará seus pequenos óculos, o encarará com zombaria e discreto desprezo como pensando: "Olha a peça que trouxeram para nós…!"

Outros truques nessa linha de ação compreendem olhar, balançar a cabeça negativamente, como que dissentindo, ou espalhar, ostensivamente, vários livros de Odontologia e de Patologia na sua frente.

O remédio para elidir essa reação é olhar para o juiz ou para os jurados, e não para a defesa, nem para a acusação.

▪ Jogo rápido

Essa é uma série rápida de perguntas e respostas, na esperança de desconcertar a testemunha. A mesma pergunta pode ser feita e os mesmos argumentos oferecidos, uma e outra vez, de um modo ligeiramente diferente. Às vezes, o juiz percebe o lance e lembra ao advogado de defesa que ele já fez a mesma pergunta umas tantas vezes e que a testemunha deu sempre a mesma resposta. Isso, muitas vezes, é visto com surpresa por parte da testemunha, porque no fragor do questionamento não percebe que já fora perguntada mais de uma vez sobre o mesmo assunto.

O remédio é simples: fazer uma pausa e pensar antes de responder cada pergunta.

▪ Perguntas confusas ou muito longas

Há perguntas tão longas que até que o advogado acabe de fazê-las a testemunha, provavelmente, já esqueceu o começo.

Nesses casos a testemunha deve pedir para que a pergunta seja repetida. Terá chances de que o próprio advogado já tenha esquecido sua própria pergunta ou de que o juiz, que afinal é quem deve, na sistemática processual brasileira, repetir a pergunta para a testemunha, interrompa para dizer que ele mesmo não a entendeu.

O remédio é simples: quanto mais longa for a pergunta, tanto maior o tempo que a testemunha deverá levar antes de respondê-la.

Perguntas com dupla intenção ou perguntas com observações preliminares

Nesse tipo de pergunta, a mesma é prefaciada por uma observação ou por uma declaração afirmativa. Se a testemunha responder simplesmente "sim" à pergunta final, estará concordando com a observação primeira também.

Por exemplo: "Doutor, estou certo de que o senhor leu atentamente e concorda com os artigos do Prof. Dr. Luiz Soares Vianna sobre Medicina Psicossomática em Odontologia, publicados no Boletim Semanal Eletrônico do Medcenter.com – Odontologia, em dezembro de 2001. Agora, diga-me: A trepanação provocada pelo Réu durante o tratamento endodôntico é passível de cura com um mínimo de sequelas?" Se o odontolegista, descuidadamente, responde "sim", isto é, responde afirmativamente à pergunta final, estará tacitamente concordando com os artigos referidos no enunciado inicial, mesmo que não os tenha lido ou que não concorde, especificamente, com o conteúdo.

O modo para evitar isso é dividir as duas partes da pergunta e responder, separadamente, a cada um dos seus dois enunciados.

Rampas escorregadias ou saias justas

Essa é mesmo uma situação bastante comum e difícil de evitar.

Pode apresentar-se para o odontolegista que, durante uma audiência, é solicitado a fazer um comentário sobre o tempo que leva para se desenvolver um abscesso de ápice. Se a testemunha responder que é em torno de 2 dias, então ser-lhe-á perguntado se poderia ser menos, por exemplo, 1 dia e meio. Se o odontolegista concorda, a repergunta volta como sendo 1 dia, e assim por diante, com o advogado diminuindo esse tempo em questionamentos sucessivos. Ora, antes que a testemunha possa pensar, já terá concordado com 1 hora, ou com meia hora ou, até, com minutos. O cirurgião-dentista estará, agora, verdadeiramente na rampa escorregadia ou em uma saia justa. Outra situação análoga é quando se pergunta qual o tempo que se leva para estagnar um sangramento, por exemplo, após uma cirurgia estomatológica de médio porte. Alguns minutos? Cinco minutos? Dez minutos? Meia hora? Uma hora?

Obviamente cada caso é um caso, e existem diversas variáveis que devem ser ponderadas em cada paciente e em cada situação. Todavia, o erro da testemunha é não fazer nenhuma ressalva e responder, logo à primeira questão, de forma enfática, sem abrir alternativas. A seguir, não terá como dizer, entre um valor dado e outro, como deter e interromper esse aumento ou decremento dos tempos.

A forma para evitar ser atrapado nessa saia justa pelo advogado, quer da defesa, quer da acusação, é fazer anteceder à primeira resposta uma ressalva, uma digressão explicativa, que mostre que não há valores absolutos e que qualquer tempo que se possa dar, de fato, ainda que relativo, será possível. Cada um para uma eventualidade ou circunstância diferente.

Resposta disjuntiva: sim ou não

Os advogados – acusadores ou defensores – muitas vezes exigem do profissional que está testemunhando uma resposta taxativa: "sim" ou "não". Em algumas situações, responder sim ou não a uma determinada pergunta seria dar uma resposta enganosa. A testemunha deverá tentar dar uma resposta de tipo explicativo. Caso os advogados insistam em que seja dada uma resposta disjuntiva, tipo sim/não, bastará manifestar que, dando uma resposta simples, poderia induzir em erro ao juiz ou aos jurados. Isso, certamente, chamará a atenção do magistrado.

E finalmente: quanto mais se faça presente nos meios forenses, tanto mais experiente se tornará o cirurgião-dentista, no caso de ter que testemunhar no futuro. Será de grande utilidade, também, que possa assistir ao testemunho de outro perito, mostrando provas ou evidências. Lembre-se: acostumando-se a mostrar provas em audiência e a discutir evidências em plenário, compreenderá que essas atividades são das mais gratificantes do odontolegista.

28 Quando o Odontólogo Participa da Tortura

Jorge Paulete Vanrell ▪ *Maria de Lourdes Borborema*

▶ Definição

Recentemente, foram apresentadas algumas definições de interesse para balizar o tema.[1] Nesse sentido foi afirmado que:

> A tortura é o sofrimento físico ou mental causado a alguém com emprego de violência ou grave ameaça, com o fim de obter informação, declaração ou confissão de vítima ou de terceira pessoa, outrossim, para provocar ação ou omissão de natureza criminosa ou então em razão de discriminação racial ou religiosa.[2]

Já a Declaração de Tóquio, aprovada pela Assembleia Geral da Associação Médica Mundial, em 10 de outubro de 1975, definia a tortura como:

> A imposição deliberada, sistemática e desconsiderada de sofrimento físico ou mental por parte de uma ou mais pessoas, atuando por própria conta ou seguindo ordens de qualquer tipo de poder, com o fim de forçar uma outra pessoa a dar informações, confessar, ou por outra razão qualquer.

A Convenção da Organização das Nações Unidas contra a Tortura, por sua vez, a define como:

> Um ato pelo qual são infligidos, intencionalmente, a uma pessoa, dores ou sofrimentos graves, sejam eles físicos ou mentais, com o fim de obter informações ou uma confissão, de castigá-la por um ato cometido ou que se suspeita que tenha cometido, de intimidá-la ou coagi-la, ou por qualquer razão baseada em qualquer tipo de discriminação.

Os procedimentos de tortura, na maioria das vezes, são pouco conhecidos ou, mesmo, desconhecidos, já que sua divulgação se evita, por parte dos que a aplicam e até por parte dos que veem seus resultados. Esse fato, entretanto, não inclui nem os médicos-legistas, nem os odontolegistas, que, *ratione officio*, não só devem conhecer todas as modalidades de tortura, bem como saber pesquisar seus efeitos imediatos e mediatos, e estar a par das sequelas que cada procedimento pode deixar para poder, durante a vistoria pericial, buscá-las, quer no vivo, quer no morto.

Os meios mais usados na tortura, como maus-tratos aplicados, em geral, aos detentos, aos raptados ou aos interrogados, soem ser:

- **Físicos** (violência real e efetiva)
- **Morais** (intimidações, hostilidades, ameaças)
- **Sexuais** (cumplicidade com a violência sexual praticada pelos torturadores e/ou por outros detentos)
- **Omissivos** (negligência de higiene, alimentação e condições ambientais).

▶ Recomendações gerais em perícias de casos de tortura

França[3] estabelece uma série de recomendações gerais que, em todos os casos de perícias, no vivo ou no morto, com alegação ou presunção de tortura (Figura 28.1), deverão ser levadas em consideração, devendo-se, consequentemente, proceder sempre da seguinte forma:

- Valorizar de maneira incisiva o exame esquelético-tegumentar da vítima
- Descrever detalhadamente a sede e as características de cada lesão, qualquer que seja o seu tipo, e localizá-la precisamente na sua respectiva região
- Registrar em esquemas corporais todas as lesões eventualmente encontradas

---

[1] Paulete Vanrell J, França GV. O exame necroscópico nos casos de morte pós-tortura. In: Paulete Vanrell J. Manual de Medicina Legal. Tanatologia. 3. ed. Leme: J. H. Mizuno; 2007.

[2] Lei nº 9.455, de 7 de abril de 1997, que regulamenta o inciso XLIII do art. 5º da Constituição da República Federativa do Brasil, de 1988.

[3] França GV. Medicina Legal. 7. ed. Rio de Janeiro: Guanabara Koogan; 2004.

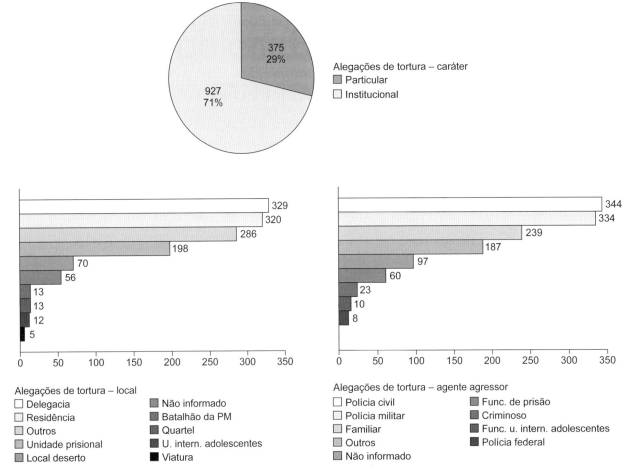

Figura 28.1 Ocorrências de alegações de tortura em relação a caráter, local e agente agressor.

- Detalhar, em todas as lesões, independentemente de seu vulto, forma, idade, dimensões, localização e particularidades
- Fotografar todas as lesões e alterações encontradas no exame externo ou interno, dando ênfase àquelas que se mostram de origem violenta
- Radiografar todos os segmentos e regiões agredidos ou suspeitos de terem sido alvo de violência
- Examinar a vítima de tortura sem a presença dos agentes do poder
- Trabalhar sempre em equipe
- Examinar à luz do dia (os exames não devem ter pressa para serem realizados)
- Usar os meios subsidiários de diagnóstico disponíveis e indispensáveis, com destaque para o exame toxicológico
- Ter o consentimento livre e esclarecido do examinado (para vítimas vivas)
- Aceitar a recusa ou o limite do exame (para vítimas vivas, evitando a revitimização)
- Examinar com paciência e cortesia (para vítimas vivas, evitando a revitimização)
- Respeitar as confidências (para vítimas vivas)
- Examinar com privacidade e em um ambiente adequado (para vítimas vivas). Resolução CFM nº 1.635, de 9 de maio de 2002:

Art.1º. É vedado ao médico realizar exames médico-periciais de corpo de delito em seres humanos no interior dos prédios e/ou dependências de delegacias, seccionais ou sucursais de Polícia, unidades militares, casas de detenção e presídios.

Art. 2º. É vedado ao médico realizar exames médico-periciais de corpo de delito em seres humanos contidos através de algemas ou qualquer outro meio, exceto quando o periciando oferecer risco à integridade física do médico perito.

A maioria dessas recomendações, com as exceções óbvias, é aplicável, também, à perícia com o morto, quando os cuidados devem ser redobrados, a atenção aguçada e a isenção levada aos limites estabelecidos, ora pelas normas de procedimento mais duras, ora pela consciência humana e profissional dos examinadores.

Exame externo da vítima

Quando o odontólogo e, *a fortiori*, o odontolegista são chamados a participar da realização de um inventário lesional em caso em que existam suspeitas ou queixas de tortura, a postura do profissional será extremamente importante. Isso em razão de que o odontólogo deve ter sempre presente que, sendo um profissional da área da saúde, não pode nem deve limitar o seu exame à cavidade oral. Afinal, a boca faz parte de um organismo, e, como tal, seu exame deve ser direcionado à pessoa como um todo.

Assim, deverá fazer um exame clínico geral, nem que seja perfunctório, para tomar conhecimento das condições gerais em que se encontra a vítima: estado geral (físico e psíquico), marcas externas indicadoras de maus-tratos (equimoses, escoriações, queimaduras etc.), localizando-as em relação às diversas regiões anatômicas do corpo: cabeça, pescoço, tronco e membros.

Somente depois de ter percorrido essa sequência propedêutica é que passará ao exame clínico da região perioral, dos lábios e da cavidade oral.

É claro que se a equipe médica estiver trabalhando em conjunto com os odontolegistas isso facilitará o trabalho, porquanto poupará ao odontolegista fazer exame clínico, todavia acompanhando, efetivamente e de perto, aquele que seja levado a cabo pelos profissionais da Medicina.

Essa é a regra, embora possa em determinada situação soar diferente. Nos casos em que se evidenciam tortura, sevícias ou outros meios degradantes, desumanos ou cruéis, os achados analisados no exterior da vítima são de muita relevância. Os elementos mais significativos nessa inspeção são os sinais descritos a seguir.

▸ **Sinais relativos à identificação da vítima.** Todos os elementos antropológicos e antropométricos, como estigmas pessoais e profissionais, estatura, malformações congênitas e adquiridas, além da descrição de cicatrizes, tatuagens e das vestes, assim como a coleta de impressões digitais e de sangue, registro da presença, alteração e ausência dos dentes e do estudo fotográfico.

▸ **Sinais relativos às condições do estado de nutrição, conservação e da compleição física.** Tal cuidado tem o sentido não só de determinar as condições de maus-tratos por falta de higiene corporal, mas ainda de constatar a privação de alimentação e cuidados. Essas manifestações encontradas no detento podem confirmar a privação de alimentos.

▸ **Sinais relativos aos fenômenos lesionais.** Devem ser anotados todos os fenômenos lesionais, consecutivos e transformativos, como sinais vitais de recenticidade; espectro equimótico, de equimoses e hematomas; formação de crostas, hemáticas ou meliceéricas; aparecimento de infecções ou de infestações.

▸ **Sinais relativos ao tempo aproximado das lesões.** Todos os sinais antes referidos devem ser registrados em um contexto que possa orientar a perícia para uma avaliação do tempo aproximado entre a efetivação das lesões e a data/hora do exame lesional, pois tal interesse pode resultar útil diante de certas circunstâncias da agressão.

▸ **Sinais relativos ao meio ou às condições em que a vítima se encontrava.** Esses são elementos muito importantes quando presentes, pois assim é possível saber se o indivíduo foi levado para outro local e depois transportado para a cela ou local onde foi achado, como, por exemplo, presidiários que sofrem "sessões de afogamento" fora da cela carcerária.

▸ **Sinais relativos à causa da morte (quando for o caso).** Mesmo que se considere ser o diagnóstico da causa da morte o resultado do estudo externo e interno da necropsia, podemos afirmar que no caso das mortes por tortura o exame externo do cadáver apresenta um significado especial pela evidência das lesões sofridas de forma violenta. Assim, devemos considerar o exposto adiante.

Lesões traumáticas

É muito importante que as lesões esquelético-tegumentares, que são as mais frequentes e as mais visíveis, sejam valorizadas e descritas de forma correta, pois na maioria das vezes, em casos dessa espécie, elas contribuem de forma eloquente para o diagnóstico das mesmas e das circunstâncias em que elas ocorreram.

No estudo das lesões externas da vítima, em casos de tortura, devem-se valorizar as seguintes características:

- Multiplicidade
- Diversidade
- Diversidade de idade
- Forma
- Natureza etiológica, falta de cuidados
- Local de predileção.

Quanto à sua natureza, as lesões podem se apresentar com as seguintes características, que são os padrões mais conhecidos de tortura física:

- **Espancamentos e outras contusões**, notadamente quando envolvem cabeça e pescoço
- Espancamento dos pés (falanga)
- Suspensão
- Outras formas de tortura posicional
- **Tortura por choques elétricos**
- **Tortura bucodentária**
- Asfixia
- Tortura sexual, incluindo a violação.

Todavia, a maioria dessas agressões e lesões, embora possa ser detectada também pelo odontolegista, escapa de sua área de atividade, ficando mais restrita às providências médico-legais. Por se tratar na sua maioria de lesões conhecidas, deixaremos de comentá-las minudentemente, aqui. Em contrapartida, aquelas que se localizam na área de atuação odontológica, isto é, no complexo bucomaxilomandibulofacial, deverão ter o seu interesse redobrado, como as descritas a seguir.

▸ **Fraturas e avulsões dentárias.** Produzidas por traumatismos diretos, faciais, periorais e bucais.

▶ **Lesões eletroespecíficas.** Produzidas pela eletricidade industrial, como técnica de tortura utilizada para a obtenção de confissões, sempre em regiões sensíveis da boca. Aquelas lesões são reconhecidas como "marcas elétricas de Jelineck", na maioria das vezes macroscopicamente insignificantes e podendo ter como características a forma do condutor causador da lesão, tonalidade branco-amarelada, forma circular, elíptica ou estrelada, consistência endurecida, bordas altas, leito deprimido, fixa, indolor, asséptica e de fácil cicatrização quando na pele, notadamente na região perioral e labial. Tudo faz crer que essa lesão é acompanhada de um processo de desidratação, podendo-se apresentar nas seguintes configurações:

- **Estado poroso** (inúmeros alvéolos irregulares, juntos uns aos outros, com uma imagem de favo de mel)
- **Estado anfractuoso** (tem um aspecto parecido com o precedente, mas apresentando alvéolos maiores e tabiques rotos)
- **Estado cavitário** (em forma de cratera, com apreciável quantidade de tecido carbonizado).

As lesões eletroespecíficas (marcas elétricas de Jellinek) não são muito diferentes das lesões produzidas em "sessões de choque elétrico", a não ser o fato de estas últimas não apresentarem os depósitos metálicos em face dos cuidados de não se deixarem vestígios. Todas essas lesões são de difícil diagnóstico quanto à idade, podendo-se dizer apenas se são recentes ou antigas, mesmo através de estudo histopatológico.

▶ **Lesões produzidas por simulação.** Embora raras, podem existir. Nesses casos os detentos atritam face e boca contra paredes ásperas (chapiscadas ou grafiadas). Alternativamente, podem provocar autolesões com as unhas. Em face da localização, configuração e orientação, as lesões autoinfligidas são relativamente fáceis de diferenciar das heteroinfligidas.

▶ "Modernização" dos métodos

Com o passar dos tempos e quando se esperaria que esse tipo de procedimentos desaparecesse, contrariamente, o número de casos que se denuncia ainda é extremamente elevado. Infelizmente, muitas vezes, os profissionais responsáveis pela verificação pericial – detecção, caracterização, descrição e relato – não estão suficientemente preparados para caracterizá-los e descrevê-los, de modo a fazer prova junto às autoridades competentes.[4]

---
[4] Dados fornecidos pela Campanha Nacional Permanente contra a Tortura/Ministério da Justiça, Secretaria de Estado dos Direitos Humanos; Movimento Nacional dos Direitos Humanos. Brasília: Ministério da Justiça, Secretaria de Estado dos Direitos Humanos; 2002.

Métodos de contenção extrínsecos

Mordaça

É uma das situações em que a contenção da vítima, para que não grite durante os procedimentos de tortura, acaba por provocar lesões, notadamente nas comissuras labiais (ação direta) ou pela compressão de lábios e bochechas contra as peças dentárias (ação indireta).

Existem dois modelos de mordaça, utilizados com maior frequência, a saber:

- **Externa**: consistente em uma faixa de tecido ou de couro, isolada ou formando parte de um capuz parcial, colocada de preferência com a boca da vítima aberta (Figura 28.2). Permite emitir sons, mas não a articulação da palavra
- **Interna** (*ballgag*): consiste em uma esfera de material plástico, de madeira ou de borracha (de diâmetros diversos, para adaptá-la à boca da vítima), da qual partem duas fitas de tecido resistente ou de couro, que permitem afivelá-la pela nuca (Figura 28.3). A esfera plástica se introduz na cavidade oral, a qual preenche parcialmente, e onde fica retida pelas próprias peças dentárias. À semelhança da outra variedade, permite emitir sons, mas não a articulação da palavra. Essa variedade é a de uso mais difundido nos clubes sadomasoquistas e de *bondage* (BDSM), onde se utiliza para evitar que a vítima emita palavras indesejadas durante os procedimentos escolhidos.

As mordaças, pelo seu próprio posicionamento, embora possam provocar lesões perorais e intrabucais (donde o interesse dos odontólogos e dos odontolegistas), têm

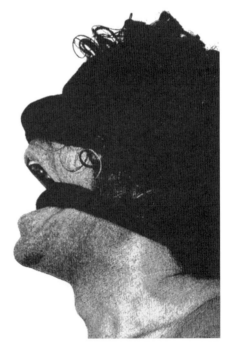

Figura 28.2 Mordaça externa.

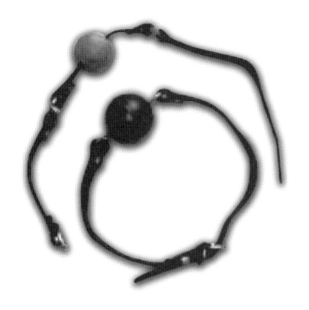

Figura 28.3 Mordaças internas (*ballgags*).

maior utilidade quando os procedimentos de tortura são efetivados em outras partes do corpo que não a boca. Com efeito, eis que, na boca, a mordaça dificulta, senão impede, qualquer atividade profissional dentro da cavidade oral.

- ### Métodos de ação direta

Métodos mecânicos

Consistem em procedimentos quase "odontológicos", isto é, que se assemelham com as atividades ou procedimentos de um profissional na clínica. A diversidade não é tanta senão em razão do modo ou da forma em que se realiza o procedimento (Figura 28.4).

Por outras palavras, o procedimento é o mesmo que um odontólogo realiza no seu dia a dia no consultório, mas praticado de maneira a infligir, propositada e deliberadamente, um sofrimento físico de grande intensidade e duração variável, por parte de uma ou mais pessoas – que funcionariam como os antigos "algozes" –, em geral seguindo ordens de algum tipo de poder, com o fim de forçar a vítima a entregar as informações pretendidas. É de se ter presente que a pessoa que faz as vezes de "algoz" tem de ter conhecimentos técnicos indispensáveis para realizar adequadamente o seu "mister". Isso limita o universo dos possíveis torturadores a odontólogos e seus sucedâneos: estudantes de Odontologia, protéticos, técnicos em prótese ou assemelhados, até porque é necessária certa habilidade no manejo, fora do consultório, do instrumental necessário.

Recorde-se que esse tipo de procedimentos, em geral, não é efetuado em um consultório regularmente instalado, com seu equipo odontológico funcionando em condições normais, antes é realizado em condições

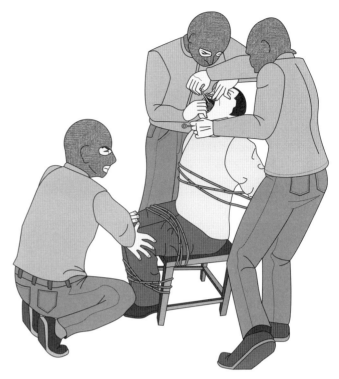

Figura 28.4 Condições operacionais para tortura odontológica fora de um consultório. (Adaptada de www.mlnghui-es.org/emh/mtds-tortura.doc.)

precárias, em salas de presídios ou em repartições policiais, utilizando motores de chicote de baixa rotação e um instrumental mínimo – fórceps, brocas, exploradores e sondas periodontais sem esterilização –, mantendo a vítima amarrada a uma cadeira comum e/ou imobilizada pela força física de três ou quatro "auxiliares".

Em todas essas operações que utilizam procedimentos odontológicos é necessário que o agente, depois de imobilizar a vítima, introduza na cavidade oral um abre-boca, capaz de impedir que esta manifeste sua resistência fechando a boca e, ainda, que o abre-boca tenha condições de conter a língua, de modo a evitar que a mobilidade desta dificulte a ação do algoz. Impedindo que a boca se feche e imobilizando a língua, é possível obter uma excelente exposição das peças dentárias que podem ser alvos dos procedimentos escolhidos (Figura 28.5).

As peças de escol, para tanto, soem ser os pré-molares e primeiros dois molares inferiores – 34 a 37 e 44 a 47 –, por se tratar de peças que têm uma coroa de bom tamanho, logo uma câmara pulpar ampla, além de serem de fácil acesso, na posição relativa algoz-vítima e na rapidez necessária à operação.

É óbvio que os métodos seguidos dependerão, e com muito, da imaginação do agente e da resistência psicofísica da vítima.

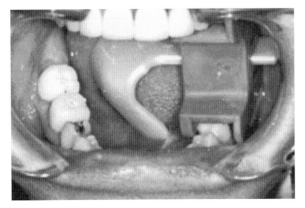

Figura 28.5 Abre-boca posicionado para manter a abertura e conter a língua.

Dentre os métodos mecânicos mais simples usados, têm se constatado os seguintes.

▸ **Exodôncia *a frigore*.** Consiste na retirada de uma ou mais peças dentárias, diretamente, sem anestesia. Durante esse procedimento, habitualmente o instrumental utilizado (fórceps), em face do forcejo e resistência da vítima, acaba por provocar lesões nos lábios, mais frequentemente no inferior, o que deve ser procurado e constatado durante a perícia (Figura 28.6).

▸ **Exposição da polpa.** Procedimento que consiste na exposição da polpa dentária, abrindo a câmara pulpar com o auxílio de broca, fazendo-se sempre a escolha de um dente sadio. A câmara deixa-se aberta, de modo a que a polpa fique exposta aos agentes térmicos e substâncias ou soluções hipertônicas.

Métodos elétricos

Consistem na aplicação de descargas elétricas, de microamperagem controlada – a intensidade da corrente elétrica é pequena, para não ser letal, em geral da ordem de 1 a 2 microampères, ao passo que a voltagem da corrente elétrica pode variar entre 75.000 e 150.000 volts –, em regiões sensíveis dos lábios, região sublingual e periodonto.

▸ **Labial.** De regra são pouco utilizadas, uma vez que a zona de transição de pele em mucosa ("zona do batom" ou zona vermelha do lábio) deixa marcas evidentes, de difícil "explicação", e de fácil detecção para o odontolegista ou para o médico-legista quando estes fazem os exames de rotina, obrigatórios por lei, ao encaminhar ou transferir uma pessoa detida de uma para outra repartição policial, militar e/ou administrativa. Mesmo assim, quando aplicada, as marcas de Jellinek e suas variantes já descritas (ver tópico Lesões traumáticas, anteriormente) podem ser constatadas com facilidade.

▸ **Sublingual.** É a localização mais utilizada, sem quaisquer cuidados e de forma abrupta. Os carrascos soem utilizar os bastões que geram descargas elétricas utilizadas para manter a ordem em manifestações públicas ou em distúrbios de rua. Introduzidos violentamente na boca da vítima, a tendência instintiva desta é levantar a língua para evitar que o "bastão" atinja o istmo das fauces ou a orofaringe. Agindo dessa maneira, expõe a parte inferior da língua, que é a mais desprotegida, sempre úmida e a que tem um maior número de terminações sensitivas, à ação dos dois eletrodos do instrumento, o que torna o choque sempre eficaz (Figura 28.7).

▸ **Periodontal.** Trata-se de uma técnica muito mais sofisticada, que habitualmente só pode ser aplicada, com requintes de perversidade, por um profissional ou por uma pessoa conhecedora da manipulação de instrumental odontológico. O instrumento é caracterizado como um fino eletrodo, com isolação

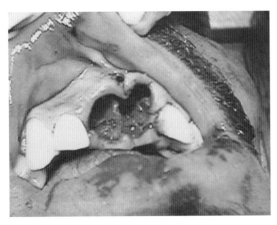

Figura 28.6 Exodôncia cruenta, *a frigore*.

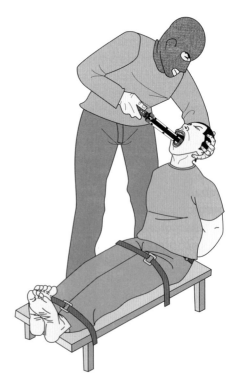

Figura 28.7 Aplicação de choque elétrico mediante bastão intraoral. (Adaptada de www.minghui-es.org/ems/mtds_tortura.doc.)

elétrica do cabo, que pode ser substituído por uma sonda periodontal à qual se ligue o terminal da fonte, mediante um clipe (esse "eletrodo" improvisado exige o uso de luvas, para isolamento elétrico, por parte do operador). Considerando que a enorme maioria das vítimas tem processos periodontais, a colocação desse eletrodo em profundidade praticamente o põe em contato com a dentina, logo após a transição do esmalte, na presença de umidade permanente (saliva) (Figura 28.8). O choque elétrico, aparentemente de escassa intensidade, disparado nessas circunstâncias é extremamente doloroso e praticamente não deixa marcas, exceto se o examinador – odontolegista ou médico-legista – conhecer o que buscar e como procurar.

A perícia exige uma cuidadosa observação por parte do profissional. Os achados periciais incluem hiperemia intensa na área periodontal, puntiforme, exclusivamente para um determinado dente, notadamente próximo do rebordo gengival, geralmente associado a pequenas contusões provocadas no local pelo instrumento, em face dos movimentos de defesa da vítima, quando não está suficientemente contida.

Métodos químicos

Consistem na abertura ampliada da câmara pulpar sadia e aplicação de substâncias químicas, com selado imediato da cavidade, por massa de óxido de zinco/eugenol.

▸ **Isquêmicos.** Dos vários produtos possíveis, o mais utilizado é o **anidrido arsenioso** (Nécronerve – *pâte dévitalisante indolore*, produzida pelo Laboratoire Dr. Pierre, Paris) ou o **ácido arsenioso** (Nekro Nervi – *compuesto arsenical de acción controlada* = ácido arsenioso a 30%), que, em câmara fechada, provocam grave edema da polpa, que acaba por produzir estrangulamento dos elementos vasculares, quando da passagem pelo forame apical e, assim, leva à necrose dos tecidos por isquemia (Figura 28.9). Esse processo é extremamente doloroso, paulatinamente progressivo, notadamente entre as 24 a 48 horas seguintes à aplicação.

▸ Exame pericial em casos suspeitos de tortura | Abordagem odontolegal

No Brasil já existe, desde 2005, um protocolo, ou uma metodologia, para sistematizar o estudo desse tipo de lesões em que se contemplam marcadores ou evidências que permitam valorar, além das lesões, a intensidade dos sofrimentos provocados.

▪ Exame clínico odontológico

Deve seguir os padrões e o protocolo de um exame clínico, propedêutico, habitual. Exame arco após arco dental, com o auxílio do espelho, localizando, com o auxílio do explorador, e pesquisando a sensibilidade de manchas suspeitas nos dentes, bem como de áreas de hiperemia, inflamação ou necrose no rebordo gengival, quer nas faces vestibular e lingual ou palatina. Maior atenção deve ser dada, sempre, ao arco inferior, por ser de mais fácil alcance e manipulação por parte do profissional ou técnico coadjuvante. A língua, notadamente

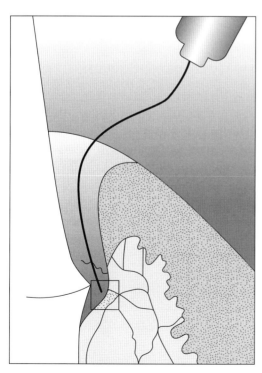

Figura 28.8 Aplicação do eletrodo sobre a dentina na bolsa periodontal. (Adaptada de www.minghui-es.org/emh/mtds_tortura.doc.)

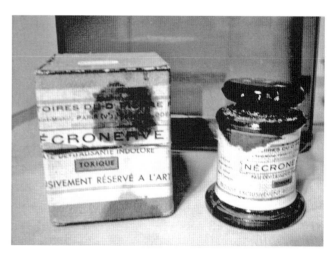

Figura 28.9 Nécronerve. (Fotografia cedida por Carlos Sassi e Alicia Picapedra.)

na sua face inferior, deve ser alvo de exame minucioso obrigatório, à procura de lesões, desde hiperemias localizadas até necroses. De tudo quanto for achado, recomenda-se conservar registro fotográfico digital de aproximação.

- ### Exame radiológico extrabucal

▶ **Panorâmica.** Permite a visualização de todas as estruturas do complexo maxilomandibular, conferindo, portanto, sua utilidade a todas as especialidades. A ampla cobertura da área examinada, a projeção das estruturas anatômicas com reduzida superposição, além da baixa dose de radiação, são algumas das razões para sua crescente aceitação. A panorâmica, que, na clínica, é um exame de *check up* quando se pesquisam torturas na área odontológica, pode dar uma ideia muito mais concreta de lesões a distância, mas relacionadas com os procedimentos adotados.

▶ **Planigrafia da articulação temporomandibular (ATM).** Tem a finalidade de melhor evidenciar o processo condilar em duas posições: abertura máxima (AM) e máxima interdigitação cuspidária (MIC), em ambos os lados. É específica para análise da estrutura condilar que pode sofrer distorções, notadamente quando do uso de mordaças ou de outros meios de contenção externa ou traumas diretos – anteroposteriores ou ascendentes – cuja energia se transfira à ATM.

▶ **ATM seriada (transcraniana corrigida).** Embora os exames radiográficos das articulações temporomandibulares não possibilitem um diagnóstico preciso de disfunção articular, eles contribuem, quando bem avaliados, com informações valiosas sobre a forma, a posição, o grau de movimento e alteração anatomopatológica e/ou traumática direta do côndilo e suas relações com estruturas vizinhas, como mencionado na seção anterior. A técnica mais usada é a transcraniana em três posições – **abertura máxima** (AM), **repouso** (R) e **máxima intercuspidação** (MIC) –, registradas em um mesmo filme, possibilitando a comparação entre os dois lados da articulação e a constatação de lesões resultantes das sessões de tortura a que o paciente foi submetido.

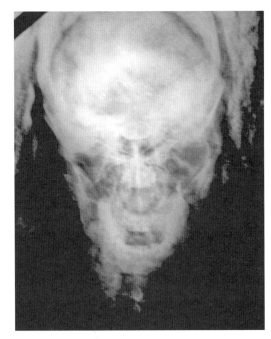

Figura 28.11 Radiografia do crânio da mesma vítima, mostrando o desalinhamento do perfil da mandíbula à esquerda, antes da retirada dos restos do invólucro.

▶ **Lateral de mandíbula.** Executada com a finalidade de examinar, seletivamente, corpo, ângulo e ramo ascendente da mandíbula, é indicada principalmente para pacientes que apresentam **trismo**, para pesquisa e localização de corpos estranhos, delimitação de grandes áreas patológicas e localização de fraturas ósseas resultantes de traumas violentos, na sua maioria diretos, aplicados ao longo de sessões de tortura (espancamento), seguidas de morte (Figuras 28.10 a 28.12).

- ### Exame radiológico intrabucal

▶ **Radiografia periapical.** Permite empregar duas técnicas básicas – bissetriz e paralelismo. Esta última apresenta diversas vantagens. Tem como objetivo visualizar toda a unidade dentária (coroa, raiz, câmara pulpar e canal radicular), espaço periodontal, lâmina dura e tecido ósseo circunvizinho. É a mais indicada para

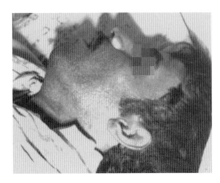 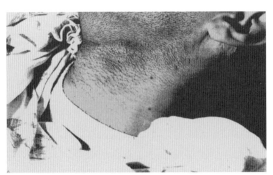

Figura 28.10 Fotografias da vítima torturada, nas quais se observa o volumoso edema localizado na região do gônio, à esquerda.

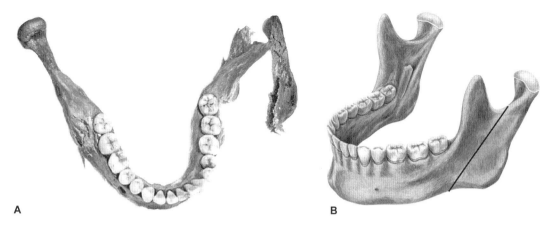

Figura 28.12 A. Mandíbula mostrando a fratura do ramo ascendente esquerdo. **B.** Esquema da mandíbula em que o traço escuro mostra a direção da fratura encontrada.

estudar todas as alterações traumáticas, notadamente iatrogênicas, que ocorrem nessas estruturas, tais como: lesões periapicais e periodontais, controle de tratamentos dentários e de traumas diretos sobre as peças e o periodonto.

▶ **Radiografia interproximal.** Chamada pelos saxões de *bite wing*, é fundamental para a pesquisa de lesões interproximais, evidenciação de alterações na câmara pulpar, crista alveolar e adaptações marginais de restaurações (permitindo diferenciar aquelas resultantes de tratamentos odontológicos daquelas outras provocadas pelos acessos pseudoprofissionais durante as sessões de tortura).

▶ **Radiografia dental digital.** Permite a obtenção das imagens sem a utilização de filmes e câmara escura e com acentuada diminuição da dose de radiação ao paciente, em torno de 80%. As radiografias digitais, ainda, podem ser submetidas a um processamento de imagens, através do qual é possível alterar adrede densidade e contraste, inverter a imagem para a forma negativa, tomar medidas, mensurar densidades ópticas, colorir a imagem e até transformá-la em tridimensional (3D). Todos esses "tratamentos" das imagens digitais são de valor inestimável para roborar os dados de anamnese e da clínica convencional, na detecção de tratamentos desumanos e cruéis sobre o complexo bucomaxilomandibular.

▶ **Radiografia oclusal.** Em geral, complementa os achados obtidos no exame periapical quando se deseja visualizar maior área de estudo no sentido vestibulolingual e vestibulopalatino. As variantes da técnica oclusal para maxila (total, anterior, canino, assoalho do seio e túber) e para mandíbula (total, sínfise parcial) possibilitam evidenciar características anatômicas e alterações patológicas e traumáticas específicas nessas áreas, como: dentes extraídos, dentes fraturados, corpos estranhos, lesões etc.

▪ Exames complementares

Pesquisa de marcadores biológicos do sofrimento

Pode-se conhecer ou medir o sofrimento causado a uma vítima?

Sim, é possível conhecer e avaliar o sofrimento, físico e mental, ocasionado a uma vítima.

No que tange ao **sofrimento físico**, existe a dosagem de substâncias denominadas marcadores biológicos, laboratoriais, do sofrimento. Essas substâncias podem ser pesquisadas através de solicitações simples endereçadas a um laboratório de análises clínicas. Nessa listagem encontram-se, à guisa de exemplo:

- **Dosagem de CPK** (creatinofosfoquinase), em soro = **aumento**, com valores quatro a cinco vezes maiores que o normal
- **Dosagem de mioglobina na urina** = quando a concentração na urina é superior a 250 mg/mℓ, torna-se visível na urina, que, então, se torna escura
- **Dosagem de ácido vanilmandélico (VMA)**, em urina de 24 h = **elevação importante** dos valores, em razão do catabolismo da epinefrina e sucedâneos
- **Dosagem, em urina, de:**
  ○ **Potássio** = **aumento** de concentrações
  ○ **Cálcio** = **aumento** de concentrações
  ○ **Fosfatos** = **aumento** de concentrações
  ○ **Ácido úrico** = **aumento** de concentrações
  ○ **Ureia** = **aumento** de concentrações
- **Dosagem, em sangue, de:**
  ○ **Creatinina** = **aumento** de concentrações
  ○ **TGO** (transaminase glutâmico-oxalacética) = **aumento** de concentrações
  ○ **LDH** (lactato-desidrogenase) = **aumento** de concentrações
- **Dosagem de imunoglobulinas** = **diminuição abrupta** sem que medeie enfermidade ou doença.

Pesquisa do sofrimento psíquico

Para o **sofrimento psíquico**, que também pode ser aquilatado, devem ser observadas as seguintes informações:

- O sofrimento psíquico caracteriza-se pela ocorrência de reações vivenciais anormais (insônia, pesadelos, isolamento etc.)
- Avalia-se o sofrimento mediante a aplicação de entrevistas psicológicas e baterias de testes
- Dentre os testes, o mais recomendável, por ser o mais abrangente, é o **teste de Rorscharch**, mas diversos outros inventários e testes projetivos podem ser aplicados, como:
  - Exame do estado mental (EEM)
  - Inventário fatorial de personalidade (IFP)
  - Questionário de saúde geral de Goldberg (QSQ)
  - Escalas Beck, teste composto de três medidas escalares: o inventário de **depressão** (BDI); o inventário de **ansiedade** (BAI), e a escala de **desesperança** (BHS)
  - Inventário de **sintomas de estresse**, para adultos (ISSL).

▶ Metodologia de estudo

Nos casos de suspeita de tortura, a base da conclusão será um desses tipos de lesões descritas anteriormente, seja nos seus resultados, seja na sua forma de produzi-las. O odontolegista ou o médico-legista deverão pautar sua propedêutica por uma rigorosa metodologia que evitará que determinados elementos mínimos, mas orientadores, passem inadvertidos. Essa metodologia inclui:

- Exame conforme o protocolo de Istambul
- Realização de estudos complementares em todos os casos, de acordo com os sintomas
- Macroscopia e microscopia da urina
- Marcadores biológicos de sofrimento, em todos os casos de suspeita.

▶ Critérios diagnósticos

Para completar o exame, devem ser observados dois critérios diagnósticos mínimos, que serão os que permitirão fechar o relatório, a saber:
- Confirmação da suspeita mediante o resultado positivo dos achados clínicos
- Presença de dois marcadores biológicos, como mínimo.

O meio insidioso seria aquele que se manifesta pela forma de dissimulação capaz de encobrir a prática criminosa e impedir a defesa da vítima. O uso do veneno é um exemplo dessa ação dissimulada. É meio cruel aquele em que o autor procura muito mais provocar o sofrimento físico ou psíquico da vítima do que, propriamente, sua morte. Há na crueldade um ritual, um cronograma articulado de procedimentos cujo fim é o sofrimento da vítima. A norma penal aponta como manifestação da crueldade o emprego deliberado do fogo, do explosivo, da asfixia e da tortura. Nesse particular, devem-se considerar muito mais as regiões atingidas, as características das lesões e o meio ou instrumento causador das lesões. A gravidade das lesões e sua multiplicidade, por si sós, não caracterizam o meio cruel.

O exame externo do cadáver tem um significado muito especial no diagnóstico pela evidência das lesões sofridas nessas formas de morte violenta. Acrescente-se ainda a contribuição bioquímica e histológica (docimasias hepáticas e suprarrenais).

Nos casos em que não estejam evidentes tais manifestações (tortura e meio insidioso ou cruel), temos recomendado o cuidado de responder àquele quesito usando as expressões "prejudicado" ou "sem elementos de convicção" ou "sem meios para afirmar ou negar", deixando-se para outros exames complementares, inclusive o laudo da perícia criminalística, uma definição mais exata, ainda mais quando a morte se deu de forma suspeita ou duvidosa. Enfim, só responder afirmativamente quando se tiver a plena certeza de que há lesões tipicamente produzidas por aqueles meios.

Por outro lado, nunca responder "não". Há muitas formas de crueldades e torturas que não deixam evidências.

O Protocolo de Istambul (Manual para Investigação e Documentação Eficazes da Tortura e de outras Formas Cruéis, Desumanas ou Degradantes de Castigo ou Punição), apresentado ao Alto Comissariado das Nações Unidas para os Direitos Humanos em 9 de agosto de 1999, admite que o examinador possa usar determinados termos em suas conclusões, como:

- **Inconsistente (não correspondência)**: a lesão não pode ter sido causada pelo traumatismo descrito
- **Consistente (correspondência)**: a lesão pode ter sido causada pelo traumatismo descrito, mas, por ser uma lesão atípica, existem outras causas possíveis
- **Altamente consistente (correspondência altamente provável)**: a lesão pode ter sido causada pelo traumatismo descrito, e existem poucas causas possíveis alternativas
- **Típica de (correspondência típica)**: o sintoma aparece geralmente associado ao tipo de traumatismo descrito, mas existem outras causas possíveis
- **Diagnóstico de**: o sintoma não pode ter sido causado de qualquer outra forma senão a descrita.

Mesmo assim, somos de opinião de que, nos casos em que não estejam presentes manifestações de tortura ou meio cruel, se responda àquele quesito usando-se os termos "sem elementos de convicção" ou "sem meios para afirmar ou negar". Responder afirmativamente só quando se tiver a plena certeza de que há lesões tipicamente produzidas por aqueles meios. E, finalmente, nunca responder "não", pois, além de certas formas de tortura ou crueldade não deixarem marcas evidentes no corpo, encontráveis durante o exame, no vivo ou no morto, há aquelas formas de tortura e crueldade eminentemente psicológicas, que, como é óbvio, não poderão ser aquilatadas no cadáver.

29 Caso de Auxílio Odontolegal no Esclarecimento de Crime Doloso

Moisés Ponce Malaver ▪ *Jorge Paulete Vanrell* ▪ *Carlos Giraldo Tupayachi*

▶ Introdução

Na investigação dos crimes dolosos contra a vida, é normalmente difícil obter provas conclusivas sobre o *iter criminis* e a *causa mortis* médica, principalmente quando o corpo da vítima é esquartejado.

O agente homicida, como parte do seu trabalho e na intenção de eliminar ou dificultar a possibilidade de identificação da vítima, opta pela secção das mãos e de um segmento do pescoço, por exemplo, para afastar os sinais de amarrações com cordas e/ou de estrangulamento, enforcamento ou esganadura.

Este, então, passa a ser um trabalho que exige uma equipe multiprofissional que reúna médicos-legistas, odontolegistas, investigadores policiais, psiquiatras, psicólogos e sociólogos, pelo menos. Cada um contribuirá com um tijolo diferente nessa construção investigativa.

▶ Achados criminalísticos

▪ 1º achado

Em 23 de julho de 2012, por volta das 23h20, na cidade de Huacho, província de Huaura, a 149 km da cidade de Lima, Peru, um mototaxista encontrou uma maleta de lona preta, fechada com cadeado, contendo no seu interior um segmento corporal humano (região abdominopelviana) de sexo masculino, com "exposição de vísceras abdominais, incluindo glúteos e genitália", recoberto por sabão em pó. Vestia cueca preta com detalhes de cor laranja (Figura 29.1).

As manchas pardacentas encontradas nos diferentes suportes da maleta, bem como na cueca, correspondiam a sangue humano do tipo "O". Também se constatou que os restos de substância branco-azulada, encontrados no interior da maleta, correspondiam a sabão em pó.

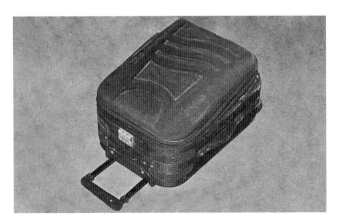 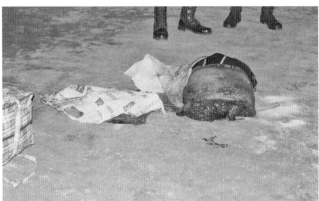

Figura 29.1 À esquerda, a maleta em que fora encontrado o segmento abdominopelviano da vítima, mostrado na fotografia da direita.

• 2º achado

Em 25 de julho de 2012, por volta das 4h, foi encontrado na via pública, em um montículo de lixo, no distrito de La Victoria, em Lima, Peru, um tórax sem cabeça e sem membros superiores (Figura 29.2).

O tórax encontrava-se mutilado, seccionado no pescoço, com coto 11 cm acima da articulação esternoclavicular direita; os planos anatômicos de corte apresentavam bordas regulares. O braço esquerdo estava seccionado, com coto a 12 cm da articulação do ombro; o corte tinha secção oblíqua em seus planos anatômicos com bordas regulares. O braço direito também estava seccionado, com coto a 10 cm da articulação do ombro; a secção era oblíqua nos seus planos anatômicos de bordas regulares. O tórax estava seccionado, com coto de secção transversal a 13 cm abaixo da linha mamilar; as bordas dos planos anatômicos eram regulares. A secção expunha vísceras abdominais, que se encontravam em avançado estado de decomposição.

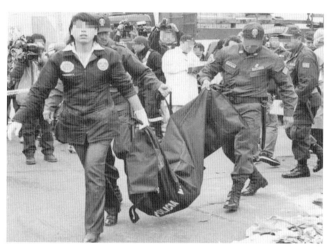

Figura 29.2 Policiais transportam os restos humanos de um tórax sem cabeça e sem membros superiores.

As manchas pardacentas achadas sobre os diferentes suportes correspondiam a sangue humano do tipo "O".

• 3º achado

Em 5 de agosto de 2012, por volta das 14h, em um canal do cemitério El Ángel, no distrito de El Agustino, em Lima, foi encontrada uma cabeça humana em estado de decomposição (Figura 29.3).

▶ Identificação do esquartejador

Seguindo a hipótese de que o autor do crime e do esquartejamento do segmento corporal achado em Huacho teria viajado para essa cidade na noite de 23 de julho pela empresa de transportes San Martín de Porres, os investigadores requisitaram cópia dos vídeos das câmeras de segurança dessa empresa em Huacho e em Lima. Viu-se nas imagens um homem vestindo casaco preto com capuz, calça escura e botinas. No primeiro vídeo, o sujeito ingressa na empresa de transportes, puxando uma maleta preta com rodas. No segundo vídeo, o mesmo sujeito desce do ônibus de placa B8A-967 às 22h45, retirando do bagageiro a mesma maleta, e em seguida sai do terminal com sua bagagem (Figura 29.4).

A fim de identificar o sujeito que aparece nos vídeos, foi solicitada a relação dos passageiros que viajaram naquele ônibus. Foram encontradas semelhanças físicas entre as imagens das câmeras de segurança e a fotografia do passageiro Ricardo V. M., que constava na ficha do Registro Nacional de Identificação e Estado Civil (RENIEC).

A identificação plena do suposto esquartejador foi corroborada pela Perícia de Antropologia Forense, por meio da superposição das imagens dos vídeos com a fotografia da ficha RENIEC de Ricardo V. M. Com isso, foi possível identificar onde o suspeito residia e onde trabalhava. Constatou-se que Ricardo

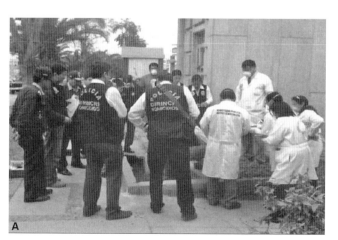
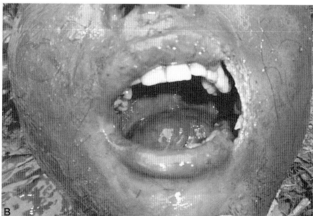

Figura 29.3 A. Policiais e profissionais do Instituto de Medicina Legal do Peru observando o crânio encontrado. **B.** Boca do cadáver, mostrando os dentes da arcada superior e a lesão na comissura labial esquerda.

V. M. pedira demissão em 25 de julho de 2012, logo após espalhar os segmentos corporais de sua vítima, com o objetivo de fugir às 13h30 para a cidade de Pucallpa, demonstrando seu propósito de eludir a ação da Justiça.

Solicitada sua prisão preventiva, foi detido às 23h45 do dia 4 de agosto de 2012, no Aeroporto Internacional Jorge Chávez, na região metropolitana de Lima (Figura 29.5).

O detento Ricardo V. M. relatou que, às 4h do dia 22 de julho de 2012, Henrique Rosendo A. A. (vulgo Kike) chegou ao seu apartamento e ambos foram dormir na mesma cama. Mais tarde, Kike teria sofrido uma **insuficiência respiratória** e falecido, apesar de Ricardo ter-lhe prestado os primeiros socorros, negando tê-lo assassinado. No entanto, suas palavras foram decisivamente desmentidas pelas perícias de Criminalística, Medicina Legal e Odontologia Legal:

1. Manchas de sangue em diferentes ambientes do apartamento de Ricardo V. M., que apareceram após a aplicação do reagente Bluestar® Forensic (luminol), demonstravam que esse lugar correspondia à cena do crime.
2. Encontrou-se no citado imóvel substância pulverulenta de cor branco-azulada do sabão em pó Bolívar. Exames respectivos mostraram que correspondia à mesma substância achada na maleta onde fora encontrado o segmento abdominopelviano (princípio de transferência de Locard).
3. Demonstrou-se que os cortes do terço proximal do fêmur direito eram compatíveis aos produzidos por uma serra mecânica, indicando um provável traumatismo ósseo de tipo *perimortem*. Isso permitiu inferir que, no momento da secção, a vítima se encontrava em estado de agonia.
4. O segmento da cabeça apresentava manchas avermelhadas, infiltradas nas suturas cranianas, visíveis em nível macroscópico; havia pontilhado hemorrágico na base do crânio, na fossa média.
5. Constatou-se coloração rosácea nas raízes dentais – *pink teeth* –, com o que se presume a ocorrência de síndrome asfíctica. Os itens 4 e 5 permitiram inferir que a morte tinha sido causada por compressão exercida sobre a região occipital, pressionando a face contra um plano mole e originando um quadro de asfixia.
6. O momento da morte da vítima foi estimado entre 1h30 e 5h30 do dia 23 de julho de 2012, contrariando totalmente a versão do detento.
7. Determinou-se que os segmentos corporais encontrados nas cidades de Huacho e de Lima correspondiam a um mesmo corpo humano.

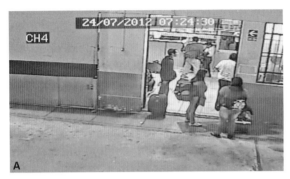
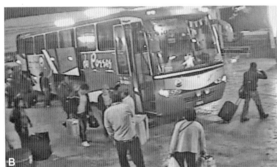

Figura 29.4 Imagens de câmeras de segurança mostram o suspeito ingressando na empresa de transportes, em Lima (**A**), e desembarcando na cidade de Huacho (**B**).

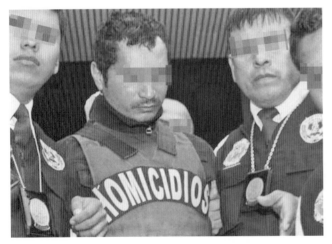

Figura 29.5 Ricardo V. M., então suspeito do crime, é capturado no Aeroporto Jorge Chávez.

▶ Antecedentes relatados pelo suspeito

Ricardo V. M. relata que conheceu Henrique Rosendo A. A. (vulgo Kike) havia cerca de 6 meses, pela rede social Facebook. Solicitou seus serviços como massagista a domicílio, pela rede social, combinando que o profissional deveria ir ao seu apartamento, ao qual compareceu pela primeira vez entre janeiro e fevereiro de 2012, com seus equipamentos, para prestar os serviços de massagens.

Conversaram e trocaram números de telefone para que, posteriormente, combinassem mais sessões de massagem. Estabeleceram amizade durante as sessões e, depois, passaram a sair juntos (ao cinema, por exemplo), geralmente aos domingos, em uma frequência de um a dois passeios como amigos por mês.

Kike trabalhava como crupiê em um cassino até as 4h e, após sair com seus colegas, voltava para sua residência.

Em 22 de julho de 2012, por volta das 4h, após combinação por telefone, Kike compareceu ao apartamento de Ricardo, no distrito de Breña, em Lima.

▶ Histórico relatado pelo suspeito

Ricardo V. M. relata, de forma confusa, que conversou com Henrique Rosendo A. A. (vulgo Kike) por cerca de dois minutos em seu quarto. Kike foi ao banheiro lavar as mãos, retornou ao quarto e tirou sua roupa para, então, dormirem juntos na mesma cama.

Por volta das 7h30, alega que acordou porque sentiu que Kike lhe chamava.

Kike teria lhe dito que se sentia mal e estava com falta de ar, sentando-se na beirada da cama. Repetia que estava sem ar, enquanto apertava o peito. Em certo momento, ficou em pé e foi questionado sobre o que lhe acontecia. Dizia apenas que estava com falta de ar e que se sentia mal.

Em seguida, começou a caminhar para fora do quarto, apoiado no ombro de Ricardo, enquanto continuava se queixando de mal-estar e falta de ar, apontando para seu peito. Estava mais agitado, sua respiração era entrecortada, seus olhos estavam branqueando até que, em determinado momento, perdeu a consciência.

Nesse momento, Ricardo desferiu golpes em seu peito para reanimá-lo, tentou fazer respiração boca a boca e massageou suas mãos, porque seus dedos estavam contraídos.

Alega que falava com ele, perguntando-lhe o que estava acontecendo e pedindo-lhe que não morresse. Continuou com as massagens no peito e após cinco minutos percebeu que já não respirava. Relata que ele entrou em choque, puxando o corpo de Kike até a sala do seu apartamento.

Os lábios e os dedos de Kike estavam arroxeados, e a sua língua estava para fora da boca. Meia hora depois verificou que o corpo da vítima estava arroxeado e frio, quando percebeu que tinha falecido.

Alega que sua mente ficou "em branco" e perdeu a noção de tempo, ficando assim até as 13h, quando, então, confessa ter entrado em pânico completo, com as

pernas tremendo, enquanto se perguntava o que faria, pois parecia "louco".

Conta que, dirigindo-se ao morto, lhe dizia: "Kike, o que vou fazer contigo?". Em meio a esse pânico, veio-lhe à mente a ideia de se livrar do corpo, e refletiu sobre isso por cerca de duas horas, até que pensou na solução de sumir com o corpo cortando-o em várias partes.

Relata que, por volta das 15h, decidiu concretizar a ideia e saiu de seu apartamento em busca de uma ferramenta com as características necessárias, até encontrar e comprar um arco e uma lâmina de serra. Voltou em torno das 17h.

Ao ver o corpo de Kike, perguntava-se se aquilo não era um sonho.

Mais uma vez, a ideia de sumir com o corpo retornou a sua mente. Retirou do estojo a serra e tentou iniciar os cortes no corpo de Kike.

Em um primeiro momento, começou a cortar com a serra o joelho esquerdo. A seguir, o outro joelho. Seguiu cortando a coxa esquerda na altura da região inguinal; como não conseguia terminar de cortá-lo com a serra, porque havia grandes músculos, pegou uma faca de cozinha, passando a cortar a outra coxa, primeiro com a serra, e depois terminando de retirá-lo com a mesma faca de cozinha.

Relata que durante todo esse tempo somente chorava, sua mente estava "em branco" e não enxergava mais que a serra e a mão cortando.

Conta que prosseguiu cortando os braços na altura dos ombros, primeiro com a serra e depois com a faca de cozinha, para retirar completamente os membros superiores.

Imaginava que sairia bastante sangue ao fazer os cortes, mas disse que isso não aconteceu.

Utilizando a serra, cortou o abdome acima do umbigo, chegando a empregar, inclusive, a faca de cozinha e uma tesoura. Nesse momento, diz que entrou em choque e começou a chorar, pedindo perdão a Kike pelo que estava fazendo, e que em meio ao pranto perguntava para ele por que tinha morrido em seu apartamento.

Passado certo tempo, em torno de 15 minutos, procedeu a cortar a cabeça sob o queixo, sempre usando a serra e chegando a retirar a cabeça do tronco. Já havia amanhecido e era segunda-feira, 23 de julho de 2012.

▶ Imprecisões e incongruências no relato do suspeito

Relata que o *de cujus* apresentou um problema respiratório, que se agravou paulatinamente, até perder a consciência; contudo, existem algumas imprecisões em seu relato, como:

- "Senti que me chamava", mas estavam dormindo na mesma cama
- Sentou-se "na beirada da cama", sem auxílio
- "Começou a caminhar, saindo do quarto, apoiando-se no meu ombro", o que indica que ainda podia deslocar-se com auxílio, não esclarecendo até onde caminhou e onde "perdeu a consciência"
- "Puxei o corpo até a sala do apartamento"
- "Seus lábios e seus dedos das mãos ficaram meio arroxeados, e notei que sua língua saía da boca"
- "Percebi que tinha ficado roxo e seu corpo estava frio"
- Causa estranhamento que uma pessoa "desmaiada" seja colocada no chão no meio da sala, e não sobre um lugar cômodo (p. ex., uma poltrona ou uma cama).

Quando descreve que seus lábios e dedos ficaram arroxeados (cianóticos), refere-se a uma asfixia, "falta de ar", mas acrescenta que "sua língua saía da boca", sendo que isso ocorre quando há compressão do pescoço, já que uma pessoa que esteja sofrendo um infarto também sente "falta de ar", mas abre a boca para respirar melhor, em vez de expor a língua. Do relato, pois, podem-se estabelecer as seguintes incongruências:

- Em vez de colocar a vítima em um lugar cômodo, arrasta-a até o centro da sala
- Quando uma pessoa sofre infarto, tem a sensação de falta de ar e abre a boca para respirar, em vez de expor a língua, o que ocorre quando há compressão do pescoço

- Relata que o *de cujus* tinha "ficado roxo e seu corpo estava frio". Se o corpo está arroxeado, é por asfixia de qualquer origem, mas não fica frio imediatamente; a temperatura do corpo diminui à velocidade de um grau por hora durante as primeiras seis horas e, depois, a meio grau por hora.

▶ Dados do histórico necroscópico

O crânio encontrava-se em três bolsas de polietileno. Apresentava exposição do pavilhão auricular esquerdo incompleto, ausência do globo ocular esquerdo e comissura labial ipsilateral. Conservava parte de sua dentição, e a base do crânio mostrava bordas regulares produzidas por instrumento com borda cortante e coluna seccionada por serra elétrica (Figuras 29.6 a 29.9).

▶ Resultados da necropsia psicológica do suspeito

A avaliação psicológica forense demonstrou que Ricardo V. M. não apresentava transtornos psicopatológicos que lhe impedissem de perceber e avaliar a realidade; tinha tendência a introversão, frieza emocional e carência de empatia; não avaliava a gravidade de seus atos devido à desvalorização da condição humana, de forma que suas preocupações se orientavam para seu bem-estar pessoal.

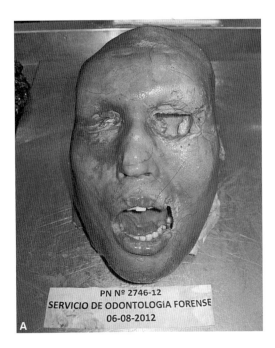 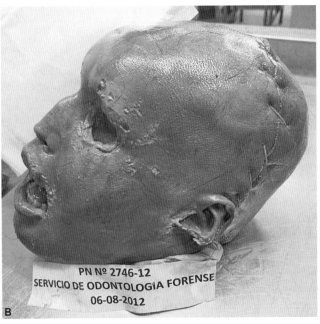

Figura 29.6 A. Vista anterior da cabeça da vítima mostrando a enucleação do olho esquerdo e a lesão na comissura labial esquerda. **B.** Os mesmos elementos mais a lesão do lóbulo inferior da orelha esquerda.

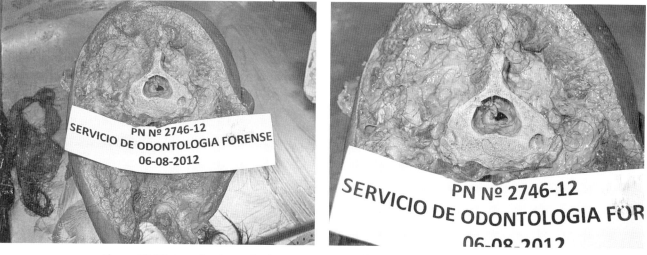

Figura 29.7 Fotografias da secção do pescoço mostrando o corte produzido por serra elétrica.

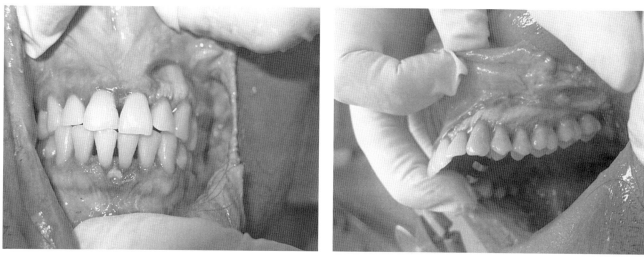

Figura 29.8 Arcadas dentárias mostrando os *pink teeth* característicos das asfixias. Esta figura encontra-se reproduzida em cores no GEN-IO, nosso ambiente virtual de aprendizagem. Para acessar, basta que o leitor se cadastre e faça seu *login* em nosso *site* (www.grupogen.com.br).

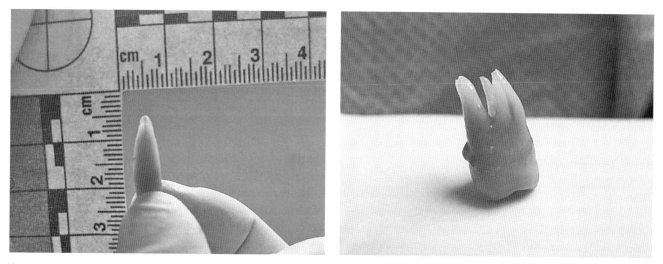

Figura 29.9 Peças extraídas das arcadas dentárias da vítima mostrando a coloração rósea das câmaras e canais radiculares (*pink teeth*). Esta figura encontra-se reproduzida em cores no GEN-IO, nosso ambiente virtual de aprendizagem. Para acessar, basta que o leitor se cadastre e faça seu *login* em nosso *site* (www.grupogen.com.br).

Denotou conflitos internos não resolvidos, o que gerou uma agressividade reprimida capaz de fazê-lo irromper em condutas violentas e planejar a consecução de seus atos, sendo frio e calculista, propenso ao cinismo e à manipulação. Apresentava questões de identidade sexual (homossexualidade ativa e passiva). Inclinava-se a relações afetivas eventuais e a condutas de alto risco, buscando satisfazer suas necessidades pessoais no âmbito sexual.

▶ Incongruências que levaram à condenação e ao agravamento da pena

Ricardo V. M. admitiu haver seccionado o corpo, utilizando uma **faca de cozinha**, uma **tesoura** e um **arco de serra**, para se desfazer do cadáver de Henrique Rosendo A. A. (vulgo Kike), espalhando seus seg-mentos em diferentes lugares de Lima e Huacho, com a finalidade de evitar ser responsabilizado por uma suposta morte repentina; essa versão foi desmentida pela investigação na cena do crime com auxílio das ciências forenses:

- Determinou-se, pelo estudo dos cortes dos segmentos ósseos, que o assassino usara uma serra elétrica, e não um arco de serra
- Pela forma e pelas características dos cortes e instrumentos utilizados, evidenciava-se a participação de um terceiro.

Ricardo V. M., conhecido como "Esquartejador da Maleta", foi condenado a 30 anos de pena privativa da liberdade e ao pagamento de S/. 250.000,00 (duzentos e cinquenta mil sóis), por assassinar e esquartejar Henrique Rosendo A. A. (vulgo Kike), cujos segmentos corporais abandonou em diferentes lugares das cidades de Lima e de Huacho.

Seção 9

Deveres do Profissional e Bioética

30 Noções Elementares de Direito

Jorge Paulete Vanrell

▶ Introdução

De um modo geral, resulta extremamente difícil para o cirurgião-dentista que apenas atua na área clinicocirúrgica entender o porquê da necessidade de "gastar o seu precioso tempo" tendo que abordar área tão distante como é o Direito, por que estudar sobre a perícia e as suas técnicas.

Esquece o profissional, com demasiada frequência, que, dentre centenas de intervenções que realiza, alguma pode estar fadada ao insucesso, e, o que é pior, pode chegar a erigir-se em um **erro odontológico**.

Nessa esteira, acontece que a compreensão do tema "erro odontológico e suas consequências" para os profissionais da saúde, em regra, não é possível sem que se tenha, pelo menos, algumas noções elementares de Direito.

Como erro odontológico considera-se: o fato física ou psiquicamente danoso a um paciente, resultado de um agir culpável do cirurgião-dentista.

A expressão genérica – **culpável** –, nessa definição, pode evidenciar os diversos tipos de culpa e dolo. O **dolo** é o elemento revelador da vontade deliberada e consciente do profissional de violar a norma jurídica.

É, justamente, esse agir culpável o que fundamentará a obrigação de indenização.

As **consequências** mencionadas somente se efetivarão através de processos legais que tramitam perante a Justiça que, quando declarados procedentes, concretizarão as punições que devem ser aplicadas. Diz-se que um processo é procedente quando o lesado – Autor –

consegue provar, em juízo, que foi vítima da prática de um erro odontológico.

Assim, torna-se necessário, inicialmente, fixar um conceito operacional de Direito para dele extraírem-se os demais conceitos de interesse ao desenvolvimento desse tópico.

O Direito existe e é necessário, porque o homem vive em sociedade. E viver em sociedade implica **conviver**. Ora, todo convívio exige um conjunto de regras para que a convivência se torne possível. Esse conjunto de regras, aceitas e observadas por todos os membros do corpo social, é condição essencial para a existência da própria sociedade.

Toda sociedade, para existir, se organiza politicamente sobre uma base territorial, e o Poder Público (fruto da organização política) estabelece esse conjunto de regras.

O Direito, no sentido em que será utilizado neste tópico, deve ser entendido como o ordenamento jurídico que vigora em determinado país ou região. Ordenamento sugere a ideia de ordem, e essa é a verdade. O Direito estabelece **ordem** na medida em que impõe regras cuja conduta de observância é obrigatória por parte de todas as pessoas de um determinado país ou região.

Quando se afirma que o Direito impõe regras de conduta obrigatória, quer se dizer que tais regras não podem ser desobedecidas, sob pena de se aplicarem sanções (punições, em sentido vulgar) aos que não as cumprirem.

Na prática, na quase totalidade das situações juridicamente relevantes, seus atores cumprem, naturalmente, as regras impostas pela lei. Assim, quando se atrasa o pagamento de alguma dívida, normalmente o devedor, ao saldá-la, concorda com a multa e os eventuais juros devidos pelo atraso.

Entretanto, nem sempre o infrator da regra de conduta obrigatória, **espontaneamente**, aceita e cumpre as sanções que lhe são impostas pela violação de tal regra.

Ora, para garantir a **obrigatoriedade** das regras ou normas, a sociedade humana, organizada politicamente na forma de Estado, dispõe de mecanismos próprios para tornar efetivas as sanções (punições) que os infratores das regras devem sofrer. Tais mecanismos viabilizam-se através do exercício da atividade dos juízes. Com efeito, cabe aos juízes dizer se uma ou várias regras foram violadas pelo infrator e qual a gravidade da violação. Ao **julgarem** a conduta do suposto infrator, os juízes, basicamente, estarão desenvolvendo suas atividades com vistas a determinar:

- Se a conduta atribuída ao suposto infrator é lícita ou ilícita, quer dizer, se a conduta do acusado foi correta (conforme as regras obrigatórias) ou não (contrariando tais regras)
- Se existem provas de que o suposto infrator, efetivamente, praticou a conduta contrária às regras
- Dentre as punições previstas nas regras (no Direito), qual a punição mais adequada a ser imposta ao suposto acusado.

Portanto, quando os infratores não aceitam espontaneamente realizar as condutas previstas nas regras obrigatórias, ou, ainda, não aceitam cumprir as penalidades resultantes da violação das regras, os juízes, através de um processo legal regular, apuram os fatos, e sobre os fatos apurados aplicam a regra legal (o Direito) cabível ao caso concreto (a devida punição).

Fica fácil, agora, entender a expressão: "cabe aos órgãos do poder judiciário (juízes ou tribunais) aplicar as regras (as leis) às condutas das pessoas (físicas ou jurídicas) em cada caso concreto."

Tendo presentes os objetivos desta obra, podemos exemplificar da seguinte maneira. Cabe aos órgãos do Poder Judiciário (juízes ou tribunais), diante de um suposto erro odontológico, indagar e responder às seguintes questões:

- O fato se constitui em um erro odontológico?
- Quem é ou quem são os responsáveis?
- Existe(m) prova(s) do fato?
- Existe(m) prova(s) de que o(s) acusado(s) é(são) efetivamente autor(es) do fato?
- Em sendo provadas a materialidade do fato e sua autoria, qual a extensão (gravidade) do dano sofrido pela vítima?
- Qual o valor da indenização devida pelo(s) autor(es) do fato à vítima ou seus herdeiros?

Será a partir das respostas a tais questões que os órgãos do Poder Judiciário determinarão ou não a sanção ou sanções a serem aplicadas ao(s) autor(es) do erro odontológico.

Finalizando esta breve introdução, é oportuno lembrar que, para efeitos práticos, o Direito se divide em **Direito Público** e **Direito Privado**. Enquanto o Direito Público cuida das relações dos particulares com o Estado, ou dos entes estatais entre si, o Direito Privado disciplina as relações entre os particulares.

No Brasil, o Direito é revelado através de leis, cabendo ao Congresso Federal, em conjunto com o Presidente da República, a sua edição.

▶ Normas incidentes sobre a conduta dos profissionais

A atividade profissional do cirurgião-dentista encontra-se cercada por normas de comportamento que balizam todas as atividades desenvolvidas pelo profissional. Esse conjunto normativo é composto por leis e decretos diversos, uns de ordem geral, outros de cunho específico.

Assim, dentre as normas gerais, no âmbito civil e penal encontram-se, respectivamente, o Código Civil e o Código Penal. Acresce-se, ainda, o Código de Defesa do Consumidor, porquanto as relações estabelecidas entre o profissional e o paciente, em um certo aspecto, são meramente comerciais, em que o profissional é um prestador de serviços e o paciente, um tomador dos mesmos.

Já dentro da normatização específica, essencialmente de cunho administrativo e extrajudicial, encontram-se as disposições do Conselho Federal e dos Conselhos Regionais de Odontologia e o Código de Ética Odontológica (Resolução CFO nº 179, de 19.12.91, depois alterado pelo Regulamento nº 1, de 05.06.98).

▪ Normas sobre profissões ligadas à saúde

Até agora temos comentado sobre regras de conduta. Pois bem, o termo **norma** é sinônimo da expressão **regra de conduta** e é de uso mais corrente no mundo jurídico. Norma é a expressão de um dever: o dever de agir ou o dever de abster-se de agir. A ideia de norma é mais precisa do que a ideia de regra porque, quando se fala em norma, automaticamente, se evoca a ideia de dever.

Norma jurídica é a que expressa um dever juridicamente reconhecido. Por ser juridicamente reconhecido tal dever, diz-se que a norma tem força obrigatória capaz de compelir o seu destinatário a cumprir tal dever sob pena de punições. Daí que se diga que as normas jurídicas são normas cogentes.

As normas jurídicas são expressas através de **leis**. Assim, é na lei que devemos buscar as regras de conduta tornadas obrigatórias pela força do Direito.

A Constituição da República Federativa do Brasil, no seu art. 6º, relaciona a saúde entre os direitos sociais; no art. 23, II, atribui à União, aos Estados, ao Distrito Federal e aos Municípios competência para cuidar da saúde pública, bem como adotar medidas que visem garantir proteção aos portadores de deficiências. Aos Municípios, o art. 30, VII, atribui competência para prestar, em cooperação técnica e financeira da União e do Estado, serviços de atendimento da saúde pública. O art. 200 estabelece a competência, para tanto, do Sistema Único de Saúde.

Historicamente, o exercício profissional da Medicina, da Odontologia, da Medicina Veterinária, bem como das profissões de farmacêutico, parteira e enfermeira, no Brasil, foi regulamentado pelo Decreto 20.981 de 11 de janeiro de 1932. Todavia, foi apenas em 1951, através da Lei nº 1.314/51, que se reservou o monopólio do exercício da Odontologia apenas para os portadores de diploma obtido em Curso de Odontologia, oficial ou reconhecido.

O Conselho Federal de Odontologia e os Conselhos Regionais de Odontologia foram instituídos pela Lei nº 4.324, de 14 de abril de 1964, que dispôs sobre sua estruturação, atribuindo a cada um deles personalidade jurídica de direito público – como autarquias –, gozando de autonomia administrativo-financeira.

Os Conselhos, entre outras atribuições, nos termos do art. 2º da lei supramencionada, têm função de supervisão sobre o comportamento ético dos profissionais, cabendo-lhes o papel de julgadores e disciplinadores da classe odontológica, zelando e trabalhando, por todos os meios ao seu alcance, pelo perfeito desempenho ético da Odontologia, pelo prestígio e bom conceito da profissão e dos que a exerçam legalmente.

A regulamentação da profissão de cirurgião-dentista no Brasil é regida pela Lei nº 5.081, de 24.08.66. Nesse corpo normativo específico, as infrações às normas reguladoras da profissão acarretam sanções que serão aplicadas pelo órgão de classe, após regular processo administrativo, de acordo com a gravidade da infração. No caso, as penas aplicáveis vão desde a simples censura até a cassação do direito de exercer a profissão.

• Normas civis

O Código Civil Brasileiro contém normas a respeito das relações entre os particulares em geral (particulares aqui tomados no sentido de que não se trata de agentes ou órgãos governamentais). Dentre essas normas, algumas são de caráter específico, por exemplo, o art. 1.545, que dispõe que os médicos, cirurgiões, farmacêuticos, parteiras e dentistas são obrigados a satisfazer o dano, sempre que da **imprudência**, da **negligência** ou da **imperícia** em atos profissionais resultar morte, inabilitação de servir ou ferimento. Outros, como o art. 159, determinam que o causador de dano, seja por **dolo** ou por **culpa**, está obrigado a indenizar o lesado.

• Normas penais

Já as leis penais compreendem normas que são mais ligadas à profissão da saúde e que:

- Proíbem o exercício ilegal da Odontologia e práticas como o charlatanismo
- Tratam da omissão de socorro (que pode incluir também cirurgiões-dentistas)
- Tratam do abandono de doentes (que na condição de incapazes podem ter sua situação piorada).

Além dessas normas, de caráter mais geral, estão as que punem o **homicídio** – praticado com dolo ou culpa –, o **aborto criminoso**, o **induzimento ou instigação ao suicídio**, as **lesões corporais** leves, graves e gravíssimas.

É certo que tais normas penais, embora originariamente não fossem criadas, especificamente, em relação aos cirurgiões-dentistas, muitas vezes poderão ser aplicadas aos mesmos em casos de erro odontológico ou em situações tais que a atuação do profissional, a medicação ministrada ou os procedimentos utilizados possam enquadrar-se em alguma das tipificações do Estatuto Penal vigente.

E é interessante assinalar que, no caso de condenação criminal – por homicídio culposo ou lesão corporal grave, por exemplo –, a obrigação de indenizar a vítima ou seus herdeiros torna-se automática. A eventual discussão posterior, no juízo cível, será apenas quanto ao valor da indenização (*quantum debeatur*), e não se a mesma é ou não devida (*an debeatur*), porquanto é devida automaticamente.

▶ Direitos e obrigações

A vida em sociedade, como vimos, em função de implicar, necessariamente, um relacionamento entre as várias pessoas que a compõem, gera expectativas de comportamentos por parte de todos, muitos dos quais regulados por normas legais, como citado.

Dependendo do ponto de vista do observador, ele pode estar na condição de exigir o respeito a um direito de que é titular (todo direito individual corresponde a uma situação de fato juridicamente protegida pela lei) ou na condição de ter que dar ou fazer ou não fazer alguma coisa em benefício de outrem.

210 Parte 1 | Odontologia Legal

Nessas últimas hipóteses, diz-se que a pessoa está na condição de cumprir uma obrigação.

A cada obrigação corresponde um direito. A cada direito corresponde uma obrigação.

Assim, se eu prometo uma recompensa em dinheiro a quem encontrar meu animal de estimação perdido, obriguei-me a dar uma importância em dinheiro àquele que o encontrar. Ao que encontrar o animal corresponderá o **direito de exigir** o pagamento da recompensa, enquanto a mim corresponderá a **obrigação de pagar** a recompensa prometida.

Assim, direitos e obrigações nascem quase que concomitantemente: os direitos, permitindo que seus titulares exijam respeito aos mesmos; as obrigações, impondo aos obrigados o dever de cumpri-las.

Uma modalidade de relacionamento entre pessoas, através da qual se estabelecem direitos e obrigações, são os contratos.

▪ Noções gerais sobre contrato

O **contrato** é o ato resultante do acordo de vontades entre duas ou mais pessoas, a respeito de um certo e determinado assunto. Pode ser um acordo em que uma das pessoas dá uma importância em dinheiro e em contrapartida recebe alguma coisa da outra (obrigação de dar com caráter recíproco); pode também ser um acordo em que uma das pessoas **se obriga a fazer alguma coisa** em benefício de outra (obrigação de fazer), ou, finalmente, pode ser um acordo pelo qual alguém se obriga a **não fazer** alguma coisa em prejuízo de outrem (obrigação de não fazer).

Todo contrato pressupõe:

- Pessoas contratando, às quais o Direito chama de **agentes**
- Um tema, uma finalidade, um objetivo a ser cumprido por força de contrato, ao qual o Direito chama de **objeto**
- Finalmente, quando for o caso, o emprego de uma **forma** ou fórmula exigida por lei.

Ainda referindo-nos aos **agentes**, devem ser os mesmos **capazes**, isto é, devem estar no pleno gozo de suas faculdades físicas e mentais de modo a poderem manifestar, validamente, sua vontade a propósito do acordo que o contrato encerra.

Quanto ao **objeto**, deve o mesmo ser **lícito**, isto é, permitido ou não proibido pelo Direito. Como exemplo de objeto ilícito podemos citar alguns procedimentos cirúrgicos exodônticos, desnecessários, para instar a realização de implantes.

Finalmente, quanto à **forma**, os contratos podem ser de forma **livre** ou de forma **preestabelecida em lei.**

Na maioria das vezes os contratos estabelecem direitos e obrigações recíprocos. Na compra e venda, por exemplo, o comprador tem a **obrigação** de pagar o preço pela coisa objeto do contrato e o **direito** a receber a coisa objeto do contrato; o vendedor tem a **obrigação** de entregar a coisa ao comprador e o **direito** de receber o valor correspondente ao preço ajustado.

Como assinalado anteriormente, as obrigações dividem-se basicamente em obrigação de fazer, obrigação de não fazer e obrigação de dar. Nos contratos profissionais, em geral, estamos diante de uma obrigação de fazer (ou de prestar um serviço), na qual o contratado tem o dever de usar todo o seu conhecimento e toda a sua habilidade para executar o trabalho pretendido pelo contratante.

Esses contratos para execução de trabalhos profissionais podem ser de dois tipos:

- Contratos nos quais a obrigação seja **obrigação de resultado**: o contrato só se considera cumprido se o fim almejado pelo contratante foi atingido. Se o contratante contrata um pintor de paredes para pintar sua casa, tal contrato só se perfaz com a integral pintura das paredes da casa do contratante, com a qualidade previamente ajustada
- Contratos nos quais a obrigação não pode ser de resultados, pois existem fatores fora do alcance do contratado que impedem que ele possa garantir o êxito absoluto do seu serviço. São os contratos que estabelecem uma **obrigação de meios**. Isto é, o contratado se compromete a utilizar-se de todos os meios ao seu alcance para realizar os objetivos previstos no contrato. É o caso típico do contrato médico, pelo qual, embora não possa garantir 100% a cura do paciente, o médico assume a obrigação de colocar ao serviço daquele paciente tudo quanto aprendeu e sabe de sua ciência e arte.

Assim, para os fins desta introdução jurídica, basta saber que nas relações entre os particulares em geral, em regra, surgem, desenvolvem-se, extinguem-se, a todo momento, direitos e obrigações recíprocos resultantes de contratos regularmente cumpridos. Tais obrigações, por serem reconhecidas pelo Direito, conferem ao seu credor o direito de exigir-lhes o respectivo cumprimento. Na negativa do devedor em cumprir sua obrigação, o Direito coloca à disposição do credor mecanismos judiciários através dos quais o juiz, cuja atuação é provocada pelo credor, determinará ao devedor o cumprimento da obrigação.

▪ Contratos odontológicos

O contrato que se estabelece entre o cirurgião-dentista e o paciente, ou entre o cirurgião-dentista e o responsável pelo paciente (caso este seja incapaz), é um contrato que, em geral, tem por objeto uma **obrigação de meio** e não de resultado.

Todavia, há determinadas circunstâncias em que o contrato que se estabelece entre o cirurgião-dentista e o paciente tem por objeto uma **obrigação de resultado** e não apenas de meio. É o caso da relação obrigacional que se estabelece, por exemplo, entre o ortodontista e o paciente.

Com efeito, o especialista em Ortodontia, ao aceitar o tratamento de um paciente, obriga-se, mesmo com as ressalvas de a Odontologia não ser uma ciência exata, a atingir determinados resultados convencionados, através de um planejamento prévio, com o seu paciente, como, por exemplo, indicação, aplicação e controle de aparelho mecanoterápico para voltar maloclusões às relações oclusais normais.

Trata-se de um caso singular em que o profissional apenas e somente cumpre sua obrigação quando atinge aquele resultado a que se tinha comprometido. No exemplo anterior, restituir as relações oclusais normais. Esse tipo de contratos, entretanto, é excepcional, sendo certo que os mais frequentes são os primeiros mencionados.

É por isso que, na grande maioria dos casos, pelo contrato o cirurgião-dentista não se obriga a restituir a saúde oral do paciente, até porque a própria Odontologia não é uma ciência exata, mas obriga-se, sim, a desenvolver suas atividades profissionais conduzindo-se com **atenção**, **cuidado** e **diligência** na aplicação dos conhecimentos de sua ciência, para atingir o objetivo de restaurar ou restituir a saúde oral do paciente, no limite do possível.

Apesar dos aspectos ligados à Saúde Pública em geral, visto tratar-se de atividade mediante a qual o profissional atua no campo da saúde, restituindo-a ou prevenindo doenças, o contrato que se estabelece entre o cirurgião-dentista e o paciente é de natureza privada, caracterizando-se pela confiança do paciente na habilidade do cirurgião-dentista, que, por sua vez, tem livre escolha e liberdade de fixação do preço do serviço.

Em determinadas circunstâncias, quando o cirurgião-dentista socorre o paciente vítima de acidente, por exemplo, sem que a própria vítima ou seu responsável tenham solicitado seus serviços, por impossibilidade de fazê-lo, nos encontramos diante de uma situação na qual, ainda que não se possa falar em contrato propriamente dito, a responsabilidade dos profissionais é idêntica à responsabilidade contratual.

Como em qualquer contrato, direitos e obrigações são gerados entre as partes contratantes e que se resumem aos seguintes:

- **Obrigações do contratante** (paciente ou seu responsável): pagar o preço pelos serviços profissionais contratados e seguir as instruções (ou as prescrições) estabelecidas pelo contratado (cirurgião-dentista)
- **Obrigações do contratado** (cirurgião-dentista): desenvolver todos os esforços necessários ao diagnóstico das patologias orais que afligem o contratante (paciente), bem como prescrever os medicamentos e ações terapêuticas (tratamentos), em geral, necessários à cura do contratante ou, pelo menos, à diminuição de seu sofrimento.

É sempre oportuno lembrar que, desde que o profissional tenha agido de acordo com as normas e regras de sua profissão, tomando todas as providências razoavelmente exigíveis, com vistas à melhoria da saúde oral do paciente, **não se lhe poderá atribuir a prática de qualquer conduta passível de censura**. E, ainda que o paciente não melhore ou venha mesmo a piorar ou falecer, não se lhe poderá atribuir qualquer responsabilidade ou erro.

E, ao contrário, se o profissional infringiu normas e regras de sua profissão, não tomando todas as providências que o caso exigia, com vistas à melhoria da saúde do paciente, **poderá ser responsabilizado pela prática de erro odontológico**.

Na medida em que, por sua conduta, não conseguiu a cura e/ou melhoria do paciente que esteve sob seus cuidados, quando tal cura e/ou melhoria eram altamente prováveis, desde que adotadas as providências terapêuticas adequadas e de conhecimento exigível do profissional, incorrerá em conduta censurável e passível de:

- Responsabilidade profissional (perante o Conselho Regional de Odontologia)
- Responsabilidade civil (com a obrigação de pagar indenização ao paciente ou à sua família), e até
- Responsabilidade penal (que implica até mesmo a aplicação de pena criminal ao profissional se, no desempenho de suas atividades, culposamente [ver adiante], provocar a morte ou lesões corporais ao paciente sob seus cuidados).

▶ Deveres do profissional da área odontológica

A seguir enumeramos os deveres mínimos dos profissionais da área odontológica:

- Com o diagnóstico da patologia que acomete o paciente, o cirurgião-dentista deverá:
  - Orientar o cliente sobre o tratamento ou eventual intervenção cirúrgica que o caso recomende
  - Apresentação de alternativas de tratamento ou intervenção, quando existentes, esclarecendo o quanto possível no que consiste cada alternativa

para que o paciente possa, livremente e com conhecimento de causa, optar por uma delas

- Uma vez aceito o tratamento pelo paciente, o profissional indicará, de preferência por escrito (em letra legível), a dosagem e o modo de tomar o medicamento prescrito, bem como informará ao paciente das possíveis reações alérgicas, cuidando, previamente e dentro dos limites do possível, para que tais reações não ocorram
- Recusará a assistência ao paciente se não conseguir persuadi-lo a respeito do tratamento ou da intervenção que julga recomendáveis, salvo na hipótese de ser o único profissional disponível e que, com sua recusa, deixaria o paciente absolutamente sem assistência
- Indicará a realização de intervenção cirúrgica somente nos casos indispensáveis
- Assumirá os riscos inerentes à profissão, nos casos de urgência, praticando todos os atos necessários à cura do paciente, ciente de que nem o paciente nem a família terão condições de reclamar, demonstrada a diligência em casos dessa natureza
- Obterá o prévio consentimento do paciente ou de seu responsável antes de proceder a qualquer tratamento perigoso ou intervenção cirúrgica, salvo se, em caso excepcional, a decisão sobre o tratamento deva ser tomada pelo cirurgião-dentista em virtude do estado de perigo em que se encontra o paciente, quando o tratamento é legalmente compulsório, ou quando o paciente manifeste propósitos suicidas
- A realização de tratamentos ou transfusões sanguíneas com fins terapêuticos contra a vontade do paciente só é admissível em casos excepcionais
- É estritamente vedado ao profissional da área odontológica agir com abuso de poder, realizando experiência sobre o corpo humano do paciente
- Cabe ao cirurgião-dentista informar ao paciente dos riscos a que está sujeito em caso de tratamentos e intervenções que envolvam perigo para o doente
- É legítimo ocultar ao enfermo a informação relativa a um mal incurável, ou sua comunicação com a maior circunspecção, conforme as circunstâncias. Em todo caso, se as condições psíquicas impedem de instruir o paciente completamente, o cirurgião-dentista deve dizer toda a verdade aos membros da família mais próximos
- Atender aos chamados, bem como receber os pacientes ao seu cargo, na medida das necessidades e do convencionado, sob pena de cometer o delito de abandono
- Providenciar substituto à altura para o atendimento às consultas dos pacientes quando, por qualquer motivo, se veja impossibilitado.

▶ Erros profissionais

O erro é apenas o insucesso culpável de uma ação ou omissão. Inicialmente, já vimos que o erro odontológico, em particular, nada mais é que o fato física ou psiquicamente danoso a um paciente, resultado de um agir culpável do cirurgião-dentista.

Os erros dos profissionais podem ser divididos em duas grandes categorias, a saber:

- Erros decorrentes da falta aos deveres de humanidade
  - Recusa de socorrer um paciente em perigo
  - Abandono do paciente
  - Falta do dever de instruir o cliente sobre seu estado e obter o respectivo consentimento
  - Falta do dever de salvaguarda
  - Violação do segredo profissional
- Erros relativos à técnica odontológica
  - Erros de diagnóstico, acarretando tratamento errado, com consequências graves para a saúde oral do paciente
  - Erros de planejamento, comprometendo, pela falta de visão global e pela ausência de previsão, estruturas e funções orais
  - Erros de execução, comportando resultados mecânica ou funcionalmente incorretos ou inadequados
  - Erros de prognóstico, orientando inadequadamente os pacientes sobre os passos evolutivos de uma patologia ou tratamento realizados
  - Erros específicos de especialistas (ortodontistas, endodontistas, periodontistas etc.)
  - Faltas relativas ao tratamento decorrentes da utilização de instrumentos ou remédios inadequados ou impróprios
  - Falhas por ocasião da realização de procedimentos ou intervenções cirúrgicas
  - Falta de higiene.

Outra forma de abordagem do tema parte do conceito da **responsabilidade odontológica**: responsabilidade pelos prejuízos causados a outrem quando o profissional deixa de atuar, em seu ofício, com os cuidados a ele inerentes.

Devemos distinguir **erro odontológico** do **acidente imprevisível** e do **mau resultado**. Genival Veloso de França (1995)[1] ensina que, *in verbis*:

> O erro odontológico, no campo da responsabilidade, pode ser de ordem pessoal ou de ordem estrutural. É de ordem pessoal quando o ato lesivo se deu na ação ou omissão, por despreparo técnico e intelectual, por grosseiro descaso ou por motivos ocasionais referentes às condições físicas ou emocionais. Pode

---

[1] França GV. Direito Médico. São Paulo: Fundação Editorial Byk; 1995.

ser também procedente de falhas estruturais, quando os meios ou condições de trabalho são insuficientes ou ineficazes para uma resposta satisfatória.

O **acidente imprevisível**, embora seja um acontecimento danoso ao ato odontológico, foge ao controle do profissional, por resultar de **caso fortuito** ou de **força maior** e que não podia ser previsto ou evitado pelo odontólogo.

O **mau resultado**, segundo o mesmo tratadista, seria o resultado danoso proveniente da própria evolução da doença.

Dessa distinção resultam importantes consequências: enquanto o erro odontológico implica responsabilidade de seu autor, o acidente imprevisível e o mau resultado, quando não decorrente de erro odontológico, não ensejam nenhuma responsabilidade ao profissional.

Responsabilidade por falhas estruturais

Diz respeito à insuficiência ou ineficácia dos meios e condições de trabalho dos cirurgiões-dentistas em muitos pontos do Brasil.

Com o evidente sucateamento e o consequente descrédito do serviço público de saúde, as falhas estruturais tornaram-se evidentes e recorrentes. É o aparelho de raios X que está quebrado, é o reaproveitamento de material descartável, é a falta de instrumental e materiais de prótese nos almoxarifados dos hospitais e ambulatórios públicos que conduzem, inevitavelmente, a situações danosas aos pacientes que necessitam de tais serviços.

Ora, quando o erro odontológico for decorrência dessas chamadas **falhas estruturais** dos estabelecimentos do setor público, o profissional da Odontologia, ao igual que o profissional da Medicina, não poderá ser responsabilizado, visto que não concorreu para o fato. Eventual indenização deverá ser pleiteada da União, do Estado, do Distrito Federal ou do Município a que pertencer o estabelecimento hospitalar, o pronto-socorro ou o ambulatório onde se deu o evento danoso.

Júlio Cezar Meirelles Gomes (2001),[2] discorrendo sobre o erro médico, afirma que se trata do "mau resultado ou resultado adverso decorrente de ação ou omissão do médico".

Esclarecendo melhor esse conceito, afirma que o erro odontológico pode ocorrer por três vias principais, a saber, por:

- **Imperícia**, que se caracteriza pela falta de observação das normas técnicas, por despreparo prático ou por insuficiência de conhecimento

- **Imprudência**, quando o profissional, por ação ou omissão, assume procedimentos de risco para o paciente sem respaldo científico ou, sobretudo, sem esclarecimentos à parte interessada
- **Negligência**, que decorre do descaso, do pouco interesse quanto aos deveres e compromissos éticos com o paciente e até com a instituição.

▶ Culpa como fundamento da obrigação de indenizar

A culpa, na doutrina clássica, consiste no desvio de um modelo ideal de conduta, representado, às vezes, pela boa-fé, outras pela diligência do bom pai de família (*paterfamilias*).

Melhor compreensão do tema é obtida através da afirmação de que "o indivíduo, em sociedade, deve estar atento à realidade do convívio social, evitando toda prática que possa, de quaisquer modos, causar danos a outrem".

Todavia, se nos limitássemos a esse conceito, reduziríamos a questão da culpa a uma abstenção de ações potencial ou efetivamente perigosas para outrem. Entretanto, também, quando o indivíduo em sociedade se vê compelido a agir, a desempenhar alguma atividade, haverá de fazê-lo considerando as regras ou técnicas a ela inerentes, bem como empregar sua atenção e cuidado em toda atividade ou tarefa da qual possa potencialmente resultar perigo à vida, à saúde ou ao patrimônio de terceiros.

O art. 159 do Código Civil Brasileiro trata da obrigação de indenizar por parte de quem, por ação ou omissão voluntária, ou por negligência, imprudência ou imperícia, tenha causado dano a outrem.

Temos, assim, que as condutas que provocam dano a outrem e geram, em consequência, a obrigação de indenizar, por parte de seus agentes, podem ser classificadas da seguinte forma:

- **Condutas dolosas**, quando o agente, voluntária e conscientemente, pratica o ato, contrário à lei, por querer-lhe o resultado, ou assumir o risco de produzi-lo. Por exemplo: quem, sabendo que o paciente é sensível à penicilina, inocula-lhe o produto visando matá-lo está praticando homicídio doloso; na mesma situação está quem, não conhecendo o comportamento reacional do paciente, aplica-lhe uma injeção de penicilina sem fazer nenhum teste de sensibilidade prévio, assumindo o risco de matar o seu paciente e, efetivamente, o faz. Na primeira hipótese temos o dolo direto, na segunda, o dolo eventual
- **Condutas culposas em sentido estrito**, caracterizadas pela ação ou omissão negligente, imperita ou imprudente.

---

[2] Gomes JCM, França GV. Erro médico: um enfoque sobre sua origem e suas consequências. 3. ed. Montes Claros: Unimontes; 2001.

Parte 1 | Odontologia Legal

A responsabilidade civil dos cirurgiões-dentistas, de forma genérica, está fundada na teoria da culpa. A culpa, pelo que se depreende da leitura do art. 1.545 do Código Civil, deriva de **negligência, imperícia** ou **imprudência**.

Ora, o erro odontológico deriva, portanto, das condutas culposas em sentido estrito, e por essa razão convém examinar, detalhadamente, em que consiste cada uma dessas modalidades.

· Negligência

É o descaso, a desatenção, a inércia. Caracteriza-se pela inação, pela indolência, inércia, passividade. É um **ato omissivo**. O abandono do paciente, a omissão de tratamento, a negligência de um cirurgião-dentista pela omissão de outro: um profissional, confiando na pontualidade do colega, deixa o plantão, mas o substituto não chega e um paciente, pela falta de profissional, vem a sofrer graves danos. É a negligência vicariante.

A prática ilegal, por estudantes de Odontologia sem supervisão, acarretando a responsabilidade, por negligência, do responsável pelo estágio; a prática ilegal por pessoal técnico (auxiliar de consultório que realiza o ajuste de um aparelho ortodôntico, advindo complicações e danos), responde o cirurgião-dentista; a letra do profissional (receita indecifrável – em geral vê-se que os médicos e os dentistas têm letra ruim –, levando o farmacêutico a fornecer remédio diverso do prescrito) também conduz à responsabilidade por negligência.

Miguel Kfoury Neto (1998)[3] traz numerosos exemplos de conduta negligente, a saber:

- Clínico que deixa de dar o devido encaminhamento a paciente que necessita de urgente intervenção cirúrgica
- Erro grosseiro por negligência de clínico que, sem identificar os sintomas de um grave abscesso periapical, desconsidera sintomas evidentes e revela absoluto descaso pelo paciente, dispensando-o
- Clínico que, diante de caso grave, permanece fechado no seu gabinete, limitando-se a prescrever medicamento por intermédio de sua auxiliar de consultório, sem contato direto com o paciente
- Negligência reconhecida dos cirurgiões-dentistas de pronto-socorro que subestimaram a gravidade dos ferimentos bucomaxilofaciais sofridos por um paciente vítima de atropelamento, que o examinam superficialmente, prescrevem medicação insuficiente ou realizam atos técnicos inadequados ou intempestivos, e alguns dias depois o paciente exibe extensas áreas de necrose de estruturas que poderiam ter sido salvas se tratadas oportunamente.

Ainda emulando a lição de Miguel Kfoury Neto,[4] os casos de negligência são numerosos na jurisprudência, posto que a distração faz parte da natureza humana, e vão do erro do profissional desatento que prescreve um remédio por outro – digestivo enzimático em vez de anti-inflamatório com enzimas – até o esquecimento de uma gaze ou algodão em uma cirurgia periapical, ao fechar o retalho e obturar o canal.

· Imprudência

Consiste no agir precipitado, sem cautela, sem preocupação. É o agir pelo qual o agente, tendo possibilidade de prever a ocorrência de evento danoso, não o faz, provocando assim a ocorrência lesiva. A **previsibilidade da ocorrência do evento lesivo** é característica dessa modalidade culposa.

No campo médico, a dificuldade pode residir em se distinguir a imprudência da imperícia. Todavia, na Odontologia, a dificuldade se afigura menor, porquanto os dois tipos de ação/omissão são bastante diferentes. Com efeito, o cirurgião-dentista, ao se definir por determinado procedimento inadequado para o caso, age com imperícia, pois não conhece a fundo o risco que ele envolve, ou porque, tendo perfeita consciência do risco, resolve avançar a sua ação além dos limites da licitude.

Para Basileu Garcia (1961),[5] consiste a **imprudência** em enfrentar, prescindivelmente, um perigo; a **negligência**, em não cumprir um dever, um desempenho da conduta; e a **imperícia**, na falta de habilidade para certos misteres.

A título de exemplo, erro odontológico decorrente de conduta imprudente é aquele em que o profissional resolve realizar em metade do tempo cirurgia que, por sua complexidade, é realizada em mais tempo, e com tal pressa acarreta dano ao paciente.

· Imperícia

É a falta de habilitação efetiva, falta de conhecimento técnico necessário e suficiente para a realização da ação que os supõe ou os exige. É a ação empreendida por quem não possui conhecimento técnico específico a respeito do modo de realizá-la, e, ainda assim, a realiza. Se dessa ação resultar dano, o agente por ele responderá a título de culpa por imperícia.

Permitimo-nos trazer à colação alguns exemplos de erros odontológicos devidos a imperícia:

- É imperito o implantologista que, colocando implantes osseointegrados bilaterais na mandíbula de paciente desdentado há longo tempo, não atenta

---

[3] Kfoury Neto M. Responsabilidade civil do médico. 3. ed. São Paulo: Revista dos Tribunais; 1998. p. 78.

[4] Kfoury Neto, op. cit., p. 80.

[5] Garcia B. Instituições de Direito Penal. Rio de Janeiro: Forense; 1961. p. 259.

para a aproximação do canal neural da borda alveolar e provoca lesão no nervo mandibular

- É imperito o implantologista que, colocando implantes agulhados de Scialon, transfixa o seio maxilar, deixando a extremidade de uma ou mais hastes a emergir no assoalho da fossa nasal ipsilateral
- É imperito o clínico que, ao realizar uma prótese total, modifica a dimensão vertical e, como consequência, provoca alterações na mímica, na superfície do rosto do paciente ou disfunção da articulação temporomandibular (ATM).

· Culpa civil e culpa penal

Conquanto semelhantes, a **culpa civil** e a **culpa penal** apresentam, entre si, distinções importantes. Casabona (1985)[6] aponta as distinções, a saber:

- A culpa penal se caracteriza por sua tipicidade, a conduta proibida deve encontrar-se descrita na lei penal – o que não ocorre com o mesmo rigor na culpa civil
- As consequências de uma e outra são distintas: a culpa penal pressupõe a cominação de uma pena, enquanto a culpa civil gera o direito à reparação ou recomposição do dano
- No terreno da responsabilidade, a penal é estritamente pessoal, ao passo que a civil poderá se estender a outras pessoas.

Os **pressupostos** para que se configure a responsabilidade civil do cirurgião-dentista são os seguintes:

- Comportamento próprio, ativo ou passivo, isto é, comportamento enquanto profissional da Odontologia
- Que tal comportamento viole o dever de atenção e cuidado próprios da profissão, tornando-se antijurídico, isto é, contrário ao Direito
- A conduta deve ser atribuída subjetivamente ao cirurgião-dentista, a título de dolo ou culpa, isto é, que a conduta tenha ocorrido seja porque o profissional quis o resultado danoso, seja porque, embora não o quisesse, agiu de modo a produzi-lo
- Deve existir relação de causalidade eficiente entre o ato odontológico e o dano sofrido pelo paciente.

▶ Relação de causalidade entre a conduta e o resultado danoso

Não basta que a ação culposa, que se revela através da prática do erro odontológico, tenha ocorrido. Há absoluta necessidade de que entre a ação culposa e o resultado danoso exista uma relação de causa e efeito. Assim, o efeito danoso deverá ser decorrência da ação culposa.

Para se identificar, claramente, se o resultado pode ser atribuído a determinada ação, basta que se elimine a ação para se verificar se o resultado ocorreria. Se com a eliminação hipotética da ação o resultado não se verificaria, evidentemente deve-se atribuir à ação a causa eficiente do resultado.

Melhor exemplificando: se determinado paciente fatalmente perderia uma determinada peça dentária, da forma e no tempo em que a perdeu, independentemente da ação ou omissão do cirurgião-dentista, não se lhe poderá atribuir nenhuma responsabilidade, pois entre o evento – perda do dente – e a ação ou omissão do profissional não existiu um nexo de causalidade, ou melhor, a ação ou omissão do facultativo não foi determinante para a causa da perda do dente do paciente.

Contrariamente, se por ação ou omissão do cirurgião-dentista o paciente veio a perder certas peças dentárias, é de se lhe imputar responsabilidade na medida em que o resultado – perda das peças dentárias – decorreu da ação ou omissão do profissional.

Essa relação de causalidade é estabelecida, em regra, através da **perícia**. Isso porque ao julgador faltam conhecimentos específicos de áreas estranhas ao Direito. Por tal motivo é que entre os auxiliares do juiz estão os peritos: pessoas que, por seus conhecimentos técnicos específicos, produzem **relatórios** (sob a forma de **autos** ou de **laudos**) contendo suas opiniões fundamentadas a respeito de fatos técnicos. A atuação dos peritos e os documentos que elaboram são objeto de estudo em outra parte desta obra.

O nexo de causalidade, para que se possa considerar como tal, carece preencher certos critérios de juízo necessários, conforme estipulado por Paulete-Vanrell (1999),[7] a saber:

- **Critério cronológico**, caracterizando a existência de um liame temporal entre o resultado danoso e o ato profissional ao qual se atribui a responsabilidade pelo evento
- **Critério topográfico**, compreendendo a relação espacial de proximidade entre o local da lesão e o local de ação da energia lesiva
- **Critério de adequação lesiva**, exigindo uma coerência entre o tipo de lesão observada e os possíveis resultados que surgem da ação da energia lesiva utilizada pelo agente

---

[6] Casabona CMR. El médico ante el Derecho. Madrid: Ministerio de Sanidad y Consumo; 1985. pp. 97-98.

[7] Paulete-Vanrell J. As sequelas nas lesões corporais. Avaliação do dano corporal de natureza civil. Rev Jurídica Publilex. 1999; 2(33):11-7.

216 Parte 1 | Odontologia Legal

- **Critério de continuidade fenomenológica**, caracterizando a sequência ininterrupta de fenômenos biológicos ocorridos na vítima, que mostram um *continuum* em cuja origem se localiza a ação do agente agressor
- **Critério de exclusão de outras causas**, que exige que seja feito um exame profundo do resultado lesional, excluindo que o mesmo possa ter se originado a partir de outras ações lesivas que não aquela que se atribui ao agente
- **Critério estatístico**, compreendendo um estudo quantitativo da frequência com que um determinado resultado lesional é provocado por uma certa energia lesiva.

Daí a importância capital dos laudos periciais que verificarão, nos casos concretos, a existência ou não de nexo entre a conduta do profissional e o resultado danoso ao paciente.

De forma mais simplificada podemos também conceituar a relação de causalidade como o nexo causal entre o ato culposo realizado pelo profissional e a produção do dano.

► Natureza jurídica da responsabilidade do cirurgião-dentista

▪ Teorias sobre a responsabilidade

São várias as teorias sobre a natureza da responsabilidade do médico conhecidas pelos juristas. No Brasil, a teoria adotada pelo Código Civil nos arts. 159 e 1.545 evidencia que aqui se adotou a teoria subjetiva, uma vez que se exige que a vítima ou seu representante legal provem o dolo ou a culpa, em sentido estrito, do agente, para obter a respectiva reparação do dano.

Ao lado da teoria subjetiva, que exige da vítima a prova do dano e do agir doloso ou culposo do profissional, existe a teoria objetiva: nesse caso não se exige prova de culpa do agente para que ele seja obrigado a reparar o dano: ou a culpa é presumida pela lei ou simplesmente se dispensa sua comprovação.

O conhecimento dessas duas posições teóricas tem efeitos práticos importantes na apuração do erro odontológico. Geralmente, no caso de erros provenientes de profissionais da área odontológica e/ou paramédica que trabalham na elaboração de exames para facilitar e/ou auxiliar diagnósticos (exames radiológicos, tomográficos, ressonâncias magnéticas, anatomopatologia), bem como nos casos de cirurgia estética propriamente dita (cosmetológica ou embelezadora) e de ortodontia, **inverte-se o ônus da prova**, cabendo ao causador

do dano a tarefa de demonstrar que não agiu culposamente, visando eximir-se da obrigação de indenizar.

Em outras especialidades odontológicas, entretanto, em regra, prevalecerá a obrigação da vítima ou de seu representante legal comprovar o dano e a conduta dolosa ou culposa do profissional.

O art. 1.545 do Código Civil Brasileiro dispõe:

> Os médicos, cirurgiões, farmacêuticos, parteiras e dentistas são obrigados a satisfazer o dano, sempre que a imprudência, negligência ou imperícia, em atos profissionais, resultar morte, inabilitação de servir, ou ferimento.

Comentando tal disposição, o próprio autor do Código Civil vigente – Clovis Bevilaqua – assinala que o art. 1.545 tem por finalidade afastar a escusa, que poderiam pretender invocar, de ser o dano um acidente no exercício de sua profissão; o Direito exige que esses profissionais exerçam a sua arte segundo os preceitos que ela estabelece, e com as cautelas e precauções necessárias ao resguardo da vida e da saúde dos clientes, bens inestimáveis, que se lhe confiam, no pressuposto de que deles zelem; e esse dever de possuir a sua arte e aplicá-la, honesta e cuidadosamente, é tão imperioso que a lei repressiva lhe pune as infrações.

Em suma, a concepção geralmente aceita é a que lhe confere natureza contratual. É o critério seguido pelo Código Civil Brasileiro, embora regulando tal responsabilidade em dispositivo colocado entre os que dizem respeito à responsabilidade aquiliana (art. 1.545): na verdade, o fato de provir de qualquer falta resultante de ignorância, imperícia ou negligência não nega a existência de um contrato *sui generis*.

Haja ou não contrato escrito, não se pode ignorar a existência de um acordo de vontades como pressuposto, direto com o paciente, ou indireto com qualquer pessoa de sua família, ajuste decorrente da simples consulta e consequentes retornos, como causa do vínculo obrigacional recíproco, e que dá os limites da atividade do profissional, embora o ato ilícito possa configurar-se independentemente de que se tenha estabelecido o contrato.

▪ Responsabilidade profissional e o Código do Consumidor

O Código de Defesa do Consumidor, Lei nº 8.078 de 11 de setembro de 1990, no seu art. 14, dispõe sobre a responsabilidade pelos danos causados aos consumidores por serviços prestados de maneira defeituosa. Esse artigo consagra a **responsabilidade objetiva** dos fornecedores ou prestadores de serviço, isto é, não se exige prova de culpa do responsável pelo serviço para que ele seja obrigado a reparar o dano:

> O fornecedor de serviços responde, independentemente da existência de culpa, pela reparação dos danos causados aos

consumidores por defeitos relativos à prestação dos serviços, bem como por informações insuficientes e inadequadas sobre sua fruição e riscos.

Todavia, em relação aos profissionais liberais, entre os quais se incluem os cirurgiões-dentistas, o § 4º do art. 14 da lei citada mantém como pressuposto da responsabilidade a verificação da culpa. Vale dizer que, relativamente aos cirurgiões-dentistas, por serem contratados com base na confiança que inspiram aos seus clientes e respectivos familiares, **não se aplica a teoria da responsabilidade objetiva** esposada pelo Código do Consumidor.

> Assim, estes profissionais somente serão responsabilizados por danos quando ficar provada a ocorrência de culpa subjetiva, em quaisquer de suas modalidades: negligência, imprudência ou imperícia.[8]

Entretanto, se, para os profissionais liberais enquanto prestadores pessoais de serviços, diretamente, aos seus clientes e/ou pacientes, a responsabilidade pelos danos eventualmente causados dependerá de comprovação de suas culpas subjetivas, o mesmo não ocorre relativamente aos **serviços profissionais prestados pelas pessoas jurídicas, seja sociedade civil, seja associação profissional**.

E como ficaria a situação na qual o cirurgião-dentista, trabalhando como funcionário de uma clínica ou hospital, tivesse provocado dano a um paciente? De acordo com a doutrina dominante, "a responsabilidade do profissional somente será admitida depois de apurada e provada sua culpa; já a responsabilidade do hospital ou clínica será apurada objetivamente".[9]

▶ Liquidação do dano odontológico

Uma vez estabelecida a obrigação de indenizar em virtude do dano provocado pelo erro odontológico, cuida-se, em seguida, de se determinar o *quantum*, isto é, o valor dessa indenização. Em linguagem jurídica, **liquidar o dano** é estabelecer quanto o causador do dano deverá efetivamente pagar, em dinheiro, ao lesado.

O Código Civil estabelece alguns critérios para a determinação do valor da indenização devida ao lesado ou à sua família, nas diversas hipóteses, a saber:

- **Morte**: despesas de tratamento + funerais + luto da família + pagamento de alimentos a quem a vítima prestava
  - ○ **Despesas de tratamento**: compreende as despesas com médicos, remédios, internação, a que

foi obrigada a vítima em virtude do erro odontológico
- ○ **Despesas com funeral**: incluem gastos com o velório, féretro, transporte, aquisição de terreno em cemitério, edificação de túmulo adequado à condição social da vítima
- ○ **Luto da família**: equivale, hoje, ao dano moral. Não se trata de tarefa fácil a estimação do valor a ser pago a esse título, já que não existem critérios uniformes para determiná-lo. A fixação desse valor fica ao **prudente arbítrio** do juiz, isto é, em cada caso concreto, tendo em vista as condições socioeconômicas da vítima bem como as do causador do dano. Na falta de critérios, os juízes e tribunais procuram elementos para estabelecer o valor do dano moral, havendo autores que vão buscar no Código Brasileiro de Telecomunicações bases para sua fixação. O art. 84, parágrafo primeiro, desse Código, ainda que revogado pelo DL 236, de 28/02/67, já dava uma previsão para o ressarcimento de dano moral nos casos de crimes contra a honra, limitado aquele ao valor de 100 salários mínimos, valor este utilizado para a fixação da indenização por dano moral
- ○ **Pensão alimentícia**: o cálculo da pensão alimentícia devida à família da vítima baseia-se na estimativa de que, da renda auferida pelo **chefe de família**, um terço é consumido com suas próprias despesas. A pensão mensal será, portanto, calculada à base de 2/3 da renda líquida da vítima, devidamente comprovada, à época do evento. Por questões de ordem prática, a pensão será sempre estabelecida em número certo e determinado de salários mínimos, sobre os quais incidem os reajustes periódicos, evitando-se, assim, a necessidade de atualizações constantes
- ○ **Morte de filho menor**: também é bastante controvertida a questão do valor e do tempo durante o qual a pensão alimentícia deve ser paga à família da vítima. Entretanto, a melhor posição é encontrada em decisão do Superior Tribunal de Justiça, publicada na RTJ 119/1.221, que estabelece: "o valor da pensão por morte de filho menor deve corresponder a uma contribuição média de 2/3 do salário mínimo", e ainda fixa o limite do tempo em que a pensão é devida até a data em que o filho menor viesse a completar 25 anos de idade, já que se presume que o filho contribuiria para a economia doméstica até essa idade, passando a constituir sua própria família (RTJ 83/642)
- **Lesões corporais**: nesse caso o culpado indenizará o ofendido nas despesas de tratamento (dano emergente) e lucros cessantes, até o fim de sua convalescença, atualizando monetariamente o débito

---

[8] Denari Z et al. Código Brasileiro de Defesa do Consumidor Comentado pelos Autores do Anteprojeto, p. 95.

[9] Benjamim AHV et al. Comentários ao Código de Proteção ao Consumidor, pp. 79-80.

- Se do tratamento odontológico resultar **aleijão** ou **deformidade permanente**, a soma indenizatória deverá ser duplicada (parágrafo 2º, art. 1.538 do Código Civil)
- Se do erro odontológico resultar inabilitação para o trabalho ou diminuição de sua capacidade laborativa, além das despesas de tratamento e lucros cessantes, a vítima fará jus a uma pensão correspondente à importância do trabalho para o qual restou inabilitada, ou da depreciação que sofreu. Essa pensão por invalidez total e permanente ou parcial e permanente deve ser vitalícia e cessará apenas com a morte do lesado pelo erro

- **Dano estético**: a maioria dos autores considera o dano estético uma modalidade de dano moral, resultando daí a assinalada dificuldade em fixar o valor a ser indenizado. Alguns critérios, entretanto, poderão orientar o julgador na sua fixação, a saber:
  - Idade, sexo, posição social da vítima e regiões bucomaxilofaciais deformadas, com realce a face e pescoço
  - Gravidade da lesão com vistas a extensão e profundidade constante da prova técnica
  - Rendimentos, cargo, trabalho ou atividade do lesado e sua situação econômico-financeira
  - Danos emergentes, lucros cessantes, juros compostos, honorários, tudo corrigido até o efetivo pagamento
  - Outros requisitos que o caso concreto recomendar.

31 Documentação Odontológica

Jorge Paulete Vanrell

▶ Introdução

Como herança direta do pensamento grego, notadamente aristotélico, nossa ciência nasceu, cresceu e amadureceu, sempre observando, classificando, organizando, arquivando.

Assim, não deve causar sobressalto o fato de que na Odontologia, também, aliás, como acontece na Medicina e em outras ciências correlatas, o profissional cuide do registro gráfico, radiográfico e, mesmo, documental de todos os procedimentos odontológicos realizados nos seus pacientes. Isso não apenas representa uma constante mas sempre tem sido objeto da orientação esmerada das escolas.

Ultimamente, entretanto, temos assistido a uma verdadeira histeria coletiva que se iniciou com a caracterização do erro médico e que, aos poucos, tem invadido os consultórios na tentativa de fazer grassar uma verdadeira epidemia de "caça às bruxas", em que as vítimas, como é curial, seriam os cirurgiões-dentistas, pelo cometimento de erros odontológicos.

É nesses momentos que surge uma preocupação crescente por parte dos cirurgiões-dentistas no sentido de melhor guardar as suas informações técnico-profissionais, além de como e por que tempo guardar a documentação odontológica.

Quem milita na docência sabe que, por mais que os professores se esforcem durante o curso por incutir nos alunos certos princípios, nem sempre são atendidos pelos discentes, que, a essa altura do curso, ainda não atinam em compreender a gravidade e o alcance das repetidas observações que recebem.

Inobstante, uma vez formados e já no mercado de trabalho, os odontólogos percebem que chegou a hora de registrar tudo quanto acontece. É bem verdade que numerosos profissionais não tomam certas providências por mero desconhecimento. Nem sempre há desleixo ou negligência profissional.

Todavia, no crescendo do número de processos por responsabilidade profissional, observamos que, com frequência, o cirurgião-dentista nem sempre consegue provar que trabalhou corretamente, uma vez que no dia a dia não se resguardou, confeccionando a documentação adequada e exigível.

▶ Documentação que deve constar do prontuário

Exsurge, de pronto, a necessidade de esclarecer qual o tipo de documentação adequada e que pode ser exigida, para fazer prova em juízo, que deve compor o prontuário odontológico.

Despontam, desde logo, em primeiro lugar e como componentes naturais, os seguintes:

- Ficha clínica odontológica
- Documentação radiográfica
- Documentação fotográfica, opcional, mas necessária em certas especialidades, como, por exemplo, Ortodontia, Dentística Embelezadora, Cirurgia Bucomaxilofacial, entre outras
- Documentação histopatológica (quando existente)
- Traçados ortodônticos
- Instruções de higienização
- Fichas de índice de placa
- Recomendações pós-operatórias
- Esclarecimentos sobre limitações para a realização de determinados trabalhos, técnicas e/ou procedimentos
- Cópia do Termo de Consentimento Esclarecido
- Cópia do Contrato de Prestação de Serviços Profissionais
- Cópia de quaisquer documentos fornecidos ou emitidos em favor do paciente (atestados, declarações,

220 Parte 1 | Odontologia Legal

recibos etc.), cada um com a sua assinatura de conhecimento ou sua anuência
- Cópia dos orçamentos, devidamente anuídos pelo paciente
- Cópia das moldagens em gesso eventualmente tomadas do paciente.

Como se vê, o prontuário *sensu lato* não é um documento, antes uma coletânea de documentos e peças – um verdadeiro *curriculum vitae* odontológico do paciente, materializado –, todos eles com valor probante em caso de processos judiciais. Muito embora na posse e sob a guarda do cirurgião-dentista, o real proprietário do prontuário é o paciente, que, se necessário, poderá obter cópia autêntica do mesmo para utilizar como prova em qualquer juízo ou instância. Não se deve esquecer de que na própria ficha clínica constam, principalmente, o diagnóstico e tratamento realizados, assim como o prognóstico e eventuais intercorrências, aparentemente sem importância, à época, ou mínimas (como negativa do paciente em submeter-se a determinado exame complementar, altercação com o cirurgião-dentista etc.).

Um prontuário bem montado e adequadamente conservado por anos pode assumir, não raro, valor decisivo em circunstâncias especiais. Até não muito tempo era uma raridade o encontro de cadáveres ou de ossadas que exigissem o seu reconhecimento ou sua identificação. Todavia, essa situação tem se alterado rapidamente.

Infelizmente, assistimos a cada dia um crescendo de crimes violentos, unitários ou múltiplos, pessoais ou coletivos, com abandono ou ocultação de cadáveres, ou, até, catástrofes naturais, desastres aéreos, acidentes viários ou naufrágios, que nos mostram a necessidade de que os achados ou registros odontológicos sejam submetidos a um tratamento especial, incluindo o arquivamento organizado, por parte dos profissionais da Odontologia.

A identificação da(s) vítima(s), embora o mais das vezes não seja pressuposto fundamental para levar à condenação do(s) autor(es), porquanto a materialidade estaria provada, independentemente da determinação da identidade, facilitaria no sentido da propositura, pelos interessados, da(s) competente(s) ação(ões) civil(is) de reparação de dano *ex delicto* (arts. 63 a 68 do Código de Processo Penal).

Outras vezes, uma ossada encontrada pode ser atribuída a uma pessoa desaparecida muitos anos antes, sendo certo que a maneira mais fácil e processualmente mais econômica seria a identificação odontológica. Para tanto, a investigação procurará localizar o profissional que tratava da suposta vítima, de modo a obter com ele a ficha odontológica, para efetuar os necessários cotejos.

Sem pretender priorizar um documento sobre outros, não cabe dúvida de que três dentre eles merecem ser destacados. Referimo-nos aos seguintes:

- Ficha clínica odontológica
- Termo de Consentimento Esclarecido
- Contrato de Prestação de Serviços Profissionais.

A primeira – **ficha clínica odontológica** – porque é um perfil, não apenas odontológico, mas geral, do paciente, por ocasião de sua primeira consulta.

O segundo – **Termo de Consentimento Esclarecido** – porquanto, sendo elaborado na forma preconizada, servirá como elemento de prova da compreensão e outorga do paciente em relação aos procedimentos que lhe foram indicados e sua exequibilidade.

O terceiro – **Contrato de Prestação de Serviços Profissionais** – por ser o instrumento ao qual os cirurgiões-dentistas estão se adaptando lenta mas maciçamente, descobrindo que, em que pese a burocracia que representa, é uma garantia, uma proteção para ambas as partes – profissional e paciente.

Com efeito, eis que perante uma eventual desavença resulta muito mais fácil provar o contratado por escrito do que aquilo que tivesse sido apenas "contratado de palavra" ou "combinado verbalmente". Não porque o contrato verbal não tenha força ou valor, antes porque *verba volant, scripta manent*. Ou seja, quando da propositura de um procedimento judicial, de qualquer ordem, as palavras voam e só os escritos ficam... Toda vez que uma relação contratual escrita existe, esta se sobrepõe, juridicamente, a qualquer relação consuetudinária baseada na confiança.

► Código de Processo Ético Odontológico

O Código de Processo Ético Odontológico (Resolução CFO nº 183/92) define, em seu art. 4º, que: "...constituem deveres fundamentais dos profissionais inscritos... elaborar as fichas clínicas dos pacientes, conservando-as em arquivo próprio".

Verifica-se, pois, que obriga o profissional a conservar as fichas, sem, contudo, definir por qual período.

O mesmo Código de Processo Ético Odontológico define o prazo para prescrição de infrações éticas como sendo de 5 anos; entretanto, não define nem considera as situações de "vício oculto", abordadas no Código de Defesa do Consumidor, que é quase o seu coetâneo.

Em seu socorro, o Parecer CFO nº 125/92 indica como sendo de 10 anos, após o último atendimento, o prazo mínimo de guarda do prontuário, em maiores de 18 anos. Esse parâmetro excede os 5 anos para prescrição das infrações éticas e fica bem aquém dos prazos civis e criminais, que são determinados por Diplomas Legais hierarquicamente superiores.

▶ Código de Defesa do Consumidor

Nos termos do Código de Defesa do Consumidor, os serviços odontológicos são considerados duráveis. Nesse contexto, a figura do denominado "vício oculto" é uma situação assaz frequente em Odontologia, como, por exemplo, trepanações dentárias durante a instrumentação de um canal; núcleos mecanicamente impróprios, como, por exemplo, com comprimentos exíguos, bem aquém dos 2/3 do comprimento total do canal; omissões diagnósticas com ocultação de exames complementares etc.

O prazo decadencial, nesses casos, inicia-se no momento em que fica evidenciado o defeito. Mas de se lembrar que essa constatação de impropriedade técnica pode ocorrer em qualquer época da vida de um indivíduo, anos depois, através de reações orgânicas (reabsorções ósseas, básculas com fratura), por vezes muito além dos 20 anos previstos pelo art. 109 do Estatuto Substantivo Penal ou pelo art. 177 do Código Civil vigentes.

Ratificando essa orientação jurisprudencial, o próprio art. 27 do Código de Defesa do Consumidor reafirma essa ideia, considerando o *dies a quo* para início da contagem do prazo aquele do conhecimento do dano e de sua autoria, *in verbis*:

> Art. 27. Prescreve em 05 (cinco) anos a pretensão à reparação de danos causados por fato do produto ou do serviço..., **iniciando-se a contagem do prazo a partir do conhecimento do dano e de sua autoria.** [o destaque é nosso]

Aliás, é o mesmo raciocínio estabelecido pelo Estatuto Substantivo Civil, em seu art. 177, *in verbis*:

> Art. 177. As ações pessoais prescrevem ordinariamente em 20 anos, se reais em 10 entre presentes e, entre ausentes, em 15, **contados da data em que poderiam ter sido propostas.** [o destaque é nosso]

Ora, quem não tem conhecimento do defeito não pode acionar a outrem propondo a reparação do mesmo.

▶ Conselho Federal de Medicina

Ainda que apenas possa ser utilizado por analogia, o Conselho Federal de Medicina (Resolução CFM nº 1.331/89) definiu que o prontuário médico é documento de manutenção permanente pelos estabelecimentos de saúde, sendo que após decorrido prazo não inferior a 10 (dez) anos, a fluir da data do último registro de atendimento do paciente, o prontuário pode ser substituído por métodos de registro capazes de assegurar a restauração plena das informações nele contidas.

A mencionada Resolução do CFM está completamente em harmonia com o Decreto nº 1.799, de 30.01.96, que regulamenta a Lei nº 5.433, de 08.05.68, que regula a microfilmagem de documentos oficiais e obriga à guarda dos microfilmes originais, os filmes cópias resultantes de microfilmagem de documentos sujeitos à fiscalização, pelos mesmos prazos de prescrição a que estariam sujeitos os seus respectivos originais.

O cirurgião-dentista é um profissional da saúde, e, como tal, essa orientação procedimental se lhe pode aplicar, por extensão e por analogia. Nessas condições, após transcorridos 10 anos do último atendimento, aqueles prontuários que praticamente constituiriam o denominado "arquivo morto" do consultório ou da clínica poder-se-iam transformar em microfilmes ou em registros digitais após escaneamento dos documentos e guarda em disco rígido com capacidade suficiente.

▶ Guarda das informações

Ainda que a informatização dos consultórios seja algo cada dia mais corriqueiro, até pela "sedução" que oferecem os diferentes programas (*softwares*) – vistosos e impressionantes para o paciente –, transmitindo a ideia errônea, para os menos avisados, de que neles se encontram o "saber mais", a maior qualidade e a melhor técnica do profissional, a verdade é que eles não substituem, nem descartam os velhos arquivos ou os prontuários tradicionais.

É certo que a impressão das fichas odontológicas eletrônicas poderá ser acrescida e guardada no prontuário. Todavia, não há como eliminar o velho arquivo. Com efeito, eis que há necessidade de se colher a assinatura de anuência ou de recepção do paciente em diversos documentos, que carecem ser conservados.

À guisa de exemplo, lembremos que a anamnese do consulente com o seu questionário de saúde deve ser realizada por escrito e com a assinatura do paciente e/ou seu representante legal.

Não há como o profissional se responsabilizar por fatos omitidos pelo paciente, negados ou não revelados ou, até, oferecidos de forma deturpada.

Nessa esteira, o documento escrito e assinado pelo paciente interessado ou seu representante legal ainda é a melhor maneira de proteção do profissional e do próprio paciente. Durante a consulta inicial, na qual se colhem essas informações, é de singular importância transmitir ao paciente a ideia da necessidade de que as informações que passe ao profissional devam ser fidedignas quanto à sua saúde geral e não apenas bucal, para o melhor tratamento odontológico e eventual necessidade de prescrição de medicamentos.

Por essa razão, toda vez que o profissional prescrever uma receita ou emitir um atestado ou declaração – objetivo e com letra legível –, sempre deverá ser com cópia, de tal sorte que nesta o paciente deverá apor a sua assinatura, como sinal de recebimento ou de anuência com o conteúdo, documentando, enfim, o fato de ter recebido a primeira via, idêntica. Muito embora essas providências possam parecer um exagero, um excesso de zelo, os casos ocorridos (e que não são poucos) comprovam a utilidade desses procedimentos administrativos.

Não resta dúvida de que os pacientes, a cada dia mais, estão esclarecidos. A maioria das vezes não falam, mas observam. Constatando a organização da documentação – algo que os próprios pacientes percebem com facilidade –, atualmente esta acaba transformando-se em um fator de diferenciação do profissional.

De mais a mais, quando um paciente, visando locupletar-se indevidamente, decide acionar um cirurgião-dentista, sempre escolherá um profissional do qual tenha a impressão que seja mais desorganizado e menos documentado. Por outras palavras, escolherá um profissional que lhe pareça ter piores condições de provar a adequação e a correção do seu atendimento ou de sua orientação terapêutica (tratamento).

De tudo quanto foi exposto, dessume-se existir um consenso no sentido de que a documentação odontológica deve ser guardada sempiternamente, pela forma e mecanismos que sejam mais adequados para o profissional, não devendo ser descartada.

▶ Relação profissional/paciente

Ainda que possa parecer um assunto fora dos limites da documentação odontológica, faz-se mister lembrar que a maioria dos processos judiciais "de boa-fé" – descartando expressamente aqueles promovidos por pessoas "de má-fé" que procuram apenas se locupletar à custa de um profissional – se iniciam por uma história de mau relacionamento, uma quebra da relação profissional/paciente.

Erros profissionais podem acontecer, e ninguém está isento de incorrer neles. Como afirmam Serra et al.:[1] "Quando ocorre efetivamente o erro, mas o mesmo é reconhecido e atendido pelo profissional, as chances de tal questão chegar aos tribunais são menores".

A arrogância e a teimosia do profissional em reconhecer sua falha, quando de fato existe, e a impertinência do paciente que, sabendo-se vítima de um erro, não admite que o cirurgião-dentista possa não ser totalmente responsável pelo acontecido, agravam bastante a questão.

O mais das vezes, vemos que a lide judicial não é decorrente de falhas técnicas, mas de falhas de comunicação, como, por exemplo:

- Falta de informação sobre as várias tentativas terapêuticas
- Falta de esclarecimento sobre as limitações do tratamento
- Falta de troca de ideias sobre alternativas de tratamento
- Falta de discussão sobre os montantes financeiros exigidos por cada opção de tratamento, entre outras.

Por vezes o profissional, visando ser mais convincente com o paciente, enfuna as suas expectativas com vãs promessas de resultados. Outras vezes é o paciente que, valorizando o que julga seu "poder econômico", que lhe permite submeter-se a determinado procedimento, não aceita o comportamento displicente do profissional.

O paciente, em regra, quando chega ao consultório, sente-se infeliz, carente e abrumado por um quadro doloroso, por vezes no limite do insuportável, aberto a receber orientação e sugestões e, ante tudo, a sentir que o profissional é solidário com o seu estado de ânimo. Se se depara com um cirurgião-dentista altivo, que lhe demonstra falta de atenção, desinteresse e um pseudo-profissionalismo mercantilista, é claro que já se têm todos os ingredientes para um mau relacionamento profissional/paciente, com grandes chances de, afinal, acabarem nas barras do tribunal.

Por isso é que sugerimos que toda vez que exista uma ocorrência de altercação com o paciente, um atrito, uma discordância, isso seja registrado no prontuário, no andamento ou seguimento da ficha clínica, da mesma forma que se faria constar: "queixa-se de dor pulsátil" ou "o dente 24 passou a ter mobilidade."

Somente os cirurgiões-dentistas que tenham como rotina de seus consultórios a correta confecção da documentação odontológica e o registro de toda e quaisquer intercorrências terão melhores chances de sobreviver às tempestades que se avizinham.

Infelizmente as escolas ensinam técnica, nem sempre professam arte, mas não conseguem transmitir sentimentos, sensibilidade, *insights* do profissional, gestos singelos, mas de grande repercussão afetiva: um aperto de mãos ao receber o cliente; o olhar nos olhos quando lhe esclarecer sua proposta de tratamento; o apoio de uma mão no ombro quando sair do consultório.

Decerto, a conservação e a guarda da documentação odontológica por tempo indefinido, mesmo quando o cirurgião-dentista abandone a profissão ou o atendimento em consultório, poderão ser extremamente úteis e recomendáveis.

---

[1] Serra MC, Garcia PPNS, Henriques C et al. O cirurgião-dentista e o paciente HIV+. Rev Odontol UNESP. 2001; 97-106.

Parecer técnico | Tempo de guarda do prontuário odontológico

Parecer Técnico ao MS
Área Técnica de Saúde Bucal do Ministério da Saúde
Emitido em 18 de fevereiro de 2000.
Dr. Malthus Fonseca Galvão

Preâmbulo

Atendendo à solicitação da coordenadora da Área Técnica de Saúde Bucal do Ministério da Saúde, Dra. Sônia Maria Dantas de Souza, para emitir parecer técnico sobre "prazo de arquivamento de documentos em odontologia", a fim de subsidiar documento a ser enviado ao Procon-GO, que recebera pedido de entendimento sobre o assunto de pessoa jurídica que mantém seus arquivos há 20 anos e alega indisponibilidade de espaço.

Legislação

Código de Ética Odontológica

Resolução CFO-179, de 19 de dezembro de 1991.
Alterado pelo Regulamento nº 01, de 5 de junho de 1998.

Art. 4º. Constituem deveres fundamentais dos profissionais inscritos:

[...]

V – guardar segredo profissional;

VI – elaborar as fichas clínicas dos pacientes, **conservando-as em arquivo próprio**; [o destaque é nosso]

[...]

Art. 9º. Constitui infração ética:

I – revelar, sem justa causa, fato sigiloso de que tenha conhecimento em razão do exercício de sua profissão;

II – negligenciar na orientação de seus colaboradores quanto ao sigilo profissional.

§ 1º. Compreende-se como justa causa, principalmente:

a) notificação compulsória de doença;

b) colaboração com a justiça nos casos previstos em lei;

c) perícia odontológica nos seus exatos limites;

d) estrita defesa de interesse legítimo dos profissionais inscritos;

e) revelação de fato sigiloso ao responsável pelo incapaz.

§ 2º. Não constitui quebra de sigilo profissional a declinação do tratamento empreendido, na cobrança judicial de honorários profissionais.

Art. 19. Às clínicas, cooperativas, empresas e demais entidades prestadoras e/ou contratantes de serviços odontológicos aplicam-se as disposições deste Capítulo e as do Conselho Federal.

Código de Processo Ético Odontológico

Resolução CFO 183/92.

Art. 60. **Prescrevem em 5 (cinco) anos as infrações éticas** praticadas pelos inscritos em Conselho de Odontologia, interrompendo-se este prazo pela propositura da competente ação. [o destaque é nosso]

Código de Processo Civil

Lei nº 5.869, de 11 de janeiro de 1990.

Art. 177. As ações pessoais prescrevem, ordinariamente, em **20 (vinte) anos**, as reais em 10 (dez), entre presentes, e entre ausentes em 15 (quinze), **contados da data em que poderiam ter sido propostas.** [o destaque é nosso]

Art. 179. Os casos de prescrição não previstos neste Código serão regulados, quanto ao prazo, pelo art. 177.

Código de Defesa do Consumidor

Lei nº 8.078, de 11 de setembro de 1990.

Art. 26. O direito de reclamar pelos vícios aparentes ou de fácil constatação caduca em:

I – 30 dias, tratando-se de fornecimento de serviço e de produto não duráveis;

II – 90 dias, tratando-se de fornecimento de serviço e de produtos duráveis;

[...]

§ 3º. Tratando-se de vício oculto, o prazo decadencial inicia-se no momento em que ficar evidenciado o defeito. (o destaque é nosso)

Art. 27. **Prescreve em 5 anos** a pretensão à reparação pelos danos causados por fato do produto ou do serviço prevista na Seção II deste Capítulo, **iniciando-se a contagem do prazo a partir do conhecimento do dano e de sua autoria.** [o destaque é nosso]

Código de Processo Penal

Decreto nº 1.799, de 30 de janeiro de 1996.
Regulamenta a Lei nº 5.433, de 8 de maio de 1968.

Art. 18. Os microfilmes originais e os filmes cópias resultantes de microfilmagem de documentos sujeitos à fiscalização, ou necessários à prestação de contas, **deverão ser mantidos pelos prazos de prescrição a que estariam sujeitos os seus respectivos originais.** [o destaque é nosso]

Código Penal

Decreto-Lei nº 2.848, de 7 de dezembro de 1940.

Art. 109. A prescrição, antes de transitar em julgado a sentença final, salvo o disposto nos §§ 1º e 2º do art. 110 deste Código, regula-se pelo máximo da pena privativa de liberdade cominada ao crime, verificando-se:

I – em **20 (vinte) anos**, se o máximo da pena é superior a 12 (doze);

224   Parte 1 | Odontologia Legal

II – em 16 (dezesseis) anos, se o máximo da pena é superior a 8 (oito) anos e não excede a 12 (doze);

III – em 12 (doze) anos, se o máximo da pena é superior a 4 (quatro) anos e não excede a 8 (oito);

IV – em 8 (oito) anos, se o máximo da pena é superior a 2 (dois) anos e não excede a 4 (quatro);

V – em 4 (quatro) anos, se o máximo da pena é igual a 1 (um) ano ou, sendo superior, não excede a 2 (dois);

VI – em 2 (dois) anos, se o máximo da pena é inferior a 1 (um) ano. [o destaque é nosso]

Conselho Federal de Medicina

Tempo de guarda do prontuário

Resolução CFM nº 1.331/89.

Art. 1º. O prontuário médico é documento de **manutenção permanente** pelos estabelecimentos de saúde.

Art. 2º. Após decorrido prazo não inferior a 10 (dez) anos, a fluir da data do último registro de atendimento do paciente, o prontuário pode ser substituído por métodos de registro capazes de **assegurar a restauração plena das informações** nele contidas. [o destaque é nosso]

Prontuário eletrônico

Parecer CFM – Consulta nº 1.443/95.

A Lei nº 8.934/94, em seu art. 57, prevê preservação da imagem de documentos por meios tecnológicos "mais avançados".

A Lei nº 8.934/94, em seus arts. 41 e 46, prevê armazenamento de documentos em sistemas de computação "e discos óticos". Em síntese, não constitui ilícito ético a cópia da documentação de pacientes sob guarda da instituição pelos meios propostos, preservados o sigilo por parte dos operadores dos sistemas e o **amplo direito do paciente à sua documentação** em toda e qualquer hipótese. [o destaque é nosso]

Conselho Federal de Odontologia

Parecer CFO nº 125/92.

5 – O tempo de guarda do prontuário odontológico, por parte dos profissionais e clínicas particulares ou públicas é de **10 anos após o último comparecimento** do paciente, **ou**, se o paciente tiver idade inferior aos 18 anos à época do último contato profissional, **10 anos a partir do dia que o paciente tiver completado ou vier a completar os 18 anos**. [o destaque é nosso]

▪ Discussão

O prontuário é documento singular para o conhecimento, a qualquer tempo, do diagnóstico e tratamento realizados, assim como do prognóstico e eventuais intercorrências. É composto de toda a documentação produzida em função do tratamento dentário, como fichas clínicas, radiografias, modelos, traçados etc. Sua posse é do paciente, e apenas sua guarda é da instituição.

O prontuário é um direito inalienável do paciente. As radiografias, por exemplo, não podem ser consideradas peças meramente administrativas, pois só devem ser obtidas quando a indicação clínica supera os efeitos radioativos deletérios ainda que mínimos.

O diagnóstico e o prognóstico de diversas patologias de longa evolução podem depender de informações passadas para serem comparadas com as atuais. Uma radiografia obtida há mais de 20 anos poderia apresentar sinais patológicos discretos que, hoje, seriam importantes.

A violência atual crescente, homicídios seguidos de ocultação de cadáveres e catástrofes naturais e artificiais, como acidentes aéreos, criam a necessidade de um arquivamento organizado dos registros odontológicos. Nos casos de homicídios, a identificação da vítima é quase pressuposto fundamental para se obter a condenação. Eventualmente, a vítima desaparecida só torna-se suspeita de ser alguma ossada encontrada muitos anos após o crime, e então as investigações irão tentar localizar a ficha odontológica para confrontação.

As demandas judiciais contra clínicas odontológicas e cirurgiões-dentistas têm sido uma constante, sendo o prontuário o único e mais perfeito instrumento de defesa. O tempo de guarda do prontuário necessário à defesa do profissional no fórum criminal, considerando uma acusação de lesões corporais, é bem inferior ao exigido por outras legislações, e por isso não merece ser discutido.

O Código de Processo Ético Odontológico, Resolução CFO nº 183/92, define o prazo para prescrição de infrações ética como sendo de 5 anos, entretanto não define as situações de "vício oculto", abordadas no Código de Defesa do Consumidor. O Parecer CFO nº 125/92 indica como sendo de 10 anos, após o último atendimento, o prazo mínimo em maiores de 18 anos. Esse parâmetro excede os 5 anos para prescrição das infrações éticas e fica bem aquém dos prazos civis e criminais. Trata-se apenas de uma orientação emanada do CFO, pois este não pode restringir direitos definidos por lei maior. O próprio relator do Parecer CFO nº 125/92, Casimiro Abreu Possante, reconhece a impropriedade atual desse dispositivo. O Código de Ética Odontológica define, em seu art. 4º, que: "constituem deveres fundamentais dos profissionais inscritos... elaborar as fichas clínicas dos pacientes, conservando-as em arquivo próprio." Obriga o profissional a conservar as fichas, sem definir por qual período.

O Conselho Federal de Medicina, Resolução CFM nº 1.331/89, definiu que o prontuário médico é documento de manutenção permanente pelos estabelecimentos de saúde, e, decorrido prazo não inferior a 10 anos, a fluir da data do último registro de atendimento do paciente, o prontuário pode ser substituído por métodos de registro capazes de assegurar a recuperação plena das informações nele contidas. Certamente a

Odontologia situa-se ao lado da Medicina e persegue os mesmos propósitos de cuidar.

A resolução do CFM está acorde com o Decreto nº 1.799, de 30 de janeiro de 1996, que regulamenta a Lei nº 5.433, de 8 de maio de 1968; esta regula a microfilmagem de documentos oficiais, que obriga a guarda dos microfilmes originais dos filmes cópias resultantes de microfilmagem de documentos sujeitos à fiscalização pelos prazos de prescrição a que estariam sujeitos os seus respectivos originais.

Os serviços odontológicos são considerados duráveis, e o Código de Defesa do Consumidor considera a figura do "vício oculto", situação muito comum em Odontologia, como núcleos mecanicamente impróprios, trepanações dentárias, omissões diagnósticas etc. Nesses casos, o prazo decadencial inicia-se no momento em que ficar evidenciado o defeito. Essa constatação de impropriedade técnica pode ocorrer em qualquer época da vida de um indivíduo, excedendo em muito os 20 anos previstos pelo art. 109 do Código Penal ou pelo art. 177 do Código de Processo Civil. O art. 27 do Código de Defesa do Consumidor reafirma essa ideia, estipulando o início da contagem do prazo a partir do conhecimento do dano e de sua autoria. Seguindo o mesmo raciocínio, o Código de Processo Civil, em seu art. 177, define que a contagem da prescrição inicia-se a partir da data em que poderiam ter sido propostas. Quem não tem conhecimento do defeito não pode propor sua reparação.

▪ Conclusão

Não existe prazo mínimo definido para inexigibilidade de guarda de prontuário odontológico.

▪ Sugestões

A documentação poderia, por analogia a dispositivo do CFM, ser integralmente microfilmada ou digitalizada, assegurando-se a recuperação plena dos dados. Modelos de gesso podem ser arquivados através de sua imagem, que pode ser obtida em máquinas de reprografia simples, ou *scanners*, reduzindo drasticamente o volume de armazenagem. A legislação atual com relação a imagens exige a presença do negativo original; entretanto, as imagens digitais não os possuem. O tema é controverso e aguarda regulamentação.

Uma solução administrativa seria entregar aos pacientes ou aos responsáveis legais sua documentação e os materiais, posteriormente à finalização dos tratamentos, mediante recibo discriminado. Caso o profissional ou a Instituição necessitasse do prontuário para comprovar judicialmente sua conduta, apresentar-se-ia o recibo, e, então, recairia sobre o paciente a obrigação da apresentação do prontuário. Esta solução apresenta piores resultados a longo prazo, pela dificuldade e pelo custo de localização dos pacientes.

Eventualmente, a instalação e a administração de um arquivo morto convencional remoto podem ser economicamente mais vantajosas que todas as alternativas anteriores.

Em qualquer circunstância, as instituições devem guardar o sigilo do prontuário.

Um levantamento de custos poderá demonstrar a viabilidade econômica das alternativas apresentadas, para a manutenção eterna dos prontuários.

Brasília/DF, 18 de fevereiro de 2000
Dr. Malthus Fonseca Galvão

32 Desconsideração da Personalidade Jurídica e Código de Defesa do Consumidor

Ricardo Gariba Silva

▸ Introdução

A falta de normas específicas, no Direito pátrio, bem como a indevida atuação empresarial, situação esta que permeia o cotidiano do cidadão, como se pode observar ao analisar o noticiário diário, permite que as pessoas sejam vítimas da simulação, fraude, abuso de direito e, até mesmo, de má-fé.

Dessa forma, ao desamparo do ordenamento jurídico, o indivíduo se vê vitimado pela realidade que se lhe apresenta como desfavorável.

Com o intuito de diminuir ou até mesmo eliminar distorções existentes na realidade dos brasileiros é que se instituiu a Lei nº 8.078/90, o Código de Defesa do Consumidor, que trouxe consigo inovações, tais como a desconsideração da personalidade jurídica.

Porém, para a correta análise do instituto da desconsideração, necessário se faz entender o mecanismo pelo qual se dá a consideração da personalidade jurídica.

▸ Pessoas naturais e jurídicas

Pessoas naturais (físicas) e jurídicas apresentam diferenças nítidas e contrapostas. As primeiras são os homens, entes corpóreos dotados de intelecto, vontade e conhecimento. As segundas têm existência puramente ideal, criação que são do ordenamento jurídico.

Segundo Sztajn (1999),[1] a explicação da pessoa jurídica encontra amparo em várias teorias, com diferentes pontos de origem e de chegada, a saber:

- **Teoria da ficção ou da entidade**: diz que pessoa é só o homem, dotado de vontade e inteligência, e que as pessoas jurídicas são apenas criações legais

- **Teoria do patrimônio de afetação ou *Zweckvermögen***: afirma ser preciso ver a realidade e constatar que as ditas pessoas jurídicas nada mais são que patrimônios destinados a um escopo ou fim, sendo que a ficção nada cria

- **Teoria orgânica ou da realidade**: diz que não só os homens são sujeitos de direitos, mas que há organismos sociais e entes coletivos reais, capazes de vontade e de ação, que perseguem seus próprios fins, que representam formas diversas da vida individual e que, por isso, gozam de personalidade jurídica

- **Teoria individualista ou de Jhering**: estabelece a redução das pessoas jurídicas sempre a homens, sócios ou administradores ou destinatários, mas sujeitos são sempre as pessoas naturais

- **Teoria institucional ou da organização**: contesta o paralelismo entre pessoas naturais ou jurídicas. Afirma que as pessoas jurídicas nada mais são do que instituições, organizações voltadas para a consecução de serviço público ou privado.

A técnica da personificação, por ser original, procede da dualidade de suas funções, que, apesar de estarem ligadas entre si, conservam certa dependência. Do aspecto externo, é modo de expressão da coletividade; do interno, aparece como processo privado de adaptação e de transformação de direitos individuais.

▸ Princípio da autonomia patrimonial

O princípio da autonomia ou separação do patrimônio resulta do reconhecimento da personalidade jurídica e constitui o reflexo do indivíduo no terreno econômico.

Esse princípio não tem o mesmo conteúdo de ligação entre pessoa e patrimônio no caso das pessoas jurídicas. Nesse caso, o que interessa é a utilidade e não o significado, e é isso que permite que uma massa de bens

---

[1] Sztajn R. Sobre a desconsideração da personalidade jurídica. São Paulo RT. 1999; 88(762):81-97.

adquira movimento próprio, a fim de que, segundo o caso, os direitos individuais relativos a esses bens se mantenham íntegros ou aumentem seu valor.

Devido à sua importância fundamental para a economia capitalista, Coelho (1999)[2] afirma que o princípio da personalização das sociedades empresárias, e sua repercussão quanto à limitação da responsabilidade patrimonial dos sócios, não pode ser descartado na disciplina da atividade econômica.

Em consequência do exposto, a desconsideração, segundo o autor, levando-se em conta os princípios civilistas e comercialistas, deve ter natureza necessariamente excepcional, episódica, e não pode servir ao questionamento da subjetividade própria da sociedade.

Não se justifica, continua o doutrinador, o afastamento da autonomia da pessoa jurídica apenas porque algum credor não pôde satisfazer o crédito que titulariza, sendo indispensável a indevida utilização, deturpação do instituto.

▶ Desconsideração da personalidade jurídica | Conceitos e origem do instituto

A aplicação da desconsideração da personalidade jurídica só pode ser aplicada quando há a consideração da personalidade jurídica da sociedade como distinta da de seus membros (Silva, 1999).[3]

Outro requisito importante para a aplicação da teoria da desconsideração é a existência de responsabilidade limitada.

Assim, a aplicação da teoria restringe-se a apenas dois tipos societários: as sociedades anônimas e as sociedades por cotas de responsabilidade limitada.

Aqueles outros tipos de sociedade, em que os sócios respondem limitada e ilimitadamente, não são de interesse, já que os sócios dirigentes sempre são responsabilizados de forma ilimitada.

A doutrina da desconsideração foi desenvolvida e amplamente difundida nos países da *common law*, principalmente nos EUA. Contudo, atribui-se a sua origem na Inglaterra, no famoso caso Salomon *vs.* Salomon & Co. Ltd., julgado pela Câmara dos Lordes em 1897. Seu fundador, Aaron, fundou a empresa em 1892, tendo como sócios fundadores ele próprio, sua mulher e filhos, perfazendo o total de sete sócios. Mulher e filhos tinham uma ação cada um, e o restante, 20.001,

do total de 20.007, couberam a ele, Aaron, sendo que, delas, 20.000 foram integralizadas com a transferência, para a sociedade, do fundo de comércio que Aaron já possuía como detentor único, individualmente.

Posteriormente, Salomon transferiu seus negócios para a sociedade, e concedeu a esta empréstimo, com garantia (debênture com garantia flutuante).

A sociedade entrou em insolvência, e Salomon exerceu seu direito de debenturista, o que deixou os demais credores sem o devido pagamento.

Em primeira instância, o juiz entendeu que o crédito não deveria ser privilegiado, uma vez que Salomon e a empresa se confundiam. Em grau recursal (Câmara dos Lordes), houve reforma da sentença, sob o argumento de que as formalidades legais haviam sido observadas e que Salomon e a companhia eram pessoas distintas.

Esse foi o primeiro, e, a partir de então, as cortes norte-americanas e inglesas passaram a admitir a transposição do véu da pessoa jurídica para impor a responsabilidade aos sócios escondidos sob esse manto.

▶ Teorias da desconsideração

Existem duas teorias de desconsideração da personalidade jurídica no Direito brasileiro.

Uma delas, chamada maior, é mais elaborada, possui maior consistência e abstração, e condiciona o afastamento episódico da autonomia patrimonial das pessoas jurídicas a determinadas situações, como a manipulação fraudulenta ou abusiva do instituto.

A outra, por sua vez, menos elaborada, refere-se à desconsideração em toda e qualquer hipótese de execução do patrimônio de sócio por obrigação social, cuja tendência é condicionar o afastamento do princípio da autonomia à simples insatisfação do crédito perante a sociedade.

Resumindo, pela teoria maior, o juiz é autorizado a ignorar a autonomia patrimonial das pessoas jurídicas como forma de coibir fraudes e abusos praticados por meio dela, e a menor, em que o simples prejuízo do credor já possibilita afastar a autonomia patrimonial.[4]

· Aplicação das teorias da desconsideração

Sztajn (1995)[5] manifestou sua preocupação em relação à aplicação da desconsideração da personalidade jurídica. Segundo a autora, atos da sociedade que causem prejuízo ao consumidor devem ser imputados à sociedade. De outro lado, se o ato é praticado com violação do estatuto ou contrato social, o sócio que lhe der causa

---

[2] Coelho Ulhoa F. Desconsideração da personalidade jurídica. In: Curso de Direito Comercial. v. 2. São Paulo: Saraiva; 1999. pp. 31-56.

[3] Silva AC. Aplicação da desconsideração da personalidade jurídica no direito brasileiro. São Paulo: LTr; 1999.

[4] Coelho Ulhoa, op. cit., p. 35.

[5] Sztajn R. Desconsideração da personalidade jurídica. Direito do Consumidor – 2, 1995. pp. 67-75.

será pessoalmente responsável, por força de regras já previstas no ordenamento jurídico.

Por outro lado, Hentz,[6] ao abordar a desconsideração, enfatizou a necessidade de adequação do modelo legal à realidade atual, e aponta o não esclarecimento da natureza e pressupostos da desconsideração; afirma que nem mesmo se sabe se é imprescindível sua imposição legal para aplicação prática, ou se basta a invocação de normas gerais integradas no ordenamento jurídico pátrio.

Na realidade, para que a aplicação do instituto não dê margem ao surgimento de injustiças e ilegalidades, a teoria da desconsideração revela-se pertinente, para uso prático, apenas quando a responsabilidade não pode ser diretamente imputada ao sócio, controlador ou representante legal da pessoa jurídica.

Se a imputação pode ser direta, se a existência da pessoa jurídica não é obstáculo à responsabilização de quem quer que seja, não há por que cogitar do superamento de sua autonomia.

Quando alguém, na qualidade de sócio, controlador ou representante legal da pessoa jurídica, provoca danos a terceiros, inclusive consumidores, em virtude de comportamento ilícito, responde pela indenização correspondente.

Outro aspecto a ser considerado, autorizador do emprego do instituto em exame, são os erros do administrador na conduta dos negócios sociais, bem como no caso de descumprimento, pelos empresários, de norma protetiva dos consumidores,[7] que será abordado em tópico a seguir.

Há que lembrar, ainda, dos casos previstos na Lei nº 9.605/98, que, no seu art. 4º, dispõe sobre a responsabilidade por lesões ao meio ambiente.

▪ Código de Defesa do Consumidor | Generalidades

As normas instituídas pela Lei nº 8.078/90, o Código de Defesa do Consumidor, são de ordem pública e interesse social. Isso equivale a dizer que são inderrogáveis por vontade dos interessados em determinada relação de consumo.[8]

O caráter cogente está marcado, ainda mais, na Seção II do Capítulo VI – Título I, quando aborda as chamadas cláusulas abusivas, fulminadas de nulidade,

ou anteriormente, nos arts. 39 a 41, que versam sobre as práticas abusivas.

Muito embora a introdução do presente código tenha sido impulsionada pela necessidade de proteção aos consumidores, que são a parte vulnerável do mercado de consumo, o que justifica um tratamento desigual para partes manifestamente desiguais,[9] e que estabelece até mesmo a inversão do instituto clássico do Direito, ou seja, a inversão do ônus da prova, o estabelecimento de posições que visem à proteção da parte hipossuficiente das relações de consumo não encontra unanimidade na doutrina.

Zenun (1999)[10] discorda da postura dos idealizadores da codificação em questão, e afirma que a defesa do consumidor e a do fornecedor caminham juntas, equilibram-se mutuamente, pois não há hierarquia entre eles, predominância de um sobre o outro, de sorte que só podem ser tratados com absoluta igualdade, em perfeito equilíbrio, ao passo que o legislador brasileiro força o desequilíbrio, separando-os, distanciando-os.

Vale dizer, continua o autor citado, que a harmonia apontada já é negada no art. 1º da Lei nº 8.078/90, e configura o desequilíbrio entre fornecedor e consumidor, prática condenada e condenável, e que fere o princípio constitucional da isonomia.

Tal dissenso entre os doutrinadores e tratadistas repete-se em relação à desconsideração da personalidade jurídica prevista no Código de Defesa do Consumidor.

▪ Desconsideração da personalidade jurídica no Código de Defesa do Consumidor

A desconsideração da personalidade jurídica é mais uma inovação trazida pela legislação consumerista, para garantir o ressarcimento dos prejuízos que os consumidores possam ter, vítimas de empresários que utilizam a pessoa jurídica como obstáculo à satisfação dos direitos dos consumidores (Nunes, 1997).[11]

O art. 28 da Lei nº 8.078/90 reproduz todas as hipóteses materiais de incidência que possibilitam a aplicação da desconsideração da personalidade jurídica, de modo a se alcançar o patrimônio dos sócios.

São eles abuso de direito, excesso de poder, infração da lei, fato ou ato ilícito e violação dos estatutos ou contrato social.

Há também, como hipótese material que autoriza a aplicação do instituto em tela, falência, insolvência ou

---

[6] Hentz LAS. Notas sobre a desconsideração da personalidade jurídica: a experiência portuguesa. Revista de Direito Mercantil. 1996; 101:109-13.

[7] Coelho Ulhoa, op. cit., p. 52.

[8] Grinover AP et al. Código Brasileiro de Defesa do Consumidor comentado pelos autores do anteprojeto. 6. ed. Rio de Janeiro: Forense Universitária; 1999. p. 24.

[9] Grinover et al., op. cit., p. 18.

[10] Zenun A. Comentários ao Código do Consumidor. 3. ed. Rio de Janeiro: Forense; 1999. p. 2.

[11] Nunes LAR. O Código de Defesa do Consumidor e sua interpretação jurisprudencial. São Paulo: Saraiva; 1997. p. 305.

encerramento das atividades das pessoas jurídicas provocados por má administração.

Deve-se salientar, no entanto, que a aplicação do presente instituto é uma faculdade do juiz, que, após exame preliminar, aferição de pressupostos e prudente arbítrio, poderá conceder a medida extrema.

A análise inicial do § 5º do mesmo art. 28 merece atenção em separado, pois pode levar a entendimentos diversos daquele pretendido pelo legislador. Pode-se pensar, desavisadamente, que o simples prejuízo patrimonial do consumidor daria azo à desconsideração da personalidade jurídica.

Não é verdade. Se assim o fosse, o instituto da desconsideração seria, na realidade, um desrespeito à autonomia patrimonial entre sócio e sociedade, e não para ser aplicado naqueles casos já citados de coibição a fraudes ou abuso de direito.

Por outro lado, segundo Coelho (1999),[12] essa ação desmesurada, de quebra da personalidade jurídica da empresa de modo a atingir o patrimônio dos sócios, tornaria letra morta as previsões do *caput* do art. 28. Tal procedimento implicaria o banimento do instituto da pessoa jurídica no campo do direito do consumidor.

▪ Aspectos processuais da teoria da desconsideração

A desconsideração da personalidade jurídica, pela teoria maior, que tem como pressuposto o uso fraudulento ou abusivo da autonomia patrimonial da pessoa jurídica, não pode ocorrer senão por meio de ação judicial própria, de caráter cognitivo, movida pelo credor da sociedade contra o sócio e seus controladores, na qual deve ser demonstrado o pressuposto fraudulento.

Além disso, já que se pretende a abstração da personalidade jurídica, não se deve demandar contra a sociedade, mas sim contra as pessoas que se quer ver responsabilizadas. Já que se pretende a responsabilização de sócios ou administradores, então a sociedade é parte ilegítima para figurar no polo passivo da ação, e o processo deve ser extinto sem julgamento do mérito, caso a sociedade seja apontada como ré.

Conclui-se, então, que a desconsideração da personalidade jurídica não pode ocorrer por simples despacho judicial, em processo de execução, sendo indispensável a prova em procedimento processual adequado.

Existem casos, porém, que o lesionado deve incluir a sociedade e o agente fraudador como litisconsortes passivos. Isso deve ocorrer naquelas situações em que se verifica temor de eventual frustração do direito que pleiteia contra uma sociedade empresária, devido à manipulação fraudulenta da autonomia patrimonial no decorrer do processo.

Para aqueles julgadores que esposam a teoria menor da desconsideração da personalidade jurídica, esta pode ocorrer mediante simples despacho no processo de execução, determinando a penhora de bens do sócio ou administrador.

Nesse caso, a discussão sobre a questão se dá em sede de embargos de terceiro, com o inconveniente de, pelo fato de não terem participado do processo de conhecimento, e não poderem rediscutir a matéria abrigada pela coisa julgada, os embargantes acabam sendo responsabilizados, em ofensa aos princípios constitucionais do devido processo legal, do contraditório e da ampla defesa.

Assim, para que haja o respeito aos princípios constitucionais e aos direitos dos cidadãos, qualquer que seja a teoria da desconsideração da personalidade jurídica adotada pelo julgador, a maior ou a menor, necessária se faz a realização do processo de conhecimento, com a participação, no seu polo passivo, daqueles que se quer responsabilizar, tanto pela conduta fraudulenta, adotada pela teoria maior, como pela insolvabilidade da pessoa jurídica, adotada pela menor.

---

[12] Coelho Ulhoa, op. cit., p. 51.

33 O Cirurgião-Dentista e o Código do Consumidor

Ricardo Gariba Silva

▶ Introdução

Há pouco mais de 10 anos, mais precisamente em 1988, foi promulgada a "nova" Constituição Federal, em vigor até a presente data.

Trouxe a lei maior várias inovações e avanços, chegando mesmo, em alguns tópicos, a ser considerada uma das mais avançadas do mundo.

Dentre as inovações trazidas pelo novo texto constitucional de então está a proteção do consumidor. O legislador constitucional atribuiu tanta importância ao assunto que resolveu colocá-lo no texto da própria Constituição Federal de 1988.

Ao examinar a Carta Magna, verifica-se, no seu Título II – Dos Direitos e Garantias Fundamentais, Capítulo I – Dos Direitos e Deveres Individuais e Coletivos, art. 5º, inciso XXXII, que **o Estado promoverá, na forma da lei, a defesa do consumidor.**

Dando continuidade à análise do texto constitucional, que trata da organização do Estado brasileiro, pode-se encontrar, no seu Título VII – Da Ordem Econômica e Financeira, Capítulo I – Dos Princípios Gerais da Atividade Econômica, art. 170, inciso V, que a ordem econômica nacional, fundada na valorização do trabalho humano e na livre iniciativa, tem por fim assegurar a todos existência digna, conforme os ditames da justiça social, observada, dentre vários outros princípios, a defesa do consumidor.

Percebe-se, pois, que, por determinação constitucional, dever-se-ia editar uma lei que atendesse às determinações apontadas.

Foi o que aconteceu com a edição da Lei nº 8.078, de 11 de setembro de 1990, que recebeu a denominação de Código de Defesa do Consumidor, modo este como é mais conhecida.

Vale dizer que as normas instituídas pelo Código do Consumidor são de ordem pública e interesse social, o que, traduzindo de outra forma, são inderrogáveis por vontade dos interessados em determinada relação de consumo. São de caráter cogente, de observância obrigatória, e não podem ser afastadas.

Assim, em determinada relação jurídica, uma vez constatada a sua aplicação no caso concreto, pouco importa o acordo entre as partes dessa relação no sentido de afastá-la da situação real. Deve ser obrigatoriamente observada, não podendo ser afastada.

É o que acontece no relacionamento paciente/profissional na Odontologia.

Examinaremos, a partir de agora, essa relação e faremos comparação com o texto legal, no sentido de orientar o odontólogo a se posicionar corretamente perante os ditames legais.

Tampouco se pode alegar o desconhecimento da lei como forma de defesa. O Decreto-lei nº 4.657, de 04 de setembro de 1942, conhecido como Lei de Introdução ao Código Civil Brasileiro, prevê, no seu art. 3º, que **ninguém se escusa de cumprir a lei alegando que não a conhece.** Dessa forma, a ignorância do texto legal, mesmo sendo alegada por pessoas leigas no assunto – como no caso sói acontecer com o cirurgião-dentista –, não serve como defesa, nem melhora a posição do odontólogo na situação concreta.

Dessa forma, a única, e melhor, saída para o profissional é o conhecimento da lei e das suas obrigações, de modo que possa se posicionar corretamente perante os seus pacientes e a sociedade como um todo. Essa é a única e melhor defesa para os nossos colegas que militam no exercício da arte da Odontologia.

Passemos ao exame da lei.

▶ Consumidor e fornecedor

O art. 2º do CDC estabelece:

> Consumidor é toda pessoa física ou jurídica que adquire ou utiliza produto ou serviço como destinatário final.

A tradução da definição anterior para o jargão popular e odontológico revela que o paciente, no seu perfil jurídico, adapta-se perfeitamente a esse conceito. Vejamos.

O paciente do consultório odontológico é uma pessoa física. Ou seja, o profissional executa o seu tratamento para uma pessoa física, representada pelo próprio paciente. Este, por sua vez, está adquirindo ou utilizando um produto ou serviço, destinado a si próprio ou a terceiros, que estão ou não sob sua responsabilidade (filhos, por exemplo).

Adquire o paciente produtos quando, por exemplo, compra próteses, placas miorrelaxantes, aparelhos ortodônticos, documentação fotográfica e/ou ortodôntica, implantes etc.

Por outro lado, adquire o paciente serviços quando o profissional executa diagnósticos, planejamentos, realiza tratamentos, trabalha executando as documentações fotográficas e/ou ortodônticas, dentre inúmeras atitudes praticadas no ambiente do consultório odontológico e/ou hospitalar, sob a responsabilidade do odontólogo.

Quanto à exigência legal de que o consumidor deva ser destinatário final dos serviços e/ou produtos adquiridos para ser considerado consumidor, isso não representa grandes dificuldades.

Como já dito anteriormente, o paciente recebe para si o produto ou serviço. Não funciona ele como intermediário, que adquire os itens mencionados para destiná-los a terceiros, como forma de intermediação comercial.

Verifica-se, pois, que a definição de consumidor, como estabelecido legalmente, adapta-se perfeitamente ao perfil do paciente do consultório odontológico. É, pois, consumidor o paciente.

Mas apenas a caracterização apontada não é suficiente para o enquadramento da relação paciente/profissional como sendo de consumo. Necessita-se de mais elementos.

O art. 3º da já citada lei prevê:

> Fornecedor é toda pessoa física ou jurídica, pública ou privada, nacional ou estrangeira, bem como entes despersonalizados, que desenvolvem atividades de produção, montagem, criação, construção, transformação, importação, exportação, distribuição ou comercialização de produtos ou prestação de serviços.

A análise da definição de fornecedor é enriquecedora. Este é toda pessoa física ou jurídica, pública ou privada. Melhor esclarecendo: é todo cirurgião-dentista (pessoa física) ou empresa de convênio (pessoa jurídica), pública (prefeituras municipais, postos de saúde etc.) ou privada (o profissional atuando em consultório próprio, alugado, trabalhando como empregado, ou até mesmo a sede de uma empresa de convênio).

Por seu turno, o fornecedor deve exercer uma série de atividades que se adaptam perfeitamente ao exercício profissional na Odontologia. Com pouca imaginação, e sem maiores problemas, pode-se constatar que o odontólogo realiza, dentre outras coisas destinadas aos seus pacientes, a comercialização de produtos (os já citados aparelhos ortodônticos, próteses etc.) e/ou a prestação de serviços (também citados os trabalhos de diagnóstico, exames, prognósticos, planos de tratamento, realização de tratamentos clínicos ou cirúrgicos, elaboração de políticas de prevenção à cárie ou doença periodontal, implantes, próteses etc.).

Nota-se, pois, que o rol de atividades do cirurgião-dentista é imenso. As citações servem apenas de exemplo, para ilustrar a argumentação e tornar o raciocínio mais inteligível. Algumas situações estão citadas como sendo venda de produto e prestação de serviços. Melhor esclarecendo: o cirurgião-dentista vende um produto quando, por exemplo, o faz cedendo um aparelho ortodôntico extraoral ao seu paciente. É prestador de serviços quando faz operações mentais e documentais de diagnóstico, elabora plano de tratamento e faz a instalação do dispositivo na boca do seu paciente, bem como realiza o acompanhamento e as manutenções posteriores.

▶ Produtos e serviços

Não há dúvida: o profissional da Odontologia é um fornecedor de produtos ou serviços.

O § 1º do já citado art. 3º elucida:

> Produto é qualquer bem, móvel ou imóvel, material ou imaterial.

Assim, os produtos vendidos pelo cirurgião-dentista são bens, às vezes materiais (os tratamentos, próteses, implantes), ora imateriais (diagnóstico). Nesse último caso, embora o diagnóstico possa ser aposto em um papel ou ficha do paciente, trata-se de uma série de operações intelectuais em que o profissional examina o paciente, coleta dados e os compara com aqueles armazenados no seu intelecto, mediante estudo prévio.

Por seu turno, o § 2º do art. 3º estabelece:

> Serviço é qualquer atividade fornecida no mercado de consumo, mediante remuneração, inclusive as de natureza bancária, financeira, de crédito e securitária, salvo as decorrentes das relações de caráter trabalhista.

Ora, o cirurgião-dentista, quando prestador de serviços, o faz com o perfeito enquadramento nessa definição.

▶ Fornecimento de serviços gratuitos

Uma questão que frequentemente surge é se, naqueles casos em que o tratamento odontológico foi realizado gratuitamente, portanto sem remuneração, se seria

232 Parte 1 | Odontologia Legal

considerado serviço, e se o relacionamento paciente/profissional seria de consumo, como acontece em ação entre amigos.

A resposta que se impõe é sim! O Código de Ética Odontológica, de 1998, no seu art. 7º, estabelece que, no relacionamento do cirurgião-dentista com outros membros da equipe de saúde, constitui infração ética a prática de concorrência desleal. Existe prática mais desleal do que a diminuição do preço, a ponto de suportar o profissional os ônus econômicos da prática profissional? Não! Quando há a ausência do preço, piora ainda mais a situação.

Além do mais, na questão dos honorários profissionais, o mesmo Código de Ética prevê, no seu art. 11, que constitui infração ética oferecer serviços gratuitos a quem possa remunerá-los adequadamente.

Situação semelhante acontece quando o trabalho gratuito ocorre por incentivo das entidades prestadoras de serviço, como as empresas de convênio, por exemplo. O art. 22, do mesmo diploma ético, estabelece que constitui infração ética executar e anunciar trabalho gratuito com a finalidade de aliciamento de pacientes.

Ora, é da essência natural de quem trabalha a remuneração, até mesmo como meio de subsistência.

▶ Relacionamento paciente/profissional

Estabelecida, pois, a colação dos conceitos consumidor, fornecedor, produto e serviço com a realidade atinente àquela vivenciada pelos profissionais da Odontologia no relacionamento com seus pacientes, aplica-se a ela a Lei nº 8.078/90, o Código de Defesa do Consumidor.

Verificada, pois, a aplicação das determinações do direito consumerista na órbita do relacionamento paciente/profissional, cabe-nos agora a tarefa de estabelecer os contornos desse relacionamento à luz da citada lei.

O art. 14 da lei em questão prevê:

O fornecedor de serviços responde, independentemente da existência de culpa, pela reparação dos danos causados aos consumidores por defeitos relativos à prestação de serviços, bem como por informações insuficientes ou inadequadas sobre sua fruição e riscos.

[...]

§ 2º. O serviço não é considerado defeituoso pela adoção de novas técnicas.

§ 3º. O fornecedor de serviços só não será responsabilizado quando provar:

I – que, tendo prestado o serviço, o defeito inexiste;

II – a culpa exclusiva do consumidor ou de terceiro.

§ 4º. A responsabilidade pessoal dos profissionais liberais será apurada mediante a verificação de culpa.

O cirurgião-dentista, como profissional liberal que é, será responsabilizado perante os erros ou danos a que der causa em decorrência da sua ação ou omissão, quando do exercício profissional.

Porém, a caracterização da culpa do odontólogo será verificada mediante a verificação de sua culpa. Esse tipo de responsabilidade é denominada, no âmbito jurídico, subjetiva.

A culpa do profissional, por sua vez, pode ocorrer em uma das suas modalidades: negligência, imprudência ou imperícia.

Negligência seria a falta de determinada ação, quando se faz necessário, ou por imposição da técnica, ou por segurança, até mesmo por exigência legal, praticá-la.

Exemplo claro disso seria o caso de um paciente que deglutiu uma lima endodôntica quando se realizava tratamento sem o uso de isolamento absoluto, ou mesmo a ocorrência de um choque anafilático em paciente submetido a tratamento sem a realização da necessária e indispensável anamnese e ele possuía histórico anterior de choques, dentre outras situações de falta de determinado cuidado essencial.

A imprudência, de modo grosseiro, seria o oposto. O excesso, quando a situação recomendava ou determinava menos ação. No caso de anestesias, seria a sua ministração em dose excessiva ou em velocidade de injeção acima do recomendado, por exemplo.

Já a imperícia ocorre mediante a realização de tratamentos para os quais o profissional não esteja perfeitamente adestrado. A imperícia vai desde aqueles casos em que o cirurgião-dentista possui defeito de formação, com desenvolvimento psicomotor e treinamento inadequados, até aquelas situações que demandam treinamento maior e mais especializado, como a realização de cirurgias maiores, implantes etc.

▶ O profissional, as informações e as novas técnicas

O *caput* do artigo em questão determina que o profissional deve fornecer informações claras, completas e adequadas aos pacientes sobre o desenvolvimento do tratamento e os riscos que oferece.

Só há uma forma de se atender ao que determina o texto legal: fazendo com que o paciente assine o termo de consentimento livre e informado, abordado em tópico separado nesta obra.

Esse termo de consentimento deve conter todas as informações, de forma clara e em linguagem acessível ao paciente, sobre como se desenvolverá o tratamento, bem como os riscos para o paciente que ele traz.

Diz, ainda, o § 2º do artigo em análise que o serviço não é considerado defeituoso pela adoção de novas técnicas.

Nesse particular, o cirurgião-dentista tem o dever ético de manter atualizados os conhecimentos profissionais e culturais necessários ao pleno desempenho do exercício profissional.

Mas o profissional não é livre para trabalhar da forma que bem entender. Trabalha ele com as técnicas e materiais devidamente testados e recomendados pela comunidade acadêmico-científica. Não cabe, pois, ao cirurgião-dentista inovar em termos de materiais e técnicas, sob pena de ser responsabilizado por qualquer resultado indesejado.

Não se deve entender tal posição como entrave à liberdade criadora do profissional, nem à sua liberdade de convicção. Ao contrário. Deve ele ater-se à manifestação das suas potencialidades quando do diagnóstico e da realização do tratamento, que devem revelar todo o seu conhecimento, habilidade e potencial. Porém, a execução desses atos deve comportar apenas técnicas e materiais devidamente aceitos pela comunidade acadêmico-científica.

Se a aceitação pela comunidade de pesquisadores não necessita de unanimidade, devem-se evitar aqueles materiais e técnicas hegemonicamente afastados por todos, ou cujo uso sequer é preconizado.

Explicamos melhor: determinada escola do pensamento endodôntico afirma ser melhor usar o hipoclorito de sódio a 0,5% para a irrigação do canal; outra preconiza a mesma substância, a 2,5%; uma terceira, a 5,0%. E assim por diante. Pode-se, com liberdade de convicção, adotar qualquer uma delas, já que todas são defendidas e defensáveis pelos pesquisadores que dela esposaram. O que não se pode aceitar é a irrigação do canal com gasolina, por exemplo, que, no presente momento, não é preconizada como solução auxiliar da instrumentação dos canais radiculares por nenhuma escola de que se tenha conhecimento.

Quando o defeito inexiste, não há que se falar em responsabilização profissional. É o que prevê o § 3º do artigo em análise. Ou seja, o dano tem que ser efetivo, real, comprovado. Não pode ficar no campo das hipóteses, das conjecturas.

A mesma isenção de responsabilidade ocorre quando o dano se dá por culpa exclusiva do paciente ou de terceiro.

No caso de culpa exclusiva do paciente, este, por exemplo, não destinou ação ou cuidado essencial para o sucesso do tratamento. Exemplo: paciente com péssima higiene oral faz com que o resultado de cirurgia periodontal se perca. A questão difícil aqui é a da prova.

Nesses casos, como orientação, sugerimos sempre que os odontólogos se documentem com fartura. Mas como fazer isso? Por meio de fotografias, com algum elemento distintivo da data de sua tomada (jornal, por exemplo, com evidência de determinada data ou manchete), registros aos excessos na ficha clínica do paciente, com a devida rubrica deste.

Cabe ao profissional fazer valer aqui, também, a sua criatividade, e tentar, em cada caso concreto, estabelecer registros que possam servir de eventual prova da sua correta atitude profissional, nas mais variadas situações que compõem o dia a dia do cirurgião-dentista. Salientamos: as radiografias, fichas clínicas, fotografias, cópias de modelos de gesso, enfim, tudo o que puder registrar a atitude do profissional, bem como a situação do paciente, deve ser preservado.

▶ Pessoas jurídicas relacionadas com o exercício da Odontologia

Questão controversa abarca a situação das pessoas jurídicas que estão relacionadas com o exercício da Odontologia (clínicas, empresas de convênio etc.).

As empresas prestadoras de serviços de saúde não são profissionais liberais: estariam sujeitas, por isso, aos preceitos do art. 14, *caput*, cuja responsabilidade civil independe da verificação da culpa, em virtude de, nesse caso, não estar presente a natureza *intuitu personae* dos serviços prestados pelos profissionais liberais. A responsabilidade civil prevista no *caput* do art. 14 é dita objetiva.

Melhor esclarecendo, ocorrido determinado erro, ou dano, a empresa teria que indenizar o paciente. Verifica-se, apenas e tão somente, a ocorrência do erro para se estabelecer a responsabilização da pessoa jurídica envolvida no caso.

Mas alguns tribunais têm aplicado às empresas prestadoras de serviços de saúde os preceitos do art. 14, § 4º, com a justificativa de que, nesses casos, o que vale é a natureza da prestação dos serviços, que é igual à de um profissional liberal, e não devem prevalecer os preceitos aplicados à responsabilização civil das pessoas jurídicas, de modo a afastar os postulados da responsabilidade objetiva e aplicar, nesses casos, os da responsabilidade subjetiva.

▶ Prazos para reclamar

O Código de Defesa do Consumidor estabelece, no seu art. 26:

> O direito de reclamar pelos vícios aparentes ou de fácil constatação caduca em:
>
> [...]
>
> II – noventa dias, tratando-se de fornecimento de serviço e produtos duráveis.

§ 1º. Inicia-se a contagem do prazo decadencial a partir da entrega efetiva do produto ou do término da execução dos serviços.

[...]

§ 3º. Tratando-se de vício oculto, o prazo decadencial inicia-se no momento em que ficar evidenciado o defeito.

Percebe-se, pela análise do texto anterior, que o paciente/consumidor tem prazo para manifestar a sua insatisfação diante de um vício, defeito do tratamento.

Sendo o defeito aparente ou de fácil constatação, e aqui se deve entender como aqueles defeitos visíveis, e que o ser humano com grau médio de discernimento possa constatar algo errado, deve ele reclamar em 30 dias.

A questão que surge é a seguinte: de qual data se começa a contar esse prazo? A resposta é simples: a partir da entrega efetiva do produto ou do término da execução dos serviços.

Porém, o mais difícil está na caracterização dessa situação. Quando se pode considerar, do ponto de vista prático, o início desse prazo? A resposta também é simples: da alta do paciente/consumidor.

Agora, a questão complicada: como caracterizar a data da alta, se os cirurgiões-dentistas não mantêm o hábito de dar alta por escrito aos seus pacientes, fazendo-os assinar cópia de que receberam tal comunicação, ou mesmo rubricar suas fichas clínicas no local onde contenham tais informações?

Cabe ao odontólogo repetir o que fazem os hospitais: os pacientes ou seus responsáveis devem assinar as suas altas, de modo a caracterizar a contagem do prazo final de responsabilidade dos profissionais. Caso contrário, em juízo, o paciente pode alegar que determinada prótese, por exemplo, ainda está em fase de testes, mesmo após 2 anos. O que poderá o profissional alegar diante de um caso desses se não possui a documentação da alta e o ônus da prova cabe a ele?

Nossa primeira orientação, nesses casos: alta por escrito e assinada pelo paciente.

O § 3º do artigo em comento fala de vício, defeito oculto. O prazo inicia-se no momento em que ficar evidenciado o defeito.

Nesses casos, os cuidados a serem tomados são os mesmos que aqueles para os defeitos aparentes. Porém, a questão se torna mais complicada.

O defeito oculto, e um exemplo claro disso é um canal mal obturado, em flagrante desobediência aos preceitos técnico-científicos que norteiam a profissão, e que se revela mediante a agudização de uma lesão crônica, assintomática, imperceptível para o paciente até então, terá o seu prazo de reclamação de 90 dias contados a partir da agudização da lesão, situação esta que pode ser constatada pelo paciente por meio de dores, exsudatos, edema etc.

Como não se sabe quando uma lesão vai agudizar, recomenda-se aos odontólogos que mantenham os registros dos seus pacientes, e os respectivos materiais de prova (radiografias, fotografias, modelos etc.), por toda a sua vida profissional, e até mesmo depois do encerramento da atividade profissional, como o fazem os hospitais.

No presente momento, o consultório odontológico padecerá de um mal, assim chamado pelos profissionais: a necessidade de burocratização, de perenização de registros, que assumem cada vez mais importância capital para a defesa dos direitos dos profissionais.

▶ Práticas abusivas

Em relação às práticas abusivas vedadas nas relações de consumo pela Lei nº 8.078/90, temos o art. 39, que estabelece:

É vedado ao fornecedor de produtos ou serviços, dentre outras práticas abusivas:

[...]

IV – prevalecer-se da fraqueza ou ignorância do consumidor, tendo em vista sua idade, saúde, conhecimento ou condição social, para impingir-lhe seus produtos ou serviços;

[...]

VI – executar serviços sem a prévia elaboração de orçamento e autorização expressa do consumidor, ressalvadas as decorrentes de práticas anteriores entre as partes;

O odontólogo deve, pois, como detentor do conhecimento técnico, evitar abusos no sentido de impor tratamentos ou produtos aos seus pacientes, debilitados pela doença que eventualmente estejam sofrendo, ou mesmo inferiorizados pelo menor conhecimento ou fraqueza e idade.

Outra prática abusiva, a ser evitada pelo profissional, é o não fornecimento de orçamento prévio ao tratamento, bem como a realização deste sem a autorização expressa do paciente.

Tais práticas são evitadas por meio da assinatura do consentimento livre e informado pelo paciente, e pela assinatura do contrato de prestação de serviços profissionais entre o dentista e o seu paciente.

Sabemos, também, que, em determinadas condições, o plano de tratamento se modifica, ficando mais caro ou barato para o paciente. A modificação da situação deve ser de comum acordo entre as partes, e deve ser estabelecida tão logo o momento prático o permita. Às vezes, no caso concreto, o profissional propõe, e cobra do paciente, a realização da remoção de tecido cariado do dente do paciente e a sua subsequente restauração.

Porém, no transcurso do tratamento, ocorre exposição pulpar por cárie, o que determina que o profissional realize o tratamento endodôntico. Não deve este parar no meio da sessão de tratamento porque houve divergência entre o pactuado entre as partes e o que efetivamente ocorreu. Conduz normalmente a sessão. Ao final, explica e esclarece o paciente do ocorrido, faz novo consentimento informado, de modo a contemplar a nova situação, e faz o novo ajuste de preço.

Se o paciente não concordar com o proposto, acertam-se as pendências até então, e ele é liberado para procurar novo profissional. O importante é ressaltar que o cirurgião-dentista não é obrigado a trabalhar contra a sua liberdade de convicção.

▶ Orçamento e contrato de prestação de serviços

O art. 40 da lei em exame estabelece:

O fornecedor de serviço será obrigado a entregar ao consumidor orçamento prévio discriminando o valor da mão de obra, dos materiais e equipamentos a serem empregados, as condições de pagamento, bem como as datas de início e término dos serviços.

[...]

§ 2º. Uma vez aprovado pelo consumidor, o orçamento obriga os contraentes e somente pode ser alterado mediante livre negociação das partes.

Alguns aspectos já foram comentados anteriormente. O que vale comentar aqui é a discriminação dos valores dos materiais e mão de obra a serem empregados no tratamento, bem como as datas de início e término do tratamento.

Porém, aqui vai outra orientação: em cada sessão clínica, após a sua realização e anotação na ficha clínica do paciente, entendemos que esta deve ter um campo que sirva de controle da presença do paciente no consultório, já que a sua falta deve ser entendida como uma autorização para a prorrogação da data final do contrato. Lembre-se de que, no início do tratamento, quando se faz a previsão da duração do tratamento, deve-se levar em conta o número de sessões semanais que o paciente será atendido, bem como o número de sessões necessárias para a realização do tratamento. Faça isso com bastante margem de segurança, de modo a garantir que cumprirá com folga o pactuado entre as partes, em termos de tempo para a realização do tratamento.

Na prática, tais exigências são contempladas pela adoção de um autêntico contrato de prestação de serviços odontológicos a ser estabelecido entre as partes, que tenha como aditivos contratuais um memorial descritivo do tratamento e o consentimento livre e informado para a sua realização.

Outra questão que surge no presente artigo é a data do início e término do tratamento, questão esta que é resolvida também pelo contrato de prestação de serviços, que tem, entre os seus elementos, o dia do início e o do fim da prestação dos serviços.

Quanto a eventuais alterações do quanto estabelecido, conforme já salientado, somente diante de novo pacto entre as partes, paciente e profissional.

Vejamos o que diz o art. 51 do Código de Defesa do Consumidor:

São nulas de pleno direito, entre outras, as cláusulas contratuais relativas ao fornecimento de produtos e serviços que:

I – impossibilitem, exonerem ou atenuem a responsabilidade do fornecedor por vícios de qualquer natureza dos produtos e serviços ou impliquem renúncia ou disposição de direitos...

[...]

VI – estabeleçam inversão do ônus da prova em prejuízo do consumidor;

[...]

X – permitam ao fornecedor, direta ou indiretamente, variação de preços de maneira unilateral.

As nulidades de pleno direito, aqui trazidas pelo artigo em exame, podem ser arguidas judicialmente em qualquer tempo ou grau de jurisdição.

Aqueles contratos ou declarações que os pacientes assinam, exonerando o profissional de qualquer responsabilidade, bem como informando que o paciente, diante daquela assinatura, abdica de qualquer direito a reclamações posteriores, estão previstos no inciso I do art. 51, e são afastados pelo Poder Judiciário, por nulos.

O Código de Processo Civil pátrio estabelece, no seu art. 333, que ao autor incumbe o ônus de provar fato constitutivo do seu direito. Essa é a regra geral que se aplica a quem litiga em juízo. Porém, o Código de Consumidor estabelece que o juiz poderá, se entender adequado ao caso, aplicar a inversão do ônus da prova ao caso concreto. Na prática, isso significa que não cabe ao paciente provar em juízo que está certo, que o dentista agiu incorretamente, como pressuposto para fazer valer o seu direito. Cabe ao profissional provar que agiu corretamente, e que o paciente está errado.

Por disposição do inciso VI do presente artigo em comento, qualquer disposição que altere tal situação é nula de pleno direito.

O inciso X traz disposição semelhante às já comentadas nos arts. 39, VI e 40, § 2º, e que dispensam maiores comentários, para se evitar a redundância. Em síntese: variação de preço só pode ocorrer mediante o estabelecimento de novo pacto entre os envolvidos.

Por fim, deve-se salientar que a relação consumidor/prestador de serviços, que, no presente caso, travestem-se de paciente/profissional, respectivamente, é multifária, e comporta inúmeras análises, que vão proliferando à medida que o tempo passa, e ocorre o aperfeiçoamento das instituições, tanto do ponto de vista jurídico como daquele do cidadão e dos profissionais.

Essa análise inicial será aperfeiçoada com o tempo, de modo a contemplar novas versões e interpretações das questões de fato e dos institutos jurídicos.

▸ Recomendações úteis

Como orientação final, faremos algumas abordagens, que traduzem nossa experiência do exercício da Odontologia, do magistério da Odontologia e, agora, do exercício da advocacia, sempre com o foco na proteção dos profissionais cirurgiões-dentistas:

- As radiografias devem ser bem processadas e armazenadas. São excelentes meios de prova de que o cirurgião-dentista pode lançar mão para provar a correção da sua atitude. Por isso, sua qualidade deve ser excelente, e sua imagem perenizada mediante correto processamento e armazenamento
- Os documentos que são emitidos pelos profissionais e/ou clínicas, tais como receitas, atestados, documentos, sempre devem ser feitos em duplicata, com o paciente dando vista de retirada na cópia que deve permanecer arquivada no seu prontuário, com a anotação da respectiva data da retirada
- Cópias de modelos de gesso, que devem ser armazenadas, quando o caso clínico o permitir. São, também, pela sua durabilidade, excelentes meios de prova em favor do profissional
- Contrato de prestação de serviços. No nosso modesto entendimento, o relacionamento paciente/profissional é contratual, e deve ser reduzido a termo escrito, assinado pelas partes e duas testemunhas, e deve prever direitos e obrigações recíprocos

- Ficha odontológica rica em detalhes. Deve-se salientar que até mesmo uma folha de papel sulfite branco é uma excelente ficha. A riqueza de detalhes se dá pela atenção, dedicação e importância que o profissional devota a ela. É apenas um repositório de dados, que precisa ser correta e convenientemente abastecido
- Plano de tratamento esclarecido, com alternativas de tratamento, todas estas em consonância com o melhor estado da arte e da ciência, mas que dê opção de escolha ao paciente, que poderá optar, quando possível, pelo tratamento que melhor lhe convier. Deve ser escrito, e conter a rubrica de ciência do paciente, bem como o exercício da opção livre que fez, quando for o caso. É exigência do Código de Defesa do Consumidor
- Anamnese preenchida e assinada pelo paciente ou responsável. Como item obrigatório de qualquer ficha clínica, e absolutamente imprescindível como fonte de informação prévia à realização de qualquer atendimento odontológico, e se levando em conta o fato de que o paciente pode omitir informações a respeito do caso concreto e do seu estado de saúde, faça-o assinar tudo quanto informou.

▸ Algumas consequências

O Código de Defesa do Consumidor impõe, ainda, algumas consequências aos prestadores de serviços. Vejamos:

- Serviços defeituosos devem ser refeitos
- Contratos de serviço ou de compra com cláusulas em linguagem técnica demais ou em letras miúdas que limitem seus direitos podem ser anulados
- Inversão do ônus da prova
- Indenização por danos morais ou físicos provocados por mercadoria ou serviço.

34 Consentimento Esclarecido no Tratamento Odontológico

Ricardo Gariba Silva

▶ Introdução

No presente momento, vivemos a conjunção de dois fatores, de origens diferentes, porém que confluem para uma mesma situação: a relação paciente/profissional.

De um lado, temos o Código de Defesa do Consumidor, que impõe suas previsões e influencia a relação, e cujas repercussões abordamos em momento oportuno.

De outro, está a Bioética, que, em linhas gerais, trata as questões da moralidade e da racionalidade da conduta humana nas ciências biológicas e da saúde, principalmente na experimentação, na pesquisa que envolve, direta ou indiretamente, os seres humanos.

Deve ser feita uma distinção: o Código do Consumidor tem abrangência mais ampla, e se aplica à maioria das situações clínicas em que, de um lado, temos o paciente e, de outro, o cirurgião-dentista.

A Bioética, cuja composição do vocábulo nos leva, de modo grosseiro, a entendê-la como a aplicação dos preceitos da ética à Biologia, estende seus tentáculos para a região da pesquisa.

Essa nova ciência possui princípios fundamentais que também se aplicam à atividade dos profissionais da saúde, em geral, e do odontólogo, em particular:

- **Beneficência**: por esse princípio, a atividade deve se desenvolver comprometida com o máximo de benefícios para o paciente e o mínimo de danos e riscos
- **Não maleficência**: por essa causa, os danos previsíveis devem ser evitados
- **Autonomia**: nessa sede está o livre-arbítrio, a vontade própria de reger seus próprios atos, opiniões, de modo que o desejo do paciente sobrepuja, sempre, o do próprio pesquisador
- **Justiça**: visa dar às pessoas aquilo que é seu de direito e dar equidade na distribuição dos bens e benefícios.

Porém, tanto na área da pesquisa como na do exercício profissional, até mesmo como decorrência do princípio da autonomia da vontade do paciente, surgiu, com objetos diferentes e mesmo fim, o Consentimento Esclarecido, também chamado de Consentimento Voluntário, Consentimento Informado, Consentimento Pós-Informado, Consentimento Após Informação, Consentimento Livre e Esclarecido.

Seja na pesquisa ou no exercício profissional, o consentimento nada mais é do que a manifestação livre do paciente, após receber todas as informações, riscos, benefícios etc., relacionados com o tratamento que irá receber ou pesquisa de que irá fazer parte, no sentido de que, respeitada a autonomia da sua vontade, quer se submeter ou não ao que lhe é proposto.

No Dicionário Aurélio Eletrônico está a definição:

Consentimento [De *consentir* + *-mento*.] s. m.

1. Ato de consentir. 2. Permissão, licença. 3. Anuência, aprovação, acordo. 4. Aprovação tácita; tolerância.

Ora, pela própria definição da palavra consentimento, verifica-se e se determina o que será o seu conteúdo. Ainda mais, no relacionamento paciente/profissional, ele será livre, informado, esclarecido, de acordo com as denominações que recebe, e que refletem, juntadas todas elas, a forma como ele deve se desenvolver, *v.g.*, de forma livre, informada, esclarecida, de modo a não comportar nenhum tipo de dúvida sobre aquele tratamento ao qual o paciente irá se submeter.

Lembramos, ainda, que a realização de serviços sem a autorização do paciente é prática abusiva na relação de consumo, e, do ponto de vista econômico, o serviço prestado é considerado amostra grátis.

Vejamos o que diz o art. 39 da Lei nº 8.078/90, o Código de Defesa do Consumidor:

É vedado ao fornecedor de produtos ou serviços, dentre outras práticas abusivas:

238 Parte 1 | Odontologia Legal

[...]

IV – prevalecer-se da fraqueza ou ignorância do consumidor, tendo em vista a sua saúde, conhecimento ou condição social, para impingir-lhe seus produtos ou serviços;

[...]

VI – executar serviços sem a prévia elaboração de orçamento e autorização expressa do consumidor, ressalvadas as decorrentes de práticas anteriores entre as partes.

O inciso IV é comentado por Grinover et al. (1999)[1] da forma como se segue. O consumidor é, reconhecidamente, um ser vulnerável no mercado de consumo (art. 4º, I). Só que, entre todos os que são vulneráveis, há outros cuja vulnerabilidade é maior que a média. São os consumidores ignorantes e de pouco conhecimento, de idade pequena ou avançada, de saúde frágil, bem como aqueles cuja posição social não lhes permite avaliar com adequação o produto ou serviço que estão adquirindo. Em resumo: são os consumidores hipossuficientes. Protege-se, com esse dispositivo, através de tratamento mais rígido que o padrão, o consentimento pleno e adequado do consumidor hipossuficiente.

A vulnerabilidade é um traço universal de todos os consumidores, ricos ou pobres, educados ou ignorantes, crédulos ou espertos. Já a hipossuficiência é marca pessoal, limitada a alguns – até mesmo a uma coletividade –, mas nunca a todos os consumidores.

Sobre a questão do orçamento prévio, os autores citados escrevem: A prestação de serviço depende de prévio orçamento (art. 40). Só que a simples apresentação do orçamento não implica autorização do consumidor. Para que o fornecedor possa dar início ao serviço, mister é que tenha a autorização expressa do consumidor. A esta equivale a aprovação que o consumidor dê ao orçamento (art. 40, § 2º), desde que expressa.

Se o serviço, não obstante a ausência de aprovação expressa do consumidor, for realizado, aplica-se, por analogia, o disposto no parágrafo único do art. 39, ou seja, o serviço, por não ter sido solicitado, é considerado amostra grátis.

Em existindo práticas anteriores entre o consumidor e o fornecedor, aquelas, desde que provadas por este, regram o relacionamento entre as partes.

Percebe-se, pois, que o fornecimento de orçamento prévio, como forma de conhecimento prévio ao paciente, é prática imprescindível que deve ser realizada pelo profissional.

Em outra oportunidade, já havíamos destacado a previsão do art. 14:

O fornecedor de serviços responde, independentemente da existência de culpa, pela reparação dos danos causados aos consumidores por defeitos relativos à prestação de serviços, bem como por informações insuficientes ou inadequadas sobre a sua fruição e riscos.

Logo, o fornecimento de informações suficientes e adequadas sobre o desenvolvimento da prestação de serviços e seus riscos é obrigação do profissional.

O art. 40 do Código de Defesa do Consumidor prevê, ainda:

O fornecedor de serviço está obrigado a entregar ao consumidor orçamento prévio discriminando o valor da mão de obra, dos materiais e equipamentos a serem empregados, as condições de pagamento, bem como as datas de início e término dos serviços.

[...]

§ 2º. Uma vez aprovado pelo consumidor, o orçamento obriga os contraentes e somente pode ser alterado mediante livre negociação das partes.

Como conduta do profissional diligente, recomenda-se que o Termo de Consentimento Esclarecido seja o mais completo possível, sob risco de repetir informações que já constam do orçamento e do contrato de prestação de serviços profissionais. A única ressalva que se faz é que, embora repetidas, as informações não sejam contraditórias e sejam absolutamente verdadeiras, em consonância com a realidade do relacionamento paciente/profissional e com as questões atinentes ao paciente.

Se, por um lado, o cirurgião-dentista deve informar ao seu paciente todas as circunstâncias que podem influir de forma razoável na sua decisão sobre sua submissão ou não a determinado tratamento odontológico, ou mesmo sobre qual deles escolher dentre as várias opções que lhe são fornecidas, todas elas igualmente de acordo com os preceitos do estado da arte e da ciência odontológica, com seus planos de tratamento e prognósticos relacionados, e previsões sobre como cada tipo de tratamento irá se desenvolver, existem limites para o consentimento do paciente.

O consentimento do paciente se estenderá, do ponto de vista de sua validade e eficácia, até os limites da informação que recebeu. Dessa forma, a informação fornecida ao paciente assume importância qualitativa e quantitativa: deve ser acessível, na questão da linguagem, ao universo cultural do paciente, de modo que este possa compreender tudo aquilo que lhe está sendo posto, e possa decidir de acordo com a sua autonomia e convicção. Por outro lado, a informação deve esgotar toda a questão envolvida com o paciente, de modo a não deixar pontos omissos ou obscuros, dando-lhe condições de avaliar o que lhe é instruído, em toda a sua extensão.

Como manifestação de vontade, o consentimento está relacionado com o brocardo latino: *nihil volitum*

---

[1] Grinover AP et al. Código Brasileiro de Defesa do Consumidor. 6. ed. Rio de Janeiro: Forense Universitária; 1999. pp. 313-4.

quem praecognitum (nada é querido sem antes ser conhecido).

O momento da elaboração do consentimento é aquele no qual já se sabe o que deve ser informado ao paciente. Já são do conhecimento do profissional o alcance da intervenção que terá que realizar, as possibilidades de resultados desfavoráveis, a possibilidade de perigo e a possibilidade de que o resultado da ação do profissional seja parcialmente diferente do programado.

Outra questão já abordada quando se analisou a relação paciente/profissional à luz do Código de Defesa do Consumidor é o fato de se apresentarem várias possibilidades de tratamento para o mesmo caso clínico de que o paciente é portador. Nessas situações, cada uma delas deve ser abordada no termo de consentimento, para que o paciente exerça a sua opção.

Se todas as possibilidades estão no mesmo nível do ponto de vista de custo/benefício para o paciente, isso lhe deve ser dito. Caso contrário, deve o profissional estabelecer uma hierarquia de opções, ressaltando o que há de bom e de ruim em cada uma delas, abarcando, inclusive, o aspecto econômico.

Porém, em quaisquer casos, apresentem eles alternativas múltiplas ou única de tratamento, deve-se lembrar o que diz o Código de Ética Odontológica, no seu art. 3º:

Capítulo II – Dos Direitos Fundamentais

Art. 3º. Constituem direitos fundamentais dos profissionais inscritos, segundo suas atribuições específicas:

i – diagnosticar, planejar e executar tratamentos, com liberdade de convicção, nos limites das suas atribuições, observados o estado atual da ciência e sua dignidade profissional.

Como exposto, o odontólogo tem o direito fundamental de exercer a profissão dentro da sua liberdade de convicção. É óbvio que tal direito não é absoluto: sua convicção deve situar-se nos estreitos limites das técnicas e conhecimentos aceitos pela comunidade acadêmico-científica, bem como estar de acordo com o ordenamento jurídico, os princípios gerais de direito, a moral e os usos e costumes profissionais e da comunidade.

Significa essa liberdade, antes de tudo, que o profissional possui, dentro dos limites já citados, o que se chama a supremacia do conhecimento técnico. Não deve ele se curvar ante as vontades do paciente, se estas forem contra a sua convicção.

Segundo Galán Cortés (2000),[2] quando se vai informar o paciente, devem ser feitas considerações de caráter subjetivo e objetivo. Quanto ao aspecto subjetivo, devem ser ponderados, entre outros, o nível cultural, a idade, a situação pessoal, familiar, social e profissional do paciente. Na questão objetiva, devem-se considerar a urgência do caso, a necessidade de tratamento, a periculosidade da intervenção, a novidade do tratamento, a gravidade da enfermidade e a possível renúncia do paciente ao tratamento após receber a informação.

Na questão da obtenção do consentimento esclarecido, o profissional revela também a sua habilidade no trato com os pacientes. Manifesta a sua adequada capacidade de interação, de modo a obter a confiança do paciente, e o consentimento obtido seja realmente o informado, e não o compelido.

▶ Requisitos do Termo de Consentimento Esclarecido

O Termo de Consentimento Esclarecido é um instrumento de um processo que deve ser gradual e contínuo dentro da relação profissional-paciente. Seu próprio nome implica as suas duas principais características: a **voluntariedade** e a **informação**.

▪ Voluntariedade

A voluntariedade é definida como a realização de uma escolha sem a influência modificadora de qualquer impulso externo. Ela está em função da percepção subjetiva de cada paciente e de sua própria escala de valores. Trata-se de respeitar sua **autonomia**.

Podem existir algumas distorções ou perversões no consentimento esclarecido que façam com que não se respeite a vontade do paciente. As perversões mais frequentes são as seguintes:

- **Persuasão**: quando não se lhe dá escolha entre vários procedimentos, quando estes existem
- **Coação**: quando são feitas ameaças, explícitas ou implícitas, flagrantes ou veladas
- **Manipulação**: quando se distorcem as informações, devendo evitar-se informações oblíquas.

▪ Informação

As informações fornecidas pelo profissional ao paciente o são, na sua maioria, oralmente, fato este que se dá tendo em vista a natureza da prestação do serviço odontológico. Não seria razoável pensar que, a todo momento, o cirurgião-dentista interrompesse os procedimentos profissionais para ler ou dar ciência ao paciente sobre o teor de um verdadeiro compêndio odontológico ou de saúde. É recomendável, entretanto, recorrer, sempre que isso for possível, a um documento escrito, principalmente quando se trate de procedimentos invasivos e

---

[2] Galán Cortés JC. Aspectos legales de la relación clínica. Jarpyo: Madrid; 2000. pp. 35-6.

240 Parte 1 | Odontologia Legal

que comportam riscos evidentes ou de resultado duvidoso. É recomendável que o documento tenha, necessariamente, estes itens:

- Dados suficientes sobre a natureza e a origem do processo patológico
- Nome, descrição e objetivos do procedimento a ser encetado
- Benefícios esperados pela implementação do tratamento
- Moléstias previsíveis decorrentes do procedimento
- Possíveis riscos: riscos típicos e consequências certas
- Espaço em branco para riscos personalizados
- Procedimentos alternativos
- Efeitos esperados caso não se faça nada, isto é, nenhum tratamento
- Disposição do profissional para aclarar dúvidas ou ampliar a informação
- Comunicar a possibilidade de mudar sua decisão a qualquer momento
- Dados do paciente
- Dados do profissional que prestou as informações
- Declaração do paciente expressando seu consentimento e satisfação com a informação, e que todas as suas dúvidas estão esclarecidas
- Assinatura do profissional
- Assinatura do paciente
- Local e data
- Espaço para o consentimento obtido por meio de representante legal em caso de incapacidade do paciente
- Espaço para a revogação do consentimento.

Recomenda-se realizar um documento único para cada procedimento. A família deve estar presente no momento de passar as informações, quando isso for possível. Deve-se facilitar que o paciente possa levar o documento para a sua residência, de modo a estudá-lo, exibi-lo para terceiros e, finalmente, decidir.

A apresentação da informação deve ser feita levando em consideração alguns fatores:

- **Momento adequado**: evitando que o paciente esteja sedado, dolorido, em preparação para um exame, exatamente antes de um exame, aborrecido. Dessa forma, a manifestação de vontade do paciente será mais livre, sofrerá menos interferências emocionais ou de qualquer outra ordem, em virtude da situação que o acomete
- **Local adequado**: se possível, em uma sala ou escritório. Evitar dar informações nos corredores, na sala de espera, na sala de exames etc., já que o paciente pode se sentir incomodado, até mesmo constrangido

- **Pessoa adequada**: quem fornece a informação ao paciente há de ser sempre um profissional representativo para o paciente. Tanto pode ser quem indica o procedimento (pois conhece melhor o paciente e lhe inspira confiança) como quem vai realizá-lo (pois conhece melhor o procedimento e suas complicações). Esse é um passo essencial para estabelecer uma relação de confiança entre o profissional e o paciente
- **Tempo para refletir**: recomenda-se dar pelo menos 24 horas ao paciente, deixando-o levar o documento para consultá-lo com a família, de forma que possa expressar melhor a sua vontade
- **Perguntas ao paciente**: para assegurar-se de que compreendeu.

Os **riscos** devem ser amplamente informados, notadamente:

- **Consequências certas**: aquelas que resultarão do procedimento em todos os casos
- **Riscos típicos**: aqueles que se esperam em condições normais, de acordo com a experiência ou com o estado atual da ciência. Deverão incluir-se, também, aqueles riscos que, embora sejam infrequentes, mas não excepcionais, têm resultados clínicos de extrema gravidade (elevada materialidade)
- **Riscos personalizados**: segundo as circunstâncias pessoais do paciente: estado de saúde, idade etc. Esses riscos devem ser incluídos em um espaço em branco que deve existir no instrumento justamente para esse fim.

▶ Exceções ao princípio de necessidade do consentimento

Existem situações que se constituem em exceções do requisito da exigência do Termo de Consentimento Esclarecido. Trata-se de situações – excepcionais em Odontologia – em que a não intervenção acarrete um risco para a saúde pública, quando o paciente não está capacitado para tomar decisões, situação em que o direito passará a ser dos familiares ou responsáveis, ou quando a urgência não permita delongas, quer porque possam acontecer lesões irreversíveis ou existir perigo à vida.

A primeira dessas exceções relaciona-se com a faculdade das autoridades sanitárias competentes para adotar medidas de reconhecimento, tratamento, institucionalização e controle dos doentes e/ou de pessoas que tenham estado em contato com eles e com o meio ambiente próximo, quando existirem indícios que autorizem a supor a existência de um perigo para a saúde da população, notadamente nos casos de moléstias transmissíveis.

Nesses casos, pois, a limitação encontra-se na preferência, nos casos extremos, da saúde coletiva sobre a liberdade individual, e em pressupostos legitimados por motivos sanitários, exclusivamente.

Nos casos em que o paciente não tem capacidade para tomar decisões, quer por motivos jurídicos (p. ex., sentença de interdição, menor de idade, surdo-mudo sem intérprete), quer por motivos de fato (p. ex., paciente inconsciente ou em coma), o consentimento deve ser obtido dos familiares responsáveis.

Uma situação ímpar é a do paciente incapaz de tomar decisões e do qual não se conhecem os familiares capazes de suprirem o seu consentimento. Nesses casos, o profissional poderia suprir o consentimento até que o paciente ou um familiar do mesmo possam assumir a responsabilidade pelo procedimento. Isso, aliás, é o que se aplica nos casos de urgência. Caso exista uma negativa por parte dos parentes em consentir um tratamento e isso prejudique a saúde do paciente, tanto o profissional quanto a diretoria clínica do estabelecimento de saúde poderão solicitar autorização judicial. Em casos mais graves, em que a vida do paciente esteja em risco, as decisões serão tomadas, parcimoniosamente, pelo próprio profissional, como faria em um caso de emergência. Nos casos de urgência e de emergência, o consentimento do paciente não é exigível. Mister ressaltar, entretanto, que a mencionada possibilidade de intervenção limita-se, exclusivamente, aos procedimentos necessários e que não possam ser retardados. Todos aqueles cuja postergação seja possível ficam excluídos.

▪ Direito a não saber

A lei considera que a informação é um direito dos pacientes, mas que, como todos os direitos, o direito à informação é renunciável desde que não esteja estabelecido o contrário, e desde que a renúncia ao mesmo não seja contrária aos interesses de ordem pública, não prejudique a terceiros, donde que seja admissível a renúncia à informação, quer de forma tácita, quer de forma expressa. Todavia, deve-se cuidar de deixar constância da renúncia:

- Em um documento específico
- No próprio Termo de Consentimento Esclarecido, ou
- Na própria ficha clínica.

O exercício, por parte do paciente, do direito a não saber certas circunstâncias referentes à sua saúde não se consideram um óbice à validade do consentimento, por exemplo, a uma intervenção cirúrgica. Com efeito, pode-se consentir validamente com a exérese de uma massa tumoral da boca, sem querer saber quanto à sua natureza benigna ou maligna.

▪ Revogação do consentimento

A revogação do consentimento concedido pode ser feita a qualquer momento, como consequência de seu caráter personalíssimo: "A qualquer tempo a pessoa diretamente interessada poderá retirar livremente o seu consentimento."

Essa possibilidade deixa clara a autonomia do paciente na sua relação com os profissionais da saúde como um todo, e não somente com os odontólogos, restringindo a postura paternalista que poderia ignorar o desejo do paciente.

Como vimos, é da própria liberdade de consentir o fato de que o consentimento possa ser retirado a qualquer momento e a decisão do paciente deve ser respeitada, uma vez que ele seja completamente informado sobre as consequências da decisão tomada. Todavia, esse princípio não significa, por exemplo, que a retirada do consentimento do paciente durante a execução de um procedimento deva ser respeitada sempre. Com efeito, as normas de conduta e as obrigações profissionais, bem como as regras aplicáveis em tais casos, podem obrigar o profissional a continuar com a intervenção de modo a evitar que a saúde do paciente seja exposta a um grande perigo.

O consentimento do paciente considera-se livre e informado se foi outorgado a partir de uma informação objetiva do profissional incumbido de dá-la, sobre a natureza e possíveis consequências da intervenção prevista ou de suas alternativas, sem pressões de ninguém.

O termo intervenção, no caso, entende-se no seu mais amplo sentido, isto é, compreende todos os atos e procedimentos praticados com fins preventivos, de diagnóstico, de tratamento, reabilitadores ou de pesquisa.

Os aspectos mais importantes que devem preceder a intervenção e que devem constar do Termo de Consentimento Esclarecido não se constituem em uma listagem exaustiva: o consentimento informado pode exigir, segundo as circunstâncias, elementos adicionais.

Para que o consentimento seja válido, o paciente deverá ter sido informado sobre todos os dados relevantes do procedimento. Essa informação deverá incluir:

- A finalidade da intervenção
- A natureza da mesma
- As consequências que resultarão
- Os riscos que comporta.

A informação sobre os riscos que a intervenção pode acarretar, bem como suas alternativas, deve compreender não apenas os riscos inerentes ao tipo de procedimento, mas também os riscos relativos às características idiossincráticas de cada paciente, derivados da idade ou, até, da ocorrência de outras patologias. Todas as solicitações de informações adicionais por parte do paciente devem ser respondidas pelo profissional, de forma adequada e pormenorizada.

Essa informação, por sua vez, deve ser clara e formulada de maneira simples para a pessoa que vai se submeter à intervenção. Desta forma, o paciente deve estar em condições, por meio do emprego de palavras que possa entender, de avaliar a necessidade ou utilidade das metas propostas, e os métodos da intervenção em face dos riscos, da dor e dos encargos que a mesma pressupõe.

▶ Modelo de Termo de Consentimento Esclarecido

Para satisfação dos Direitos do Paciente, como instrumento favorecedor do uso correto dos Procedimentos Diagnósticos e Terapêuticos, e em cumprimento da legislação aplicável, Eu, **XXX**, como paciente (ou como seu/sua representante legal), em pleno gozo de minhas faculdades mentais, livre e voluntariamente,

Declaro:

Que tenho sido devidamente **informado(a)** pelo(a) Dr. **XXX**, em entrevista pessoal realizada no dia **XX/XX/XXXX**, de que é necessário que me seja realizado o procedimento diagnóstico/terapêutico denominado **XXX**.

Que tenho recebido explicações, tanto verbais, como escritas (Anexo), sobre a natureza e propósitos do procedimento, benefícios, riscos, alternativas e meios com que conta o Consultório/Clínica para sua realização, tendo tido ocasião de esclarecer todas as dúvidas que me surgiram.

Declaro:

Que tenho entendido e estou satisfeito com todas as explicações e esclarecimentos recebidos sobre o procedimento odontológico mencionado.

Assim sendo, **outorgo o meu consentimento** para que me seja realizado o procedimento diagnóstico/terapêutico **XXX**.

Deixo claro que este consentimento poderá ser revogado por mim a qualquer momento e antes da realização do procedimento.

E, para que conste, assino o presente documento, em duas vias de igual teor, em Ribeirão Preto (SP), aos **XX** de **XXX** de **XXXX**.

_____
Assinatura do paciente
(RG nº **XXX**)

_____
Assinatura do profissional
(CROSP nº **XXX**)
Em caso de incapacidade:

_____
Assinatura do responsável
(RG nº **XXX**)

_____
Assinatura do profissional
(CROSP nº **XXX**)
Em caso de negativa por parte do paciente em firmar o Termo de Consentimento:

_____
Assinatura da 1ª testemunha
(RG nº **XXX**)

_____
Assinatura da 2ª testemunha
(RG nº **XXX**)

▪ Revogação

Nesta data, **revogo o meu consentimento** para que me seja realizado o procedimento diagnóstico/terapêutico **XXX**, respondendo pelas consequências da presente revogação.

Ribeirão Preto/SP, aos **XX** de **XXX** de **XXXX**.

_____
Assinatura do paciente
(RG nº **XXX**)

_____
Assinatura do profissional
(CROSP nº **XXX**)

35 Contrato de Honorários de Prestação de Serviços

Ricardo Gariba Silva

▶ Introdução

Em outras oportunidades, esposamos a tese de que o relacionamento paciente/profissional é contratual, e deve ser reduzido a termo escrito, assinado pelas partes e duas testemunhas, e deve prever direitos e obrigações recíprocas.

A partir desse ponto de vista, tentaremos fornecer aos nossos leitores algumas noções jurídicas sobre o direito contratual e suas repercussões e implicações no relacionamento odontólogo/paciente.

De início, conforme ensina Coelho (2000),[1] deve-se afastar a confusão que normalmente se instala entre as pessoas, principalmente aquelas que não estão ligadas ao mundo jurídico, que tende a misturar os conceitos do vínculo que une duas ou mais pessoas e que as autoriza a exigir, umas das outras, a prática de determinada prestação com o documento comprobatório desse vínculo. Melhor esclarecendo: confunde-se a própria obrigação (realizar um tratamento odontológico, pagar por alguma coisa em determinada data) com o instrumento escrito (que as pessoas entendem ser o "contrato").

Assim, o autor citado define contrato como sendo uma das modalidades da obrigação, ou seja, uma espécie de vínculo entre as pessoas, em virtude do qual são exigíveis prestações.

Monteiro (1991)[2] destina definição diferente do que seja um contrato. Para ele, trata-se de um acordo de vontades que tem por fim criar, modificar ou extinguir um direito.

Qualquer que seja a definição, é da essência do contrato a livre manifestação da vontade das partes.

O vínculo jurídico deve ser estabelecido de forma livre, sem vícios, dolo, coações.

A obrigação, por seu turno, consiste na consequência que o ordenamento jurídico atribui a um determinado fato.

Na relação paciente/profissional, como já exaustivamente salientamos, uma vez estabelecido o vínculo contratual entre as partes, ou seja, o contrato – que não necessita ser escrito, conforme veremos adiante –, estabelecem-se as obrigações de parte a parte. O cirurgião-dentista assume a obrigação de prestar os seus serviços ao paciente (fazer diagnóstico, realizar procedimentos, elaborar prognósticos, ministrar aulas de prevenção para uma determinada comunidade etc.), com o direito a determinada contraprestação estipulada que, normalmente, se trata de receber determinada quantia em dinheiro.

O paciente, por outro lado, assume a obrigação de pagar o profissional pelos serviços prestados, e tem o direito à recepção do serviço contratado, que deve ser realizado de acordo com o estado da arte, segundo técnica aceita pela comunidade acadêmico-científica, como decorrência do que preceitua o Código de Ética de 1998, que estabelece deveres fundamentais para o cirurgião-dentista.

Nas situações em que ambas as partes do contrato assumem obrigações recíprocas, eles são chamados bilaterais ou sinalagmáticos.[3] As obrigações criadas pelo contrato bilateral recaem sobre ambos os contratantes. Como já citado, é o que acontece na realidade da prestação de serviços odontológicos.

O mesmo autor citado salienta que é da essência desses contratos a reciprocidade das prestações. O compromisso assumido por uma das partes, paciente ou profissional, encontra sua exata correspondência no compromisso da outra. Esses compromissos são correlativos e intimamente ligados entre si. Cada um dos

---

[1] Coelho FU. Manual de Direito Comercial. 12. ed. São Paulo: Saraiva; 2000. p. 399.

[2] Monteiro WB. Curso de Direito Civil: Direito das Obrigações – 2ª parte. v. 5. 25. ed. São Paulo: Saraiva; 1991. p. 5.

[3] Monteiro WB, op. cit., p. 23.

244 Parte 1 | Odontologia Legal

contratantes se obriga a executar o que lhe compete, porque o outro se obriga ao mesmo.

A consequência dessa bilateralidade é que aquele que não satisfez a própria obrigação não tem o direito de reclamar o implemento, a realização, da parte do outro. O paciente, quando não paga o combinado, não pode exigir do profissional que acabe o tratamento, se assim foi o pactuado. Este, por sua vez, não pode exigir o pagamento do paciente se não realizou, no prazo combinado, a obrigação que lhe competia, ou seja, o tratamento que deveria realizar.

Existem exceções ao exposto, que não são objeto da presente abordagem, e que pertencem mais apropriadamente ao mundo jurídico, e não ao âmbito odontológico.

O contrato, porém, possui elementos que o tornam válido: a capacidade dos contratantes, o objeto lícito e forma prescrita em lei, ou não proibida por esta.

▶ Capacidade dos contratantes

Quanto à capacidade dos contratantes, para que haja a certeza jurídica da sua validade plena, o contrato deve ser estabelecido entre partes plenamente capazes. Observada essa questão, o profissional estará evitando problemas futuros.

O contrato estabelecido por pessoas menores de 16 anos, pelos loucos de todo o gênero, pelos surdos-mudos que não puderem exprimir a sua vontade e pelos ausentes declarados por ato do juiz é nulo, conforme preceitos do Código Civil (art. 145, I e art. 5). Já aquele pactuado pelos relativamente incapazes, ou seja, pelos maiores de 16 anos e menores de 21, pelos pródigos e pelos silvícolas, é anulável (art. 147, I).

▶ Licitude do objeto do contrato

A licitude do objeto do contrato deve estar presente. Além disso, a obrigação deve ser possível e suscetível de apreciação econômica. Deve, ainda, estar de acordo com a moral, a ordem pública e os bons costumes.

Essa questão não traz muita complicação para o cirurgião-dentista regularmente inscrito e com autorização para trabalhar. Mas, por exemplo, irregular será o contrato estabelecido entre um paciente e um estudante de Odontologia, tendo em vista que a obrigação assumida por este não é possível no mundo jurídico, já que ele não possui autorização para o exercício profissional. Situação idêntica acontece com aqueles profissionais cassados cuja cassação foi referendada pelo Conselho Federal de Odontologia.

O objeto do contrato deve, ainda, ser certo ou determinável. Nesse caso, o contrato deve conter os elementos necessários à determinação do objeto. No caso dos odontólogos, não se contrata, por um valor X, um tratamento odontológico qualquer, e sim, por um valor determinado, o tratamento odontológico discriminado no contrato, que será realizado em determinado tempo.

▶ Forma do contrato

A forma do contrato é outro requisito para a sua validação, e ela deve ser a legalmente prevista.

Na falta dos requisitos contratuais mencionados, *v.g.*, capacidade dos contratantes, objeto lícito e forma prescrita ou não proibida por lei, ele será nulo, nos termos do art. 145 do Código Civil.

Monteiro (1991)[4] esclarece sobre a questão que traz confusão ao leigo. Além dos requisitos gerais dos contratos, nessa matéria, deve estar presente, conforme já citado, o acordo de vontades, o consentimento recíproco. Segundo o autor, é o elemento essencial, mais característico dos contratos.

Pode ser expresso ou tácito. Expresso é aquele dado verbalmente ou por escrito. Tácito é aquele decorrente de certos fatos que lhe autorizam o reconhecimento. Sua eficácia pode ser afetada pelos vícios comuns a todos os atos jurídicos: erro ou ignorância, dolo, coação, simulação e fraude.

Aqui se instala a confusão: aquele relacionamento entre o paciente e o profissional, em que acordam verbalmente o que se desenvolverá em termos do relacionamento entre ambos, é um contrato expresso, que pode ou não ser reduzido a escrito. Aconselhamos que o seja, tendo em vista, em um eventual dissenso entre as partes, existir dificuldade em se provar o que foi efetivamente contratado.

O acordo tácito é aquele que se verifica quando ambos, paciente e profissional, praticam atos compatíveis com o estabelecimento de um contrato, sem, porém, pactuarem nada. É fonte de confusão certa, tendo em vista que ambos os lados da relação podem alegar que ajustaram de forma diferente daquilo que efetivamente ocorreu. Mas, segundo o Código de Defesa do Consumidor, já abordado em capítulo à parte, cabe ao profissional elaborar orçamento prévio e por escrito para ser dado ao seu paciente. Ainda mais, se invertido o ônus da prova, como o cirurgião-dentista vai provar o seu direito?

Salientamos: desencorajamos a prática de acordos expressos não escritos e os tácitos. Recomendamos que o relacionamento entre o paciente e o profissional se adstrinja ao previsto em um contrato de prestação de serviços profissionais **escrito**.

---

4 Monteiro, op. cit., p. 4.

Ao se vincularem por um contrato, as partes assumem obrigações e por elas se obrigam. Para que dela se livrem, devem fazer o distrato, que segue a mesma forma do contrato.

▶ Modelo de contrato de prestação de serviços profissionais

Pelo presente instrumento particular de prestação de serviços profissionais, sendo como **CONTRATADO** o **Dr. XXX**, brasileiro, casado, CPF número 123.456.789-10, inscrito no CROSP sob o número 00.000, com consultório profissional na cidade e Comarca de Ribeirão Preto/SP, na Avenida XXX, número 0.000, CEP 00.000-00, e como **CONTRATANTE, XXX**, brasileira, viúva, comerciante, portadora do RG número 00.000.000-00, residente e domiciliada na Rua XXX, 1121, Vila XXX, CEP 11.111-111, Telefone 000-0000, nesta cidade e comarca, têm entre si justo e contratado, por esta melhor forma de direito, o seguinte:

Comentário: Nesta parte inicial do contrato, é necessário qualificar as partes, contratante (paciente) e contratado (profissional), com a maior riqueza de detalhes possível, de modo a não ensejar dúvidas.

1. O **CONTRATADO** obriga-se a prestar ao **CONTRATANTE** seus serviços profissionais sob a forma de trabalho odontológico (tratamento clínico ou assistência técnica, em perícia judicial, ou obtenção de amostras durante exumação), a seguir descrito (ou: descrito no orçamento anexo):

[Descrição do serviço a ser executado]

Comentário: Na hipótese de descrever o tratamento no contrato, o profissional pode inserir aqui um odontograma, para auxiliar a descrição e facilitar o entendimento pelo contratante/paciente. Se fizer a opção por anexar o orçamento, este deve ser assinado pelo paciente, como forma de prova de que dele está ciente. Vale dizer que qualquer tratamento pode ser contratado pelo odontólogo, desde que esteja na sua área de atuação: desde procedimentos de diagnóstico, plano de tratamento, prognósticos, tratamentos, palestras, elaboração de planos de prevenção de cárie, perícias, funcionar como assistente técnico em processo judicial etc.

2. Pelo trabalho acima descrito (ou que consta no orçamento anexo), o **CONTRATADO** receberá a quantia de R$ 1.000,00 (um mil reais), que deverá ser paga no dia 00/00/2002 (ou ser paga em 10 parcelas, sendo que a primeira vence em 00/00/2002, e as demais a cada 30 dias, consecutivamente).

Comentário: As condições podem ser as mais variadas possíveis, desde que acertadas pelas partes.

3. Os pagamentos serão pagos em dinheiro, contra recibo, no consultório do **CONTRATADO**.

Comentário: A forma de pagamento também pode ser ajustada de qualquer forma, desde que permitida pela lei, costumes e Código de Ética Odontológica.

4. O não adimplemento do pagamento na data pactuada implicará a incidência de multa de 2% sobre o valor da parcela, bem como juros moratórios à razão de 1% ao mês e atualização monetária, na forma da lei.

Comentário: Os juros não podem ser compostos (juros sobre juros). Estes são vedados pela lei.

5. Para a realização do serviço, o **CONTRATADO** se obriga a atender o **CONTRATANTE** durante *n* sessões semanais, durante *n* meses.

Comentário: O profissional deve fazer uma média de atendimento semanal. Além do mais, deve descrever o tempo que durará o tratamento, baseado nessa média.

6. O tratamento prestado pelo **CONTRATADO** desenvolver-se-á em fases: na primeira, serão feitas duas intervenções cirúrgicas para a realização de enxertos ósseos na região dos dentes 16 (1º molar superior direito) e 26 (1º molar superior esquerdo). Após a cicatrização e verificação do sucesso da primeira fase, será realizada a segunda, constituída da implantação de implantes nas regiões.

Comentário: A cláusula acima foi colocada para exemplificar como o profissional pode e deve adequar o contrato de acordo com a necessidade e característica do exercício profissional.

7. Caso o **CONTRATANTE** não compareça às consultas agendadas previamente, sem justificativa, nem se comunique com o **CONTRATADO** para desmarcar as consultas com 48 horas de antecedência, aquele pagará a este a quantia de R$ 100,00 (cem reais) por consulta.

8. Caso o **CONTRATADO** deixe de atender, sem justificativa, ao **CONTRATANTE** sem comunicá-lo previamente, com 48 horas de antecedência, este terá direito ao abatimento no valor de R$ 100,00 (cem reais) por consulta nas prestações futuras a serem pagas ao **CONTRATADO**. Se o **CONTRATANTE** nada mais dever ao **CONTRATADO**, este receberá a quantia na primeira consulta em que retornar ao consultório daquele.

Comentário: Devido ao equilíbrio e à igualdade entre as partes contratantes, não pode uma parte ter que pagar se faltar às consultas e a outra ter a faculdade de não atender ao paciente sem nenhum ônus. Para evitar confusões, seria melhor inserir uma cláusula contratual descrevendo o que seria justificativa aceita de parte a parte, que autorizasse o não comparecimento à consulta previamente agendada, bem como o não atendimento do paciente, sem causar o ônus de ter que pagar qualquer valor à parte contrária.

9. A parte que pretender rescindir o presente contrato deve notificar a outra, por escrito, com antecedência de 30 dias.

10. Se a rescisão ocorrer por iniciativa do **CONTRA-TANTE**, este se compromete a comparecer às sessões para a realização de procedimentos necessários à manutenção da sua saúde oral, até que ajuste novo tratamento com outro profissional. Este deverá comunicar ao **CONTRATADO**, por escrito, que está recepcionando o **CONTRATANTE** em seu consultório. O não cumprimento da presente cláusula desonera o **CONTRATADO** de qualquer responsabilidade sobre decorrências inadequadas devido ao tempo passado entre a realização dos seus serviços e o ajuste do novo profissional.

11. O **CONTRATANTE** se obriga, ainda, no caso de rescisão do presente contrato, a pagar o equivalente aos serviços contratados e já realizados.

12. Se a rescisão ocorrer por iniciativa do **CONTRA-TADO**, este se compromete a realizar de procedimentos necessários à manutenção da saúde oral do **CONTRA-TANTE**, até que ajuste novo tratamento com outro profissional. Este deverá comunicar ao **CONTRATADO**, por escrito, que está recepcionando o **CONTRATANTE** em seu consultório. O **CONTRATADO** fornecerá ao novo profissional todas as informações e documentos para que o tratamento se desenvolva com regularidade, visando sempre ao bem-estar e à manutenção e recuperação da saúde oral do **CONTRATANTE**.

13. O **CONTRATADO** se obriga, ainda, no caso de rescisão do presente contrato, a devolver imediatamente a quantia já paga pelos serviços contratados e não realizados.

> **Comentário:** Ninguém é obrigado a contratar ou a manter contrato com outra pessoa, ainda mais no relacionamento paciente/profissional, em que pode haver intolerância ou incompatibilidade de parte ou ambas as partes, o que inviabiliza a continuidade do tratamento. De posse dessa realidade, é conveniente que o contrato preveja a sua dissolução, de forma clara e precisa, preservando-se o direito de todas as partes envolvidas no relacionamento jurídico.

As partes contratantes elegem o foro de Ribeirão Preto – SP para dirimir qualquer dúvida oriunda deste contrato.

> **Comentário:** Normalmente, as partes podem ajustar o local em que querem resolver as pendências decorrentes do contrato. Porém, como se trata de uma relação de consumo, é competente o domicílio do consumidor autor (art. 101, I, do Código de Defesa do Consumidor).

E para firmeza e como prova de assim haver contratado, fizeram este instrumento particular, datilografado, em duas vias de igual teor, assinado pelas partes contratantes e pelas testemunhas assinadas, a tudo presentes.

Ribeirão Preto, 27 de dezembro de 2008.

_____

CONTRATANTE

_____

CONTRATADO

Testemunhas

_____

_____

> **Comentário:** As testemunhas devem ser qualificadas como as partes o foram, no início do contrato.

Salientamos que o presente modelo é apenas exemplificativo, já que as situações práticas são inúmeras. Reproduzi-las aqui, além de impossível, demandaria trabalho sobre-humano. Não temos a pretensão nem conseguiríamos, pois, esgotar as possibilidades de exemplos.

Dessa forma, compete ao profissional ajustá-lo às suas necessidades e peculiaridades do seu exercício profissional, da sua especialidade. Por exemplo, aqueles que trabalham com prótese podem prever que o paciente pague o trabalho do protético diretamente a ele (recordar que isso não lhe tira a responsabilidade sobre o trabalho realizado pelo técnico).

Assim, orçamentos podem fazer parte do contrato como aditivos, desde que previsão contratual exista e eles tenham sido assinados pelo paciente. As páginas do contrato devem ser rubricadas pelas partes, com exceção da última, que recebe as assinaturas dos mesmos.

Parte 2

Antropologia Forense

Seção 1 | Identidade e Identificação, *249*

Seção 2 | Pesquisas Científicas e Metodologias, *331*

Seção 3 | Desastres em Massa, *359*

Seção 1

Identidade e Identificação

36 Introdução à Antropologia Forense

Jorge Paulete Vanrell

▶ Papel da Antropologia Forense

Na nossa cultura ocidental, e esse fato é singularmente notório nas ciências biológicas, aprendemos a pensar em forma descontínua: classificamos, organizamos, arquivamos e, assim, observamos a realidade sob essa percepção.

Nosso cérebro nunca vê um filme completo e contínuo, antes apenas *slides* ou diapositivos da realidade.

É dessa forma, própria do pensamento grego, notadamente aristotélico, que se originou toda a nossa cosmovisão ocidental, que nasceu toda a nossa ciência, sempre classificando, organizando, arquivando.

Isso ensejou fantásticas controvérsias históricas, especialmente fecundas nos séculos XVIII e XIX, uma vez que o fragmento de realidade que cada um percebia podia ser diferente daquele que um outro captava, e, sobretudo, os intervalos que separavam as percepções podiam dar azo à formação de outra imagem da continuidade com a qual pretendiam explicar os fenômenos.

Os estudos da genética clássica souberam reconhecer o complexo caminho da especiação quando ainda era desconhecido o código genético. Em todas as espécies com reprodução sexual e fertilização cruzada, existe um fluxo permanente de mutações, geradas por agentes físicos, químicos e mesmo erros na duplicação do DNA.

A própria recombinação meiótica é a fonte mais importante de reordenamento gênico e variabilidade, uma vez que se produz, de forma impositiva e irretorquível, em pelo menos um ponto ou local para cada um dos cromossomas de cada gameta, isto é, das únicas células de um indivíduo que darão origem a um novo ser (com a exceção, óbvia, da reprodução vegetativa em plantas).

Os mecanismos de reparo do DNA constituem um dos mecanismos permanentes do balanço entre a organização a que tende o programa informático que constitui o genoma de uma espécie e a tendência natural à desorganização, ao aumento de entropia, ao caos. A deterioração progressiva da eficiência desses mecanismos é uma das razões mais conspícuas do envelhecimento.

A ação permanente da seleção natural sobre os indivíduos de uma espécie, e um conjunto de razões, leva a um balanço relativo das populações que sói produzir diferenciações que, finalmente, podem levar a um isolamento reprodutivo e à geração de uma nova espécie.

Ao longo desses processos, intervêm razões geográficas, ecológicas, sazonais, etológicas, morfológicas, fisiológicas etc., sempre partindo do princípio de que:

fenótipo = genótipo + influências do meio

Destarte, as populações carregadas de polimorfismos dão origem a grupos diferenciáveis que, classicamente, têm se denominado raças e, potencialmente, a subespécies, segundo o grau de diferenciação – de acordo com diferentes critérios que podem ser adotados – e segundo o progressivo isolamento reprodutivo.

As populações humanas distinguem-se entre si, desde épocas remotas, por uma série de traços – morfológicos, funcionais e/ou psicológicos –, que, embora variados, se distribuem com uma tendência central – a média – e frequências menores que se afastam da primeira.[1]

Foi assim que nossa espécie – *Homo sapiens sapiens* – foi dividida e subdividida em subespécies ou raças, sempre com a finalidade de sistematizar os dados de que se dispunha, com o escopo de conseguir facilitar o seu estudo.

Todavia, os limites de todas essas classificações são ambíguos e, frequentemente, alicerçam-se em pressupostos inexatos que, como é curial, apenas podem induzir a erros e, o que é pior, o mais das vezes encontram-se envolvidos em brumosos sentimentos e/ou em duvidosas posições morais e econômicas, totalmente afastadas dos mais comezinhos princípios científicos.

Na opinião de Rodríguez (op. cit.):

> En la medida de su hipotética realidad, las razas deben ser consideradas a lo sumo como conglomerados de poblaciones que comparten una historia biológica común en virtud de los procesos evolutivos de mutación, selección natural, deriva genética y flujo génico.

Considerando a importância e a significação da globalização paulatina a que assistimos nos últimos séculos, o processo de fluxo gênico ou migração gênica converteu-se no cerne da transformação da estrutura genética das populações contemporâneas. É por isso que, do ponto de vista evolutivo, uma raça não é uma concepção pétrea, antes é uma categoria transitória, dinâmica, que muda de forma e de frequência, ao sabor das condições históricas, geográficas, morfológicas e etológicas.

Com o fito de elidir as dificuldades inerentes ao estudo da variabilidade das populações humanas, estas são agrupadas – seguindo o critério organizador antes mencionado – em grandes troncos geográfico-raciais, cognominados **caucasoide, mongoloide** e **negroide**.

Esses grandes troncos, afinal, mais do que uma real origem geográfica, agrupam tendências no conjunto de traços anatômicos: a cor da pele, os caracteres prosopográficos, a forma do crânio ou a forma do cabelo.

Os caucasoides encontram-se dispersos por todo o mundo, desde a Europa até a América, na África, na região tropical norte (Saara) e no extremo sul, na Austrália e na Ásia (região da Sibéria). Os mongoloides encontram-se originalmente na Mongólia, no nordeste da Ásia, mas também são achados nas Américas aborígines. Por derradeiro, os negroides, por sua vez, são encontrados na África central ou tropical, no sul

da Índia (vedas), na Austrália selvagem, e formando os grupos afro-americanos, a partir da difusão da escravidão.

Os pesquisadores, cada vez mais – notadamente no século XX, como enfatiza Le Gros Clark (1976) –,[2] preocuparam-se em caracterizar e fixar os principais traços que constituem o padrão morfológico integral de uma população. Por outras palavras, determinar o conjunto de traços morfológicos que permitirão identificar seus membros.

Nessa linha de raciocínio, vários elementos são considerados, em face de sua função adaptativa, como:

- As **características morfológicas** diagnóstico-diferenciadoras
- A **distribuição geográfica compacta**, isto é, com elevada densidade populacional em uma determinada área territorial
- A **profundidade temporal**, isto é, até onde podem se fazer retroagir os registros pré-históricos (que na prática remontam ao Período Paleolítico Superior, em torno de 35.000 anos atrás).

Esses são, pois, os elementos que constituem traços seguros e consistentes para se poder diferenciar os chamados **troncos raciais**: caucasoide, mongoloide e negroide.

Estudos populacionais, realizados por antropólogos no estrangeiro,[3-5] põem em evidência que os principais traços raciais diferenciadores são as medições craniométricas e faciais de projeção, cujos valores podem ser obtidos de uma maneira bastante fácil com o auxílio do compasso de abertura (compasso de coordenação ou simômetro) e o goniômetro. Os resultados dessas medidas permitem quantificar o tipo do crânio, bem como o grau de saliência ou projeção do esqueleto facial, dos ossos nasais, dos malares, do maciço alveolar superior ou maxilar e do complexo mandibular, como se verá no capítulo seguinte.

Esses parâmetros mencionados podem ser utilizados, com facilidade, para delimitar os grandes grupos geográfico-raciais. Inobstante, esse procedimento pode ver-se dificultado em um país como o Brasil, onde o processo de miscigenação dos conquistadores europeus, notadamente portugueses, mas, ao depois, espanhóis, holandeses e outros, com os indígenas e com os negros africanos trazidos como escravos entre os

---

[1] Rodríguez JV. La Osteología Etnica. Algunos aspectos metodológicos-técnicos. Bogotá: Cuadernos de Antropología, Dpto. Antropología, Univ. Nal. Col.; 1987.

[2] Le Gros Clark WE. El testimonio fósil de la evolución humana. México: Fondo de Cultura Económica; 1976.

[3] Woo TL, Morant GM. A biometric study of the "flatness" of the facial skeleton in man. Biometrika. 1934; 26(1-2):196-250.

[4] Krogman WM, Iscan MY. The human skeleton in Forensic Medicine. Springfield: Charles C. Thomas Pub.; 1986.

[5] Rodríguez, op. cit.

séculos XVII e XIX acabou por produzir um país com uma alta taxa de mestiçagem.

Pesquisas esparsas levadas a efeito no Brasil põem em evidência que o país como um todo tem uma composição genética triétnica. Os diferentes genes caucasoides, mongoloides e negroides têm uma distribuição diferencial pelas distintas regiões brasileiras, mais em virtude de processos históricos, o que tem levado pesquisadores alienígenas ao conceito de que a cultura contribui para a segregação dos genes, contrariando o que os geneticistas do século XIX aceitavam como verdades incontestes, desprezando, entre outros, os elementos socioculturais, econômicos etc. como capazes de influenciar os resultados da miscigenação preferencial.

Apesar de a população brasileira, em geral, compartir a grande maioria dos genes, o que faz a diferença entre regiões ou entre populações é a maior ou menor frequência com que aparecem distribuídos esses genes.

Certos estados, inquestionavelmente, são mais caucasoides (p. ex., Rio Grande do Sul, Santa Catarina e Paraná), outros são mais mongoloides (p. ex., os estados da região Norte ou amazônica), e por último a costa atlântica do Nordeste, desde a Bahia até a Paraíba, concentra o maior contingente negroide.

Pelo exposto, pode-se verificar que a definição de raças ou grupos raciais, pelo menos até o século passado, estava embasada apenas em características fenotípicas e não em características genotípicas, seguindo os mesmos critérios com que se definiam outras raças animais: dos caninos, dos bovinos, dos equinos, dos suínos etc.

Todavia, o problema suscitado pelas classificações não reside nesse ponto, mas na utilização social e política da noção fenotípica de raça na espécie humana.

Com efeito, os geneticistas denominam raças, com um critério evidentemente operativo, grupamentos de populações de espécies animais ou vegetais que podem ser separadas segundo critérios muito diferentes.

Nas primeiras fases, como vimos, essas separações foram feitas tomando como base critérios morfológicos. Posteriormente, incorporaram-se caracteres metabólicos, bioquímicos etc., sempre caracterizados pela frequência ou predominância de determinados alelos.

Dessa maneira, o número e as características das "raças" de uma espécie, animal ou vegetal, podem diferir bastante, segundo os critérios que se empreguem para efetuar a separação. No caso concreto da espécie humana, esta tem sido catalogada como uma espécie "politípica", isto é, bem diferenciada geograficamente.

Toda a triste história do uso do conceito de raças aplicado à espécie humana (afora o uso da palavra como termo operativo empregado pelos geneticistas no estudo da evolução) é que tem sido utilizada para justificar exploração, eugenia, exclusão, no marco de uma exploração do homem pelo homem que não temos sabido, nem conseguido, superar.

Não se pode nem justificar, nem embasar, esse tipo de comportamentos em diferenças que formam parte da biodiversidade em nossa própria espécie, e que constituem parte da riqueza que, como espécie biológica, nos caracteriza e nos tem diferenciado na evolução da vida na Terra.

Nesta análise poderemos encontrar alguns conjuntos de problemas diferentes, a saber:

- Biológicos
- Sociais
- Epistemológicos.

Biologicamente verificamos pelo menos dois fatos interessantes:

- A definição fenotípica de raça, que antecede a noção genômica
- A dificuldade para encontrar "marcas" genômicas no pacote fenotípico que define uma raça.

É importante confirmar que o estudo do genoma humano completo, baseado em amostras de DNA provenientes de 10 pessoas, oriundas de grupos de origem étnica diferente, demonstrou que é significativamente maior a variabilidade gênica, isto é, as diferenças entre indivíduos de um mesmo grupo, que a existente entre indivíduos provenientes de grupos étnicos diferentes.

É mister esclarecer que, no estado atual do conhecimento da genética molecular, não é possível separar, nas suas bases de informação, um caráter fenotípico de sua origem genotípica. Com efeito, qualquer caráter fenotípico usado é consequência da expressão de um ou mais genes que codificam as moléculas efetoras desse caráter.

Outro dos grandes aportes dessa etapa da "década da genômica", especialmente da análise do genoma humano, é a confirmação de que somos não somente um "saco" de várias dezenas de milhares de genes, mas que convivemos com uma enorme diversidade em nossos próprios genes, e que o grau de polimorfismos (muitos dos quais inócuos) é extremamente alto.

À medida que os estudos genômicos individuais se tornem populacionais, poderemos quantificar com maior exatidão essa variabilidade natural na nossa bagagem genética. Muitas dessas mutações determinam maior suscetibilidade a desenvolver patologias, espontâneas ou induzidas por agentes ambientais.

As condições que podem ter gerado esses grupamentos populacionais podem ser reversíveis: pensemos na espécie humana, nos grupos étnicos, provenientes de um tronco ancestral comum, diferenciados por motivos geográficos, migratórios etc., e que, modificadas atualmente as condições, pela mobilidade presente de nossa espécie, as novas correntes migratórias e a globalização cultural demonstram a capacidade de reintegração dos citados grupamentos, tendo como fatores importantes de separação ou segregação fatores culturais, religiosos ou simplesmente de costumes locais (e não um verdadeiro isolamento reprodutivo).

Os estudos de genômica comparada já nos fizeram compreender que pouco nos separa dos grandes macacos (1,5%) e ainda de outros mamíferos cujo genoma estamos apenas conhecendo (como os do camundongo e do rato, com os quais compartimos um percentual muito importante de nosso genoma). Também nos permitirá rastrear com alta eficiência a trajetória das migrações dos hominídeos e a origem atual dos grupos étnicos de nossa espécie.

Em um futuro próximo, em termos genéticos, cada vez teremos mais claro que mutações e que alelos predominam nas populações de diferentes partes do planeta, com os consequentes benefícios para a medicina preventiva.

Também poderemos ter clara a quantificação da variabilidade interindividual em diferentes populações caso finalmente algumas sociedades aceitem a confecção de bancos de dados de DNA de populações completas, tema este em plena discussão, por suas implicações éticas e pelos riscos que para o indivíduo tem o acesso a essa informação, como vem sendo discutindo na Islândia, Letônia e algumas cidades dos EUA (Wettstein, 2001).

Socialmente, exsurge um outro problema: faz sentido falar em raças humanas?

Observa-se que, do ponto de vista social e político, a resposta é negativa, mormente porque se utilizam as diferenças fenotípicas como critérios de valor.

Pari passu, os argumentos genotípicos evidenciam que a variabilidade genômica entre grupos de características fenotípicas homogêneas é tão grande quanto naquele de características fenotípicas diferentes, o que põe por terra a noção de diferença dentro dos critérios genotípicos.

As diferenças fenotípicas, quiçá, não deveriam ser chamadas "diferenças", mas **qualidades** ou **expressões diferenciais** dos mesmos genes, isso sem contarmos

que talvez o problema nem esteja no genoma mas na sua regulação, que ainda está muito longe de ser compreendida.

Por outras palavras, qual o significado, do ponto de vista genômico, do crescimento de um dado osso, do depósito preferencial de gorduras em determinadas regiões ou do aparecimento de uma certa pigmentação cutânea? Como isso se relaciona e engrena com as demais variáveis no entorno das complexas regulações da tradução, da expressão, do transporte ou das mais complexas regulações provocadas por estímulos externos e pelas mudanças contínuas de adaptação?

Epistemologicamente em terceiro termo, uma vez que com grande probabilidade o problema tampouco esteja apenas nesses fatos, mas na "arbitrariedade" com que esses conceitos foram estabelecidos, associados aos conhecimentos disponíveis e à necessidade de uma classificação descontínua, própria do pensamento aristotélico que rege a nossa cosmovisão ocidental, como mencionamos no início deste capítulo.

A história das raças, certamente, não escapa a essa "necessidade" particular do pensamento ocidental, donde sua explicação por meio de fenótipos que não estão perfeitamente correlacionados com a leitura genotípica.

O passo seguinte, que consistiu em outorgar valores a essas classificações fenotípicas, hipotéticas e arbitrárias, é um mérito exclusivo da imbecilidade humana, em um grau superior àquele que gerou o caminho da visão cósmica ocidental, dentro das linhas do pensamento grego, do qual ainda somos incapazes de nos libertarmos.

Por derradeiro, é impossível excluir que essas classificações estejam completamente desprovidas do desejo de identificar o **outro** não como uma parte idêntica de mim, meu próximo, mas buscar-lhe a diferença através da qual possamos expressar o nosso desejo de opressão, de submissão e de incorporá-lo a mim, já vencido, como forma de compensar a minha fragilidade, o meu temor à vida, a minha falsa ilusão de poder, de imortalidade e de infinita pequenez em face da enorme dimensão do Universo.[6]

---

[6] Lema F. Comunicação pessoal, através da lista de discussão "Clínica-L"; 2001.

37 Conceitos de Identidade e Identificação

Jorge Paulete Vanrell

▶ Identidade

Identidade é o **conjunto de caracteres físicos, funcionais e psíquicos**, natos ou adquiridos, porém permanentes, que tornam uma pessoa diferente das demais e idêntica a si mesma. O art. 307 do Estatuto Penal vigente define assim a identidade: "O conjunto de caracteres próprios e exclusivos de uma pessoa."

Isso, em sentido estrito, refere a identidade como sendo a "**identidade física**". É que, no sentido amplo, além da identidade física, inclui todos os elementos que possam individualizar uma pessoa, como: estado civil, filiação, idade, nacionalidade, condição social, profissão etc. E, a ratificar essa asserção, verifica-se o enorme número de dispositivos legais que exigem a identificação civil para o exercício de direitos. Basta comparar o número de pessoas identificadas civilmente pelo processo datiloscópico com relação ao número de criminosos identificados pelo mesmo processo.

Todavia, ocorre que o nome dado a uma pessoa, bem como o estado civil, a filiação, a idade, a nacionalidade, a condição social, a profissão e outros, não deixa marca indelével na sua estrutura física, podendo ser modificados a qualquer instante.

Daí a afirmação de Leonídio Ribeiro, um dos baluartes da identificação civil no Brasil, sobre as exigências que deveriam ser feitas a um sistema de identidade:

> Ao lado da identidade positiva, que confere um único nome a determinada pessoa, com direitos e obrigações a ela inerentes, deve-se considerar a identidade negativa, que impede atribuir ao indivíduo o uso de nome que lhe não cabe, anulando os atos que o mesmo, porventura, tenha praticado indevidamente, com fins ilícitos ou criminosos.

Afirmava Amado Ferreira (1948) que:

> Para se falar de identidade pessoal inconteste, indelével, nos indivíduos de vida jurídica, tem-se de fixar o nexo de identidade entre o nome (personalidade jurídica) e o homem (pessoa física). Este nexo de identidade há de ser estável, inalterável,

permanente, derivado dos caracteres físicos do homem e que reúna todas essas condições. Tem-se de procurar, para cada homem, não um nome civil, mas um nome inapagável, natural, um nome antropológico.[1]

E observava esse autor que "o nome civil que, simbolicamente, sintetiza a personalidade de alguém, representa tão somente a individualidade jurídica da pessoa que o traz e não a natural. É um atributo artificial, alterável, mutável pelo indivíduo físico".

E, à procura de referido **nome antropológico** de cada pessoa, os povos, as autoridades, as nações conceberam processos de identificação dos mais diversos e variados, dos mais simplórios aos mais esdrúxulos, até descobrir o datilograma.

▶ Identificação

Identificação já é o processo que compara esses caracteres, procurando as coincidências entre os dados previamente registrados e os obtidos no presente. Por outras palavras, identificação é um conjunto de procedimentos diversos para individualizar uma pessoa ou objeto.

Em virtude da infinidade de arranjos genéticos possíveis, cada indivíduo tem os seus caracteres próprios, desde a concepção até muito depois de seu decesso.

▪ Requisitos técnicos

Para que um processo de identificação seja aplicável, é necessário que preencha cinco requisitos técnicos elementares, a saber:

- **Unicidade ou individualidade**: é a condição de não ver repetido em outro indivíduo o conjunto dos caracteres pessoais, isto é, apenas um único indivíduo pode tê-los

---

[1] Amado Ferreira A. A perícia técnica em Criminologia e Medicina Legal. São Paulo: Melhoramentos; 1948.

- **Imutabilidade**: é a condição de inalterabilidade, por toda a existência, dos caracteres; por outras palavras, são caracteres que não mudam com o passar do tempo. O peso do corpo é um dos caracteres mais mutáveis da pessoa, sua altura, ainda que bem menos mutável, varia etc.
- **Perenidade**: é a capacidade de certos elementos de resistirem à ação do tempo
- **Praticabilidade**: é a condição que torna o processo aplicável na rotina pericial. É, enfim, a qualidade que permite que certos caracteres sejam utilizados, como: custo, facilidade de obtenção, facilidade de registro etc. Métodos há que podem ser de excelente qualidade em termos de identificação (p. ex., perfil de DNA); todavia, seu elevado custo, bem como a dificuldade material de aplicação, dificulta sua utilização rotineira
- **Classificabilidade**: é a condição que torna possível guardar e achar, quando preciso, os conjuntos de caracteres que são próprios e identificadores das pessoas. Isto é, a possibilidade de classificação para facilitar o arquivamento e a rapidez de localização em arquivos.

▶ Identificação criminal

Por óbvio, a identificação criminal, ainda que, como mencionamos anteriormente, seja menos frequente que a civil, sempre preocupou mais os povos. Com efeito, eis que havia a necessidade de caracterizar desde logo e a distância os agentes criminosos, até como forma de facilitar a sua segregação do grupo social.

Nessa esteira, os procedimentos concebidos através dos tempos para a identificação criminal foram os mais diversos, mas sempre deixando marcas evidentes.

Nesse sentido, civilizações mais antigas utilizam as mutilações como forma de punir e, ao mesmo tempo, identificar o criminoso. Tal o que acontece, de acordo com a lei islâmica, com o ladrão que, após um julgamento sumário, tem a mão direita amputada por desarticulação.

A marcação com ferrete (ferro em brasa), por queimadura, foi bastante utilizada tanto na Europa quanto no Brasil. Por exemplo, no reinado dos Capetos, marcava-se com ferrete que representava a flor de lis da Casa de Bourbon, na região deltóidea ou na região escapular, os criminosos, depois de julgados e condenados, quer à prisão, quer às galés. As prostitutas eram marcadas com ferrete em um dos quadrantes superiores da mama esquerda, de modo a que o uso dos decotes ousados da época não lhes permitisse esconder a marca.

Esses se constituíram em métodos de identificação empíricos.

Mais modernamente, a evolução das legislações ocidentais não deu mais guarida a esse tipo de marcações empíricas, passando a se procurar por outras formas de individualizar as pessoas menos cruentas e por mais práticas que, afinal, atendessem aos cinco critérios elencados anteriormente.

Dessa forma começaram a aparecer os denominados métodos científicos, que, por sua vez, podem ser divididos em três grandes grupos, a saber:

- **Métodos antropométricos**: *Bertillonage*, método geométrico de Matheios, método odontológico de Amoedo, método otométrico de Frigério
- **Métodos antropográficos**: método craniográfico de Anfosso, método onfalográfico de Bert e Viamay, método flebográfico de Tamassia, método flebográfico de Ameuille, método radiográfico de Levinsohn, método oftalmoscópico de Levinsohn
- **Métodos dermopapiloscópicos**: impressões digitais, impressões palmares, impressões plantares e poroscopia.

▸ Método de Bertillon (*Bertillonage*)

Idealizado por Alphonse de Bertillon, em Paris, e aplicado desde 1879 – baseia-se na fixidez e na variedade do esqueleto: medem-se os diâmetros transverso e anteroposterior do crânio; a estatura; a envergadura e os comprimentos do antebraço, do pé, dos dedos médio e mínimo do lado esquerdo. Consta de:

- Assinalamento antropométrico: medições corporais
- Assinalamento descritivo = fotografia sinalética = foto frente e perfil direito de 5×7 cm
- Assinalamento segundo marcas particulares = manchas, marcas, cicatrizes etc.

O método de Bertillon foi utilizado no fim do Brasil Império e no começo da fase republicana, trazido pelos penalistas que visitavam a França e ficavam maravilhados com os seus resultados. E isso era possível à época porque a carceragem de Paris contava com apenas uns 200 condenados. Sua aplicabilidade nos termos continentais do Brasil, bem como para um número infinitamente maior de detentos, restringiu bastante seu uso e fez com que a euforia inicial cedesse a uma realidade diferente. Inobstante, o ranço da bertillonagem se encontra, aqui e acolá, em diversos documentos de identidade em que se colhem, além dos dados da identificação civil (nome, filiação, idade, nacionalidade, estado civil, profissão etc.), elementos que correspondem aos antigos assinalamentos **antropométrico** (altura e peso), **descritivo** (as fotografias sinaléticas usadas nos passaportes até a década passada) e **segundo marcas particulares** (tipo e cor de cabelos, cor de olhos pela íris esquerda, manchas congênitas, cicatrizes etc., como constava de algumas carteiras de identidade, como as fornecidas pelo Exército, anteriores à uniformização nacional dos centros de identificação pela Polícia Civil).

Outros métodos

A seguir são apresentados os demais métodos científicos, citados anteriormente:

- **Método geométrico de Matheios**: consiste na confrontação de medidas, sobre fotografia, da face. Esse método é a essência do exame prosopográfico e prosopométrico (*cf. infra*), em uso até a década passada em alguns laboratórios e/ou a pedido de determinadas autoridades
- **Método odontológico de Amoedo**: consiste no levantamento dos dentes de ambos os arcos dentais, superior e inferior, com o assinalamento das particularidades de cada dente
- **Método otométrico de Frigério**: baseado nas formas e nas medidas dos pavilhões auriculares
- **Método craniográfico de Anfosso**: determina os perfis cranianos e os ângulos formados pelo 1º e 3º quirodáctilos direitos
- **Método onfalográfico de Bert e Viamay**: constituído pelo levantamento gráfico da cicatriz umbilical
- **Método flebográfico de Tamassia**: representado pelo levantamento das ramificações venosas do dorso da mão
- **Método flebográfico de Ameuille**: consiste no levantamento fotográfico das veias da fronte
- **Método radiográfico de Levinsohn**: constituído pelo levantamento radiográfico minudente dos metacarpianos e metatarsianos.

▶ Fundamentos da prosopometria

Consiste na decomposição analítica das proporções do rosto, segundo a metodologia geométrico-matemática proposta por Ghyka (1939),[2] que verificou que as citadas proporções obedecem à regra do "**número de ouro**" ou cânon pitagórico, de acordo com a fórmula:

$$\Phi = \frac{\sqrt{5}+1}{2}$$

Na prática, decompondo-se o rosto sobre a fotografia em norma frontal, traçadas as linhas auxiliares, é possível analisar as proporções conforme se evidencia na Figura 37.1.

---
[2] Ghyka MC. Le nombre d'or. Paris: Gallimard; 1939.

Na Figura 37.1 pode-se verificar que as proporções a seguir respeitam a seção dourada (Φ):

$$\frac{AB}{BC} = \frac{AD}{FD} = \frac{DB}{EB} = \Phi$$

$$\frac{FD}{DE} = \frac{DH}{DE} = \frac{EB}{HB} = \Phi$$

$$\frac{CB}{aa'} = \frac{aa'}{bb'} = \frac{bb'}{cc'} = \Phi$$

Como exemplo prático ilustraremos um caso real de aplicação em comparação de fotografias em investigação de vínculo genético, na década de 1980, quando o método estava em voga nos pretórios paulistas (Figura 37.2).

Os valores obtidos no estudo analítico podem ser vistos, comparativamente, no Quadro 37.1.

▶ Fundamentos da datiloscopia

Conquanto a datiloscopia, como processo científico, seja de uso relativamente recente, as vantagens do seu uso já foram descobertas pelos chineses no século XII a.C. quando, para que os contratos tivessem valor oficial, deviam levar aposta, além da assinatura e dos carimbos habituais na região, a impressão de um dedo, geralmente polegar ou indicador dos signatários. Essa é uma prova que os chineses intuíam existir nos desenhos formados pelas cristas papilares das polpas digi-

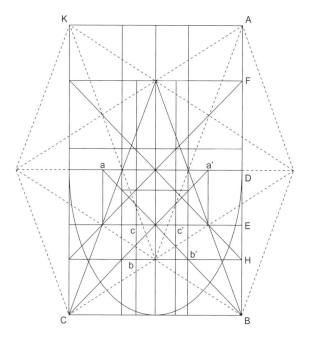

Figura 37.1 Traçado das linhas auxiliares, de modo a inscrever o rosto no dodecaedro platônico (Timeo), paradigma geométrico da harmonia (Prancha XX de Ghyka, op. cit.).

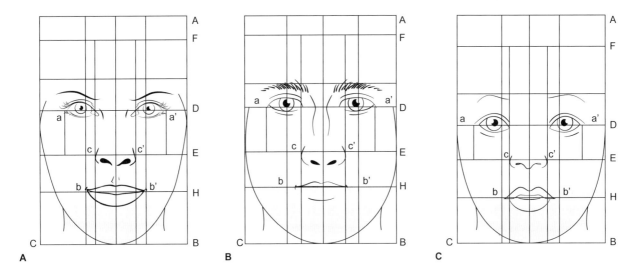

Figura 37.2 Decomposição analítica das proporções do rosto da mãe (**A**), do suposto pai (**B**) e da criança (**C**).

tais, característicos de individualidade. Essa utilização empírica, pela proximidade, foi adotada também pelos japoneses, no século VII da nossa era.

As observações realmente científicas iniciaram-se com o anatomista italiano Marcelo Malpighi, ao estudar as cristas papilares, e continuaram com Purkinje, que, já em 1823, elaborou a primeira classificação dos desenhos dessas papilas. Surgiram, depois, os estudos de William J. Herschell, datados de 1858, efetuados em Bengala (Índia), quando lá se encontrava a serviço da Coroa britânica, e por fim os de Sir Francis Galton, que apresentara sua classificação em 1888, logo a seguir aperfeiçoada por Richard Henry, resultando no sistema de identificação adotado pela Índia (1897), pela Inglaterra e pelos EUA (1901).

Todavia, e sem nenhuma sombra de dúvida, o marco mais significativo são os trabalhos desenvolvidos por Juan Vucetich,[3] um dálmata que migrou para a Argentina e que em 1891, como chefe de Polícia da Província de Buenos Aires, na cidade de La Plata, elaborou um sistema em extremo simples e altamente eficaz que, publicado em 1901, logo foi aceito pela Argentina e pelo Brasil (1905).

O processo está baseado na observação das figuras formadas pelas cristas papilares das polpas digitais. Essas cristas são formadas pelas ondulações da derme que aparecem entre o 6º e o 7º mês da vida intrauterina e que são revestidas pela epiderme da área.

A datiloscopia preenche todos os requisitos de um processo infalível de identificação, isto é: variedade, imutabilidade, praticabilidade e classificabilidade.

▶ **Variedade.** Os arranjos dos desenhos papilares são incontáveis, levando em consideração os elementos: qualitativos (formas dos desenhos); quantitativos (número de cristas entre dois pontos do desenho); acidentais (cicatrizes) e topográficos (localização das figuras).

▶ **Imutabilidade.** Desde em torno do 6º ao 7º mês de vida intrauterina até que a putrefação as destrua, as cristas papilares são invariavelmente as mesmas no mesmo indivíduo. Elas resistem, ao passar dos anos,

Quadro 37.1 Valores obtidos no estudo analítico que comparou fotografias em investigação de vínculo genético, na década de 1980.

Proporção	E.C.S. (M)	F.J.S. (F)	J.C.S. (SP)
$\dfrac{AB}{BC}$	1,59	1,60	1,54
$\dfrac{AD}{FD}$	1,36	1,43	1,29
$\dfrac{DB}{EB}$	1,52	1,41	1,49
$\dfrac{FD}{ED}$	1,74	2,53	1,86
$\dfrac{DH}{DE}$	1,76	2,09	1,82
$\dfrac{EB}{HB}$	1,65	1,81	1,63
$\dfrac{CB}{aa'}$	1,44	1,47	1,40
$\dfrac{aa'}{bb'}$	1,68	1,89	1,53
$\dfrac{bb'}{cc'}$	1,50	1,53	1,62

---

[3] Vucetich J. Dactiloscopía comparada: el nuevo sistema argentino. La Plata: Peuser; 1904.

à ação dos agentes físicos e químicos desde que não destruam a camada germinativa, diretamente apoiada sobre a derme através da membrana basal ou basilar. Quando certos processos patológicos atingem a derme papilar, como é o caso da hanseníase avançada ou da doença de Meleda, eles provocam deformações das cristas papilares, com desarranjos e, até, ilegibilidade dos dermatóglifos.

▶ **Praticabilidade.** A datiloscopia é técnica segura, de baixo custo, de fácil execução, não sujeita ao subjetivismo dos profissionais que realizam as coletas.

▶ **Classificabilidade.** Tanto o sistema de Vucetich quanto o de Galton-Henry permitem, sem maior trabalho, a classificação de milhões e milhões de individuais datiloscópicas em pequenos espaços, que, depois, podem ser achadas com a maior facilidade, notadamente no presente, com os processos informatizados.

▶ Sistema datiloscópico de Vucetich

Vucetich observou nos desenhos datiloscópicos três grandes conjuntos de cristas papilares que formam os sistemas: **central** ou **nuclear**, o mais importante, em torno do qual se localizam dois outros; **basal**; e **marginal** (Figura 37.3).

Esses três sistemas de cristas dermopapilares podem variar em suas dimensões – notadamente o nuclear, que se encurva, paulatinamente, no sentido axial para, ao depois, tornar-se assimétrico para um ou outro lado. No local da existência de ponto(s) de confluência entre os três sistemas, cria-se uma figura típica denominada **delta** (D) ou **trirrádio**. Em função dessa figura, as impressões poderão:

- Não ter delta ou trirrádio
- Ter um delta ou trirrádio à direita ou à esquerda do observador
- Ter dois deltas, um de cada lado.

Um passo adiante, Vucetich observou as suas quatro figuras básicas: arco, presilha interna, presilha externa

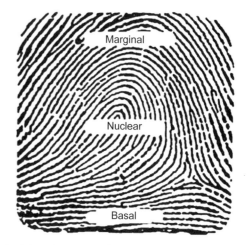

Figura 37.3 Os três sistemas de cristas que podem ser encontrados em um datilograma.

e verticilo (Figura 37.4), segundo: não apresenta delta, apresenta um delta à direita ou à esquerda e apresenta dois deltas (bilateral), respectivamente.

As configurações que aparecem nos dedos, para fins de classificação, se dividem em quatro formas fundamentais que se designam por **letras** quando se encontram no polegar e por **números** quando se encontram em qualquer um dos outros dedos, exceto o polegar (Quadro 37.2).

Algumas situações especiais recebem notações próprias:

- Ausência de falange (0)
- Cicatriz que impede a classificação (X).

Denomina-se **desenho digital** o desenho formado pelas cristas papilares da polpa digital da falange distal de cada quirodáctilo, tal como aparece no dedo. Reserva-se o termo **datilograma**, ou impressão digital, à reprodução do desenho digital quando impresso sobre um suporte.

Vale lembrar que em um datilograma as linhas impressas correspondem às cristas papilares, e os intervalos que as separam, aos sulcos interpapilares.

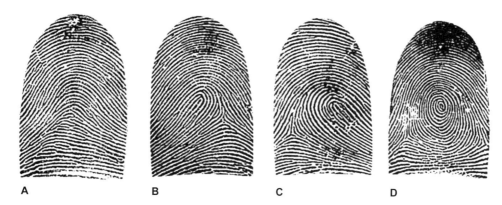

Figura 37.4 Os quatro datilogramas básicos de Vucetich: arco (**A**); presilha interna (**B**); presilha externa (**C**); verticilo (**D**).

Quadro 37.2 Configurações que aparecem nos dedos, para fins de classificação no sistema datiloscópico de Vucetich.

Configuração	No polegar	Em outro dedo	Deltas	Designação
Arco	A	1	0	Adéltico
Presilha interna	I	2	1	Monodéltico à direita
Presilha externa	E	3	1	Monodéltico à esquerda
Verticilo	V	4	2	Bidéltico (Didéltico)

Apontam-se, ainda, os sistemas de linhas, deltas, linhas diretrizes e pontos característicos como elementos construtivos do datilograma.

Qualquer que seja o acidente (trípode, bifurcação, ângulo, ponta de linha, ilhota, ponto) que o constitua, o delta deve ser localizado, tanto quanto possível, no ponto de divergência das linhas diretrizes, ou à sua frente, o mais próximo desse ponto.

▸ **Arco.** É o datilograma adéltico, constituído de linhas mais ou menos paralelas e abauladas que atravessam ou tendem a atravessar o campo digital, podendo muitas vezes apresentar, ao centro, as linhas angulares ou que se verticalizam, ou ainda assumir configurações semelhantes a uma presilha.

▸ **Presilha interna.** É o datilograma que apresenta um delta à direita do observador e um núcleo constituído de uma ou mais linhas que, partindo da esquerda, vão ao centro do desenho, curvam-se e voltam ou tendem a voltar ao lado de origem, formando uma ou mais laçadas de perfeita inflexão.

▸ **Presilha externa.** É o datilograma que apresenta um delta à esquerda do observador e um núcleo constituído de uma ou mais linhas que, partindo da direita, vão ao centro do desenho, curvam-se e voltam ou tendem a voltar ao lado de origem, formando uma ou mais laçadas de perfeita inflexão.

▸ **Verticilo.** É o datilograma que se caracteriza pela presença de um delta à direita e outro à esquerda do observador e um núcleo de forma variada, apresentando pelo menos uma linha curva à frente de cada delta.

- **Fórmula datiloscópica**

Também denominada **individual datiloscópica**, é representada por uma fração em cujo numerador se colocam os datilogramas dos dedos da mão direita (**série**) e no denominador, as configurações de cada dedo da mão esquerda (**secção**). Em ambos os casos, a sequência dos datilogramas é a mesma (polegar, indicador, maior, anular e mínimo):

$$FD = ID = \frac{\text{Série}}{\text{Secção}} = \frac{\text{Fundamental} - \text{Divisão}}{\text{Subclassificação} - \text{Subdivisão}}$$

Por exemplo:

$$FD = ID = \frac{V\ 1\ 3\ 4\ 2}{E\ 2\ 3\ 2\ 2}$$

- **Atos de identificação**

Para proceder ao exame datiloscópico é necessária uma sequência de passos e atividades que podem ser esquematizadas como:

- **Tomada** (registro de caracteres): exige a mesa datiloscópica, com tampo de aço inoxidável ou mármore; placas de vidro, ou mármore, para receber a tinta que será espalhada sobre o dedo do identificando; prancheta de madeira com cinco canaletas para receber a ficha datiloscópica, rolo datiloscópico para espalhar a tinta sobre a placa; tinta preta tipográfica da melhor qualidade e fichas datiloscópicas (Figura 37.5). Das várias formas como podem ser colhidos os datilogramas – impressão na prancheta, impressão rolada e impressão pousada –, a que oferece melhores resultados, isto é,

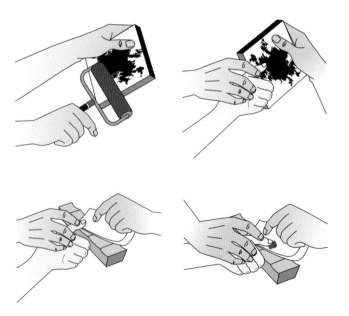

Figura 37.5 Técnica de tomada de impressões digitais. (Adaptada de Amado Ferreira A. Da técnica médico-legal na investigação forense. São Paulo: Revista dos Tribunais; 1962.)

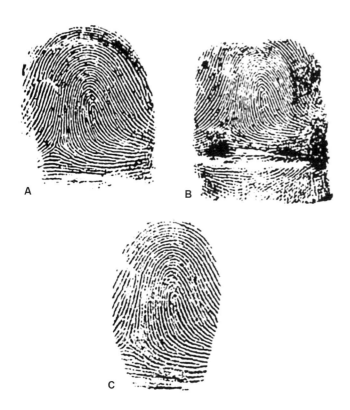

Figura 37.6 A mesma impressão. **A.** Impressão na prancheta. **B.** Impressão rolada. **C.** Impressão pousada; nesta última diversos elementos não aparecem.

a que melhor permite observar todos os pontos característicos, é a **impressão rolada** (Figura 37.6)
- **Verificação** desses caracteres e **classificação**: a classificação e a comparação de datilogramas necessitam da mesa do datiloscopista, de ampliadores de imagem (lupas, microscópios estereoscópios) e dos arquivos de fichas datiloscópicas
- **Recolhimento e transporte** de suportes de datilogramas
  - Evitar encostar ou tocar nas superfícies portadoras das impressões (podem ser feitos engradados de madeira, de modo a proteger certos objetos – copos, garrafas etc. –, evitando atritos que apaguem as impressões. Os pontos de apoio devem ser feitos aproveitando as extremidades do objeto)
  - Usar luvas para evitar a contaminação com impressões estranhas ao suporte
- **Comparação** entre os caracteres obtidos na cena do crime e os que se encontram nos arquivos datiloscópicos.

Revelação dos datilogramas

Nos suportes podem encontrar-se vários tipos de datilogramas, como:

- Impressões digitais **positivas e visíveis**, por exemplo, mãos sujas de graxa, de sangue, de tinta etc., são fotografadas, buscando-se o melhor foco, isto é, a nitidez mais absoluta. Posteriormente, as fotografias poderão ser ampliadas para facilitar as comparações
- Impressões digitais **positivas e latentes** podem ser encontradas em superfícies lisas de objetos metálicos, de vidro, de madeira, de frutas, de papel etc. Muitas delas podem ser fotografadas com iluminação especial, outras serão inicialmente (a menos que a superfície esteja empoeirada) "reveladas"
- Impressões digitais **negativas**, por exemplo, impressões sobre massa de vidraceiro ou massa plástica. Estas podem ser fotografadas com precisão, isto é, com equipamento de aproximação, e usadas como "negativo" para se obter a imagem inversa com silicone de alta qualidade (o mesmo utilizado para moldagens de precisão, em prótese).

Para "revelar" impressões latentes, torna-se necessário o uso de substâncias que desempenhem essa função. As substâncias reveladoras podem ser pulverulentas, líquidas ou gasosas.

▶ **Pulverulentas.** Em geral pós finíssimos que revelam a impressão de duas maneiras:

- Combinando-se com o cloreto de sódio, eliminado pelo suor, ou
- Aderindo mecanicamente à umidade e à oleosidade das impressões.

A cor do pó a ser empregado pode ser bem diferente: branco, preto, vermelho etc. A escolha da cor dependerá da cor do suporte onde se encontram as impressões. Os pós mais usados são:

- **Sudão-III** (vermelho para revelação em documentos e objetos de superfícies lisas) e ***scharlach rot***, ou vermelho-escarlate, ambos revelam quimicamente, uma vez que coram a secreção oleosa que impregna as impressões deixadas no local
- **Cerusa** ou alvaiade de chumbo, branco, para suportes escuros e opacos
- **Peróxido de manganês**, a plumbagina, o negro de fumo, o *toner* (para suportes claros)
- **Amido iodado** ou iodeto de amido (quando o suporte é tecido).

Também podem ser empregadas as seguintes fórmulas, segundo Alcântara (1982):[4]

Pó branco
Óxido de zinco

---
[4] Alcântara HR. Perícia Médica Judicial. Rio de Janeiro: Guanabara Dois; 1982.

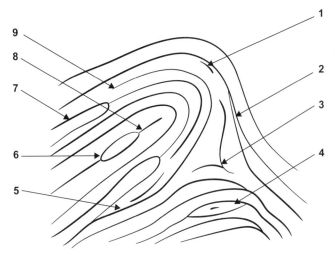

Figura 37.7 Alguns pontos característicos mais comuns. **1.** Cortada. **2.** Bifurcação (forquilha). **3.** Delta. **4.** Ilhota. **5.** Desvio. **6.** Encerro. **7.** Confluência. **8.** Fim de linha. **9.** Início de linha.

Pó pardo ou cinza
    Óxido de zinco................. 98 g
    Alumínio em pó................ 2 g

Pó amarelo
    Óxido ferroso................... 99,75 g
    Alumínio metálico (pó) .... 0,25 g

Pó fluorescente
    Antraceno finamente pulverizado

Pós negros ou pretos
    Peróxido de manganês .... 85 g
    Fosfato em pó.................. 15,75 g

▸ **Líquidas.** São corantes dispersos em um solvente. As substâncias reveladoras líquidas mais usadas são: a solução alcoólica (70º) saturada de Sudão-III, quando o suporte é de vidro (depois de 24 horas as impressões aparecem em vermelho) e o nitrato de prata.

Utilizando-se o nitrato de prata, este se combina com o cloreto de sódio, dando nitrato de sódio e cloreto de prata. Depois de receber o nitrato de prata, o suporte é banhado em água, ficando o cloreto de prata, insolúvel, aderente às impressões. **Toda essa etapa é feita, vagarosamente, em câmara escura.** Depois leva-se à luz de 100 watts durante 15 minutos para só então receber a última lavagem e ser exposto ao ar. As impressões reveladas em banho fotográfico apresentam-se com a coloração amarronzada.

▸ **Gasosas.** Dentre as substâncias reveladoras gasosas, destacam-se:

- Vapores de iodo (para suportes de papel e de pano)
- Vapores de ácido ósmico (para qualquer tipo de suporte)
- Vapores de ácido fluorídrico (apenas quando o suporte é de vidro).

Para revelar uma impressão digital em uma folha de papel, coloca-se em uma cápsula de porcelana areia para ser aquecida. Sobre a areia quente deitam-se tintura de iodo ou palhetas de iodo metaloide. Por cima dos vapores desprendidos coloca-se o suporte, que assim vai exibir a impressão latente.

Interpretação

A identificação se faz verificando os pontos característicos de cada uma das impressões: a "problema" achada no local e a de um suspeito. Os pontos característicos consistem em particularidades que apresentam as linhas papilares no seu percurso através da polpa digital, às vezes interrompidas, de modo a formar certos desenhos ou figuras distintos, inconfundíveis, de fácil pesquisa e peculiares a cada desenho (Figuras 37.7 e 37.8).

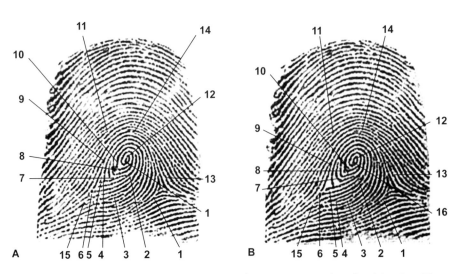

Figura 37.8 Verificação dos pontos característicos entre duas impressões digitais: a encontrada no local de crime (**A**); e a colhida do suspeito (**B**).

Os pontos característicos são apontados em ambas as impressões (de preferência ampliadas) por setas numeradas, iniciando-se pelo ângulo inferior direito e progredindo, circularmente, no sentido dos ponteiros do relógio até completar um ou mais giros, de acordo com o número de coincidências.

A coincidência de cada ponto característico representa uma probabilidade de 4^n, em que n = nº de pontos característicos.

Quando há de 12 a 20 pontos característicos coincidentes entre a impressão "problema" e a de um suspeito, a identificação é considerada positiva.

38 Arcos Dentários na Identificação

Maria de Lourdes Borborema

▶ Identificação pelos dentes

Não existem duas pessoas com a mesma dentadura.

Essa é uma verdade que resulta das numerosíssimas variáveis individualizadoras que oferecem as peças dentárias e que tornam impossível o fato de que duas pessoas tenham dentaduras idênticas. Daí que exista uma tendência crescente, em Medicina Legal e Forense, a aplicar procedimentos odontológicos para auxiliar nos problemas de identificação.

Atualmente, os dentes se erigem em elementos singulares na identificação odontolegal. Talvez sua importância nesse sentido seja decorrente da extraordinária resistência das peças dentárias às situações que, em regra, produzem a destruição das partes moles, como a putrefação e as energias lesivas (agentes traumáticos, energias físicas, energias químicas etc.).

Uma das situações em que a identificação dos dentes oferece singular importância são os casos de grandes catástrofes ou desastres coletivos, infelizmente assaz frequentes.

Nesses eventos infortunísticos, os cadáveres sofrem ações destruidoras, quer pela fragmentação, quer pelo incêndio do local, o que impede que se ponham em prática os procedimentos mais elementares de reconhecimento, como os traços fisionômicos, a identificação papiloscópica ou outros análogos.

Um dos casos mais momentosos, ocorrido no Brasil em 1985, em que a contribuição da Odontologia Legal foi decisiva, foi o da identificação dos restos mortais do médico alemão Josef Mengele, cognominado o "Anjo da Morte", responsável pela morte de milhares de pessoas confinadas no campo de concentração de Auschwitz, durante a Segunda Guerra Mundial.

Em catástrofes aéreas, como as acontecidas com o grupo musical Mamonas Assassinas, em 02.03.1996, ou entre os 99 passageiros do avião da TAM que caiu em São Paulo em 31.10.1996, a identificação, em grau de certeza, somente foi possível com base nos dados oferecidos pelo exame odontológico em 75 dos casos, sendo que apenas nos casos restantes a identificação se procedeu pelo exame de DNA ou outros procedimentos.

É que as informações que podem ser obtidas através do exame dos dentes não se limitam a checar os achados no cadáver com os registros nas fichas odontológicas, verificando tratamentos dentários ou outras informações clínicas.

Mesmo quando nada se tem, mesmo quando a vítima nunca realizou tratamentos dentários, mesmo quando sequer se consultou com um profissional, as informações que se podem obter do exame dental dos restos encontrados, conquanto seja uma ossada ou fragmentos dos ossos do esplancnocrânio (viscerocrânio), podem até orientar sobre dados úteis na investigação policial. Além de identificar se se trata de ossos e dentes da espécie humana, o mesmo estudo pode fornecer informações a respeito da vítima que possibilitem a individualização, mormente quando há noticiados casos de desaparecimento. Nessa esteira, os dentes podem oferecer dados sobre o cadáver, como:

- Espécie
- Grupo racial
- Sexo
- Idade
- Altura
- Dados particulares
- Determinadas profissões.

▶ Espécie

É óbvio que ninguém questionaria o diagnóstico da espécie à qual pertencem certas peças dentárias quando as mesmas se encontram fixadas nos respectivos alvéolos. Basta analisar superficialmente o crânio ou a mandíbula para detectar se aquele ou esta é ou não é humano.

De fato, o diagnóstico da espécie só se constitui em problema quando temos apenas uma ou mais peças dentárias isoladas. O que interessa, nesses casos, é saber se os referidos dentes pertencem ou não à espécie humana. Caso não sejam humanos, de regra, falece o interesse do odontolegista, a menos que existam razões supervenientes.

A **característica morfológica fundamental**, privativa dos dentes humanos e que os torna diferentes dos de quaisquer outras espécies animais, é que nos dentes humanos **a coroa e a raiz se encontram em um mesmo plano**, apresentando-se como segmentos de hastes retas.

Contrariamente, nos animais, a raiz sempre descreve curvas, exibindo uma grande angulação. Apenas os macacos antropoides mostram uma certa semelhança, mormente nos incisivos e caninos. Nesses raros casos tão somente, será necessário um exame mais minudente, e, por vezes, será preciso recorrer à Zoologia (Anatomia Comparada).

Em se tratando de fragmentos de peças dentárias, o exame microscópico pode realizar-se através de um corte sagital e observação por epi-iluminação, usando um microscópio igual ao utilizado em metalurgia. Com essa técnica os dentes humanos mostram características exclusivas, tais como:

- Os prismas do esmalte são ondulados
- Os referidos prismas são paralelos e perpendiculares à dentina
- Estes prismas têm uma largura média de 5 μ e um comprimento de 2 mm
- Os prismas apresentam estrias escuras transversais a intervalos regulares em torno de 4 μ
- A linha de união entre o esmalte e a dentina exibe um aspecto em guirlanda.

▶ Grupo racial

As principais **características raciais** encontram-se presentes, especialmente, nos **molares**, através dos quais é possível diferenciar as raças ortognatas (brancos ou caucasoides), prognatas (negros, melanodermas e faiodermas) e as denominadas raças primitivas (aborígines australianos, da Oceania etc.), que em geral se caracterizam por apresentarem prognatismo maxilar variável, mas expressivo.

Nessa esteira, as **raças ortognatas** apresentam:

- Nos molares superiores, as cúspides palatinodistais muito pequenas, quando comparadas com as cúspides mesopalatinas. Não obstante, ambos os grupos de cúspides encontram-se separados pelo sulco principal, constituído por uma depressão bem marcada

Quadro 38.1 Índice de Flower de acordo com os grupos étnicos.

Tipo	Índice dentário = ID	Grupo étnico
Microdontes	< 41,9	Caucásicos
Mesodontes	42,0 a 43,9	Negroides, mongólicos
Megodontes	> 44,0	Australoides

- O 1º molar inferior conservando apenas uma marca leve da soldadura da cúspide posterior
- O 2º e o 3º molar inferior sem cúspides posteriores diferenciadas.

As **raças prognatas**, por sua vez, têm:

- Nos seus molares superiores as cúspides palatinodistais de bom tamanho
- Nos molares inferiores, uma cúspide posterior diferenciada.

As **raças primitivas** exibem molares inferiores semelhantes aos dos macacos chimpanzés.

O **índice dentário** se calcula utilizando-se fórmulas, e uma das mais difundidas é a de Flower:

$$\frac{(\text{Comprimento em reta entre borda mesial do 1º pm e a borda distal do 3º m}) \times 100}{\text{Distância básio-násio}}$$

O índice de Flower é útil para estabelecer diferenças entre grupos humanos, segundo a distribuição do Quadro 38.1.

Não se dispondo de todas as peças dentárias, de modo a poder fazer a medição proposta por Flower, pode-se utilizar esta outra fórmula para estabelecer o índice dentário:

$$\frac{[\text{Comprimento de um dos incisivos médios superiores (11 ou 21)}] \times 100}{\text{Distância básio-násio}}$$

Outra fórmula usada é a que considera a altura do indivíduo:

$$\frac{\text{Comprimento médio de todos os dentes}}{\text{Altura do indivíduo}}$$

Os resultados obtidos pela aplicação de qualquer uma das fórmulas alternativas antes mencionadas devem ser confrontados com os índices da tabela anterior.

▶ Sexo

Com referência à **morfologia dos dentes**, verifica-se que os incisivos superiores são as peças dentárias que exibem maior dimorfismo sexual e, via de consequência, os dentes que podem oferecer dados relacionados com o sexo de um crânio ou de uma vítima. Isso, obviamente, é um fator limitante.

Sabe-se que os incisivos centrais superiores são mais volumosos nos indivíduos de sexo masculino que nos de sexo feminino. Todavia, as diferenças são milimétricas.

Outra diferenciação morfológica refere-se à relação entre o diâmetro mesodistal do incisivo central e o do incisivo lateral do maxilar superior. Esse diâmetro é menor na mulher do que no homem, uma vez que na mulher os dentes têm uma regularidade maior que no homem, isto é, são mais semelhantes entre si.

Quanto à **cronologia de erupção**, verifica-se que no sexo feminino a erupção da dentição definitiva é mais precoce que no sexo masculino, sendo certo que a diferença entre ambos é da ordem de aproximadamente 4 meses.

▶ Altura

Existe um método matemático que permite o cálculo da altura do indivíduo a partir das dimensões dos dentes. A fundamentação do método reside no fato de que existe proporcionalidade entre os diâmetros dos dentes e a altura do indivíduo. Esse procedimento foi criado e aperfeiçoado pelo professor argentino Carrea (Figura 38.1).

Mede-se, em milímetros o "**arco**" de circunferência, constituído pela somatória, no **arco inferior**, dos diâmetros mesodistais do incisivo central, do incisivo lateral e do canino inferiores (31-32-33 ou 41-42-43). A "corda" desse "arco", geometricamente falando, é medida traçando-se a linha reta entre os pontos inicial e final (borda mesial do incisivo central até a borda distal do canino ipsilateral) do "arco". Carrea deu a essa medida o nome de "raio-corda inferior".

A altura humana deve encontrar-se entre essas duas medidas, que hão de ser consideradas, uma máxima, à medida do arco, e outra mínima, à medida do "raio-corda inferior".

As fórmulas para fazer a estimativa da altura em milímetros são as seguintes:

1. Altura máxima (em mm) = $\dfrac{arco \times 6 \times 10 \times 3{,}1416}{2}$

2. Altura mínima (em mm) = $\dfrac{raio\text{-}corda \times 6 \times 10 \times 3{,}1416}{2}$

A altura masculina estará mais próxima da altura máxima calculada, ao passo que a altura feminina será mais próxima da altura mínima calculada.

Esse procedimento possibilita o cálculo da altura nos casos de fragmentação ou esquartejamento, acidental ou criminal, dos cadáveres ou naqueles casos em que o odontolegista dispõe de restos humanos nos quais foram preservadas as peças dentárias. Esse índice apenas avalia a altura mais provável do indivíduo e não guarda nenhuma relação com a causa médica ou jurídica da morte.

▶ Individualidade

Contando com uma dentadura completa de um indivíduo, poderemos proceder à sua identificação em grau de certeza, porquanto, como já afirmamos no início, não existem duas pessoas com a mesma dentadura.

Com efeito, eis que cada indivíduo possui particularidades em quantidade e qualidade tais, na sua dentadura, que por si sós permitem estabelecer sua correta identidade. Entretanto, quando não se conta com a dentadura completa, antes apenas com algumas peças dentárias, devido a extrações, avulsões, fraturas, perdas *post mortem* etc., por vezes apenas contando-se com um único dente, é evidente que o problema se tornará tanto mais difícil quanto menor seja o número de informações de que se dispõe.

Mesmo assim, por vezes, ainda que dispondo de um número exíguo de dentes, pode-se contar com alguma peculiaridade muito singular e importante que, caso seja encontrada, por si só pode ser o elemento discriminador no diagnóstico. Isso se vê com as incrustações de ouro e/ou pedras preciosas nas faces vestibulares dos incisivos centrais superiores, o rebaixamento do esmalte e a substituição por coroas de ouro como sinal de riqueza, entre outros.

É curial que, para poder proceder a uma correta e profícua identificação odontológica, é fundamental contar com a informação dental prévia do indivíduo

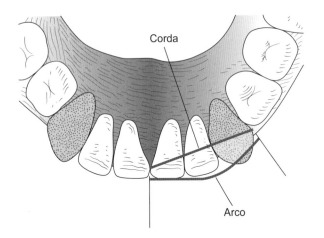

Figura 38.1 Esquema do traçado do "arco" e da "corda" entre a face mesial do primeiro incisivo inferior e a face distal do canino inferior do mesmo lado, que possibilitará as medições necessárias para calcular a altura conforme a fórmula de Carrea.

que se pretende identificar. Com efeito, deve-se ter presente que esse procedimento de identificação, ao igual que os outros que já foram abordados neste capítulo, chegará a seus resultados, essencialmente, através de confrontos. Esses confrontos sempre hão de ocorrer entre os achados no material pesquisado, e esses achados deverão ser cotejados com os existentes na ficha odontológica do consultório do(s) profissional(ais) que trataram, em algum momento, a pessoa que se pretende identificar.

Como acontece com os **pontos característicos** nas impressões digitais, também nas comparações entre os dentes do material questionado e os das fichas odontológicas é exigido um **número suficiente de coincidências** para se poder fazer um diagnóstico identificatório de certeza.

Contrariamente, a ocorrência de um ou mais pontos discordantes, realmente incompatíveis entre si, pode permitir a **exclusão** durante o procedimento de identificação por confronto. Todavia, é necessário enfatizar que os pontos que não sejam incompatíveis não permitirão as citadas afirmações de certeza.

À guisa de exemplo, podemos citar a ausência de dentes por extração, a realização de implantes e/ou colocação de pinos em datas posteriores às dos registros na ficha odontológica de que dispomos, e, até porque às vezes são trabalhos realizados por outros profissionais que nos são desconhecidos, retirando possíveis pontos característicos ou de coincidência, **não invalidam a identificação, quando esta é possível nos dentes que subsistem**.

Já quando na ficha odontológica de uma pessoa desaparecida, por exemplo, contamos com a informação certa de que determinada peça dentária foi extraída – por exemplo, ausência do 1º pré-molar do hemiarco superior esquerdo, isto é, 24 –, e que, ao mesmo tempo, possui um trabalho em um determinado dente – por exemplo, uma obturação em amálgama, no colo, na face vestibular do 2º pré-molar inferior esquerdo, isto é, 35 –, resultará mais fácil o cotejo. Assim, se ao realizar o exame da dentadura do crânio que se pretende identificar verificamos que o 1º pré-molar do hemiarco superior esquerdo está presente e que inexiste qualquer obturação ao nível do colo da face vestibular do 2º pré-molar inferior esquerdo, poderemos afirmar, com certeza, que ambas as dentaduras não pertencem à mesma pessoa.

Por outras palavras, **retirada, eliminação ou desaparecimento de pontos característicos não impossibilita nem invalida a identificação**. Já a incongruência entre trabalhos realizados ou extrações efetuadas e o achado dessas peças intactas e presentes na dentadura a ser cotejada **exclui a identificação ou faz a identificação negativa**.

Os pontos característicos que podem ser utilizados para individualizar as pessoas não se restringem, como poderia parecer, a extrações ou obturações. Contrariamente, os estudos das dentaduras para fins de identificação são muito mais abrangentes e são elementos das mais diversas naturezas, a saber:

Elementos congênitos

As peças dentárias são estruturas cuja gênese, ao igual que o da maioria das outras do organismo, é condicionada geneticamente. Não obstante, a expressividade de certas características genéticas pode ser variável.

Existem algumas anomalias dentárias que se transmitem de forma hereditária, isto é, geneticamente (Figuras 38.2 e 38.3). Nesse grupo encontram-se a hipoplasia dentária, a inclusão de peças, o desenvolvimento rudimentar dos caninos, entre outras.

Todavia, além dessas anomalias geneticamente condicionadas, os dentes podem mostrar peculiaridades

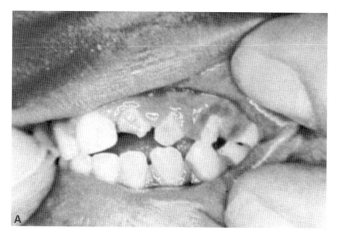
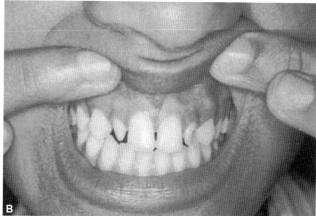

Figura 38.2 Anomalias dentárias congênitas. **A.** Displasia do esmalte. **B.** Hipoplasia dentária com dentes cônicos. (Extraída de Bergsma D. Birth defects compendium. 2. ed. New York: Alan R. Liss; 1979. pp. 16-7.)

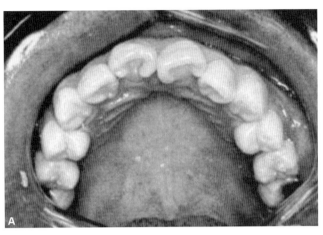
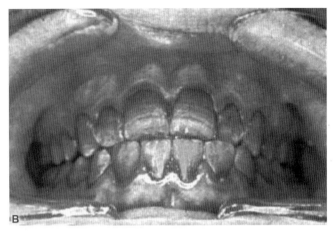

Figura 38.3 Anomalias dentárias. **A.** Congênita (marcador genético), dentes "em pá de escavadeira". **B.** Linhas horizontais, mais evidentes nos incisivos superiores centrais, devidas a empuxos sucessivos da doença de base (porfiria = distúrbio do metabolismo das porfirinas). (Extraída de Bergsma, op. cit.)

anatômicas que auxiliam grandemente na identificação. Dentre estas podemos elencar:

- Número: ocorrência de peças supernumerárias
- Tamanho: micro e macrodontia
- Forma: quadrada, retangular, triangular, ovoide, caninos em agulha, dentes de rato
- Volume
- Disposição peculiar: rotação, desalinhamento, dentes agrupados
- Separação: diastemas etc.

Da mesma maneira, a **forma dos arcos dentários** (Figuras 38.4 e 38.5), na norma horizontal, pode exibir variações características, como:

- Normal: em forma de arco de elipse
- Trapezoidal
- Triangular
- Redonda: em "arco de ferradura" (arco de círculo)
- Assimétrica.

Paralelamente, a abóbada palatina (Figura 38.6) pode apresentar-se, no plano frontal, sob uma das três

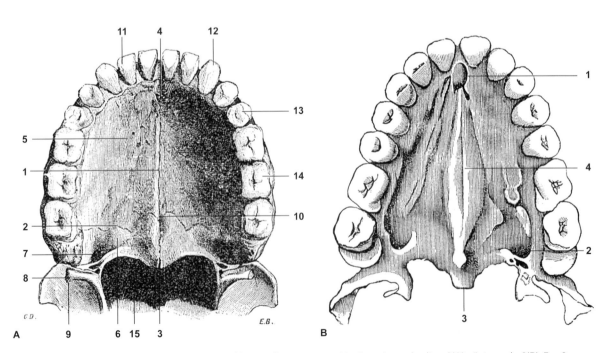

Figura 38.4 Arco dentário superior em norma horizontal (vista inferior, esquemático): em "arco de elipse" (**A**) e "triangular" (**B**). Em **A**, a numeração aponta detalhes anatômicos que independem do formato do arco. Em **B**: *1*, forame palatino anterior; *2*, forame palatino posterior esquerdo; *3*, espinha nasal posterior; *4*, *torus palatinus*. (Adaptada de Testut L, Latarjet A. Anatomia humana. v. 1. Barcelona: Salvat; 1947. pp. 299-300.)

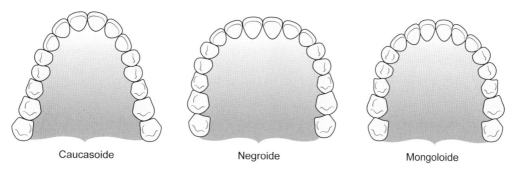

Figura 38.5 Formas de palato e arco superior e sua relação com os principais grupos étnicos: triangular, no grupo caucasoide; retangular, no grupo negroide, e em ferradura, no grupo mongoloide. (Adaptada de Teixeira WRG. Medicina Legal. Mogi das Cruzes: edição particular; 1975 e 1978.)

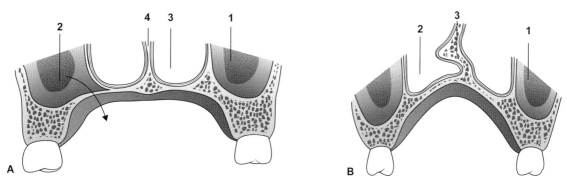

Figura 38.6 Abóbada palatina em corte frontal (vista posterior, esquemática): em "alça de balaio" (**A**) e "em ogiva" (**B**). Em **A**: *1*, seio maxilar direito; *2*, seio maxilar esquerdo; *3*, fossa nasal direita; *4*, septo nasal. Em **B**: *1*. Seio maxilar direito; *2*, fossa nasal esquerda; *3*, septo nasal desviado e com esporão. (Adaptada de Testut e Latarjet, op. cit., p. 24.)

formas fundamentais, conforme o grau de elevação de sua parte central, a rafe mediana, a saber:

- Em "**alça de balaio**", quando menos acentuada a elevação e arredondada
- **Ogival** ou "em arco gótico", com elevação central muito acentuada
- **Plano**, quando o arco da abóbada é praticamente inexistente.

O exame das irregularidades de superfície do palato – **rugas palatinas** –, que pode ser também identificador como a **palatoscopia**, será analisado em outra parte desta obra.

- ### Estigmas resultantes de profissões e hábitos pessoais

Certas profissões podem produzir marcas permanentes nos dentes por motivos meramente **mecânicos**, que introduzem **desgastes** (Figuras 38.7 e 38.8) e perdas mínimas de esmalte em face dos traumatismos reiterados.

Ação mecânica

Assim, por exemplo, entre os sapateiros, bem como entre os estofadores, é habitual que esses operários segurem tachas ou pregos entre os dentes, encontrando-se, não raro, reentrâncias ou chanfraduras na borda incisal dos incisivos centrais (dentes de Hutchinson falsos) (Figura 38.9).

Entre os colchoeiros, estofadores, alfaiates e costureiras também se observam irregularidades ou pequenas fissuras na borda incisal ou livre dos incisivos centrais, resultante do hábito de puxar o fio e, quando na medida, cortá-lo com o auxílio dos dentes em vez de usar tesoura.

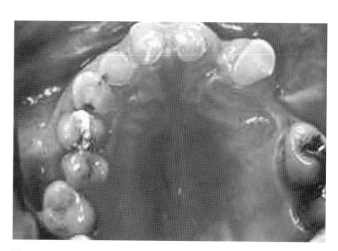

Figura 38.7 Desgaste das faces incisais e oclusais dos incisivos, canino e pré-molar superiores direitos.

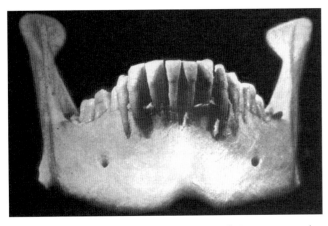

Figura 38.8 Desgaste dos incisivos e caninos inferiores, acompanhado de reabsorção óssea da parede anterior dos respectivos alvéolos.

As pessoas que têm o hábito de fumar cachimbo acabam por provocar um desgaste e até deslocamento das peças dentárias em que costumam apoiar a piteira. Não há como esquecer que os dentes dos fumantes, ainda, em geral apresentam uma coloração escura, em razão do alcatrão que forma parte da fumaça da queima do fumo.

Os músicos que executam instrumentos com o uso de uma palheta (saxofones, clarineta, oboé etc.), em razão dos repetidos traumas com a boquilha, podem apresentar perdas de substância no esmalte dos incisivos superiores centrais. Algo semelhante pode observar-se com os sopradores de vidro, nos quais o trauma se dá com a boquilha da cana ou vara sobre os incisivos, tanto superiores como inferiores.

Ação química

Os vapores corrosivos – nitrosos e sulfurosos – provocam destruição progressiva dos tecidos dentários, ensejando o amolecimento e a perda dos dentes, afora um maior índice de cáries nas coroas clínicas.

A ação química não produz perdas ou traumatismos do esmalte, como o fazem os fatores mecânicos, antes provocam colorações características do esmalte e da dentina pelo produto químico com o qual o operário tem um contato duradouro e diuturno, a saber:

- Manchas acinzentadas no colo dos incisivos e dos caninos, pelo **chumbo**
- Coloração cinzenta global, pelo **mercúrio**
- Manchas esverdeadas com reborda azul, pelo **cobre**
- Manchas amarronzadas na borda livre dos incisivos, pelo **ferro**
- Manchas amarelas, pelo **cádmio** etc.

Estigmas patológicos

Determinadas profissões provocam **estigmas de natureza patológica**, como, à guisa de exemplo, as cáries dos confeiteiros e pessoas que trabalham em fábricas de doces, de forma circular, de cor amarela ou preta dos tecidos desvitalizados, e localizadas, exclusivamente, na região do colo das peças dentárias.

Algumas culturas primitivas praticam mutilações ornamentais dos dentes que soem servir para identificar os indivíduos como pertencendo a determinado grupo étnico. Esse é um costume enraizado nas comunidades aborígines australianas e polinésias, observando-se, outrossim, entre habitantes da Malásia e da África, quando realizam um afilamento em cunha das coroas, por limado.

Outros fazem o engastalhamento de pedras preciosas ou incrustações de metais (ouro amarelo) como forma de demonstrar *status* ou posses (Figura 38.10). Esse costume está bastante difundido entre as comunidades rurais brasileiras das regiões Norte e Nordeste.

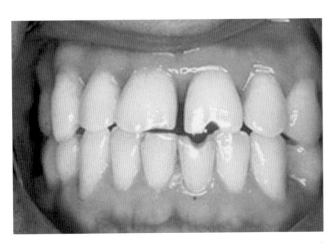

Figura 38.9 Reentrâncias na borda incisal dos incisivos centrais, resultante do hábito de segurar pregos ou tachas com os dentes.

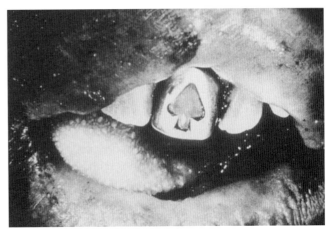

Figura 38.10 Incrustação dentária em ouro amarelo, que facilita a identificação. (Fotografia cedida pelo Prof. Wilmes R. G. Teixeira.)

Traumas dentários

Toda vez que a dentadura sofre traumas, por exemplo, em acidentes ou em agressões, podem encontrar-se fraturas das peças dentárias, seu deslocamento (luxação) e/ou queda (ablação) (Figura 38.11).

A análise das superfícies de fratura possibilita avaliar a antiguidade das lesões, em face da tendência espontânea que as bordas têm de arredondar-se pelo desgaste do dia a dia.

Patologias fetais e da infância

Qualquer transtorno sistêmico ou doença grave que se instale no embrião a partir da 6ª semana de desenvolvimento até a infância, como doenças infecciosas ou parasitárias – rubéola, sífilis, tuberculose etc. – ou doenças metabólicas (porfiria) pode provocar modificações no desenvolvimento do broto dentário (capuz), atingindo tanto a dentina como o esmalte (Figuras 38.12 e 38.13).

De regra, consistem em impregnações pelos produtos cromáticos, como é o caso da bilirrubina (ver Figura 38.13), ou erosões ou linhas horizontais, que às vezes formam verdadeiros degraus. A forma como se distribuem essas erosões ou esses depósitos traduz épocas em que houve empuxo, surto ou agravamento da patologia crônica de base. Isso tanto pode observar-se nos dentes decíduos como nos definitivos.

A utilização de certos produtos medicamentosos na mãe durante a gravidez ou na criança antes da erupção da dentição permanente faz com que os brotos dentários sejam atingidos durante o seu desenvolvimento, ficando marcas cromáticas indeléveis da iatrogenia, como acontece, por exemplo, com o uso das tetraciclinas para debelar quadros infecciosos (Figura 38.14).

As malformações congênitas, resultantes de modificações da sequência embriológica de desenvolvimento, são manifestações que, quando presentes, caracterizam de forma irretorquível um indivíduo, identificando-o. É o caso, por exemplo, da malformação resultante da fusão incompleta dos brotos palatinos do maxilar, que enseja a formação de uma fenda palatina interdentária (Figura 38.15).

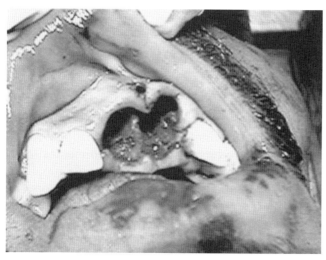

Figura 38.11 Ablação traumática, por soco, das coroas clínicas dos incisivos centrais superiores.

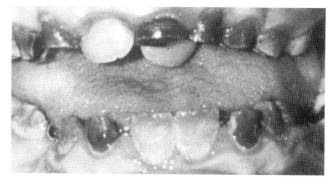

Figura 38.13 Coloração congênita dos dentes por bilirrubina (verde a azul), em caso de doença hemolítica do recém-nascido, por incompatibilidade de fator Rh.

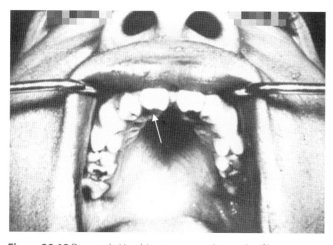

Figura 38.12 Dentes de Hutchinson, característicos da sífilis congênita. A seta aponta as reentrâncias na borda incisal.

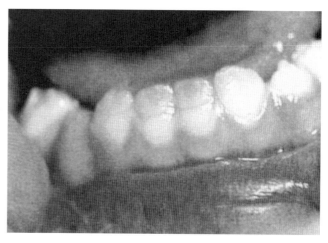

Figura 38.14 Dentes marcados pelo uso de tetraciclinas durante a fase de formação intrauterina. (Adaptada de Bergsma, op. cit., p. 16.)

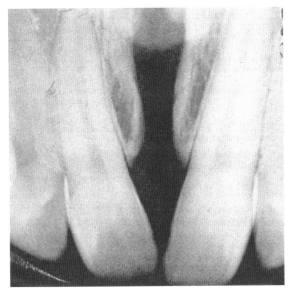

Figura 38.15 Fenda alveolar mediana anterior da maxila, por falta de fusão dos núcleos de calcificação da pré-maxila, durante a embriogênese inicial da região.

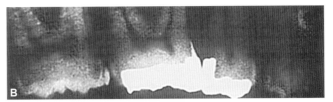

Figura 38.17 Radiografias *ante mortem* (**A**) e *post mortem* (**B**), aparecendo em ambas uma restauração identificadora. O fato de aparecer uma segunda restauração na radiografia *post mortem* não prejudica o diagnóstico de identificação, haja vista tratar-se de um procedimento realizado posteriormente à radiografia *ante mortem* que está sendo utilizada para confronto.

▪ Tratamentos odontológicos

A cárie é, sem dúvida, a patologia mais frequente nas peças dentárias, em qualquer idade. Mesmo não tratadas e, principalmente, quando tratadas, as cáries serão marcos identificadores da maior importância, desde que as peças dentárias não sejam extraídas. O tratamento das cáries, mediante restauração – amálgama, resinas, metais –, se erige, por sua vez, em um ponto característico para a identificação do indivíduo (Figuras 38.16 e 38.17).

Algo análogo se observa com a aplicação de procedimentos terapêuticos, como, por exemplo, a **endodontia**, em que a cavidade pulpar e radicular é recheada por substâncias radiopacas de fácil visualização radiográfica (obturação).

Os trabalhos de **prótese** podem ser de importância decisiva na identificação. Assim, coroas, pontes fixas e removíveis, implantes, pinos, blocos, restaurações etc. (Figuras 38.18 e 38.19).

Da mesma maneira se comportam as iatrogenias – culposas ou dolosas – quando o profissional realiza trabalhos não recomendados ou procedimentos como, no exemplo da Figura 38.20, com abrasão proposital das faces oclusais, de modo a conseguir nas próteses a adaptação da mordida que não conseguiu obter quando da moldagem e escultura próprias.

Considerando que todas as variáveis apontadas podem acontecer em qualquer uma das 32 peças dentárias definitivas, isso abre um enorme leque de pos-

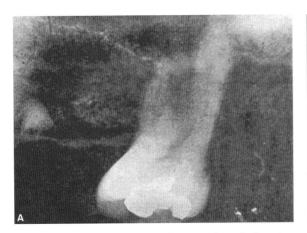
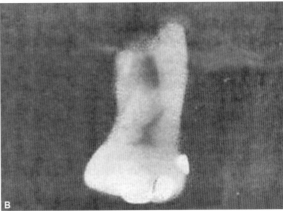

Figura 38.16 Caso Josef Mengele. Identificação pelos trabalhos de restauração realizados no 2º molar superior esquerdo (27). **A.** Radiografia *ante mortem*. **B.** Radiografia *post mortem*, durante os trabalhos que se seguiram à exumação. (Extraída do INFORMativo ML. 1985; 5[13]:1.)

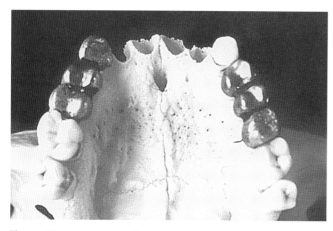

Figura 38.18 Coroas metálicas – em ouro e em metal branco – que possibilitam a identificação com relativa facilidade.

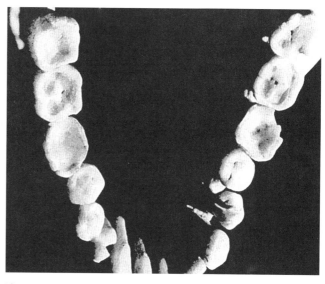

Figura 38.20 Abrasão iatrogênica da face oclusal dos molares que permite uma fácil caracterização do resultado do trabalho odontológico e, via de consequência, da vítima.

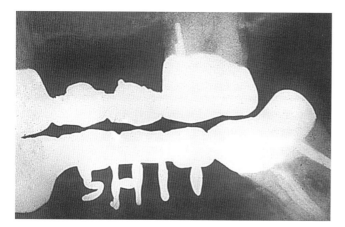

Figura 38.19 Ponte fixa de três elementos suspensos, que pela engenhosidade do seu desenho, torna extremamente fácil o trabalho do odontolegista.

sibilidades cruzadas ou de combinações que dão uma base de credibilidade enorme ao permitir a identificação, em grau de certeza, com a utilização do exame dos dentes.

Para que fosse realmente possível utilizar, no dia a dia, os característicos individualizadores da dentição na identificação de pessoas, seria necessário contar com arquivos que permitissem – à semelhança do que acontece com as impressões digitais – realizar o confronto que leva à identificação individual.

No presente momento, inexiste um arquivo odontológico que registre as características dentárias de uma população, como se tem conseguido, desde o século XIX, com as impressões papiloscópicas. É por isso que, quando surge uma necessidade de cotejo, recorre-se aos prontuários clínicos dos dentistas, na sua clínica particular. Todavia, há casos especiais, em determinadas profissões, em que esses registros realmente existem, como acontece com o pessoal brevetado para voar (pilotos), civil e militar, como medida preventiva, em face da exposição a um risco maior.

39 Reconstrução Facial como Procedimento de Identificação

José Luis González Olivarría

▶ Introdução

É necessário parafrasear, até como uma justa homenagem, um dos mais insignes representantes dessa arte na América Latina – Mestre Rodríguez Cuenca –, segundo quem "a identificação de pessoas desaparecidas, em paragens ermas, solitárias e, por vezes, remotas, sem que se encontrem documentos que possibilitem sua identificação, requer, muitas vezes, a reconstrução do rosto a partir da única fonte de informação de que se dispõe: o crânio".

Atualmente, os laboratórios que levam a cabo investigações sobre a reconstrução facial desenvolvem estudos sobre a espessura dos tecidos moles nos distintos pontos cefalométricos, utilizando desde agulhas de punção de cadáveres,[1,2] inicialmente, até técnicas de ressonância magnética (RM), mais recentemente.[3]

Este texto não pretende ser um tratado de antropologia nem ensinar toda uma tecnologia que pode levar muito tempo para ser aprendida e dominada. Tampouco pretende ofuscar o leitor com procedimentos altamente sofisticados e que, com raras exceções, serão inacessíveis para a maioria dos pesquisadores. Seguindo a filosofia adotada em outras partes da obra, visamos oferecer os procedimentos básicos e passíveis de serem efetivados em laboratórios mesmo com equipamentos mínimos mas que permitem chegar aos resultados almejados. Quiçá com menos tecnologia, mas com maior participação do engenho humano, aquilo que nenhuma máquina conseguirá oferecer.

▶ Espessura dos tecidos moles

Uma vez diagnosticados o sexo, a idade e as características morfométricas que levam à filiação racial, procede-se a localizar a espessura do tecido mole nos diferentes pontos cefalométricos, quer seja em gráficos, quer seja nas moldagens de gesso feitas a partir do crânio original, de acordo com o sexo, somatotipo (delgado, atlético, obeso) e filiação racial. Infelizmente, não existem investigações relacionadas com a variação dos integumentos em diferentes grupos morfológicos tão heterogêneos e hibridizados como são as populações latino-americanas. Por tal razão, supõe-se que o indivíduo se encaixa com maior proximidade em algum dos conglomerados raciais (caucasoide, negroide, mongoloide) dos quais dispomos de informações.

Os resultados dos estudos realizados pelo grupo dirigido pela Dra. Galina Lebedinskaya[4] fazem referência a uma série de aspectos comuns à espessura dos tecidos moles, como:

- A espessura varia de acordo com o sexo, a idade, o grupo racial e a constituição física do indivíduo
- Na testa (região da fronte), a espessura varia, geralmente, entre 4 e 6 mm
- Nos olhos não existem diferenças raciais, nem sexuais, nos pontos *entocanthion* e infraorbital
- Nas regiões malares, a espessura no ponto malar de caucasoides de sexo masculino oscila entre 7,5 e 8,5 mm; nas mulheres, entre 10,0 e 10,5 mm. Para o zígio, no sexo masculino varia entre 6 e 8 mm, e no sexo feminino, entre 7,0 e 8,5 mm

---

[1] Rodríguez Cuenca JV. Análisis y identificación de restos óseos humanos. Bogotá: Cuadernos de Antropología, Dpto. Antropología, Univ Nat Col; 1994.

[2] Rodríguez Cuenca JV. La osteología étnica. Algunos aspectos metodológico-técnicos. Bogotá: Cuadernos de Antropología, Dpto. Antropología, Univ Nat Col; 1987.

[3] Santos WDF, Diniz PRB, Santos AC et al. Definições de pontos craniométricos e imagens multiplanares de ressonância magnética (RM) para fins de reconstrução facial forense. Medicina (Ribeirão Preto). 2008; 41(1):17-23.

[4] Lebedinskaya GV. La reconstrucción antropológica plástica. Moscou: Nauka; 1982.

- No nariz, o ponto násio possui uma espessura que oscila entre 5,5 e 6,5 mm; no ponto rinial, os valores oscilam entre 3,0 e 3,5 mm. No ponto subespinal, a espessura é maior quando a cartilagem nasal é proeminente (11,0 a 12,5 mm), diminuindo com a redução desta (6,5 a 7,5 mm)
- No maxilar a espessura varia mais amplamente, atingindo, no sexo masculino, 10,5 a 14,0 mm; nas mulheres, oscila entre 9,5 e 12,5 mm
- Na mandíbula também a espessura mostra uma ampla variabilidade, ultrapassando em algumas ocasiões os 20,0 mm de espessura no ramo ascendente
- Os pontos cefalométricos mais difíceis de localizar, em todos os casos, serão o zígio e o subespinal.

Por sua vez, os estudos realizados na região bizigomática de 208 cadáveres evidenciam que existe uma ampla variação na espessura do tecido mole, no ponto zígio. Geralmente, aceita-se uma média de 6,0 mm nesse ponto. Contudo, Sutton[5] demonstrou que em 92% dos indivíduos localiza-se acima desse valor; além do mais, a amplitude de variação oscila entre 1,4 mm e 21,4 mm, de acordo com o Quadro 39.1.

Como se pode verificar no Quadro 39.2, tanto a largura facial quanto a espessura do tecido mole variam segundo o sexo e a constituição da pessoa. Nos varões e nos obesos, o primeiro parâmetro – a largura facial – é maior que em varões e indivíduos delgados. Já a segunda variável – espessura do tecido mole – é maior em obesos e mulheres.

Existem amplas diferenças entre os resultados para o mesmo tronco racial, nos pontos glabela, násio, rínio, supramento, pogônio, zígio e, especialmente, na região dos lábios (lábio superior). Estas diferenças podem corresponder a variações metodológicas (os primeiros foram obtidos em pessoas vivas, mediante o uso do aparelho oftalmológico, e os segundos em cadáveres, mediante punção com agulhas) ou, simplesmente, a características étnicas específicas; essas diferenças devem ser levadas em consideração quando se aplicam à reconstrução tridimensional.

▶ Reconstrução tridimensional

Os pontos cefalométricos marcam-se no crânio, com o auxílio de algum material indeformável e calibrados de acordo com a espessura do tecido mole, colando-se com adesivo.

Uma vez instaladas essas marcas sobre o crânio, dever-se-á unir cada uma delas de acordo com a espes-

---

[5] Sutton PR. Migration and eruption of non-erupted teeth: a suggested mechanism. Aust Dent J. 1969; 14(4):269-70.

Quadro 39.1 Variação da espessura do tecido mole no ponto zígio, de acordo com o sexo e a constituição do indivíduo.

	Delgado	Normal	Obeso
Masculinos			
Número de indivíduos	20	30	19
Diâmetro bizigomático	138	142	154
Espessura do tecido mole (média)	8	12	21
Diferença	130	130	133
Femininos			
Número de indivíduos	11	16	8
Diâmetro bizigomático	134	138	145
Espessura do tecido mole (média)	10	15	21
Diferença	124	123	124

sura que permitam, cuidando de não as mexer do seu lugar original, já que isso originaria uma série de erros que acabariam oferecendo uma grosseira escultura que nada teria a ver com a realidade.

▪ Sobrancelhas

Segundo Angel e Krogman, as sobrancelhas continuam a linha dos arcos superciliares, aproximadamente 3 a 5 mm por cima da borda superior das órbitas. Alguns autores sugerem que as sobrancelhas se encontram 1 a 2 mm debaixo da borda orbital quando esta está fortemente desenvolvida; em caso de apresentar-se uma borda supraorbitária escassamente desenvolvida, o terço interno das sobrancelhas localiza-se na projeção da órbita, ao longo da borda. Entretanto, os terços médio e lateral elevam-se gradualmente, continuando o seu contorno. Se a parte orbital externa se espessa, as sobrancelhas sobressaem lateralmente, conformando um ângulo. Em geral, esboçam-se com uma espessura moderada sobre os arcos superciliares, curvando-se rumo às linhas temporais, descendo, a seguir, sobre o processo frontal. Vistas lateralmente, sobressaem 2 a 3 mm sobre o nível do contorno frontal inferior.

▪ Olhos

O tamanho, a profundidade e a forma das cavidades orbitárias determinam a conformação óssea da região ocular e, por sua vez, a disposição das pálpebras e a abertura palpebral horizontal. Assim, os mongoloides, com as maças do rosto salientes, comportam órbitas altas, acompanhadas de uma grande largura facial. Os australianos e, em geral, os negroides possuem a menor altura orbital, influenciada, outrossim, por um grande desenvolvimento dos arcos superciliares e uma descida suave na raiz nasal.

Quadro 39.2 Variação da espessura dos tecidos moles em diferentes pontos cefalométricos de acordo com a constituição individual de afro-americanos.

	Delgado		Normal		Obeso	
	M	F	M	F	M	F
Norma de perfil						
1. Metópio	2,50	2,50	4,25	3,50	5,50	9,25
2. Glabela	3,00	4,00	5,25	4,75	7,50	7,50
3. Násio	4,25	5,25	6,50	5,50	7,50	7,00
4. Rínio	3,00	2,25	3,00	2,75	3,50	4,25
5. Filtro médio	7,75	5,00	10,00	8,50	11,00	9,00
6. Labial superior	7,25	6,25	9,75	8,50	11,00	11,00
7. Labial inferior	8,25	8,50	11,00	10,00	12,75	12,25
8. Supramental	10,00	9,25	10,75	9,50	12,25	13,75
9. Pogônio	8,25	8,50	11,25	10,00	14,00	14,25
10. Gnátio	5,00	3,75	7,25	5,75	10,75	9,00
Norma frontal						
11. Eminência frontal	3,25	2,75	4,25	3,50	5,50	5,00
12. Supraorbital	6,50	5,25	8,25	6,75	10,25	10,00
13. Infraorbital	4,50	4,00	5,75	5,75	8,25	8,50
14. Maxilar inferior	8,50	7,00	13,50	12,50	15,25	14,00
15. Orbital lateral	6,75	6,00	9,75	10,50	13,75	13,25
16. Zígio	3,50	3,50	7,00	7,00	11,75	9,50
17. Supraglenoidal	5,00	4,25	8,25	7,75	11,25	8,25
18. Gônio	6,50	5,00	11,00	9,75	17,50	17,50
19. Supra m^2	8,50	12,00	18,50	17,75	25,00	23,75
20. Linha oclusal	9,25	11,00	17,75	17,00	23,50	20,25
21. Infra m^2	7,00	8,50	15,25	15,25	19,75	18,70

Modificado de Rhine JS, Campbell HR. Thickness of facial tissues in American blacks. Journal of Forensic Sciences. 1980; 25(4):847-58.

Também incidem a disposição dos ossos nasais e do maxilar, o tamanho do globo ocular e a distância interorbitária. Os caucasoides têm os ângulos oculares mais próximos (15 a 26 mm) que os negroides (22 a 26 mm); estes, por sua vez, os têm mais do que os mongoloides. Por sua parte, em todos os grupos étnicos, as mulheres não somente possuem órbitas mais altas, mas também ângulos internos mais próximos do que nos homens.

Sua forma varia entre um tubérculo bem definido a uma pequena plataforma ligeiramente elevada, segundo o grau de desenvolvimento muscular do indivíduo. Quando o tubérculo está ausente, pode-se utilizar a distância média entre este e a sutura frontozigomática, cuja média é de 5,1 mm em geral; a distância entre a borda orbital e o ângulo orbital lateral é de 5,4 mm. Segundo Fedosyutkin e Nainys, o comprimento da abertura dos olhos equivale a 60 a 80% da largura orbitária. Nas populações contemporâneas, é muito difícil localizar o tubérculo orbital, e, por tal razão, sugere-se apalpar, cuidadosamente, a borda lateral das órbitas.

O ângulo ocular medial é mais complicado de localizar. Recentes investigações sugerem a existência de duas classes de formas da borda interna da órbita:

- Forma reta da crista lacrimal anterior, típica em populações mongoloides
- Forma em gancho, relacionada com caucasoides.

O ligamento palpebral medial inicia-se no processo frontal do maxilar, no nível do terço superior da fossa lacrimal; ao se pressionar o osso, configura-se na crista lacrimal posterior uma pequena plataforma, onde se localiza o ângulo ocular interno.

A prega medial localiza-se aproximadamente a 2 mm das cristas laterais, em seu ponto médio (a 4 a 5 mm abaixo do dácrio ou do lacrimal), com o ângulo incrustado na carúncula a 2 mm, lateralmente, da prega. O lateral localiza-se a 3 a 4 mm do pequeno tubérculo da borda lateral da órbita; a pálpebra superior sobressai da borda óssea, estendendo-se para trás. A existência de uma crista lacrimal posterior acentuada sugere uma ampla comissura palpebral; as órbitas caídas configuram uma abertura mais horizontal que o usual; o ângulo lateral localiza-se, normalmente, a 2 mm ou mais por cima do ângulo medial.

A orientação da prega palpebral superior depende da forma da borda supraorbitária. Uma projeção no terço médio da borda sugere que nesse mesmo ponto se localiza a prega; uma borda externa espessa e inclinada para trás indica que a prega se pronuncia nessa seção da pálpebra. Uma pálpebra próxima ao ângulo interno (epicanto) relaciona-se com uma órbita alta e uma ponte nasal baixa ou de altura média, típico em mongoloides.

• Nariz

A morfologia nasal é muito variável ontogênica, sexual e racialmente. Sua forma é definida pela região da raiz, perfil do dorso, ponta e forma dos orifícios nasais. A raiz é determinada pela forma e grau de desenvolvimento da região glabelar e pelo comprimento dos prolongamentos nasais do frontal. Nos mongoloides, as raízes sobressaem muito pouco; são deprimidas em negroides e pronunciadas em caucasoides, especialmente mediterrâneos. O perfil do dorso pode ser côncavo, reto, convexo ou sinuoso; a ponta nasal pode ser levantada, horizontal ou inclinada para baixo. A altura nasal, no vivo, corresponde à altura násio-subespinal do crânio. Não obstante, os pontos subnasal e subespinal não coincidem, observando-se uma diferença de 1,4 mm em caucasoides e de 1,6 mm em mongoloides, alcançando um máximo de 8,0 mm. Somente em dois casos se apresentou uma posição inferior do ponto subespinal, em relação ao subnasal. Em geral, a altura nasal coincide com a correspondente altura násio-nasoespinal, ainda que uns 1 a 2 mm mais abaixo da espinha nasal anterior.

A largura nasal, no vivo, de acordo com Krogman, ultrapassa em aproximadamente 10 mm a largura da abertura piriforme em adultos caucasoides (sua amplitude varia entre 33,0 e 36,0 mm); em aproximadamente 15 mm em adultos negroides (sua largura varia entre 43,0 e 46,0 mm), ocupando os grupos mestiços e mongoloides uma posição intermediária. Isso significa que a largura da abertura piriforme aproxima-se mais da amplitude nasal em caucasoides. A largura nasal estabelece-se entre os pontos médios dos caninos ou seus alvéolos.

Segundo as pesquisas, na reconstrução do dorso do nariz leva-se em consideração a forma da incisura nasal cujo perfil se repete, à maneira de espelho. Sobre o ponto mais sobressalente (rínio) traça-se uma linha paralela à linha násio-próstio. A partir dessa guia, traçam-se distâncias perpendiculares e equidistantes à borda da abertura piriforme, conformando-se assim o perfil do dorso da cartilagem septal.

A forma da base nasal depende da orientação da parte central da espinha nasal anterior e da forma da borda inferior da abertura piriforme. A ponta é determinada pelo local em que se entrecruzam as linhas imaginárias que continuam o contorno do dorso nasal e a espinha nasal anterior. Os narizes proeminentes apresentam, em geral, borda aguda (*anthropina*), com espinhas nasais anteriores proeminentes que alcançam os graus 3 a 4, na escala de 1 a 5, característica dos caucasoides. Em mongoloides predomina a borda com fosseta (fossas pré-nasais) e espinhas horizontais pouco pronunciadas. O sulco inferior (sulco pré-nasal) e as espinhas achatadas correspondem aos negroides. A borda rombuda (infantil) pode se apresentar tanto em crianças como em indivíduos com abertura piriforme muito estreita.

Os orifícios nasais podem se dispor tanto longitudinal como transversalmente, ou ser arredondados, correspondendo os primeiros aos leptorrinos (narizes estreitos), os segundos aos camerrinos (narizes largos), e os últimos aos mesorrinos (largura média). A altura das asas nasais pode ser deduzida da altura da concha da crista.

O perfil da ponte nasal é dado pela inclinação das cartilagens nasais septal e lateral e pelo grau de projeção da espinha nasal, que contribui para fixar o ápice nasal. Uma espinha alta, com uma quilha vertical, sugere uma obliquidade vertical da cartilagem alar, com maior visibilidade lateral das narinas ou orifícios nasais externos. A espinha nasal, quer seja inclinada para cima, horizontal ou inclinada para baixo, respectivamente contribui para fixar uma ponta nasal achatada, de base reta ou orientada para baixo. A cartilagem alar incrusta-se 2 a 3 mm debaixo da borda superior da espinha nasal. Uma espinha espatulada condiz com uma ponta larga e bulbosa; uma espinha bifurcada (bífida) significa uma ligeira separação das cartilagens alares.

Os caucasoides caracterizam-se por terem uma ponte nasal reta, conformando um dorso côncavo-convexo (nariz adunco); a raiz nasal é elevada, fazendo em algumas ocasiões com que a linha que desce da fronte para a ponte nasal seja contínua – é o denominado perfil grego, típico das populações mediterrâneas e de parte do Cáucaso. Os negroides possuem uma ponte nasal frequentemente côncava, produzida por uma raiz nasal achatada. A ponta nasal tende a ser pontuda em caucasoides e arredondada (chata) em negroides. As asas nasais são largas, ovais, oblíquas da frente para trás em caucasoides; já em negroides, observam-se arredondadas.

• Boca

▶ **Largura bucal.** Mede-se e se configura de distintas maneiras. Assim, sugere-se que a comissura bucal se localiza entre os caninos e primeiros pré-molares; para outros, estende-se, nos adultos, entre os pré-molares superiores e entre as superfícies distais dos caninos nas crianças. Por outro lado, a amplitude depende do estado emocional que se lhe queira brindar ao indivíduo, ora sorridente, ora sério. Alguns pesquisadores localizam a comissura labial no nível frontal, entre as linhas que unem o ponto infraorbital e o forame mentoniano, de cada lado. A intensidade relativa da inserção dos músculos triangulares – elevador e depressor dos ângulos bucais – e das proeminências caninas demarca a altura de localização dos ângulos da comissura bucal. De acordo com Krogman, a comissura bucal tem a mesma largura que as pupilas oculares, das quais podem ser baixadas linhas perpendiculares que delimitam os ângulos bucais. Outra forma proposta para aquilatar a largura bucal seria observar-se a distância entre os caninos superiores (11 e 21).

Os integumentos labiais superiores são dados pela base do nariz, levando-se em consideração que a largura das asas do nariz não sobressai além das proeminências caninas e ambos estão emoldurados pelos sulcos nasolabiais, cujos pontos de fixação são determinados pelo grau de proeminência e pela orientação das eminências caninas. Os sulcos nasolabiais acabam na comissura bucal ipsilateral ou se convertem no arco pouco profundo para transformar-se no limite do integumento do lábio inferior.[6]

O grau de intensidade dos sulcos depende da profundidade da fossa canina: até 3 mm, é pouco profunda; de 4 a 6 mm, moderada; e maior de 6 mm, se a considera muito profunda. Além do mais, não se pode esquecer que a profundidade da fossa canina se acentua pela perda de peças dentárias, bem como com a idade, nos idosos.

Partindo do nariz para baixo, no plano médio ou sagital, corre um sulco pouco profundo – o filtro ou sulco naso-oral –, que acaba na borda da mucosa labial superior, ligeiramente levantado e arredondado lateralmente, dando lugar ao tubérculo superior de Stieda. De acordo com Lebedinskaya e Surnina, a largura das eminências alveolares dos incisivos centrais superiores – (11 e 21) – corresponde à largura do filtro.

▶ **Espessura dos lábios.** A altura labial corresponde, segundo Lebedinskaya, à altura da coroa clínica dos incisivos superiores centrais – 11 e 21; com o desgaste dental, os lábios vão se "achatando" e, assim, diminuem sua altura ou espessura.

▶ **Volume e preenchimento da mucosa labial.** Em indivíduos caucasoides, os integumentos são altos e verticais

(ortoquilia); nos pigmeus, o integumento superior é alto, mas muito convexo; em negroides, é côncavo, com os lábios bojudos, proeminentes e evertidos. Em geral, a forma dos lábios e o tamanho da boca dependem, em grande parte, do tipo de oclusão, do desenvolvimento alveolar (grau de prognatismo) e do desgaste dental.

• Orelha externa

A orelha está formada por uma prega cutânea em cuja espessura se localiza a cartilagem. A forma dessa cartilagem auricular encontra-se em concordância com a forma externa das apófises mastoides e do grau de desenvolvimento da raiz posterior do arco zigomático. Assim, se as apófises são pequenas, direcionadas para a porção medial do crânio, as orelhas serão pequenas e aderentes. Na presença de apófises mastoides volumosas e pronunciadas lateralmente, teremos orelhas grandes e salientes. Além do mais, se as apófises apresentam, no seu lado externo, forma de sela, a orelha será convexa. Processos fortemente desenvolvidos e com depressão no lado externo associam-se a orelhas salientes e alinhadas, em linha reta.

A borda livre da orelha dobrando-se para a frente, em forma de cala, configura a hélice, que se inicia sobre o lóbulo da orelha em forma de concha (cauda da hélice), aumentando de diâmetro para cima. Segundo Krogman e Iskan,[7] é complexo em caucasoides, moderadamente pregueado; em negroides é simples, ligeiramente pregueado.

O lóbulo da orelha consiste em um apêndice de tecido adiposo bem desenvolvido, localizado na região inferior da orelha. O lóbulo pode estar aderido (quase em 65% da população masculina indígena da Colômbia e em 80% das mulheres) ou livre.

O poro acústico externo está localizado no centro da face lateral da orelha, no poro do meato auditivo externo. Pela frente, está limitado pelo trago; mais acima encontra-se o pequeno tubérculo supratrágico; para baixo, o trago passa à incisura intertrágica, detrás da qual está uma saliência denominada antitrago, cujo vértice se dirige para cima. O canal acústico localiza-se, lateralmente, a uns 10 mm da parede óssea.

A altura da orelha corresponde, com frequência, ao tamanho do nariz (altura násio-subespinal), com média de 50 mm, dos quais, segundo Krogman, 30 mm se localizam acima e 20 mm, abaixo do canal acústico. Na população indígena da Colômbia, de acordo com as pesquisas de Rodríguez Cuenca, a altura média é de 61 mm nos varões; sua largura alcança os 33 mm. De acordo com Krogman, a largura se aproxima de 30 mm em negroides e em caucasoides, de 35 mm, e é certo

---

[6] Lebedinskaya GV, Surnina TS. Portetry detej pogrebënnyh na stojanke Sungir. In: Sungir: Anthropological Investigation. Moscou: Scientific World; 1984. pp. 156-61.

[7] Krogman WM, Iscan MY. The human skeleton in forensic medicine. Springfield, Illinois: Charles C. Thomas Pub.; 1986.

que dessa magnitude aproximadamente 24 a 29 mm se localizam atrás do canal acústico.

Em geral, a reconstrução facial é uma tarefa bastante complexa, que requer a participação multidisciplinar de profissionais de diferentes áreas, relacionadas com o ser humano e sua anatomia, quais sejam, o antropólogo, o médico, o odontólogo, o criminalista etc., incluindo, também, o artista plástico, que, com o talento de suas mãos poderá dar o acabamento das características necessárias para chegar a uma boa reconstrução. Todavia, se o profissional que realiza essa reconstrução tem, além do mais, o talento e a capacidade de recriar o ser humano como ele era em vida, deve considerar-se que o trabalho será mais realista, do ponto de vista anatômico, podendo chegar a ser entre 75 e 85% próximo à aparência física real.

Sempre será importante fixar, fotograficamente, o crânio em todas e cada uma de suas normas – frontal, posterior, laterais, inferior e superior –, tendo-se especial cuidado com as fixações laterais, que deverão ser extremamente precisas, com a finalidade de ter a evidência de que se está lidando com restos de um ser humano esqueletizado.

▸ Procedimento de reconstrução facial

O protocolo de reconstrução facial, embora aparentemente simples, envolve pesquisa e análise de uma série de minudências que têm de ser observadas aprioristicamente para se poder chegar a bom termo. Algumas dessas exigências são preliminares a qualquer outra atividade; outras poderão ser subsequentes. Assim, teremos:

▸ **Verificação da integridade do crânio.** Em tese, é necessário contar com um crânio completo para se poder fazer uma boa reconstrução facial. Infelizmente, isso nem sempre é possível, e na maioria dos casos, tratando-se de ossadas ou esqueletos de há muito abandonados às ações da intempérie e dos predadores animais, o que encontramos no local do achado não passa de um sem-número de fragmentos ósseos, muitos dos quais, ainda, demasiadamente pequenos, difíceis de encontrar (mesmo peneirando-se o solo), ou que foram devorados ou passam despercebidos ao olho do pesquisador. Por vezes, o problema é mais grave, e ossos inteiros, como a mandíbula, se encontram desaparecidos da cena. Consequentemente, sua ausência não permitirá otimizar os resultados da reconstrução facial a que nos propomos.

Segue-se, do exposto, que nessas situações, ainda que a reconstrução facial seja uma outra tarefa, ela tem de ser precedida pela recuperação e reconstrução do crânio ósseo. Somente depois de contarmos com o crânio recomposto é que poderemos encetar a tarefa de reconstrução facial.

▸ **Cópia do crânio.** Não é recomendável trabalhar diretamente sobre o crânio em questão, quer esteja inteiro, quer fragmentado ou reconstruído. Por isso, preliminarmente, deve ser feita uma cópia, em gesso ou argila, do crânio a ser estudado. E é sobre essa cópia que serão processadas todas as etapas elencadas a seguir.

▸ **Exame do crânio.** Uma vez verificada a integridade do crânio ou, quando for o caso, feita a sua reconstrução por colagem dos fragmentos, será necessário proceder ao seu exame antropológico e antropométrico (Figura 39.1), na forma em que está descrito no Capítulo 43, *Identificação Craniométrica*.

Assim, através da observação detalhada de suas principais características morfológicas, métricas e proporcionais, ter-se-á condição de definir elementos importantes como sexo, grupo étnico, faixa etária etc., bem como possíveis vestígios de traumas que poderiam afetar a fisionomia (p. ex., fratura dos ossos nasais). Esses dados hão de ser fundamentais para orientar na escolha dos demais elementos plásticos utilizados na reconstrução facial, como, por exemplo, espessura do integumento, distâncias entre pontos e sulcos etc.

▸ **Fixação do crânio.** É necessário, antes de iniciar os trabalhos de reconstrução, tratar de fixar o crânio sobre uma base, tomando como padrão de posição a horizontalidade do plano de Frankfurt, formado pela união dos pontos pório e orbital, de cada lado (Figura 39.2).

▸ **Algumas medições básicas.** O passo seguinte consiste em tomar algumas medidas básicas, como, por exemplo:

- A distância entre as proeminências alveolares dos incisivos superiores centrais (para localizar o filtro)
- A distância entre as proeminências alveolares dos caninos superiores (para a localização da prega nasobucal)
- A altura da crista conchal (para as asas nasais, à qual se acrescem aproximadamente 2 a 3 mm)
- A altura da coroa dos incisivos superiores centrais (para determinar a altura do lábio superior)

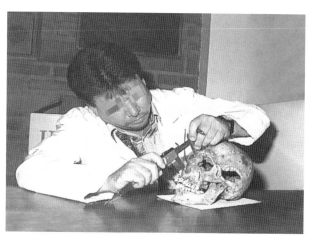

Figura 39.1 Exame antropométrico.

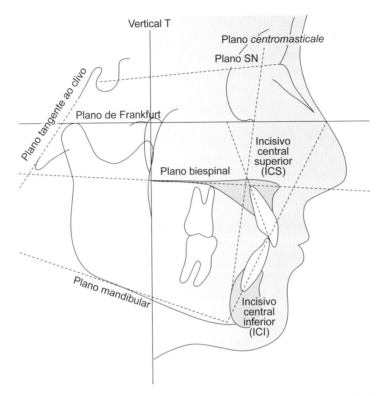

Figura 39.2 Plano de Frankfurt, formado pela união dos pontos pório e orbital.

- A distância interorbitária (para a localização dos ângulos oculares internos)
- Mede-se a largura biorbital, à qual se lhe subtraem 10 a 11 mm (o resultado corresponderá à largura entre os ângulos externos da comissura dos olhos)
- A largura interorbital, à qual se devem acrescer 5 a 6 mm (que correspondem à distância das bordas oculares internas).

▶ **Fotografia.** A partir desse momento, cada uma das etapas subsequentes há de ser fotografada *ad perpetuam rei memoriam*, com profusão e o cuidado de mostrar, em todas as normas, cada um dos acréscimos e passos que estão sendo implementados (Figura 39.3). Assim, os registros fotográficos hão de começar uma vez completadas a determinação e marcação, sobre o crânio, das medidas básicas elencadas no item anterior.

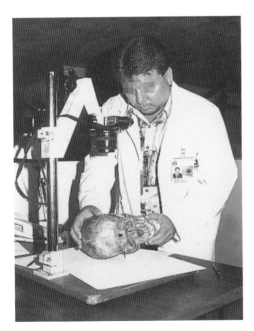
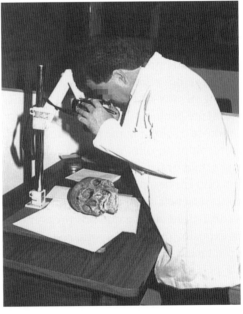

Figura 39.3 Fotografia do crânio de diferentes normas.

▸ **Colocação dos globos oculares.** Instalam-se os globos oculares (que se podem adquirir, com as cores mais realistas e diversas, nas casas especializadas onde se vendem próteses para oftalmologia), com a pupila no centro da órbita e a parte anterior do globo sobressaindo até a linha que une as bordas superior e inferior da órbita (Figura 39.4).

É necessário tentar, múltiplas vezes, a colocação dessas próteses até que os operadores se considerem satisfeitos, porque disso dependerá a qualidade dos resultados. Deve-se tentar tantas vezes quantas for necessário, até que se consiga a otimização desse posicionamento. Deve-se recordar que a reconstrução facial é um trabalho que não se pode fazer da noite para o dia, como uma produção em série, e cada nova fase pode levar de dias até semanas para se atingirem os objetivos.

▸ **Colocação das guias de referência de espessura.** Depois de se conseguir a colocação definitiva dos globos oculares, começa-se a preparar o recobrimento que se dará sobre o osso, de modo a se fazer o preenchimento que representará o que faziam as partes moles em vida. Essa operação consiste em colocar pequenos cilindros (botões), cujo comprimento, em milímetros, corresponde às espessuras que os tecidos moles teriam em cada um dos pontos cefalométricos (Figuras 39.5 a 39.9).

Para termos os valores dessas espessuras, servimo-nos de tabelas que já existem em diferentes tratados, à semelhança, inclusive, das que apresentamos no início deste capítulo.

De acordo com as características da pessoa e de como ela poderia ser em vida, isto é, conforme idade, peso, grupo racial, sexo, é que as espessuras serão selecionadas. Faz-se mister recordar que esses **pontos cefalométricos** em que se colocam as espessuras estimadas dos tecidos moles são os ímpares (sagitais) e os pares (laterais), que serão descritos e estudados no Capítulo 43.

Na prática, esses cilindros (botões) podem ser constituídos por fragmentos de tarugos de feltro ou de plastilina (massa plástica), ambos facilmente maleáveis, para se poder ajustá-los às medidas necessárias, fixando-os à superfície do crânio com supercola (cola de metacrilato).

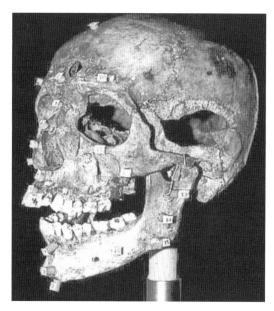

Figura 39.5 Colocação das guias para determinar a espessura dos tecidos moles nos pontos craniométricos (cilindros claros).

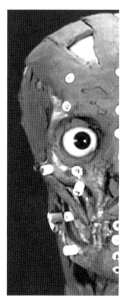

Figura 39.4 Colocação do globo ocular.

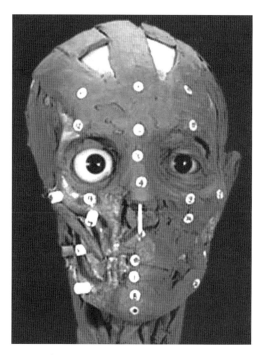

Figura 39.6 No hemicrânio direito, depois de fixado o globo ocular, foram colocadas as guias para determinar a espessura dos tecidos moles nos pontos craniométricos (cilindros claros). No hemicrânio esquerdo já se deu o preenchimento parcial dos espaços entre os pontos de referência (cilindros desaparecidos, apenas visíveis seus topos), seguindo um critério artístico para aproximar o resultado da realidade.

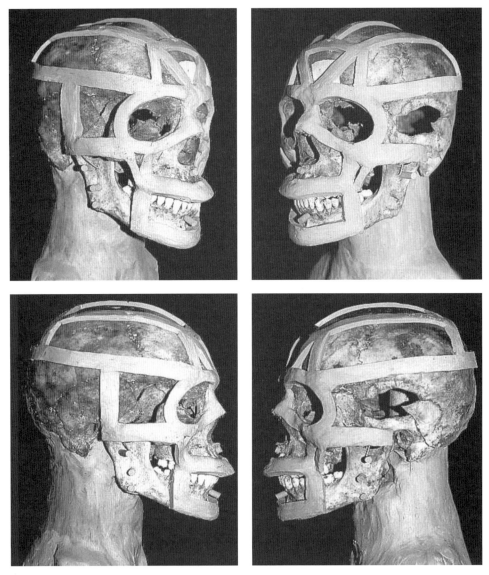

Figura 39.7 Interligação parcial das guias de referência de espessura por material maleável (plastilina).

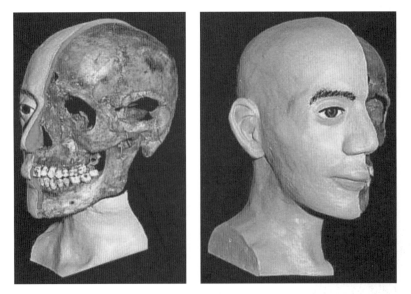

Figura 39.8 O preenchimento dos espaços: à esquerda, verificam-se as diferentes espessuras de materiais plásticos, determinadas pelo tamanho das guias (botões); à direita, o aspecto escultórico do acabamento externo, melhorado pelas sobrancelhas.

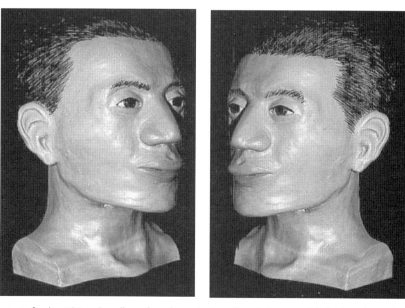

Figura 39.9 A parte final, estética, é melhorada pelo acréscimo de cabelos, tonalidade da pele e coloração dos lábios.

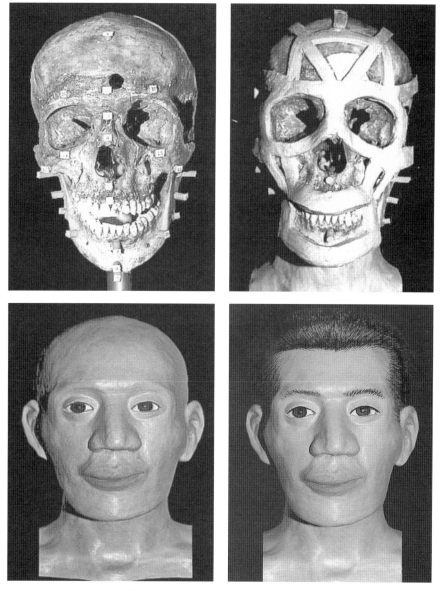

Figura 39.10 Síntese dos passos fundamentais de reconstrução facial.

▸ **Interligação das guias de referência de espessura.** Uma vez fixadas as guias de referência de espessura sobre os pontos cefalométricos, elas devem ser interligadas, para cada hemiface, por "fitas" de material plástico moldável (plastilina, argila), capaz de ser trabalhado por mãos habilidosas, para garantir a interligação das espessuras entre cada ponto e os seus circunvizinhos, respeitando-se as diferenças de espessura no preenchimento dos espaços interpontos. Isso gera um verdadeiro "quadriculado" sobre o crânio, entre cujas "fitas" ficam delimitados espaços poligonais.

▸ **Preenchimento dos espaços entre as interligações.** A penúltima fase consiste no preenchimento dos espaços poligonais que resultaram das interligações de espessura – o "quadriculado" – com o mesmo material plástico (plastilina ou argila) que já foi utilizado na fase anterior. Na nossa opinião, o material que mais facilita as fases "artísticas" sucessivas é a argila.

Deve-se procurar, desde logo, ir fazendo o preenchimento com vistas ao resultado final, tentando adaptar os desníveis entre pontos contíguos e de espessuras diferentes. Isso visa não apenas suavizar as diferenças de nível como melhorar a aparência e dotar de mais "realidade" a reconstrução escultórica.

▸ **Resultados finais.** É necessário levar em consideração que a tarefa é árdua e que para a maioria dos especialistas nessa área a preparação e o aprimoramento levaram muitas horas de trabalho até se conseguir aquilo que, afinal, resultará positivo para a identificação de pessoas (Figura 39.10). A perseverança é uma das melhores ferramentas para se conseguirem bons resultados, e, à guisa de sugestão, é necessário buscar o auxílio de todo tipo de profissionais que se considerem necessários para se alcançarem, da melhor maneira possível, os objetivos.

Não se deve esquecer que os artistas plásticos serão de extrema importância no ensino do manejo das técnicas de modelagem, bem como na seleção dos materiais de escol que se devam utilizar nesses procedimentos.

40 Aproximação Facial Forense no Brasil

Paulo Miamoto ▪ *Alexandre Raphael Deitos* ▪
Mário Marques Fernandes ▪ *Cláudia Rodrigues-Carvalho*

► Introdução

A identificação de vítimas fatais desconhecidas é um processo comparativo cujo método de eleição é influenciado diretamente pela natureza do material disponível para exame. Embora seja possível coletar uma ampla série de informações *post mortem* (PM) no cadáver relativamente bem preservado e reconhecível, as tentativas de identificação humana somente poderão ser feitas quando houver disponibilidade de material *ante mortem* (AM) de mesma natureza (p. ex., impressões datiloscópicas de um documento atribuível à vítima *versus* dados colhidos no exame de necropapiloscopia). O fato de o cadáver ser reconhecível, inclusive, pode influenciar a eleição dos métodos de identificação humana. Destarte, há uma pessoa com desaparecimento relatado às autoridades, cujos dados AM são conhecidos, e um cadáver que pode ou não pertencer àquela pessoa, o que será verificado mediante trabalhos periciais.

Esse panorama pode alterar-se significativamente quando o cadáver já possui um estado avançado de alterações PM que o tornem irreconhecível, fato que dificulta a etapa comparativa da identificação. O exame dos restos mortais poderá ser encaminhado às equipes de Antropologia Forense, Medicina Legal e Odontologia Legal, que, após um exame preliminar, processarão os restos mortais para possibilitar análise apropriada do material esquelético. Talvez seja possível estimar o perfil antropológico da vítima (composto por sexo, idade, ancestralidade e estatura), presença de fatores individualizantes, traumatismos e patologias. Nesses contextos, contudo, não raro apresenta-se como fator importante e limitante a ausência de dados AM atribuíveis à vítima ora examinada, como, por exemplo, em um cadáver não reclamado. Logo, a equipe pericial estará diante de uma vítima com informações PM sem dados AM para comparação. Sem poder avançar em seu mister de identificação, a técnica de aproximação facial forense (AFF), também referida como reconstrução facial forense, poderá constituir uma alternativa a esse "beco sem saída".

O objetivo deste capítulo é apresentar noções fundamentais sobre AFF, generalidades, suas indicações e limitações. Por outro lado, dada a temática desta obra, o presente capítulo não tem por escopo esgotar o assunto, tampouco constituir-se em um manual técnico para a condução da técnica em seu "passo a passo". Para tanto, o leitor será direcionado a publicações exclusivamente dedicadas à AFF.

► Conceito, objetivos e indicação

A técnica de AFF consiste na obtenção de uma imagem facial tecnicamente compatível com a que o cadáver teria tido em vida, cuja confecção é orientada pelos dados PM. Essa imagem, divulgada junto à população, tenta reavivar a memória de entes próximos à vítima, objetivando um reconhecimento positivo que poderá viabilizar o acesso da equipe pericial a informações AM e seu eventual confronto com dados PM, com vistas à identificação humana.

Logo, a AFF não consiste em um método de identificação humana, e sim em um de seus métodos auxiliares, baseado no reconhecimento facial desencadeado pela vinculação entre informações realizada por um leigo, que associa a imagem facial aproximada à pessoa desaparecida de seu círculo social. Sua principal indicação é o auxílio à identificação de remanescentes mortais humanos irreconhecíveis, dos quais não se dispõe de informações AM para comparação.

Há de se reconhecer que o desafio para que uma aproximação facial culmine na identificação positiva de uma vítima é enorme. Supondo que uma análise antropológica estime adequadamente o perfil biológico da vítima, e que se conduza uma atenta avaliação anatômica para o estudo da correlação entre o aspecto morfológico do crânio e a aparência aproximada das estruturas faciais em vida, e que uma detalhada aproximação facial seja conduzida, isso seria apenas o começo. Ato contínuo, a imagem da face aproximada deve ser divulgada de modo a alcançar uma pessoa que conheceu a vítima em seu círculo social. Uma vez em contato com a aproximação facial, essa pessoa deve, segundo seu próprio processo cognitivo, reconhecer a imagem como sendo de seu ente próximo. Reconhecida a semelhança entre imagem e vítima, deve haver um efeito suficientemente motivador para que o leigo contate as instituições relacionadas ao trabalho de identificação e possibilite o acesso a informações AM comparáveis com o material disponível para exames de identificação humana.

Por outro lado, enquanto houver a possibilidade para que ao menos uma família possa dar um sepultamento digno a seu falecido, vivenciar o luto e dar andamento às formalidades jurídicas, sucessórias, securitárias, sociais e econômicas que dependem da identificação positiva da vítima, haverá justificativa para a aplicação da técnica de aproximação facial forense. No contexto do problema das pessoas desaparecidas, uma vertente do enfrentamento, infelizmente ainda pouco discutida enquanto política pública, diz respeito às vítimas que perderam sua vida, foram encontradas, mas não estavam sendo procuradas na mesma época ou local do encontro, situação esta agravada pela falta de integração de bancos de dados de desaparecidos (e encontrados) no Brasil.

Cada face humana é única e reflete uma interação complexa entre genética e meio ambiente que se materializa no modo com que tecidos moles e mineralizados se relacionam na área facial. Mesmo entre gêmeos idênticos, diferenças sutis podem ser constatadas, ainda que apenas por pessoas muito próximas aos irmãos. No entanto, quais traços faciais podem ser estimados a partir da observação do esqueleto craniofacial? Certamente, nem todos. Todavia, quando o estudo preliminar do crânio levar em consideração que a unicidade facial também se expressa no seu arcabouço mineral, as aproximações faciais resultantes serão revestidas de uma individualização que contribuirá para torná-las mais reconhecíveis. Como exemplos de unicidade expressa no esqueleto craniofacial, podemos citar os acidentes anatômicos que indicam locais de origem e inserção muscular, a relação entre a oclusão e a aparência facial em consequência do repouso de lábios e bochechas sobre os arcos dentais, a presença de patologias e traumatismos AM que possam causar alterações faciais, como no caso de alguns tipos de fratura de nariz.

Mesmo considerando a individualidade indicada pelo complexo craniofacial, uma AFF não tem o condão de reproduzir a face da vítima de modo idêntico. No máximo, pode-se falar em uma face reconhecível. Dada a dificuldade em se mensurar a unicidade da face humana, a equipe pericial deve ter extrema cautela ao relatar, por exemplo, o nível de eficácia de uma AFF, bem como deve apresentar com cuidado os métodos adotados para a condução da técnica.

Se por um lado a individualização contribui para aumentar a reconhecibilidade, por outro há padrões populacionais que podem apoiar o processo de aproximação facial. Nesse aspecto, há estudos que investigam a espessura média de tecidos moles em regiões faciais com correspondência no crânio. Esses dados podem ajudar o perito a ter noção da quantidade de material necessária para recobrir as diferentes regiões craniofaciais. Idealmente uma aproximação facial deve levar em conta os dados de tecidos moles obtidos em populações que sejam compatíveis com a da vítima. No Brasil, desde 2008 há estudos de espessura tecidual publicados, cujas tabelas serão oportunamente apresentadas neste capítulo. Considerando que os estudos populacionais expressam a média para uma amostra populacional, que não há padronização nos métodos de medição de tecidos moles e que ainda há erro incorporado em toda coleta de dados, não raro poderá haver diferença considerável entre as espessuras de tecido mole da AFF e a da face verdadeira da vítima.

A AFF representa uma combinação de métodos variados de ciência e arte que evolui continuamente. Desse modo, as interpretações subjetivas devem ser evitadas, métodos testados cientificamente devem ser aplicados, e as limitações também devem ser comunicadas pelos peritos relatores. É notável o caráter multidisciplinar que permeia a técnica, sendo descrita em obras tanto ligadas à Antropologia Forense, à Odontologia Legal e à Medicina Legal, como também em publicações de Arte Forense. Uma aproximação facial deve ser o resultado de esforços conjuntos de profissionais de diversos campos do saber, com ênfase em Anatomia, Antropologia Forense e Arte Forense. O conhecimento da variação humana aliado à habilidade artística torna-se essencial à produção de uma AFF útil, o que exige dos que se dedicam à técnica treinamento extensivo e experiência na área. Embora alguns profissionais possam reunir essas habilidades, em geral uma abordagem em equipe é necessária.

▶ Boas práticas e práticas inaceitáveis em AFF

A produção de uma AFF deve incorporar informações obtidas desde o contexto do achado dos restos mortais (p. ex., objetos pessoais vinculados à vítima ou informações baseadas em tecidos moles remanescentes, como a presença ou não de pelos faciais) até as conclusões feitas pela equipe que conduz a análise antropológica. Idealmente, as imagens da AFF devem ser avaliadas por toda a equipe à luz dos vestígios esqueléticos antes de sua divulgação pública.

Há diversas abordagens aceitáveis para a realização de uma AFF (bi ou tridimensional, manual ou digital). Sempre que possível, réplicas fiéis do material esquelético devem ser obtidas ao se conduzir uma AFF pela técnica tridimensional (3D) manual.

Dentre as práticas que não são aceitáveis e devem ser evitadas, destacam-se: o uso da AFF que extrapole o universo da investigação em busca de informações AM (como, por exemplo, identificar positivamente uma vítima apenas com base na AFF); realizar a AFF sem o respaldo do profissional de Antropologia Forense/Medicina Legal/Odontologia Legal. Igualmente, o profissional dessas áreas que não possua habilidade e treinamento em técnicas de Arte Forense não deve conduzir uma AFF sem o apoio de uma equipe, nem realizar qualquer conduta que coloque em risco a integridade dos vestígios analisados.

▶ Noções históricas

Dentre alguns momentos históricos de interesse ao desenvolvimento da aproximação facial, que culminam com sua aplicação em âmbito forense, destacamos o achado dos "crânios de Jericó". Com datação estimada em torno de 9.500 anos antes do presente (AP), estão associados a populações que habitavam essa região da atual Cisjordânia no período neolítico. Sem estarem associados às suas respectivas mandíbulas, caracterizam-se por ter argila aplicada sobre a área facial de maneira a deliberadamente produzir uma aparência de rosto humano. Com conchas no lugar de olhos, são o registro mais antigo do homem utilizando o arcabouço biológico mineralizado como moldura para uma aproximação facial rudimentar. Interessante pontuar que um dos crânios de Jericó pode ser visualizado *online*, na rede social Sketchfab, como um modelo 3D virtual, em um trabalho notável conduzido por equipes britânicas dos Museu Britânico, Museu de História Natural, Faculdade Imperial e Hospital Charing Cross. Com o advento de tecnologias avançadas de imaginologia e manufatura aditiva, o crânio também teve sua face aproximada com base nas técnicas atualmente em âmbito forense.

Já no século XVIII, Ercoli Lelli na Universidade de Bolonha, enfrentando as dificuldades burocráticas e os tabus sociais ligados à dissecção cadavérica no ensino de Anatomia para o curso de Medicina, baseia-se em estudos anatômicos previamente publicados e utiliza cera para esculpir sobre os ossos, dentre diversos tecidos moles, músculos variados da cabeça e demais partes do corpo, desta vez conduzindo sua escultura com guias anatômicos indicados pelos marcadores esqueléticos de origens e inserções musculares. Destaca-se que sua ceroplastia sobre o arcabouço mineralizado da face, com preocupação de se estabelecer uma relativa precisão, produziu verdadeiras obras-primas, figurando nos primórdios da Arte Médica e revolucionando o ensino anatômico.

Adiante, o fim do século XIX e o início do século XX são marcados pela primeira abordagem sistematizada para o estudo da espessura de tecidos moles faciais, com o anatomista alemão His respaldando seu trabalho de aproximação facial dos restos mortais atribuídos ao compositor de música clássica Johann Sebastian Bach. His realizou, com punção mensurada de agulhas, a aferição de tecidos moles faciais de cadáveres recentes para guiar a aproximação facial conduzida por escultores. Essa mesma abordagem foi adotada por outro anatomista da época, Kolmann, na aproximação facial do poeta Dante Alighieri. Os anatomistas ainda seguiram debruçando-se sobre mais estudos, agora focando sua atenção sobre crânios de humanos de contextos pré-históricos, aí incluídas outras espécies além do *Homo sapiens*.

Embora a aproximação facial tenha sido conduzida em diversos momentos em contextos históricos, museológicos e arqueológicos, foi a partir dos anos 1910 que os profissionais da área forense consideraram aplicar a técnica para conhecer a face de uma vítima fatal na busca de sua identificação. Na cidade de Nova York, em 1916, uma ossada foi encontrada em um porão, e o exame antropológico indicava tratar-se de um homem adulto de ascendência europeia. Uma aproximação facial foi realizada e resultou em diversos reconhecimentos entre a comunidade italiana local, que levaram à posterior identificação de Domenico la Rosa, desaparecido à época.

Na trilha dos aprimoramentos técnicos da AFF, o século XX ainda reservaria o desenvolvimento de abordagens que se tornaram amplamente aplicadas, com o surgimento e a maturação das escolas modernas norte-americana, russa e britânica.

A escola americana teve seu desenvolvimento marcado pela abordagem científica de Wilton Krogman, que, em colaboração com escultores, fotografou uma face que foi posteriormente macerada e, com o crânio seco, submetida a uma aproximação facial auspiciada por dados de espessura tecidual compatíveis com o falecido. Krogman concluiu que entre a fotografia e o resultado atingido havia uma boa semelhança, e que a técnica poderia ser útil para contextos forenses.

Adiante, da colaboração entre Krogman, Betty Pat Gatliff e Clyde Snow, uma técnica para aproximação foi desenvolvida em uma abordagem 3D e manual. Muitos casos de identificação foram alcançados com base na técnica desenvolvida, sendo que, na obra de Taylor,[1] o protocolo da técnica que foi denominada "americana" é apresentado com detalhe. Referiremos o leitor para uma descrição pormenorizada para aproximações faciais em 3D, destacando que a mesma obra também apresenta técnicas para aproximação facial 2D e outras técnicas, como desenho facial PM.

A escola russa nasce do desenvolvimento técnico-científico trazido por Mikhail Gerasimov. Com um interesse em arqueologia e paleontologia, Gerasimov realizou trabalhos na área, passando a estudar ciências forenses com especial enfoque na morfologia craniofacial. Observando as áreas com tecidos menos espessos, e em tese menos variáveis, e também as áreas em que os músculos deixam marcas de suas inserções no crânio, um método para aproximações faciais foi desenvolvido, com destaque para a estimativa de partes moles da face com base na análise morfológica do esqueleto cefálico. Dividindo-se em duas fases (a de reconstrução básica e a de modelagem final), Gerasimov atuou em aproximações faciais de contextos históricos, arqueológicos e forenses, chegando a participar em casos de identificação positiva. Uma autobiografia de sua trajetória pode ser encontrada em *The Face Finder*, sem, entretanto, descrever com profundidade a execução da técnica.

Talvez por uma limitação no acesso aos textos técnicos de Gerasimov, e pela dificuldade em se obterem traduções do russo com precisão na sua terminologia técnica, o método de Gerasimov já foi descrito como sendo subjetivo e de difícil execução, pois não utilizava dados de espessura tecidual e baseava-se em um profundo conhecimento anatômico, reconstruindo a face "estrutura por estrutura". Porém, sabe-se que essas afirmações não são completamente verdadeiras. Uma análise interessante por Ullrich e Stephan[2] traz um texto técnico sobre o método de Gerasimov revisitado, com uma rica descrição com base na tradução da tese de doutoramento do patriarca russo. Nota-se que, sim, Gerasimov utilizava marcadores de tecido mole facial, mas eles não eram afixados ao crânio como na técnica americana. Na verdade, eram pedaços de argila posicionados no crânio, no tamanho compatível com a média de espessura tecidual. Os únicos dois músculos reconstruídos anatomicamente eram temporal e masseter. Feito isso, tiras de argila eram depostas sobre uma das metades da face do crânio, seguindo a espessura dos marcadores de argila. Os espaços entre as tiras eram posteriormente preenchidos, e uma etapa final de acabamento era realizada. A outra metade do crânio era intencionalmente deixada desnuda para que informações anatômicas não se perdessem durante a modelagem.

A escola britânica tem em Richard Neave um de seus mais importantes formadores. O método para aproximação facial desenvolvido por ele utiliza com mais detalhamento as marcas de inserções musculares no crânio para modelar sobre o mesmo os principais músculos e estruturas faciais que dão forma à face. Ao mesmo tempo, marcadores de espessura tecidual também são posicionados na superfície do esqueleto para posterior referência. Essa etapa de reconstrução anatômica origina um "arcabouço miocondro-glandular" que seria indicativo da aparência facial que é obtida em uma etapa posterior, quando uma camada de "pele" é assentada sobre esse arcabouço sem deformá-lo, de modo a manter seu caráter informativo. Uma descrição aprofundada da técnica pode ser encontrada na obra de Caroline Wilkinson,[3] ao passo que a jornada do desenvolvimento do método em si, materializada em muitas aplicações da técnica britânica em diversos casos históricos, pode ser consultada na obra de John Prag e Richard Neave.[4]

No Brasil, a aproximação facial tem sido tema de estudos sistemáticos desde 2008, quando o Programa de Pós-Graduação em Ciências Odontológicas da Faculdade de Odontologia da Universidade de São Paulo (FO-USP) passou a adotar a técnica como linha de pesquisa. Nessa instituição, foi defendida a primeira dissertação entre diversas apresentando estudos de espessuras teciduais em brasileiros,[5] assim como trabalhos dedicados a variados temas, como a relação entre esqueleto e tecidos moles faciais, alguns dos quais serão discutidos adiante.

Ainda na seara de pesquisas nacionais, a difusão da aproximação facial 3D digital toma novo fôlego com os trabalhos desenvolvidos por Paulo Miamoto e Cícero Moraes. Em colaboração conjunta, desenvolveram

---

[1] Taylor KT. Forensic art and illustration. Boca Ratón: Taylor & Francis; 2000.

[2] Ullrich H, Stephan CN. Mikhail Mikhaylovich Gerasimov's authentic approach to plastic facial reconstruction. Anthropologie (BRNO). 2016; 54(2):97-107.

[3] Wilkinson C. Forensic facial reconstruction. Cambridge: Cambridge University Press; 2004.

[4] Prag J, Neave R. Making faces: using forensic and archaeological evidence. London: British Museum Press; 1999.

[5] Tedeschi-Oliveira SV. Avaliação de medidas da espessura dos tecidos moles da face em uma amostra populacional atendida na Seção Técnica de Verificação de Óbitos do município de Guarulhos, São Paulo. [Dissertação.] São Paulo: Faculdade de Odontologia, Universidade de São Paulo; 2008.

metodologia para executar as técnicas consagradas das escolas citadas anteriormente, porém em ambiente virtual e em *software* aberto. Desde a obtenção de réplicas virtuais de crânios, passando pelo básico em modelagem 3D, e descrevendo a aplicação de uma adaptação da técnica americana ao ambiente computacional, o *Manual de Reconstrução Facial 3D Digital* é um *e-book* gratuito que introduz ao leitor sem experiência prévia com tecnologia 3D o mundo da aproximação facial.[6] Além da citada obra, a técnica ganhou destaque em alguns casos de aproximação facial de contexto histórico, como as de Santo Antônio de Pádua, Santa Maria Madalena, os Santos Peruanos (São Martinho de Porres, São João Macias e Santa Rosa de Lima), o Senhor de Sipán, dentre outros. Recentemente, a técnica 3D digital vem sendo difundida na América Latina, em treinamentos oferecidos em cursos de pós-graduação *lato* e *stricto sensu*, em particular as especializações em Odontologia Legal. Além disso, também se busca capacitar recursos humanos em cursos direcionados a peritos oficiais, promovidos por institutos ligados às secretarias de segurança pública.

▶ Breve prospecto de estudos relacionados à técnica de AFF no Brasil

Inaugurando os estudos de AFF no Brasil na área de espessura dos tecidos moles da face, temos um estudo realizado em cadáveres,[7] que mensurou manualmente 32 pontos cranianos pelo método da punção nos 21 clássicos pontos craniométricos – 10 pontos craniométricos localizados na linha média e 11 pontos bilaterais –, utilizados por Rhine e Campbell,[8] em 40 cadáveres: 26 masculinos e 14 femininos. Na amostra estudada foram encontradas diferenças entre os sexos, mas não entre o índice de massa corporal (IMC), a idade e a ancestralidade, não obstante demonstrem diferenças quando comparados aos estudos realizados em outras populações (Quadro 40.1).

Santos,[9] usando imagens multiplanares de ressonância magnética (RM) de brasileiros, localizou 22 pontos craniométricos – definindo e descrevendo anatomicamente cada ponto – e validou uma metodologia de mensuração da espessura de tecidos moles da face por meio de 21 RM. Em seguida, propôs uma tabela de espessura de tecidos moles a partir de mensurações em 186 RM de pessoas vivas, 97 do sexo masculino e 89 do feminino. Encontrou diferença estatística na maioria dos valores médios dos tecidos moles da face – relacionados aos pontos craniométricos clássicos localizados na linha média – em função do sexo, sendo estes maiores na população masculina. Em relação aos pontos bilaterais, não encontrou diferenças entre os lados direito e esquerdo. Quanto ao IMC, não encontrou diferenças quando analisada a média das espessuras em relação aos pontos da linha média e em relação à maioria dos pontos bilaterais. Em relação aos pontos da linha média, também não encontrou diferenças quando analisada a média das espessuras em relação à idade. Quanto à ancestralidade, diferenças também não foram detectadas, não obstante a europeia predominasse (74%) na amostra, com apenas poucos indivíduos classificados

Quadro 40.1 Espessuras de tecidos moles faciais segundo Tedeschi-Oliveira (2008).

Pontos craniométricos	Espessura (mm)	
	Masculino (n = 26)	Feminino (n = 14)
Linha média		
Supraglabela	5,01	4,37
Glabela	5,58	4,66
Násio	5,90	5,09
Rínio	5,21	4,29
Filtro médio	10,60	7,73
Supradental	9,10	8,74
Infradental	10,62	9,42
Supramental	11,00	9,16
Eminência mentoniana	10,64	9,40
Mento	10,40	8,78
Pontos bilaterais		
Eminência frontal	4,95	3,98
Supraorbital	6,99	5,84
Suborbital	6,56	6,01
Malar inferior	11,25	10,00
Lateral da órbita	9,10	9,23
Arco zigomático	9,28	8,88
Supraglenoidal	11,61	10,82
Gônio	12,71	10,97
Supra M2	16,41	14.43
Linha oclusal	14,40	11,71
Sub M2	14,60	11,32

---

6 Moraes C, Miamoto P. Manual de reconstrução facial 3D digital: aplicações com código aberto e software livre. Sinop: Expressão Gráfica; 2015.

7 Tedeschi-Oliveira, op. cit.

8 Rhine JS, Campbell HR. Thickness of facial tissues in American blacks. J Forensic Sci. 1980; 25(4):847-58.

9 Santos WD. Mensuração de tecidos moles da face de brasileiros vivos em imagens multiplanares de ressonância magnética nuclear (RMN) para fins médico-legais. [Tese.] Ribeirão Preto: Faculdade de Medicina de Ribeirão Preto, Universidade de São Paulo; 2008.

Parte 2 | Antropologia Forense

como asiáticos, africanos e miscigenados, respectivamente: 3, 4 e 16; o que limita essa variável como análise (Quadro 40.2).

Uma continuação da linha de pesquisa em cadáveres ocorreu no trabalho de Almeida,[10] utilizando-se da mesma técnica de punção manual e realizando mensurações de 51 pontos anatômicos da face – 13 medianos e 19 bilaterais – em 100 cadáveres – 74 masculinos e 26 femininos – com menos de 24 horas do óbito. Conclui não haver correlação entre a espessura de tecidos moles da face em relação ao sexo e à idade. Para aplicação prática, propôs uma tabela unificada para os sexos e lados direito e esquerdo (Quadro 40.3).

Novo estudo de espessura de tecidos moles foi realizado por Beaini,[11] utilizando tomografia computadorizada cone-beam (TCCB), que tem como principal vantagem a aquisição de volume de pacientes sentados. No estudo foram medidos 32 pontos cranianos (10 sagitais e 11 bilaterais) de 100 pacientes – 50 masculinos e 50 femininos –, classificados pelos tipos faciais: vertical e anteroposterior. O método para a localização dos pontos se mostrou muito reprodutível, resultando em correlação intraclasse forte entre observadores (0,8) e fortíssima no teste intraobservador (0,9). Não foram encontradas diferenças significativas entre o tipo facial, apenas entre os sexos – em que os homens apresentam médias superiores às mulheres, à exceção dos pontos laterais das órbitas – e algumas faixas etárias (Quadro 40.4).

Destaca-se que os estudos apontados, apesar de realizados em brasileiros, não devem ser considerados

Quadro 40.2 Espessuras de tecidos moles faciais segundo Santos (2008).

Pontos craniométricos	Espessura (mm)	
	Masculino (n = 97)	Feminino (n = 89)
Linha média		
Tríquio	5,55	4,70
Supraglabela	6,27	5,47
Glabela	6,42	6,19
Násio	8,17	6,99
Rínio	3,68	3,34
Filtro médio	12,9 1	11,23
Margem do lábio superior	10,98	9,39
Margem do lábio inferior	10,56	9,36
Supramental	11,79	10,47
Pogônio	11,16	10,28
Gnátio	8,09	7,19
Pontos bilaterais		
Eminência frontal	6,44	5,44
Orbital superior	9,39	8,59
Orbital superior	6,95	6,88
Malar inferior	21,50	21,18
Lateral da órbita	10,28	10,49
Meio do arco zigomático	9,65	9,81
Supraglenoidal	14,63	13,45
Goníaco	15,17	15,71
Supra M2	26,53	26,18
Linha oclusal	24,59	22,84
Sub M2	24,78	23,83

[10] Almeida NH. Reconstrução facial: mensuração da espessura dos tecidos moles que recobrem a face. [Dissertação.] São Paulo: Faculdade de Odontologia, Universidade de São Paulo; 2012.

[11] Beaini TL. Espessura de tecidos moles nos diferentes tipos faciais: estudo em tomografias computadorizadas cone-beam. [Tese.] São Paulo: Odontologia Social, Universidade de São Paulo; 2013.

Quadro 40.3 Espessuras de tecidos moles faciais segundo Almeida (2012).

Pontos craniométricos	Espessuras (mm)
Linha média	
Supraglabella	4,17
Glabella	4,43
Nasion	4,84
End of nasal	5,27
Supratip break	4,69
Mid-philtrum	9,04
Upper lip margin	8,18
Superior labius sulcus	7,12
Stomion	6,48
Lower lip margin	7,58
Chin-lip fold	9,92
Mental eminence	11,04
Beneath chin	9,78
Frontal eminence	4,63
Supraorbital	5,99
Suborbital	5,89
Ecthocanthion	6,06
Endocanthion	4,50
Inferior malar	11,95
Lateral orbits	9,10
Zygomatic arch	13,00
Supraglenoid	14,16
Alare	8,68
Gonion	11,91
Supra-M2	15,65
Occlusal line	15,12
Sub-M2	14,30
Supra-canine	13,62
Sub-canine	12,58
Chelion	7,88
Ramus of the mandible	17,24

Quadro 40.4 Espessuras de tecidos moles faciais segundo Beaini (2013).

Pontos craniométricos	Espessuras (em mm)	
	Masculino (n = 50)	Feminino (n = 50)
Linha média		
Supraglabela	4,23	3,39
Glabela	5,69	4,95
Násio	7,08	5,93
Rínio	1,93	1,67
Filtro médio	14,98	12,32
Supradental	12,37	9,53
Infradental	11,25	11,29
Supraeminência mental	11,45	10,76
Eminência mental	10,76	9,43
Mento	8,39	6,93
Pontos bilaterais		
Eminência frontal D	4,38	3,48
Eminência frontal E	4,46	3,42
Supraorbital D	7,20	6,21
Supraorbital E	7,12	6,14
Suborbital D	5,35	5,0
Suborbital E	5,33	4,84
Inferior malar D	20,39	19,42
Inferior malar E	20,50	18,71
Orbital lateral D	7,39	8,98
Orbital lateral E	7,23	10,39
Arco zigomático D	8,05	7,44
Arco zigomático E	7,75	7,48
Supraglenoidal D	11,23	10,0
Supraglenoidal E	10,93	9,94
Gônio D	17,20	13,15
Gônio E	17,33	13,21
Supra M2 D	28,19	26,0
Supra M2 E	28,23	26,31
Linha oclusal D	22,77	20,10
Linha oclusal E	22,89	20,38
Sub M2 D	25,12	23,52
Sub M2 E	25,53	23,99

o intuito de verificar se existem diferenças na espessura tecidual facial entre os clássicos pontos craniométricos bilaterais, por meio de 30 tomografias computadorizadas de indivíduos vivos. Verificaram que não há diferença estatística entre tais pontos, à exceção da eminência frontal. Entre os sexos, encontraram diferenças no ponto supraorbital. Concluíram que a população estudada apresentou características específicas, com médias maiores para o sexo masculino, o que contribui em maior precisão na execução da AFF.

Tendo em vista que algumas estruturas faciais de tecido mole não têm correspondência com a estrutura óssea craniofacial, a realização de estudos em brasileiros fez-se necessária para aumentar a precisão da AFF. Dentre esses estudos, Oliveira[13] pesquisou a projeção nasal por meio de medições lineares em 600 radiografias laterais da cabeça tendo como referência o ângulo formado pelas retas que unem os pontos craniométricos e prosopométrico Rínio-Pronasal-Próstio (Rhi-Pn-Pr). Os resultados obtidos demonstraram a reprodutibilidade da técnica interexaminadores (r = 0,99), sendo possível a utilização do valor de 90,00° para o ângulo Rhi-Pn-Pr na determinação do comprimento nasal em brasileiros adultos. Ainda nessa linha, um estudo[14] reuniu informações antropométricas sobre a boca e suas proporções analisando 435 tomografias computadorizadas. Dentre os principais resultados encontrados ($p < 0,05$), verificou-se que: (1) à distância intercanina se atribuiu o valor médio de 75% da largura da boca em homens, e 80% da largura da boca em mulheres; (2) estima-se que a altura da zona vermelha labial seja 26% dessa largura da boca; (3) à distância entre os forames mentais, se atribuíram em média 97% da largura da boca em mulheres e, em homens, 93% desse valor; e (4) conclui-se que a largura da boca aumenta ao longo do tempo de vida em homens e mantém-se estável em mulheres.

Após esses avanços no estudo da AFF, iniciaram-se os testes para verificar se as tabelas propostas seriam capazes de apresentar resultados confiáveis. Fernandes[15] realizou três diferentes reconstruções faciais forenses digitais, usando tomografia computadorizada (TC), de

como representativos de toda a população, dada a grande dimensão territorial e a alta miscigenação do país, o que propicia especificidades regionais que devem ser mais bem representadas com estudos locais. Com isso em vista, Araújo et al.[12] desenvolveram um estudo piloto em população da região Nordeste (Ceará), com

---

[12] Araújo JCN, Laureano Filho JR, Antunes AA et al. Aproximação facial forense em populações do nordeste brasileiro: estudo piloto para espessura de tecidos moles. RBOL. 2016; 3(4-Suplemento):7.

[13] Oliveira SVT. Avaliação de medidas da espessura dos tecidos moles da face em uma amostra populacional atendida na Seção Técnica de Verificação de Óbitos do município de Guarulhos/São Paulo. [Dissertação.] São Paulo: Faculdade de Odontologia, Universidade de São Paulo; 2008.

[14] Dias PEM, Beaini TL, Melani RFH. Evaluation of OsiriX software with craniofacial anthropometric purposes. J Res Dentistry. 2013; 1(4):351-67.

[15] Fernandes CMS. Análise das reconstruções faciais forenses digitais caracterizadas utilizando padrões de medidas lineares de tecidos moles da face de brasileiros e estrangeiros. [Tese.] São Paulo: Faculdade de Odontologia, Universidade de São Paulo; 2010.

um indivíduo brasileiro, realizadas a partir de três tabelas de espessura de tecidos moles da face: um padrão internacional e dois padrões nacionais.[16,17] Após 30 examinadores compararem-nas com fotografias do próprio indivíduo e de outros nove sujeitos, concluiu-se que as tabelas nacionais propiciaram maior reconhecimento do indivíduo do que a tabela internacional, respectivamente: 26,67%, 23,33% e 20%. Outra pesquisa[18] avaliou, por meio de comparação com fotografias AM, a acurácia da reconstrução facial forense manual (com argila) e computadorizada (tecnologia Sensable e *software* FreeForm Modelling Plus) com tabela de brasileiros adultos[19] – a partir de oito crânios – utilizando-se o método britânico. Os resultados foram mais favoráveis para as reconstruções manuais, apresentando como maior nível de acerto 90% em um caso no teste de reconhecimento, não obstante a computadorizada também tenha se mostrado adequada, apresentando como maior nível de acerto 81%. Já Herrera[20] buscou comparar reconstruções faciais manuais feitas com duas abordagens para o preenchimento dos tecidos moles, resultando em maior proporção de reconhecimento pelo método americano, superior ao britânico, e para a predição dos olhos, nariz, boca e orelhas. Também buscou comparar reconstruções realizadas com quatro tabelas de espessuras de tecidos moles desenvolvidas para brasileiros por estudos prévios,[21-24] em quatro alvos, observando a possibilidade de unir esses dados para auxiliar na reconstrução, propondo uma tabela das várias pesquisas. Concluiu-se que as proporções de acertos são significativamente maiores para reconstruções feitas com as tabelas de cadáveres (44% e 38%) em relação àquelas com os dados de exames de imagem (TC e RM). Verificou-se também que as proporções de acertos com os dados de cadáveres[25] e com os de ressonância magnética foram significativamente maiores quando comparados às reconstruções com dados de tomografias computadorizadas.

---

[16] Tedeschi-Oliveira, op. cit.

[17] Santos, op. cit.

[18] Zeilmann PP. Avaliação da acuracidade da reconstrução facial 3D por meio de fotografias antemortem de indivíduos previamente identificados. [Tese.] São Paulo: Faculdade de Odontologia, Universidade de São Paulo; 2013.

[19] Santos, op. cit.

[20] Herrera LM. Reconstrução facial forense: comparação entre tabelas de espessuras de tecidos moles faciais. [Dissertação.] São Paulo: Faculdade de Odontologia, Universidade de São Paulo; 2016.

[21] Tedeschi-Oliveira, op. cit.

[22] Santos, op. cit.

[23] Beani, op. cit.

[24] Almeida, op. cit.

[25] Tedeschi-Oliveira, op. cit.

▶ Divisão didática das metodologias

▪ Quanto ao contexto

As aproximações faciais podem ser conduzidas sob diversos contextos:

- Arqueológico e histórico, visando especular a aparência facial provável de populações antigas, incluídas diversas espécies de humanos além do *Homo sapiens*, ou, ainda, jogando luz sobre a aparência facial de humanos de contextos modernos cuja vida seja relevante à História
- Museológico, no qual uma face aproximada não pertence necessariamente a um indivíduo de papel histórico de destaque, possuindo o condão de expor ao público a técnica em si, ou a biografia do indivíduo estudado, suas particularidades biológicas e outras nuances que aprimorem uma exposição museológica
- Educacional, em que as aproximações são realizadas com o intuito de ensino da técnica, em situações de capacitação de recursos humanos
- Forense, em que a aplicação da técnica destina-se a auxiliar o processo de identificação humana, em última instância prestando-se a fornecer subsídios técnicos para esclarecer questões de interesse judicial.

▪ Quanto à dimensionalidade

As aproximações podem ser conduzidas bi ou tridimensionalmente, sendo as primeiras realizadas por meio de desenho sobre fotografias do crânio adequadamente posicionado e preparado com marcadores representativos para a espessura de tecidos moles faciais. A AFF 3D é realizada com a modelagem de materiais direta ou indiretamente (no caso de réplicas) sobre o crânio preparado.

▪ Quanto ao suporte

A AFF em suporte físico é feita com materiais reais, seja em 2D ou 3D. Em 2D, utilizam-se lápis, pincéis e canetas, ao passo que em 3D se destaca o uso da argila e da plastilina. Já aquelas em suporte virtual são realizadas por metodologias análogas às anteriores, porém dentro de um ambiente virtual computacional. Servem de exemplo os desenhos traçados sobre mesas digitalizadoras e *tablets* recebidos nas interfaces gráficas de usuário de programas de edição de imagem, no caso da AFF 2D. Já para a AFF 3D, o ambiente computacional de programas para edição de projetos 3D é utilizado para a modelagem das estruturas faciais sobre uma réplica digital do crânio.

A utilização de réplicas é especialmente recomendada para evitar danos aos remanescentes esqueléticos e viabilizar outras análises forenses e/ou encaminhamentos, como a inumação por determinação administrativa no contexto de um necrotério, passado o período para que um cadáver desconhecido seja reclamado.

Para as abordagens físicas 3D, alguns métodos estão disponíveis para a criação de réplicas, como aquelas feitas com moldes em fibra de vidro e silicone de alta precisão, preenchidos com resinas. No Brasil, tem sido bastante difundida a técnica que se aproveita de materiais odontológicos para moldar e duplicar o conjunto crânio e mandíbula, com a utilização de caixas térmicas de isopor como moldeiras adaptadas, grandes quantidades de alginato para a realização do molde, e gesso pedra para a confecção do modelo propriamente dito. Para uma descrição pormenorizada passo a passo desse procedimento, direcionamos o leitor para o capítulo de Miamoto na obra organizada por Marques e Aras.[26] Talvez, como único comentário ao protocolo proposto, seria de aplicabilidade prática a sugestão para que, em vez de colheres e espátulas para a manipulação da mistura de alginato e água, fosse usada uma simples batedeira, diminuindo as chances da perda de material por falhas ocasionadas pelo volume incomum de material demandado na técnica.

Tocante às réplicas virtuais, os principais recursos à disposição do perito são a tomografia computadorizada, o escaneamento 3D de superfície e a fotogrametria. Para a extração de um modelo 3D de uma tomografia, é necessário que um algoritmo "empilhe" os tomos realizados nos três planos anatômicos, o que irá gerar o arquivo a ser exportado posteriormente. Uma grande vantagem desse exame é a possibilidade de examinar estruturas pequenas e internas, que podem ser de valia a outras análises, como as identificações por seios paranasais e estimativas de idade por estágios radiográficos de mineralização. Os aparelhos para escaneamento 3D de superfície costumam ser muito práticos e alguns permitem, ainda, a captura de informações sobre a textura dos restos mortais. Por outro lado, exigem não somente um dispositivo que pode ter preço elevado e dificuldades burocráticas para sua importação, como também um computador de configuração robusta para embarcar sua operação. Já a técnica de fotogrametria consiste na extração de informações 3D a partir de imagens fotográficas, que podem, inclusive, ser tomadas com câmeras de telefone celular. A posição espacial das câmeras é calculada e, a partir desse dado, são realizadas diversas triangulações de pontos comuns a duas ou mais imagens. O posicionamento desses pontos no espaço 3D dará origem a uma nuvem de pontos, que servirá de base para a confecção de uma malha 3D, que poderá ter ajuste em sua escala e ser texturizada. Para uma descrição detalhada das técnicas para confecção de réplicas virtuais de crânios, sugerimos ao leitor a consulta aos trabalhos de Moraes e Miamoto,[27] Batistela et al.[28] e Miamoto.[29]

Um dos aspectos interessantes das réplicas virtuais é a possibilidade para se reproduzi-las novamente em substrato físico por meio de tecnologias de manufatura aditiva, também conhecida popularmente como impressão 3D. Desse modo, um mesmo crânio raro pode ser modelado sem preocupações quanto a sua preservação. Um mesmo crânio pode ser impresso várias vezes para possibilitar um treinamento no qual os alunos possam trabalhar sobre o mesmo caso. Talvez um dos aspectos mais atrativos seja que pesquisas podem ser desenvolvidas a partir de modelos virtuais de indivíduos vivos, não importando se forem reconstruídos física ou virtualmente, permitindo a comparação do resultado com a face verdadeira da pessoa.

Quanto à operação

Ao passo que a AFF 2D – física e virtual – e a AFF 3D física são essencialmente manuais, a AFF 3D virtual pode ser conduzida manualmente ou ainda de modo semi ou totalmente automatizado, com o uso de ferramentas que automatizam algumas etapas da modelagem ou, ainda, pelo desempenho de algoritmos que podem realizar todo o processo de maneira automática.

Estudos de casos

Assassinato de April Dawn Lacy | Contexto forense, técnica 2D física manual baseada na escola americana

No ano de 1996, na cidade texana de Decatur, o cadáver de uma mulher desconhecida foi encontrado em uma pilha de galhos mortos. Já em estado avançado de decomposição, a vítima de homicídio permaneceu não identificada por aproximadamente 2 anos, quando uma aproximação facial conduzida pela renomada artista forense Karen T. Taylor foi realizada. A face da mulher foi reconhecida, e informações odontológicas

---

[26] Miamoto PEM. Reconstrução facial forense. In: Marques JAM, Aras W (Eds.). Tratado de perícias criminalísticas: Odontologia Legal. São Paulo: Leud; 2017.

[27] Moraes e Miamoto, op. cit.

[28] Batistela GC, Moraes CAC, Miamoto P. Comparação de cinco sistemas de digitalização por fotogrametria aplicados à Antropologia Forense e Odontologia Legal. RBOL. 2017; 4(3):25-33.

[29] Miamoto, op. cit.

AM foram encaminhadas para análise, resultando na identificação positiva de April Dawn Lacy, de 14 anos à época do assassinato (Figura 40.1). Embora seu corpo tenha sido identificado, o crime continua sem solução. As circunstâncias que cercam o assassinato de April são desconhecidas, embora se acredite que ela tenha fugido de casa e possa ter trabalhado como prostituta.

- **Processo de ensino-aprendizagem em AFF | Contexto educacional, técnica 3D física manual baseada na escola americana**

Em julho de 2018, os alunos do curso de especialização em Odontologia Legal da Associação Brasileira de Odontologia, em sua seção gaúcha (ABORS), passaram por um treinamento em aproximação facial forense. Após uma fundamentação teórica, a turma foi submetida a uma prática sobre métodos para a confecção de réplicas físicas de crânio utilizando materiais odontológicos (Figura 40.2).

A atividade prática prosseguiu com a simulação de um caso forense, em que uma face haveria de ser aproximada sobre as réplicas anteriormente confeccionadas. A turma apenas recebeu as informações sobre o perfil antropológico de uma vítima. Para simular os restos mortais da vítima (material PM), uma voluntária cedeu seus próprios exames tomográficos para a confecção de réplicas digitais de seus tecidos esqueléticos craniomandibulares. Posteriormente, o modelo virtual foi convertido em réplicas físicas por meio de manufatura aditiva em impressoras 3D de tecnologias *fused deposition modeling* (FDM) e *stereolithography* (SLA) (Figura 40.3).

Além disso, a voluntária submeteu-se a fotografias utilizando alguns objetos pessoais cujo achado no contexto do encontro do cadáver também fora simulado. Vale dizer que esses objetos pessoais foram cedidos aos

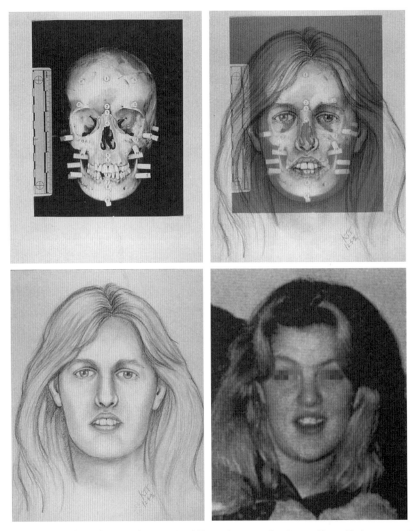

Figura 40.1 As etapas da aproximação facial forense do caso April Dawn Lacy, realizada por Karen Taylor, e que ilustra sua obra *Forensic Art and Illustration* (2000). (Imagem recuperada da base Wikimedia Commons e reproduzida sob a licença Creative Commons Attribution-Share Alike 3.0 Unported.)

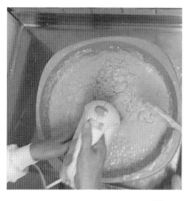
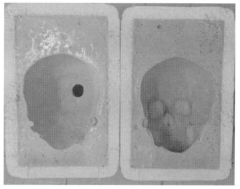
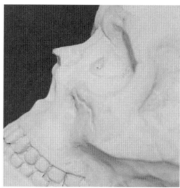

Figura 40.2 Obtenção de réplicas de crânio com alginato e gesso.

alunos para que integrassem os mesmos à aproximação facial (Figura 40.4). A turma fora informada sobre os dados antropológicos da "vítima/voluntária": sexo feminino, ancestralidade europeia, de idade adulta, entre 40 e 60 anos. Com base na informação, uma tabela de espessura de tecidos moles faciais compatíveis com o perfil antropológico foi eleita, e as réplicas foram preparadas com marcadores afixados aos pontos craniométricos.

O treinamento foi conduzido com a aplicação da técnica desenvolvida pela escola americana segundo a

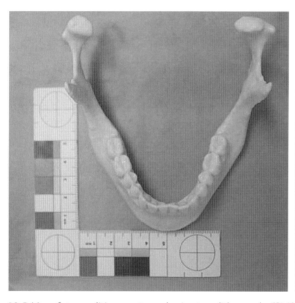
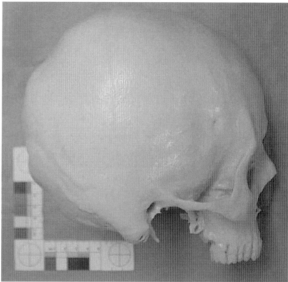

Figura 40.3 Manufatura aditiva por tecnologia *stereolithography* (SLA) das réplicas virtuais obtidas por meio de tomografia computadorizada *intra vitam*.

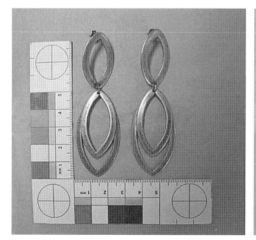
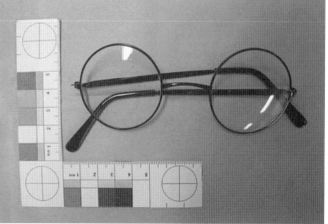

Figura 40.4 Objetos pessoais apresentados à turma como sendo associados ao encontro do cadáver, estando vinculados à vítima.

técnica de Taylor (op. cit.). Após o preparo das réplicas, as mesmas são posicionadas no plano de Frankfurt, e, em uma fase técnica, são aplicadas tiras de material de moldagem (neste caso, plastilina) entre alguns marcadores de tecido mole. Em seguida, são tomados os passos técnicos para o desenvolvimento preliminar de olhos, pálpebras, boca e nariz. Em seguida, uma fase artística toma corpo, com o refinamento escultórico das partes modeladas e acabamento da aproximação facial (Figura 40.5). Então, os objetos pessoais associados ao "achado dos restos mortais" são incorporados à aproximação facial, e o registro do resultado é realizado.

A comparação com a face da "vítima/voluntária" permite atestar que a aproximação facial não é idêntica, muito embora dentro do campo do olhar subjetivo do observador se possam construir associações que atribuam algum grau de reconhecibilidade entre aproximação e face verdadeira (Figura 40.6). Cabe destacar que os resultados apresentados são para um grupo de profissionais que nunca tiveram contato com a técnica, aplicando-a em limitado espaço de tempo, em grupo.

Aproximação facial de Ernesto de Guaratiba | Contexto arqueológico, técnica 3D virtual semiautomatizada

Entre aproximadamente 8.500 e 1.500 anos da era cristã (AEC), a costa brasileira foi habitada por populações caçadoras-coletoras, das quais os sambaquis são o único testemunho a atestar sua passagem por estes territórios. Destacando-se na paisagem até os dias atuais, os sambaquis são montes intencionalmente construídos com diversos materiais, como conchas, cinzas, carvões e restos de peixes, e provavelmente associados a questões territoriais e identitárias. Atualmente, também se considera que também haja um aspecto funerário associado a essas estruturas, dado que muitas ossadas humanas também foram e são encontradas nos sambaquis.

Assim, um projeto de aproximação facial em contexto arqueológico foi desenvolvido pelo Museu Nacional no Rio de Janeiro (MN-UFRJ) em parceria com a Faculdade São Leopoldo Mandic, em Campinas. A equipe

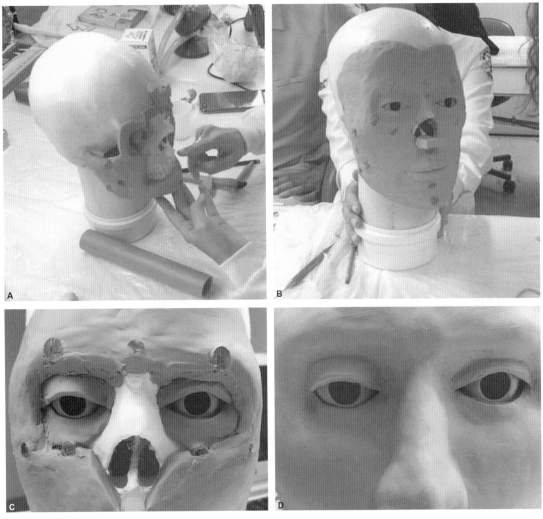

Figura 40.5 Registros das fases técnica (**A** e **C**) e anatômica (**B** e **D**) da metodologia para AFF 3D física segundo Taylor.

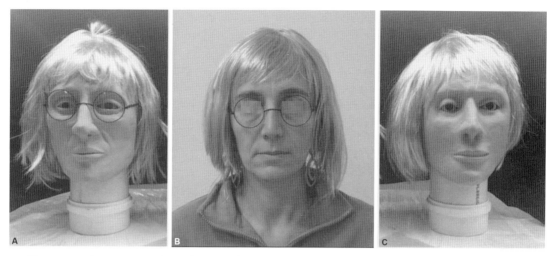

Figura 40.6 Aproximações faciais feitas por dois grupos de alunos (**A** e **C**) e a face da "vítima/voluntária" (**B**).

foi composta por Cláudia Rodrigues-Carvalho, Murilo Bastos, Rachel Tinoco, Paulo Miamoto, Silvia Reis, Victor Bittar e Louise Botelho. O projeto teve como objetivo promover um debate sobre as populações que habitavam o Brasil antes da chegada dos colonizadores, em especial uma que povoava o atual município do Rio de Janeiro e construiu um sambaqui em seus limites territoriais.

O sambaqui Zé Espinho localiza-se na Zona Oeste da capital carioca, em uma área de mangue em Guaratiba. Esse sítio foi escavado na década de 1980 por Lina Kneip, arqueóloga do Museu Nacional, sendo encontrados artefatos arqueológicos, fauna e carvão. Além disso, também foram recuperados os restos esqueléticos de 22 indivíduos, notadamente bem conservados. O indivíduo 2068 apresentava o esqueleto com melhor estado de conservação, sendo selecionado para análises antropológicas e aproximação facial. O sítio apresenta datações que vão de 2.260 ± 160 e 1.180 ± 170 anos AP.

A análise osteobiográfica permitiu estimar que o indivíduo 2068 era um homem adulto (pelo menos 38 anos de idade), com estatura estimada entre 1,42 e 1,51 m. O estudo odontológico apontou um desgaste dental moderado para os padrões arqueológicos, sem presença de cáries, embora com a presença de um abscesso no primeiro pré-molar superior direito. Tais achados sugerem uma dieta com baixo teor de açúcares e ingestão de alimentos fibrosos e abrasivos. A presença de porosidade óssea no teto das órbitas (*cribra orbitalia*) sugere a hipótese de anemia, não necessariamente causada por desnutrição, admitindo-se também a possibilidade da ação de parasitas do sistema digestório (Figura 40.7). Não se constataram achados que pudessem sugerir traumatismo *ante* e *peri mortem*. A presença de artroses mais evidentes em clavículas,

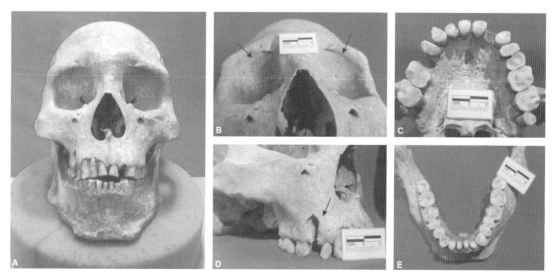

Figura 40.7 Vista anterior do crânio do indivíduo 2068 (**A**). Em detalhes, *cribra orbitalis* (**B**), presença de um abscesso de origem odontológica (**D**) e desgaste dental (**C** e **E**).

escápulas e manúbrio sugere uma atividade significativa dos membros superiores, talvez em atividades como a caça e o deslocamento em embarcações a remo.

Iniciados os trabalhos para a aproximação facial, a técnica eleita foi a 3D digital, considerando a adequação de uma abordagem conservadora à natureza preciosa do material arqueológico. Uma réplica virtual do conjunto crânio-mandíbula foi obtida por meio da técnica de fotogrametria. No ambiente computacional, uma adaptação da técnica desenvolvida pela escola britânica foi aplicada, segundo o protocolo da obra de Wilkinson (op. cit.). Após a colocação de marcadores para espessura de tecidos moles faciais, a fase anatômica foi iniciada com a modelagem manual de músculos, glândulas salivares e estruturas adiposas cuja interação com o arcabouço mineralizado craniofacial contribui para a composição da aparência facial (Figura 40.8).

A fase semiautomatizada da técnica adaptada é conduzida quando da adição da camada de pele que recobrirá o crânio com suas vísceras modeladas. Como modelar uma face e suas estruturas superficiais pode ser particularmente desafiador para profissionais sem formação específica na área de computação gráfica, uma solução pode ser aplicada. Trata-se da confecção de uma face "rascunho" a partir de aplicações desenvolvidas para a criação de modelos 3D humanoides de modo parametrizado. Por exemplo, na interface do *software* MakeHuman ou do ManuelbastioniLAB, um *plug-in* para o programa Blender habilita essa funcionalidade para criação de avatares em sua interface gráfica de usuário. O atrativo do recurso parametrizado da face "rascunho" é que sua criação pode ser feita configurando-se sexo, ancestralidade, idade, além de detalhes faciais como formato de pálpebras, largura de lábio, prognatismo, várias características nasais, posição e tamanho de orelhas, entre outros. Portanto, uma face preliminar para o indivíduo 2068 foi criada e adaptada sobre o conjunto crânio-vísceras, com atenção à morfologia subjacente e com referência nos marcadores de tecidos moles faciais (Figura 40.9).

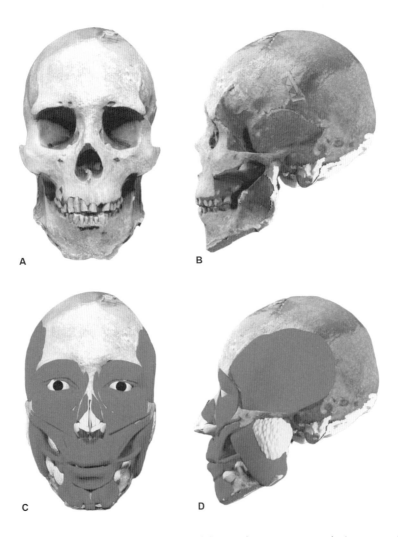

Figura 40.8 O crânio posicionado no plano de Frankfurt (**A** e **B**) e a modelagem das estruturas anatômicas segundo o protocolo descrito em Wilkinson (**C** e **D**).

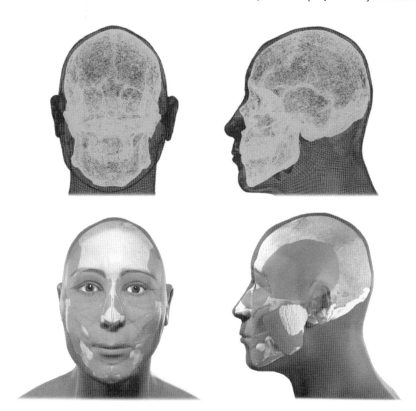

Figura 40.9 A face "rascunho" com morfologia compatível com o crânio estudado é sobreposta ao conjunto e sua modelagem é realizada, considerando a estrutura subjacente.

Na fase de acabamento, optou-se por uma tonalidade de pele e uma evidenciação de linhas de expressão facial que pudessem dar ideia da exposição do indivíduo à radiação solar e demais intempéries. Os contornos do rosto foram evidenciados por uma representação sem pelos faciais, embora não seja possível estimar a sua efetiva presença ou ausência com base na análise esquelética. Este é um aspecto particular às aproximações faciais fora do contexto forense: há uma relativa "liberdade" para a caracterização facial utilizando-se cores, objetos típicos não necessariamente vinculados ao esqueleto e outras informações depreendidas de estudos relacionados, como crônicas da época (Figura 40.10).

Findo o processo técnico, a face do indivíduo 2068 convida à reflexão. Poderíamos dizer que se trata de um "carioca" de 2.000 anos? Não! Embora "carioca" seja o gentílico do município do Rio de Janeiro, essa alcunha não seria nada apropriada, visto que tal termo tem origem tupinambá. Ora, essa população indígena ainda não havia chegado à região quando os povos sambaquieiros ali viveram. O indivíduo 2068 definitivamente não era um membro da população tupinambá. Pois então, quem eram esses povos dos sambaquis? No que baseavam sua cultura? Teriam falado que língua? É justamente sobre esses aspectos pouco discutidos pela nossa população que o projeto joga luz. A reflexão sobre os processos de povoamento brasileiro pré-coloniais e seus momentos históricos é de uma notável complexidade, porém pouco conhecida e, quando lembrada pelo grande público, é descrita com uma injusta e superficial generalização.

Neste prisma, o olhar popular naturalmente buscará uma identidade para esse rosto, de modo que inconscientemente tentará responder à pergunta "como se chamará esse homem?". Uma questão delicada, pois os povos dos sambaquis não deixaram registros em linguagem escrita, impossibilitando a sugestão de qualquer nome próprio antropologicamente adequado. Como seria praticamente inevitável que algum nome fosse dado ao indivíduo 2068 (com grandes chances de inadequação), uma votação foi aberta aos participantes da disciplina Tópicos Especiais em Teoria e Métodos em Arqueologia II, promovida pelo Programa de Pós-Graduação em Arqueologia do MN-UFRJ. Portanto, em 22 de março de 2018, na data em que marcou o fim da disciplina juntamente com a divulgação da face do indivíduo 2068, ao mesmo fora atribuído o nome Ernesto de Guaratiba. Guaratiba refere-se à área em que se encontra o sítio arqueológico, e Ernesto é uma justa homenagem ao Professor Ernesto M. de Salles Cunha. Formado em Odontologia pela UFRJ, Salles Cunha foi docente da Universidade Federal Fluminense (UFF) por 40 anos e prestou uma importante contribuição ao desenvolvimento da Arqueologia no Brasil, publicando diversas pesquisas na área da Paleopatologia Dental em povos dos sambaquis.

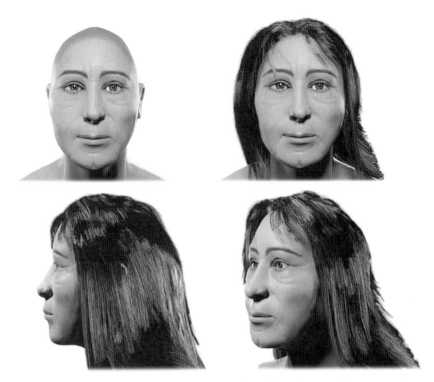

Figura 40.10 A face após acabamento, em vistas frontal, lateral esquerda e perspectiva.

Apesar de sua aparente distância com o temário pericial desta obra, a aproximação facial arqueológica de Ernesto de Guaratiba brinda o mundo forense com uma oportunidade ímpar. A repercussão midiática associada ao inevitável "carioca de 2.000 anos" traz à tona uma face que habitou o Rio de Janeiro em tempos distantes, mas também permite à equipe salientar nas diversas reportagens sobre o caso que a metodologia utilizada também tem aplicação direta no âmbito forense. É uma ferramenta que pode auxiliar investigações policiais, apoiar a identificação humana e contribuir no enfrentamento do problema das pessoas desaparecidas em nosso país. Convida o público a refletir sobre o que é a perícia, seu verdadeiro valor e qual a importância do fortalecimento na produção da prova pericial na construção de uma sociedade mais justa.

▶ Considerações finais

A técnica de aproximação facial forense é um recurso ao alcance das equipes encarregadas da identificação humana *post mortem* de cadáveres irreconhecíveis, dos quais não se disponha de informações *ante mortem*. É uma metodologia auxiliar, que deve ser cuidadosamente indicada, e, mesmo sendo executada com rigor técnico, seu sucesso ainda dependerá de a divulgação pública alcançar um ente conhecido da vítima e impressioná-lo o suficiente para que um contato com as autoridades encarregadas seja feito mediante o reconhecimento. Todavia, ainda que haja muitas dificuldades para que um reconhecimento leve efetivamente a uma identificação positiva, enquanto houver chances para que uma família possa sepultar dignamente seu ente querido, sua aplicação encontrará uma sólida justificativa.

41 Rugoscopia Palatina

Maria de Lourdes Borborema

A mucosa oral, para facilitar as suas próprias funções, apresenta-se essencialmente lisa. Há, contudo, algumas exceções. Por exemplo, uma delas é a superfície dorsal da língua, onde aparecem as papilas delomorfas (filiformes, fungiformes, valadas).

Outra exceção, diferente de quaisquer outras partes, porquanto fixa, é a mucosa do terço anterior do palato, que se apresenta corrugada por um verdadeiro sistema de pregas ou de rugas fortemente aderentes ao plano ósseo subjacente. De fato, essas pregas são originárias do tecido conjuntivo denso da submucosa, fortemente fibroso, que reveste o osso, confundindo-se com o periósteo, sendo certo que essas pregas conjuntivas são apenas recobertas pelo epitélio estratificado.

A sistematização do estudo das referidas pregas, com a finalidade de constituir-se em elementos capazes de contribuir com o processo de identificação, é a **palatoscopia** ou **rugoscopia palatina**.

Resulta de interesse que esse procedimento de identificação – a **rugoscopia** – tanto pode aplicar-se no cadáver recente como no indivíduo vivo.

Os relevos que o palato apresenta constituem-se em um conjunto de cristas lineares – as **rugosidades palatinas** – dispostas de forma semelhante às nervuras de uma folha vegetal. Esses relevos ou cristas aparecem no 3º mês do período embrionário, permanecendo invariáveis durante a vida toda do indivíduo e, inclusive, persistindo vários dias após a morte.

Esse conjunto de cristas, na espécie humana, é **assimétrico**, isto é, não é simétrico, no que se diferencia de outras espécie de mamíferos, em que é simétrico.

A **rugoscopia palatina** foi proposta pelo pesquisador espanhol Trobo Hermosa (1932), tendo sido, depois, alvo de estudos profundos por parte do pesquisador argentino Ubaldo Carrea (1939),[1] que estabeleceu os critérios da **rugoestenografia palatal**.

Em todos os casos, sempre há um sulco central, anteroposterior, estreito, acompanhado a cada lado por uma crista suave: é a **rafe mediana** ou **rafe palatina**. Originando-se nas laterais da citada rafe, observa-se uma série de cristas transversais, mais ou menos perpendiculares ou oblíquas em relação à primeira, que se direciona lateralmente, tornando-se evanescente ou desaparecendo à medida que a concavidade da abóbada palatina alcança a região alveolar ipsilateral.

Carrea, na sua sistematização das rugosidades palatinas, considerou quatro categorias diferentes, a saber (Figura 41.1):

- **Tipo I**: com rugas direcionadas medialmente (dos lados para o centro) e discretamente de trás para a frente (convergindo na rafe palatina)
- **Tipo II**: com rugas direcionadas perpendicularmente à linha mediana
- **Tipo III**: com rugas direcionadas medialmente (dos lados para o centro) e discretamente da frente para trás (convergindo na rafe palatina)
- **Tipo IV**: com rugas direcionadas em sentidos variados.

Briñon (1983, op. cit.), continuando os trabalhos de Carrea, foi um pouco além na sistematização das rugosidades, dividindo-as, à semelhança do que se faz com as impressões digitais, em **fundamentais** e **características**.

Todavia, pela sua coerência à classificação prática proposta por Martins dos Santos (1946), facilita, em muito, a caracterização individual rugoscópica de um indivíduo ao dividir as rugas palatinas, conforme a sua localização, em:

- **Inicial**: correspondente à ruga palatina mais anterior, à direita, sempre representada por uma letra maiúscula
- **Complementar**: correspondente às demais rugas, à direita, sendo certo que cada papila é assinalada por um número, conforme Quadro 41.1

---

[1] Carrea JU. Talla individual humana en función al radio cuerda. Ortodoncia. 1939; (6): 225-7.

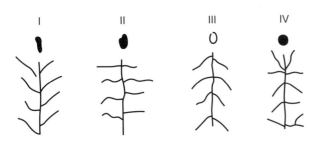

Figura 41.1 As quatro disposições fundamentais das rugas palatinas, conforme Carrea. (Adaptada de Briñon EN. Odontología Legal y Práctica Forense. Buenos Aires: Purizon; 1983.)

- **Subinicial**: correspondente à ruga palatina mais anterior, à esquerda, e representada, também, por uma letra de fôrma maiúscula
- **Subcomplementar**: correspondente às demais rugas, à esquerda, em sequência à **subinicial**, com cada papila assinalada por um número.

Assim, as configurações das cristas que aparecem no palato, para fins de classificação, se dividem em 10 formas fundamentais que se designam pelas **letras** iniciais das figuras (P, R, C, A, Cf, S, B, T, Q, An) quando se encontram na primeira posição e por **números** (de 0 a 9) quando se encontram em qualquer outra posição.

Como elementos identificatórios, as cristas palatinas preenchem características que permitem utilizá-los para tanto, como:

- **Unicidade**: apenas um único indivíduo pode tê-las
- **Imutabilidade**: não mudam nunca de forma, nem mesmo após a morte
- **Individualidade**: são absolutamente diferentes de uma pessoa para outra
- **Classificabilidade**: possibilidade de classificá-las para facilitar sua localização racional em arquivos

Quadro 41.1 Numeração correspondente de cada papila.

Figura	Na posição mais anterior	Em outras posições
Ponto	P	0
Reta	R	1
Curva	C	2
Ângulo	A	3
Curva fechada	Cf	4
Sinuosa	S	5
Bifurcada	B	6
Trifurcada	T	7
Quebrada	Q	8
Anômala	An	9

- **Praticabilidade**: utilização facilitada pelo baixo custo, facilidade de coleta etc.

A coleta das amostras tanto pode ser feita através de moldagem de precisão, com alginato ou com silicone, ou por fotografia do palato com o auxílio de um espelho. Os resultados obtidos se constituiriam nos **palatogramas**.[2]

De modo a possibilitar um cotejo entre o material de arquivos e o material do identificando, bastaria que se procedesse ao confronto das fotografias do material problema com os palatogramas conservados, sistematicamente, nos arquivos de identificação.

Uma prova da viabilidade desse procedimento de identificação é que o Ministério da Aeronáutica exige a identificação da rugoscopia palatina dos pilotos como forma de facilitar a sua identificação em casos de acidentes aéreos.

---

[2] Carrea JU, op. cit.

42 Técnicas Auxiliares

Jorge Paulete Vanrell

▶ Finalidades

Nos locais de ocorrências criminais, bem como em outras situações, geralmente formando parte do Corpo de Delito, isto é, do conjunto de elementos que constituirão a prova do fato delituoso, frequentemente aparecem restos de líquidos orgânicos, ora formando acúmulos ou depósitos sobre objetos, ora formando manchas, ora infiltrando tecidos ou outros objetos (p. ex., "bitucas" de cigarros).

Nesses casos, forçosas a coleta e análise desses vestígios de modo a submetê-los a exames laboratoriais. Os exames laboratoriais de líquidos orgânicos e de manchas deixadas têm por finalidade complementar perícias feitas sobre pessoas, cadáveres ou coisas, visando a:

- Identificação de pessoas ou cadáveres
- Determinação da ocasião da morte
- Identificação de líquidos e manchas em casos criminais
- Investigação de vínculo genético
- Verificação de contágio venéreo.

Os exames de líquidos orgânicos que podem formar manchas ou ser encontrados depositados sobre o corpo ou infiltrando objetos abrange um grande número de materiais periciáveis. Esse número se vê um tanto reduzido no campo da Odontologia Forense, haja vista que os líquidos orgânicos que se podem relacionar com as lesões que estuda o odontolegista, em termos gerais, podem reduzir-se a: saliva, sangue, esperma e secreções vaginais.

▶ Manchas de saliva

Em diversos crimes, principalmente nos de conotação sexual, podem encontrar-se manchas, quer sobre o corpo da vítima, quer sobre suas vestes. Sobre o corpo, em geral, nas proximidades de mordidas, já que, em regra, toda vez que alguém morde escapa, até involuntariamente, saliva, que fica e seca nas proximidades da lesão. Dentre os vários métodos químicos já propostos, somente dois têm interesse prático: são os que detectam **sulfocianeto de potássio** (produto praticamente exclusivo da saliva) e os que detectam **amilase salivar**.

▪ Pesquisa do sulfocianeto de potássio

- Reação de Eucário Novais, sobre o macerado:
  - Macerar, por 2 horas, um fragmento de tecido com a mancha com 5 a 10 gotas de água destilada
  - Colher parte do líquido em uma cápsula de porcelana/vidro de relógio
  - Acrescentar 1 gota de ácido clorídrico diluído a 50%
  - Acrescentar 2 a 3 gotas de solução a 10% de percloreto de ferro
  - Colorido **avermelhado** indica resultado **positivo para saliva**
- **Reação direta de Eucário Novais**, sobre o tecido:
  - Colocar o pano manchado ou um fragmento sobre um vidro de relógio
  - Deitar sobre o pano uma gota de ácido clorídrico a 50%
  - Pingar no local 2 a 3 gotas de solução a 5% de percloreto de ferro
  - Colorido **avermelhado**, notadamente na borda ou periferia da mancha, indica resultado **positivo para saliva**
- **Reação indireta de Colossanti**, sobre o macerado:
  - Macerar, por 2 horas, um fragmento de tecido com a mancha com 5 a 10 gotas de água destilada
  - Colher parte do líquido em uma cápsula de porcelana/vidro de relógio
  - Acrescentar 5 gotas de solução de sulfato de cobre a 2%
  - Colorido **verde-esmeralda** indica **positivo para saliva**.

Pesquisa da amilase (diástase)

- **Reação de Boettger**, sobre o macerado:
  - Macerar, por 2 horas, um fragmento de tecido com a mancha com 5 a 10 gotas de água destilada
  - Colher parte do líquido em uma cápsula de porcelana/vidro de relógio
  - Acrescentar 5 gotas de solução alcoólica saturada de resina de guáiaco
  - Agregar 5 gotas de solução aquosa a 0,05% de sulfato de cobre
  - Uma cor **azul** indica **positivo para saliva**; essa cor desaparece pelo acréscimo de clorofórmio.

Diagnóstico de procedência individual do sangue (tipagem)

▶ **Provas de isoaglutinação.** Pesquisa aglutininas e/ou aglutinogênios dos sistemas ABO, *rhesus* (Rh) e MN, nas pessoas "secretoras".

▶ **Provas genéticas (de certeza).** Identificação **comparativa do DNA**, total ou fragmentado, e ampliado pela técnica da reação da cadeia de polimerase (PCR), identificando-se MTR e STR.

▶ Manchas de sangue

Existem diversos métodos que podem ser agrupados, como descrito a seguir.

Provas de orientação

As seguintes provas de orientação são bastante sensíveis, mas pouco específicas.

▶ **Reação das oxidases.** Água oxigenada sobre a mancha suspeita (dá "efervescência" quando positivo).

▶ **Prova da quimiluminescência.** O reativo (luminol) adere à mancha de sangue, tornando-a fluorescente à luz ultravioleta.

Provas de certeza

Estas provas são específicas quanto à presença de elementos ou propriedades do sangue.

▶ **Técnicas histológicas.** As hemácias podem ser vistas por microscopia com ou sem corar.

▶ **Técnicas microquímicas ou cristalográficas.** A saber:

- Cristais de Teichmann (1853): identificam **hematina**
- Cristais de Lecha-Marzo ou de Takayama: identificam **hemocromogênio**
- Cristais de Guarino: identificam **hematoporfirina**.

Diagnóstico de espécie animal pelo sangue

▶ **Técnicas histológicas.** As hemácias podem ser vistas por microscopia, observando-se a forma das hemácias e a presença ou ausência de núcleos. Deve-se lembrar que no sangue de répteis, anfíbios e aves as hemácias são de forma elíptica e possuem núcleo.

▶ **Reação de Uhlenhuth.** Utiliza soros antiespécie (p. ex., anti-humano etc.).

Diagnóstico regional do sangue

▶ **De epistaxe (sangramento do nariz).** Células da mucosa nasal e vibrissas.

▶ **De menstruação.** Difícil de coagular; presença de muco, bactérias e células vaginais.

▶ **De lóquios.** Células do colo uterino e da decídua.

▶ **De cavidade oral.** Células da mucosa oral e saliva.

▶ **Do cadáver.** Cristais de Westenhöfer-Rocha-Valverde desde o 3º ao 36º dia após a morte.

Diagnóstico de procedência individual do sangue (tipagem)

▶ **Provas de isoaglutinação.** Pesquisa aglutininas e/ou aglutinogênios dos sistemas ABO, *rhesus* (Rh) e MN, nas pessoas "secretoras".

▶ **Técnica de Lattes.** Pesquisa as aglutininas/aglutinogênios **em crostas** (sangue seco).

▶ **Provas genéticas (de certeza).** Identificação **comparativa do DNA**, total ou fragmentado, e ampliado pela técnica da PCR, identificando-se MTR e STR.

▶ Presença de esperma

Após ataques sexuais, notadamente nos casos em que ocorrem atos libidinosos que podem acabar com ejaculação oral, no vivo ou no cadáver, a participação do odontolegista pode ser fundamental por ocasião da coleta de amostras úteis. Existem variantes, conforme a vítima esteja viva ou morta.

▶ **Com a vítima viva.** Deverá ser colhido material da **cavidade oral**:

- **Por raspado da mucosa vestibular** de lábios e bochechas, dando importância maior aos sulcos labiogengivais e ao sulco de transição vestibulojugal
  - Com espátula e, na impossibilidade, em face de escassez do material
  - Com *swab* (cotonete)
- **Confecção de esfregaços**, com o primeiro material colhido
- **Eluição em salina do material restante**, para posterior centrifugação e separação do sobrenadante

(para reações bioquímicas) e do centrifugado (para exames citológicos e de DNA)

- **Lavagem da cavidade oral**, através de bochechos, com coleta do líquido de lavagem e procedimento análogo ao referido no item anterior
- **Coleta de material entre os dentes**
- **Coleta de material na orofaringe.**

▸ **Com a vítima morta.** Deverá ser coletado material:

- **Da cavidade oral**
  - ○ **Por raspado da mucosa vestibular** de lábios e bochechas, dando importância maior aos sulcos labiogengivais e ao sulco de transição vestibulo-jugal com *swab* (cotonete)
  - ○ **Confecção de esfregaços**, com o primeiro material colhido
  - ○ **Eluição em salina do material restante**, para posterior centrifugação e separação do sobrenadante (para reações bioquímicas) e do centrifugado (para exames citológicos e de DNA)
- **Do seio piriforme**, procedendo à confecção de esfregaços e eluição do material restante
- **Dos brônquios**, procedendo à confecção de esfregaços e eluição do material restante
- **Do esôfago**, procedendo à confecção de esfregaços e eluição do material restante.

▸ Manchas de esperma

Na identificação podem ser utilizadas as provas a seguir.

▸ **Provas de orientação.** A saber:

- Pela fluorescência
  - ○ Intensa fluorescência branco-azulada quando a mancha é iluminada pela lâmpada de Wood
- Cristalográficas
  - ○ Reação ou cristais de Florence: baseada na utilização de **iodo**
  - ○ Reação ou cristais de Barbério: baseada na reação ao **ácido pícrico**, formando-se cristais de picrato de espermina.

▸ **Provas de certeza.** Observam-se os **espermatozoides** ao microscópio, identificando-os pela forma, que poderá sofrer modificações conforme o tempo transcorrido entre o depósito e a coleta, e o grau de desidratação.

▸ **Provas biológicas.** Reação de Uhlenhuth, com soro antiespermático.

▸ **Provas imunológicas.** Permitem determinar o grupo sanguíneo (apenas o **sistema ABO**).

▸ **Provas genéticas (de certeza).** Identificação **comparativa do DNA**, total ou fragmentado, e ampliado pela técnica da PCR, identificando-se MTR e STR.

▸ Manchas de secreções vaginais

Na identificação podem ser utilizadas as provas a seguir.

▸ **Provas de orientação.** A saber:

- Pela consistência: trata-se de manchas que impregnam os tecidos, dando-lhes uma consistência "engomada"
- Pela fluorescência: a mancha não apresenta fluorescência quando é iluminada pela lâmpada de Wood.

▸ **Provas de certeza.** Específicas quanto à presença de elementos da vagina.

▸ **Provas biológicas.** Reação de Uhlenhuth, com soro antiespermático.

▸ **Provas imunológicas.** Permitem determinar o grupo sanguíneo (apenas o **sistema ABO**).

▸ **Provas genéticas (de certeza).** Identificação **comparativa do DNA**, total ou fragmentado, e ampliado pela técnica da PCR, identificando-se MTR e STR.

▪ Técnicas histológicas

Os esfregaços mostram **células vaginais**, caracterizadas pelo tamanho, formato e presença de glicogênio, bem como bacilos de Döderlein, gram-positivos, característicos da flora vaginal.

▪ Técnicas microquímicas

▸ **Pesquisa de glicogênio.** Identifica, através do reativo de Wiegmann, a presença de **glicogênio** (grânulos castanhos ou marrons no interior do citoplasma).

▸ **Reação de Wiegmann (1910).** Sobre macerado ou material fresco:

- Macerar, por 2 horas ou mais, em uma cápsula de porcelana/vidro de relógio, um fragmento de tecido com a mancha com 5 a 10 gotas de água destilada ou salina
- Coletar parte do líquido concentrado com uma pipeta
- Deitar 1 a 2 gotas sobre uma lâmina de microscopia
- Acrescentar 1 gota do reagente de Wiegmann:
  Iodo metaloide . . . . 0,20 centigrama
  Iodeto de potássio. . . . . 0,30 centigrama
  Água destilada . . . . 45 mℓ
- Cobrir com uma lamínula
- Observar ao microscópio: verifica-se o citoplasma das grandes células poligonais vaginais repleto de grânulos de cor castanha a mogno: positivo para glicogênio
- Se a lâmina for tratada com uma gota de saliva, os grânulos paulatinamente descoram pela ação da amilase salivar.

► Pesquisa de bacilos de Döderlein. Parte integrante da flora bacteriana da vagina, utiliza-se a técnica de Gram, quando esses bacilos (gram-positivos) se veem em grande número.

► Pesquisa de fosfatase ácida. Enzima que se encontra em grande quantidade na secreção prostática e cuja presença em valores elevados é um indicador de que no interior dessa vagina houve ejaculação. Mesmo que o agressor seja vasectomizado, a reação será positiva. A pesquisa pode ser meramente qualitativa ou quantitativa.

► Pesquisa de espermatozoides. Útil para caracterizar que houve ejaculação intravaginal.

► Prova genética (de certeza). Identificação **comparativa do DNA**, total ou fragmentado, e ampliado pela técnica da PCR, identificando-se MTR e STR.

► Pesquisa de antígeno prostático específico (PSA) ou de antígeno P30. Para identificar se houve intercurso na vagina que deixou sua secreção sobre o corpo ou tecidos.

43 Identificação Craniométrica

Maria de Lourdes Borborema

▶ Introdução

"A Antropologia é a biologia comparativa dos grupos humanos, encarados do ponto de vista do sexo, da idade, da constituição e da raça."[1]

Dentre as diversas divisões da Antropologia – Antropologia zoológica, Antropologia racial, Antropotipologia e Antropogênese ou Palentologia humana –, a **Antropotipologia**, estudando os tipos constitucionais, consoante o sexo, a idade, os característicos individuais e os característicos profissionais, é a que melhor se presta para permitir a identidade médico-legal ou a identidade judiciária ou policial dos indivíduos.

Ainda, dentro da Antropotipologia, despontam dois grandes métodos de estudo. Um, a **Antroposcopia**, de uso mais popular e menos científico, que engloba o estudo dos característicos descritivos subjetivos e que não são passíveis de mensuração. O segundo método, a **Antropometria**, é mais objetivo, baseando-se na tomada de medidas, ângulos e projeções das diferentes partes do corpo ou dos seus característicos mensuráveis.

Resulta evidente que, dentro dos limites a que se propõe este trabalho, a amplitude da Identificação Antropométrica deverá ser menos ambiciosa e, em vez de estudar o corpo todo, limitar-se-á à **Craniometria**, isto é, a realização e exame das medições antropométricas apenas das diversas partes do crânio, sempre visando estabelecer identidade quanto à constituição, ao sexo, à raça e à idade do indivíduo.

É que, com relativa frequência, são encaminhadas ao Núcleo de Perícias Médico-Legais do IML local, oriundas da região, ossadas ou partes delas, para que se proceda à sua identificação.

Trata-se, em geral, de um trabalho demorado, um diálogo silencioso que o pesquisador estabelece com os restos que lhe são encaminhados, visando achar informações, obter dados fidedignos e inequívocos, objetivando conseguir respostas materiais.

Nesses casos e quando a ossada está completa, o médico-legista trabalha principalmente com os ossos do esqueleto axial, dos membros e dos cíngulos. O odontolegista, por sua vez, pesquisa os dentes, as peças ósseas do neurocrânio e do viscerocrânio (esplancnocrânio) ou seus fragmentos, que, às vezes, são os únicos elementos com que conta. Dessa maneira, o odontolegista, em todos os casos, utilizando os dados objetivos da Craniometria, assume um papel decisivo na identificação individual.

▶ Pontos craniométricos

São determinados locais do crânio ósseo que se tomam como pontos de referência para seu estudo e medição (Figura 43.1).

Deve salientar-se que nem todos os pontos craniométricos correspondem ao neurocrânio, uma vez que se encontram alguns pontos no maciço facial (esplancnocrânio ou viscerocrânio).

Os pontos craniométricos dividem-se, pela sua posição anatômica, em:

- Pontos medianos ou ímpares, em número de **16**
- Pontos laterais ou pares, em número de **24** (12 × 2 ou 12 pares).

▶ **Pontos craniométricos medianos.** Os pontos craniométricos medianos, da frente para trás, são:

- **Ponto mentoniano**, no centro da eminência mentoniana
- **Ponto alveolar inferior**, na borda alveolar inferior
- **Ponto alveolar superior**, na borda alveolar superior
- **Ponto espinal ou subnasal**, no centro da espinha nasal anterior

---

[1] Fróes da Fonseca A. Os grandes problemas da Antropologia. In: Congresso Brasileiro de Eugenia, 1, 1929, Rio de Janeiro. Actas e Trabalhos... Rio de Janeiro: [s.n.]; 1929. pp. 63-86.

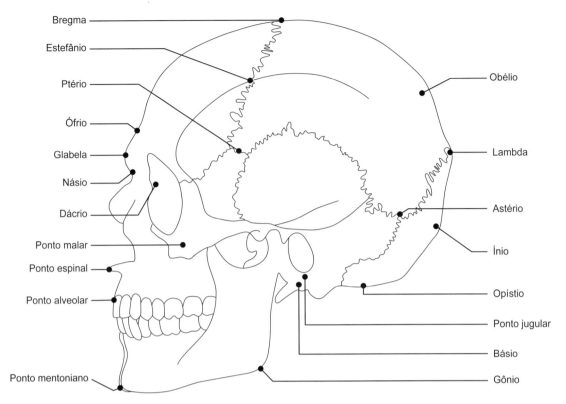

Figura 43.1 Principais pontos craniométricos. (Adaptada de Testut LM, Latarjet A. El cráneo desde el punto de vista antropológico: determinación del sexo de un cráneo. In: Tratado de Anatomia Humana. 9. ed. Barcelona: Salvat; 1954.)

- **Rínio**, no extremo inferior, livre, da sutura internasal
- **Násio**, sobre a sutura frontonasal
- **Glabela**, no centro da protuberância frontal média
- **Ófrio**, no centro do diâmetro frontal mínimo
- **Bregma**, no ponto onde se encontram as suturas coronal e sagital
- **Obélio**, sobre a sutura sagital ao nível dos dois orifícios parietais, ou de um só se o outro está ausente (se faltarem ambos os orifícios, o ponto corresponde à porção menos denteada da sutura)
- **Lambda**, no ponto de união das suturas sagital e lambdoide
- **Ínio**, no centro da protuberância occipital externa
- **Opístio**, na borda posterior do forame occipital
- **Básio**, na borda anterior do forame magno (forame occipital).

Há dois pontos que correspondem a locais não fixos da abóbada:

- **Opistocrânio** ou occipúcio, no extremo posterior do diâmetro longitudinal máximo do crânio, sobre a porção cerebral da escama do occipital
- **Vértex**, na parte mais alta do crânio.

▸ **Pontos craniométricos laterais.** Os pontos craniométricos laterais são em número de 12 de cada lado, a saber:

- **Gônio**, no lado externo do vértice do ângulo do maxilar inferior
- **Ponto condíleo**, na parte mais alta do côndilo da mandíbula
- **Ponto glenoide**, no centro da cavidade glenoide do temporal
- **Ponto jugular**, sobre a sutura mastóideo-occipital, ao nível da borda posterior da apófise jugular do occipital
- **Ponto malar**, na parte mais saliente da face externa do osso malar (zigoma)
- **Ponto frontotemporal**, sobre a crista lateral do frontal, no extremo do diâmetro frontal mínimo
- **Estefânio**, na interseção da sutura coronal e a linha curva temporal superior
- **Dácrio**, onde se encontram o frontal, a apófise ascendente do maxilar superior e o unco, na parede interna da cavidade orbitária
- **Astério**, onde se encontram o occipital, o parietal e a porção mastóidea do temporal
- **Ptério**, que, mais que um ponto, é uma zona, onde se encontram quatro ossos: o frontal, o parietal, o temporal e o esfenoide
- **Êurio**, no extremo do diâmetro transverso máximo do crânio, sobre a protuberância parietal
- **Pório**, na parte mais alta da borda superior do orifício do conduto auditivo externo.

Estimativa do sexo

Pela constituição do crânio

Em 77% dos casos, o diagnóstico diferencial do sexo pode ser feito utilizando-se os elementos que fornecem a inspeção do crânio e da mandíbula, apenas.

Os elementos que se compulsam para fazer o diagnóstico diferencial estão apresentados no Quadro 43.1.

Parte dessas características diferenciais pode ser observada nos diagramas comparativos mostrados na Figura 43.2.

Pelas mensurações convencionais

Depois da **bacia**, que, sem dúvida, é a melhor estrutura para se fazer diagnóstico diferencial de sexo, o crânio ocupa o segundo lugar. Utilizando dados objetivos (dimensões dos côndilos occipitais) e cálculos matemáticos relativamente simples, é possível obter valores de discriminação do dimorfismo sexual superiores a 90% (Figura 43.3).

▸ **Índice de Baudoin.** Utiliza as dimensões dos côndilos occipitais. Já, subjetivamente, os côndilos aparecem, **longos e estreitos** no sexo masculino e **curtos e largos** no sexo feminino.

O índice de Baudoin é obtido pela relação entre a largura do côndilo e o seu comprimento máximo, relacionados pela fórmula:

$$\text{Índice condíleo} = \frac{\text{largura do côndilo}}{\text{comprimento do côndilo}} \times 100$$

Os valores do índice são interpretados como discriminantes do dimorfismo sexual, de acordo com o Quadro 43.2.

Quadro 43.1 Elementos para fazer o diagnóstico diferencial de sexo.

Características diferenciais	Mulher	Homem
Fronte	Mais vertical	Mais inclinada para trás
Glabela e arcos superciliares	Glabela não saliente; continuação do perfil frontonasal	Glabela e arcos superciliares salientes
Articulação frontonasal	Curva	Angulosa
Rebordos supraorbitários	Cortantes	Rombos
Apófises mastoides	Menos desenvolvidas. Quando o crânio é colocado sobre um plano, ele se apoia no maxilar e no occipital, com menor estabilidade	Proeminentes, servindo de pontos de apoio, tornando o crânio mais estável quando colocado sobre um plano
Peso	Crânio mais leve	Crânio mais pesado
Mandíbula	Menos robusta, cristas de inserções musculares menos pronunciadas. Muito mais achatada (peso médio 63 g)	Mais robusta, com cristas de inserções musculares mais acentuadas. Muito arqueada (peso médio 80 g)
Côndilos occipitais	Curtos e largos	Longos e estreitos
Apófises mastoides e estiloides	Menores	Maiores

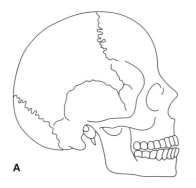 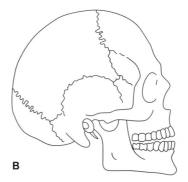

Figura 43.2 Diagramas comparativos: crânio feminino (**A**) e crânio masculino (**B**).

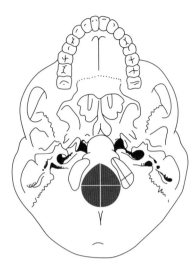

Figura 43.3 Diagrama da base do crânio (face externa) para mostrar a forma de medição dos diâmetros condíleos e do forame magno.

Quadro 43.2 Índices de Baudoin para determinação do sexo do crânio.

Índice	Sexo do crânio
> 55	Feminino
50 a 55	Crânio de determinação duvidosa
< 50	Masculino

Por si só, o índice de Baudoin oferece uma porcentagem de acerto, isto é, de discriminação sexual, considerada estatisticamente baixa, da ordem de 60%.

▶ **Índice dos diâmetros do forame magno.** O índice dos diâmetros do forame magno (buraco occipital) é obtido pela relação entre a sua largura (distância laterolateral) e o seu comprimento máximo (distância anteroposterior), relacionados pela fórmula:

$$\text{Índice do forame magno} = \frac{\text{largura do forame}}{\text{comprimento do forame}} \times 100$$

Os valores do índice são interpretados como discriminantes do dimorfismo sexual, de acordo com o Quadro 43.3.

Quadro 43.3 Índices dos diâmetros do forame magno para determinação do sexo do crânio.

Índice	Sexo do crânio
> 35,0	Masculino
30,5 a 35,0	Provavelmente masculino
28,5 a 30,5	Determinação duvidosa
25,0 a 28,5	Provavelmente feminino
< 25	Feminino

Estimativa do grupo étnico

Conquanto a miscigenação dos grupos étnicos seja um fator inquestionável ao ponto de, cada vez, ser mais difícil encontrar "raças puras", é inegável que há traços morfológicos que perduram, resistindo a essa mistura racial.

Muito embora um grande número dos referidos traços seja mais encontradiço nas partes moles do corpo, notadamente na pele e na região cefálica, sendo objeto de estudo da **Antropologia Racial**, como vimos no início deste capítulo, muitos outros podem ser encontrados no esqueleto. Alguns desses, como é o caso, por exemplo, dos ossos longos das extremidades, escapam dos limites deste trabalho, que é devotado essencialmente aos achados que podem ser feitos no crânio, de maior interesse para o odontolegista.

Assim, nesta seção, seguindo Simonin, nossa atenção será centrada nos caracteres étnicos do crânio, que podem ser calculados por meio de:

- Índices cranianos (formatos das normas cranianas):
  - Horizontal
  - Sagital (vertical lateral ou perfil)
  - Transversal (vertical posterior)
- Índice facial superior
- Índice nasal
- Índice de prognatismo (do perfil facial ou ângulo facial).

Índices cranianos

São correlações percentuais, segundo as fórmulas estabelecidas por Retzius, entre diâmetros ou distâncias máximas, medidos entre pontos craniométricos ou anatômicos determinados, que constam do rol apresentado no início deste capítulo, a saber:

- Bregma
- Básio
- Lambda
- Metalambda
- Glabela
- Násio
- Espinal (subnasal)
- Próstio
- Malar
- Êurio.

▶ **Índice cefálico horizontal (índice horizontal).** Relaciona, no plano horizontal, a latitude (largura máxima) com a longitude (comprimento) do crânio (Figura 43.4 e Quadro 43.4):

$$\text{Índice cefálico horizontal} = \frac{\text{largura máxima (êurio – êurio)}}{\text{comprimento máximo (glabela – metalambda)}} \times 100$$

▶ **Índice sagital (vertical lateral ou perfil).** Relaciona, percentualmente e no plano sagital, a altura máxima do crânio com o seu comprimento máximo (Figura 43.5 e Quadro 43.5):

$$\text{Índice vertical lateral} = \frac{\text{altura máxima (básio – bregma)}}{\text{comprimento máximo (glabela – metalambda)}} \times 100$$

▶ **Índice transversal (vertical posterior).** Relaciona, percentualmente e no plano frontal, a altura máxima do crânio com o seu comprimento máximo (Figura 43.6 e Quadro 43.6):

$$\text{Índice vertical lateral} = \frac{\text{altura máxima (básio – bregma)}}{\text{largura máxima (êurio – êurio)}} \times 100$$

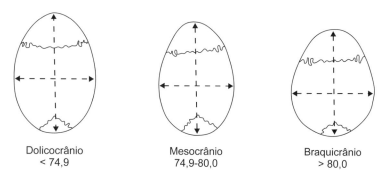

Figura 43.4 Índice cefálico horizontal (índice horizontal).

Quadro 43.4 Índice cefálico horizontal (índice horizontal).

Índice horizontal	Tipo de crânio	Grupos étnicos
< 74,9	Dolicocrânio	Caucásicos nórdicos (escandinavos, ingleses), negroides africanos, berberes, australoides
74,9 a 80,0	Mesocrânio	Mongólicos
> 80,0	Braquicrânio	Caucásicos (europeus do centro)

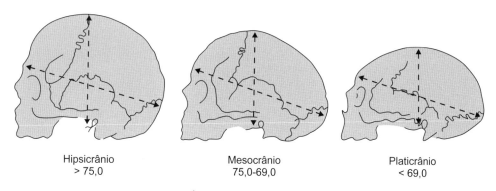

Figura 43.5 Índice sagital (vertical lateral ou perfil).

Quadro 43.5 Índice sagital (vertical lateral ou perfil).

Índice vertical	Tipo de crânio	Grupos étnicos
> 75,0	Hipsicrânio	Mongólicos, negroides
75,0 a 69,0	Mesocrânio	Caucásicos
< 69,0	Platicrânio	Crânios fósseis

▶ **Índice facial superior (índice prosopométrico).** Relaciona, percentualmente e no plano frontal, a altura máxima do maciço facial com a largura máxima da face (Figura 43.7 e Quadro 43.7):

$$\text{Índice facial superior} = \frac{\text{altura máxima da face (násio – próstio)}}{\text{largura máxima da face (malar – malar)}} \times 100$$

▶ **Índice nasal.** Relaciona, percentualmente e no plano frontal, a largura nasal máxima com a altura do nariz (Figura 43.8 e Quadro 43.8):

$$\text{Índice nasal} = \frac{\text{largura nasal máxima}}{\text{altura nasal (násio – espinal)}} \times 100$$

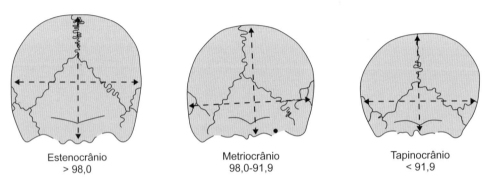

Figura 43.6 Índice transversal (vertical posterior).

Quadro 43.6 Índice transversal (vertical posterior).

Índice vertical	Tipo de crânio	Grupos étnicos
> 98,0	Estenocrânio	Caucásicos (europeus do centro)
98,0 a 91,9	Metriocrânio	Mongólicos
< 91,9	Tapinocrânio	Negroides, caucásicos (europeus do norte e do sul)

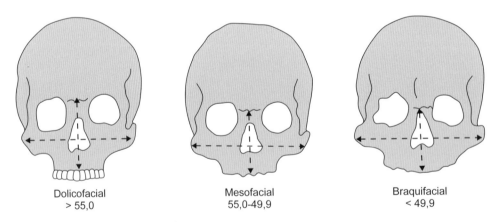

Figura 43.7 Índice facial superior (índice prosopométrico).

Quadro 43.7 Índice facial superior (índice prosopométrico).

Índice facial	Tipo de face	Grupos étnicos
> 55,0	Dolicofacial	Caucásicos (europeus nórdicos, escandinavos), polinésios, árabes
55,0 a 49,9	Mesofacial	Negroides africanos
< 49,9	Braquifacial	Australoides, mongólicos (lapões), crânios fósseis

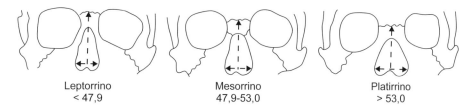

Figura 43.8 Índice nasal.

Quadro 43.8 Índice nasal.

Índice nasal	Tipo de face	Grupos étnicos
< 47,9	Leptorrino	Caucásicos
47,9 a 53,0	Mesorrino	Mongólicos
> 53,0	Platirrino	Negroides africanos, australoides, crânios fósseis

▶ **Ângulo facial.** É formado entre o plano frontal que passa rente ao esplancnocrânio e o plano horizontal que passa pelo centro do meato auditivo externo (MAE), intersecta o anterior, quer na espinha nasal inferior (EN), ângulo de Jacquart; quer no ponto próstrion, ângulo de Cloquet; quer no rebordo incisal dos incisivos centrais superiores, ângulo de Cuvier (Figura 43.9).

Na prática, o ângulo mais usado é o de Cloquet, que oferece variações bem caracterizadas, como mostram a Figura 43.10 e o Quadro 43.9.

▶ **Tipos de prognatismo.** Intimamente ligado com o ângulo facial, que seria apenas a sua quantificação, encontra-se o grau ou tipo de prognatismo.

Com efeito:

> O prognatismo – projeção anterior do maciço ósseo facial – é do tipo alveolar (facial baixo), pronunciado nos negros, nos quais a boca salienta para a frente do rosto. Nos amarelos, o

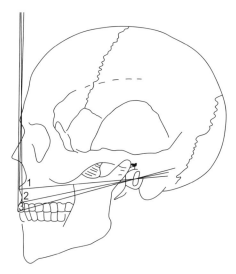

Figura 43.9 Ângulos faciais segundo Jacquart (**1**), Cloquet (**2**) e Cuvier (**3**).

Quadro 43.9 Ângulo facial de Cloquet.

Ângulo facial	Perfil da face	Grupos étnicos
< 83°	Prognato	Negroides africanos, australoides
83°	Mesognato	Mongólicos meridionais
> 83°	Ortognato	Caucásicos (brancos)

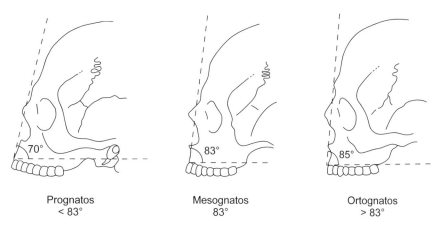

Figura 43.10 Ângulo facial de Cloquet.

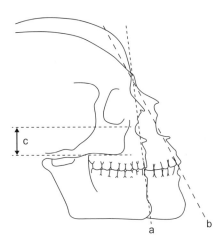

Figura 43.11 Variáveis de prognatismo racial: **a**, ortognatismo, na raça branca (caucasoides); **b**, prognatismo mandibular, na raça negra (negroides); **c**, prognatismo maxilar ou facial, na raça amarela (mongoloides). (Adaptada de Teixeira, op. cit.)

prognatismo é do tipo facial alto, projetando para a frente não só o maciço facial como especialmente os ossos malares. Nos brancos, o prognatismo é pouco pronunciado ou inexistente, e o crânio apresenta o perfil vertical, com projeção anterior dos ossos próprios do nariz.[2]

Pode-se observar o exposto na Figura 43.11.

▶ Estimativa da idade

• Pelas suturas cranianas

A observação cuidadosa das suturas cranianas oferece um bom auxílio quando se pretende efetuar o cálculo aproximado da idade, ou melhor, da faixa etária possível do indivíduo (Figura 43.12).

Com efeito, as **craniossinostoses**, com o tempo, passam a ter suas interdigitações atravessadas por pontes de tecido ósseo. Esse processo é incoativo, isto é, ocorre lenta e ineluctavelmente, em épocas diferentes da vida, mas guardando certa constância, de forma tal que as suturas coronária, sagital e lambdoide podem ser divididas, cada uma delas, em três setores diferentes, em face da cronologia dessa ossificação articular.

Conforme autores abalizados, como, por exemplo, o mestre Bonnet,[3] a margem de equívocos ou dubiedades é grande, uma vez que em 30% dos casos não há coincidência entre os valores etários calculados pelo apagamento das suturas cranianas e a idade real do indivíduo.

Os sinais de "envelhecimento" começam a aparecer nos ossos logo após o término da soldadura das epífises às diáfises, em geral por volta dos 25 aos 28 anos. Assim, quando se dispõe de um crânio para ser analisado, a idade pode ser estudada acompanhando as alterações nas suturas entre os ossos cranianos (isso sem contar com outros referentes a alterações degenerativas de escápula e de vértebras).

Não obstante, a margem de erro no diagnóstico da idade com base no estudo do apagamento das suturas cranianas é bastante grande (30%, segundo Bonnet). Com efeito, em média é de 10 anos, e, às vezes, até em limites maiores e que não se conseguem precisar.

Quando o crânio mostra, ainda, todas as suturas presentes, não apagadas, *grosso modo* pode-se calcular que a pessoa tinha menos de 30 anos ao falecer. Quando

---

[2] Teixeira WRG. Medicina Legal. Mogi das Cruzes: edição particular; 1975 e 1978.

[3] Bonnet EFP. Medicina Legal. 2. ed. Buenos Aires: Lopez; 1980.

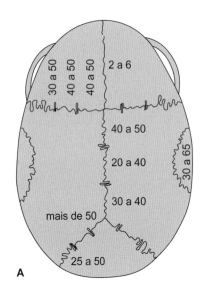
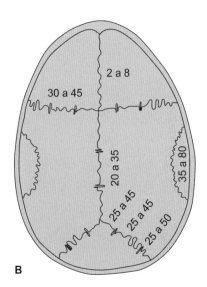

Figura 43.12 Idades da soldadura das suturas cranianas: face externa (**A**) e face interna (**B**). Os números indicam a idade em anos em que se processa a sinostose.

todas as suturas estão apagadas, teria provavelmente, mais de 80. Uma vez que esses dados são, de regra, bastante variáveis, ao fazer uma perícia de idade, o perito tem que tomar muitas precauções e compulsar todos os outros elementos de diagnóstico possíveis, antes de relatar o caso, quer formulando uma hipótese, quer dando o seu diagnóstico definitivo.

O apagamento das suturas cranianas se faz, primeiramente, na superfície interna do crânio, onde a sua apreciação é menos sujeita aos já possíveis erros, e, apenas depois, na face externa.

- ### Pela mandíbula

▸ **Ângulo mandibular.** No exame da mandíbula pode interessar o **gônio, ângulo mandibular** ou **ângulo goniônico**, que é aquele formado pelo ramo ascendente (cervicocranial) e o ramo horizontal (cervicofacial) da mandíbula (Quadro 43.10).

De acordo com Martin, esse ângulo mandibular, **no recém-nascido**, varia de 160 a 170°. Com a evolução etária, ele diminui paulatinamente, até atingir, **no adulto**, entre 95 e 100°. Após esse estágio, aumenta à razão de 0,186° a cada ano, alcançando, **no idoso**, entre 130 e 140° (Figura 43.13).

A simplicidade e praticidade desse método fazem com que alguns autores ainda prefiram usá-lo, *no vivo*, em vez de empregar medidas e técnicas mais complexas. Com efeito, no vivo, a deposição de sais calcários e de dentina secundária pode ser observada com nitidez nas radiografias periapicais.

▸ **Forame mentoniano.** Paralelamente, observa-se a aproximação progressiva do forame mentoniano ao rebordo alveolar. Isso é consequência da reabsorção óssea que acompanha a perda das peças dentárias e o fechamento dos alvéolos (ver Figura 44.2, no capítulo seguinte).

▸ **Redução da cavidade pulpar.** O estudo da redução da cavidade pulpar na perícia de determinação da idade apresenta fortes críticas:

- Porque carece extrair a peça dentária que se utiliza, para se poder estudá-la adequadamente
- Porque a seção longitudinal do dente estraga, definitivamente, a peça estudada.

É por isso que, do ponto de vista pericial, se considera mais prático realizar a análise do gônio ou ângulo da mandíbula.

▸ Estimativa da altura

Existe um método matemático que permite o cálculo da altura do indivíduo a partir das dimensões dos dentes. A fundamentação do método reside no fato de que existe proporcionalidade entre os diâmetros dos dentes e a altura do indivíduo. Esse procedimento foi criado e aperfeiçoado pelo professor argentino Carrea.[4]

Mede-se, em milímetros o "**arco**" de circunferência, constituído pela somatória, **no arco inferior**, dos diâmetros mesodistais do incisivo central, do incisivo lateral e canino inferiores (31-32-33 ou 41-43-43). A "corda" desse "arco", geometricamente falando, é medida traçando-se a linha reta entre os pontos inicial e final (borda mesial do incisivo central até a borda distal do canino ipsilateral) do "arco". Carrea deu a essa medida o nome de "raio-corda inferior" (Figura 43.14).

Quadro 43.10 Determinação da idade pelo ângulo mandibular, segundo Ernestino Lopes.

Mínimo	Máximo	Médio	Idade (anos)
110°	135°	130°	5 a 10
110°	130°	125°	11 a 15
110°	125°	120°	16 a 20
110°	120°	115°	21 a 25
105°	120°	110°	26 a 35
105°	120°	110°	36 a 45

---

[4] Carrea JU. Ensayos odontométricos. Buenos Aires: Universidade Nacional de Buenos Aires; 1920.

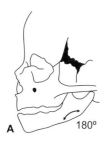 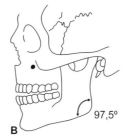 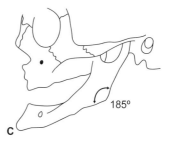

Figura 43.13 Variações do ângulo mandibular, conforme a idade: recém-nascido (**A**), adulto (**B**) e idoso (**C**).

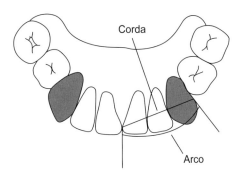

Figura 43.14 Esquema do traçado do "arco" e da "corda" entre a face mesial do primeiro incisivo inferior e a face distal do canino inferior do mesmo lado, que possibilitará as medições necessárias para se calcular a altura conforme a fórmula de Carrea.

A altura humana deve encontrar-se entre essas duas medidas, que hão de ser consideradas proporcionais, uma máxima, à medida do arco, e outra mínima, proporcional à medida do "raio-corda inferior".

As fórmulas para se fazer a estimativa da altura em milímetros são as seguintes:

1. Altura máxima (em mm) = $\dfrac{\text{arco} \times 6 \times 10 \times 3{,}1416}{2}$

2. Altura mínima (em mm) = $\dfrac{\text{raio-corda} \times 6 \times 10 \times 3{,}1416}{2}$

A altura masculina estará mais próxima da altura máxima calculada, ao passo que a altura feminina será mais próxima da altura mínima calculada.

Esse procedimento possibilita o cálculo da altura nos casos de fragmentação ou esquartejamento, acidental ou criminal, dos cadáveres ou naqueles casos em que o odontolegista dispõe de restos humanos nos quais foram preservadas as peças dentárias. Esse índice apenas avalia a altura mais provável do indivíduo e não guarda nenhuma relação com a causa médica ou jurídica da morte.

44 Determinação da Idade pelo Exame dos Dentes

Maria de Lourdes Borborema

▶ Introdução

A partir do 65º dia da vida intrauterina, quando aparecem os folículos dentários, e até a erupção dos 3ºˢ molares, na adolescência ou idade jovem – entre os 16 e os 25 anos de idade –, ocorre uma sucessão de estágios que se encontram perfeitamente identificados e caracterizados. Isso torna possível o cálculo da idade com uma escassa margem de erro, isto é, com boa precisão.

Aproximadamente na 13ª semana da vida intrauterina é que ocorre a calcificação dos germes dentários. Paralelamente, a septação ou tabicamento dos maxilares também pode ser útil para oferecer o cálculo de idade.

O processo de septação ou tabicamento dos maxilares faz com que no feto de termo existam quatro septos bem visíveis em cada hemimandíbula, que delimitam cinco cavidades – alvéolos –, nas quais se alojam os correspondentes esboços dentários (sinal de Billard) (Figura 44.1).

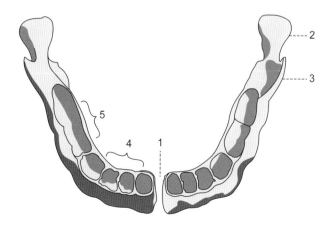

Figura 44.1 Mandíbula de um feto de termo, borda alveolar. **1.** Duas metades do osso, ainda não soldadas. **2.** Côndilo. **3.** Processo coronoide. **4.** Alvéolo dos incisivos, canino e 1º pré-molar. **5.** Alvéolo do 2º pré-molar e 1º molar ainda não separados. (Adaptada de Testut L, Latarjet A. Anatomia Humana. v. 1. Barcelona: Salvat; 1947.)

▶ Erupção dentária

A erupção dentária é um processo contínuo que ocorre entre o 7º e o 30º mês da vida, para a dentição caduca, e entre o 6º e o 25º ano para a dentição permanente. Ainda que possa haver variações individuais, por volta dos 10 meses as crianças já têm 4 dentes; ao fazerem 1 ano, 6 dentes; aos 2 anos, 18 dentes, e, ao completarem 2 anos e meio, 20 dentes. Em torno dos 6 anos tem início a erupção dos dentes permanentes, que paulatinamente vão substituindo os caducos, até que a dentição definitiva esteja completa, quando da erupção do 3º molar, o "dente do siso".

A cronologia da erupção dentária da dentição temporária (caduca) sói ser muito mais precisa que a da dentição definitiva. Assim, os valores temporais que constam do parágrafo precedente devem ser tomados apenas como valores médios. Eis que, com frequência, se observam irregularidades na erupção, resultantes de causas diversas como: estado nutricional, tipo de alimentação, deficiências e carências alimentares, agentes ambientais, transtornos do crescimento, doenças metabólicas etc. Os prazos de erupção infantil referem-se, sempre, a crianças amamentadas com leite materno, pois que a lactação artificial pode chegar a atrasar a erupção dos dentes em meses.

De modo a calcular a idade em um caso concreto, o trabalho pode ser simplificado utilizando-se uma tabela que ofereça um quadro cronológico completo, como o Quadro 44.1.

▶ Involução dentária

No indivíduo adulto, o estudo dos dentes permite verificar modificações que sofrem e que podem ser de utilidade para a determinação da idade do indivíduo. A referida involução dentária inicia-se por mudanças da cor,

Quadro 44.1 Tabela cronológica de mineralização dos dentes permanentes no Brasil.

Dente	Primeira evidência de mineralização	1/3 da coroa	2/3 da coroa	Coroa completa	Início da formação radicular	1/3 da raiz	2/3 da raiz	Término apical
Superiores								
Incisivo central	5 a 7	8 a 15	19 a 30	36 a 57	60 a 78	75 a 90	87 a 108	100 a 116
Incisivo lateral	9 a 15	24 a 30	33 a 57	54 a 72	72 a 88	84 a 102	96 a 112	105 a 117
Canino	5 a 6	12 a 33	36 a 60	60 a 78	76 a 87	90 a 114	111 a 141	126 a 156
1º pré-molar	27 a 36	48 a 66	57 a 75	78 a 96	87 a 108	102 a 126	117 a 133	129 a 159
2º pré-molar	36 a 54	51 a 66	66 a 84	78 a 102	93 a 117	105 a 129	117 a 144	141 a 159
1º molar	1 a 6	6 a 16	18 a 30	36 a 48	54 a 66	66 a 84	75 a 96	90 a 104
2º molar	39 a 57	52 a 66	69 a 84	81 a 102	102 a 126	120 a 135	129 a 153	150 a 162
3º molar	90 a 132	96 a 138	102 a 156	138 a 174	162 a 193	180 a 204	192 a 234	216 a 246
Inferiores								
Incisivo central	3,9 a 61	9 a 12	18 a 27	28 a 45	48 a 68	60 a 78	76 a 96	90 a 102
Incisivo lateral	4,6 a 58	7 a 12	18 a 30	18 a 66	54 a 78	68 a 88	80 a 99	92 a 102
Canino	4 a 7	8 a 30	24 a 54	51 a 72	69 a 93	84 a 108	105 a 135	129 a 156
1º pré-molar	27 a 36	45 a 60	51 a 72	69 a 90	84 a 102	102 a 126	114 a 141	132 a 156
2º pré-molar	33 a 54	48 a 63	66 a 81	78 a 96	93 a 144	108 a 132	117 a 144	141 a 159
1º molar	1 a 6	6 a 12	18 a 28	18 a 45	54 a 66	57 a 81	78 a 96	90 a 104
2º molar	39 a 60	51 a 66	72 a 87	84 a 105	102 a 126	117 a 135	129 a 153	150 a 165
3º molar	90 a 132	96 a 138	102 a 156	138 a 174	162 a 198	180 a 204	192 a 234	216 a 246

Fonte: Nicodemo, Moraes e Médici Filho apud Croce e Croce Jr. Manual de Medicina Legal. 5. ed. São Paulo: Saraiva; 2006.

em que o esmalte, de branco, torna-se amarelado. O processo de reabsorção da borda alveolar, tanto da maxila quanto da mandíbula, vai, aos poucos, deixando em evidência o colo dos dentes e, por vezes, até parte da raiz, o que faz com que os dentes pareçam mais compridos.

Não apenas os dentes temporários caem com a idade, os chamados definitivos também o fazem, em idades mais avançadas do indivíduo. Com efeito, a queda dos dentes definitivos por efeito da idade começa pelos pré-molares superiores, seguidos pelos incisivos inferiores. Os caninos superiores mostram-se as peças mais resistentes à queda espontânea. Com o desaparecimento dos dentes, tem início a reabsorção dos alvéolos, o que, como é óbvio, introduz modificações significativas na mandíbula.

- **Modificações na mandíbula**

Com efeito, o forame mentoniano, que se encontra equidistante das bordas superior e inferior da mandíbula, por efeito desse processo de reabsorção, fica cada vez mais próximo da borda superior (Figura 44.2).

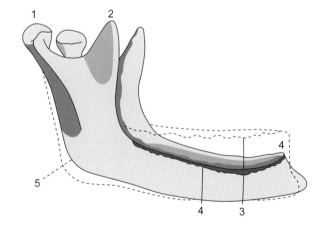

Figura 44.2 Mandíbula de idoso, vista pela face lateral direita. **1.** Côndilo. **2.** Processo coronoide. **3.** Forame mentoniano. **4.** Borda alveolar. **5.** Ângulo mandibular (gônio). As linhas tracejadas indicam o contorno da mesma mandíbula na idade adulta. Vê-se claramente que, por causa da reabsorção, a altura do corpo do osso se reduziu à metade; o ângulo da mandíbula é mais obtuso; a proeminência do mento é mais pronunciada; o forame mentoniano localiza-se quase na borda alveolar do osso. As linhas contínuas indicam o tanto que o forame mandibular se "marginalizou". (Adaptada de Testut e Latarjet, op. cit.)

Ângulo mandibular

Da mesma maneira, o ângulo formado pela linha que acompanha a borda posterior do ramo ascendente da mandíbula com a linha que acompanha a borda inferior do ramo horizontal desse osso aumenta paulatinamente. A perda precoce dos dentes e a não colocação da respectiva prótese são elementos que podem fazer com que as modificações mandibulares senis já se façam presentes antes mesmo dos 50 anos de idade. O Quadro 44.2 apresenta os valores para determinar a idade a partir do ângulo mandibular.

Desgaste dos dentes

Ponsold (1955) (Figura 44.3) estabeleceu que:

> Na mastigação normal, até os 30 anos, só o esmalte normal sofre desgaste. Aos 40 anos, a dentina fica descoberta, porém a própria mastigação estimula a formação de nova dentina – a dentina secundária –, a qual protege a polpa. Esta dentina de reação dá um colorido mais escuro à superfície trituradora. Até os 50 anos, esse desgaste vai aumentando. Ao chegar aos 60 anos, pode estar afetada toda a secção transversal dos dentes. Então, a cor da dentina secundária muda de castanho-claro a castanho-escuro. Estas indicações para a determinação da idade são sempre aproximadas.[1]

Quadro 44.2 Determinação da idade pelo ângulo mandibular.

Mínimo	Máximo	Médio	Idade (anos)
110°	135°	130°	5 a 10
110°	130°	125°	11 a 15
110°	125°	120°	16 a 20
110°	120°	115°	21 a 25
105°	120°	110°	26 a 35

Fonte: Ernestino Lopes apud Croce e Croce Jr, op cit.

Gustafson (1950),[2] seguido por Dalitz (1962) e Miles (1963), estabeleceu critérios múltiplos que levam em consideração o fenômeno do desgaste que sofrem não apenas os dentes como também as estruturas e tecidos circunvizinhos.

No seu trabalho *princeps*, Gustafson fixou seis processos evolutivos, que devem ser considerados simultaneamente ou em conjunto (Figura 44.4):

- **Abrasão**: das bordas incisais ou das superfícies oclusais, como consequência da mastigação
- **Paradontose**: mudanças que se observam nos tecidos de suporte dos dentes
- **Dentina secundária**: a cavidade pulpar vai aos poucos sendo preenchida, concentricamente, por um tecido duro, que se origina da própria parede dentinária interna da raiz
- **Aposição de cemento**: o cemento é o tecido responsável pela fixação do dente no alvéolo. É certo, contudo, que o cemento aumenta progressivamente sua densidade à medida que ocorrem mudanças de posição dos dentes
- **Reabsorção da raiz**: observam-se, na raiz, áreas em que o cemento e a dentina são reabsorvidos por células especiais, os osteoclastos, sob a influência de fatores hormonais, nutricionais ou psicossomáticos diversos
- **Transparência da raiz**: é decorrência do preenchimento e mineralização dos canais dentinários, que, assim, se tornam invisíveis, aumentando a transparência da raiz.

Cada um desses seis processos, em função de sua intensidade, pode marcar pontos de 0 a 3, de acordo com

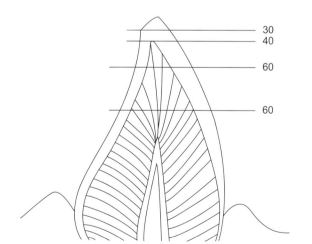

Figura 44.3 Esquema, modificado de Ponsold, para determinação da idade pelo desgaste da coroa, acima dos 30 anos de idade.

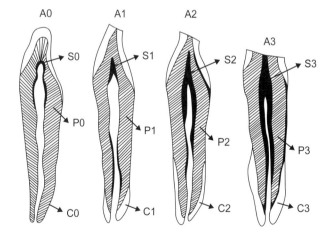

Figura 44.4 Esquema de quatro estágios dos seis propostos por Gustafson. *A*, abrasão; *S*, dentina secundária; *P*, paradontose; *C*, cemento de aposição.

---

[1] Ponsold A. Manual de Medicina Legal. Barcelona: Editorial Científico Médica; 1955.

[2] Gustafson G. Forensic Odontology. London: Staples Press; 1966.

o Quadro 44.3, e a somatória dos pontos outorgados a cada dente acaba por dar um valor numérico.

Quando é conhecida a idade dos dentes examinados, é possível correlacionar ambas as variantes através de um diagrama de dispersão e o final traçado da reta de regressão. Através dessa correlação, é possível determinar a idade com um erro de ± 5 anos.

Quando contamos com um caso real, os dentes podem ser analisados por esse método, e, finalmente, verifica-se a idade lançando-se os valores obtidos sobre o diagrama preestabelecido, e, mesmo não tendo dados locais, com os dos próprios Frykholm e Gustafson (Figura 44.5).

A técnica original propõe que os dentes motivo de estudo sejam cortados longitudinalmente (desgastados) com o auxílio de um rebolo de esmeril, de ambos os lados para a parte central, até atingir transparência que permita observar a lâmina do dente no microscópio.

Como esse procedimento faz desaparecerem as peças dentárias, nos casos forenses e criminais prefere-se observar o dente inteiro, isto é, sem desgastar, procedendo apenas a sua diafanização por repetidas passagens em xilol e, finalmente, pincelando-o com bálsamo do Canadá. O único inconveniente é que se trata de um procedimento algo mais demorado, mas que oferece os mesmos resultados e, ainda, não altera nem destrói as peças dentárias examinadas.

Quadro 44.3 Pontuação dos seis processos evolutivos.

Pontuação	Significado
A0	Ausência de desgaste
A1	Desgaste leve atingindo o esmalte
A2	Desgaste que atinge a dentina
A3	Desgaste que atinge a polpa
P0	Ausência de periodontose
P1	Início de periodontose
P2	A periodontose atinge mais de 1/3 da raiz
P3	Atinge mais de 2/3 da raiz
S0	Ausência de dentina secundária
S1	Início de formação da dentina secundária
S2	A dentina secundária preenche metade da cavidade pulpar
S3	A dentina secundária preenche quase completamente a cavidade pulpar
C0	Apenas cemento normal
C1	Depósito de cemento maior que o normal
C2	Grande camada de cemento
C3	Abundante camada de cemento
R0	Inexistência de reabsorção
R1	Pequena reabsorção em manchas isoladas
R2	Grau mais adiantado de reabsorção
R3	Grande área de reabsorção de dentina e de cemento
T0	Ausência de transparência
T1	Transparência visível
T2	Transparência atinge 1/3 da raiz
T3	Transparência atinge 2/3 da raiz

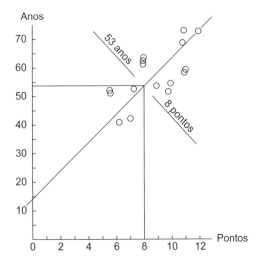

Figura 44.5 Diagrama de Frykholm e Gustafson: nas ordenadas, variações da idade; nas abscissas, número médio de pontos obtidos entre os dentes examinados. Para um número de pontos obtido, traça-se uma ordenada auxiliar, até que intersecte a reta de regressão, traçando uma linha paralela às abscissas; o ponto em que esta corta o eixo das ordenadas corresponderá à idade da vítima.

45 DNA em Odontologia Legal

Jorge Paulete Vanrell

▶ Introdução

Como já vimos, a identificação forense baseia-se no achado de semelhanças ou de diferenças entre indivíduos diferentes. Essas diferenças são denominadas polimorfismos.

Esses polimorfismos ou diferenças podem assumir as formas mais variadas, ora somáticas ou corpóreas (como na **bertilhonagem**), ora faciais (como na prosopografia e na prosopometria), ora digitais (como na datiloscopia), ora dentais (como na Odontologia Legal), para somente citar algumas das mais conspícuas. Algumas dessas variações são únicas, ao passo que outras não o são.

Muitas dessas variações individuais não passaram de fugazes modismos biológicos ou não respeitaram alguns dos cinco princípios básicos exigíveis de qualquer sistema ou procedimento identificatório: **unicidade = individualidade, imutabilidade, perenidade, praticabilidade e classificabilidade.** Outras, no entanto, se firmaram, como aconteceu com as impressões digitais e com a dentição, porquanto permitem uma identificação precisa, por serem diferentes de indivíduo para indivíduo. Nessa mesma esteira veio, mais recentemente, a análise da molécula de DNA, haja vista que suas características são únicas para cada indivíduo, com exceção dos gêmeos idênticos ou univitelinos.

Nem todos os polimorfismos são herdados, como poderia fazer pensar o fato de termos mencionado o DNA. Existem polimorfismos que são adquiridos ao longo da vida do indivíduo e que, a partir de então, se erigem em marcas diferenciadoras (p. ex., cicatrizes, amputações etc.). Estas eram as denominadas "marcas e sinais individuais" nas fichas de bertilhonagem.

Não resta dúvida de que os dermatóglifos têm um evidente componente genético cuja expressividade e penetrância, entretanto, podem ser bastante modificadas durante o desenvolvimento fetal por fenômenos ontogênicos intrauterinos. Essa é a razão que permite que gêmeos univitelinos tenham diferentes impressões digitais. Alguns desses polimorfismos adquiridos, que podem ser utilizados para a identificação, podem mudar ao longo do tempo, como, por exemplo, tratamentos odontológicos que podem introduzir modificações nas peças dentárias.

Já os polimorfismos na molécula de DNA, que, aliás, se encontram na base de todas as características herdadas, não mudam ao longo do tempo, permanecendo idênticos durante toda a vida.

É um adágio conhecido que "o médico-legista é o único que pode afirmar do que morreu um indivíduo, enquanto o dentista é o único que pode dizer quem era o indivíduo". A identificação odontológica leva a vantagem de examinar polimorfismos sobre as estruturas mais resistentes do corpo e que, por isso, são as que se encontram, com maior frequência, para fins identificatórios.

De fato, a identificação odontológica é um procedimento excelente, embora ofereça algumas limitações. Com efeito, a identificação dentária exige:

- Dispor de radiografias dentais de boa qualidade e relativamente recentes
- Encontrar o profissional (clínico, ortodontista etc.) que tenha nos seus arquivos as radiografias
- Lembrar que, em face da fluoretização da água, o número de cáries e consequentes restaurações é menor nos jovens (não esquecer que as restaurações eram as grandes auxiliares na maioria das identificações radiográficas)
- Os traumatismos cranioencefálicos graves podem tornar impossível a identificação odontológica
- A decapitação, proposital ou acidental, da vítima faz desaparecerem os arcos dentários e, como consequência, a possibilidade de identificação pelos dentes.

320 Parte 2 | Antropologia Forense

Segue-se daí que nem todos os restos humanos podem ser identificados através das técnicas odontológicas de cotejo ou confronto.

Ainda que as estruturas dentárias sejam mais resistentes às alterações traumáticas ou aos processos putrefativos que outros meios de identificação perecíveis (cicatrizes, impressões digitais etc.), é o DNA que tem maiores chances de sobrevivência. Qualquer resto de tecido orgânico, qualquer fragmento de osso, à exceção dos carbonizados ou dos que sofreram imersão prolongada em água salgada, podem ser utilizados para pesquisa de DNA.

Um dos obstáculos mais intransponíveis para proceder às técnicas de identificação pelas impressões digitais ou pelos arcos dentários é a ausência de dados fidedignos para servir como material de confronto. Já no DNA, por sua vez, a disponibilidade de famílias inteiras que podem oferecer material de referência é um fato altamente positivo.

Além do mais, os procedimentos de identificação, quer para dermatóglifos, quer para arcos dentais, quando se trata de desastres em massa, são demorados. Já os procedimentos de tipificação do DNA permitem realizar rapidamente os exames, mesmo quando numerosos, e a um baixo custo. Este sói ser um fator crítico e decisório nos desastres em massa, em que a velocidade na obtenção de resultados é fundamental.

Não resta dúvida de que a identificação pelo DNA tornou obsoletas quaisquer outras técnicas prévias. Com efeito, todas elas – sistemas eritrocitários (ABO, Rh etc.), isoenzimas e sistemas leucocitários (HLA) – acabam por ser meras manifestações fenotípicas das mensagens armazenadas, sob a forma de genoma, no DNA. É por isso que o poder discriminador do DNA é tão significativo, superando os marcadores tradicionais, inclusive as tipagens de HLA. Os marcadores tradicionais oferecem probabilidades da ordem de 1 em milhares, ao passo que os testes de DNA oferecem probabilidades da ordem de 1 em milhões. Os testes de DNA podem ser realizados com qualquer tecido ou líquido orgânico, o que oferece um leque de opções muito mais amplo.

▶ Molécula de DNA

▪ DNA nuclear (DNA)

Estruturalmente, os ácidos nucleicos encontram-se constituídos por polímeros, isto é, cadeias longas de **nucleotídios** (Figura 45.1) ligados entre si por uma ligação 3′-5′-fosfodiéster. Cada um desses nucleotídios, quando isolado, é formado por um grupo **fosfato**, sob a forma pirofosfato, e um **nucleosídio**.

Quando alinhavados vários nucleotídios entre si, o fosfato assume a forma de **ortofosfato**. O nucleotídio, por sua vez, está integrado por um **carboidrato (pentose)** e uma **base nitrogenada**. As pentoses que se encontram nos ácidos nucleicos são a **ribose** e a **desoxirribose**, ambas apresentando formas cíclicas e diferenciando-se entre si pela presença ou ausência, respectivamente, de um **grupo oxidrila** no seu carbono 2′.

As bases nitrogenadas podem pertencer ao grupo das pirimidinas com um anel nitrocarbonado na sua molécula – **timina e citosina**. São elas duas bases pirimidínicas presentes no DNA, diferindo entre si, apenas, pelo conteúdo de hidrogênio, que é maior na timina, já que apresenta um grupo **metila** no lugar em que a citosina possui um grupo oxidrila.

Integram os ácidos nucleicos bases nitrogenadas do grupo das **purinas**, que apresentam dois anéis nitrocarbonados na sua molécula. **Guanina e adenina** são as duas bases púricas que se encontram em todo tipo de ácido nucleico. Entretanto, das bases pirimidínicas, apenas a citosina é comum para DNA e RNA. A timina é exclusiva do DNA, sendo substituída no RNA pela **uracila**. Timina e uracila apenas diferem entre si porque a timina apresenta um grupo metila que está ausente na uracila.

Esses nucleotídios que formam os ácidos nucleicos se polimerizam por esterificação entre o grupo **5′-fosfato** e o grupo **3′-oxidrila** em presença de **5′-trifosfonucleotídio**

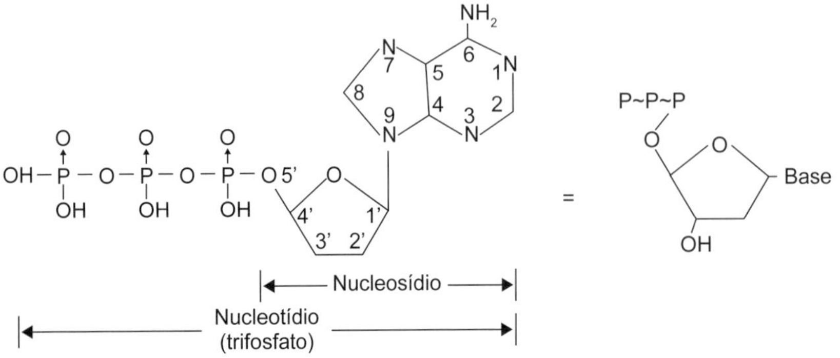

Figura 45.1 Um nucleotídio (trifosfato de adenina) e sua representação esquemática.

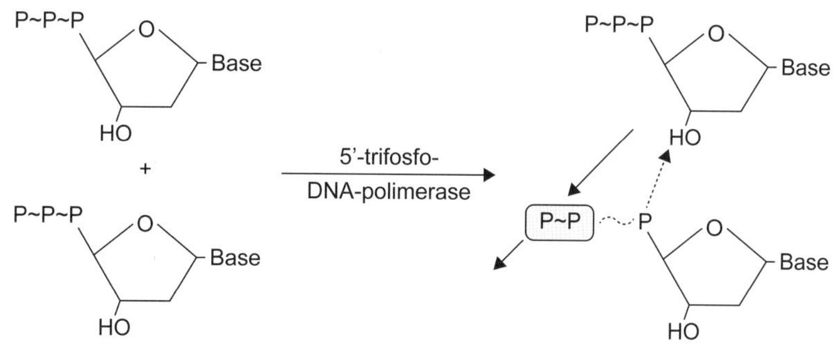

Figura 45.2 Mecanismo de ação da enzima 5'-trifosfo-DNA-polimerase.

polimerases (Figura 45.2). Estas variam conforme o açúcar presente nos nucleotídios a serem polimerizados. Por isso temos a **5'-fosfo-DNA-polimerase** e a **5'-fosfo-RNA-polimerase**.

O modo como as polimerases efetuam as ligações covalentes fosfodiéster obriga à presença de um grupo fosfato livre na extremidade 5' do polinucleotídio e de um grupo oxidrila ligado ao carbono 3' da pentose também livre na extremidade final da cadeia (Figura 45.3). Essa obrigatoriedade na sequência é de extrema importância para garantir a **polaridade** funcional dos ácidos nucleicos ao longo do **eixo fosfato-pentose**.

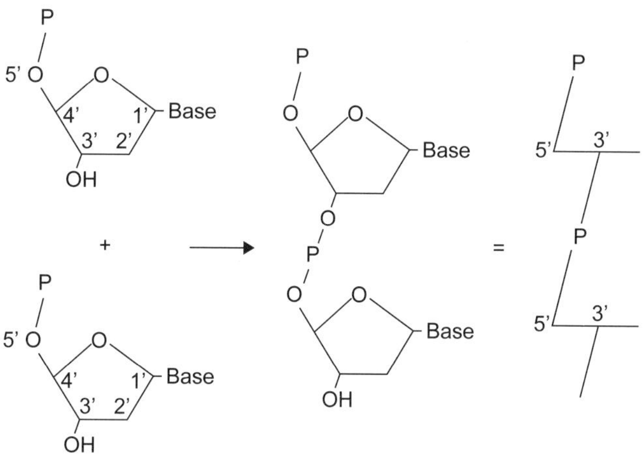

Uma das características diferenciais mais importantes do DNA é encontrar-se formado por **duas cadeias de polinucleotídios**, sendo que o paralelismo entre ambos os eixos pentose-fosfato é garantido pela aposição exclusivamente de **bases púricas e pirimidínicas**, o que sempre interpõe entre os eixos três anéis nitrocarbonados. Entre as bases púricas e pirimidínicas defrontadas se estabelecem ligações eletromagnéticas fracas, chamadas **pontes de hidrogênio** (Figuras 45.4 e 45.5). Diferentemente do DNA, o RNA apresenta-se sempre como um **filamento único**.

Com o auxílio da difração de raios X, Watson e Crick conseguiram evidenciar que ambos os eixos paralelos dos polinucleotídios se encontram em uma disposição tridimensional **helicoidal** (Figura 45.6). A molécula de DNA ainda apresenta, conforme demonstrado por essa técnica, **duas periodicidades** no seu comprimento: uma de 34 Å, que representa o passo da hélice, e uma 10 vezes menor, de 3,4 Å, que corresponde à distância entre duas bases nitrogenadas justapostas.

Figura 45.3 Ligação estabelecida entre o íon fosfato 5' de um nucleotídio com o íon oxidrila 3' da pentose de um outro nucleotídio.

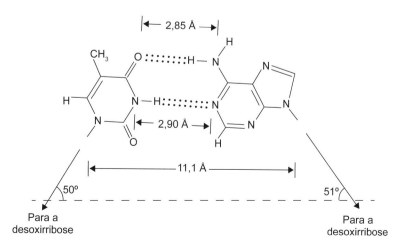

Figura 45.4 Ligação, através de pontes de hidrogênio, entre a timina e a adenina.

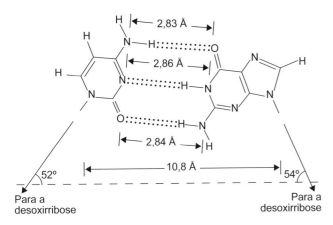

Figura 45.5 Ligação, através de pontes de hidrogênio, entre a guanina e a citosina.

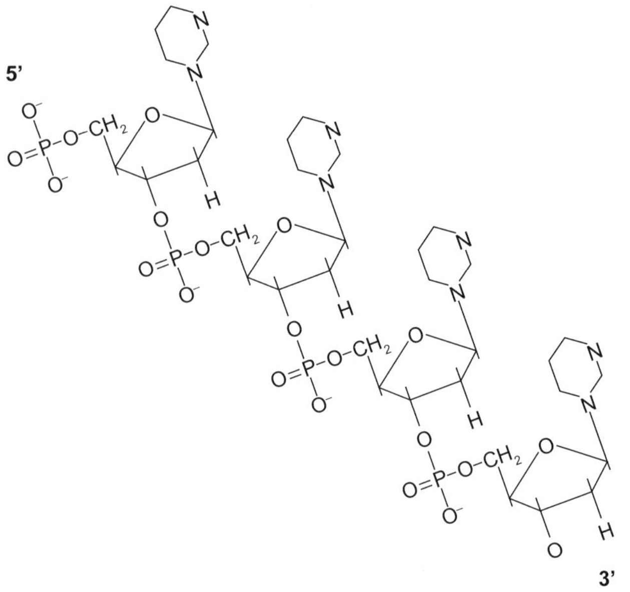

Ambos os eixos pentose-fosfato apresentam polaridade no sentido 5' → 3' (Figura 45.7). Entretanto, os **eixos** têm suas polaridades em **antiparalelo**. Ainda, a molécula de DNA apresenta a característica de **autoduplicação** que lhe é exclusiva. Essa característica, entre outros fatores, provém das qualidades da enzima 5'-fosfo-DNA-polimerase, que é capaz de **polimerizar nucleotídios** de DNA, mesmo *in vitro*.

Além de a própria disposição dos nucleotídios conferir condições para que se estabeleça a disposição helicoidal do DNA, esta é mantida pelas **histonas**, que poderão suprir sua ação quando metiladas. Esse é, precisamente, o **primeiro evento** que acontece quando da duplicação de DNA.

A **supressão da ação histônica** permite o **afastamento dos eixos** entre si com a subsequente **cisão** das pontes de hidrogênio, o que deixa expostas as bases purínicas e pirimidínicas. Nucleotídios de desoxirribose livres estabelecem, pelas suas bases, pontes de hidrogênio com as bases nitrogenadas do eixo ou filamento preexistente. A **DNA-polimerase** catalisa a ligação fosfodiéster entre os nucleotídios, e se forma um novo eixo, complementar ao preexistente. Isso, entretanto **apenas acontece no eixo** cuja polaridade é 3' → 5'.

O eixo que apresenta a polaridade 5' → 3' também duplica, mas sua **duplicação é intermitente**, necessitando que a desespiralização atinja determinados locais chamados **pontos de ligação**, nos quais a DNA-polimerase consegue começar a estabelecer as ligações covalentes. Os **fragmentos** assim formados se interligam imediatamente depois pela ação de outra enzima, a **selase** (Figura 45.8).

Em uma célula normal, a partir do DNA, se formam no mínimo três tipos diferentes de RNA: o **RNA-r**, o

Figura 45.7 Polaridade no sentido 5' → 3', no eixo pentose-fosfato.

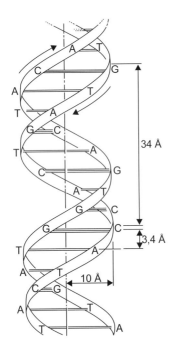

Figura 45.6 Modelo estereoquímico da molécula de DNA, segundo Watson & Crick (1953).

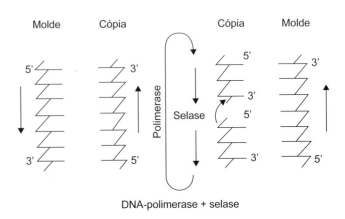

Figura 45.8 Mecanismo de ação da selase para juntar os fragmentos de DNA replicado do filamento em antiparalelo, 3' → 5'.

RNA-t e o RNA-m. Essas variedades do RNA serão encontradas tanto no núcleo quanto no citoplasma. Afora as diferenças químicas, a diferença mais notável entre o DNA e o RNA é que este último se encontra sempre como uma cadeia simples de polinucleotídios. As bases nitrogenadas expostas às vezes têm tendência a formar pontes de hidrogênio entre si, o que leva a que o RNA possa adquirir uma estrutura semelhante a um **grampo** ou uma **folha de trevo**, além das formas em que é apenas linear (RNA-m).

Conhecendo os eventos que se sucedem quando da duplicação do DNA torna-se simples compreender como se opera a replicação sob a forma de RNA. A sequência dos fatos poderia ser esquematizada assim:

- **Desespiralização** de um pequeno segmento do DNA
- **Cisão** das pontes de hidrogênio entre purinas e pirimidinas complementares
- **Aposição de trifosfonucleotídios** da ribose pelas suas bases nitrogenadas, conforme as regras de complementação, isto é: T/A; A/U; G/C; C/G
- **Esterificação** dos trifosfonucleotídios de ribose mediante ligações fosfodiéster, com a catálise enzimática da RNA-polimerase
- Polarização da esterificação no sentido $5' \rightarrow 3'$, com cópia exclusiva, em consequência do filamento $3' \rightarrow 5'$
- **Cisão** das pontes de hidrogênio DNA-RNA
- **Reespiralização do DNA** com reparo das pontes de hidrogênio independendo do tipo de RNA a ser formado, isto é, mensageiro, transferidor, ribossômico. Apenas o comprimento dos polinucleotídios formados, além da sequência de bases nitrogenadas, será diferente.

Ao longo de uma molécula de DNA, ou de um cromossomo, há inúmeros segmentos repetitivos que codificam RNA-t, mas em condições normais há apenas um segmento por genoma que codifica cada RNA-m específico que vai se transformar em molde para a síntese de proteínas estruturais ou funcionais. Em uma célula diploide (2n), em face de o código ser duplo, é necessário que no mínimo um dos genes, e em muitos casos os dois, passe grande parte da vida inativado ou inibido.

• DNA mitocondrial (mtDNA)

Uma vez que as mitocôndrias são organelas ou organoides extremamente dinâmicas e que não poderiam estar submetidas ao retardo, a distância, da cópia, transferência, leitura, polimerização das proteínas enzimáticas etc., elas carecem dispor de mecanismos próprios e fisicamente mais próximos de modo a acelerar os processos metabólicos de gênese de energia. É para isso

que as mitocôndrias possuem DNA próprio capaz de suprir-lhes, largamente, suas necessidades *in loco*. Este é o **DNA mitocondrial (mtDNA)**.

O DNA mitocondrial, embora em essência seja constituído por moléculas de DNA, tem diferenças múltiplas com o DNA nuclear ou cromossômico que vimos no parágrafo precedente, como pode ser visto no Quadro 45.1.

• Utilidade do DNA

A maior utilidade do modelo de pareamento de bases e subsequente polimerização é que uma metade da molécula de DNA pode ser produzida a partir da outra metade. Assim, a sequência de bases em um filamento pode ser utilizada para determinar a sequência de bases do filamento oposto, ou para criar um DNA específico que possa ser usado como sonda (*probe*) de hibridização.

• Estabilidade do DNA

A molécula de DNA é extremamente resistente, tolerando uma larga variação de temperatura, pH, sais e outros fatores que seriam fatais para qualquer outro dos marcadores genéticos sorológicos. Já foram feitas experiências submetendo o DNA a detergentes, solventes e outros produtos que poderiam agredir a molécula, mas os resultados não evidenciaram alterações nas características de tipagem do DNA. Essa enorme estabilidade é o que parece ter facilitado a "longevidade" de certas moléculas de DNA,

Quadro 45.1 Diferenças entre o DNA nuclear e o DNA mitocondrial.

DNA nuclear	DNA mitocondrial
No núcleo	No citoplasma celular
Nos cromossomas	Limitado às mitocôndrias
Dupla-hélice linear	Dupla-hélice circular
Contém 6×10^9 pares de bases	Contém 16.569 pares de bases
Herança paterna e materna	Herança exclusivamente materna
Permite a identificação somente de gerações próximas de ambas as linhas	Permite a identificação através de gerações distantes na linha materna
Somente duas cópias em cada célula	Centenas de cópias em cada célula
Somente em células nucleadas	Presente em células anucleadas desde que tenham mitocôndrias
Não se pode localizar em hemácias	Pode-se localizar em hemácias em sangue total e em urina
Pequenas quantidades em restos humanos (p. ex., ossos, dentes)	Abundante em restos humanos (p. ex., pelos sem bulbo piloso = hastes pilosas)

324 Parte 2 | Antropologia Forense

permitindo traçar o perfil do DNA de múmias egípcias de mais de 5.000 anos, bem como de insetos conservados em âmbar, com mais de 30 milhões de anos.

Assim, resulta fácil compreender que tanto ossos como outros tecidos que ficaram enterrados no solo por longos períodos por vezes não permitem fazer a identificação pelos meios convencionais, mormente quando o solo é úmido. Inobstante, mesmo os restos de esqueletos antigos podem dar boas sequências informativas de DNA mitocondrial (mtDNA).

Polimorfismos do DNA

Já salientamos que a identificação de polimorfismos é, em essência, a pesquisa da própria identidade de um determinado indivíduo. Os polimorfismos de DNA, pelo seu grande número e pela sua enorme variabilidade, são os que melhor se prestam para esse mister.

Os polimorfismos do DNA podem ser baseados quer no comprimento dos segmentos, quer na sequência de bases. Os primeiros – polimorfismos baseados no comprimento dos segmentos – são uma das características do DNA repetitivo, aquele que não codifica nenhuma proteína (chamado *junk* DNA pelos saxões). Os fragmentos de DNA variam bastante de tamanho entre os indivíduos devido à presença de um número variável de sequências repetitivas, em série (*variable numbers of tandem repeats*, ou VNTR). Por exemplo, um núcleo de 7 bases pode ser repetido 5 vezes em um indivíduo e 12 vezes em outro. O polimorfismo tradicional, baseado na análise do comprimento dos fragmentos resultantes da ação das enzimas de restrição (*restriction fragment length polymorphism*, ou RFLP), é largamente utilizado na pesquisa de DAN em criminalística, e implica os fragmentos cortados (*restriction fragments*) que incluem *loci* (regiões internas dos VNTR que, consequentemente, são variáveis no comprimento dos fragmentos). Quando necessários, os fragmentos de VNTR podem ser ampliados em vez de cortados, donde os *amplified fragment length polymorphisms* (AmpFLP).

Os segundos – polimorfismos baseados na sequência de bases – oferecem as informações sobre a identidade do DNA em face da sequência de fragmentos de DNA de tamanhos semelhantes. Os polimorfismos de sequência consistem em mudanças diferentes em uma ou mais bases, em um segmento de DNA que ocupa um determinado local no genoma. A variação de sequências pode manifestar-se como regiões de alelos alternativos ou de substituição de bases, adições ou deleções. A maioria dos polimorfismos de sequência são apenas mutações pontuais. Tanto podem ser achadas em DNA codificante ou mesmo sem sentido (*non sense*). Os polimorfismos de sequência podem ser detectados, quer através de sondas (*probes*) de DNA, quer por sequenciação direta.

▶ Glossário

A seguir são listados alguns termos de uso frequente, não apenas nos laboratórios biológicos mas, inclusive, em artigos e citações. Temos tratado de usar termos genéricos que não passem a ideia de que somente tal ou qual marca ou produto é válido, com exclusão de outros. Alguns termos ou siglas estão em inglês (e assim os mantivemos) por se tratar da forma como são conhecidos, de há longo tempo.

▶ **Alelo.** Cada uma das duas formas que pode assumir um gene ou VNTR em um determinado cromossomo. Uma vez que os cromossomas autossômicos existem aos pares, todos os alelos estão duplicados, com exceção daqueles que se alocam nos segmentos diferenciais dos cromossomas sexuais ou gonossomas. Quando ambos os alelos são iguais, diz-se que o indivíduo é **homozigoto** para esse *locus*, ao passo que, se os dois alelos que ocupam o *locus* são diferentes entre si, o indivíduo é considerado **heterozigoto**.

▶ **Amostra de referência.** Também denominada **amostra conhecida**, é fonte de DNA com a qual se compara a amostra questionada como, por exemplo, amostra de sangue de um acusado suspeito de estupro, amostra de sangue dos pais de uma criança raptada etc.

▶ **Amostra questionada.** Também denominada **amostra desconhecida**, é fonte de DNA a ser identificada, como, por exemplo, dente retirado de restos humanos desconhecidos ou sêmen retirado de uma vítima de estupro.

▶ **Autorradiografia.** Procedimento no qual um filme de raios X é colocado diretamente em contato com uma membrana coberta com gel de eletroforese, permitindo que radioisótopos marcadores produzam áreas luminosas sobre o filme. O brilho dos pontos é diretamente proporcional à quantidade de DNA marcado, e sua localização sobre a membrana depende do peso molecular de cada fragmento.

▶ *Core repeat.* Pequeno segmento de DNA que é repetido para produzir uma VNTR.

▶ **Cromossoma.** Estrutura nuclear pareada que contém os filamentos lineares de DNA onde se encontra a informação genética. O núcleo das células somáticas humanas contém 22 pares de autossomas e dois cromossomas sexuais, que podem ser iguais – XX (na mulher) – ou ser um cromossoma X e um Y – XY (no homem).

▶ **Degradação do DNA.** Corresponde à desagregação da molécula, geralmente por ruptura do filamento, modificação das bases nitrogenadas ou por *cross-linking* entre as bases entre si ou com proteínas. A quebra do DNA pode ser causada por fatores ambientais como atividade de endonucleases ou forças de fragmentação. Uma degradação significativa pode resultar em fragmentos tão pequenos que não contenham sequer sequências polimórficas imprescindíveis para a individualização.

▸ **Enzima de restrição.** Uma endonuclease utilizada como "tesoura biológica" que hidrolisa o DNA de duplo filamento em locais específicos, donde resultam fragmentos de tamanhos variados.

▸ **Fluoróforos.** Marcadores químicos que fluorescem quando expostos a diferentes comprimentos de onda, transformando-se no instrumento apto a distinguir entre nucleotídios e, assim, "ler" a sequência do DNA.

▸ **Gel para eletroforese.** Camada de um coloide firme (geralmente de agarose), colocado em um campo elétrico que serve como suporte para separar fragmentos de DNA de tamanhos variados. Em um campo elétrico e para uma mesma polaridade os fragmentos se deslocam com velocidade inversamente proporcional ao seu tamanho. Assim, os fragmentos menores se deslocam mais rapidamente que os fragmentos maiores.

▸ **Gene.** Unidade funcional da herança que ocupa um local específico (*locus*) ao longo de um cromossoma e que consiste em um segmento de DNA definido que contém a sequência de bases correta para codificar uma série de aminoácidos necessários para sintetizar um peptídio específico.

▸ **Length specific typing.** Análise baseada no **número de pares de bases** em um segmento específico de uma molécula de DNA, que se traduz como tamanho ou diferenças de comprimento.

▸ **Locus.** Plural *loci*. Uma posição específica em um cromossomo onde, de regra, se aloca um gene.

▸ **Microssatélite.** *Short tandem repeats* (STR). Repetições sequenciais de fragmentos curtos.

▸ **Minissatélite.** *Long tandem repeats* (LTR). Repetições sequenciais de fragmentos longos.

▸ **Oligonucleotídios.** Pequenos fragmentos de DNA que logo após se ligarão com uma porção complementar do genoma. Quando os oligonucleotídios estão marcados por uma substância radioativa ou fluorescente, podem ser utilizados como "sondas" (*probes*) para revelar sequências específicas do DNA.

▸ **PAGE.** *Polyacrylamide gel electrophoresis.* Procedimento semelhante à eletroforese em gel de agarose, mas a poliacrilamida oferece melhor resolução.

▸ **PCR.** *Polymerase chain reaction* (reação da cadeia de polimerase). Técnica laboratorial através da qual um segmento da molécula de DNA é duplicado. Com esse procedimento, umas poucas cópias de uma sequência de DNA podem ser amplificadas em um grande número que viabiliza a análise.

▸ **Polimorfismo.** Cada uma das regiões de variabilidade genética que serve como base para a distinção entre indivíduos. Algumas sequências são altamente variáveis, ao passo que outras o são menos.

▸ **Purificação do DNA.** "Limpeza" do DNA, visando eliminar inibidores da PCR ou da atividade das enzimas de restrição. A purificação se realiza por:

- Lise da membrana celular
- Retirada das proteínas
- Em uma das seguintes:
  ◦ Precipitação do DNA da solução pelo etanol
  ◦ Diálise da solução de DNA, com grandes quantidades de tampão
  ◦ Ultrafiltração.

▸ **Qualidade do DNA.** Determinação da integridade dos filamentos de DNA e da pureza da amostra relacionada com a quantidade de proteína ou contaminação pelo fenol.

▸ **Quantidade de DNA.** Quantificação do total de DNA em uma amostra. Tratando-se de quantidades muito pequenas, os resultados soem registrar-se em nanogramas (ng) ou microgramas (μg) por mililitro (mℓ).

▸ **Radioisótopo.** Isótopo instável de um elemento que diminui seu nível energético para estados mais estáveis emitindo radiação que pode ser mostrada sobre um filme ou chapa de raios X. Os radioisótopos podem ser usados quer para detectar DNA, quer para auxiliar na determinação quantitativa ou na localização das bandas de DNA, após eletroforese na técnica de manchado (*blotting*) idealizada pelo Prof. Southern (*Southern blotting*).

▸ **RFLP.** *Restriction fragment length polymorphism.* Fragmentos de comprimento variável da molécula de DNA. Para se poder separá-los durante a análise, usam-se endonucleases (**enzimas de restrição**), que "cortam" o DNA em locais predeterminados e que se transformam, assim, em fragmentos da molécula de comprimentos diferentes.

▸ **Sequence-specific typing.** Tipagem de sequências específicas. Análise baseada na sequência em que diferentes pares de bases estão ligados dentro de uma seção específica da molécula de DNA.

▸ **VNTR.** *Variable number tandem repeats.* Segmentos curtos de DNA que são repetidos em série. O número de unidades repetidas difere entre os indivíduos, e é um dos principais polimorfismos estudados.

▸ Métodos para exame do DNA

Obviamente esse tema se afasta dos limites que balizam este trabalho. Como consequência, elencaremos apenas alguns dos métodos que se usam com maior frequência, para os problemas que surgem, a diário, em Criminalística, em Odontologia Legal ou em áreas afins, por exemplo:

- As manchas de sangue que se encontram sobre o instrumento pertencem à vítima, ao vitimário ou a uma terceira pessoa?

Parte 2 | Antropologia Forense

- Pode-se identificar esse resto de arco dentário como pertencendo à vítima NN?
- A mancha de sêmen encontrada nas vestes da vítima pertence ao acusado?

As análises realizadas, nesses casos, tanto podem revelar variações nos comprimentos de fragmentos como variações nas sequências de bases específicas. A escolha do método dependerá da qualidade e quantidade de DNA que possa ser recuperado do material de prova e da amostra de referência.

• Detecção dos RFLP

O procedimento mais largamente usado é a técnica de **detecção dos RFLP** (*restriction fragment length polymorphism*), cuja capacidade para diferenciar indivíduos foi descrita em 1980. Essa técnica usa o processo de mapeamento de Southern para detecção dos fragmentos de DNA usando oligonucleotídios marcados com radioisótopos, e que serão as sondas (*probes*) capazes de reconhecer um par entre milhares de fragmentos de DNA.

O tamanho desses fragmentos é extremamente variável de uma pessoa para outra em razão do número variável de repetições em sequência (VNTR) que se encontram em cada fragmento. Observando séries de diferentes locações (*loci*) de VNTR, pode-se traçar o perfil do indivíduo. A congruência entre o perfil dos achados na cena do crime e o perfil do suspeito, apresentando concordâncias em quatro ou mais desses *loci* de VNTR, permite inferir a identificação do agente.

Há 20% de casos em que, devido à exiguidade das quantidades de DNA de alto peso molecular (< 100 nanogramas), podem ocorrer uma análise de RFLP insuficiente e um perfil incompleto das amostras.

• Técnica da PCR

Quando não se conta com volumes apreciáveis de DNA, como, por exemplo, havendo somente vestígios de sangue sobre um substrato, poucas células do epitélio de transição do lábio, no filtro de uma bituca de cigarro, a saliva deixada ao passar a língua no selo ou no envelope, para colá-los, na borda de um boné ensebado, em algumas peças dentárias de restos esqueletizados, achados em cemitérios clandestinos, como em Perus (SP) ou no Araguaia (TO), a técnica da PCR é o procedimento de escolha.

Com efeito, a técnica da PCR permite ter milhões de cópias de um *locus* específico, e, em face do seu alto nível de sensibilidade, consegue operar "milagres" em termos de identificação. Para elidir os problemas resultantes da degradação de grande moléculas de DNA, a técnica da PCR optou por trabalhar com fragmentos menores dos *loci* VNTR, ainda, da molécula de DNA:

os STR (*loci* dos microssatélites) e os LTR (*loci* dos minissatélites).

Os *loci* dos microssatélites, ou STR (*short tandem repeats*), possuem 100 a 350 pares de bases de comprimento, com uma unidade de *core repeat* de 2 a 5 pares de bases. Os *loci* dos minissatélites, por sua vez, ou LTR (*long tandem repeats*), possuem 400 a 1.500 pares de base, com uma unidade de *core repeat* de 16 até 70 pares de bases. Os produtos de multiplicação durante o pré-tratamento pela PCR – AmpFLP (*amplified fragment length polymorphism*) – podem ser separados usando-se o método de eletroforese em gel de poliacrilamida (PAGE = *polyacrylamide gel electrophoresis*). A detecção dos fragmentos pode ser feita por fluorescência ou por coloração pela prata. Embora o segundo método seja bastante usado nos laboratórios forenses, a detecção por fluorescência está ganhando terreno. Ocorre que cada *locus*, após uma corrida de eletroforese, pode ser marcado por um fluoróforo colorido diferente, facilitando assim o reconhecimento, com auxílio de tecnologia de *laser*, em tempo real. Com esse processo de detecção, com a avaliação de 4 a 8 *loci* AmpFLP, se tem um poder de discriminação semelhante ao que se teria com a análise das RFLP.

• Sequenciação do DNA mitocondrial

A análise da sequência do DNA mitocondrial é pouco informativa. Embora as possibilidades de polimorfismos individuais possam ser altamente informativas, não podem ser multiplicadas entre si. Com isso, o poder de discriminação do exame de mtDNA resulta melhor do que a análise de vários testes de *locus* único, mas resulta menos informativa que a pesquisa *multilocus* de RFLP ou o teste de AmpFLP.

• Em síntese

Usando de forma combinada os métodos anteriormente elencados, não resta dúvida de que o perfil de DNA é um poderoso método de identificação humana. Pesquisando uma amostra problema achada no local do crime, deve-se atentar para que tipo de interrogante está a ser proposta. Se a pergunta se limitar a solicitar a informação de se a amostra biológica pertence ao suspeito ou à vítima, isto é, se se deve testar apenas se a amostra pertence a um dos dois, aí qualquer um dos métodos poderá ser utilizado, porquanto oferecerá informações úteis e suficientes.

Em um segundo passo, dependendo da quantidade e qualidade do DNA extraído da amostra e se este for superior a 50 nanogramas de DNA de alto peso molecular, poderá processar-se um teste de RFLP.

Se tiver ocorrido degradação do DNA, como sói acontecer com os tecidos cadavéricos, um teste AmpFLP será a saída. Caso a degradação do DNA seja maior ou a quantidade recuperada seja muito pequena, o teste de mtDNA será a única alternativa viável.

Quando se deseja identificar uma única pessoa e se conta com familiares próximos (pais e/ou filhos), os métodos nucleares são de escolha. Quando inexistem familiares próximos, ou quando a quantidade e a qualidade do DNA extraído se mostram fracas, isto é, apresentam baixa qualidade, deve-se optar pela análise da sequência do mtDNA nos parentes por linha materna.

▶ Responsabilidade do odontolegista

▪ Conhecimento do laboratório

Nunca deixar que o caso apareça para, então, sair à procura de alguém que conheça um laboratório em que se faça pesquisa de DNA. O odontolegista deve estar preparado para, como profissional consciente, colher as amostras e encaminhá-las ao laboratório competente.

Destarte, o odontolegista, ou quem as suas vezes fizer, deve estar familiarizado com os laboratórios que processam exames de DNA, de preferência próximos de sua área geográfica de atuação, para conhecer, minudentemente, as diferentes técnicas de coleta, os materiais que eles processam, as técnicas que desenvolvem, os controles de qualidade que aplicam aos resultados oferecidos, os cuidados para evitar ou elidir contaminações intralaboratoriais etc. O odontolegista não é um mero captador e encaminhador de materiais, antes deve ser um profissional completo na sua área de atuação.

Pari passu, o odontolegista tampouco deve se considerar um mero recebedor de laudos ou resultados laboratoriais para encaminhá-los às autoridades requisitantes. Antes de elaborar o seu Relatório, deverá fazer a análise interpretativa dos resultados obtidos pelo Laboratório de DNA, contatando, sempre que possível, os técnicos que realizaram o exame até para dirimir dúvidas, trocar impressões, familiarizar-se com a linguagem própria e encontrar-se apto a defender, perante os tribunais, aquilo que afirmou em seu Laudo de Perícia.

▪ Manuseio das provas

É curial que o odontolegista ou quem as suas vezes fizer participe em todos os casos que impliquem provas de tipo dental ou salivar. É claro que isso dependerá, em grande parte, do bom relacionamento que exista entre o cirurgião-dentista e o médico forense (médico-legista), por um lado, a autoridade policial, durante a fase de inquirição, e o representante do Ministério Público ou o próprio juiz, durante a fase de instrução.

Embora seja desejável, nem sempre a coleta de vestígios ou de peças dentais de restos humanos é feita pelo odontolegista ou, ao menos, por um cirurgião-dentista, mas por um representante da Polícia Civil ou Militar. Todavia, isso não obsta a que o profissional possa, posteriormente e depois de receber o material, pesquisar nos autos toda a documentação na qual constem indicações sobre a forma como a coleta foi realizada.

Elementos que, por vezes, não interessam ao médico forense podem ser de extrema importância para um cirurgião-dentista, e estes são (ou deveriam ser) da competência da Criminalística que tenha atuado no caso. Referimo-nos àquilo que se poderiam considerar circunstâncias "adverbiais" de tempo, de modo e outras como: temperatura, umidade, eventuais fontes de contaminação etc. Entre essas últimas, devem-se considerar:

- Sangue
- Saliva
- Fontes de contaminação bacteriana:
  - Fezes
  - Tecidos em vias de destruição
  - Vômitos
  - Pelos humanos ou animais.

Esse tipo de contaminantes é de grande importância, uma vez que podem agir como inibidores de alguns procedimentos, como, por exemplo, atividade das enzimas de restrição e da PCR, podendo resultar em inexplicáveis fontes de DNA também. Todos esses materiais devem ser conservados em envelopes próprios para guardar provas (sacos de papel castanho, grosso), sendo mantida a cadeia de custódia habitual para amostras de local de crime ou de corpo de delito.

Como se vê, tudo deve ser feito para conservar o DNA o mais intacto possível, de modo a que não se ponha em risco ou até se perca a qualidade de uma prova desse jaez, em função de condições ambientais que podem ser evitadas. Com efeito, a molécula de DNA pode sofrer:

- Desnaturação por temperaturas elevadas
- Desnaturação por pH extremos (p. ex., pH < 4 ou pH > 13)
- Impedimento, pela desnaturação, de fazer uso das técnicas de RFLP
- Ruptura molecular por nucleases facilitada em ambientes úmidos ou molhados
- Dano molecular por radiações, ultravioleta ou outras.

▶ DNA de tecidos e estruturas orais

Os processos de identificação em caso algum são de tal emergência que não possam ser adiados. Assim é que será possível, antes de iniciar qualquer procedimento

328 Parte 2 | Antropologia Forense

de identificação, realizar um planejamento adequado, visando evitar complicações ulteriores que, em geral, não têm mais conserto.

Com efeito, eis que, quando se trata de tecidos moles da boca, como, por exemplo, gengiva, língua, tonsilas, coágulos sanguíneos etc., bem como amostras de saliva, os materiais podem ser encaminhados ao laboratório logo depois de serem cuidadosamente rotulados.

Todavia, quando o material deve ser extraído do interior de uma peça dentária, o cirurgião-dentista que opera o caso deve sempre participar das decisões sobre a melhor forma de acesso ao DNA. Isso, fundamentalmente, porque os dentes, além de oferecerem a possibilidade de extrair DNA, têm outras utilidades em Odontologia Legal, permitindo estudos radiográficos, bioquímicos etc., donde que se não possam destruir arbitrariamente. Daí que foi mencionada a necessidade de somente agir após um cuidadoso planejamento.

Em primeiro termo, é necessário levar em conta o caso como um todo e a sequência hierárquica dos interesses em cada procedimento futuro. Por essa razão é que devemos verificar se:

- O dente será usado para outras pesquisas
- O dente não mais será utilizado, não necessitando permanecer intacto.

Na primeira hipótese, a abordagem deve ser exclusivamente conservadora. No segundo caso, poderão ser utilizadas técnicas mais "agressivas".

O tecido mais rico em DNA, como é cediço, é a polpa dental, que se encontra distribuída na câmara pulpar da coroa, nos canais radiculares e nos eventuais canais acessórios. Os molares, além de estarem mais bem protegidos, por sua própria posição, têm as maiores câmaras pulpares, donde que sejam sempre as peças de escolha. Quanto maior o número de peças disponíveis, tanto maiores as chances de se obter DNA apto para exame. Somente em casos eventuais, ínfimas porções de DNA podem ser recuperadas da dentina ou do cemento, nunca do esmalte.

▪ Como extrair material para estudo de DNA dos dentes

A extração de material dentário para o estudo de DNA não é tarefa difícil, mas está cercada de algumas exigências como:

- Trabalhar em ambiente estéril, de modo a preservar o material contra as contaminações
- Usar paramento cirúrgico completo
- Trabalhar, preferencialmente, em câmara estéril, com pressão positiva (ambiente adiabático)

- Manter a câmara no laboratório de genética que realiza os procedimentos de exame de DNA
- Evitar a remessa ou envio de materiais entre o local de coleta e processamento preparatório e até o laboratório em que se processará o exame de DNA.

Vencidas essas exigências gerais de procedimento, é possível proceder à extração do material, seguindo seis passos fundamentais, a saber:

1. Remover sangue ou restos de tecidos da superfície externa do dente, opcionalmente, reservando-os em tubo estéril e mantendo-os à temperatura de 4°C, caso o exame seja feito em menos de 6 horas. Caso contrário, manter em *freezer* a –20°C. Se observar dessecação pulpar, ir para o passo 4. Caso opte por não examinar o sangue e tecidos moles retirados, vá imediatamente para o passo 2.

2. Retirar da superfície externa do dente, com cureta, qualquer vestígio de placa bacteriana ou de cálculo. Lavar, cuidadosamente, com água oxigenada e depois com etanol. Dessa forma se reduz a contaminação por fontes extrínsecas de DNA e a degradação pelas nucleases bacterianas. A limpeza deve ser mais leve na proximidade dos ápices radiculares ou de cáries profundas, de modo a não introduzir produtos químicos na câmara pulpar. Lavar cuidadosamente o dente com água deionizada, estéril.

3. Se o dente estiver intacto (sem restaurações, sem cáries e sem fraturas) e foi retirado recentemente do alvéolo, pode ser feita uma abordagem endodôntica convencional com instrumentação de câmara e canais radiculares. Deve-se atentar que esse procedimento destrói a faceta oclusal do dente, o que dependerá dos interesses de seu uso para outras finalidades. Essa manipulação, em geral, permite obter uma quantidade suficiente de pulpa de modo a se proceder à caracterização do perfil do DNA. Caso o dente não esteja intacto, apresente cáries graves ou se mostre profundamente dessecado, continuar com o passo seguinte (4).

4. Cortar o dente, por um plano horizontal (perpendicular ao seu maior eixo) passando teoricamente ao nível da sua porção cervical. Isso possibilita amplo acesso à câmara pulpar e aos canais radiculares, sem alterar as restaurações das faces da coroa clínica, nem a morfologia básica. O corte pode ser feito tanto com cinzel como com disco de corte, acionado por motor de baixa rotação. O risco do primeiro – cinzel –, em se tratando de peças muito dessecadas, é que o dente todo fragmente. O risco do segundo – disco – é o aquecimento da peça pelo atrito, o que pode prejudicar o DNA, mas pode ser evitado pela paciência, sem tentar cortar a peça logo.

5. Curetar as paredes da câmara pulpar, recolhendo o tecido da polpa e o pó da abrasão em um recipiente de boca larga. Nos dentes dessecados a polpa pode apresentar-se mumificada, pergaminácea ou reduzida a feixes de tecido contraído grudado às paredes da câmara. Após a instrumentação a câmara deve ser irrigada com uma solução tampão (*TE buffer*). A ultrafiltração posterior, já no laboratório, permitirá retirar o material celular necessário para a análise. Os materiais encaminhados de locais distantes devem ser mantidos úmidos e refrigerados com gelo seco. Os restos do dente, depois que se retirou a polpa, devem ser mantidos em *freezer* a –20°C, já que podem ser necessários novos procedimentos para recuperar alguns restos de DNA que perdurem.

6. Finalmente, como último recurso, pode ser necessária a trituração do dente. Essa operação é simples mas irreversível. Fornece uma amostragem completa do dente e, por vezes, é a melhor forma de coleta, quando as condições do dente são tão pobres que nenhuma das outras técnicas de manipulação e instrumentação oferece resultados satisfatórios. Todavia, quando é importante conservar a coroa, o dente deve ser cortado horizontalmente ao nível da transição esmalte-dentina. Instrumentar cuidadosamente a metade superior, que contém a câmara pulpar da coroa, de modo a remover todo o tecido pulpar e até algo da dentina. O capuz de esmalte, que já não contém DNA, é deixado de lado, apenas pelo seu valor morfológico e radiográfico. Instrumentar a metade inferior, constituída pelas raízes, para, logo a seguir, triturá-la em condições estéreis.

· Relatório

Independentemente do procedimento seguido, o odontolegista ou quem suas vezes fizer, *ad hoc*, deverá apresentar o relatório, sob a forma de laudo, de tudo quanto tenha observado no seu exame: os métodos seguidos e os resultados obtidos, nos moldes referidos no Capítulo 2, *Odontologia Legal e suas Relações com o Direito*.

▶ DNA salivar recuperado das mordeduras humanas

De há muito tempo, as células desprendidas da mucosa oral têm se mostrado uma excelente fonte de DNA de alto peso molecular. Nessa esteira, numerosos laboratórios de genética, que processam DNA, utilizam as amostras de saliva e de escovação da mucosa oral como meio substitutivo muito mais simples e menos traumático, notadamente com crianças de pouca idade, de coleta de material para extrair DNA, nos casos de investigação de vínculo genético. Esse procedimento tem substituído, com vantagens, a menor custo e a mesma confiabilidade, as complexas venopunções (p. ex., em recém-natos).

Paralelamente, as amostras de saliva encontradas em local de crime – e que já foram usadas como fontes de indícios: antígenos do sistema ABO, em indivíduos secretores, enzimas etc. – *a fortiori* também podem ser usadas com esse escopo. Afinal, no que tange ao DNA, o princípio é o mesmo em ambos os casos: a utilização que se dê, *a posteriori*, aos resultados é um problema meramente especulativo.

A saliva recuperada de materiais colhidos no local do crime permite isolar, analisar e comparar dados com aqueles obtidos dos suspeitos. O DNA é isolado da saliva encontrada em escarros, bitucas de cigarro, selos de correio e abas de envelopes, locais todos em que os agentes, por uma ou outra razão, passaram a língua e deixaram restos de sua saliva.

Por outro lado, a moderna tecnologia possibilita a localização, sobre a pele e sobre as vestes da vítima, utilizando a luz ultravioleta filtrada (lâmpada de Woods), de manchas produzidas por líquidos orgânicos deixados na cena do crime, como saliva, sêmen e sangue. O depósito de saliva é uma constante na pele que circunda as mordeduras, uma vez que o agente, ao tentar abocanhar a área, automaticamente segrega e deixa escapar bastante saliva seromucosa. A coleta desse material, ainda que não exista um suspeito potencial, é de extrema importância, porquanto se trata de material perecível, que poderá ser destruído ou removido.

Em síntese, pode-se afirmar que:

- A saliva humana é uma fonte importante de DNA para uso forense
- Sobre o cadáver, o DNA se mantém estável e, via de consequência, pode ser recuperado até 48 a 60 horas após a salivação sobre a pele. Esse tempo estará na dependência das condições ambientais e da manipulação que tiver sido feita sobre o cadáver. Depois desse lapso, os produtos resultantes da autólise celular contaminam a superfície cutânea, degradando o DNA
- Sobre a vítima viva, a remoção dos depósitos de saliva de regra acontece precocemente, quer porque a vítima se lave, quer porque seja higienizada no Serviço de Emergência ou Pronto Atendimento. Deve-se lembrar que o DNA da saliva seca pode ser recuperado por mais de 72 horas
- A contaminação da saliva pode ser um problema, e os contaminantes mais habituais são o sangue (da

própria vítima ou alheio) ou as células desprendidas da pele da vítima. Para elidir esse inconveniente, colhe-se, paralelamente, por venopunção, uma amostra de sangue periférico da vítima que permita estabelecer o seu perfil, de modo a acautelar-se contra resultados ambíguos ou duvidosos.

• Técnica

A técnica para colher material para pesquisa de DNA em manchas de saliva (notadamente ao redor de mordeduras) é a seguinte:

1. Molhar um cotonete (*swab*) em água destilada estéril.
2. Rolar a extremidade do cotonete, deitado sobre a superfície da pele, na área da mordedura e na área adjacente, circundante, cuidando de lavar e recolher os vestígios de saliva no algodão do cotonete (Figura 45.9).
3. Deixar secar completamente, ao ar livre.
4. Utilizando um segundo cotonete (*swab*) seco, esfregar sobre a área e enxugar toda a "umidade" deixada pelo primeiro cotonete que ainda persista sobre a pele.

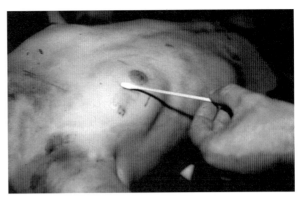

Figura 45.9 Coleta de vestígios de saliva ao redor de local de mordedura, com *swab* (cotonete).

5. Deixar secar completamente o segundo *swab*, ao ar livre.
6. Colocar juntos os dois cotonetes resultantes da coleta, encaminhando-os para:
   - Analisar imediatamente no laboratório de DNA
   - Conservar no *freezer* a –20°C
   - Guardar em um envelope dos utilizados para conservar provas, para transferência, quer seja para o laboratório, quer para um *freezer*.

Seção 2

Pesquisas Científicas e Metodologias

46 Pesquisas Nacionais em Antropologia Forense

Luís Carlos Cavalcante Galvão

▶ Introdução

A identificação confunde-se com a própria história da humanidade.

O homem sempre necessitou identificar coisas, animais e seu semelhante.

Na verdade, diz-se que identificar é determinar a individualidade, ou é provar, por meio técnico e científico, que aquela pessoa é ela e não outra.

Não se deve confundir a identificação com o reconhecimento, que nada mais é que um procedimento empírico, baseado em conhecimento anterior, cuja base de sustentação é puramente testemunhal.

Fritz Müller, apud Luiz Silva (1936),[1] afirmava que "O semelhante produz o semelhante, mas não o idêntico". Cada indivíduo tem características próprias. O DNA e as impressões digitais são provas incontestáveis desse dogma.

A Bíblia diz que as impressões nas cristas papilares representam o selo de Deus colocado nas mãos dos homens: "In manum omnium hominium signat."

Assim se aplica a frase atribuída a Demócrito: "Na realidade, não conhecemos coisa alguma por tê-la visto, pois a verdade está oculta no abismo."

A curiosidade humana é intrínseca à sua própria natureza e existência.

No princípio, o homem conheceu os elementos básicos: a água, a terra, o fogo e o ar, e, através de sua curiosidade, aprendeu a conviver com eles, utilizando-os em seu proveito.

Em um estágio superior, começou a questionar-se, buscando conhecimento sobre seu próprio corpo.

A Antropologia, que na verdade representa o estudo do homem nos seus aspectos morfológicos, funcionais e psicossociais, busca, até hoje, explicações para questões que se deparam com variáveis biotipológicas: alimentares, meteorológicas e sócio-organizacionais.

A identificação humana não é tarefa difícil quando se trata do indivíduo vivo ou de cadáver cronologicamente recente e íntegro.

No entanto, quando não se dispõe do esqueleto completo, mas de um grupo de ossos, de um osso isolado ou parte dele, o processo identificatório torna-se progressivamente mais difícil e, às vezes, impossível de ser realizado.

Foram os erros, os acertos e a coragem de homens como Cesare Lombroso, Aphonse Bertillon, Paul Brocca, Juan Carrea, Oscar Amoedo e muitos outros que viabilizaram o desenvolvimento da Antropometria.

No Brasil, inegavelmente o Prof. Virgílio Climaco Damásio, escolhido pela Congregação da Faculdade de Medicina da Bahia para formar a Comissão de Estudos na Europa, em 1883, foi quem promoveu a transformação científico-cultural que conduziu à Escola Médico-Legal da Bahia e proporcionou, uma década depois, ao seu assistente, o jovem Raymundo Nina Rodrigues, a criação da Antropologia brasileira, com a publicação, em 1894, do livro *As raças humanas e a responsabilidade penal no Brasil*. Nina, através de seus discípulos, Afrânio

---

[1] Silva L. Odontologia Legal. São Paulo: Imprensa Methodista; 1936.

Parte 2 | Antropologia Forense

Peixoto (RJ), Oscar Freire (SP) e Augusto Lins e Silva (PE), difundiu sua escola médico-legal e antropométrica para todo o Brasil. Outros nomes como Henrique Tanner de Abreu e Luiz Silva deram os primeiros passos da Odontologia Legal brasileira.

É justamente nessa busca constante que a Medicina e a Odontologia Legal se aliaram para o desenvolvimento de metodologias para o diagnóstico preciso da identificação de dados biotipológicos. Nos casos de identificação em ossadas, segmentos do esqueleto ou ossos isolados, temos dois tipos de investigação.

Primeiro, a investigação **não dirigida**, quando não há suspeitos desaparecidos. Segundo, a **dirigida**, quando há uma suspeita de que aquela ossada tenha pertencido a um certo indivíduo.

Nos casos de investigação dirigida, buscam-se também procedimentos auxiliares como a **prososcopia** ou superposição de imagens e, posteriormente, o DNA.

Nos dois tipos, deve-se buscar o diagnóstico dos dados biotipológicos, começando-se por aqueles que apresentam menos variáveis: espécie, sexo, fenótipo, cor da pele, idade, estatura e peso.

▶ Espécie

A espécie pode ser investigada através de exames macroscópicos e microscópicos; assim podemos diferenciar a espécie humana de outros animais pelos ossos, sangue, pelos, pele, dentes, fezes e DNA.

Um dado macroscópico importante é a forma da clavícula humana em "S" itálico alongado. Nenhum outro animal, nem os primatas, tem clavícula nesse formato, o que nos leva a afirmar que esse é o osso mais humano do nosso corpo. O uso dessas metodologias leva, sem dúvida, ao diagnóstico diferencial da espécie humana.

Dois trabalhos nacionais de autoria de Saturnino Aparecido Ramalho – dissertação de Mestrado e tese de Doutorado – apresentados à FOP – Unicamp em 1994 e 2000, respectivamente, *A importância pericial do estudo comparativo histomorfológico do esmalte, dentina e cemento de dentes humanos e de outros animais* e *A importância pericial do estudo comparativo histomorfológico do osso humano e de outros gêneros*, merecem destaque. O autor conclui pela validade e segurança dessas metodologias na diferenciação da espécie.

A radiologia também traz inestimável ajuda para a distinção entre o osso humano e o osso animal, através da análise da densidade da trama óssea.

▶ Sexo

O sexo não apresenta dificuldades para o seu diagnóstico quando estudamos um cadáver íntegro e recente.

Mesmo que se trate de hermafrodita, o exame macroscópico e microscópico apurado certamente apresentará um resultado satisfatório e inquestionável.

Nos carbonizados, devemos procurar identificar o **útero** e a **próstata**, por serem os órgãos que mais resistem à ação térmica, devido a estarem anatomicamente protegidos na caixa pélvica. O raio X, nesses casos, é de extrema necessidade.

Os aspectos morfológicos e métricos do esqueleto permitirão o diagnóstico do sexo com segurança. Quanto mais mensurações e dados forem obtidos, mais confiável será o resultado.

A pelve, cintura pélvica ou bacia é o segmento do esqueleto que apresenta maior dimorfismo sexual.

A **pelve humana** pode ser classificada em **ginecoide** (tipicamente feminina), **android** (tipicamente masculina) e **platipeloide** (chamada de intermediária por aparecer em uma frequência baixa em ambos os sexos).

▪ Aspectos morfológicos

A **cintura pélvica feminina** apresenta os seguintes aspectos morfológicos:

- Estreitos, superior e inferior, maiores
- De forma aproximadamente circular
- Ângulo subpubiano menos agudo
- Borda medial de ramo isquiopúbico côncava
- Osso ilíaco menos espesso
- Sacro mais achatado e largo
- Promontório menos proeminente
- Acetábulo com diâmetro médio de 46 mm.

A **cintura pélvica masculina** apresenta os seguintes aspectos morfológicos:

- Estreitos, superior e inferior, menores e elípticos
- Ângulo isquiático mais fechado
- Superfície anterior do púbis de aspecto aproximadamente triangular
- Ângulos subpubianos mais agudos
- Borda medial do ramo isquiopúbico convexa
- Osso ilíaco mais espesso
- Sacro mais estreito, pouco mais alongado
- Promontório proeminente
- Acetábulo com diâmetro médio de 55 mm.

O **ângulo sacrovertebral**, que corresponde a duas retas na vertical, uma que desce da coluna até o promontório e outra do promontório, prolongando-se até o sacro, oscila em torno de 110° no sexo masculino e em torno de 107° no feminino.

O **índice isquiopúbico**, representado pela relação centesimal entre o comprimento do púbis e o comprimento do ísquio, nos dois casos, a partir do acetábulo ou cavidade cotiloide, no sexo masculino, é de

84 a 89 mm nos leucodermas e de até 84 mm nos melanodermas. No sexo feminino é acima de 95 mm nos leucodermas e entre 89 e 95 mm nos melanodermas.

O **ângulo de inclinação pélvica**, formado por duas retas, uma das quais, partindo do promontório, dirige-se para a espinha ilíaca anterossuperior e a outra para o trabéculo púbico, é de 58° no sexo feminino.

O **comprimento do corpo esternal** mais o manúbrio é igual ou superior a 149 mm no sexo masculino e menor que 149 mm no sexo feminino (Asley).

A **proporção entre o manúbrio e o corpo do esterno**, segundo Hirtl, Strauc e outros, apud Almeida Júnior e Costa Júnior,[2] tem valor na determinação do sexo. O índice percentual é representado pelo comprimento do manúbrio multiplicado por 100, dividido pelo comprimento do corpo. O índice feminino médio é de 54,3 e o masculino, de 46,2.

Os **ossos longos** também se prestam à diferenciação sexual através de sua morfologia e dimensões.

As **cabeças dos fêmures e dos úmeros** são maiores e mais grosseiras no homem.

O ângulo formado pelo eixo do fêmur e um plano horizontal, onde apoiam-se os côndilos, mede em torno de 76° na mulher e 80° no homem.

Pearson e Bell, em 1919 (apud Arbenz, 1988),[3] estudando dimensões lineares retas do fêmur, concluíram que: quando o diâmetro da cabeça do fêmur for menor que 41,5 mm, o osso será de pessoa do sexo feminino; quando for maior de 45,5 mm, será de pessoa do sexo masculino. Entre 41,5 e 43,5 mm provavelmente será de mulher. Entre 43,5 e 44,5 mm é duvidosa, portanto não define por si o sexo. O diâmetro vertical do colo do fêmur é de cerca de 29,5 mm na mulher e 34,0 mm no homem. Os autores examinaram outras medidas como as que se seguem: comprimento poplíteo (distância que vai do fim da crista femoral até a parte superior da chanfradura intercondiliana), cujos resultados foram: até 106 mm feminino, acima de 145 mm sexo masculino, entre 106 e 114,5 mm provavelmente feminino, entre 142 e 145 mm provavelmente masculino, entre 114,5 e 132 mm, sexo indefinido, largura bicondiliana, 72 mm no sexo feminino, acima de 78 mm no sexo masculino, de 74 a 76 mm, sexo indefinido. O comprimento trocanteriano oblíquo (distância que vai da borda superior do grande trocanter até o plano horizontal dos côndilos, devendo o osso estar colocado em posição anatômica com os côndilos apoiados em um plano horizontal) é de até 390 mm no sexo feminino e acima de 450 mm no sexo masculino, e de 405 a 430 mm, sexo indefinido.

Dwight, apud Lopes Gomes e Calabuig (1967), estudando as dimensões da cabeça do úmero, verificou que o diâmetro vertical oscila em torno de 48,5 mm no sexo masculino e de 42,6 mm no feminino.

Na região cervical, deve ser estudada a primeira vértebra ou atlas, que, junto com os côndilos occipitais, forma a articulação occipitoatloide. Esta apresenta suas superfícies articulares mais longas e estreitas, geralmente com estrangulamento central ou paracentral no sexo masculino, sugerindo em alguns casos a forma de uma sola de sapato, e mais curtas e largas, frequentemente reniformes, no sexo feminino.

Entretanto, não raro, dispomos apenas do crânio, com ou sem mandíbula.

A maioria dos autores fala da determinação do sexo pelo estudo do crânio através de observações morfológicas dos acidentes anatômicos cranianos, e outros, pelos estudos quantitativos ou métricos.

Os **côndilos do occipital** apresentam suas superfícies articulares mais alongadas e estreitas, com frequente estrangulamento central ou paracentral no sexo masculino, sugerindo a forma de uma sola de sapato. No sexo feminino essas superfícies são mais curtas e largas, frequentemente reniformes.

A **capacidade craniana** no homem é de 1.400 cm^3 ou mais e de 1.300 cm^3 na mulher. A mandíbula apresenta peso médio de 80 g no sexo masculino e de 63 g no feminino.[4]

No **homem**, as eminências supraorbitárias são mais proeminentes, o ângulo nasofrontal apresenta curva angulosa, a glabela é pronunciada, as apófises mastoides são mais desenvolvidas ou proeminentes, e a mandíbula apresenta forma angulosa ou triangular e retangular (Figura 46.1).

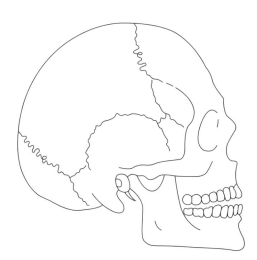

Figura 46.1 Crânio masculino.

---

[2] Almeida Jr, Costa Jr JBO. Lições de Medicina Legal. 15. ed. São Paulo: Nacional; 1978.

[3] Arbenz GO. Medicina Legal e Antropologia Forense. São Paulo: Atheneu; 1988.

[4] Bonnet EFP. Medicina Legal. 2. ed. Buenos Aires: Lopez; 1980.

Na **mulher**, as eminências supraorbitárias são discretas, o ângulo nasofrontal apresenta curva suave, a glabela é discreta, as apófises mastoides são discretas ou pouco desenvolvidas, e a mandíbula apresenta forma curva ou ovoide (Figura 46.2).[5]

As apófises estiloides são mais longas na mulher. A fronte é mais inclinada para trás nos crânios masculinos, e nos femininos tende à verticalização. Os côndilos mandibulares são mais delicados na mulher e mais robustos no homem.[6]

O **índice condiliano de Baudoin** é calculado pela largura máxima do côndilo do occipital vezes 100, dividido pelo comprimento máximo. Quando o resultado é abaixo de 50, o crânio é do sexo masculino, acima de 55, do sexo feminino, e entre 50 e 55, indefinido ou duvidoso. Pesquisa em amostra nacional por Galvão (1974)[7] e Machado et al. (1998)[8] encontrou índice de acerto de 60 e 58,1%.

Giles e Elliot,[9] apud Teixeira (op. cit.), estudaram 5 medidas cranianas a saber: glabela-occipital – GO, básio-násio – BN, bizigomático – BZ, básio-próstio – BP, próstio-násio – PN. Por análise de função discriminante, chegaram à seguinte fórmula:

$$\text{Sexo} = (1,16 \times GO) + (1,66 \times BN) + (3,98 \times BZ) - (1,0 \times BP) + (1,54 \times PN)$$

Quando o resultado dessa equação está acima de 891,12, o crânio em estudo, muito provavelmente, pertenceu a indivíduo do sexo masculino, e abaixo desse valor, ao sexo feminino.

Lagunas, em 1974,[10] desenvolveu metodologia para o diagnóstico do sexo por mensurações mandibulares, chegando à seguinte fórmula:

$$\text{Sexo} = 10,27 \times ARM + 8,10 \times LMRM + 2,00 \times LB + CTM$$

em que:
ARM = altura do ramo mandibular
LMRM = largura máxima do ramo mandibular
LB = largura bigoníaca
CTM = comprimento total da mandíbula.

Quando o resultado é acima de 1.200,88 mm, muito provavelmente a mandíbula em estudo pertenceu a indivíduo do sexo masculino, e abaixo desse número, ao sexo feminino. A probabilidade de erro foi de 18,41%.

Devemos ter consciência de que metodologias desenvolvidas a partir de amostras estrangeiras devem ser vistas com certa reserva até que sejam testadas cientificamente em amostra nacional.

Com efeito, fatores como clima, alimentação, costumes e condições sócio-organizacionais interferem na ossatura humana. Não podemos esquecer que a Antropometria se baseia em métodos estatísticos e que, por isso, sempre haverá margem de erro, maior ou menor, a depender da metodologia e das mensurações realizadas.

▶ Metodologia estatística

Na última década, pesquisadores brasileiros desenvolveram processos científicos de identificação do sexo através das seguintes metodologias: regressão logística, média e intervalos de confiança e análise da função discriminante.

▪ Regressão logística

A fórmula da Regressão Logística é representada pela equação:

$$\text{Sexo} = \frac{e^{(\text{logito})}}{1 + e^{(\text{logito})}}$$

em que:
e = constante neperiana de **Euler**, cujo valor é 2,71828.

O resultado da equação indica o grau de probabilidade de o osso ter pertencido a indivíduo do sexo feminino.

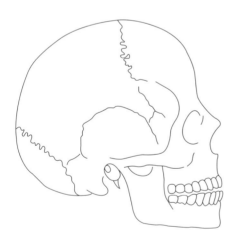

Figura 46.2 Crânio feminino.

---

[5] Teixeira WRG. Medicina Legal. (s.n.t.). 1982.

[6] Arbenz, op. cit.

[7] Galvão LCC. Identificação do sexo por meio de medidas cranianas. [Dissertação.] Universidade Estadual de Campinas, Faculdade de Odontologia de Piracicaba; 1994.

[8] Machado SR et al. Verificação da aplicabilidade do índice de Baudoin para determinação do sexo. In: Congresso Brasileiro de Medicina Legal, 15, Salvador, 1998.

[9] Giles E, Elliot O. Race identification from cranial measurement. Journal of Forensic Sciences. 1962; 7(2):147-57.

[10] Lagunas Z. La determinación sexual en mandíbulas por medio de las funciones discriminantes. México: Anales del INAH; 1974.

Exemplo: DVCF = diâmetro vertical da cabeça do fêmur = 47 mm; e = 2,71828.

$$\text{Sexo} = \frac{e^{(54,4032 - 1,2711 \ \times \text{DVCF})}}{1 + e^{(54,4032 - 1,2711 \ \times \text{DVCF})}}$$

$$\frac{e^{(54,4032 - 1,2711 \ \times \ 47)}}{1 + e^{(54,4032 - 1,2711 \ \times \ 47)}}$$

$$\text{Sexo} = \frac{e^{(54,4032 - 59,7417)}}{1 + e^{(54,4032 - 59,7417)}}$$

$$\text{Sexo} = \frac{2,71828^{(-5,3385)}}{1 + 2,71828^{(-5,3385)}}$$

$$\text{Sexo} = \frac{0,004803087}{1 + 0,00480387} = \frac{0,004803087}{1,00480387}$$

$$= 0,0047801277 = 0,48\%$$

Resultados:

Logito = negativo. O osso muito provavelmente pertenceu a indivíduo do sexo masculino

Há 0,48% de probabilidade de pertencer ao sexo feminino

Há 99,52% de probabilidade de pertencer ao sexo masculino.

• Pela média e intervalo de confiança

É uma metodologia baseada na média e sua variância, sendo calculado um intervalo de valor inferior e superior, estimando-se que se situa aí, com probabilidade predefinida, a média verdadeira ou populacional (Quadro 46.1).

Exemplo:

Curva frontal (distância em arco do násio ao bregma) [medidas em mm].

Cálculo para 95% de confiança.

• Por análise de função discriminante

De posse da lista de informações básicas a respeito do arquivo e da variável que classifica as observações na amostra, é possível a construção de duas funções lineares discriminantes para a estimativa do sexo em observações futuras. O maior resultado indica o sexo.

Exemplo:

Feminino = –148,406981 + 2,04927 × CF + 1,64316 × APOMAST

Quadro 46.1 Determinação do sexo pela curva frontal: limites inferiores e superiores.

Sexo	Limite inferior	Limite superior
Feminino	121,64	125,25
Masculino	127,64	130,85

Masculino = –168,22068 + 2,14787 × CF + 1,89742 × APOMAST
CF = curva frontal
APOMAST = apófise mastoide.

Diante dessas breves explicações sobre as metodologias descritas, apresentaremos métodos quantitativos de diagnóstico do sexo idealizados e pesquisados em amostra nacional por estudiosos brasileiros.

Essas metodologias foram desenvolvidas a partir de ossos e crânios secos que pertenceram a indivíduos com mais de 20 anos de idade, com sexo e idade conhecidos com absoluta segurança. A maioria dos trabalhos realizados por pesquisadores brasileiros que aqui serão apresentados foi desenvolvida no Serviço de Antropometria e Odontologia Legal da Faculdade de Odontologia de Piracicaba (FOP – Unicamp), do Prof. Eduardo Daruge, e nas disciplinas de Medicina e Odontologia Legal da Faculdade de Medicina (Famed – Universidade Federal da Bahia).

▶ Diagnóstico do sexo pelo exame quantitativo do crânio

• Método de Galvão (1994 – I)[11]

O autor estudou as distâncias cranianas entre o centro do meato acústico externo e 11 pontos craniométricos: gnátio, próstio, espinha nasal anterior, glabela, bregma, vértex, lambda, opistocrânio, ínio, mastoide e gônio. Observou ainda os acidentes anatômicos: glabela, arco superciliar, apófise mastoide e curva nasofrontal.

Chegou à conclusão de que as distâncias MAE-ENA (meato acústico externo à espinha nasal anterior e MAE-L (meato acústico externo ao lambda) e os acidentes anatômicos, glabela e apófise mastoide foram os que apresentaram diferenças mais estatisticamente significantes. Transformou os dados em quantidade; assim, a glabela ou a apófise mastoide proeminente passou a valer 0, e a discreta, 1 (Figuras 46.3 a 46.6).

O estudo permitiu estabelecer a seguinte fórmula, por **regressão logística**, com índice de acerto de 93,8%.

$$\text{Sexo} = \frac{e^{(36,1218 + 5,3846 \ \times \text{G} + 2,7035 \ \times \text{APOMAST} - \text{MAE-ENA} - \text{MAE-L})}}{1 + e^{(36,1218 - 5,3846 \ \times \text{G} + 2,7035 \ \times \text{APOMAST} - \text{MAE-ENA} - \text{MAE-L})}}$$

em que:

e = 2,71828 (constante neperiana)

APOMAST = apófise mastoide: discreta = 1, proeminente = 0

---

[11] Galvão LCC, op. cit.

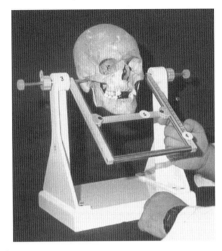

Figura 46.3 O craniômetro de Galvão.

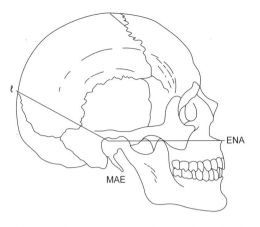

Figura 46.5 Distância entre o meato acústico externo (MAE) e o ponto lambda (λ) e a espinha nasal anterior (ENA).

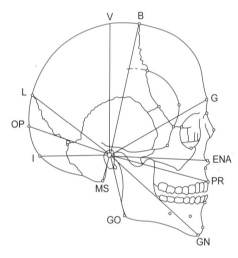

Figura 46.4 Distância de pontos craniométricos mediais ao meato acústico externo.

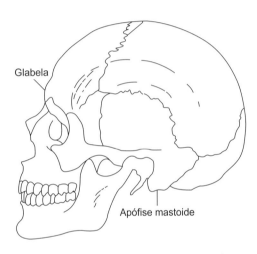

Figura 46.6 A glabela e a apófise mastoide.

MAE-ENA = distância meato acústico externo à espinha nasal anterior

MAE-L = distância meato acústico externo ao lambda.

Para padronização das medidas, foi construído um craniômetro, que hoje é fabricado pelo Prof. Andriotta, no Senai de Piracicaba/SP.

Análise discriminante: foi possível estabelecer as seguintes equações com índice de acerto de 82,62%:

Feminino = –408,96624 + 0,33048 × MAE-PR + 2,13823 × MAE-ENA + 0,08234 × MAE-G + 1,96220 × MAE-B + 1,28333 × MAE-V + 1,50687 × MAE-L + 0,34850 × MAE-OP – 0,03034 × MAE-L – 0,10337 × MAE-MS

Masculino = –438,89224 + 0,30651 × MAE-PR + 2,31312 × MAE-ENA + 0,3219 × MAE-G + 2,03385 × MAE-B + 1,19775 × MAE-V + 1,59790 × MAE-L + 0,38323 × MAE-OP – 0,00244 × MAE-L – 0,19234 × MAE-MS

O maior resultado indica o sexo do crânio em estudo.

Método de Galvão (1998 – II)[12]

O autor estudou o comprimento da curva frontal (distância do násio ao bregma) e da apófise mastoide (distância entre o teto do meato acústico externo e o polo inferior da apófise) (Figuras 46.7 e 46.8).

Foi possível estabelecer metodologias para o diagnóstico do sexo em avaliações futuras por:

Regressão logística – índice de acerto de 80,3%:

$$\text{Sexo} = \frac{e^{(20,4709 - 0,2652 \times \text{APOMAST} - 0,1051 \times \text{CF})}}{1 + e^{(20,4709 - 0,2652 \times \text{APOMAST} - 0,1051 \times \text{CF})}}$$

em que:

e = 2,71828 (constante neperiana)
APOMAST = apófise mastoide
CF = curva frontal.

---

[12] Galvão LCC. Determinação do sexo através da curva frontal e apófise mastóidea. [Tese.] Universidade Estadual de Campinas, Faculdade de Odontologia de Piracicaba; 1998.

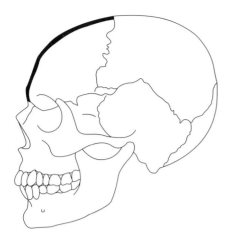

Figura 46.7 A curva frontal.

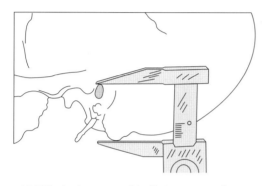

Figura 46.8 Distância entre o pório (limite superior do meato acústico externo) e a extremidade inferior da apófise mastoide.

Análise de função discriminante – índice de acerto de 69,15%:

Feminino = –148,40698 + 2,04927 × CF + 1,64316 × APOMAST

Masculino = –168,22068 + 2,14787 × CF + 1,89742 × APOMAST

O maior resultado indica o sexo do crânio em estudo.

Intervalo de confiança com 95% de probabilidade de encontrar-se na média verdadeira ou populacional.

Curva frontal
 Feminino = 121,24 a 125,25 mm
 Masculino = 127,64 a 130,85 mm

Apófise mastoide
 Feminino = 25,85 a 28,01 mm
 Masculino = 30,20 a 31,82 mm

- **Método de Adas Saliba (1999)[13]**

A autora estudou quatro medidas cranianas – distância entre as suturas frontozigomáticas direita e esquerda, distância entre os forames "palatino maior" direito e esquerdo, distância entre a fossa incisiva até a espinha nasal posterior e distância entre os pontos craniométricos bregma e lambda (Figuras 46.9 a 46.12). Foi possível estabelecer as seguintes metodologias para o diagnóstico do sexo.

Regressão logística – índice de acerto de 71,25%:

$$\text{Sexo} = \frac{e^{(33,9680 - 0,1522 \times \text{Fi/Enp} - 0,2236 \times \text{StzD/StzE} - 0,0480 \times \text{B/L})}}{1 + e^{(33,9680 - 0,1522 \times \text{Fi/Enp} - 0,2236 \times \text{StzD/StzE} - 0,0480 \times \text{B/L})}}$$

em que:
 e = 2,71828 (constante neperiana)
 Fi/Enp = distância da fossa incisiva à espinha nasal posterior
 StzD/StzE = distância entre as suturas frontozigomáticas direita e esquerda
 B/L = distância do bregma ao lambda.

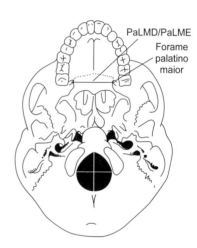

Figura 46.9 Distância entre os forames palatinos maiores direito e esquerdo.

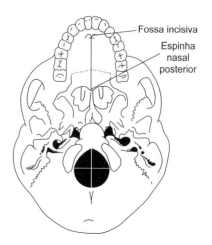

Figura 46.10 Distância entre a fossa incisiva e a espinha nasal posterior.

---

[13] Saliba CA. Contribuição ao estudo do dimorfismo sexual, através de medidas do crânio. [Tese.] Universidade Estadual de Campinas, Faculdade de Odontologia de Piracicaba; 1999.

Análise de função discriminante

Feminino = –245,31922 + 2,19388 × PaLMD/PaLME + 2,52270 × Fi/Enp + 2,12090 × StzD/StzE + 1,02936 × B/L

Masculino = –247,00980 + 2,37371 × PaLMD/PaLME + 2,40740 × Fi/Enp + 2,23445 × StzD/StzE + 1,06889 × B/L

em que:

Fi/Enp = distância da fossa incisiva à espinha nasal posterior

StzD/StzE = distância entre as suturas frontozigomáticas direita e esquerda

PaLMD/PaLME = distância entre os forames palatinos maiores direito e esquerdo.

O maior resultado indica o sexo do crânio em estudo.

Intervalo de confiança com 95% de probabilidade de situar-se na média verdadeira ou populacional.

Distância entre os forames palatinos maiores
Feminino = 33,22 a 34,47 mm
Masculino = 35,38 a 36,51 mm

Distância da fossa incisiva à espinha nasal posterior
Feminino = 40,43 a 42,10 mm
Masculino = 43,09 a 44,72 mm

Distância entre as suturas frontozigomáticas
Feminino = 91,74 a 94,58
Masculino = 97,30 a 99,11

Distância do bregma ao lambda
Feminino = 120,00 a 125,70
Masculino = 125,67 a 129,22

Método de Sampaio (1999)[14]

A autora estudou dimensões da abertura piriforme na face e medidas cranianas: altura ou comprimento máximo da abertura piriforme – CM, largura máxima inferior da abertura piriforme – LMI, distância básio-próstio – BP, distância próstio-násio – PN, distância básio-espinha nasal posterior – BE (Figuras 46.13 a 46.17). O estudo permitiu estabelecer metodologias para o diagnóstico do sexo através do crânio e da face.

Regressão logística – índice de acerto de 77,8%:

$$\text{Sexo} = \frac{e^{(12,4098 - 0,1042 \times CM - 0,0496 \times BP - 0,0656 \times PN)}}{1 + e^{(12,4098 - 0,1042 \times CM - 0,0496 \times BP - 0,0656 \times PN)}}$$

e = 2,71828 (constante neperiana)
CM = comprimento máximo da abertura piriforme
BP = distância básio-próstio
PN = distância próstio-násio.

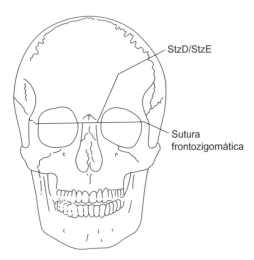

Figura 46.11 Distância entre as suturas frontozigomáticas direita e esquerda.

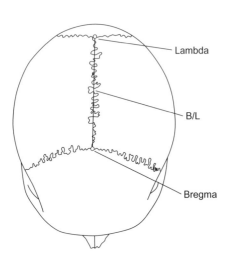

Figura 46.12 Distância bregma-lambda.

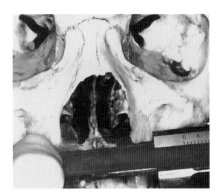

Figura 46.13 Largura nasal.

---

[14] Sampaio CMA. Investigação do sexo através de medidas craniofaciais. [Tese.] Piracicaba: Universidade Estadual de Campinas, Faculdade de Odontologia de Piracicaba; 1999.

Análise de função discriminante – índice de acerto de 68,5%:

Feminino = −128,11489 + 2,53033 × LMI + 0,62516 × CM + 0,93761 × BP + 0,96431 × PN + 0,55984 × BE

Masculino = −138,26436 + 2,50591 × LMI + 0,66956 × CM + 1,99051 × BP + 1,03469 × PN + 0,55308 × BE

O maior resultado indica o sexo.

Média e intervalo de confiança com 95% de probabilidade de que se situe na média verdadeira ou populacional.

Comprimento máximo da abertura piriforme
Feminino = 29,98 a 31,97 mm
Masculino = 33,91 a 35,12 mm

Distância básio-próstio
Feminino = 90,21 a 93,79 mm
Masculino = 94,26 a 97,57 mm

Distância próstio-násio
Feminino = 62,16 a 65,19
Masculino = 66,15 a 69,22

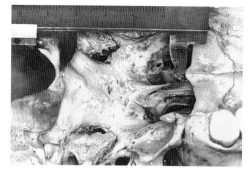

Figura 46.16 Distância espinha nasal posterior-básio.

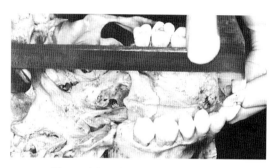

Figura 46.17 Distância próstio-básio.

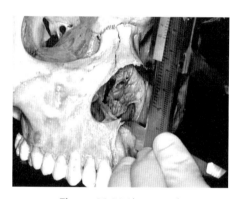

Figura 46.14 Altura nasal.

▸ Diagnóstico do sexo pelo exame quantitativo de vértebras

• Método de Vitoria (2001)[15]

A autora estudou a 1ª vértebra cervical ou atlas através das seguintes mensurações: diâmetro anteroposterior do atlas – DAP, diâmetro anteroposterior do canal raquidiano – DAPCR, diâmetro transverso do canal raquidiano – DTCR, diâmetro transverso máximo do atlas – DTM (Figuras 46.18 a 46.21), chegando às seguintes metodologias.

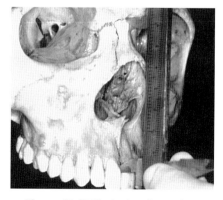

Figura 46.15 Distância próstio-násio.

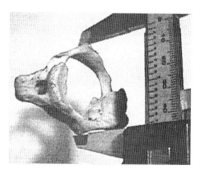

Figura 46.18 Diâmetro anteroposterior da vértebra.

---

[15] Vitoria EM. A investigação do sexo pela 1ª vértebra cervical. [Dissertação.] Universidade Estadual de Campinas, Faculdade de Odontologia de Piracicaba; 2001.

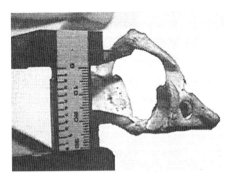

Figura 46.19 Diâmetro anteroposterior do canal raquidiano.

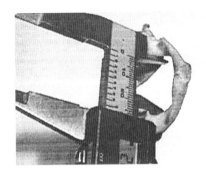

Figura 46.20 Diâmetro transverso do canal raquidiano.

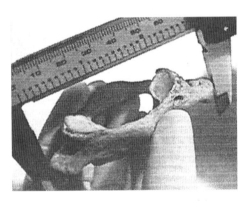

Figura 46.21 Diâmetro transverso máximo.

Regressão logística – índice de acerto de 76,96%:

$$Sexo = \frac{e^{(21,6140 - 0,1573 \times DTM - 0,2306 \times DAP)}}{1 + e^{(21,6140 - 0,1573 \times DTM - 0,2306 \times DAP)}}$$

Intervalo de confiança com 95% de probabilidade de situar-se na média verdadeira ou populacional.

Distância anteroposterior do atlas
Feminino = 42,42 a 43,42 mm
Masculino = 45,16 a 46,23 mm

Diâmetro anteroposterior do canal raquidiano
Feminino = 28,90 a 29,80 mm
Masculino = 30,86 a 31,80 mm

Diâmetro transverso do canal raquidiano
Feminino = 26,31 a 27,36 mm
Masculino = 27,40 a 28,38 mm

Diâmetro transverso máximo do atlas
Feminino = 70,14 a 72,09 mm
Masculino = 75,54 a 77,29 mm

Método de Pompa & Galvão (2000)[16]

Esses autores estudaram as dimensões comprimento anteroposterior – CAP, largura – LCV e altura – ACV do corpo da 5ª vértebra lombar, obtendo resultados satisfatórios.

Regressão logística – índice de acerto de 78,9%:

$$Sexo = \frac{e^{(14,9672 - 0,2946 \times CAP - 0,1851 \times ACV)}}{1 + e^{(14,9672 - 0,2946 \times CAP - 0,1851 \times ACV)}}$$

Análise de função discriminante

Feminino = $-121,21991 + 1,27740 \times CAP + 5,31946 \times ACV + 1,16951 \times LCV$

Masculino = $-135,87212 + 1,56219 \times CAP + 5,50244 \times ACV + 1,17046 \times LCV$

O maior resultado indica o sexo da vértebra em estudo.

Média e intervalo de confiança, com probabilidade de 95% de situar-se entre a média verdadeira ou populacional.

Comprimento anteroposterior
Feminino = 31,73 a 33,02 mm
Masculino = 34,89 a 36,43 mm

Altura do corpo vertebral
Feminino = 25,82 a 26,76 mm
Masculino = 26,95 a 27,83 mm

Largura do corpo vertebral
Feminino = 51,21 a 53,43 mm
Masculino = 54,59 a 56,97 mm

▶ Diagnóstico do sexo pelo exame quantitativo da mandíbula

Método de Galvão et al. (1998)[17]

Os autores estudaram as seguintes mensurações mandibulares: profundidade do corpo da mandíbula – PCM, largura bicondiliana da mandíbula – LBM, largura bigoníaca – LBIGO e largura mandibular anterior – LMA (Figura 46.22). Selecionaram duas variáveis,

---

[16] Pompa CC, Galvão LCC. Investigação do sexo por mensurações da 5ª vértebra lombar. In: Congresso Brasileiro de Odontologia Legal, 5, Recife. Salvador: Instituto Baiano de Ensino Pesquisas em Ciências Forenses, 2000.

[17] Galvão LCC et al. Determinação do sexo por análise quantitativa da mandíbula. In: Congresso Brasileiro de Medicina Legal, 5, Salvador, 1998.

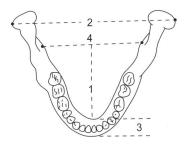

Figura 46.22 Mensurações mandibulares. **1.** Profundidade do corpo da mandíbula. **2.** Largura bicondiliana. **3.** Largura mandibular anterior. **4.** Largura bigoníaca.

LBIGO e LMA, e estabeleceram metodologia para o diagnóstico do sexo em observações futuras.

Regressão logística – índice de acerto de 74,97%:

$$\text{Sexo} = \frac{e^{(16,3148 - 0,1419 \times \text{LBIGO} - 0,3336 \times \text{LMA})}}{1 + e^{(16,3148 - 0,1419 \times \text{LBIGO} - 0,3336 \times \text{LMA})}}$$

em que:
 e = 2,71828 (constante neperiana)
 LBIGO = largura bigoníaca
 LMA = largura mandibular anterior.

▪ Método de Galvão & Silva (2000)[18]

Os autores estudaram as distâncias: gônio-gônio – GG, gônio direito-mento – GDM, gônio esquerdo-mento – GEM, apófise condilar direita à apófise condilar esquerda ou distância bicondilar da mandíbula – DBCM (medida pela face externa das apófises). A área triangular da base da mandíbula também foi mensurada. Foi possível estabelecer metodologias para avaliação do sexo em observações futuras.

Regressão logística – índice de acerto de 80,5%:

$$\text{Sexo} = \frac{e^{(18,7997 - 0,0839 \times \text{DBCM} - 0,00302 \times \text{Área})}}{1 + e^{(18,7997 - 0,0839 \times \text{DBCM} - 0,00302 \times \text{Área})}}$$

em que:
 e = 2,71818 (constante neperiana)
 DBCM = distância bicondilar da mandíbula
 Área = área triangular formada pelas distâncias bigoníaca, gônio direito ao mento, gônio esquerdo ao mento, e calculada pela fórmula de Heron:

$$S^2 = s(s-a) \times (s-b) \times (s-c) \text{ ou, alternativamente,}$$
$$\sqrt{S \times (s-a) \times (s-b) \times (s-c)}$$

em que:
 a, b e c = comprimento dos lados de um triângulo
 S^2 = área do triângulo ao quadrado
 s = semiperímetro = $\dfrac{a+b+c}{2}$

Análise de função discriminante – índice de acerto de 77%:

Feminino = –10472 + 129,79031 × GG + 174,73696 × GDM + 192,08163 × GEM + 2,01182 × DBCM – 6,82701 × Área

Masculino = –10494 + 129,85893 × GG + 174,80534 × GDM + 192,05000 × GEM + 2,07602 × DBCM – 6,82701 × Área

O maior resultado indica o sexo.

Média e intervalo de confiança com 95% de probabilidade de situar-se entre a média verdadeira ou populacional.

Distância bigoníaca – GG
 Feminino = 84,62 a 86,60 mm
 Masculino = 89,92 a 92,53 mm

Distância gônio direito ao mento – GDM
 Feminino = 76,84 a 78,47 mm
 Masculino = 81,19 a 83,4 mm

Distância gônio esquerdo ao mento – GEM
 Feminino = 77,29 a 78,89 mm
 Masculino = 81,46 a 83,80 mm

Distância bicondilar da mandíbula – DBCM
 Feminino = 114,36 a 117,20 mm
 Masculino = 119,92 a 122,34 mm

Área do triângulo mandibular – Área
 Feminino = 2.731,92 a 2.825,77 mm
 Masculino = 3.054,91 a 3.205,95 mm

▪ Método de Oliveira (1995)[19]

O autor estudou a mandíbula, baseando-se no trabalho de Lagunas, 1974 (op. cit.), e selecionou duas variáveis: altura do ramo mandibular – ARM e largura bigoníaca – LB, e chegou às seguintes metodologias para investigação do sexo em observações futuras.

Regressão logística – índice de acerto de 81,2%:

$$\text{Sexo} = \frac{e^{(21,9466 - 0,2444 \times \text{ARM} - 0,0812 \times \text{LB})}}{1 + e^{(21,9466 - 0,2444 \times \text{ARM} - 0,0812 \times \text{LB})}}$$

---

[18] Silva CM, Galvão LCC. Investigação do sexo através da área do triângulo mandibular. In: Congresso Brasileiro de Odontologia Legal, 5, Recife. Salvador: Instituto Baiano de Ensino. Pesquisas e Perícias em Ciências Forenses, 2000.

[19] Oliveira JBS. Craniometria comparada das espécies humanas na Bahia, sob o ponto de vista evolucionista e médico-legal. Salvador: J.G. Tourinho; 1995.

em que:
  e = 2,71828 (constante neperiana)
  ARM = altura do ramo mandibular
  LB = largura bigoníaca.

Análise de função discriminante

Feminino = –147,64631 + 2,66118 × LB + 1,6220 × ARM

Masculino = –170,59003 + 2,34845 × LB + 1,8750 × ARM

O maior resultado indica o sexo da mandíbula em estudo.

▶ Diagnóstico do sexo pelo exame quantitativo da pelve

▪ Método de Rabbi (2000)[20]

O autor estudou quantitativamente a pélvis (Figuras 46.23 a 46.27) e chegou a metodologias para o diagnóstico do sexo em observações futuras; foram mensuradas as seguintes medidas (Quadro 46.2):

- dvad: diâmetro vertical do acetábulo direito
- dvac: diâmetro vertical do acetábulo esquerdo
- dfodc: dimensão do forame obturador direito, comprimento
- dfoec: dimensão do forame obturador esquerdo, comprimento
- dfode: dimensão do forame obturador direito, largura
- dfoce: dimensão do forame obturador direito, largura
- iimdc: incisura isquiática maior direita – corda
- iimcc: incisura isquiática maior esquerda – corda
- iimdp: incisura isquiática maior direita – profundidade
- iimcp: incisura isquiática maior esquerda – profundidade
- deias/tpd: distância da espinha ilíaca anterossuperior direita ao tubérculo púbico direito
- deias/tpc: distância da espinha ilíaca anterossuperior esquerda ao tubérculo púbico esquerdo
- pvsc: primeira vértebra sacral, comprimento
- pvsl: primeira vértebra sacral, largura
- lss: largura superior do sacro.

Regressão logística – índice de acerto de 79,95%:

$$\text{Sexo} = \frac{e^{(22,2005 - 0,6560 \times \text{dvac} + 0,3177 \times \text{dfodl})}}{1 + e^{(22,2005 - 0,6560 \times \text{dvac} + 0,3177 \times \text{dfodl})}}$$

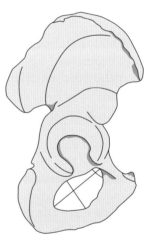

Figura 46.24 Osso ilíaco: dimensões do forame obturado (comprimento e largura).

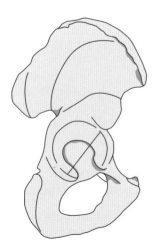

Figura 46.23 Osso ilíaco: diâmetro vertical do acetábulo.

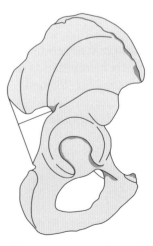

Figura 46.25 Osso ilíaco: incisura isquiática maior (corda e profundidade).

---

[20] Rabbi R. Determinação do sexo através de medições em ossos da pelve de esqueletos humanos. [Dissertação.] Piracicaba: Universidade Estadual de Campinas, Faculdade de Odontologia de Piracicaba; 2000.

Capítulo 46 | Pesquisas Nacionais em Antropologia Forense

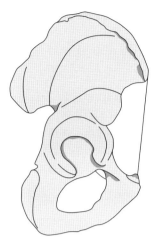

Figura 46.26 Osso ilíaco: distância ilíaca anterossuperior/tubérculo púbico.

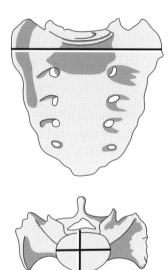

Figura 46.27 Largura superior do sacro, comprimento e largura da 1ª vértebra sacra.

Análise de função discriminante – índice de acerto de 85,3%:

Feminino = –197,36903 – pvsc × 0,12923 + pvsl × 0,11346 + lss × 1,30157 + dvac × 3,59539 – dvac × 1,02302 + dfodc × 4,59145 – dfocc × 3,45995 – dfod × 0,03791 + dfocl × 1,33566 + iimdc × 0,58469 – iimcc × 0,01318 + iimdp × 5,1700 – iimcp × 5,05129 – deiastpd × 0,23285 + deiastpc × 0,09183

Masculino = –215,35660 – pvsc × 0,16440 + pvsl × 0,20985 + lss × 1,283622 + dvad × 3,67917 – dvac × 0,57249 + dfodc × 4,81868 – dfocc × 3,56082 – dfodl × 0,40499 + dfocl × 1,37792 – iimdc × 0,35403 + iimcc × 0,17174 + ii × 5,1808 – iimcp × 5,083507 × deiastpd × 0,027467 + deiastpc × 0,12488

O maior resultado indica o sexo da pélvis em estudo.

Média e intervalo de confiança com 95% de probabilidade de situar-se entre a média verdadeira ou populacional.

Quadro 46.2 Determinação do sexo pelos intervalos para cada variável.

Variáveis	Sexo	Intervalo inferior 95%	Intervalo superior 95%
pvsl	Feminino	28,63	30,18
	Masculino	30,91	32,77
dvad	Feminino	46,85	48,74
	Masculino	51,83	54,32
dvae	Feminino	46,61	48,44
	Masculino	51,72	54,07
dfodc	Feminino	47,74	50,78
	Masculino	52,00	54,25
dfoec	Feminino	48,12	51,43
	Masculino	52,36	54,75
iimdp	Feminino	34,68	37,11
	Masculino	37,78	39,94
limep	Feminino	34,14	36,83
	Masculino	37,85	40,12

$p < 0,001$.

▶ Diagnóstico do sexo pelo exame quantitativo dos ossos longos

• Úmero

Método de Galvão & Rocha (2000)[21]

Os autores estudaram as seguintes medidas do úmero: comprimento total – CTU, diâmetro vertical da cabeça – DVCU, espessura central – ECU e a largura condilar – LCU. Desenvolveram três metodologias para diagnóstico do sexo em observações futuras:

$$\text{Sexo} = \frac{e^{(32,2483 - 0,0462 \times \text{CTU} - 0,2271 \times \text{DVCU} - 0,4425 \times \text{ECU})}}{1 + e^{(32,2483 - 0,0462 \times \text{CTU} - 0,2271 \times \text{DVCU} - 0,4425 \times \text{ECU})}}$$

em que:
 e = 2,71818 (constante neperiana)
 DVCU = diâmetro vertical da cabeça do úmero
 ECU = espessura central do úmero
 CTU = comprimento total do úmero.

Análise de função discriminante – índice de acerto de 85%:

Feminino = –161,65964 + 0,086965 × CTU + 0,36363 × DVCU + 2,47889 × ECU + 0,14415 × LCU

Masculino = –200,45054 + 0,91490 × CTU + 0,58090 × DVCU + 3,01876 × ECU + 0,23228 × LCU

O maior resultado indica o sexo do osso em estudo.

---

[21] Galvão LCC, Rocha SS. Diagnóstico do sexo por mensurações do úmero. In: Congresso Brasileiro de Odontologia Legal, 5, 2000, Recife. Salvador: Instituto Baiano de Ensino, Pesquisas e Perícias em Ciências Forenses, 2000.

344 Parte 2 | Antropologia Forense

Média e intervalo de confiança com 95% de probabilidade de situar-se na média verdadeira ou populacional.

Comprimento total do úmero
Feminino = 293,3 a 301,6 mm
Masculino = 321,7 a 329,0 mm

Diâmetro vertical da cabeça do úmero
Feminino = 37,6 a 40,3 mm
Masculino = 45,4 a 47,1 mm

Espessura central do úmero
Feminino = 16,4 a 17,6 mm
Masculino = 19,8 a 20,7 mm

Largura condilar do úmero
Feminino = 55,5 a 58,3 mm
Masculino = 63,1 a 65,6 mm

▪ Ulna

Método de Galvão & Castro (2000)[22]

Os autores estudaram as seguintes mensurações da ulna: comprimento total da ulna – CTUL, comprimento da corda da articulação (úmero-ulna) – CAUL, e espessura central da ulna – ECUL, e estabeleceram metodologias para o diagnóstico do sexo em observações futuras.

Regressão logística – índice de acerto de 93,9%:

$$Sexo = \frac{e^{(28,4086 - 1,5112 \times ECUL - 0,4778 \times CAUL)}}{1 + e^{(28,4086 - 1,5112 \times ECUL - 0,4778 \times CAUL)}}$$

em que:
e = 2,71818 (constante neperiana)
ECUL = espessura central da ulna
CAUL = comprimento da corda da articulação (úmero-ulna).

Análise de função discriminante – índice de acerto de 90,62%:

Feminino = –136,90536 + 0,71056 × CTUL + 3,05777 × ECUL + 3,31035 × CAUL

Masculino = –172,44733 + 0,74655 × CTUL + 4,44237 × ECUL + 3,74987 × CAUL

O maior resultado indica o sexo do osso em estudo.

Média e intervalo de confiança com 95% de probabilidade de situar-se na média verdadeira ou populacional.

Comprimento total da ulna – CTUL
Feminino = 241,05 a 248,49 mm
Masculino = 265,57 a 272,64 mm

Comprimento da corda da articulação úmero-ulna – CAUL
Feminino = 19,55 a 20,31 mm
Masculino = 22,04 a 22,92 mm

Espessura central da ulna – ECUL
Feminino = 10,88 a 11,29 mm
Masculino = 13,13 a 13,73 mm

▪ Rádio

Método de Galvão & Azevedo (2000)[23]

Os autores estudaram as seguintes dimensões do rádio: comprimento total – COM, espessura central – ESP e diâmetro da cabeça – DIA (considerando-se a superfície articular), estabelecendo metodologia para o diagnóstico do sexo.

Regressão logística – índice de acerto de 92,1%:

$$Sexo = \frac{e^{(28,9961 - 0,0669 \times COM - 0,6410 \times DIA)}}{1 + e^{(28,9961 - 0,0669 \times COM - 0,6410 \times DIA)}}$$

em que:
e = 2,71818 (constante neperiana)
COM = comprimento total do rádio
DIA = diâmetro da cabeça do rádio.

Análise de função discriminante – índice de acerto de 86,31%:

Feminino = –132,36474 + 1,01322 × COM + 2,10801 × ESP + 0,45877 × DIA

Masculino = –164,06221 + 1,08795 × COM + 2,35675 × ESP + 0,95673 × DIA

O maior resultado indica o sexo do osso em estudo.

Média e intervalo de confiança com 95% de probabilidade de situar-se na média verdadeira ou populacional.

Comprimento total do rádio
Feminino = 221,89 a 228,40 mm
Masculino = 246,35 a 252,11 mm

Espessura central do rádio
Feminino = 12,89 a 13,51 mm
Masculino = 14,73 a 15,49 mm

Diâmetro da cabeça do rádio
Feminino = 18,76 a 19,46 mm
Masculino = 21,70 a 22,51 mm

---

[22] Castro CMP, Galvão LCC. Diagnóstico do sexo pelo estudo quantitativo da ulna. In: Congresso Brasileiro de Odontologia Legal, 5, 2000, Recife. Salvador: Instituto Baiano de Ensino, Pesquisas e Perícias em Ciências Forenses; 2000.

[23] Azevedo PB, Galvão LCC. Diagnóstico do sexo por mensurações do rádio. In: Congresso Brasileiro de Odontologia Legal, 5, Recife. Salvador: Instituto Baiano de Ensino, Pesquisas e Perícias em Ciências Forenses; 2000.

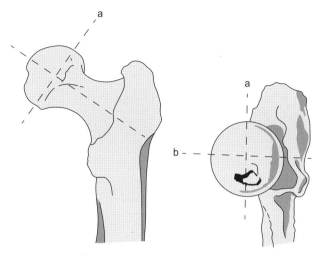

Figura 46.28 Diâmetro da cabeça do fêmur: diâmetro vertical (**a**) e diâmetro transversal (**b**).

Fêmur (cabeça do)

Método de Galvão & Vitoria (1996)[24]

Os autores estudaram o diâmetro vertical da cabeça do fêmur (Figura 46.28) e chegaram a um número discriminante de corte, ou seja: quanto maior de 42,8 mm for o diâmetro vertical da cabeça do fêmur, maior será a probabilidade de que o osso tenha pertencido a indivíduo do sexo masculino; quanto menor que esse número, maior a probabilidade de ter pertencido a indivíduo do sexo feminino.

Regressão logística – índice de acerto de 95,1%:

$$\text{Sexo} = \frac{e^{(54,4032 - 1,2711 \times \text{DVCF})}}{1 + e^{(54,4032 - 1,2711 \times \text{DVCF})}}$$

em que:
 e = 2,71828 (constante neperiana)
 DVCF = diâmetro vertical da cabeça do fêmur.

Tíbia

Método de Galvão, Almeida Júnior & Rocha (2000)[25]

Os autores estudaram as seguintes mensurações da tíbia: comprimento total – CTOT, largura condilar – LARCON e espessura central – ESPECEN, e estabeleceram metodologias para o diagnóstico do sexo por esse osso (Quadro 46.3).

---

[24] Galvão LCC, Vitoria EM. Determinação do sexo através da cabeça do úmero e fêmur. Saúde, Ética & Justiça, São Paulo. 1996; 1(1):67-75.

[25] Galvão LCC, Almeida Jr E, Rocha SS. Investigação do sexo por mensurações do talo. In: Congresso Brasileiro de Odontologia Legal, 5, Recife. Salvador: Instituto Baiano de Ensino, Pesquisas e Perícias em Ciências Forenses; 2000.

Quadro 46.3 Determinação do sexo pela largura condilar da tíbia esquerda e pela sua espessura central.

Sexo	Largura condilar da tíbia esquerda (em mm)	Espessura central da tíbia esquerda (em mm)
Masculino	74,84 a 77,72	21,36 a 24,19
Feminino	68,34 a 70,86	18,82 a 19,99

Regressão logística – índice de acerto de 82,1%:

$$\text{Sexo} = \frac{e^{(17,9311 - 0,0285 \times \text{CTOT/ESQ} - 0,1009 \times \text{LARCON/ESQ})}}{1 + e^{(17,9311 - 0,0285 \times \text{CTOT/ESQ} - 0,1009 \times \text{LARCON/ESQ})}}$$

em que:
 e = 2,71828 (constante neperiana)
 CTOT/ESQ = comprimento total da tíbia esquerda
 LARCON/ESQ = largura condilar da tíbia esquerda.

Análise da função discriminante – índice de acerto de 78,5%:

Feminino = –90,15191 + 0,27896 × CTOT/ESQ + 1,21801 × LARCON/ESQ – 0,19481 × ESPECEN/ESQ

Masculino = –107,4837 + 0,30020 × CTOT/ESQ + 1,33081 × LARCON/ESQ – 0,13805 × ESPECEN/ESQ

O maior resultado indica o sexo do osso em estudo.

Média e intervalo de confiança com 95% de probabilidade de situar-se na média verdadeira ou populacional.

Comprimento total da tíbia esquerda
 Feminino = 350,50 a 361,46 mm
 Masculino = 380,70 a 396,05 mm

▶ Diagnóstico do sexo pelo exame quantitativo dos ossos do pé

Tálus

Método de Galvão, Almeida Júnior & Rocha (2000)

Os autores estudaram o tálus nas suas dimensões: altura – A, comprimento – C, e largura – L. Padronizaram o lado direito e estabeleceram metodologias com índices de acertos elevados (Quadro 46.4).

Regressão logística – índice de acerto de 82,7%:

$$\text{Sexo} = \frac{e^{(18,1189 - 0,1908 \times C - 0,1811 \times L)}}{1 + e^{(18,1189 - 0,1908 \times C - 0,1811 \times L)}}$$

em que:
 e = 2,71828 (constante neperiana)
 C = comprimento do tálus
 L = largura do tálus.

Quadro 46.4 Discriminação do sexo em três medições comparativas do tálus.

Sexo	Comprimento do tálus (em mm)	Largura do tálus (em mm)	Altura do tálus (em mm)
Masculino	57,28 a 59,36	39,00 a 40,29	32,43 a 33,86
Feminino	51,95 a 53,82	42,21 a 44,02	29,43 a 30,59

Análise de função discriminante – índice de acerto de 78,61%:

Feminino = –93,47824 + 1,29371 × C + 0,71994 × A + 2,44459 × L

Masculino = –112,51806 + 1,45300 × C + 0,84014 × A + 2,59863 × L

O maior resultado indica o sexo do osso em estudo.

Média e intervalo de confiança com 95% de probabilidade de situar-se na média verdadeira ou populacional.

▪ Calcâneo

Método de Soares (2000)[26]

O autor estudou o calcâneo direito e esquerdo, medindo as dimensões altura – A, largura – L e comprimento – C, e o comprimento da articulação subtalar em eixo paralelo à articulação talocalcaneonavicular – SSA e a corda referente ao arco formado pela articulação talocalcaneonavicular – SAB (Figuras 46.29 a 46.33). O estudo permitiu estabelecer as seguintes metodologias para o diagnóstico do sexo. As mensurações foram realizadas com uma minitábua osteométrica de Brocca e um paquímetro digital.

Regressão logística (usando-se os dois calcâneos) – índice de acerto de 95%:

$$\text{Sexo} = \frac{e^{(41,2814 - 0,5346 \times AD - 0,6466 \times SSA\ esq)}}{1 + e^{(41,2814 - 0,5346 \times AD - 0,6466 \times SSA\ esq)}}$$

em que:
e = 2,71828 (constante neperiana)

Regressão logística (usando-se o calcâneo esquerdo) – índice de acerto de 93,7%:

$$\text{Sexo} = \frac{e^{(33,9594 - 0,3192 \times Aesq - 0,7210 \times SSA\ esq)}}{1 + e^{(33,9594 - 0,3192 \times Aesq - 0,7210 \times SSA\ esq)}}$$

Regressão logística (usando-se o calcâneo direito) – índice de acerto de 93,0%:

$$\text{Sexo} = \frac{e^{(35,5393 - 0,5709 \times Adir - 0,3821 \times SSA\ dir)}}{1 + e^{(35,5393 - 0,5709 \times Adir - 0,3821 \times SSA\ dir)}}$$

Média e intervalo de confiança com 95% de probabilidade de situar-se na média verdadeira ou populacional.

Comprimento direito
Feminino = 74,09 a 76,19 mm
Masculino = 80,97 a 83,20 mm

Comprimento esquerdo
Feminino = 74,36 a 76,51 mm
Masculino = 80,67 a 82,88 mm

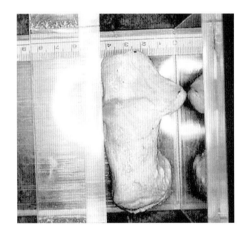

Figura 46.30 Largura.

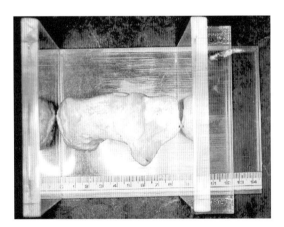

Figura 46.29 Comprimento.

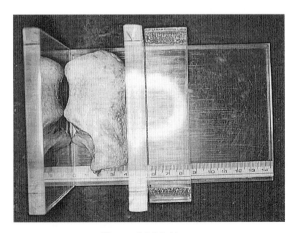

Figura 46.31 Altura.

---

[26] Soares GC. Investigação do sexo por mensurações do calcâneo. [Dissertação.] Piracicaba: Universidade Estadual de Campinas, Faculdade de Odontologia de Piracicaba; 2000.

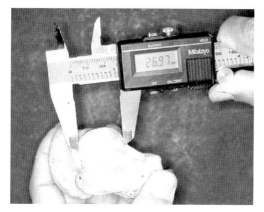

Figura 46.32 Diâmetro da articulação subtalar.

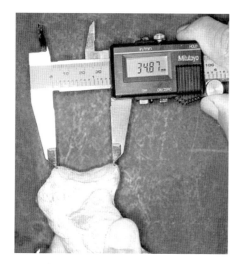

Figura 46.33 Medida da corda da articulação talocalcaneonavicular.

Largura direita
Feminino = 39,91 a 41,28 mm
Masculino = 43,58 a 45,97 mm

Largura esquerda
Feminino = 40,24 a 41,78 mm
Masculino = 44,43 a 46,29 mm

Altura direita
Feminino = 40,57 a 41,78 mm
Masculino = 45,34 a 46,80 mm

Altura esquerda
Feminino = 40,47 a 41,99 mm
Masculino = 45,14 a 46,67 mm

▶ Fenótipo cor da pele

O "fenótipo cor da pele" é, sem dúvida, uma difícil perícia médico-legal, sobretudo em nosso país, onde os tipos básicos: leucodermas (brancos), melanodermas (negros), xantodermas (índios e asiáticos), faiodermas (mulatos) cruzaram-se entre si, produzindo uma grande miscigenação.

Ao longo do tempo, os pesquisadores usaram as palavras raça, grupo étnico, etnia, e hodiernamente usam o termo fenótipo cor da pele.

▪ Pelo estudo do esplancnocrânio

Morfologicamente, a abertura piriforme, o prognatismo e o formato da órbita e do maxilar superior auxiliam na busca diagnóstica. Índices e ângulos craniofaciais aliados a dados morfológicos permitem a estimativa do fenótipo cor da pele.

Krogman (1939) preconiza a estimativa por três índices:

$$\text{Índice intermembral} = \frac{\text{comp. do úmero} + \text{comp. do rádio} \times 100}{\text{comp. do fêmur} + \text{comp. da tíbia}}$$

$$\text{Índice braquial} = \frac{\text{comp. do rádio} \times 100}{\text{comp. do úmero}}$$

Resultados comparativos das equações entre negros e brancos, mencionados por França:[27] negros > 80; brancos < 75.

$$\text{Índice crural} = \frac{\text{comp. da tíbia} \times 100}{\text{comp. do fêmur}}$$

Resultados de França: negros > 83; brancos < 83.

$$\text{Índice umerofemoral} = \frac{\text{comp. do úmero} \times 100}{\text{comp. do fêmur}}$$

Modi (1957) encontrou os seguintes valores para os índices citados por Krogman:

Índice intermembral = 70,4 para brancos e 70,3 para negros
Índice braquial = 74,5 para brancos e 78,5 para negros
Índice crural = 83,3 para brancos e 86,2 para negros
Índice umerofemoral = 69,0 para brancos e 72,4 para negros

Não há estudos recentes desses índices em amostra nacional.

Outro índice usado é o "índice facial", representado pela fórmula:

$$IF = \frac{\text{altura facial máxima} \times 100}{\text{largura bizigomática}} = \frac{AFM \times 100}{LBZ}$$

Altura facial máxima – AFM = distância entre os pontos craniométricos gnátio e násio.

Largura bizigomática – LBZ = distância entre os pontos mais salientes dos arcos bizigomáticos.

Desconhecemos estudos recentes em amostra nacional sobre esse índice.

---

[27] França GV. Medicina Legal. 8. ed. Rio de Janeiro: Guanabara Koogan; 2006.

Quadro 46.5 Variação dos ângulos de Jacquart, de Cloquet e de Cuvier de acordo com a cor da pele.

Ângulos	Fenótipo cor da pele	
	Leucodermas	Melanodermas
Jacquart	76,5°	70,3°
Cloquet	62°	58°
Cuvier	54°	48°

Os ângulos de **Jacquart**, de **Cloquet** e de **Cuvier** são os mais usados para a estimativa da cor da pele (ver Figura 43.9, no Capítulo 43). Variam em brancos e negros, segundo o Quadro 46.5.

Os ângulos auriculocraniofaciais (Figura 46.34) são descritos por Arbenz e podem ser utilizados na estimativa da cor da pele:

- Ângulo auriculofacial – (aurículo-próstio, aurículo-násio)
  - Leucoderma – cerca de 50°
  - Melanoderma – cerca de 45°
- Ângulo auriculofrontal – (aurículo-násio, aurículo-bregma)
  - Leucoderma – cerca de 56°
  - Melanoderma – cerca de 54°
- Ângulo auriculoparietal – (aurículo-bregma, aurículo-lambda)
  - Leucoderma – cerca de 60°
  - Melanoderma – cerca de 66°.

Nesse tipo de perícia deve-se realizar um somatório dos resultados morfológicos e métricos, cuja predominância estimará o fenótipo cor da pele.

No Brasil, Melani, em 1995,[28] estudou os ângulos de Jacquart (básio-espinha nasal anterior, espinha nasal anterior-glabela), Cloquet (básio-próstio, próstio-glabela), Rivet (básio-próstio, próstio-násio), Welcker (básio-centro da sela turca, centro da sela turca-násio) em relação aos fenótipos leucoderma, melanoderma e xantoderma, através de radiografias cefalométricas.

Concluiu que é possível a estimativa do fenótipo cor da pele pelas seguintes metodologias:

Regressão logística – índice de acerto de 94,2%:

$$\text{Melanodermas} = \frac{e^{(2{,}1603 + 0{,}6550 \times \text{Cloquet} - 0{,}7023 \times \text{Rivet})}}{1 + e^{(2{,}1603 + 0{,}6550 \times \text{Cloquet} - 0{,}7023 \times \text{Rivet})}}$$

O valor final da equação indica a pertinência ou probabilidade de o crânio em estudo ter pertencido a indivíduo com fenótipo melanoderma.

Exemplo:

$$M = \frac{e^{(0{,}83435)}}{1 + e^{(0{,}83435)}} = \frac{2{,}30033164}{3{,}30033164} = 0{,}6973$$

Resultado: a probabilidade de o crânio ter sido de indivíduo melanoderma é de 69,73%.

Regressão logística

$$\text{Leucodermas} = \frac{e^{(-36{,}314 + 0{,}1712 \times \text{Welcker} - 0{,}1760 \times \text{Jacquard})}}{1 + e^{(-36{,}314 + 0{,}1712 \times \text{Welcker} - 0{,}1760 \times \text{Jacquard})}}$$

Análise de função discriminante

Leucoderma = –485,31 + 3,28 × Welcker + 3,55 × Jacquart + 2,21 × Cloquet + 1,11 × Rivet

Melanoderma = –452,14 + 3,18 × Welcker + 3,35 × Jacquart + 2,33 × Cloquet + 0,98 × Rivet

Antoderma = –452,57 + 3,15 × Welcker + 3,40 × Jacquart + 2,33 × Cloquet + 0,98 × Rivet

Nessa equação introduzimos o valor encontrado para cada ângulo do crânio em estudo, e o maior resultado indicará, por estimativa, a cor da pele.

▪ Através dos dentes

O fenótipo cor da pele pode ser estimado através dos dentes, mais precisamente pela forma das cúspides do 1º molar inferior (Figura 46.35).

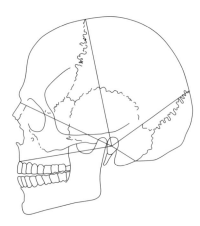

Figura 46.34 Ângulos auriculares.

---

[28] Melani RFM. Contribuição para o estudo do comportamento dos ângulos craniométricos de Rivet, Jacquart, Cloquet e Welcker através de análise cefalométrica em brasileiros. [Dissertação.] Universidade Estadual de Campinas, Faculdade de Odontologia de Piracicaba; 1995.

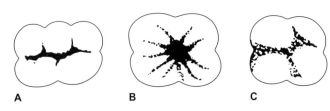

Figura 46.35 Forma da face oclusal da coroa do 1º molar inferior esquerdo. **A.** Forma mamelonada. **B.** Forma estrelada. **C.** Forma intermediária.

Pompa et al. (2000),[29] sob a orientação de Galvão, estudaram esse aspecto em 15 leucodermas, 15 faiodermas e 15 melanodermas, através de modelos em gesso-pedra especial.

De acordo com o formato, as cúspides foram classificadas em: mamelonadas, intermediárias e estreladas.

Os autores chegaram aos seguintes resultados:

Nenhum leucoderma apresentou forma estrelada e nenhum melanoderma apresentou forma mamelonada.

Nos faiodermas, 35,71% apresentaram forma mamelonada, 14,29%, forma estrelada, e 50%, forma intermediária.

Oliveira Júnior et al., em 2001,[30] sob orientação de Galvão, estudaram o formato das cúspides do 1º molar inferior em uma amostra de 60 modelos em gesso-pedra especial, realizados a partir da arcada inferior de 20 leucodermas, 20 melanodermas e 20 faiodermas. Chegaram às seguintes conclusões:

- Nos indivíduos leucodermas, 70% apresentaram a forma mamelonada e 30%, a forma intermediária, mas nenhum apresentou a forma estrelada
- Nos indivíduos melanodermas, 65% apresentaram a forma estrelada e 35%, a forma intermediária, mas nenhum apresentou a forma mamelonada
- Nos indivíduos faiodermas, 70% apresentaram a forma intermediária, 25%, a forma estrelada, e 5%, a forma mamelonada.

▶ Estimativa da idade

A **idade** é um dado biotipológico frequentemente questionado em diversas situações:

- Em relação a responsabilidade penal e civil
- Em pessoas que nunca foram registradas civilmente
- Em questões previdenciárias
- Em vítimas de carbonização não identificadas
- Em ossadas ou partes dela.

Na estimativa da idade, a Radiologia e a Odontologia Legal prestam inestimável contribuição.

No indivíduo vivo, a pele (rugas e manchas senis), os cabelos (coloração), a calvície, os olhos (arco senil e catarata senil), os pelos pubianos e axilares (coloração), a mandíbula (reabsorção e perdas dentárias), as limitações (dos sistemas osteoarticular e muscular) são parâmetros importantes nessa estimativa.

Durante a vida, o tecido ósseo vai se desenvolvendo, crescendo e amadurecendo, partindo dos centros de ossificação até o seu completo desenvolvimento. Esse processo é contínuo, e, com a fusão das epífises, completa-se plenamente o seu crescimento.

Esse desenvolvimento é acompanhado e estudado pela radiologia, que permite o encontro de metodologias para identificação da sua cronologia, possibilitando a estimativa da idade.

A relação entre a idade óssea e a idade cronológica depende de variáveis relacionadas com o organismo do indivíduo e o meio ambiente. Isso explica a taxa de erro maior ou menor, a depender da metodologia aplicada.

Nesse tipo de perícia, devemos lançar mão de todos os recursos disponíveis e solicitar auxílio ao radiologista e ao cirurgião-dentista para que tenhamos um resultado satisfatório.

A anatomia patológica dá uma grande contribuição à estimativa da idade óssea. O diâmetro médio dos canais de Havers aumentam com a idade. Coma, em 1991, relata as medidas apresentadas no Quadro 46.6.

O estudo físico-químico do osso revela que há um aumento do carbonato à medida que a idade avança. Há também o aumento da descalcificação e a consequente diminuição da densidade óssea.

Existem caracteres morfológicos que devem ser apreciados isoladamente em alguns ossos. Assim, a mandíbula atrofiada por perda dentária sugere tratar-se de indivíduo de idade avançada. No entanto, o apêndice xifoide apresenta ponto de ossificação aos 3 ou 4 anos de idade, o manúbrio solda-se ao corpo em torno dos 50 anos e o apêndice xifoide, entre 50 e 60 anos.

A omoplata, após os 50 anos, apresenta lâmina cada vez mais delgada. No sacro, geralmente, os corpos vertebrais superiores fundem-se aos 16 anos, os inferiores, aos 18 anos e o conjunto, em torno dos 30 anos, mas há casos em que a separação persiste.

---

[29] Pompa CC et al. Aspectos das cúspides do 1º molar inferior em leucodermas, faiodermas e melanodermas. In: Congresso Brasileiro de Odontologia Legal, 5, 2000, Recife. Salvador: Instituto Bahiano de Ensino, Pesquisas e Perícias em Ciências Forenses, 2000.

[30] Oliveira Jr JC et al. Identificação do fenótipo cor de pele através dos aspectos das cúspides do 1º molar inferior. In: Seminário da Disciplina de Odontologia Legal. Feira de Santana: Universidade Estadual de Feira de Santana; 2001.

Quadro 46.6 Medidas de Coma (1991), mostrando que o diâmetro médio dos canais de Havers aumentam com a idade.

Idade estimada	Diâmetro médio dos canais de Havers
Recém-nascido	27,5 a 30 m
20 anos	30 m
50 anos	40 m
Ancião	45 m

O úmero e o fêmur apresentam, com a idade, a cabeça mais esponjosa. Soto Izquierdo (1989),[31] em Cuba, estudou o avanço do canal medular no úmero como parâmetro para a estimativa da idade.

À medida que o indivíduo envelhece, as suturas cranianas vão se soldando (sinostose), resultando no seu apagamento, o que é um parâmetro a se considerar na estimativa da idade.

A Radiologia desempenha papel importantíssimo nessa estimativa, através dos centros epifisários de ossificação, cujo estudo traz maior confiabilidade.

No feto a termo, em aproximadamente 97% dos casos, nas 2 últimas semanas de vida intrauterina pode-se notar o "ponto de ossificação de Béclard", que aparece na epífise cartilaginosa inferior do fêmur, medindo de 4 a 7 mm, de coloração arroxeada ou achocolatada. A união dos corpos e arcos vertebrais geralmente acontece após os 4 anos.

Algumas doenças ósseas como a espondiloartrose e a osteoporose auxiliam na estimativa da idade. Assim, o "bico de papagaio" aparece com maior frequência em indivíduos com idade acima de 45 anos.

Em 1956, Samico[32] estudou as modificações dentárias em indivíduos acima de 20 anos de idade e chegou às seguintes conclusões:

- Ao tempo de erupção, a câmara pulpar representa, aproximadamente, metade do diâmetro da coroa
- Em torno dos 20 anos, a câmara mede, aproximadamente, 1/3 da coroa
- Em torno dos 30 anos, os diâmetros da câmara, principalmente o longitudinal, representam de 1/4 a 1/5 da coroa
- Em torno dos 60 anos, o início do conduto está um pouco além da zona imaginária do colo, estando totalmente obstruído, na maioria dos casos, em torno dos 80 anos.

Os dentes oferecem uma extraordinária contribuição para o diagnóstico estimado da idade humana, através da erupção dos decíduos, erupção do 3º molar, mineralização da coroa e da raiz, relação área do dente-área da câmara pulpar, desgaste e perdas dentárias.

Pela mineralização da coroa e da raiz dentária pode-se estimar a idade, através dos métodos de Nolla, Gustafson, Nicodemos, Moraes e Médici e Saliba.

Bosqueiro (1999)[33] estudou a maturidade esquelética através de radiografias carpais, estabelecendo, com a ajuda de programa computadorizado, o cálculo da área entre a epífise e a diáfise do rádio em indivíduos de 7 a 18 anos, e chegou às seguintes equações:

$$\text{Meninas – idade} = 204,9375 - 1.239,2669 \times \text{área} + 3.345,2548 \times \text{área}^2$$

$$\text{Meninos – idade} = 208,9738 - 464,2035 \times \text{área}$$

Foi estabelecido um coeficiente de determinação (r^2) igual a 80,20% para o sexo feminino e de 57,75% para o masculino.

▶ Orientações para o exame antropológico forense

Quando recebemos uma ossada, ou parte dela, para exame, devemos procurar efetuar alguns procedimentos, descritos a seguir.

▪ Planejar a perícia a partir dos dados disponíveis

Qual o tipo da perícia que deveremos efetuar? Há suspeita de que aquele material tenha pertencido a um indivíduo desaparecido? Há como entrar em contato com os familiares do desaparecido? Que tipo de informações queremos obter dos familiares? Em que circunstâncias se deu o desaparecimento? Foram encontrados junto à ossada objetos ou materiais outros? Estava esse material de exame inumado ou semi-inumado? Há quanto tempo a pessoa suspeita desapareceu? O local onde a ossada foi encontrada continua preservado?

▪ Exame sequencial

A pressa é inimiga da perfeição. Nesse tipo de perícia, esse dogma torna-se mais verdadeiro. Devemos fotografar e examinar o material do jeito que nos foi enviado. Depois procedemos ao exame das vestes, com fotografias das mesmas. Em seguida os ossos deverão ser limpos, as vestes lavadas, reexaminadas, novamente fotografadas e posteriormente acondicionadas em sacos plásticos hermeticamente fechados.

---

[31] Soto Izquierdo H, Castellanos R, Toribio LR. Estudio métrico del canal medular del húmero como indicador de la edad. In: Estudios de Antropología Biológica. México: Editorial UNAM; 1989.

[32] Samico A. Contribuição para o estudo da determinação da idade acima dos 20 anos. In: Congresso Brasileiro de Medicina Legal e Criminologia, 2, Recife, 1956. Anais. Recife, Imprensa Universitária; 1956.

[33] Bosqueiro MR. Determinação da maturidade esquelética e estimativa da idade através de radiografias carpais. [Dissertação.] Universidade Estadual de Campinas, Faculdade de Odontologia de Piracicaba; 1999.

Para exame e limpeza dos ossos, recomendamos a seguinte sequência:

- Colocação em recipiente plástico com solução de hipoclorito de sódio na proporção de 1:10 ℓ de água, por 24 horas
- Retirada do material, lavagem e escovação para retirada de eventuais aderências de tecidos moles
- Colocação em recipiente plástico com solução de peróxido de hidrogênio (água oxigenada) 120 volumes na proporção de 500 mℓ: 10 ℓ de água, por 24 horas
- Retirada do material e secagem no sol, quando se dispõe de área privativa, ou em estufa a aproximadamente 60°
- Depois de secos, os ossos devem ser montados em uma mesa antropológica, com o desenho de um esqueleto de 1,70 m de altura. Isso ajuda na verificação de ossos ausentes e facilita o manuseio. Ossos fraturados podem ser colados com cola de pistola elétrica ou com cera sete, muito usada pelos cirurgiões-dentistas, preenchendo-se espaços vazios, o que permite a sua reconstituição. Procede-se ao estudo para investigação diagnóstica dos dados biotipológicos através de metodologias morfológicas ou qualitativas e métricas ou quantitativas
- Não preconizamos um protocolo padrão. Este deve ser montado pela equipe de Antropologia do IML, adaptando-o às suas condições técnicas, disponibilidade de equipamentos e metodologias. No entanto, deve o legista ter humildade para buscar recursos tecnológicos extramuros quando necessários. Hoje, alguns colegas têm criado *softwares* que resolvem fórmulas e escores de dados morfológicos, obtendo uma resposta rápida
- O local indicado para esse tipo de perícia é o serviço de Antropologia Forense do IML, nunca no interior de delegacias, quartéis, prisões etc.
- Os laudos devem ser explicativos, fundamentados, mostrando as coincidências e discordâncias encontradas, e esclarecedores quanto ao índice de acerto das metodologias usadas
- Quando houver coincidência dos dados biotipológicos e havendo um suspeito desaparecido, pode-se realizar a **prososcopia**, ou superposição de imagens. Consiste em superpor, por computação gráfica ou videocassete, duas imagens (crânio e fotografia do suspeito desaparecido) ou três imagens (crânio, fotografia e radiografia do crânio, marcando-se previamente os pontos craniométricos com esferas de chumbo coladas). As imagens são superpostas com o auxílio de uma mesa de mixagem. Essa é uma metodologia auxiliar e que deve ser vista com certa reserva, pois isoladamente não identifica o indivíduo

- Deve-se, quando se dispuser de radiografia dos seios da face (maxilares e frontais) tirada em vida e fornecida pela família, proceder ao exame comparativo com a radiografia do crânio em estudo. Os seios frontais obedecem ao critério de unicidade
- Raios X de ossos longos, fornecidos pela família, também se prestam para a identificação pela comparação morfológica e de proporcionalidades; outro dado importante é a identificação através de próteses ósseas metálicas
- A solicitação do prontuário odontológico é um procedimento obrigatório
- Pode-se coletar um segmento de osso para que se faça DNA nos casos de haver um suspeito desaparecido para compará-lo com um parente próximo (filho, pai, irmão etc.).

Podemos, para auxiliar a busca diagnóstica, estabelecer nossa ***check-list*** para perícias de Antropologia Forense, ou seja, o que não devemos esquecer.

▪ *Check-list* em Antropologia Forense prática

- Examinar e fotografar os ossos e vestes do jeito que nos foram encaminhados
- Reexaminar e fotografar, com calma, após a lavagem das vestes e limpeza dos ossos
- Colar e reconstituir ossos fraturados de interesse na perícia
- Usar metodologias morfológicas ou qualitativas e métricas ou quantitativas no diagnóstico dos dados biotipológicos
- Havendo suspeito desaparecido, obter da família dados de interesse para a perícia: prontuário odontológico, fotos, número de manequim (vestes e calçado), radiografias, endereço e telefone de parentes próximos (pai, mãe, cônjuge, filho, irmã) etc.
- Buscar dados, lesões ósseas ou sinais que ajudem a estabelecer a causa da morte, quando possível
- Buscar, com humildade, auxílio extramuros, na universidade ou em empresas de tecnologia de ponta, quando necessário
- Guardar material para exame de DNA
- Montar laudo com linguagem clara, explicativo, ilustrativo (fotografias, croquis e gráficos), com esclarecimento sobre as metodologias empregadas, apontando coincidências e discordâncias, com conclusão justificada e consistente.

O importante é termos consciência de que, mesmo com a melhoria das metodologias de extração, fragmentação e leitura do DNA, a Antropologia terá ainda, por muito tempo, seu valor como método diagnóstico.

47 Estimativa da Estatura

Maria de Lourdes Borborema

▶ Introdução

O noticiário midiático tem realçado, nestas últimas décadas, a importância da Antropologia na identificação de restos humanos em grandes desastres.

É que os estudos antropológicos, se bem podem ser feitos em indivíduos vivos e em cadáveres conservados, também podem ser feitos em diferentes estágios de decomposição, em esqueletos completos, em ossos isolados e até mesmo em fragmentos ósseos.

É óbvio que em pessoas vivas e em cadáveres conservados é menor o grau de dificuldade para se determinar a identidade com segurança. Entretanto, quando se trata de cadáveres em adiantado estado de decomposição, esqueletizados, carbonizados, espostejados, ou, ainda, de ossos isolados ou fragmentos ósseos, o grau de dificuldade é cada vez maior. Não obstante, em todos os casos propagados e explorados pela mídia, um fato é certo: o universo dos indivíduos cuja identidade se pretende descobrir é finito, limitando-se a uma lista de passageiros ou a um rol de pessoas que, reconhecida e certamente, estariam no local do desastre.

Todavia, no quotidiano dos IML, e com certa frequência, dá-se uma situação inversa: é a entrega de um amontoado de ossos, geralmente esqueletizados, que, encontrados em pastagens do campo, em meio a um canavial a ponto de corte, em um pomar de difícil acesso, são encaminhados para que o Setor de Antropologia Forense promova os "exames necessários".

Nesses casos, como é curial, não se trata de identificar o esqueleto como pertencente a um ou outro indivíduos de uma lista conhecida. Contrariamente, trata-se de que o Setor de Antropologia Forense seja capaz de obter o maior número de elementos disponíveis para ver se as características exibidas pelos restos são capazes de, uma vez agrupadas, enquadrar-se no perfil de alguém desaparecido ou por alguma razão procurado dentro do estado ou nos estados limítrofes. Cumpre não esquecer que, a par de modernizações de primeiro mundo, o nosso país ainda convive com práticas criminosas que incluem o homicídio e a ulterior "desova" do cadáver, preferencialmente nos limites de municípios e/ou de estados vizinhos, de modo, justamente, a dificultar as investigações e a própria identificação dos restos.

É justamente nessa busca constante que a Medicina e a Odontologia Legais aliaram-se para dar subsídios, através do desenvolvimento de metodologias, para o diagnóstico bastante preciso da identificação de dados biotipológicos. Nos casos de identificação em ossadas, segmentos do esqueleto ou ossos isolados, podem ocorrer dois tipos de investigação.

De um lado, a investigação **não dirigida**, quando não há suspeitos desaparecidos; do outro lado, a investigação **dirigida**, quando há uma suspeita de que aquela ossada pertenceu a um certo e determinado indivíduo.

Nos dois tipos de investigação, deve-se buscar o diagnóstico dos dados biotipológicos, começando-se por aqueles que apresentam menos variáveis: espécie, sexo, fenótipo/cor da pele, idade, estatura e peso.

Em esqueletos completos ou ossos isolados, a determinação da espécie, do sexo, do fenótipo e da idade pode ser efetuada por meio da análise de diferentes tipos de ossos, sendo mais utilizados: pelve; crânio/mandíbula; ossos longos (fêmur, tíbia, úmero, rádio); 1ª vértebra cervical (atlas); clavícula, esterno, costelas; calcâneo; metatarsianos etc., como foi visto no capítulo precedente.

Seguindo esse mesmo raciocínio, dentre essas avaliações, a **estimativa da estatura**, tradicionalmente, baseia-se na medição de ossos longos (úmero, rádio, fêmur e tíbia) e na análise posterior dos dados encontrados, comparando-os com tabelas originadas de estudos específicos, como as de Orfila, Etienne Rollet, Dupertuis-Hadden, Pearson, entre outras (*cf. infra*).

Todavia, todas essas medições e comparações, conquanto corretas e acertadas para a época e para seus países de origem, falecem de um defeito insanável, que reside no fato da inexistência de idênticas tabelas geradas por estudos específicos para o Brasil.

Considerando que a altura do indivíduo, independentemente do sexo, se relaciona estreitamente com as variações dentro de cada grupo étnico, e considerando que o Brasil, em face de sua miscigenação, não apresenta grupos raciais bem definidos, resulta óbvio que não se podem transportar, na íntegra, medições feitas no continente europeu – algumas há mais de um século – e aceitá-las como aplicáveis, diretamente, à nossa população.

Deve-se considerar que a avaliação da estatura de uma pessoa, nos ossos encaminhados aos IML, costuma ser um elemento de fundamental importância para orientar a identificação dos indivíduos. Mas, ao mesmo tempo, deve-se ter presente que inexistem no Brasil padrões para a estimativa da estatura a partir de medições em **ossos secos**, quer seja da pelve, quer seja dos ossos longos dos membros inferiores. Por isso é que surgiram razões suficientes para nortear a realização dos levantamentos que foram apresentados por Borborema.[1]

Um único trabalho nacional precedente[2] abordou esse aspecto de forma parcial e partindo da realização de medições para avaliar a estatura, através das medições de ossos longos mas em **cadáveres frescos**, dotados das partes moles.

O mais importante, entretanto, é adaptar as pesquisas para a realidade dos IML, onde não se tem interesse em medir a estatura de cadáveres frescos (o que é obrigatório, dentro dos protocolos de necropsia atuais), antes, a partir de ossadas ou ossos que são remetidos, estabelecer a faixa de estatura na qual se alocaria o *de cujus*.

Nessa linha, resultou interessante fazer a mensuração dos ossos secos da bacia e dos membros inferiores, ambos conjuntos responsáveis diretos, nesse segmento corpóreo, pela estatura da pessoa, e, a partir desses dados, fazer uma primeira tentativa nacional para a estimativa indireta da estatura dos indivíduos.

Como já manifestara Galvão:

> A **estatura** humana é um dado biotipológico difícil de ser estimado, sobretudo no Brasil, onde não há parâmetros comparativos para a realização de pesquisas em ossos. Nos documentos de identidade deveria estar registrada a estatura das pessoas, quando acima de 20 anos. Mas só se encontra este dado nos homens, quando se alistam no exército aos 16 ou 17 anos, ainda em idade de crescimento. Esperamos ver um dia esse dado ser de assinalamento obrigatório para todas as pessoas que tirarem carteiras de identidade acima de 20 anos de idade.[3]

Pari passu, um dado que não pode nem deve ser desprezado é que a média da estatura dos brasileiros tem aumentado nos últimos 20 anos.

▶ Estudos dos séculos XIX e XX

A tentativa indireta de estimar a estatura não é nenhuma novidade, tendo se constituído, desde épocas remotas, em uma preocupação dos profissionais da Medicina Legal e da Antropologia Forense.

Foi nessa linha de raciocínio que diversos autores europeus e americanos estudaram essa questão e elaboraram tabelas e fórmulas a partir dos ossos longos, durante os séculos XIX e XX. Assim, existem as tabelas de Orfila (Quadro 47.1), de Etienne Martin, de Etienne Rollet (Quadro 47.2), de Manouvrier, de Pearson (Quadro 47.3), de Dupertuis & Hadden (Quadro 47.4), de Telkkä (Quadro 47.5) e outras.

Quadro 47.1 Tabela de Orfila (1821-1823).

Estatura (m)	Fêmur (cm)	Tíbia (cm)	Fíbula (cm)	Úmero (cm)	Ulna (cm)	Rádio (cm)
1,38	32	27	26	24	19	17
1,43	38	31	30	27	22	19
1,45	40	32	31	29	22	20
1,47	38	32	31	26	21	19
1,49	38	32	31	29	22	20
1,54	40	33	32	29	24	21
1,60	45	38	37	32	26	24
1,64	44	36	35	30	26	24
1,65	45	38	37	32	27	25
1,67	45	38	37	31	37	24
1,69	44	36	35	31	25	22
1,70	44	38	37	32	27	25
1,75	46	39	38	32	26	23
1,77	46	38	37	33	28	25
1,78	46	37	36	33	26	24
1,79	46	38	37	33	27	24
1,80	46	40	39	33	27	25
1,83	46	39	38	34	28	25
1,85	47	43	42	33	27	25
1,86	47	39	38	33	27	25

Fonte: Orfila MJB. Leçons de medecine legale. 2 vol. Paris, 1821-1823.

---

[1] Borborema ML. Determinação da estatura por meio da medida de ossos longos e secos dos membros inferiores e ossos da pelve. [Dissertação.] Piracicaba: Unicamp/FOP; 2007.

[2] Freire JJB. Estatura: dado fundamental em antropologia forense. [Dissertação.] Piracicaba: Unicamp/FOP; 2000.

[3] Galvão LCC. Antropologia forense. In: Paulete Vanrell J. Odontologia legal e antropologia forense. Rio de Janeiro: Guanabara Koogan; 2002.

Quadro 47.2 Tabela de Etienne Rollet (1888-1899).

Estatura (cm)	Membro inferior			Membro superior		
	Fêmur	Tíbia	Fíbula	Úmero	Rádio	Ulna
Homens						
152	41,5	33,4	32,9	29,8	22,3	23,3
154	42,1	33,8	33,3	30,2	22,6	23,7
156	42,6	34,2	33,8	30,7	22,8	24,0
158	43,1	34,8	34,3	31,3	23,1	24,4
160	43,7	35,2	34,8	31,5	23,4	24,8
162	44,2	35,7	35,2	31,9	23,6	25,2
164	44,8	36,1	35,7	32,7	23,9	25,5
166	45,3	36,6	36,2	32,8	24,2	25,9
168	45,8	36,9	36,6	33,1	24,4	26,1
170	46,2	37,3	36,9	33,5	24,6	26,4
172	46,7	37,6	37,3	33,8	24,9	26,6
174	47,2	38,0	37,7	34,2	25,1	26,9
176	47,7	38,3	38,0	34,5	25,3	27,1
178	48,1	38,6	38,4	34,8	25,5	27,3
180	48,6	39,0	38,8	35,2	25,8	27,6
Mulheres						
140	37,7	29,9	29,4	27,1	20,0	21,4
142	37,9	30,4	29,9	27,5	20,2	21,7
144	38,5	30,9	30,5	27,8	20,4	21,9
146	39,1	31,4	31,0	28,1	20,6	22,1
148	39,7	31,9	31,5	28,5	20,8	22,4
150	40,3	32,4	32,0	28,8	21,1	22,6
152	40,9	32,9	32,5	29,2	21,3	22,9
154	41,5	33,4	33,0	29,5	21,5	23,1
156	42,0	33,8	33,4	29,9	21,7	23,4
158	42,4	34,3	33,9	30,3	21,9	23,6
160	42,9	34,7	34,3	30,7	22,2	23,9
162	43,4	35,2	34,8	31,1	22,4	24,2
164	43,9	35,6	35,2	31,5	22,6	24,4
166	44,4	36,0	35,7	31,9	22,8	24,7
168	44,8	36,5	36,1	32,3	23,0	25,0
170	45,3	36,9	36,5	32,7	23,2	25,3
172	45,8	37,4	37,0	33,1	23,5	25,6

Fonte: Rollet E. De la mensuration des os longs des membres dans ces rapports avec l'Anthropologie, la Clinique et la Médecine Judiciaire. Lyon, 1889.

Quadro 47.3 Estatura humana: metodologia proposta por Pearson (1898-1899) (fórmula regressiva).

Homens

E = 81,306 + 1,880 F

E = 70,641 + 2,894 U

E = 78,664 + 2,376 T

E = 85,925 + 3,271 R

E = 71,272 + 1,159 (F + T)

E = 71,443 + 1,220 F + 1,080 T

E = 66,855 + 1,730 (U + R)

E = 69,788 + 2,769 U + 195 R

E = 68,397 + 1,030 F + 1,557 U

E = 67,049 + 913 F + 600 T + 1,225 U + 187 R

Mulheres

E = 72,844 + 1,945 F

E = 71,475 + 2,754 U

E = 74,774 + 2,352 T

E = 81,224 + 3,343 R

E = 69,154 + 1,126 (F + T)

E = 69,561 + 1,117 F + 1,125 T

E = 69,911 + 1,628 (U + R)

E = 70,542 + 2,582 U + 281 R

E = 67,435 + 1,339 F + 1.027 U

S = 67,469 + 782 F + 1,120 T + 1,059 U + 711 R

E, estatura; *U*, úmero; *T*, tíbia; *R*, rádio; *F*, fêmur. *Fonte*: Pearson K. Mathematical contributions to the theory of evolution: on the reconstruction of the stature of prehistoric races. Philos Trans Roy Soc, London.1898-1899; 192A:169-244.

Topinard,[4] baseando-se nos dados de Orfila e Humphrey, montou a seguinte equação para estimativa da estatura humana:

$$\frac{R}{100} = \frac{L}{X}$$

em que:

R = relação centesimal do osso na estatura dada em percentual

L = comprimento do osso em estudo

X = estatura estimada pela equação.

Valor de R: 20% Úmero; 14,3% Rádio; 27,3% Fêmur; 22,1% Tíbia.

$$\text{Exemplo:} \quad \frac{R}{100} \times \frac{L}{X} = \frac{27,3}{100} \times \frac{412}{X}$$

$$= \frac{412 \times 100}{27,3} = 1,50$$

---

[4] Topinard P. De la restitution de la taille par les os longs. Rev Anthropol. 1885; 8:134-40.

Desconhecemos trabalhos com amostras nacionais que tenham testado essa equação.

▶ Medições diretas do esqueleto

Quando se dispõe do esqueleto inteiro (que não é o mais frequente), a tarefa parece ser um pouco menos difícil.

Dwight e Stewart preconizavam o método anatômico quando dispunham do esqueleto inteiro ou da maior parte dos ossos.[5,6]

O procedimento utilizado era assim realizado: sobre uma mesa, colocava-se o crânio, deixando-se 3 mm

Quadro 47.4 Tabela de Dupertuis & Hadden (1951): fórmulas para reconstrução da estatura a partir de ossos longos.

Homens

E = 69,089 + 2,238 F

E = 81,688 + 2,392 T

E = 73,570 + 2,970 F

E = 80,405 + 3,650 R

E = 69,294 + 1,225 (F + T)

E = 71,429 + 1,728 (U + R)

E = 66,544 + 1,422 F + 1,062 T

E = 66,400 + 1,789 U + 1,841 R

E = 64,505 + 1,928 F + 0,568 U

E = 78,272 + 2,102 T + 0,606 R

E = 56,006 + 1,442 F + 0,931 T + 0,083 U + 0,480 R

Mulheres

E = 61,412 + 2,317 F

E = 72,572 + 2,533 T

E = 64,977 + 3,144 F

E = 73,502 + 3,876 R

E = 65,213 + 1,233 (F + T)

E = 55,729 + 1,984 (U + R)

E = 59,259 + 1,957 F + 0,879 T

E = 60,344 + 2,164 U + 1,525 R

E = 57,600 + 2,009 F + 0,566 U

E = 65,354 + 2,082 T + 1,060 R

E = 57,495 + 1,544 F + 0,764 T + 0,126 U + 0,295 R

E, estatura; *U*, úmero; *T*, tíbia; *R*, rádio; *F*, fêmur. *Fonte*: Dupertuis CW, Hadden JA. On the reconstruction of the stature from long bones. Am J P Anthrop. 1951; 9:15-53.

---

[5] Dwight TH. Methods of estimating the height from parts of the skeleton. Med Rec N Y. 1894; 46:293-396.

[6] Stewart TD. Essentials of Forensic Anthropology. Springfield: C.C. Thomas; 1979.

Quadro 47.5 Equação de Telkkä para determinar a estatura a partir de ossos longos (1950).

Homens

E = 169,4 + 2,8 (U – 32,9) ± 5,0 cm

E = 169,4 + 3,4 (R – 22,7) ± 5,0 cm

E = 169,4 + 3,2 (Un – 23,1) ± 5,2 cm

E = 169,4 + 2,1 (F – 45,5) ± 4,9 cm

E = 169,4 + 2,1 (T – 36,2) ± 4,6 cm

E = 169,4 + 2,5 (Fi – 36,1) ± 4,4 cm

Mulheres

E = 156,8 + 2,7 (U – 30,7) ± 3,9 cm

E = 156,8 + 3,1 (R – 20,8) ± 4,5 cm

E = 156,8 + 3,3 (Un – 21,3) ± 4,4 cm

E = 156,8 + 1,8 (F – 41,8) ± 4,0 cm

E = 156,8 + 1,9 (T – 33,1) ± 4,6 cm

E = 156,8 + 2,3 (Fi – 32,7) ± 4,5 cm

E, estatura; *U*, úmero; *T*, tíbia; *R*, rádio; *F*, fêmur; *Un*, ulna; *Fi*, fíbula. *Fonte*: Telkkä A. On the prediction of human stature from the long bones. Acta Anatomica. 1950; 9:103-17.

Quadro 47.6 Modelos para a estimativa de estatura segundo Berto Freire (2000).

Sexo masculino

Úmero: estatura = 123,03 + 0,1606 × comprimento do úmero

Rádio: estatura = 108,31 + 0,2417 × comprimento do rádio

Fêmur: estatura = 77,67 + 0,2019 × comprimento do fêmur

Tíbia: estatura = 102,62 + 0,1807 × comprimento da tíbia

Sexo feminino

Úmero: estatura = 91,22 + 2,2495 × comprimento do úmero

Rádio: estatura = 101,61 + 0,2549 × comprimento do rádio

Fêmur: estatura = 62,89 + 0,2385 × comprimento do fêmur

Tíbia: estatura = 94,03 + 0,2001 × comprimento da tíbia

Fonte: Freire JJB. Estatura: dado fundamental em antropologia forense. [Dissertação.] Piracicaba: Unicamp/FOP; 2000.

entre os côndilos e o atlas; acresciam-se 6 mm relativos às partes moles do vértice do crânio, colocava-se cada vértebra desde o atlas até o sacro, em seguida se colocava a pelve, a seguir se articulava o fêmur no acetábulo sem tocar a borda articular, acresciam-se as tíbias, deixando 6 mm entre elas e os fêmures, depois se colocava o astrágalo, deixando 3 mm de espaço com a tíbia, entre o calcâneo e o astrágalo se deixava um espaço de 3 mm, e finalmente se acrescentavam 12 mm por conta das partes moles do pé.

Além de existirem críticas científicas às questões relativas à reconstrução da estatura, existia um fato significativo: havia um "hiato" entre a primeira vértebra sacra (S1) e o acetábulo, onde recomeçavam as mensurações.

Em 1960, na França, Fully e Pineau[7] idealizaram um método para avaliação indireta da estatura, que era representado pela somatória das medições dos seguintes segmentos do esqueleto:

- Altura do crânio (básio-bregmática)
- Espessura de cada corpo vertebral
- Altura da 1ª vértebra sacra
- Comprimento do fêmur em posição anatômica
- Comprimento da tíbia (excetuando-se a espinha)
- Altura do calcâneo
- Altura do tálus.

Os referidos autores recomendavam que, quando a estimativa apontasse estaturas superiores a 1,65 m, se

deveriam acrescentar a essa somatória 115 mm; já nas estaturas inferiores a 1,54 m, acrescentar-se-iam 100 mm, e para as estaturas intermediárias, compreendidas nesse intervalo, o acréscimo deveria ser de 105 mm. Esses acréscimos corresponderiam às somatórias das partes moles interpostas entre os segmentos somados (pele, panículo, cartilagens, discos intervertebrais, almofada plantar etc.) já desaparecidos na ossada ou esqueleto.

Berto Freire, em 2000, estudando medidas dos cadáveres inteiros necropsiados no IML de Bragança Paulista e dos ossos longos frescos desses mesmos cadáveres, estabeleceu os modelos para a estimativa de estatura em observações futuras (Quadro 47.6).

Para avaliação dos modelos ajustados, foram calculados o coeficiente de determinação (r^2) em relação a cada osso, e para os sexos masculino e feminino (Quadro 47.7).

Todavia, como mencionamos, não há interesse em medir indiretamente a estatura dos cadáveres frescos, o que pode ser feito diretamente e é obrigatório, dentro dos protocolos de necropsia atuais,[8] mas, e principalmente,

Quadro 47.7 Coeficiente de determinação (r^2) em relação a cada osso para os sexos masculino e feminino.

Osso	Masculino	Feminino
Úmero	$r^2 = 0,2239$	$r^2 = 0,3592$
Rádio	$r^2 = 0,3487$	$r^2 = 0,3669$
Fêmur	$r^2 = 0,5662$	$r^2 = 0,4656$
Tíbia	$r^2 = 0,4916$	$r^2 = 0,3288$

---

[7] Fully G, Pineau H. Détermination de l'estature au moyen du squelette. Ann Méd Lég. 1960; 40:145-54.

[8] Coelho CAS, Jorge Jr JJ (Eds.). Manual técnico-operacional para os médicos-legistas do estado de São Paulo. São Paulo: Conselho Regional de Medicina do Estado de São Paulo; 2008.

estimar a estatura através dos ossos isolados que são remetidos aos IML ou às universidades – que é o mais frequente –, de modo a se poder estabelecer a faixa de altura possível do indivíduo quando vivo.

Mais recentemente, Borborema (op. cit.) realizou novos levantamentos, incluindo medições sobre os ossos longos dos membros inferiores – fêmures, tíbias e fíbulas – e os ossos da pelve (bacia), visando provar a participação de cada um deles na determinação da altura de esqueletos humanos.

A **técnica das medições** exige adaptações para cada um dos ossos analisados, como se vê a seguir:

Medições da pelve

O segmento da pelve que interessa por sua composição na estatura do indivíduo é o hiato compreendido entre:

- O ponto mais cefálico da faceta articular sacroilíaca, na face medial ou interna, do osso ilíaco
- O ponto mais cranial ou superior da cavidade cotiloide (acetábulo) na face lateral do osso ilíaco.

Essa medição deve ser realizada em milímetros, utilizando-se o compasso de toque ou de pontas rombas e um goniômetro. Os resultados serão aproveitados em cálculos trigonométricos (*cf. infra*).

Medições dos ossos longos

As medições são realizadas utilizando-se uma tábua osteométrica de Broca, seguindo os métodos convencionais.

Dois fatos restritivos, em especial, devem ser levados em consideração:

- O evitamento da eminência intercondilar da tíbia, fazendo-se a medição, exclusivamente, a partir da superfície dos côndilos
- A medição do comprimento total do fêmur e da fíbula, quando assentados sobre a tábua de Broca (Figura 47.1).

▶ Cálculos trigonométricos

Para tornar aplicáveis as medições obtidas na pelve, deve-se utilizar um cálculo trigonométrico simples que permite calcular, matematicamente, no plano frontal, a distância perpendicular entre o ponto mais cefálico da faceta articular sacroilíaca (na face medial ou interna do osso ilíaco) e o ponto mais cranial ou superior da cavidade cotiloide [acetábulo] (na face lateral do osso ilíaco). Esses pontos anatômicos dispõem-se de modo a constituir um triângulo retângulo (Figura 47.2).

Composto o triângulo retângulo, através de cálculos elementares de trigonometria, uma vez conhecida a hipotenusa (que é medida, diretamente, com o compasso de pontas rombas), e mensurado com o goniômetro o ângulo da hipotenusa com o plano horizontal, é possível se obter a medida do cateto oposto, que representa a altura (Figura 47.3).

Lembra-se que o **seno** de um ângulo pode ser obtido pela fórmula:

$$\operatorname{sen} \alpha = \frac{a}{hip}$$

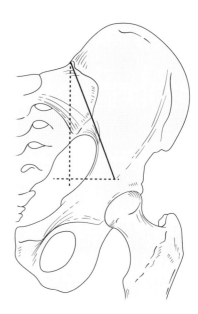

Figura 47.2 Diagrama dos pontos de medição e traçado das linhas auxiliares que possibilitam a construção de um triângulo retângulo.

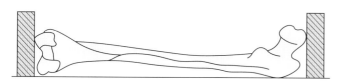

Figura 47.1 Posicionamento do fêmur na tábua osteométrica de Broca. (Adaptada de Carvalho HV, Segre M, Meira AR et al. Compêndio de medicina legal. 2. ed. São Paulo: Saraiva; 1992.)

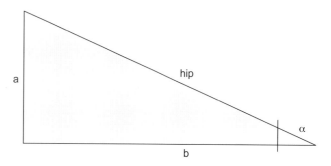

Figura 47.3 Diagrama de um triângulo retângulo. *a*, cateto oposto; *b*, cateto adjacente; *hip*, hipotenusa; α, ângulo.

358 Parte 2 | Antropologia Forense

em que:

$$a = hip \times sen\ \alpha$$

Os valores de **sen** α podem ser obtidos diretamente, consultando-se tabelas próprias.

Quanto às **medições absolutas** dos ossos longos do membro inferior, não se encontram diferenças estatisticamente significantes no comprimento dos ossos pertencentes a cada um dos dimídios de um mesmo esqueleto (p = 0,6).

A mensuração da fíbula, mesmo que excluída da composição da estatura, haja vista que se trata de um osso "aplicado" à tíbia, mostra, apenas, que esse osso guarda proporcionalidade com a tíbia, mas nada determina quanto à estatura.

Quanto à **participação da pelve** (bacia) na composição da estatura, verificamos que esta sim oferece um segmento cuja mensuração, além de representar o caminho fisiológico da distribuição de forças na cintura pélvica, se torna obrigatória, de modo a se obter a estatura real do indivíduo.

Esta, sem sombra de dúvida, é a maior inovação e a contribuição científica mais importante do trabalho de Borborema (op. cit.). Isso porque nada se encontra na literatura com relação à medição da reta entre o ponto mais cranial da articulação da 1ª vértebra sacra e o ponto mais elevado do interior do acetábulo – que denominamos "H", por ser a hipotenusa de um triângulo retângulo – e cuja extensão se mede diretamente. Tampouco nada foi encontrado com relação ao cálculo trigonométrico do segmento "a" – cateto oposto (a) do triângulo retângulo – que se calcula através da fórmula:

$$a = H \times seno\ \alpha$$

Esse valor de "a" mostra-se discriminante em relação à estatura e ao sexo, atingindo maior extensão no sexo masculino e sendo mais breve no sexo feminino.

Por derradeiro, podemos confrontar as fórmulas para cálculo da estatura com base no comprimento dos ossos secos obtidas por Borborema (op. cit.) com aquelas apresentadas antes por Freire (op. cit.) em ossos frescos (Quadro 47.8).

Observa-se que, excetuando o cálculo da estatura a partir do fêmur masculino e da tíbia feminina, há uma **ampla aderência** entre ambos os procedimentos. Chama-se a atenção, entretanto, para a facilidade de trabalhar com ossos secos, bem como para a possibilidade de repetir ou refazer as medições a qualquer época.

Concordando com as afirmações de Freire (op. cit.), deve-se salientar que a variável raça não deve ser levada em conta no Brasil, pois sua intensa miscigenação racial dificulta sobremaneira o estabelecimento, com um mínimo de segurança, de qualquer padrão racial.

Quadro 47.8 Comparação entre as fórmulas para estatura com base no comprimento dos ossos secos obtidas por Borborema e por Freire.

Osso longo	Freire (2000)	Borborema (2007)
Fêmur (M)	E = 77,67 + 0,2019 F	E = 76,67 + 0,2019 F
Tíbia (M)	E = 102,62 + 0,1807 T	E = 102,62 + 0,1807 T
Fêmur (F)	E = 62,89 + 0,2385 F	E = 62,89 + 0,2385 F
Tíbia (F)	E = 94,03 + 0,2001 T	E = 87,44 + 0,2114 T

M, masculino; *F*, feminino; *E*, estatura; *F*, fêmur; *T*, tíbia.

As fórmulas de regressão apresentadas obedecem aos pressupostos já referidos por Almeida Júnior e Costa Júnior,[9] segundo os quais os modelos matemáticos são mais confiáveis que as tabelas, no estabelecimento da estatura a partir do comprimento dos ossos longos. Não se pretende que esses novos procedimentos substituam, pura e simplesmente, os modelos até hoje utilizados, mas poderão contribuir para maior assertividade no estabelecimento da estatura.

▶ Estimativa da estatura por meio de uma fotografia

Quando se tem uma ossada que se supõe pertencer a um indivíduo Y, após investigar-se a espécie, o sexo e o fenótipo cor da pele, podemos entrevistar a família ou responsáveis legais pelo desaparecido e indagar se eles dispõem de uma foto de corpo inteiro do suspeito e da roupa com que ele aparece na foto. Tendo a sorte de contar com esses dados, será possível estabelecer a estatura bastante aproximada, de forma indireta, pelo método do "índice de redução fotográfica".

Esse método consiste em estipular um parâmetro ou referência na roupa, que pode ser a distância entre botões, a letra de um monograma, uma Figura de uma estampa etc. Mede-se a referência estipulada na foto e na roupa e a estatura do indivíduo na foto.

Em seguida divide-se o valor da referência na foto pelo valor da mesma referência na roupa. Acha-se assim o índice de redução fotográfica (IRF). Depois basta multiplicar o IRF pela estatura do indivíduo medida na foto, encontrando-se assim a estatura humana.

$$IRF = \frac{\text{Valor de referência na foto}}{\text{Valor de referência na roupa}}$$

$$\text{Estatura} = IRF \times \text{Estatura do indivíduo na foto} \times 100$$

---

9 Almeida Júnior AF, Costa Júnior JBO. Lições de medicina legal. 15. ed. São Paulo: Nacional; 1978.

Seção 3

Desastres em Massa

48 Odontologia Legal nos Desastres em Massa

Jorge Paulete Vanrell

▶ Introdução

Até o século retrasado, a morte, em regra, parecia apresentar-se como um fato unitário. O decesso, pouco importando a sua causa jurídica, acabava com a vida de uma ou mais pessoas, todas conhecidas e fáceis de identificar.

A exceção eram, aqui e acolá, os conflitos bélicos que, de tempos em tempos, arrebatavam centenas ou milhares de vidas em combates regionais, localizados ou de extensão universal. E aí, o mais das vezes, os mortos nem eram reconhecidos, ficando tão somente como "mortos em combate", "desaparecidos em ação", "desaparecido no campo de batalha" ou outros eufemismos que tais.

Todavia, a partir da segunda metade do século XX, temos assistido a um grande número de desastres em massa, quer naturais – vendavais, inundações, deslizamentos de encostas, erupções vulcânicas, terremotos, tufões –, quer produzidos diretamente pela ação ou pela influência humana, como: acidentes de trânsito, acidentes de aviação, naufrágios, incêndios, acidentes industriais, atentados terroristas e conflitos armados.

As Ciências Forenses, em geral, e a Odontologia Legal, em particular, vindo em socorro da Medicina Forense, passaram a desempenhar um papel significativo, cuja importância, como é curial, varia de país para país, de acordo com a sistemática processual de cada um. Paralelamente, a reação perante um desastre também sói ser bastante diversa. Fatores como a estrutura social, a religião, a estrutura política, a legislação, os recursos humanos e materiais disponíveis, dentre outros, podem direcionar os procedimentos e as atitudes a serem assumidas.

A identificação dos restos humanos em desastres em massa permite aos familiares sobreviventes resolver as situações que resultam diretamente do óbito, bem como continuar com a vida de cada um. Um fato, contudo, é objetivo: a documentação formal da morte requer uma identificação positiva e incontroversa, que é essencial à declaração do término legal da existência, com as implicações que acarreta, notadamente na área civil. A falta de uma declaração de óbito, na maioria dos países, resulta em graves problemas legais para os familiares supérstites, que podem perder anos até obtê-la.

O intuito deste capítulo é:

- Conceituar a extensão de um desastre
- Detalhar o papel do odontolegista na identificação de restos humanos em desastres em massa
- Sugerir um protocolo que integre o trabalho do odontolegista aos outros segmentos forenses em ação.

▶ Conceituação de desastre

O desastre é um evento infortunístico que, independendo de sua gênese, surge de inopino e coloca em ação diversas equipes de trabalho que, antes de mais nada, devem integrar-se hierarquicamente. Essa integração deve ser administrativa e funcional, de modo a isolar a área, visando não prejudicar o local ou cena de crime, nem a coleta de provas ou vestígios.

Nessa esteira, o primeiro a ser definido é, com base nas características peculiares, a alçada jurisdicional: se o caso é de competência estadual ou requer a participação federal; se a investigação exigirá especificamente a intervenção da Aeronáutica, da Marinha ou do Exército. Muito embora essas diferentes jurisdições, em essência, tenham os mesmos procedimentos, até porque com ligeiras variantes estes são universais, cada uma tem o seu próprio *modus operandi*. Definida a competência jurisdicional, as diferentes equipes forenses deverão agir de forma integrada, e coordenadas por uma autoridade, civil ou militar, que assuma a chefia do local ou de campo. Nesse cenário da tragédia é que começarão a desempenhar as suas funções, dentro dos limites de sua especialidade técnico-científica, conservando provas, preservando indícios, coletando restos.

Não existindo vítimas com vida que, no caso, teriam prioridade na salvação e no atendimento, as diferentes equipes, que somente se aterão a restos materiais, deverão, agindo de maneira integrada, vasculhar a área de maneira organizada e em forma sucessiva: primeiro, os peritos criminais ou forenses, a seguir os médicos-legistas em conjunto com os odontolegistas.

As situações que se podem apresentar em um desastre de proporções podem ser muito diferentes, como, por exemplo:

- Estruturas intactas: prédios, navios, aeronaves etc.; vítimas intactas (p. ex., naufrágio do *Bateau Mouche*, no Rio de Janeiro)
- Estruturas intactas: prédios, navios, aeronaves etc.; vítimas intensamente queimadas, fragmentação e dispersão dos corpos (p. ex., incêndio do Edifício Andraus, em São Paulo, SP)
- Corpos boiando em águas abertas (p. ex., desastres com embarcações no rio Amazonas, em fins de setembro de 2001)
- Corpos em espaços abertos e intactos (p. ex., depois de uma enchente ou de um deslizamento, como em Petrópolis, RJ, na passagem 2001/2002)
- Corpos em espaços abertos dispersos em uma grande área
- Destruição parcial das estruturas, com alguns corpos destruídos (p. ex., acidente aéreo do grupo Mamonas Assassinas)
- Destruição total das estruturas, com destruição completa dos corpos (p. ex., atentado terrorista ao World Trade Center, em Nova York, em 2001).

▶ Gerenciamento de um local de desastre

A primeira providência é estabelecer um cordão de isolamento da área que delimite, com folga, o local de desastre. Essa "folga" pode variar entre 100 metros e 500 metros, dependendo das características do local e do tipo de acidente.

É requisito básico que se estabeleça um ponto de controle de acesso à área restrita, delimitada pelo cordão de isolamento, onde constará uma listagem com os nomes das pessoas com acesso franqueado, contando com o uso de crachá obrigatório ou outro distintivo de identificação, dentro da área restrita. Essas providências são necessárias para proteger as provas do desastre. Uma vez que o local foi declarado fechado pelo pessoal de segurança, dever-se-á dar início à procura de evidências: restos humanos ou fragmentos. A fragmentação e a dispersão dos corpos, em regra, são os problemas mais importantes nos desastres de alta energia, como explosões e acidentes aéreos. Nesses casos, os retalhos e fragmentos de pele serão os achados mais frequentes. Todo o material recolhido, desde corpos a fragmentos, pelas Equipes de Recuperação, deverá ser encaminhado a uma Central de Identificação, montada paralelamente ao local do acidente.

O treinamento e a coordenação da ou das Equipes de Recuperação serão fundamentais e críticos para o êxito da Central de Identificação. Com efeito, há de se considerar que o pessoal lotado na Central de Identificação, que apenas recebe materiais, estará limitado, nas suas perícias, à fidedignidade ou confiabilidade da coleta de provas pelo pessoal de campo. Para tanto, os profissionais que atuam em campo deverão marcar as localizações onde são achados os restos humanos ou os fragmentos. O sistema de localização por quadriculado se afigura o mais simples: consiste em quadricular a área de preservação, dividindo-a assim em setores, e cada setor recebe um número. Quando em um setor se recupera alguma evidência material (corpo, fragmento etc.), esta deve ser rotulada, colocando-se-lhe uma etiqueta, com numeração arábica simples: 1, 2, 3,... n. As etiquetas podem ser numeradas com anterioridade, para evitar as duplicidades ou outros erros no trabalho de campo. Quando há mais de uma Equipe de Recuperação –por exemplo, Equipe A, Equipe B, Equipe C –, as etiquetas devem ser numeradas como: A-1, A-2, A-3... B-1, B-2, B-3... C-1, C-2, C-3.

Os restos humanos que foram expostos ao fogo exigem uma atenção especial para sua remoção. Em regra, em casos de grandes queimados, a identificação odontológica poderá ser a única metodologia de identificação disponível. Assim, nesses casos, as cabeças devem, antes de se removerem os corpos, ser embrulhadas por plásticos e bandagens elásticas, de modo a proteger as evidências dentais que, de outra forma, poderiam ser perdidas. Feito esse preparo da cabeça, o corpo todo será colocado em saco de plástico próprio, fechado com zíper. Esses restos devem ser removidos para a

Central de Identificação, onde, incontinenti, devem ser mantidos refrigerados pelo menos entre 0°C e 4°C. Em casos de grande número de corpos, poderão ser requisitados caminhões frigoríficos, o que permitirá que as Equipes de Recuperação de evidências possam trabalhar em campo com tranquilidade, haja vista que trabalham com evidências perecíveis. Uma vez todos os corpos tenham sido retirados, é prudente que seja feita uma segunda busca, mais detalhada, verdadeira "operação pente-fino", na mesma área. Um grande número de pertences pessoais, além de fragmentos corpóreos, ainda poderá ser encontrado nesse segundo esforço.

▶ Gerenciamento de um desastre

O mais importante a ter em mente é a **previsibilidade** de que o desastre possa acontecer. Os tempos passam, mas os problemas em torno dos desastres não mudam. Os problemas mais importantes para uma Central de Identificação, como se dessume do que foi explicado anteriormente, em caso de desastre em massa, são:

- Grande número de restos humanos
- Restos fragmentados, dispersos e queimados
- Dificuldade para determinar quem podia estar envolvido no desastre
- Obtenção de registros médicos e odontológicos significativos e de radiografias
- Assuntos de índole legal, jurisdicional, organizacional e política
- Documentação interna e externa e problemas de comunicação.

Para proceder à identificação de restos humanos, praticamente de forma universal, utilizam-se quatro metodologias:

- Identificação visual
- Impressões digitais ou identificação de pegada
- Identificação odontológica
- Perfil do DNA (impressão digital do DNA).

Cada uma dessas quatro metodologias tem graus crescentes de complexidade na sua feitura, mas cada uma pode ser complementar da precedente, tornando-se sucessivamente excludentes.

A metodologia da **identificação visual** é, sem dúvida, a menos confiável, devido a fatores subjetivos decorrentes da situação de estresse em que o identificador – parente ou amigo da vítima – é colocado.

A técnica da **identificação datiloscópica**, conquanto de grande importância e credibilidade, nem sempre conta com as impressões *ante mortem* disponíveis no local, nem no estado. Além do mais, o trauma acidentário, bem como a ação do fogo, acontecimentos comuns nos desastres em massa, não raro destroem as impressões digitais, donde resulta impossível obter as tomadas *post mortem*.

As estruturas dentárias são altamente resistentes à destruição, mas a identificação odontológica dependerá, também, de contar com odontogramas *ante mortem* e radiografias. As radiografias periapicais, bem como as radiografias panorâmicas obtidas *ante mortem*, podem ser facilmente comparadas com os mesmos tipos de radiografias obtidas *post mortem*. De se salientar que as radiografias, notadamente as panorâmicas, mesmo na ausência de trabalhos de dentística ou de prótese, oferecem detalhes anatômicos que são personalíssimos.

Há países, inclusive, em que todas as pessoas alistadas nas forças armadas são submetidas a uma radiografia panorâmica da boca que é guardada permanentemente nos arquivos das respectivas armas, mesmo depois de que o indivíduo deu baixa. Por derradeiro, os padrões individuais e únicos das rugas palatinas podem ter um papel decisivo na identificação, como já foi salientado no Capítulo 38, *Arcos Dentários na Identificação*.

Os perfis de DNA, sem dúvida, são os elementos mais confiáveis para identificação. Certas limitações podem surgir, em função dos custos elevados, na maioria dos laboratórios, e, por vezes, da dificuldade de localizar parentes próximos (pais, irmãos, filhos, tios etc.) que possam ser utilizados para efetuar os cotejos e estabelecer o vínculo genético com a vítima, que serviria, afinal, para identificá-la.

É necessário ter presente que em Ciências Forenses não existem emergências nem urgências. A única urgência é a de colher material suficiente para provas e contraprovas, uma vez que se trata de materiais muitos deles perecíveis e, quando não, exigiria realizar uma exumação. Os peritos podem levar dias ou meses para chegar a uma identificação positiva ou negativa, mas o trabalho deve ser de qualidade.

Não esquecer que, mesmo que se obtenha a identificação com o primeiro exame, o mais simples, ela deve ser confirmada por outros meios, até para evitar contestações judiciais futuras que apontem justamente para a falta de ratificação. Se há dúvidas, o momento para desfazê-las é este: antes da emissão da declaração de identidade.

▶ Participação da Odontologia Legal

É óbvio que o Setor de Odontologia Legal deverá estar sempre presente na organização da Central de Identificação em um desastre.

O papel desempenhado pelos odontolegistas nos exames dentais *post mortem*, clínicos e radiográficos, é extremamente objetivo. Deverá contar com um fotógrafo forense, afora os instrumentos odontológicos habituais em clínica.

O primeiro procedimento a ser encetado consiste na dissecação que permita a visualização da cavidade oral e a obtenção de radiografias, segundo a técnica de Luntz, como foi mostrado no Capítulo 19, *Documentos Odontolegais*. A retirada da maxila e da mandíbula não é recomendada, exceto em casos excepcionais, em virtude do tempo que insume.

Dissecadas maxila e mandíbula, o que é **absolutamente necessário nos cadáveres carbonizados**, pode-se efetuar com mais comodidade o estudo radiográfico completo de ambos os arcos dentais, com o auxílio de um aparelho de raios X portátil, lembrando que, nesses casos, o tempo de exposição deve ser reduzido de 25% a 50%, em virtude da desidratação do corpo. Para facilitar o caso, a revelação deve ser feita *in loco*, com um sistema de revelação à luz do dia, devendo-se proceder apenas ao exame de um caso de cada vez, para evitar confusões, rotulando-se as chapas de imediato.

A utilização da radiologia dental, nos casos de Odontologia Legal, é uma necessidade absoluta. Essa técnica oferece evidências objetivas que são de fundamental importância em termos tanto científicos como jurídicos. Quando se dispõe de radiografias *ante mortem*, as radiografias dentais *post mortem* permitem a identificação positiva e incontestável das vítimas, uma vez que permitem visualizar radiograficamente:

- Anatomia de estruturas orais
- Restaurações existentes
- Materiais utilizados
- Patologias preexistentes
- Tratamentos endodônticos
- Procedimentos cirúrgicos prévios
- Fraturas prévias
- Próteses, fixas ou móveis, em uso.

Nos raros casos em que a dentição é normal e sadia, sem restaurações, a própria condição de higidez permitirá concluir pela identificação positiva, desde que se tenham radiografias *ante mortem*.

A radiografia é uma técnica de exame tão precisa que permite a identificação de fragmentos de arco, por vezes contendo apenas um dente, desde que uma restauração, um tratamento de canal ou uma característica anatômica singular esteja presente.

Findos os exames radiográficos dentais, procede-se ao odontograma, realizado por três profissionais sucessivos. Os desenhos devem ser feitos sempre com caneta e não com lápis. Os achados a serem registrados durante o exame *post mortem* são descritos a seguir.

- Restaurações dentais
- Dentes perdidos
- Próteses
- Patologias atuais
- Anatomia singular (p. ex., toro)
- Estimativa de idade
- Referências para eventual reconhecimento de sexo ou de grupo étnico.

Sempre é recomendável obter, junto aos dentistas das vítimas, prontuários (fichas odontológicas), radiografias e/ou modelos em gesso. Esses elementos fornecem inestimáveis dados *ante mortem* referentes ao formato dos arcos, seu tamanho, padrões das rugas palatinas e anatomia oral, em geral.

Desde que se disponha de microcomputadores, todos os dados obtidos *post mortem* deverão ser lançados e arquivados, inclusive com odontogramas padronizados, de tal sorte que possam ser facilitadas as comparações, quando se obtenham elementos históricos *ante mortem*. Dessa forma se reduzem equipamentos, pessoal, custos e tempo. Mas essa já é matéria que foge aos objetivos meramente informativos deste capítulo.

Existem pelo menos três grandes programas de computador que podem ser utilizados em Odontologia Legal: o CAPMI, o da Northwestern University e o de Mertz e Purtilo. Desses todos, quiçá o mais conhecido seja o CAPMI (Computer-Assisted Postmortem Identification System), hoje na sua versão 4.0.

Infelizmente, todos eles exigem dispor de um banco de dados que contenha informações referentes à população com a qual será feito o cotejo ou confronto. Esse procedimento funcionou com excelentes resultados na identificação de ossadas provenientes de soldados mortos na Guerra do Vietnã, porquanto existiam dados odontológicos de todos os militares nos arquivos das forças armadas americanas. Já para populações civis não existem grandes bancos de dados, donde que a sua aplicabilidade se tornaria de pouca utilidade.

Pretender utilizar esses programas no Brasil resultaria mera utopia, porquanto não se dispõe de bancos de dados, embora em fichas se mantenham informações, as quais tampouco estão centralizadas. Quiçá, no futuro, no âmbito militar, esses procedimentos possam ser usados com êxito. Já no âmbito civil não há esperanças nem que com o passar do tempo se chegue a tal grau de sofisticação identificatória, quando no país há carências bem maiores, como, por exemplo, que os recém-nascidos sejam registrados e passem a existir juridicamente, ou que os adultos consigam algo tão simples e elementar como a carteira de identidade.

▶ Protocolo de trabalho do odontolegista em um local de desastre

· Em caso de ossadas

Trata-se de cemitérios clandestinos, valas comuns, desastres cujos locais são achados muito tempo depois, como aviões desaparecidos na selva etc. Nesses casos, o protocolo deve ser o seguinte:

- Limpeza dos crânios e, ao ensejo, dos demais ossos, com a seguinte sequência:
  - Colocação em recipiente plástico com solução de hipoclorito de sódio na proporção de 1:10 ℓ de água, por 24 horas
  - Retirada do material, lavagem e escovação para retirada de eventuais aderências de tecidos moles
  - Colocação em recipiente plástico com solução de peróxido de hidrogênio (água oxigenada) 120 volumes na proporção de 500 mℓ: 10 ℓ de água, por 24 horas
  - Retirada do material e secagem ao sol, quando se dispõe de área privativa, ou em estufa a aproximadamente 60°
  - Depois de secos, os crânios devem ser encaminhados ao odontolegista, e os demais ossos devem ser encaminhados ao setor de Antropologia Forense, para onde o crânio também irá, após esgotado o estudo de suas peculiaridades
  - Os ossos cranianos fraturados podem ser colados com cola de pistola elétrica ou com cera sete, muito usada pelos cirurgiões-dentistas, preenchendo-se espaços vazios, o que permite a sua reconstituição. Procede-se ao estudo para investigação diagnóstica dos dados biotipológicos através de metodologias morfológicas ou qualitativas e métricas ou quantitativas
- O protocolo-padrão deve compreender, sucessivamente:
  - Estudo radiográfico incluindo:
    - Radiografia simples do crânio, em norma frontal e lateral
    - Radiografia panorâmica
    - Radiografias periapicais
  - Exame clínico, minudente, dos arcos dentais superior e inferior, registrando todos os acidentes e intercorrências odontológicas presentes, tanto por fotografia de aproximação como por desenho esquemático
  - Exame especial de tratamentos odontológicos realizados (trabalhos de dentística, próteses, implantes etc.)

- O local indicado para esse tipo de perícia é o Serviço de Antropologia Forense do IML ou o Gabinete de Odontologia Legal, nas faculdades
- Os laudos devem ser explicativos, fundamentados, mostrando as coincidências e discordâncias encontradas, e esclarecedores quanto ao índice de acerto das metodologias usadas
- Deve-se, quando se dispuser de radiografia dos seios da face (maxilares e frontais) tirada em vida e fornecida pela família, proceder ao exame comparativo com a radiografia do crânio em estudo. Os seios frontais obedecem ao critério de unicidade
- A solicitação do prontuário odontológico é um procedimento obrigatório
- Pode-se coletar um fragmento de osso ou algum dente (de preferência molares) para fazer estudo de DNA nos casos em que, após os três primeiros passos, ainda persistirem dúvidas, e em que os familiares próximos se disponham a oferecer material para confronto.

Para auxiliar a pesquisa diagnóstica sistemática, é recomendável estabelecer uma *check-list* para perícias de Odontologia Forense, notadamente em desastres em massa, de modo a não esquecer itens fundamentais.

· *Check-list* em Odontologia Forense prática

- Examinar e fotografar os ossos e o conjunto que o acompanha da forma tal qual foram encaminhados
- Reexaminar e fotografar novamente, após a limpeza do crânio
- Colar e reconstituir ossos fraturados de interesse na perícia
- Usar metodologias morfológicas ou qualitativas, e métricas ou quantitativas, no diagnóstico dos dados biotipológicos
- Conhecendo os nomes dos desaparecidos provavelmente relacionados com o desastre, obter da família dados porventura de interesse para a perícia: prontuário odontológico, fotos, radiografias de crânio etc.
- Buscar dados, lesões ósseas ou sinais no crânio que ajudem a estabelecer a *causa mortis* médica, quando possível
- Realizar exame clínico odontológico pormenorizado, registrando-o em ficha própria
- Realizar *in loco* radiografia panorâmica e radiografias periapicais das peças existentes
- Identificar e relacionar todos os trabalhos de dentística e de prótese que se encontrem na arcada dentária
- Realizar moldagens de precisão de ambos os arcos, superior e inferior, e montá-las no articulador, para fazer todos os exames necessários e possíveis

- Buscar, toda vez que necessário, auxílio fora, em universidades ou em empresas de tecnologia de ponta, quando necessário
- Guardar material, ósseo e dentário, para eventual exame de DNA
- Montar laudo com linguagem clara e explicativa, ilustrado com fotografias, croquis e gráficos, no número necessário, mas sem excessos
- Esclarecer as metodologias empregadas
- Apontar coincidências e discordâncias que levem a conclusões justificadas e consistentes
- Não esquecer que, em laudos antropológicos e/ou de Odontologia Legal, não há pressa!

É importante ter sempre presente que é preferível uma demora incômoda na entrega de um laudo certo a uma celeridade servil para entregar um laudo tempestivo, mas inconclusivo, ou, pior ainda, errôneo.

Apêndices

1 | Lei nº 5.081, de 24 de agosto de 1966, *367*

2 | Código de Ética Odontológica, *369*

3 | Consolidação das Normas para Procedimentos nos Conselhos de Odontologia, *379*

4 | Código de Defesa do Consumidor, *426*

5 | CID-10 (Classificação Internacional de Doenças) de Interesse Odontológico, *441*

6 | Resolução CFO-198/2019, *456*

APÊNDICE

1

Lei nº 5.081, de 24 de agosto de 1966

(Publicada no DOU de 26.08.66)

Regula o exercício da Odontologia

O Presidente da República,

Faço saber que o Congresso Nacional decreta e eu sanciono a seguinte Lei:

Art. 1º. O exercício da Odontologia no território nacional é regido pelo disposto na presente Lei.

▪ Do cirurgião-dentista

Art. 2º. O exercício da Odontologia no território nacional só é permitido ao cirurgião-dentista habilitado por escola ou faculdade oficial ou reconhecida, após o registro do diploma na Diretoria do Ensino Superior, no Serviço Nacional de Fiscalização da Odontologia, na repartição sanitária estadual competente e inscrição no Conselho Regional de Odontologia sob cuja jurisdição se achar o local de sua atividade.

Parágrafo único. *Vetado.*

Art. 3º. Poderão exercer a Odontologia no território nacional os habilitados por escolas estrangeiras, após a revalidação do diploma e satisfeitas as demais exigências do artigo anterior.

Art. 4º. É assegurado o direito ao exercício da Odontologia, com as restrições legais, ao diplomado nas condições mencionadas no Decreto-Lei nº 7.718, de 9 de julho de 1945, que regularmente se tenha habilitado para o exercício profissional, somente nos limites territoriais do Estado onde funcionou a escola ou faculdade que o diplomou.

Art. 5º. É nula qualquer autorização administrativa a quem não for legalmente habilitado para o exercício da Odontologia.

Art. 6º. Compete ao cirurgião-dentista:

I – praticar todos os atos pertinentes à Odontologia, decorrentes de conhecimentos adquiridos em curso regular ou em cursos de pós-graduação;

II – prescrever e aplicar especialidades farmacêuticas de uso interno e externo, indicadas em Odontologia;

III – atestar, no setor de sua atividade profissional, estados mórbidos e outros, inclusive para justificação de faltas ao empregado.

inciso com redação dada pela Lei nº 6.215, de 30.06.75.

IV – proceder a perícia odontolegal em foro civil, criminal, trabalhista e em sede administrativa;

V – aplicar anestesia local e troncular;

VI – empregar a analgesia e a hipnose, desde que comprovadamente habilitado, quando constituírem meios eficazes para o tratamento;

v. Resolução CFO nº 172, de 25.01.91.

VII – manter, anexo ao consultório, laboratório de prótese, aparelhagem e instalação adequadas para pesquisas e análises clínicas, relacionadas com os casos específicos de sua especialidade, bem como aparelhos de raios X, para diagnóstico, e aparelhagem de fisioterapia;

VIII – prescrever e aplicar medicação de urgência no caso de acidentes graves que comprometam a vida e a saúde do paciente;

IX – utilizar, no exercício da função de perito odontólogo, em casos de necropsia, as vias de acesso do pescoço e da cabeça.

Art. 7º. É vedado ao cirurgião-dentista:

a) expor em público trabalhos odontológicos e usar de artifícios de propaganda para granjear clientela;
b) anunciar cura de determinadas doenças para as quais não haja tratamento eficaz;
c) exercício de mais de duas especialidades;

d) consultas mediante correspondência, rádio, televisão ou meios semelhantes;
e) prestação de serviço gratuito em consultórios particulares;
f) divulgar benefícios recebidos de clientes;
g) anunciar preços de serviços, modalidades de pagamento e outras formas de comercialização da clínica que signifiquem competição desleal.

▪ Dos peritos odontológicos oficiais

Art. 8º. I e II (Vetados).

▪ Dos dentistas práticos licenciados

Arts. 9º a 11. (Vetados).

▪ Disposições gerais

Art. 12. O Poder Executivo baixará decreto, dentro de 90 (noventa) dias, regulamentando a presente Lei.

Art. 13. Esta Lei entrará em vigor na data de sua publicação, revogados o Decreto-Lei nº 7.718, de 9 de julho de 1945, a Lei nº 1.314, de 17 de janeiro de 1951, e demais disposições em contrário.

Brasília, 24 de agosto de 1966; 145º da Independência e 78º da República.

H. Castelo Branco – Raymundo Moniz de Aragão
L. G. do Nascimento e Silva – Raimundo de Brito

APÊNDICE

2 Código de Ética Odontológica

(Aprovado pela Resolução CFO-118/2012)

• Capítulo I | Disposições preliminares

Art. 1º. O Código de Ética Odontológica regula os direitos e deveres do cirurgião-dentista, profissionais técnicos e auxiliares, e pessoas jurídicas que exerçam atividades na área da Odontologia, em âmbito público e/ou privado, com a obrigação de inscrição nos Conselhos de Odontologia, segundo suas atribuições específicas.

Art. 2º. A Odontologia é uma profissão que se exerce em benefício da saúde do ser humano, da coletividade e do meio ambiente, sem discriminação de qualquer forma ou pretexto.

Art. 3º. O objetivo de toda a atenção odontológica é a saúde do ser humano. Caberá aos profissionais da Odontologia, como integrantes da equipe de saúde, dirigir ações que visem satisfazer as necessidades de saúde da população e da defesa dos princípios das políticas públicas de saúde e ambientais, que garantam a universalidade de acesso aos serviços de saúde, integralidade da assistência à saúde, preservação da autonomia dos indivíduos, participação da comunidade, hierarquização e descentralização político-administrativa dos serviços de saúde.

Art. 4º. A natureza personalíssima da relação paciente/profissional na atividade odontológica visa demonstrar e reafirmar, através do cumprimento dos pressupostos estabelecidos por este Código de Ética, a peculiaridade que reveste a prestação de tais serviços, diversos, portanto, das dêmais prestações, bem como de atividade mercantil.

• Capítulo II | Dos direitos fundamentais

Art. 5º. Constituem direitos fundamentais dos profissionais inscritos, segundo suas atribuições específicas:

I – diagnosticar, planejar e executar tratamentos, com liberdade de convicção, nos limites de suas atribuições, observados o estado atual da Ciência e sua dignidade profissional;

II – guardar sigilo a respeito das informações adquiridas no desempenho de suas funções;

III – contratar serviços de outros profissionais da Odontologia, por escrito, de acordo com os preceitos deste Código e demais legislações em vigor;

IV – recusar-se a exercer a profissão em âmbito público ou privado onde as condições de trabalho não sejam dignas, seguras e salubres;

V – renunciar ao atendimento do paciente, durante o tratamento, quando da constatação de fatos que, a critério do profissional, prejudiquem o bom relacionamento com o paciente ou o pleno desempenho profissional. Nestes casos tem o profissional o dever de comunicar previamente, por escrito, ao paciente ou seu responsável legal, fornecendo ao cirurgião-dentista que lhe suceder todas as informações necessárias para a continuidade do tratamento;

VI – recusar qualquer disposição estatutária, regimental, de instituição pública ou privada, que limite a escolha dos meios a serem postos em prática para o estabelecimento do diagnóstico e para a execução do tratamento, bem como recusar-se a executar atividades que não sejam de sua competência legal; e,

VII – decidir, em qualquer circunstância, levando em consideração sua experiência e capacidade profissional, o tempo a ser dedicado ao paciente ou periciado, evitando que o acúmulo de encargos, consultas, perícias ou outras avaliações venham prejudicar o exercício pleno da Odontologia.

370 Apêndices

Art. 6º. Constitui direito fundamental das categorias técnicas e auxiliares recusarem-se a executar atividades que não sejam de sua competência técnica, ética e legal, ainda que sob supervisão do cirurgião-dentista.

Art. 7º. Constituem direitos fundamentais dos técnicos em saúde bucal e auxiliares em saúde bucal:

I – executar, sob a supervisão do cirurgião-dentista, os procedimentos constantes na Lei nº 11.889/2008 e nas Resoluções do Conselho Federal;

II – resguardar o segredo profissional; e,

III – recusar-se a exercer a profissão em âmbito público ou privado onde as condições de trabalho não sejam dignas, seguras e salubres.

▪ Capítulo III | Dos deveres fundamentais

Art. 8º. A fim de garantir a fiel aplicação deste Código, o cirurgião-dentista, os profissionais técnicos e auxiliares, e as pessoas jurídicas, que exerçam atividades no âmbito da Odontologia, devem cumprir e fazer cumprir os preceitos éticos e legais da profissão, e com discrição e fundamento, comunicar ao Conselho Regional fatos de que tenham conhecimento e caracterizem possível infringência do presente Código e das normas que regulam o exercício da Odontologia.

Art. 9º. Constituem deveres fundamentais dos inscritos e sua violação caracteriza infração ética:

I – manter regularizadas suas obrigações financeiras junto ao Conselho Regional;

II – manter seus dados cadastrais atualizados junto ao Conselho Regional;

III – zelar e trabalhar pelo perfeito desempenho ético da Odontologia e pelo prestígio e bom conceito da profissão;

IV – assegurar as condições adequadas para o desempenho ético-profissional da Odontologia, quando investido em função de direção ou responsável técnico;

V – exercer a profissão mantendo comportamento digno;

VI – manter atualizados os conhecimentos profissionais, técnico-científicos e culturais, necessários ao pleno desempenho do exercício profissional;

VII – zelar pela saúde e pela dignidade do paciente;

VIII – resguardar o sigilo profissional;

IX – promover a saúde coletiva no desempenho de suas funções, cargos e cidadania, independentemente de exercer a profissão no setor público ou privado;

X – elaborar e manter atualizados os prontuários na forma das normas em vigor, incluindo os prontuários digitais;

XI – apontar falhas nos regulamentos e nas normas das instituições em que trabalhe, quando as julgar

indignas para o exercício da profissão ou prejudiciais ao paciente, devendo dirigir-se, nesses casos, aos órgãos competentes;

XII – propugnar pela harmonia na classe;

XIII – abster-se da prática de atos que impliquem mercantilização da Odontologia ou sua má conceituação;

XIV – assumir responsabilidade pelos atos praticados, ainda que estes tenham sido solicitados ou consentidos pelo paciente ou seu responsável;

XV – resguardar sempre a privacidade do paciente;

XVI – não manter vínculo com entidade, empresas ou outros desígnios que os caracterizem como empregado, credenciado ou cooperado quando as mesmas se encontrarem em situação ilegal, irregular ou inidônea;

XVII – comunicar aos Conselhos Regionais sobre atividades que caracterizem o exercício ilegal da Odontologia e que sejam de seu conhecimento;

XVIII – encaminhar o material ao laboratório de prótese dentária devidamente acompanhado de ficha específica assinada; e,

XIX – registrar os procedimentos técnico-laboratoriais efetuados, mantendo-os em arquivo próprio, quando técnico em prótese dentária.

▪ Capítulo IV | Das auditorias e perícias odontológicas

Art. 10. Constitui infração ética:

I – deixar de atuar com absoluta isenção quando designado para servir como perito ou auditor, assim como ultrapassar os limites de suas atribuições e de sua competência;

II – intervir, quando na qualidade de perito ou auditor, nos atos de outro profissional, ou fazer qualquer apreciação na presença do examinado, reservando suas observações, sempre fundamentadas, para o relatório sigiloso e lacrado, que deve ser encaminhado a quem de direito;

III – acumular as funções de perito/auditor e procedimentos terapêuticos odontológicos na mesma entidade prestadora de serviços odontológicos;

IV – prestar serviços de auditoria a pessoas físicas ou jurídicas que tenham obrigação de inscrição nos Conselhos e que não estejam regularmente inscritas no Conselho de sua jurisdição;

V – negar, na qualidade de profissional assistente, informações odontológicas consideradas necessárias ao pleito da concessão de benefícios previdenciários ou outras concessões facultadas na forma da Lei, sobre seu paciente, seja por meio de atestados, declarações, relatórios, exames, pareceres ou quaisquer outros documentos probatórios, desde que autorizado pelo paciente ou responsável legal interessado;

VI – receber remuneração, gratificação ou qualquer outro benefício por valores vinculados à glosa ou ao sucesso da causa, quando na função de perito ou auditor;

VII – realizar ou exigir procedimentos prejudiciais aos pacientes e ao profissional, contrários às normas de Vigilância Sanitária, exclusivamente para fins de auditoria ou perícia; e,

VIII – exercer a função de perito, quando:

a) for parte interessada;
b) tenha tido participação como mandatário da parte, ou sido designado como assistente técnico de órgão do Ministério Público, ou tenha prestado depoimento como testemunha;
c) for cônjuge ou a parte for parente, consanguíneo ou afim, em linha reta ou colateral até o segundo grau; e,
d) a parte for paciente, ex-paciente ou qualquer pessoa que tenha ou teve relações sociais, afetivas, comerciais ou administrativas, capazes de comprometer o caráter de imparcialidade do ato pericial ou da auditagem.

· Capítulo V | Do relacionamento
Seção I | Com o paciente

Art. 11. Constitui infração ética:

I – discriminar o ser humano de qualquer forma ou sob qualquer pretexto;

II – aproveitar-se de situações decorrentes da relação profissional/paciente para obter vantagem física, emocional, financeira ou política;

III – exagerar em diagnóstico, prognóstico ou terapêutica;

IV – deixar de esclarecer adequadamente os propósitos, riscos, custos e alternativas do tratamento;

V – executar ou propor tratamento desnecessário ou para o qual não esteja capacitado;

VI – abandonar paciente, salvo por motivo justificável, circunstância em que serão conciliados os honorários e que deverá ser informado ao paciente ou ao seu responsável legal de necessidade da continuidade do tratamento;

VII – deixar de atender paciente que procure cuidados profissionais em caso de urgência, quando não haja outro cirurgião-dentista em condições de fazê-lo;

VIII – desrespeitar ou permitir que seja desrespeitado o paciente;

IX – adotar novas técnicas ou materiais que não tenham efetiva comprovação científica;

X – iniciar qualquer procedimento ou tratamento odontológico sem o consentimento prévio do paciente ou do seu responsável legal, exceto em casos de urgência ou emergência;

XI – delegar a profissionais técnicos ou auxiliares atos ou atribuições exclusivas da profissão de cirurgião-dentista;

XII – opor-se a prestar esclarecimentos e/ou fornecer relatórios sobre diagnósticos e terapêuticas, realizados no paciente, quando solicitados pelo mesmo, por seu representante legal ou nas formas previstas em lei;

XIII – executar procedimentos como técnico em prótese dentária, técnico em saúde bucal, auxiliar em saúde bucal e auxiliar em prótese dentária, além daqueles discriminados na Lei que regulamenta a profissão e nas resoluções do Conselho Federal; e,

XIV – propor ou executar tratamento fora do âmbito da Odontologia.

Seção II | Com a equipe de saúde

Art. 12. No relacionamento entre os inscritos, sejam pessoas físicas ou jurídicas, serão mantidos o respeito, a lealdade e a colaboração técnico-científica.

Art. 13. Constitui infração ética:

I – agenciar, aliciar ou desviar paciente de colega, de instituição pública ou privada;

II – assumir emprego ou função sucedendo o profissional demitido ou afastado em represália por atitude de defesa de movimento legítimo da categoria ou da aplicação deste Código;

III – praticar ou permitir que se pratique concorrência desleal;

IV – ser conivente em erros técnicos ou infrações éticas, ou com o exercício irregular ou ilegal da Odontologia;

V – negar, injustificadamente, colaboração técnica de emergência ou serviços profissionais a colega;

VI – criticar erro técnico-científico de colega ausente, salvo por meio de representação ao Conselho Regional;

VII – explorar colega nas relações de emprego ou quando compartilhar honorários; descumprir ou desrespeitar a legislação pertinente no tocante às relações de trabalho entre os componentes da equipe de saúde;

VIII – ceder consultório ou laboratório, sem a observância da legislação pertinente; e,

IX – delegar funções e competências a profissionais não habilitados e/ou utilizar-se de serviços prestados por profissionais e/ou empresas não habilitados legalmente ou não regularmente inscritos no Conselho Regional de sua jurisdição.

· Capítulo VI | Do sigilo profissional

Art. 14. Constitui infração ética:

I – revelar, sem justa causa, fato sigiloso de que tenha conhecimento em razão do exercício de sua profissão;

II – negligenciar na orientação de seus colaboradores quanto ao sigilo profissional; e,

III – fazer referência a casos clínicos identificáveis, exibir paciente, sua imagem ou qualquer outro elemento que o identifique, em qualquer meio de comunicação ou sob qualquer pretexto, salvo se o cirurgião-dentista estiver no exercício da docência ou em publicações científicas, nos quais, a autorização do paciente ou seu responsável legal, lhe permite a exibição da imagem ou prontuários com finalidade didático-acadêmicas.

Parágrafo Único. Compreende-se como justa causa, principalmente:

I – notificação compulsória de doença;

II – colaboração com a justiça nos casos previstos em lei;

III – perícia odontológica nos seus exatos limites;

IV – estrita defesa de interesse legítimo dos profissionais inscritos; e,

V – revelação de fato sigiloso ao responsável pelo incapaz.

Art. 15. Não constitui quebra de sigilo profissional a declinação do tratamento empreendido, na cobrança judicial de honorários profissionais.

Art. 16. Não constitui, também, quebra do sigilo profissional a comunicação ao Conselho Regional e às autoridades sanitárias as condições de trabalho indignas, inseguras e insalubres.

▪ Capítulo VII | Dos documentos odontológicos

Art. 17. É obrigatória a elaboração e a manutenção de forma legível e atualizada de prontuário e a sua conservação em arquivo próprio seja de forma física ou digital.

Parágrafo Único. Os profissionais da Odontologia deverão manter no prontuário os dados clínicos necessários para a boa condução do caso, sendo preenchido, em cada avaliação, em ordem cronológica com data, hora, nome, assinatura e número de registro do cirurgião-dentista no Conselho Regional de Odontologia.

Art. 18. Constitui infração ética:

I – negar, ao paciente ou municiado, acesso a seu prontuário, deixar de lhe fornecer cópia quando solicitada, bem como deixar de lhe dar explicações necessárias à sua compreensão, salvo quando ocasionem riscos ao próprio paciente ou a terceiros;

II – deixar de atestar atos executados no exercício profissional, quando solicitado pelo paciente ou por seu representante legal;

III – expedir documentos odontológicos: atestados, declarações, relatórios, pareceres técnicos, laudos periciais, auditorias ou de verificação odontolegal, sem ter praticado ato profissional que o justifique, que seja tendencioso ou que não corresponda à verdade;

IV – comercializar atestados odontológicos, recibos, notas fiscais, ou prescrições de especialidades farmacêuticas;

V – usar formulários de instituições públicas para prescrever, encaminhar ou atestar fatos verificados na clínica privada;

VI – deixar de emitir laudo dos exames por imagens realizados em clínicas de radiologia; e,

VII – receitar, atestar, declarar ou emitir laudos, relatórios e pareceres técnicos de forma secreta ou ilegível, sem a devida identificação, inclusive com o número de registro no Conselho Regional de Odontologia na sua jurisdição, bem como assinar em branco, folhas de receituários, atestados, laudos ou quaisquer outros documentos odontológicos.

▪ Capítulo VIII | Dos honorários profissionais

Art. 19. Na fixação dos honorários profissionais, serão considerados:

I – condição socioeconômica do paciente e da comunidade;

II – o conceito do profissional;

III – o costume do lugar;

IV – a complexidade do caso;

V – o tempo utilizado no atendimento;

VI – o caráter de permanência, temporariedade ou eventualidade do trabalho;

VII – circunstância em que tenha sido prestado o tratamento;

VIII – a cooperação do paciente durante o tratamento;

IX – o custo operacional; e,

X – a liberdade para arbitrar seus honorários, sendo vedado o aviltamento profissional.

Parágrafo Único. O profissional deve arbitrar o valor da consulta e dos procedimentos odontológicos, respeitando as disposições deste Código e comunicando previamente ao paciente os custos dos honorários profissionais.

Art. 20. Constitui infração ética:

I – oferecer serviços gratuitos a quem possa remunerá-los adequadamente;

II – oferecer seus serviços profissionais como prêmio em concurso de qualquer natureza;

III – receber ou dar gratificação por encaminhamento de paciente;

IV – instituir cobrança através de procedimento mercantilista;

V – abusar da confiança do paciente submetendo-o a tratamento de custo inesperado;

VI – receber ou cobrar remuneração adicional de paciente atendido em instituição pública, ou sob convênio ou contrato;

VII – agenciar, aliciar ou desviar, por qualquer meio, paciente de instituição pública ou privada para clínica particular;

VIII – permitir o oferecimento, ainda que de forma indireta, de seus serviços, através de outros meios como forma de brinde, premiação ou descontos;

IX – divulgar ou oferecer consultas e diagnósticos gratuitos ou sem compromisso; e,

X – a participação de cirurgião-dentista e entidades prestadoras de serviços odontológicos em cartão de descontos, caderno de descontos, "gift card" ou "vale presente" e demais atividades mercantilistas.

Art. 21. O cirurgião-dentista deve evitar o aviltamento ou submeter-se a tal situação, inclusive por parte de convênios e credenciamentos, de valores dos serviços profissionais fixados de forma irrisória ou inferior aos valores referenciais para procedimentos odontológicos.

▪ Capítulo IX | Das especialidades

Art. 22. O exercício e o anúncio das especialidades em Odontologia obedecerão ao disposto neste capítulo e às normas do Conselho Federal.

Art. 23. O especialista, atendendo a paciente encaminhado por cirurgião-dentista, atuará somente na área de sua especialidade requisitada.

Parágrafo Único. Após o atendimento, o paciente será, com os informes pertinentes, restituído ao cirurgião-dentista que o encaminhou.

Art. 24. É vedado intitular-se especialista sem inscrição da especialidade no Conselho Regional.

Art. 25. Para fins de diagnóstico e tratamento o especialista poderá conferenciar com outros profissionais.

▪ Capítulo X | Da Odontologia hospitalar

Art. 26. Compete ao cirurgião-dentista internar e assistir paciente em hospitais públicos e privados, com ou sem caráter filantrópico, respeitadas as normas técnico-administrativas das instituições.

Art. 27. As atividades odontológicas exercidas em hospital obedecerão às normatizações pertinentes.

Art. 28. Constitui infração ética:

I – fazer qualquer intervenção fora do âmbito legal da Odontologia; e,

II – afastar-se de suas atividades profissionais, mesmo temporariamente, sem deixar outro cirurgião-dentista encarregado do atendimento de seus pacientes internados ou em estado grave.

▪ Capítulo XI | Das entidades com atividades no âmbito da Odontologia

Art. 29. Aplicam-se as disposições deste Código de Ética e as normas dos Conselhos de Odontologia a todos aqueles que exerçam a Odontologia, ainda que de forma indireta, sejam pessoas físicas ou jurídicas, tais como: clínicas, policlínicas, cooperativas, planos de assistência à saúde, convênios de qualquer forma, credenciamento, administradoras, intermediadoras, seguradoras de saúde, ou quaisquer outras entidades.

Art. 30. Os profissionais inscritos prestadores de serviço responderão, nos limites de sua atribuição, solidariamente, pela infração ética praticada, ainda que não desenvolvam a função de sócio ou responsável técnico pela entidade.

Art. 31. Constitui infração ética a não observância pela entidade da obrigação de:

I – indicar um responsável técnico de acordo com as normas do Conselho Federal, bem como respeitar as orientações éticas fornecidas pelo mesmo;

II – manter a qualidade técnico-científica dos trabalhos realizados;

III – propiciar ao profissional condições adequadas de instalações, recursos materiais, humanos e tecnológicos que garantam o seu desempenho pleno e seguro;

IV – manter auditorias odontológicas constantes, através de profissionais capacitados, desde que respeitadas a autonomia dos profissionais;

V – restringir-se à elaboração de planos ou programas de saúde bucal que tenham respaldo técnico, administrativo e financeiro;

VI – manter os usuários informados sobre os recursos disponíveis para atendê-los; e,

VII – atender as determinações e notificações expedidas pela fiscalização do Conselho Regional, suspendendo a prática irregular e procedendo às devidas adequações.

Art. 32. Constitui infração ética:

I – apregoar vantagens irreais visando estabelecer concorrência com entidades congêneres;

II – oferecer tratamento abaixo dos padrões de qualidade recomendáveis;

III – anunciar especialidades sem constar no corpo clínico os respectivos especialistas, com as devidas inscrições no Conselho Regional de sua jurisdição;

IV – anunciar especialidades sem as respectivas inscrições de especialistas no Conselho Regional;

V – valer-se do poder econômico visando estabelecer concorrência desleal com entidades congêneres ou profissionais individualmente;

VI – deixar de manter os usuários informados sobre os recursos disponíveis para o atendimento e de responder às reclamações dos mesmos;

VII – deixar de prestar os serviços ajustados no contrato;

VIII – oferecer serviços profissionais como bonificação em concursos, sorteios, premiações e promoções de qualquer natureza;

IX – elaborar planos de tratamento para serem executados por terceiros, inclusive na forma de perícia prévia;

X – prestar serviços odontológicos, contratar empresas ou profissionais ilegais ou irregulares perante o Conselho Regional de sua jurisdição;

XI – usar indiscriminadamente Raios X com finalidade, exclusivamente, administrativa em substituição à perícia/auditoria e aos serviços odontológicos;

XII – deixar de proceder à atualização contratual, cadastral e de responsabilidade técnica, bem como de manter-se regularizado com suas obrigações legais junto ao Conselho Regional de sua jurisdição; e,

XIII – constitui infração ética a participação de cirurgiões-dentistas como proprietários, sócios, dirigentes ou consultores dos chamados cartões de descontos, assim como a comprovada associação ou referenciamento de cirurgiões-dentistas a qualquer empresa que faça publicidade de descontos sobre honorários odontológicos, planos de financiamento ou consórcio.

• Capítulo XII | Do responsável técnico e dos proprietários inscritos

Art. 33. Ao responsável técnico cabe a fiscalização técnica e ética da instituição pública ou privada pela qual é responsável, devendo orientá-la, por escrito, inclusive sobre as técnicas de propaganda utilizadas.

§ 1º. É dever do responsável técnico, primar pela fiel aplicação deste Código na pessoa jurídica em que trabalha.

§ 2º. É dever do responsável técnico, informar ao Conselho Regional, imediatamente, por escrito, quando da constatação do cometimento de infração ética, acontecida na empresa em que exerça sua responsabilidade.

• Capítulo XIII | Do magistério

Art. 34. No exercício do magistério, o profissional inscrito exaltará os princípios éticos e promoverá a divulgação deste Código.

Art. 35. Constitui infração ética:

I – utilizar-se do paciente e/ou do aluno de forma abusiva em aula ou pesquisa;

II – eximir-se de responsabilidade nos trabalhos executados em pacientes pelos alunos;

III – utilizar-se da influência do cargo para aliciamento e/ou encaminhamento de pacientes para clínica particular;

IV – participar direta ou indiretamente da comercialização de órgãos e tecidos humanos;

V – permitir a propaganda abusiva ou enganosa, de cursos de especialização, aperfeiçoamento e atualização;

VI – aproveitar-se do aluno para obter vantagem física, emocional ou financeira;

VII – aliciar pacientes ou alunos, oferecendo vantagens, benefícios ou gratuidades, para cursos de aperfeiçoamento, atualização ou especialização;

VIII – utilizar-se de formulário de instituições de ensino para atestar ou prescrever fatos verificados em consultórios particulares; e,

IX – permitir a prática clínica em pacientes por acadêmicos de Odontologia fora das diretrizes e planos pedagógicos da instituição de ensino superior, ou de regular programa de estágio e extensão, respondendo pela violação deste inciso o professor e o coordenador da respectiva atividade.

• Capítulo XIV | Da doação, do transplante e do banco de órgãos, tecidos e biomateriais

Art. 36. Todos os registros do banco de ossos e dentes e outros tecidos devem ser de caráter confidencial, respeitando o sigilo da identidade do doador e do receptor.

Art. 37. Constitui infração ética:

I – descumprir a legislação referente ao banco de tecidos e dentes ou colaborar direta ou indiretamente com outros profissionais nesse descumprimento;

II – utilizar-se do nome de outro profissional para fins de retirada dos tecidos e dentes dos bancos relacionados;

III – deixar de esclarecer ao doador, ao receptor ou seus representantes legais sobre os riscos decorrentes de exames, intervenções cirúrgicas e outros procedimentos nos casos de transplantes de órgãos e tecidos; e,

IV – participar direta ou indiretamente da comercialização de órgãos e tecidos humanos.

• Capítulo XV | Das entidades da classe

Art. 38. Compete às entidades da classe, através de seu presidente, fazer as comunicações pertinentes que sejam de indiscutível interesse público.

Parágrafo Único. Esta atribuição poderá ser delegada, sem prejuízo da responsabilidade solidária do titular.

Art. 39. Cabe ao presidente e ao infrator a responsabilidade pelas infrações éticas cometidas em nome da entidade.

Art. 40. Constitui infração ética:

I – servir-se da entidade para promoção própria, ou obtenção de vantagens pessoais;

II – prejudicar moral ou materialmente a entidade;

III – usar o nome da entidade para promoção de produtos comerciais sem que os mesmos tenham sido testados e comprovada sua eficácia na forma da Lei; e,

IV – desrespeitar entidade, injuriar ou difamar os seus diretores.

• Capítulo XVI | Do anúncio, da propaganda e da publicidade

Art. 41. A comunicação e a divulgação em Odontologia obedecerão ao disposto neste Código.

§ 1º. É vedado aos técnicos em prótese dentária, técnicos em saúde bucal, auxiliares de prótese dentária, bem como aos laboratórios de prótese dentária fazerem anúncios, propagandas ou publicidade dirigida ao público em geral.

§ 2º. Aos profissionais citados no § 1º, com exceção do auxiliar em saúde bucal, serão permitidas propagandas em revistas, jornais ou folhetos especializados, desde que dirigidas aos cirurgiões-dentistas, e acompanhadas do nome do profissional ou do laboratório, do seu responsável técnico e do número de inscrição no Conselho Regional de Odontologia.

§ 3º. Nos laboratórios de prótese dentária deverá ser afixado, em local visível ao público em geral, informação fornecida pelo Conselho Regional de Odontologia da jurisdição sobre a restrição do atendimento direto ao paciente.

Art. 42. Os anúncios, a propaganda e a publicidade poderão ser feitos em qualquer meio de comunicação, desde que obedecidos os preceitos deste Código.

Art. 43. Na comunicação e divulgação é obrigatório constar o nome e o número de inscrição da pessoa física ou jurídica, bem como o nome representativo da profissão de cirurgião-dentista e também das demais profissões auxiliares regulamentadas. No caso de pessoas jurídicas, também o nome e o número de inscrição do responsável técnico.

§ 1º. Poderão ainda constar na comunicação e divulgação:

I – áreas de atuação, procedimentos e técnicas de tratamento, desde que precedidos do título da especia-

lidade registrada no Conselho Regional ou qualificação profissional de clínico geral. Áreas de atuação são procedimentos pertinentes às especialidades reconhecidas pelo Conselho Federal;

II – as especialidades nas quais o cirurgião-dentista esteja inscrito no Conselho Regional;

III – os títulos de formação acadêmica '*stricto sensu*' e do magistério relativos à profissão;

IV – endereço, telefone, fax, endereço eletrônico, horário de trabalho, convênios, credenciamentos, atendimento domiciliar e hospitalar;

V – logomarca e/ou logotipo; e,

VI – a expressão "clínico geral", pelos profissionais que exerçam atividades pertinentes à Odontologia decorrentes de conhecimentos adquiridos em curso de graduação ou em cursos de pós-graduação.

§ 2º. No caso de pessoa jurídica, quando forem referidas ou ilustradas especialidades, deverão possuir, a seu serviço, profissional inscrito no Conselho Regional nas especialidades anunciadas, devendo, ainda, ser disponibilizada ao público a relação destes profissionais com suas qualificações, bem como os clínicos gerais com suas respectivas áreas de atuação, quando houver.

Art. 44. Constitui infração ética:

I – fazer publicidade e propaganda enganosa, abusiva, inclusive com expressões ou imagens de antes e depois, com preços, serviços gratuitos, modalidades de pagamento, ou outras formas que impliquem comercialização da Odontologia ou contrariem o disposto neste Código;

II – anunciar ou divulgar títulos, qualificações, especialidades que não possua, sem registro no Conselho Federal, ou que não sejam por ele reconhecidas;

III – anunciar ou divulgar técnicas, terapias de tratamento, área da atuação, que não estejam devidamente comprovadas cientificamente, assim como instalações e equipamentos que não tenham seu registro validado pelos órgãos competentes;

IV – criticar técnicas utilizadas por outros profissionais como sendo inadequadas ou ultrapassadas;

V – dar consulta, diagnóstico, prescrição de tratamento ou divulgar resultados clínicos por meio de qualquer veículo de comunicação de massa, bem como permitir que sua participação na divulgação de assuntos odontológicos deixe de ter caráter exclusivo de esclarecimento e educação da coletividade;

VI – divulgar nome, endereço ou qualquer outro elemento que identifique o paciente, a não ser com seu consentimento livre e esclarecido, ou de seu responsável legal, desde que não sejam para fins de autopromoção ou benefício do profissional, ou da entidade prestadora de serviços odontológicos, observadas as demais previsões deste Código;

VII – aliciar pacientes, praticando ou permitindo a oferta de serviços através de informação ou anúncio falso, irregular, ilícito ou imoral, com o intuito de atrair clientela, ou outros atos que caracterizem concorrência desleal ou aviltamento da profissão, especialmente a utilização da expressão "popular";

VIII – induzir a opinião pública a acreditar que exista reserva de atuação clínica em Odontologia;

IX – oferecer trabalho gratuito com intenção de autopromoção ou promover campanhas oferecendo trocas de favores;

X – anunciar serviços profissionais como prêmio em concurso de qualquer natureza ou através de aquisição de outros bens pela utilização de serviços prestados;

XI – promover direta ou indiretamente por intermédio de publicidade ou propaganda a poluição do ambiente;

XII – expor ao público leigo artifícios de propaganda, com o intuito de granjear clientela, especialmente a utilização de imagens e/ou expressões antes, durante e depois, relativas a procedimentos odontológicos;

XIII – participar de programas de comercialização coletiva oferecendo serviços nos veículos de comunicação; e,

XIV – realizar a divulgação e oferecer serviços odontológicos com finalidade mercantil e de aliciamento de pacientes, através de cartão de descontos, caderno de descontos, mala direta via internet, sites promocionais ou de compras coletivas, telemarketing ativo à população em geral, stands promocionais, caixas de som portáteis ou em veículos automotores, plaqueteiros entre outros meios que caracterizem concorrência desleal e desvalorização da profissão.

Art. 45. Pela publicidade e propaganda em desacordo com as normas estabelecidas neste Código respondem solidariamente os proprietários, responsável técnico e demais profissionais que tenham concorrido na infração, na medida de sua culpabilidade.

Art. 46. Aplicam-se, também, as normas deste Capítulo a todos aqueles que exerçam a Odontologia, ainda que de forma indireta, sejam pessoas físicas ou jurídicas, tais como: clínicas, policlínicas, operadoras de planos de assistência à saúde, convênios de qualquer forma, credenciamentos ou quaisquer outras entidades.

Seção I | Da entrevista

Art. 47. O profissional inscrito poderá utilizar-se de meios de comunicação para conceder entrevistas ou palestras públicas sobre assuntos odontológicos de sua atribuição, com finalidade de esclarecimento e educação no interesse da coletividade, sem que haja

autopromoção ou sensacionalismo, preservando sempre o decoro da profissão, sendo vedado anunciar neste ato o seu endereço profissional, endereço eletrônico e telefone.

Art. 48. É vedado ao profissional inscrito:

I – realizar palestras em escolas, empresas ou quaisquer entidades que tenham como objetivo a divulgação de serviços profissionais e interesses particulares, diversos da orientação e educação social quanto aos assuntos odontológicos;

II – distribuir material publicitário e oferecer brindes, prêmios, benefícios ou vantagens ao público leigo, em palestras realizadas em escolas, empresas ou quaisquer entidades, com finalidade de angariar clientela ou aliciamento;

III – realizar diagnóstico ou procedimentos odontológicos em escolas, empresas ou outras entidades, em decorrência da prática descrita nos termos desta seção; e,

IV – aliciar pacientes, aproveitando-se do acesso às escolas, empresas e demais entidades.

Seção II | Da publicação científica

Art. 49. Constitui infração ética:

I – aproveitar-se de posição hierárquica para fazer constar seu nome na coautoria de obra científica;

II – apresentar como seu, no todo ou em parte, material didático ou obra científica de outrem, ainda que não publicada;

III – publicar, sem autorização por escrito, elemento que identifique o paciente preservando a sua privacidade;

IV – utilizar-se, sem referência ao autor ou sem sua autorização expressa, de dados, informações ou opiniões coletadas em partes publicadas ou não de sua obra;

V – divulgar, fora do meio científico, processo de tratamento ou descoberta cujo valor ainda não esteja expressamente reconhecido cientificamente;

VI – falsear dados estatísticos ou deturpar sua interpretação; e,

VII – publicar pesquisa em animais e seres humanos sem submetê-la à avaliação prévia do comitê de ética e pesquisa em seres humanos e do comitê de ética e pesquisa em animais.

• Capítulo XVII | Da pesquisa científica

Art. 50. Constitui infração ética:

I – desatender às normas do órgão competente e à legislação sobre pesquisa em saúde;

II – utilizar-se de animais de experimentação sem objetivos claros e honestos de enriquecer os horizontes do conhecimento odontológico e, consequentemente, de ampliar os benefícios à sociedade;

III – desrespeitar as limitações legais da profissão nos casos de experiência *in anima nobili*;

IV – infringir a legislação que regula a utilização do cadáver para estudo e/ou exercícios de técnicas cirúrgicas;

V – infringir a legislação que regula os transplantes de órgãos e tecidos *post mortem* e do "próprio corpo vivo";

VI – realizar pesquisa em ser humano sem que este ou seu responsável, ou representante legal, tenha dado consentimento, livre e esclarecido, por escrito, sobre a natureza das consequências da pesquisa;

VII – usar, experimentalmente, sem autorização da autoridade competente, e sem o conhecimento e o consentimento prévios do paciente ou de seu representante legal, qualquer tipo de terapêutica ainda não liberada para uso no País;

VIII – manipular dados da pesquisa em benefício próprio ou de empresas e/ou instituições; e,

IX – sobrepor o interesse da ciência ao da pessoa humana.

· Capítulo XVIII | Das penas e suas aplicações

Art. 51. Os preceitos deste Código são de observância obrigatória e sua violação sujeitará o infrator e quem, de qualquer modo, com ele concorrer para a infração, ainda que de forma indireta ou omissa, às seguintes penas previstas no artigo 18 da Lei nº 4.324, de 14 de abril de 1964:

I – advertência confidencial, em aviso reservado;

II – censura confidencial, em aviso reservado;

III – censura pública, em publicação oficial;

IV – suspensão do exercício profissional até 30 (trinta) dias; e,

V – cassação do exercício profissional *ad referendum* do Conselho Federal.

Art. 52. Salvo nos casos de manifesta gravidade e que exijam aplicação imediata de penalidade mais grave, a imposição das penas obedecerá à gradação do artigo anterior.

Parágrafo Único. Avalia-se a gravidade pela extensão do dano e por suas consequências.

Art. 53. Considera-se de manifesta gravidade, principalmente:

I – imputar a alguém conduta antiética de que o saiba inocente, dando causa a instauração de processo ético;

II – acobertar ou ensejar o exercício ilegal ou irregular da profissão;

III – exercer, após ter sido alertado, atividade odontológica em pessoa jurídica, ilegal, inidônea ou irregular;

IV – ocupar cargo cujo profissional dele tenha sido afastado por motivo de movimento classista;

V – ultrapassar o estrito limite da competência legal de sua profissão;

VI – manter atividade profissional durante a vigência de penalidade suspensiva;

VII – veiculação de propaganda ilegal;

VIII – praticar infração ao Código de Ética no exercício da função de dirigente de entidade de classe odontológica;

IX – exercer ato privativo de profissional da Odontologia, sem estar para isso legalmente habilitado;

X – praticar ou ensejar atividade que não resguarde o decoro profissional;

XI – ofertar serviços odontológicos de forma abusiva, enganosa, imoral ou ilegal; e,

XII – ofertar serviços odontológicos em sites de compras coletivas ou similares.

Art. 54. A alegação de ignorância ou a má compreensão dos preceitos deste Código não exime de penalidade o infrator.

Art. 55. São circunstâncias que podem agravar a pena:

I – a reincidência;

II – a prática com dolo;

III – a inobservância das notificações expedidas pela fiscalização, o não comparecimento às solicitações ou intimações do Conselho Regional para esclarecimentos ou na instrução da ação ética disciplinar;

IV – qualquer forma de obstrução de processo;

V – o falso testemunho ou perjúrio;

VI – aproveitar-se da fragilidade do paciente; e,

VII – cometer a infração com abuso de autoridade ou violação do dever inerente ao cargo ou função.

Art. 56. São circunstâncias que podem atenuar a pena:

I – não ter sido antes condenado por infração ética;

II – ter reparado ou minorado o dano; e,

III – culpa concorrente da vítima.

Art. 57. Além das penas disciplinares previstas, também poderá ser aplicada pena pecuniária a ser fixada pelo Conselho Regional, arbitrada entre 1 (uma) e 25 (vinte e cinco) vezes o valor da anuidade.

§ 1º. O aumento da pena pecuniária deve ser proporcional à gravidade da infração.

§ 2º. Em caso de reincidência, a pena de multa será aplicada em dobro.

▪ Capítulo XIX | Disposições finais

Art. 58. O profissional condenado por infração ética à pena disciplinar combinada com multa pecuniária, também poderá ser objeto de reabilitação, na forma prevista no Código de Processo Ético Odontológico.

Art. 59. As alterações deste Código são da competência exclusiva do Conselho Federal, ouvidos os Conselhos Regionais.

Art. 60. Este Código entrará em vigor a partir de 1º de janeiro de 2013.

APÊNDICE

3

Consolidação das Normas para Procedimentos nos Conselhos de Odontologia

(Aprovada pela Resolução CFO-63/2005)

▶ Título I | Do exercício legal

• Capítulo I | Disposições preliminares

Art. 1º. Estão obrigados ao registro no Conselho Federal e à inscrição nos Conselhos Regionais de Odontologia em cuja jurisdição estejam estabelecidos ou exerçam suas atividades:

a) os cirurgiões-dentistas;
b) os técnicos em prótese dentária;
c) os técnicos em higiene dental;
d) os auxiliares de consultório dentário;
e) os auxiliares de prótese dentária;
f) os especialistas, desde que assim se anunciem ou intitulem;
g) as entidades prestadoras de assistência odontológica, as entidades intermediadoras de serviços odontológicos e as cooperativas odontológicas e, empresas que comercializam e/ou industrializam produtos odontológicos;
h) os laboratórios de prótese dentária;
i) os demais profissionais auxiliares que vierem a ter suas ocupações regulamentadas;
j) as atividades que vierem a ser, sob qualquer forma, vinculadas à Odontologia.

Parágrafo único. É vedado o registro e a inscrição em duas ou mais categorias profissionais, nos Conselhos Federal e Regionais de Odontologia sem a apresentação dos respectivos diplomas ou certificados de conclusão de curso profissionalizante regular.

Art. 2º. Os Conselhos Federal e Regionais estabelecerão, obrigatoriamente, nos processos em tramitação, prazo máximo de 90 (noventa) dias, para cumprimento de suas exigências.

§ 1º. Caso os interessados não atendam às exigências nos prazos estabelecidos, o pleito deverá ser indeferido e o processo arquivado.

§ 2º. O processo somente poderá ser desarquivado mediante requerimento específico e novo recolhimento de taxas.

Art. 3º. Somente poderão ser deferidos registro e inscrição de pessoas físicas e jurídicas que atendam aos requisitos mínimos estabelecidos nestas normas.

• Capítulo II | Atividades privativas do cirurgião-dentista

Art. 4º. O exercício das atividades profissionais privativas do cirurgião-dentista só é permitido com a observância do disposto nas Leis 4.324, de 14.04.64 e 5.081, de 24.08.66, no Decreto nº 68.704, de 03.06.71; e, demais normas expedidas pelo Conselho Federal de Odontologia.

§ 1º. Compete ao cirurgião-dentista:

I – praticar todos os atos pertinentes à Odontologia decorrentes de conhecimentos adquiridos em curso regular ou em cursos de pós-graduação;

II – prescrever e aplicar especialidades farmacêuticas de uso interno e externo, indicadas em Odontologia;

III – atestar, no setor de sua atividade profissional, estados mórbidos e outros, inclusive para justificação de falta ao emprego;

IV – proceder à perícia odontolegal em foro civil, criminal, trabalhista e em sede administrativa;

V – aplicar anestesia local e troncular;

VI – empregar a analgesia e a hipnose, desde que comprovadamente habilitado, quando constituírem meios eficazes para o tratamento;

VII – manter, anexo ao consultório, laboratório de prótese, aparelhagem e instalação adequadas para pesquisas e análises clínicas, relacionadas com os casos específicos de sua especialidade, bem como aparelhos de Raios X, para diagnóstico, e aparelhagem de fisioterapia;

VIII – prescrever e aplicar medicação de urgência no caso de acidentes graves que comprometam a vida e a saúde do paciente;

IX – utilizar, no exercício da função de perito-odontológico, em casos de necropsia, as vias de acesso do pescoço e da cabeça.

§ 2º. O cirurgião-dentista poderá operar pacientes submetidos a qualquer um dos meios de anestesia geral, desde que sejam atendidas as exigências cautelares recomendadas para o seu emprego.

§ 3º. O cirurgião-dentista somente poderá executar trabalhos profissionais em pacientes sob anestesia geral quando a mesma for executada por profissional médico especialista e em ambiente hospitalar que disponha das indispensáveis condições comuns a ambientes cirúrgicos.

§ 4º. Os direitos e os deveres do cirurgião-dentista, bem como o que lhe é vedado encontram-se explicitados no Código de Ética Odontológica.

§ 5º. É permitido o anúncio e a publicidade, respeitadas as disposições do Código de Ética Odontológica.

§ 6º. O cirurgião-dentista deverá exigir o número de inscrição no Conselho Regional ao técnico em prótese dentária nos documentos que lhe forem apresentados, sob pena de instauração de Processo Ético.

§ 7º. Responderá eticamente, perante o respectivo Conselho Regional, o cirurgião-dentista que, tendo técnico em higiene dental e/ou auxiliar de consultório dentário sob sua supervisão, permitir que os mesmos, sob qualquer forma, extrapolem suas funções específicas.

§ 8º. O cirurgião-dentista é obrigado a manter informado o respectivo Conselho Regional quanto à existência, em seu consultório particular ou em clínica sob sua responsabilidade, de profissional auxiliar.

§ 9º. Da informação a que se refere o parágrafo anterior, deverão constar o nome do auxiliar, a data de sua admissão, sua profissão e o número de sua inscrição no Conselho Regional.

§ 10. Será denominado de Clínico Geral o cirurgião-dentista que, não possuindo título de especialista, exerce atividades pertinentes à Odontologia decorrentes de conhecimento adquirido em curso de graduação.

Art. 5º. Para se habilitar ao registro e à inscrição, o profissional deverá atender a um dos seguintes requisitos:

a) ser diplomado por curso de Odontologia reconhecido pelo Ministério da Educação;
b) ser diplomado por escola estrangeira, cujo diploma tenha sido revalidado, independentemente de serem oriundos de países tratadistas e obrigatoriamente registrado para a habilitação ao exercício profissional em todo o território nacional;
c) ser diplomado por escola ou faculdade estadual, que tenha funcionado com autorização de governo estadual, quando beneficiado pelo Decreto-Lei 7.718, de 09 de julho de 1945 e comprovada a habilitação para o exercício profissional até 26 de agosto de 1966;
d) ter colado grau há menos de 2 (dois) anos da data do pedido, desde que seja possuidor de uma declaração da instituição de ensino, firmada por autoridade competente e da qual conste expressamente, por extenso: nome, nacionalidade, data e local do nascimento, número da cédula de identidade, e data da colação de grau.

§ 1º. O diploma do estudante convênio somente poderá ser aceito para registro e inscrição, quando dele não constar apostila restritiva ao exercício profissional no Brasil ou tiver sido a mesma cancelada.

§ 2º. No caso da alínea c, o exercício profissional ficará restrito aos limites territoriais do Estado onde tenha funcionado a escola.

§ 3º. Na hipótese prevista na alínea d, a autorização para o exercício da profissão será pelo prazo de 2 (dois) anos, contado da data de sua colação de grau.

Art. 6º. Está obrigado a registro e inscrição o cirurgião-dentista no desempenho:

a) de sua atividade na condição de autônomo;
b) de cargo, função ou emprego público, civil ou militar, da administração direta ou indireta, de âmbito federal, estadual ou municipal, para cuja nomeação, designação, contratação, posse e exercício seja exigida ou necessária a condição de profissional da Odontologia;
c) do magistério, quando o exercício decorra de seu diploma de cirurgião-dentista; e,
d) de qualquer outra atividade, através de vínculo empregatício ou não, para cujo exercício seja indispensável a condição de cirurgião-dentista, ou de graduado de nível superior, desde que, neste caso, somente possua aquela qualificação.

▪ Capítulo III | Atividades privativas do técnico em prótese dentária

Art. 7º. O exercício das atividades privativas do técnico em prótese dentária só é permitido com a observância do disposto na Lei 6.710, de 05 de novembro de 1979; no Decreto 87.689, de 11 de outubro de 1982; e, nestas normas.

§ 1º. Compete ao técnico em prótese dentária:

a) executar a parte mecânica dos trabalhos odontológicos;
b) ser responsável, perante o Serviço de Fiscalização respectivo, pelo cumprimento das disposições legais que regem a matéria; e,
c) ser responsável pelo treinamento de auxiliares e serventes do laboratório de prótese odontológica.

§ 2º. É vedado ao técnico em prótese dentária:

I – prestar, sob qualquer forma, assistência direta a clientes;

II – manter, em sua oficina, equipamento e instrumental específico de consultório dentário; e,

III – fazer propaganda de seus serviços ao público em geral.

§ 3º. Serão permitidas propagandas em revistas, jornais ou folhetos especializados, desde que dirigidas aos cirurgiões-dentistas, e acompanhadas do nome da oficina, do seu responsável e do número de inscrição no Conselho Regional de Odontologia.

Art. 8º. Para se habilitar ao registro e à inscrição, como técnico em prótese dentária, o interessado deverá atender a um dos seguintes requisitos:

a) possuir diploma ou certificado de conclusão de curso de Prótese Dentária, conferido por estabelecimento oficial ou reconhecido;
b) possuir diploma ou certificado, devidamente revalidado e registrado no País, expedido por instituições estrangeiras de ensino, cujos cursos sejam equivalentes ao mencionado na alínea anterior;
c) possuir registro no Serviço de Fiscalização do Exercício Profissional, em data anterior a 06 de novembro de 1979; e,
d) possuir prova de que se encontrava legalmente autorizado ao exercício profissional, em 06 de novembro de 1979.

Art. 9º. O técnico em prótese dentária deverá, obrigatoriamente, colocar o número de sua inscrição no Conselho Regional nas notas fiscais de serviços, nos orçamentos e nos recibos apresentados ao cirurgião-dentista sob pena de instauração de Processo Ético.

· Capítulo IV | Atividades privativas do técnico em higiene dental

(redação alterada pela Resolução CFO-85/2009 – em decorrência da Lei 11.889, de 24 de dezembro de 2008)

Art. 10. O exercício das atividades privativas do técnico em saúde bucal só é permitido com a observância do disposto nestas normas.

Art. 11. Para se habilitar ao registro e à inscrição, como técnico em saúde bucal, o interessado deverá ser portador de diploma ou certificado que atenda, integralmente, ao disposto nas normas vigentes do órgão competente do Ministério da Educação e, na ausência destas, em ato normativo específico do Conselho Federal de Odontologia.

§ 1º. Poderá exercer, também, no território nacional, a profissão de TSB, o portador de diploma ou certificado expedido por escola estrangeira, devidamente revalidado.

§ 2º. A inscrição de cirurgião-dentista em Conselho Regional, como TSB, somente poderá ser efetivada mediante apresentação de certificado ou diploma que comprove a respectiva titulação.

§ 3º. Ficam resguardados os direitos dos profissionais inscritos até esta data, como técnico em higiene dental, que passam a ser denominados técnicos em saúde bucal.

Art. 12. Compete ao técnico em saúde bucal, sempre sob supervisão com a presença física do cirurgião-dentista, na proporção máxima de 1 (um) CD para 5 (cinco) TSBs, além das de auxiliar em saúde bucal, as seguintes atividades:

a) participar do treinamento e capacitação de auxiliar em saúde bucal e de agentes multiplicadores das ações de promoção à saúde;
b) participar das ações educativas atuando na promoção da saúde e na prevenção das doenças bucais;
c) participar na realização de levantamentos e estudos epidemiológicos, exceto na categoria de examinador;
d) ensinar técnicas de higiene bucal e realizar a prevenção das doenças bucais por meio da aplicação tópica do flúor, conforme orientação do cirurgião-dentista;
e) fazer a remoção do biofilme, de acordo com a indicação técnica definida pelo cirurgião-dentista;
f) supervisionar, sob delegação do cirurgião-dentista, o trabalho dos auxiliares de saúde bucal;
g) realizar fotografias e tomadas de uso odontológicos exclusivamente em consultórios ou clínicas odontológicas;
h) inserir e distribuir no preparo cavitário materiais odontológicos na restauração dentária direta, vedado o uso de materiais e instrumentos não indicados pelo cirurgião-dentista;
i) proceder à limpeza e à antissepsia do campo operatório, antes e após atos cirúrgicos, inclusive em ambientes hospitalares;

Apêndices

j) remover suturas;

k) aplicar medidas de biossegurança no armazenamento, manuseio e descarte de produtos e resíduos odontológicos;

l) realizar isolamento do campo operatório; e,

m) exercer todas as competências no âmbito hospitalar, bem como instrumentar o cirurgião-dentista em ambientes clínicos e hospitalares.

Art. 13. É vedado ao técnico em saúde bucal:

a) exercer a atividade de forma autônoma;

b) prestar assistência direta ou indireta ao paciente, sem a indispensável supervisão do cirurgião-dentista;

c) realizar, na cavidade bucal do paciente, procedimentos não discriminados no artigo 5º da Lei nº 11.889/2008, de 24/12/2008; e,

d) fazer propaganda de seus serviços, exceto em revistas, jornais e folhetos especializados da área odontológica.

Art. 14. O técnico em saúde bucal poderá exercer sua atividade, sempre sob a supervisão com a presença física do cirurgião-dentista, na proporção de 1 (um) CD para cada 5 (cinco) TSBs, em clínicas ou consultórios odontológicos, em estabelecimentos de saúde públicos e privados onde atuem os cirurgiões-dentistas.

Art. 15. O tempo de duração e as disciplinas do curso de TSB, para fins de habilitação profissional, nos termos destas normas, será compatível com o cumprimento da carga horária, na dependência do curso integral, suplência ou qualificação, de acordo com as normas vigentes do órgão competente do Ministério da Educação e, na ausência destas, em ato normativo específico do Conselho Federal de Odontologia.

Art. 16. O curso específico de técnico em saúde bucal deverá ter duração de 1200 horas, no mínimo, incluindo a parte especial (matérias profissionalizantes e estágio), desde que tenha concluído o ensino médio. (redação alterada pela Resolução CFO 86/2009)

Art. 17. O mínimo de disciplinas profissionalizantes para o curso de técnico em saúde bucal é: (redação alterada pela Resolução CFO 86/2009)

a) Promoção e prevenção em Saúde Bucal;

b) Anatomia e Fisiologia Bucal;

c) Processo de Trabalho e Humanização em Saúde;

d) Ergonomia e Técnicas de Instrumentação;

e) Biossegurança;

f) Equipamentos, materiais, medicamentos e instrumentais odontológicos e de higiene dental;

g) Conceitos básicos sobre procedimentos restauradores; e,

h) Proteção radiológica ocupacional.

• Capítulo V | Atividades privativas do auxiliar em saúde bucal

(redação alterada pela Resolução CFO-85/2009 – em decorrência da Lei 11.889, de 24 de dezembro de 2008)

Art. 18. O exercício das atividades privativas do auxiliar em saúde bucal só é permitido com a observância do disposto nestas normas.

Art. 19. Para se habilitar ao registro e à inscrição, como Auxiliar em Saúde Bucal, o interessado deverá preencher umas das seguintes condições: (redação alterada pela Resolução CFO 113/2011)

I – Ser portador de certificado expedido por curso ou exames que atendam, integralmente, ao disposto nas normas vigentes do órgão competente do Ministério da Educação, e na ausência destas, em ato normativo específico do Conselho Federal de Odontologia;

II – Ser portador de certificado expedido por escola estrangeira devidamente revalidado;

III – Ser portador de certificado de curso que contemple em seu histórico escolar carga horária, após o ensino fundamental, nunca inferior a 300 horas, sendo 240 horas teórico/prática e 60 horas de estágios supervisionados, contendo as disciplinas vinculadas aos eixos temáticos referidos no Artigo 17 desta Resolução, observado os limites legais de atuação do Auxiliar em Saúde Bucal, definidos na Lei 11.889/2008; e,

IV – comprovar ter exercido a atividade de Auxiliar de Consultório Dentário, em data anterior à promulgação da Lei 11.889/2008, devidamente comprovado através de carteira profissional ou cópia do ato oficial do Serviço Público.

§ 1º. As instituições que pretendam ofertar os cursos referidos no inciso III, caso não possuam autorização, deverão encaminhar-se ao Conselho Estadual de Educação de sua jurisdição para instrução de processo próprio, devendo comunicar ao Conselho Regional de Odontologia a realização dos mesmos;

§ 2º. As entidades de classe que pretendam ofertar cursos de formação de Auxiliares em Saúde Bucal deverão adequá-los no que for pertinente aos dispositivos do inciso III e requererem o reconhecimento do Conselho Federal de Odontologia. Cabe aos Conselhos Regionais certificarem do efetivo funcionamento dos mesmos em acordo com essas disposições; e,

§ 3º. Ficam resguardados os direitos dos profissionais inscritos, até a data da publicação desta Resolução, como Auxiliar de Consultório Dentário, que passam a ser denominados Auxiliares em Saúde Bucal.

Art. 20. Compete ao auxiliar em saúde bucal, sempre sob a supervisão do cirurgião-dentista ou do técnico em saúde bucal:

a) organizar e executar atividades de higiene bucal;
b) processar filme radiográfico;
c) preparar o paciente para o atendimento;
d) auxiliar e instrumentar os profissionais nas intervenções clínicas, inclusive em ambientes hospitalares;
e) manipular materiais de uso odontológico;
f) selecionar moldeiras;
g) preparar modelos em gesso;
h) registrar dados e participar da análise das informações relacionadas ao controle administrativo em saúde bucal;
i) executar limpeza, assepsia, desinfecção e esterilização do instrumental, equipamentos odontológicos e do ambiente de trabalho;
j) realizar o acolhimento do paciente nos serviços de saúde bucal;
k) aplicar medidas de biossegurança no armazenamento, transporte, manuseio e descarte de produtos e resíduos odontológicos;
l) desenvolver ações de promoção da saúde e prevenção de riscos ambientais e sanitários;
m) realizar em equipe levantamento de necessidades em saúde bucal; e,
n) adotar medidas de biossegurança visando ao controle de infecção.

Art. 21. É vedado ao auxiliar em saúde bucal:

a) exercer a atividade de forma autônoma;
b) prestar assistência, direta ou indiretamente, a paciente, sem a indispensável supervisão do cirurgião-dentista ou do técnico em saúde bucal;
c) realizar, na cavidade bucal do paciente, procedimentos não discriminados no artigo 9º, da Lei nº 11.889/2008, de 24/12/2008; e,
d) fazer propaganda de seus serviços, mesmo em revistas, jornais ou folhetos especializados da área odontológica.

Art. 22. O auxiliar em saúde bucal poderá exercer sua atividade, sempre sob a supervisão do cirurgião-dentista ou do técnico em saúde bucal, em consultórios ou clínicas odontológicas, em estabelecimentos públicos ou privados.

Art. 23. O curso de auxiliar em saúde bucal cobrirá parte do currículo de formação do técnico em saúde bucal, com carga horária nunca inferior a 300 horas, após o ensino fundamental.

• Capítulo VI | Atividades privativas do auxiliar de prótese dentária

Art. 24. O exercício das atividades privativas do auxiliar de prótese dentária só é permitido com a observância do disposto nestas normas.

Art. 25. Para se habilitar ao registro e à inscrição, como auxiliar de prótese dentária, o interessado deverá ser portador de certificado expedido por curso que atenda integralmente ao disposto nas normas vigentes do órgão competente do Ministério da Educação e, na ausência destas, em ato normativo específico do Conselho Federal de Odontologia.

Art. 26. O auxiliar de prótese dentária poderá exercer sua atividade, sempre sob a supervisão do CD ou do TPD, em consultórios, clínicas odontológicas ou laboratórios de prótese dentária, em estabelecimentos públicos ou privados.

Art. 27. Compete ao auxiliar de prótese dentária, sob a supervisão do técnico em prótese dentária ou do cirurgião-dentista:

a) reprodução de modelos;
b) vazamento de moldes em seus diversos tipos;
c) montagem de modelos nos diversos tipos de articuladores;
d) prensagem de peças protéticas em resina acrílica;
e) fundição em metais de diversos tipos;
f) casos simples de inclusão;
g) confecção de moldeiras individuais no material indicado; e,
h) curagem, acabamento e polimento de peças protéticas.

Parágrafo único. É vedado ao auxiliar de prótese dentária:

I – prestar, sob qualquer forma, assistência direta a clientes;

II – manter, em sua oficina, equipamento e instrumental específico de consultório dentário; e,

III – fazer propaganda de seus serviços ao público em geral.

• Capítulo VII | Estágio de estudante de Odontologia

Art. 28. É lícito o trabalho de estudante de Odontologia, obedecida a legislação de ensino e, como estagiário, quando observados, integralmente, os dispositivos constantes na Lei 6.494, de 07 de dezembro de 1977, no Decreto 87.497, de 18 de agosto de 1982, e nestas normas.

Art. 29. O exercício de atividades odontológicas por parte de estudantes de Odontologia, em desacordo com as disposições referidas no artigo anterior, configura exercício ilegal da Odontologia, sendo passíveis de implicações éticas os cirurgiões-dentistas que permitirem ou tolerarem tais situações.

Art. 30. Os estágios curriculares dos estudantes de Odontologia são atividades de competência, única e exclusiva, das instituições de ensino de graduação, às quais cabe regular a matéria e dispor sobre:

a) inserção do estágio curricular no programa didático-pedagógico;
b) carga horária, duração e jornada do estágio curricular, que não poderá ser inferior a um semestre letivo;
c) condições imprescindíveis para caracterização e definição dos campos de estágios curriculares referidos na Lei 6.494, de 07 de dezembro de 1977; e,
d) sistemática de organização, orientação, supervisão e avaliação de estágio curricular.

Art. 31. As atividades do estágio curricular poderão ser realizadas na comunidade em geral ou junto a pessoas jurídicas de direito público ou privado, sob a responsabilidade e coordenação direta de cirurgião-dentista professor da instituição de ensino em que esteja o aluno matriculado, atendidas as exigências contidas no artigo 5º do Decreto 87.497, de 18 de agosto de 1982.

§ 1º. O estágio somente poderá verificar-se em unidades que tenham condições de proporcionar experiência prática na linha de formação, devendo o estudante, para esse fim, estar em condições de estagiar.

§ 2º. A realização do estágio curricular, por parte do estudante, não acarretará vínculo empregatício de qualquer natureza.

Art. 32. A jornada de atividade em estágio, a ser cumprida pelo estudante, deverá compatibilizar-se com o seu horário escolar e com o horário da parte em que venha a ocorrer o estágio.

Art. 33. Somente poderá exercer a atividade, como estagiário, o aluno que esteja apto a praticar os atos a serem executados, e, no mínimo, cursando regularmente o 5º semestre letivo de curso de Odontologia.

Art. 34. A delegação de tarefas ao estagiário somente poderá ser levada a efeito através do responsável pelo estágio perante a instituição de ensino.

Art. 35. Para efeito de controle e fiscalização do exercício profissional com referência aos estagiários de Odontologia, as instituições de ensino deverão comunicar, ao Conselho Regional da jurisdição, os nomes dos alunos aptos a estagiarem, de conformidade com estas normas.

§ 1º. As instituições de ensino deverão comunicar, também, ao Conselho Regional, os locais de estágios conveniados.

§ 2º. A pedido do interessado, o Conselho Regional, sem qualquer ônus, fornecerá um documento de identificação de estagiário, renovável anualmente, e que somente terá validade para estágio, na forma destas normas, e nos locais que mantenham convênio com as instituições de ensino.

§ 3º. O documento a que se refere o parágrafo anterior será de modelo padronizado pelo Conselho Federal de Odontologia.

• Capítulo VIII | Anúncio do exercício das especialidades odontológicas

Art. 36. A especialidade é uma área específica do conhecimento, exercida por profissional qualificado a executar procedimentos de maior complexidade, na busca de eficácia e da eficiência de suas ações.

Parágrafo único. No exercício de qualquer especialidade odontológica o cirurgião-dentista poderá prescrever medicamentos e solicitar exames complementares que se fizerem necessários ao desempenho em suas áreas de competência.

Art. 37. O anúncio do exercício das especialidades em Odontologia obedecerá ao disposto nestas normas e no Código de Ética Odontológica.

Art. 38. Para se habilitar ao registro e à inscrição, como especialista, o cirurgião-dentista deverá atender a um dos seguintes requisitos:

a) possuir certificado conferido por curso de especialização ou programa de residência em Odontologia que atenda as exigências do Conselho Federal de Odontologia;
b) possuir diploma expedido por curso de especialização, realizado pelos Serviços de Saúde das Forças Armadas, desde que atenda as exigências do Conselho Federal de Odontologia, quanto aos cursos de especialização; e,
c) possuir diploma ou certificado conferido por curso de especialização ou residência na vigência das Resoluções do Conselho Federal de Odontologia ou legislação específica anterior, desde que atendidos todos os seus pressupostos e preenchidos os seus requisitos legais.

Parágrafo único. São vedados o registro e a inscrição de duas especialidades com base no mesmo curso realizado, bem como mais de duas especialidades, mesmo que oriundas de cursos ou documentos diversos.

Art. 39. Os registros e as inscrições somente poderão ser feitos nas seguintes especialidades:

a) Cirurgia e Traumatologia Bucomaxilofaciais;
b) Dentística;

c) Disfunção Temporomandibular e Dor Orofacial;
d) Endodontia;
e) Estomatologia;
f) Radiologia Odontológica e Imaginologia;
g) Implantodontia;
h) Odontologia Legal;
i) Odontologia do Trabalho;
j) Odontologia para Pacientes com Necessidades Especiais;
k) Odontogeriatria;
l) Odontopediatria;
m) Ortodontia;
n) Ortopedia Funcional dos Maxilares;
o) Patologia Bucal;
p) Periodontia;
q) Prótese Bucomaxilofacial;
r) Prótese Dentária; e,
s) Saúde Coletiva Saúde Coletiva e da Família. (denominação alterada pela Resolução CFO 108/2011)

Art. 40. O exercício da especialidade não implica a obrigatoriedade de atuação do profissional em todas as áreas de competência, podendo ele atuar, de forma preponderante, em apenas uma delas.

Seção I | Cirurgia e Traumatologia Bucomaxilofaciais

Art. 41. Cirurgia e Traumatologia Bucomaxilofaciais é a especialidade que tem como objetivo o diagnóstico e o tratamento cirúrgico e coadjuvante das doenças, traumatismos, lesões e anomalias congênitas e adquiridas do aparelho mastigatório e anexos, e estruturas craniofaciais associadas.

Art. 42. As áreas de competência para atuação do especialista em Cirurgia e Traumatologia Bucomaxilofaciais incluem:

a) implantes, enxertos, transplantes e reimplantes;
b) biopsias;
c) cirurgia com finalidade protética;
d) cirurgia com finalidade ortodôntica;
e) cirurgia ortognática; e,
f) Diagnóstico e tratamento cirúrgico de cistos; afecções radiculares e perirradiculares; doenças das glândulas salivares; doenças da articulação temporomandibular; lesões de origem traumática na área bucomaxilofacial; malformações congênitas ou adquiridas dos maxilares e da mandíbula; tumores benignos da cavidade bucal; tumores malignos da cavidade bucal, quando o especialista deverá atuar integrado em equipe de oncologista; e, de distúrbio neurológico, com manifestação maxilofacial, em colaboração com neurologista ou neurocirurgião.

Parágrafo único. Em caso de acidentes cirúrgicos, que acarretem perigo de vida ao paciente, o cirurgião-dentista poderá lançar mão de todos os meios possíveis para salvá-lo.

Art. 43. É vedado ao cirurgião-dentista o uso da via cervical infra-hióidea, por fugir ao domínio de sua área de atuação, bem como a prática de cirurgia estética, ressalvadas as estético-funcionais do aparelho mastigatório.

Art. 44. Os cirurgiões-dentistas somente poderão realizar cirurgias sob anestesia geral, em ambiente hospitalar, cujo diretor técnico seja médico, e que disponha das indispensáveis condições de segurança comuns a ambientes cirúrgicos, considerando-se prática atentatória à ética a solicitação e/ou a realização de anestesia geral em consultório de cirurgião-dentista, de médico ou em ambulatório.

Art. 45. Somente poderão ser realizadas, em consultórios ou ambulatórios, cirurgias passíveis de serem executadas sob anestesia local.

Art. 46. Ocorrendo o óbito do paciente submetido a cirurgia e traumatologia bucomaxilofaciais, realizada exclusivamente por cirurgiões-dentistas, o atestado de óbito será fornecido pelos serviços de patologia, de verificação do óbito ou de Instituto Médico-Legal, de acordo com a organização institucional local e em atendimento aos dispositivos legais.

Art. 47. Nos casos de enxertos autógenos, cuja região doadora se encontre fora da área bucomaxilofacial, os mesmos deverão ser retirados por médicos.

Art. 48. É da competência exclusiva do médico o tratamento de neoplasias malignas, neoplasias das glândulas salivares maiores (parótida, sublingual, submandibular), o acesso da via cervical infra-hióidea, bem como a prática de cirurgias estéticas, ressalvadas as estético-funcionais do sistema estomatognático que são da competência do cirurgião-dentista.

Art. 49. Nos procedimentos em pacientes politraumatizados o cirurgião-dentista membro da equipe de atendimento de urgência deve obedecer a um protocolo de prioridade de atendimento do paciente devendo sua atuação ser definida pela prioridade das lesões do paciente.

Art. 50. Em lesões de área comum à Odontologia e à Medicina e quando a equipe for composta por cirurgião-dentista e médico-cirurgião, o tratamento deverá ser realizado em forma conjunta ficando a chefia da equipe a cargo do profissional responsável pelo tratamento da lesão de maior gravidade e/ou complexidade.

Parágrafo único. As traqueostomias eletivas deverão ser realizadas por médicos.

Seção II | Dentística

Art. 51. A Dentística, em uma visão abrangente e humanística, tem como objetivo o estudo e a aplicação de procedimentos educativos, preventivos e terapêuticos, para devolver ao dente sua integridade fisiológica, e assim contribuir de forma integrada com as demais especialidades para o restabelecimento e a manutenção da saúde do sistema estomatognático.

Art. 52. As áreas de competência para atuação do especialista em Dentística incluem:

a) procedimentos educativos e preventivos, devendo o especialista informar e educar o paciente e a comunidade sobre os conhecimentos indispensáveis à manutenção da saúde;

b) procedimentos estéticos, educativos e preventivos;

c) procedimentos conservadores da vitalidade pulpar;

d) restabelecimento das relações dinâmicas e funcionais dos dentes em oclusão;

e) manutenção e controle das restaurações;

f) restaurações das lesões dentárias através de procedimentos diretos e indiretos;

g) confecção de restaurações estéticas indiretas, unitárias ou não; e,

h) restauração e prótese adesivas diretas.

Seção III | Disfunção Temporomandibular e Dor Orofacial

Art. 53. Disfunção Temporomandibular e Dor Orofacial é a especialidade que tem por objetivo promover e desenvolver uma base de conhecimentos científicos para melhor compreensão do diagnóstico e no tratamento das dores e distúrbios do sistema mastigatório, região orofacial e estruturas relacionadas. (redação alterada pela Resolução CFO 116/2012)

Art. 54. As áreas de competência para atuação do especialista em Disfunção Temporomandibular e Dor Orofacial, incluem: (redação alterada pela Resolução CFO 116/2012)

a) diagnóstico e prognóstico das dores orofaciais complexas, incluindo as disfunções temporomandibulares, particularmente aquelas de natureza crônica;

b) diagnóstico e prognóstico das disfunções temporomandibulares;

c) inter-relacionamento e participação da equipe multidisciplinar de dor em Instituições de Saúde, de Ensino e de Pesquisa;

d) realização de estudos epidemiológicos, clínicos e laboratoriais das disfunções temporomandibulares que se manifestam na região orofacial; e,

e) controle e tratamento das dores orofaciais e disfunções temporomandibulares, através de procedimentos de competência odontológica.

Seção IV | Endodontia

Art. 55. Endodontia é a especialidade que tem como objetivo a preservação do dente por meio de prevenção, diagnóstico, prognóstico, tratamento e controle das alterações da polpa e dos tecidos perirradiculares.

Art. 56. As áreas de competência para atuação do especialista em Endodontia incluem:

a) Procedimentos conservadores da vitalidade pulpar;

b) Procedimentos cirúrgicos no tecido e na cavidade pulpares;

c) Procedimentos cirúrgicos paraendodônticos; e,

d) Tratamento dos traumatismos dentários.

Seção V | Estomatologia

Art. 57. Estomatologia é a especialidade que tem como objetivo a prevenção, o diagnóstico, o prognóstico e o tratamento das doenças próprias do complexo maxilomandibular, das manifestações bucais de doenças sistêmicas, e das repercussões bucais do tratamento antineoplásico. (redação alterada pela Resolução CFO 116/2012)

Art. 58. As áreas de competência para atuação do especialista em Estomatologia incluem:

a) promoção e execução de procedimentos preventivos em nível individual e coletivo na área de saúde bucal, com especial ênfase à prevenção e ao diagnóstico precoce do câncer de boca;

b) condução ou supervisão de atividades de pesquisa e epidemiológica, clínica e/ou laboratorial relacionadas aos temas de interesse da especialidade; e,

c) realização ou solicitação de exames complementares, necessários ao esclarecimento do diagnóstico, bem como, adequar ao tratamento. (redação alterada – todo o artigo – pela Resolução CFO 116/2012)

Seção VI | Radiologia Odontológica e Imaginologia

Art. 59. Radiologia Odontológica e Imaginologia é a especialidade que tem como objetivo a aplicação dos métodos exploratórios por imagem com a finalidade de diagnóstico, acompanhamento e documentação do complexo bucomaxilofacial e estruturas anexas.

Art. 60. As áreas de competência para atuação do especialista em Radiologia Odontológica e Imaginologia incluem:

a) obtenção, interpretação e emissão de laudo das imagens de estruturas bucomaxilofaciais e anexas obtidas, por meio de: radiografia convencional, digitalizada, subtração, tomografia convencional e computadorizada, ressonância magnética, ultrassonografia, e outros; e,
b) auxiliar no diagnóstico, para elucidação de problemas passíveis de solução, mediante exames pela obtenção de imagens e outros.

Seção VII | Implantodontia

Art. 61. Implantodontia é a especialidade que tem como objetivo a implantação na mandíbula e na maxila, de materiais aloplásticos destinados a suportar próteses unitárias, parciais ou removíveis e próteses totais.

Parágrafo único. Na atuação do especialista em Implantodontia observar-se-á o disposto nos artigos 45 e 47, referentes a especialidade de Cirurgia e Traumatologia Bucomaxilofaciais.

Art. 62. As áreas de competência para atuação do especialista em Implantodontia incluem:

a) diagnóstico das condições das estruturas ósseas dos maxilares;
b) diagnóstico das alterações das mucosas bucais, e das estruturas de suporte dos elementos dentários;
c) técnicas e procedimentos de laboratório relativos aos diferentes tipos de prótese a serem executadas sobre os implantes;
d) técnicas cirúrgicas específicas ou afins nas colocações de implantes;
e) manutenção e controle dos implantes; e,
f) realização de enxertos ósseos e gengivais e de implantes dentários no complexo maxilofacial.

Seção VIII | Odontologia Legal

Art. 63. Odontologia Legal é a especialidade que tem como objetivo a pesquisa de fenômenos psíquicos, físicos, químicos e biológicos que podem atingir ou ter atingido o homem, vivo, morto ou ossada, e mesmo fragmentos ou vestígios, resultando lesões parciais ou totais reversíveis ou irreversíveis.

Parágrafo único. A atuação da Odontologia Legal restringe-se à análise, perícia e avaliação de eventos relacionados com a área de competência do cirurgião-dentista, podendo, se as circunstâncias o exigirem, estender-se a outras áreas, se disso depender a busca da verdade, no estrito interesse da justiça e da administração.

Art. 64. As áreas de competência para atuação do especialista em Odontologia Legal incluem:

a) identificação humana;
b) perícia em foro civil, criminal e trabalhista;
c) perícia em área administrativa;
d) perícia, avaliação e planejamento em infortunística;
e) tanatologia forense;
f) elaboração de:
g) autos, laudos e pareceres;
h) relatórios e atestados;
i) traumatologia odontolegal;
j) balística forense;
k) perícia logística no vivo, no morto, íntegro ou em suas partes em fragmentos;
l) perícia em vestígios correlatos, inclusive de manchas ou líquidos oriundos da cavidade bucal ou nela presentes;
m) exames por imagem para fins periciais;
n) deontologia odontológica;
o) orientação odontolegal para o exercício profissional; e,
p) exames por imagens para fins odontolegais.

Seção IX | Odontogeriatria

Art. 65. Odontogeriatria é a especialidade que se concentra no estudo dos fenômenos decorrentes do envelhecimento que também têm repercussão na boca e suas estruturas associadas, bem como a promoção da saúde, o diagnóstico, a prevenção e o tratamento de enfermidades bucais e do sistema estomatognático do idoso.

Art. 66. As áreas de competência para atuação do especialista em Odontogeriatria incluem:

a) estudo do impacto de fatores sociais e demográficos no estado de saúde bucal dos idosos;
b) estudo do envelhecimento do sistema estomatognático e suas consequências;
c) estudo, diagnóstico e tratamento das patologias bucais do paciente idoso, inclusive as derivadas de terapias medicamentosas e de irradiação, bem como do câncer bucal; e,
d) planejamento multidisciplinar integral de sistemas e métodos para atenção odontológica ao paciente geriátrico.

Seção X | Odontologia do Trabalho

Art. 67. Odontologia do Trabalho é a especialidade que tem como objetivo a busca permanente da compatibilidade entre a atividade em meio ambiente laboral e a preservação da saúde bucal do trabalhador. (redação alterada pela Resolução CFO 116/2012)

Art. 68. As áreas de competência para atuação do especialista em Odontologia do Trabalho incluem:

a) identificação, avaliação e vigilância dos fatores ambientais que possam constituir risco à saúde bucal no local de trabalho, em qualquer das fases do processo de produção;

b) assessoramento técnico e atenção em matéria de saúde, de segurança, de ergonomia e de higiene no trabalho, assim como em matéria de equipamentos de proteção individual, entendendo-se inserido na equipe interdisciplinar de saúde do trabalho operante;

c) planejamento e implantação de campanhas e programas de duração permanente para educação dos trabalhadores quanto a acidentes de trabalho, doenças ocupacionais e educação em saúde;

d) organizar estatística de morbidade e mortalidade com causa bucal e investigar suas possíveis relações com as atividades laborais;

e) realização de exames odontológicos para fins trabalhistas; e,

f) análise socioepidemiológica dos problemas de saúde bucal do trabalhador. (alínea inserida pela Resolução CFO 116/2012)

Seção XI | Odontologia para Pacientes com Necessidades Especiais

Art. 69. Odontologia para Pacientes com Necessidades Especiais é a especialidade que tem por objetivo o diagnóstico, a prevenção, o diagnóstico, o tratamento e o controle dos problemas de saúde bucal dos pacientes que tenham alguma alteração no seu sistema biopsicossocial. Leva em conta todos os aspectos envolvidos no processo de adoecimento do homem, importantíssimos na adequação do tratamento odontológico frente às necessidades dos mesmos, levando em conta a classificação de funcionalidade. Além disso, ter uma percepção e atuação dentro de um espaço de referência que tenha uma estrutura inter, multi e transdisciplinar, com envolvimento de outros profissionais de saúde e áreas correlatas, para oferecer um tratamento integral ao paciente. (redação alterada pela Resolução CFO 116/2012)

Art. 70. As áreas de competência para atuação do especialista em Odontologia para Pacientes com Necessidades Especiais incluem: (redação alterada pela Resolução CFO 116/2012)

a) prestar atenção odontológica aos pacientes com distúrbios psíquicos, comportamentais e emocionais;

b) prestar atenção odontológica aos pacientes que apresentam condições físicas ou sistêmicas, incapacitantes, temporárias ou definitivas no nível ambulatorial, hospitalar ou domiciliar;

c) aprofundar estudos e prestar atenção aos pacientes que apresentam problemas especiais de saúde com repercussão na boca e estruturas anexas, bem como das doenças bucais que possam ter repercussões sistêmicas; e

d) inter-relacionamento e participação da equipe multidisciplinar em instituições de saúde, de ensino e de pesquisas.

Seção XII | Odontopediatria

Art. 71. Odontopediatria é a especialidade que tem como objetivo o diagnóstico, a prevenção, o tratamento e o controle dos problemas de saúde bucal do bebê, da criança e do adolescente; a educação para a saúde bucal e a integração desses procedimentos com os dos outros profissionais da área da saúde.

Art. 72. As áreas de competência para atuação do especialista em Odontopediatria incluem: (redação alterada – todo o artigo – pela Resolução CFO 116/2012)

a) promoção de saúde, devendo o especialista educar bebês, crianças, adolescentes, seus responsáveis e à comunidade para adquirirem comportamentos indispensáveis à manutenção do estado de saúde das estruturas bucais;

b) prevenção em todos os níveis de atenção, devendo o especialista atuar sobre os problemas relativos à cárie dentária, ao traumatismo, à erosão, à doença periodontal, às maloclusões, às malformações congênitas e às outras doenças de tecidos moles e duros;

c) diagnosticar as alterações que afetam o sistema estomatognático e identificar fatores de risco em nível individual para os principais problemas da cavidade bucal;

d) tratamento das lesões dos tecidos moles, dos dentes, dos arcos dentários e das estruturas ósseas adjacentes, decorrentes de cáries, traumatismos, erosão, doença periodontal, alteração na odontogênese, maloclusões e malformações congênitas utilizando preferencialmente técnicas de mínima intervenção baseada em evidência; e,

e) condução psicológica dos bebês, crianças, adolescentes, e seus respectivos responsáveis para a atenção odontológica.

Seção XIII | Ortodontia

Art. 73. Ortodontia é a especialidade que tem como objetivo a prevenção, a supervisão e a orientação do desenvolvimento do aparelho mastigatório e a correção das estruturas dentofaciais, incluindo as condições que requeiram movimentação dentária, bem como harmonização da face no complexo maxilomandibular.

Art. 74. As áreas de competência para atuação do especialista em Ortodontia incluem: (redação alterada – todo o artigo – pela Resolução CFO 116/2012)

a) diagnóstico, prevenção, interceptação e prognóstico das maloclusões e disfunções neuromusculares;

b) planejamento do tratamento e sua execução mediante indicação, aplicação e controle dos aparelhos mecanoterápicos, para obter e manter relações oclusais normais em harmonia funcional, estética e fisiológica com as estruturas faciais; e,

c) inter-relacionamento com outras especialidades afins necessárias ao tratamento integral da face.

Seção XIV | Ortopedia Funcional dos Maxilares

Art. 75. Ortopedia Funcional dos Maxilares é a especialidade odontológica que tem como objetivo prevenir, oferecer condições ao sistema estomatognático para alcançar a sua normalidade morfofuncional, e tratar as maloclusões e suas consequências físico-funcionais através de recursos terapêuticos que utilizem estímulos funcionais, visando ao equilíbrio morfofuncional do sistema estomatognático e/ou a profilaxia e/ou o tratamento de distúrbios craniomandibulares e/ou remoção de hábitos deletérios, através de estímulos de diversas origens que provoquem estas respostas, baseados no conceito da funcionalidade dos órgãos. Podendo também fazer uso da supervisão da evolução do desenvolvimento do sistema estomatognático, intervindo quando possível e necessário, fazendo uso de recursos terapêuticos funcionais, inclusive a orientação mastigatória. (redação alterada pela Resolução CFO 116/2012)

Art. 76. As áreas de competência para atuação do especialista em Ortopedia Funcional dos Maxilares incluem: (redação alterada pela Resolução CFO 116/2012)

a) prevenção, diagnóstico, prognóstico, e tratamento das maloclusões, através de métodos ortopédicos funcionais;

b) tratamento e planejamento mediante o manejo das forças naturais, em relação a:
1) crescimento e desenvolvimento;
2) erupção dentária;
3) postura e movimento mandibular; e,
4) posição e movimento da língua;
5) distúrbios craniomandibulares.

f) inter-relacionamento com outras especialidades afins, necessárias ao tratamento integral dos defeitos morfofuncionais da face.

Seção XV | Patologia Bucal

Art. 77. Patologia Bucal é a especialidade que tem como objetivo o estudo dos aspectos histopatológicos das alterações do complexo bucomaxilofacial e estruturas anexas, visando ao diagnóstico final e ao prognóstico dessas alterações, por meio de recursos técnicos e laboratoriais.

Parágrafo único. Para o melhor exercício de sua atividade, o especialista deverá se valer de dados clínicos e exames complementares.

Art. 78. As áreas de competência para atuação do especialista em Patologia Bucal incluem a execução de exames laboratoriais microscópicos, bioquímicos e outros bem como a interpretação de seus resultados, além da requisição de exames complementares como meio auxiliar no diagnóstico de patologias do complexo bucomaxilofacial e estruturas anexas.

Seção XVI | Periodontia

Art. 79. Periodontia é a especialidade que tem como objetivo o estudo dos tecidos de suporte e circundantes dos dentes e seus substitutos, o diagnóstico, a prevenção, o tratamento das alterações nesses tecidos e das manifestações das condições sistêmicas no periodonto, e a terapia de manutenção para o controle da saúde.

Art. 80. As áreas de competência para atuação do especialista em Periodontia incluem:

a) avaliação diagnóstica e planejamento do tratamento;

b) avaliação da influência da doença periodontal em condições sistêmicas;

c) controle dos agentes etiológicos e fatores de risco das doenças dos tecidos de suporte e circundantes dos dentes e dos seus substitutos;

d) procedimentos preventivos, clínicos e cirúrgicos para regeneração dos tecidos periodontais e peri-implantares;

e) planejamento e instalação de implantes e restituição das estruturas de suporte, enxertando materiais naturais e sintéticos; e,

f) procedimentos necessários à manutenção de saúde.

Seção XVII | Prótese Bucomaxilofacial

Art. 81. Prótese Bucomaxilofacial é a especialidade que tem como objetivo a proteção, a prevenção, a reabilitação anatômica, funcional e estética, de regiões da maxila, da mandíbula, e da face, ausentes ou defeituosas, como sequelas de cirurgia, de traumatismo ou em razão de malformações congênitas ou de distúrbios do desenvolvimento, através de próteses, aparelhos e dispositivos. (redação alterada pela Resolução CFO 116/2012)

Art. 82. As áreas de competência para atuação do especialista em Prótese Bucomaxilofacial incluem:

a) diagnóstico, prognóstico e planejamento dos procedimentos em Prótese Bucomaxilofacial;

b) confecção, instalação e implantação de Prótese Bucomaxilofacial;

c) Confecção de dispositivos auxiliares no tratamento emanoterápico das regiões Bucomaxilofaciais; e,

d) confecção e instalação de aparelhos e dispositivos utilizados na prática de esportes; e, (redação alterada pela Resolução CFO 116/2012)

e) atuar multiprofissionalmente, interdisciplinarmente, e transdisciplinarmente no complexo bucomaxilofacial e estruturas anexas. (alínea inserida pela Resolução CFO 116/2012)

Seção XVIII | Prótese Dentária

Art. 83. Prótese Dentária é a especialidade que tem como objetivo a reconstrução dos dentes parcialmente destruídos ou a reposição de dentes ausentes visando à manutenção das funções do sistema estomatognático, proporcionando ao paciente a função, a saúde, o conforto e a estética.

Art. 84. As áreas de competência do especialista em Prótese Dentária incluem:

a) diagnóstico, prognóstico, tratamento e controle dos distúrbios craniomandibulares e de oclusão, através da prótese fixa, da prótese removível parcial ou total e da prótese sobre implantes;

b) atividades de laboratório necessárias à execução dos trabalhos protéticos;

c) Procedimentos e técnicas de confecção de próteses fixas, removíveis parciais e totais como substituição das perdas de substâncias dentárias e paradentárias;

d) procedimentos necessários ao planejamento, confecção e instalação de próteses sobre implantes; e,

e) manutenção e controle da reabilitação.

Seção XIX | Saúde Coletiva e da Família (denominação alterada pela resolução CFO 108/2011)

Art. 85. Saúde Coletiva e da Família é a especialidade que tem como objetivo o estudo dos fenômenos que interferem na saúde coletiva, por meio de análise, organização, planejamento, execução e avaliação de sistemas de saúde, dirigidos a grupos populacionais, com ênfase na promoção de saúde.

Art. 86. As áreas de competência para atuação do especialista em Saúde Coletiva e da Família incluem: (redação alterada pela Resolução CFO 116/2012)

a) análise socioepidemiológica dos problemas de saúde bucal da comunidade;

b) elaboração e execução de projetos, programas e/ou sistemas de ação coletiva ou de saúde pública visando a promoção, o restabelecimento e o controle da saúde bucal; e,

c) participar, em nível administrativo-operacional de equipe multiprofissional, por intermédio de:
1) organização de serviços;
2) gerenciamento em diferentes setores e níveis de administração em saúde pública;
3) vigilância sanitária;
4) controle das doenças; e,
5) educação em saúde pública.

- ## Capítulo IX | Funcionamento de entidade prestadora de assistência odontológica e de empresa que comercializa e/ou industrializa produtos odontológicos

Art. 87. O funcionamento de entidade prestadora de assistência odontológica obriga ao registro no Conselho Federal e à inscrição no Conselho Regional em cuja jurisdição esteja estabelecida ou exerça sua atividade. (redação dada pela Resolução CFO 73/2007 que alterou art. 87 e parágrafos)

§ 1º. Entende-se como entidades prestadoras de assistência odontológica, toda aquela que exerça a Odontologia, ainda que de forma indireta, sejam elas clínicas, policlínicas, cooperativas, planos de assistência à saúde, convênios de qualquer forma, credenciamentos, administradoras, intermediadoras, seguradoras de saúde, ou quaisquer outras entidades.

§ 2º. Entre as entidades referidas neste artigo incluem-se: (redação dada pela Resolução 75 de 31/08/2007 do CFO)

a) além de suas matrizes ou sedes, as filiais e filiadas, independente das designações que lhes sejam atribuídas, ainda que integradas em outras entidades ou organizações de cunho não odontológico;

b) clínica, policlínica e posto de saúde:
b.1 odontológico (consultório);
b.2. serviço de assistência odontológica a empregados;
b.3 médico-odontológica;
b.4 mantida por sindicato;
b.5 mantida por entidade beneficente;
b.6. mantida por entidade de classe;
b.7. mantida por associações;
b.8. de graduação em faculdades e/ou universidades e centros universitários;
b.9. serviço público odontológico; e,
b.10. cooperativa de prestação de serviços;

c) os planos de assistência à saúde:
  c.1. administradora;
  c.2. cooperativa médica;
  c.3. cooperativa odontológica;
  c.4. autogestão;
  c.5. Odontologia de grupo;
  c.6. Medicina de grupo;
  c.7. filantropia; e,
  c.8. seguradora de saúde;
d) os serviços de assistência odontológica de estabelecimentos hospitalares:
  d.1. públicos:
    d.1.1. municipais;
    d.1.2. estaduais;
    d.1.3. federais;
  d.2. privados; e,
  d.3. filantrópicos;
e) as unidades móveis de atendimento público e privado:
  e.1. terrestre;
  e.2. marítima; e,
  e.3. aérea.

§ 3º. O funcionamento de empresas que comercializam e/ou industrializam produtos odontológicos obriga ao registro no Conselho Federal e à inscrição no Conselho Regional cuja jurisdição esteja estabelecida ou exerça sua atividade, desde que exista legislação municipal e/ou estadual determinando esta obrigatoriedade

Art. 88. Para se habilitar ao registro e à inscrição, a entidade prestadora de assistência odontológica e as empresas que comercializam e/ou industrializam produtos odontológicos deverão, obrigatoriamente, ter sua parte técnica odontológica sob responsabilidade de um cirurgião-dentista.

Art. 89. Estão obrigadas a registro e inscrição as clínicas sujeitas à administração direta ou indireta, Federal, Estadual ou Municipal, as pertencentes a Instituições de Ensino e as das entidades representativas da classe.

Parágrafo único. Não são obrigados a registro e inscrição como clínica odontológica, os consultórios que apenas anunciem especialidades.

Art. 90. É obrigatória a existência, em quaisquer das entidades prestadoras de serviços, de um cirurgião-dentista como responsável técnico.

§ 1º. Necessariamente, o responsável técnico deverá ser um cirurgião-dentista com inscrição no Conselho Regional da jurisdição, quite com sua tesouraria onde se encontrar instalada a clínica sob sua responsabilidade.

§ 2º. O cirurgião-dentista somente poderá ser responsável técnico por uma única entidade prestadora de assistência odontológica, sendo vedada, inclusive, a acumulação de responsabilidade de filial.

§ 3º. Admite-se, como exceção ao parágrafo anterior, acumulação de responsabilidade técnica por 2 (duas) entidades prestadoras de serviços odontológicos, quando uma delas tiver finalidade filantrópica, não recebendo desta nenhuma remuneração.

§ 4º. No caso de afastamento do cirurgião-dentista responsável técnico, o mesmo deverá ser imediatamente substituído, e essa alteração enviada em nome da empresa, acompanhada de declaração do novo responsável técnico, dentro de 30 (trinta) dias, ao Conselho Regional, sob pena de cancelamento da inscrição da entidade.

§ 5º. Será considerado desobrigado o cirurgião-dentista que comunicar, por escrito, ao Conselho Regional que deixou de ser responsável técnico pela entidade, desde que comprove ter dado ciência de seu afastamento à entidade da qual pretende desvincular sua responsabilidade técnica.

§ 6º. O não cumprimento do estabelecido no parágrafo anterior implicará a continuidade da responsabilidade do cirurgião-dentista pelas infrações éticas cometidas pela entidade.

§ 7º. Admite-se, ainda, como exceção ao parágrafo 2º, acumulação de responsabilidade técnica, quando for entidade prestadora sujeita à Administração direta ou indireta, Federal, Estadual ou Municipal. (parágrafo acrescido pela Resolução CFO-94/2009, de 07/12/2009)

Art. 91. As entidades prestadoras de serviço odontológico constituídas tanto na forma individual como coletiva, deverão atender as normas de biossegurança, de proteção radiológica, ambiental e de higiene previstas nas legislações competentes, Federais, Estaduais e Municipais.

Art. 92. Os serviços de Odontologia que funcionarem em ambiente hospitalar obedecerão ao disposto no artigo anterior, no que couber, e ao disposto nas leis municipais, estaduais e federais de vigilância sanitária, como também nas resoluções específicas emanadas do Conselho Federal de Odontologia.

▪ Capítulo X | Funcionamento de laboratório de prótese dentária

Art. 93. O funcionamento de laboratório de prótese dentária, constituído como pessoa jurídica, obriga ao registro no Conselho Federal e à inscrição no Conselho Regional em cuja jurisdição esteja estabelecido ou exerça sua atividade.

Art. 94. Para se habilitar ao registro e à inscrição o laboratório de prótese dentária deverá apresentar:

a) atos constitutivos da pessoa jurídica;
b) registro no cadastro nacional das pessoas jurídicas junto ao Ministério da Fazenda; e,
c) declaração de responsabilidade técnica firmada por um técnico em prótese dentária ou um cirurgião-dentista.

Art. 95. O proprietário ou o responsável técnico pelo laboratório de prótese dentária responderá pelas infrações éticas cometidas em nome da entidade.

Parágrafo único. No caso de afastamento do responsável técnico, o mesmo deverá ser imediatamente substituído, e essa alteração enviada em nome da empresa, acompanhada de declaração do novo responsável técnico, dentro de 30 (trinta) dias, ao Conselho Regional, sob pena de cancelamento da inscrição da entidade.

Art. 96. É vedado ao laboratório de prótese dentária fazer propaganda de seus serviços ao público em geral, sendo permitidas apenas propagandas em revistas, jornais ou folhetos especializados, desde que dirigidas aos cirurgiões-dentistas, e acompanhadas do nome do laboratório e do seu número de inscrição no Conselho Regional.

Art. 97. Não estão obrigados à inscrição os laboratórios sujeitos à administração direta ou indireta, federal, estadual ou municipal; os pertencentes a instituições de ensino; e, os mantidos por cirurgião-dentista em anexo ao seu consultório, para atendimento exclusivo.

▪ Capítulo XI | Reconhecimento de entidade representativa da classe

Art. 98. A entidade representativa da classe odontológica, para ser reconhecida, pelo Conselho Federal de Odontologia, deverá requerer seu registro.

Parágrafo único. Entende-se por entidade representativa da classe odontológica aquela que reúna em seus quadros número significativo de profissionais generalistas, de especialistas de determinada área de atuação, ou ainda, das profissões auxiliares regulamentadas, que tenha como objetivo o congraçamento, a elevação cultural e a defesa dos interesses da classe, sem finalidade lucrativa.

Art. 99. Para se habilitar ao registro no Conselho Federal a entidade deverá: (redação alterada pela Resolução CFO-104/2010)

a) ter personalidade jurídica; e,
b) Congregar em seus quadros a maioria de cirurgiões-dentistas devidamente habilitados, quando se tratar de entidade multidisciplinar na área da Odontologia; a maioria de cirurgiões-dentistas especialistas em uma determinada área, em se tratando de entidade de cirurgiões-dentistas de uma determinada especialidade; e a maioria de profissionais auxiliares habilitados, em se tratando de entidade de profissionais auxiliares; e, (redação alterada pela Resolução CFO-104/2010)
c) apresentar, além da relação de sócios, comprovação através de atas e outros documentos de atividades desenvolvidas, ininterruptamente, nos últimos 05 (cinco) anos, na qual deverão constar, o número de reuniões científicas, conferências, conclaves e cursos ministrados. (redação incluída pela Resolução CFO-104/2010)

Art. 100. A entidade representativa da classe interessada em se registrar no Conselho Federal deverá solicitar seu registro através do Conselho Regional, em cuja jurisdição esteja radicada, fazendo acompanhar seu requerimento de cópia do estatuto registrado em cartório, registro no cadastro nacional de pessoas jurídicas junto ao Ministério da Fazenda e relação nominal dos associados com os respectivos números de inscrição em conselho profissional.

§ 1º. O Conselho Federal poderá exigir outra documentação, quando assim achar conveniente.

§ 2º. Os Conselhos Regionais manterão, permanentemente, cadastro atualizado das entidades registradas em sua jurisdição.

§ 3º. O registro das entidades não lhes acarretará quaisquer ônus de caráter financeiro.

§ 4º. O Conselho Federal de Odontologia somente considerará como entidade representativa da classe de âmbito nacional, aquela que possuir seção, regional ou similar devidamente registrada no Cartório de Pessoas Jurídicas e no Conselho Federal de Odontologia em, pelo menos, 50% (cinquenta por cento) mais um dos estados brasileiros, distribuídas nas cinco regiões geográficas do território nacional.

Art. 101. Não poderá ser deferido registro de entidade cuja atuação principal seja a difusão de processos de tratamento ou de técnica não reconhecidos pelo Conselho Federal, ou cuja atuação principal seja de realização de cursos de especialização. (redação alterada pela Resolução CFO-104/2010)

▪ Capítulo XII | Reconhecimento de honraria odontológica

Art. 102. As ordens honoríficas, os títulos de benemerência, as medalhas, os diplomas de mérito, e outras dignidades odontológicas dependem de prévio registro do respectivo regulamento no Conselho Federal, para fins de reconhecimento.

Art. 103. O registro de honraria somente poderá ser concedido quando:

a) for distribuída por entidade oficial ou representativa da classe registrada no Conselho Federal;
b) constar do respectivo regulamento a vedação de concessão de honraria a cirurgião-dentista que esteja no cumprimento de penalidade imposta por Conselho de Odontologia;
c) constar do respectivo regulamento vedação expressa à cobrança de taxas ou quaisquer despesas, bem como a oferta de donativos, por parte do agraciado, inclusive adesão a ágapes; e,
d) constar do respectivo regulamento que a honraria somente poderá ser concedida uma única vez à mesma pessoa.

Parágrafo único. Os dispositivos da presente norma não abrangem a outorga de prêmios em dinheiro, concedidos em decorrência de concurso para apresentação de trabalho científico, ou medalha e diploma comemorativos de eventos odontológicos.

Art. 104. Para o registro de honraria, a entidade encaminhará ao Conselho Federal, através do Conselho Regional da jurisdição, requerimento, instruído com a seguinte documentação:

a) estatuto da entidade;
b) regulamento de concessão da honraria; e,
c) relação das pessoas ou entidades que integram a comissão julgadora ou órgão equivalente, quando não constar do regulamento.

Parágrafo único. O Conselho Federal poderá exigir outra documentação, quando achar conveniente.

▶ Título II | Do procedimento para registro e inscrição

▪ Capítulo I | Disposições preliminares

Art. 105. As pessoas físicas e jurídicas, com exceção das entidades representativas da classe, vinculam-se à jurisdição de um Conselho Regional através da inscrição, que é efetivada após o registro no Conselho Federal.

Art. 106. A secretaria do Conselho Regional processará a documentação comprobatória apresentada pelo interessado, e somente após devidamente instruído o processo, e quitadas as taxas devidas, o encaminhará ao Presidente para designação de um Conselheiro ou de uma Comissão, para a emissão de parecer ou relatório conclusivo.

Art. 107. O processo, caso haja manifestação conclusiva do Relator ou da Comissão, será obrigatoriamente incluído para julgamento na primeira reunião ordinária do Plenário.

§ 1º. Caso o Relator ou a Comissão sugira alguma diligência ou exigência no processo, o mesmo será levado ao Presidente para despacho.

§ 2º. O Presidente, aceitando a sugestão referida no parágrafo anterior, determinará o cumprimento da diligência por parte do setor competente, ou, no caso de exigência a ser cumprida por parte do interessado, aplicará o disposto no artigo 2º destas normas.

§ 3º. Atendida a diligência ou a exigência, o processo será incluído para julgamento na primeira reunião ordinária do Plenário.

§ 4º. Na hipótese de o Presidente não concordar com a sugestão, submeterá o processo à apreciação do Plenário.

Art. 108. Das decisões denegatórias dos Conselhos Regionais caberá recurso ao Conselho Federal.

Art. 109. Deferido o pedido pelo Plenário, e concedidos o registro e inscrição, automaticamente, será a documentação colocada à disposição do Conselho Federal, para reexame se necessário.

Art. 110. Após reexame da documentação, o Conselho Federal poderá:

a) pedir complementação de documentação, e ainda promover diligência ou exigência; e
b) restituir a documentação ao Conselho Regional para nova análise ou mesmo determinar a reformulação da decisão do Plenário do Regional, caso a documentação não esteja enquadrada nestas normas.

Art. 111. Todas as anotações e assinaturas em carteiras de identidade, cédulas de identidade, diplomas e certificados serão, obrigatoriamente, feitas na cor preta.

▪ Capítulo II | Registro

Art. 112. O registro nos assentamentos do Conselho Federal de Odontologia será efetuado por intermédio dos Conselhos Regionais, via sistema informatizado.

▪ Capítulo III | Inscrição

Seção I | Disposições preliminares

Art. 113. A inscrição somente será efetivada após o pagamento da anuidade devida pelo interessado.

394 Apêndices

Art. 114. A inscrição, em Conselho Regional, poderá ser:

a) principal;
b) provisória;
c) temporária;
d) secundária; e
e) remida.

Art. 115. Efetivada a inscrição de pessoa física será feita no corpo do título, exceto no caso de inscrição secundária, e na carteira ou cédula de identidade profissional, a anotação respectiva, autenticada pelo Presidente e pelo Secretário do Conselho Regional, da qual constará, no mínimo, o número de inscrição atribuído ao profissional, a data da reunião na qual tenha sido aprovada, além das anotações do registro efetuado no Conselho Federal (redação dada pela Resolução CFO-78/2007)

§ 1º. À cada inscrição será atribuído um número de ordem, na forma seguinte:

a) o número de inscrição principal atribuído a cirurgião-dentista será precedido da sigla do Conselho Regional;
b) o número de inscrição principal atribuído a técnico em prótese dentária será precedido da sigla do Conselho Regional, ligada por hífen às letras "TPD";
c) o número de inscrição atribuído a técnico em higiene dental será precedido da sigla do Conselho Regional, ligada por hífen às letras "THD";
d) o número de inscrição atribuído a auxiliar de consultório dentário será precedido da sigla do Conselho Regional, ligada por hífen às letras "ACD";
e) o número de inscrição atribuído a auxiliar de prótese dentária será precedido da sigla do Conselho Regional, ligada por hífen às letras "APD";
f) o número de inscrição atribuído à entidade prestadora de assistência odontológica e de empresas que comercializam e/ou industrializam produtos odontológicos será precedido de sigla do Conselho Regional, ligada por hífen às letras "CLM", quando se tratar de matriz e "CLF", quando filial;
g) o número de inscrição atribuído a laboratório de prótese dentária será precedido da sigla do Conselho Regional, ligada por hífen às letras "LPM", quando se tratar de matriz e "LPF", quando filial;
h) o número de inscrição provisória atribuído a cirurgião-dentista será precedido da sigla do Conselho Regional, ligada por hífen às letras "PV";
i) o número de inscrição temporária atribuído a cirurgião-dentista será precedido da sigla do Conselho Regional, ligada por hífen à letra "T";

j) o número de inscrição secundária atribuído a profissional será feito na forma, respectivamente, das alíneas "a" a "e", sendo o conjunto seguido das letras "IS", ligadas por hífen; e,
k) o número de inscrição remida será o mesmo da inscrição principal, seguida da letra "R", ligada por hífen.

§ 2º. A carteira e a cédula de identidade conterão a fotografia do profissional, fixada por colagem e autenticada pela gravação em relevo a seco, do sinete de segurança do Conselho Regional respectivo.

§ 3º. Na carteira de identidade profissional a ser expedida para cirurgiões-dentistas em serviço ativo nas Forças Armadas, como integrantes dos respectivos Serviços de Saúde, constará, além das indicações referidas neste artigo, a qualificação "cirurgião-dentista militar", feita na parte destinada a observações, devendo ser, anualmente, confirmada a condição de militar, através de documentação do órgão correspondente.

§ 4º. Ao cirurgião-dentista com inscrição provisória será fornecida cédula de identidade provisória, conforme modelo aprovado pelo Conselho Federal.

§ 5º. As inscrições principais terão numeração cronológica infinita, incluindo-se nessa mesma condição as inscrições Provisórias e Temporárias, que receberão as siglas "PV" e "T" previstas nas alíneas "h" e "i" § 1º deste artigo, o que permitirá o uso do mesmo número de inscrição, quando da Inscrição Principal após concluída a temporariedade.

Art. 116. O Conselho Regional fornecerá certificado de registro e inscrição à entidade prestadora de assistência odontológica e de empresas que comercializam e/ou industrializam produtos odontológicos e a laboratório de prótese dentária que tiverem deferidos seus pedidos.

Parágrafo único. A entidade prestadora de assistência odontológica e de empresas que comercializam e/ou industrializam produtos odontológicos e o laboratório de prótese dentária são obrigados a manter em local visível o certificado concedido pelo Conselho Regional.

Art. 117. As inscrições aprovadas e as indeferidas deverão constar de publicações oficiais dos respectivos Conselhos Regionais.

Seção II | Inscrição principal

Art. 118. Entende-se por inscrição principal aquela feita no Conselho Regional, sede da principal atividade profissional.

Art. 119. A inscrição principal habilita ao exercício permanente da atividade na área da jurisdição do Conselho Regional respectivo e, no caso de pessoa física, ao exercício eventual ou temporário da atividade em qualquer parte do território nacional.

§ 1º. Considera-se exercício eventual ou temporário da atividade aquele que não exceda o prazo de 90 (noventa) dias consecutivos, exigindo-se, para tal, o visto na carteira de identidade profissional, pelo Conselho da jurisdição.

§ 2º. No caso de transformação de inscrição secundária em inscrição principal, o interessado continuará com o mesmo número, suprimidas as letras "IS", registrando no prontuário do profissional.

§ 3º. Ocorrendo retorno à atividade de profissional que tenha cancelado inscrição principal, esta voltará a ter o mesmo número, registrando no prontuário do profissional.

Art. 120. Nos requerimentos serão expressamente declarados, no mínimo, os seguintes dados:

I – Para cirurgião-dentista, técnico em prótese dentária, técnico em higiene dental, auxiliar de consultório dentário e auxiliar de prótese dentária:

a) nome completo;
b) filiação;
c) nacionalidade;
d) data, município e estado do nascimento;
e) estado civil;
f) sexo;
g) número do cartão de identificação do contribuinte (CPF);
h) número, data de emissão e órgão emitente da carteira de identidade civil;
i) número, zona e seção do título de eleitor e a data da última eleição em que tenha votado;
j) número, data e órgão expedidor de documento militar;
k) órgão expedidor do diploma ou certificado;
l) data da conclusão do curso ou da colação de grau;
m) endereço da residência e do local de trabalho;
n) tipo sanguíneo; e
o) doador ou não de órgãos.

II – Para especialista:

p) nome completo;
q) número de inscrição no Conselho Regional;
r) título da especialidade; e
s) alínea e artigo destas normas, base do direito pretendido.

III – Para entidade prestadora de assistência odontológica, e empresas que comercializam e/ou industrializam produtos odontológicos e laboratório de prótese dentária:

a) nome e/ou razão social, e também o nome fantasia;

b) nome e número de inscrição do responsável técnico; e
c) endereço.

Art. 121. Os requerimentos, que só poderão ser processados se estiver completa a documentação, serão instruídos com:

I – Para cirurgião-dentista:

a) original e cópia do diploma;
b) prova de revalidação do diploma, quando se tratar de profissional amparado pela alínea "b", do artigo 5º;
c) prova de se encontrar em serviço ativo nas Forças Armadas, como integrante do Serviço de Saúde, fornecida pelos órgãos competentes dos Ministérios da Marinha, do Exército ou da Aeronáutica, quando se tratar de cirurgião-dentista militar; e
d) 2 (duas) fotografias recentes em formato 2 (dois) por 2 (dois).

II – Para técnico em prótese dentária, técnico em higiene dental, auxiliar de consultório dentário e auxiliar de prótese dentária:

a) original e cópia de diploma, certificado ou qualquer outro documento que habilite o requerente, nos termos da legislação, ao exercício profissional;
b) para os técnicos em prótese dentária e higiene dental, cópia da Portaria de autorização do curso publicada no Diário Oficial; e
c) 2 (duas) fotografias 2 (dois) por 2 (dois).

III – Para especialista:

a) certificado conferido por curso de especialização em Odontologia que atenda a estas normas;
b) diploma ou certificado de curso de especialização registrado pelo extinto Serviço Nacional de Fiscalização da Odontologia;
c) diploma expedido por curso regulamentado por Lei, realizado pelos serviços de Saúde das Forças Armadas, que dê direito especificamente a registro e inscrição; ou
d) diploma ou certificado conferido por curso de especialização ou residência na vigência das Resoluções do Conselho Federal de Odontologia ou legislação específica anterior, desde que atendidos todos os seus pressupostos e preenchidos os seus requisitos legais.

Parágrafo único. São vedados o registro e a inscrição de duas especialidades com base no mesmo curso realizado, bem como de mais de duas especialidades, mesmo que oriundas de cursos ou documentos diversos.

IV – Para entidade prestadora de assistência odontológica:

a) atos constitutivos da entidade, devidamente registrados no órgão competente;

b) inscrição no cadastro nacional das pessoas jurídicas do Ministério da Fazenda;

c) relação dos profissionais que trabalharão para entidade, seja na condição de sócio, empregado, terceirizado, cooperativado, credenciado, ou referenciado, anotada a condição de especialista se for o caso;

d) inscrição no cadastro das pessoas físicas junto ao Ministério da Fazenda no caso de sócios não cirurgiões-dentistas; e

e) indicação e declaração de responsável técnico na forma prevista no artigo 90 destas normas.

§ 1º. No caso de serviço de assistência odontológica de estabelecimento hospitalar, também deverá instruir o requerimento documento que comprove a condição de hospital, através de regimento ou estatuto, publicado e devidamente registrado, no qual constem, pelo menos, as três divisões básicas de um hospital: médica, técnica e administrativa.

§ 2º. No caso de clínica mantida por sindicato, também deverá instruir o requerimento cópia da carta sindical.

§ 3º. A entidade deverá manter atualizados seu cadastro e a relação de que trata a alínea "c".

§ 4º. Poderão ser exigidos outros documentos, a critério dos Conselhos de Odontologia, em qualquer época.

V – Para empresas que comercializam e/ou industrializam produtos odontológicos:

a) atos constitutivos da empresa, devidamente registrados no órgão competente;

b) inscrição no cadastro nacional das pessoas jurídicas do Ministério da Fazenda; e

c) indicação e declaração de responsável técnico na forma prevista no artigo 90 destas normas.

VI – Para laboratório de prótese dentária:

a) atos constitutivos do laboratório, devidamente registrados no órgão competente;

b) inscrição no cadastro nacional das pessoas jurídicas do Ministério da Fazenda; e

c) indicação e declaração de responsável técnico na forma prevista no artigo 94 destas normas.

Seção III | Inscrição provisória

Art. 122. Por inscrição provisória entende-se aquela a que está obrigado o profissional recém-formado, ainda não possuidor de diploma.

Art. 123. Ao recém-formado, com inscrição provisória, será fornecida cédula provisória, que lhe dará direito ao exercício da profissão pelo prazo de 2 (dois) anos, contados da data da colação de grau, quando cirurgião-dentista ou da data da formatura para os demais profissionais. (redação dada pela Resolução CFO 109/2011)

Art. 124. A inscrição provisória será solicitada ao Presidente do Conselho Regional, através de requerimento contendo a indicação, no mínimo, dos dados referidos no inciso I do artigo 120, acompanhado de cópia autenticada de declaração de instituição de ensino onde se tenha formado, firmada por autoridade competente e da qual conste, expressamente, por extenso: nome, nacionalidade, data e local de nascimento, além da data de colação de grau, quando cirurgião-dentista ou da data de formatura, para os demais profissionais. (redação dada pela Resolução CFO 78/2007)

Art. 125. O Conselho Regional, com autorização expressa do Presidente, inscreverá o recém-formado, após o pagamento das obrigações financeiras, comunicando o fato ao Conselho Federal, para fins de controle.

Art. 126. Quando da caducidade da inscrição provisória, o Conselho Regional providenciará, de imediato, a interrupção das atividades profissionais de seu titular, comunicando o fato ao Conselho Federal.

Parágrafo único. Quando da inscrição principal, na vigência da provisória, é vedada a cobrança de nova taxa de inscrição.

Art. 127. O detentor de inscrição provisória tem os mesmos direitos e obrigações daquele que detém inscrição principal, observadas as restrições do regimento eleitoral.

Art. 128. Quando o recém-formado, portador de inscrição provisória, se transferir, de modo permanente, para jurisdição de outro Conselho Regional, este poderá conceder-lhe nova inscrição pelo prazo complementar ao da primeira, após o recolhimento da cédula provisória, a qual será devolvida ao Conselho Regional de origem, observadas as exigências para a transferência.

Seção IV | Inscrição temporária

Art. 129. Entende-se por inscrição temporária aquela que se destina a cirurgião-dentista estrangeiro com "visto temporário" ou "registro provisório", desde que não haja restrição ao exercício profissional no país.

Parágrafo único. A inscrição temporária será solicitada ao Presidente do Conselho Regional através de requerimento contendo a indicação, no mínimo, dos dados referidos no inciso I, do artigo 120, acompanhado dos documentos a que se refere o inciso I, do artigo 121, no que couber, além de cópia da carteira de identidade.

Art. 130. O cirurgião-dentista portador de "visto temporário" deverá juntar, por ocasião do seu pedido de inscrição temporária, cópia do contrato de trabalho ou declaração da Instituição de Ensino Superior ou entidade credenciada pelo Conselho Federal de Odontologia onde o mesmo irá realizar curso de pós-graduação.

Parágrafo único. A inscrição temporária, deferida na forma deste artigo, será cancelada ao término do prazo concedido para a estada do profissional no território nacional, o qual será verificado pelo contrato.

Art. 131. Ao cirurgião-dentista portador de "registro provisório" no Ministério da Justiça será concedida a inscrição temporária pelo prazo de 2 (dois) anos, a contar da data do referido registro.

Art. 132. Ao cirurgião-dentista com inscrição temporária será fornecida cédula de identidade profissional, de modelo aprovado pelo Conselho Federal.

§ 1º. Da cédula a que se refere este artigo, deverão constar, obrigatoriamente, a circunstância de se tratar de inscrição temporária e a advertência de que, escoado o prazo de validade, a inscrição se torna, compulsoriamente, ineficaz.

§ 2º. Do prontuário do profissional deverão constar a observação de se tratar de inscrição temporária e o prazo de validade.

Art. 133. Ao obter a transformação do "visto temporário" em "permanência definitiva", o cirurgião-dentista estrangeiro deverá solicitar ao Conselho Regional a transformação de sua "inscrição temporária" em "inscrição principal".

Parágrafo único. O Conselho Regional procederá ao cancelamento da inscrição temporária e processará a inscrição principal, que será concedida após o novo registro do diploma, comunicando o fato ao Conselho Federal.

Seção V | Inscrição secundária

Art. 134. Entende-se por inscrição secundária aquela a que está obrigado o profissional para exercer a profissão na jurisdição de outro Conselho Regional além daquele a que se acha vinculado pela inscrição principal ou provisória, exceto no caso a que se refere o § 1º do artigo 119.

Art. 135. O detentor de inscrição secundária tem os mesmos direitos e obrigações daquele que detém inscrição principal, observadas as restrições do regimento eleitoral.

Art. 136. No requerimento de inscrição secundária, além dos dados exigidos no inciso I do artigo 120, serão ainda declarados:

I – número e origem da inscrição principal ou provisória; e

II – endereço onde irá exercer a atividade profissional.

Art. 137. O requerimento será instruído com a carteira de identidade profissional fornecida pelo Conselho de origem.

§ 1º. O Conselho solicitará de imediato ao Conselho que detém a inscrição principal uma cópia completa do prontuário do interessado, onde constarão anotação de punições éticas porventura existentes e quaisquer outras informações que julgar necessárias, as quais serão fornecidas no prazo improrrogável de 30 (trinta) dias.

§ 2º. Caso a resposta às informações solicitadas revele a existência de irregularidade no Conselho da inscrição principal ou provisória e que constitua impedimento à concessão da inscrição secundária, esta não será concedida.

§ 3º. Ao profissional em débito e que não tenha condições de quitar seu débito junto ao Conselho onde mantém inscrição principal, poderá ser deferido o pedido de inscrição secundária desde que o profissional firme termo de confissão de dívida para com o Conselho de origem, ou esteja o débito sendo objeto de ação judicial.

§ 4º. O Presidente do Conselho Regional poderá expedir autorização para o exercício das atividades do requerente, até a concessão, pelo Plenário, da inscrição pleiteada.

Art. 138. A inscrição secundária obriga ao pagamento, também, das taxas e anuidades ao Conselho em que a mesma seja deferida.

§ 1º. A inscrição secundária receberá número sequencial àqueles concedidos para a inscrição principal ou provisórias, seguido das letras "IS" ligadas por um hífen, e será lançada no mesmo local das inscrições principais ou provisórias, anotados ainda o CRO de origem e respectivo número.

§ 2º. No caso de transformação de inscrição principal em inscrição secundária o interessado continuará com o mesmo número seguido das letras "IS" ligadas por um hífen, anotado o fato.

Art. 139. O Conselho Regional que conceder inscrição secundária comunicará o fato ao Conselho onde o profissional tenha sua inscrição principal ou provisória, no prazo máximo de 15 (quinze) dias, a contar da data da

398 Apêndices

aprovação da inscrição, e este deverá anotar o fato na folha da inscrição principal ou provisória.

Seção VI | Inscrição remida

Art. 140. Entende-se por inscrição remida aquela concedida automaticamente, pelo Conselho Regional, ao profissional com 70 (setenta) anos de idade que nunca tenha sofrido penalidade por infração ética, independendo da entrega do certificado.

§ 1º. Para obter inscrição remida, o profissional deverá estar quite com todas as obrigações financeiras perante a Autarquia, ficando liberado do pagamento da anuidade do exercício em que a mesma seja concedida.

§ 2º. O profissional com inscrição remida fica dispensado do recolhimento das anuidades.

Art. 141. A transformação a que se refere o artigo anterior deverá ser, de imediato, comunicada, por escrito, ao interessado e ao Conselho Federal.

Art. 142. No local onde se encontrar lançada a inscrição principal, deverá ser anotada a observação de que foi a mesma cancelada, por transformação em inscrição remida.

Parágrafo único. O profissional permanecerá com o mesmo número da inscrição principal, seguida da letra "R" ligada por hífen.

Art. 143. Efetivada a transformação, será feita, na carteira profissional, a anotação respectiva, autenticada pelo Presidente e pelo Secretário do Conselho Regional.

Art. 144. Ao cirurgião-dentista com inscrição remida é facultado o comparecimento a eleições da Autarquia, podendo, no entanto, votar, ser votado e participar de Assembleias Gerais do Conselho Regional.

Art. 145. O Conselho Regional fornecerá certificado, conforme modelo aprovado pelo Conselho Federal, ao profissional com inscrição remida.

Parágrafo único. O Conselho Regional deverá fazer a entrega do certificado a que se refere este artigo, em sessão solene, de preferência comemorativa do Dia do Cirurgião-Dentista Brasileiro.

Seção VII | Transferência

Art. 146. Entende-se por transferência a mudança da sede da principal atividade exercida pelo profissional, de modo permanente, para jurisdição de outro Conselho Regional.

Art. 147. A transferência será requerida ao Presidente do Conselho para cuja jurisdição pretenda se transferir o profissional.

Art. 148. O requerimento será instruído com o diploma ou certificado, a carteira e a cédula de identidade profissionais, que deverão ser restituídos ao Conselho de origem de modo a possibilitar o cancelamento da inscrição.

§ 1º. Ao profissional em débito e que não tenha condições de quitar seu débito no ato do pedido de transferência, esta poderá ser deferida desde que o profissional firme termo de confissão de dívida para com o Conselho titular do crédito, ou esteja o débito sendo objeto de ação judicial.

§ 2º. O Presidente do Conselho Regional poderá expedir autorização para o exercício das atividades do requerente, até a concessão, pelo Plenário, da inscrição pleiteada.

Art. 149. No processamento de transferência, compete ao Conselho Regional para cuja jurisdição pretenda se transferir o profissional:

a) requisitar ao Conselho de origem o prontuário do profissional;

b) determinar ao profissional que recolha diretamente ao Conselho de origem, através de ordem de pagamento ou outro meio, qualquer débito existente, ou atenda à exigência do § 1º do artigo 148; e

c) devolver ao Conselho de origem, para fins de cancelamento, a carteira e a cédula de identidade profissionais.

Art. 150. Compete ao Conselho Regional de origem, no processamento do pedido de transferência:

a) verificar a regularidade da situação do requerente junto à Autarquia, inclusive no que se refere a seus compromissos financeiros;

b) cancelar a inscrição, a cédula e a carteira de identidade profissionais do transferido, encaminhando ao Conselho Regional requisitante, no prazo máximo de 15 (quinze) dias, o prontuário do profissional a ser transferido;

c) anotar todos os dados referentes à transferência, inclusive o Conselho Regional de destino;

d) o profissional em débito receberá uma transferência provisória informando que o processo está em fase de tramitação, a qual terá validade pelo prazo máximo do parcelamento feito pelo Conselho de origem;

e) o Conselho de origem poderá fornecer uma declaração para o Conselho de destino, informando que a inscrição por transferência poderá ser autorizada antes da chegada do prontuário; e

f) o Conselho de origem deverá informar a situação financeira do profissional na situação de transferência provisória, mês a mês. Caso não seja honrada qualquer parcela, a citada transferência provisória será imediatamente suspensa.

Parágrafo único. O cancelamento da inscrição poderá ser efetuado pelo Presidente *ad referendum* do Plenário.

Art. 151. O prontuário mencionado no artigo anterior compreende o processo de inscrição e o mais que conste no Conselho Regional de origem a respeito do profissional a ser transferido.

Parágrafo único. O Conselho Regional para o qual tenha sido requerida a transferência poderá exigir do interessado a documentação complementar que julgar necessária.

Art. 152. Somente após a comunicação do cancelamento da inscrição pelo Conselho Regional de origem poderá ser efetivada a transferência requerida.

Art. 153. Das anotações deverá constar, expressamente, que a nova inscrição é em virtude de transferência, anotado também o Conselho de origem.

Art. 154. No caso de ser o transferido cirurgião-dentista inscrito como especialista no Conselho de origem, deverá o Conselho Regional proceder também a sua inscrição como especialista, independentemente de requerimento.

Art. 155. É vedada a cobrança de taxa de inscrição ao transferido pelo Conselho Regional para o qual se transferir.

Seção VIII | Suspensão temporária

Art. 156. Poderá o profissional requerer a suspensão temporária de sua inscrição quando ficar comprovadamente afastado do exercício de suas atividades profissionais, sem percepção de qualquer vantagem pecuniária delas decorrentes, por motivo de doença, por ocupar cargo eletivo ou motivo de estudo no exterior.

Parágrafo único. Somente será deferido o pedido de suspensão temporária de profissional quite com todas as suas obrigações financeiras para com a Autarquia e que não esteja respondendo a Processo Ético.

· Capítulo IV | Cancelamento de inscrição

Art. 157. O cancelamento de inscrição será efetuado nos seguintes casos:

a) mudança de categoria, desde que requerido;
b) encerramento da atividade profissional;
c) transferência para outro Conselho;
d) cassação do direito ao exercício profissional;
e) falecimento; e

f) quando de não quitação dos débitos para com a Autarquia, por período de 5 (cinco) ou mais anos, na forma do parágrafo 9º deste artigo.

§ 1º. O cancelamento da inscrição será aprovado em reunião do Plenário do Conselho Regional e constará, expressamente, da ata respectiva.

§ 2º. Será deferido o cancelamento da inscrição de pessoa física ou jurídica a qualquer tempo, ficando resguardado o direito do Conselho cobrar administrativamente ou judicialmente eventuais débitos existentes. (redação dada pela Resolução CFO 69/2007)

§ 3º. Fica liberada do pagamento da anuidade do exercício a pessoa que requerer o cancelamento da inscrição até 31 de março, exceto para efeito de transferência.

§ 4º. O cancelamento da inscrição pelo motivo referido na alínea "b" deverá ser requerido pelo interessado, instruído o pedido com uma declaração, sob as penas da lei, do encerramento da atividade profissional e, em se tratando de pessoa jurídica, declaração de todos os sócios e do responsável técnico.

§ 5º. Na ocorrência da hipótese mencionada na alínea "e", o processamento será promovido por solicitação de qualquer pessoa, instruída com a certidão de óbito ou outro documento comprobatório.

§ 6º. Em caso de falecimento do profissional, seus herdeiros e sucessores ficam isentos de recolher à Autarquia os débitos não liquidados pelo mesmo.

§ 7º. Nas aposentadorias por invalidez, ficarão automaticamente cancelados os débitos existentes, a partir da data do início da enfermidade, devidamente comprovada.

§ 8º. Quando se tratar de inscrição secundária, o cancelamento deverá ser feito pelo Conselho Regional que a conceder.

§ 9º. No caso de não quitação dos débitos para com a Autarquia por período de 5 (cinco) anos, esgotadas todas as providências administrativas e judiciais cabíveis, o Conselho Regional deverá cancelar a inscrição do devedor, mediante processo específico, *ad referendum* do Conselho Federal, desde que o inadimplente não tenha sido localizado.

§ 10. Quitado o débito referido no parágrafo anterior, poderá ser considerado sem efeito o cancelamento, sendo restabelecida a inscrição, com o mesmo número anterior, desde que sejam pagas, também, as anuidades devidas até a data do referido restabelecimento.

§ 11. As inscrições canceladas deverão constar de publicação oficial e ser comunicadas aos interessados, inclusive aos órgãos empregadores, se for o caso.

§ 12. Quando do cancelamento de inscrição nos Conselhos Regionais de Odontologia, a carteira de identidade profissional poderá, após anotado por carimbo no corpo do documento o respectivo cancelamento, ser devolvida ao profissional.

§ 13. A devolução referida no parágrafo anterior será feita mediante pedido formulado, por escrito, pelo interessado, ou, quando de cancelamento por falecimento, por seus familiares.

• Capítulo V | Apostilamento de diplomas, certificados e certidões

Art. 158. A retificação e o aditamento de qualquer dado constante de diploma, certificado ou certidão, deverão ser consignados em apostila lavrada nos originais daqueles documentos.

Art. 159. A retificação e o aditamento de documento expedido pelos Conselhos poderão ser processados:

a) *ex officio*, quando do interesse da administração; e
b) a requerimento do interessado, instruído o pedido com a documentação comprobatória da pretensão.

Art. 160. A averbação de alteração de nome obedecerá à seguinte sequência:

a) lavratura da apostila, pelo Conselho Regional, no original do documento e sua transcrição no local de inscrição competente;
b) anotação, pelo Conselho Regional, na carteira de identidade profissional e restituição do documento ao interessado; e
c) comunicação, pelo Conselho Regional, ao Conselho Federal, da apostila lavrada, para averbação.

Art. 161. As apostilas de retificação ou aditamento da lavra de terceiros serão averbadas pelo Conselho Federal e pelos Conselhos Regionais, mediante a transcrição de seu teor.

▶ Título III | Dos cursos de especialização

• Capítulo I | Disposições gerais

Art. 162. Serão considerados pelo Conselho Federal de Odontologia, como formadores de especialistas, os cursos ministrados por: (redação dada pela Resolução CFO 105/2010)

a) instituição de ensino superior da área odontológica devidamente credenciada pelo MEC; (redação dada pela Resolução CFO 105/2010)

b) entidade representativa da Classe registrada no CFO; (redação dada pela Resolução CFO 105/2010)
c) escola de Saúde Pública, que mantenha cursos para cirurgiões-dentistas; e (redação incluída pela Resolução CFO-105/2010)
d) órgão oficial da área de Saúde Pública e das Forças Armadas. (redação dada pela Resolução CFO 105/2010)

§ 1º. A entidade registrada no Conselho Federal de Odontologia, para poder se habilitar a ministrar curso de especialização credenciado nos termos destas normas deverá: (redação incluída pela Resolução CFO 105/2010)

a) congregar em seus quadros, exclusivamente, cirurgiões-dentistas e acadêmicos de Odontologia; (redação incluída pela Resolução CFO 105/2010)
b) possuir em seus quadros sócios cirurgiões-dentistas inscritos no Conselho Regional e domiciliados na área da jurisdição da entidade; (redação incluída pela Resolução CFO 105/2010)
c) quando se tratar de entidade que reúna exclusivamente especialistas, somente poderá ministrar cursos da especialidade correspondente; (redação incluída pela Resolução CFO 105/2010)
d) no caso da alínea anterior, a entidade deverá congregar, no mínimo, a maioria dos especialistas na área, inscritos no Conselho regional da jurisdição; (redação incluída pela Resolução CFO 105/2010)
e) dispor de instalações e equipamentos próprios compatíveis com o curso a ser ministrado, de acordo com o protocolo CFO; (redação incluída pela Resolução CFO 105/2010)
f) ter, pelo menos, cinco anos de registro no conselho Federal; e, (redação incluída pela Resolução CFO 105/2010)
g) seja entidade comprovadamente sem fins lucrativos, isso verificado no estatuto registrado em cartório. (redação incluída pela Resolução CFO 105/2010)

Art. 163. Entende-se por curso de especialização ou programa de residência, para efeito de registro e inscrição, aquele destinado exclusivamente a cirurgião-dentista inscrito em Conselho Regional de Odontologia e que atenda ao disposto nas normas do Conselho Federal de Odontologia e do MEC.

Art. 164. Exigir-se-á uma carga horária mínima de 2.000 (duas mil) horas aluno para as especialidades de Cirurgia e Traumatologia Bucomaxilofaciais e Ortodontia; de 1.500 (mil e quinhentas) horas aluno para Ortopedia

Funcional dos Maxilares; de 1.000 (mil) horas aluno para a especialidade de Implantodontia; 750 (setecentas e cinquenta) horas aluno para as especialidades de Prótese Dentária, Endodontia, Periodontia, Odontopediatria, Dentística, Disfunção Temporomandibular e Dor Orofacial, Estomatologia, Radiologia Odontológica e Imaginologia, Odontologia Legal, Odontologia para Pacientes com Necessidades Especiais e Odontogeriatria e de 500 (quinhentas) horas aluno para as especialidades de Odontologia do Trabalho, Patologia Bucal, Prótese Bucomaxilofacial e Saúde Coletiva e da Família. (redação alterada pela Resolução CFO 116/2012)

§ 1º. Da carga horária mínima, à área de concentração específica da especialidade corresponderá um mínimo de 80% (oitenta por cento) e à conexa de 10% (dez por cento), exceto para os cursos de Saúde Coletiva e da Família e em Odontologia do Trabalho, que terão 40% (quarenta por cento) para a área de concentração e 40% (quarenta por cento) para a área de domínio conexo.

§ 2º. Da área de concentração exigir-se-á um mínimo de 10% (por cento) de aulas teóricas e de 80% (por cento) de aulas práticas, exceto para os cursos da especialidade de Saúde Coletiva e da Família e de Odontologia do Trabalho, nos quais deverá ser estabelecida uma carga horária de atividades práticas de no mínimo 20% (por cento) da carga horária total do curso, distribuídas na área de concentração, excluindo-se as horas destinadas às disciplinas obrigatórias de Ética e Legislação Odontológica, Metodologia Científica e Bioética, inclusive fora o curso modalidade a distância (EDA).

§ 3º. Os cursos poderão ser ministrados em uma ou mais etapas.

Art. 165. Permitir-se-á a Coordenação, por um mesmo cirurgião-dentista, de dois cursos ao mesmo tempo, desde que em horários diferentes.

§ 1º. A qualificação exigida do coordenador de qualquer dos cursos de especialização é no mínimo o título de mestre, na área de Odontologia, obtido em programa de pós-graduação recomendado ou reconhecido pela Capes/MEC.

§ 2º. Necessariamente o coordenador deverá ter inscrição no Conselho Regional que jurisdicione o local onde estiver sendo ministrado o curso.

§ 3º. O coordenador do curso é o responsável didático-científico exclusivo pelo curso, bem como administrativa e eticamente, cumprindo e fazendo cumprir as normas regimentais.

§ 4º. Em todas as atividades do curso deverão estar presentes o coordenador e/ou um professor permanente da área de concentração.

Art. 166. O corpo docente da área de concentração deverá ser composto, no mínimo de: (redação alterada pela Resolução CFO 116/2012)

a) dois cirurgiões-dentistas com titulação mínima de mestre na área de especialidade ou em área afim, sendo que, neste caso, a afinidade será avaliada pela Comissão de Ensino do Conselho Federal de Odontologia; e,

b) um cirurgião-dentista com título de especialista na área do curso, registrado no Conselho Federal de Odontologia.

c) obrigatoriamente de um especialista em Prótese Dentária nos cursos de especialização em Implantodontia.

Art. 167. Para efeito de registro e inscrição de especialistas nos Conselhos, os cursos pertinentes à sua formação só poderão ter início após cumpridos os requisitos especificados nestas normas.

Art. 168. Nas condições do artigo anterior, a entidade da classe poderá, ao mesmo tempo, ministrar 02 (dois) cursos de uma mesma especialidade, desde que em turmas, horários e coordenadores distintos. (redação alterada pela Resolução CFO 119/2012)

§ 1º. Não será permitido o ingresso de aluno com o curso já em andamento, mesmo em caso de substituição.

§ 2º. Permitir-se-á a imbricação de cursos nos casos dos de Cirurgia e Traumatologia Bucomaxilofaciais bem como dos de Ortodontia, Ortopedia Funcional dos Maxilares e Odontopediatria, desde que sejam adequadamente justificados e apenas para continuidade do atendimento aos pacientes nas diversas etapas de tratamento.

§ 3º. Após a conclusão do conteúdo programático, será exigida dos alunos, apresentação da monografia, perante uma banca examinadora constituída por 02 (dois) examinadores e o professor orientador.

§ 4º. No caso da entidade pretender ministrar dois cursos, ao mesmo tempo, deverá necessariamente, ter suas condições avaliadas através de auditoria a ser realizada pelo CFO.

§ 5º. As despesas decorrentes da auditoria correrão por conta da entidade promotora.

Art. 169. Os cursos de especialização somente poderão ser reconhecidos quando forem realizados em local situado na área de atuação da entidade credenciada.

Art. 170. A instituição responsável pelo curso emitirá certificado de especialização a que farão jus os alunos que tiverem frequência de pelo menos 75% (setenta e cinco por cento) da carga horária prevista, aproveitamento aferido em processo formal de avaliação equivalente a no mínimo 70% (setenta por cento) e aprovação da monografia.

Parágrafo único. Os certificados de conclusão de curso de pós-graduação *lato sensu* devem mencionar a área de conhecimento do curso e ser acompanhados do respectivo histórico escolar, do qual devem constar, obrigatoriamente:

1) Relação das disciplinas, carga horária, nota ou conceito obtido pelo aluno e nome e qualificação dos professores por elas responsáveis;
2) Período e local em que o curso foi realizado e a sua duração total, em horas de efetivo trabalho acadêmico;
3) Título da monografia ou do trabalho de conclusão do curso e nota ou conceito obtido; e
4) Declaração da instituição de que o curso cumpriu todas as disposições das normas.

Art. 171. O Conselho Federal de Odontologia concederá reconhecimento a curso de especialização promovido por instituição de ensino superior e credenciamento a curso de especialização promovido por entidade da Classe registrada no Conselho Federal. (redação dada pela Resolução CFO 103/2010)

Art. 172. O registro no Conselho Federal de Odontologia dos certificados de cursos de especialização, expedidos por Escola de Saúde Pública, somente será processado se for compatível com o estabelecido nestas normas.

Parágrafo único. O curso somente dará direito a registro e inscrição na especialidade de Saúde Coletiva.

Art. 173. A renovação do credenciamento e/ou do reconhecimento dos cursos terá a validade correspondente a uma turma.

§ 1º. Na hipótese de alterações introduzidas na programação ou na estrutura de curso em andamento, serão as mesmas comunicadas ao Conselho Regional, devendo o processo seguir idêntica tramitação do pedido original.

§ 2º. Para efeito de funcionamento do curso com nova turma, no caso de ocorrência de alterações em relação à montagem original, deverá ser requerida a renovação do reconhecimento ou credenciamento, na forma do parágrafo anterior.

§ 3º. Para renovação do reconhecimento e/ou credenciamento, sem alterações na montagem original, deverá ser feito um requerimento com informações, onde constem apenas o nome da entidade promotora, a denominação do curso e os períodos de sua realização

e do anterior, o número da Portaria do Conselho Federal de Odontologia que o reconheceu ou credenciou anteriormente, data e assinatura do responsável. Caso tenham ocorrido alterações na montagem original, deverá a entidade informar quais foram.

§ 4º. Mesmo no caso de renovações, o curso somente poderá ser iniciado após a autorização expressa do Conselho Federal de Odontologia, traduzida pela portaria respectiva.

• Capítulo II | Cursos de especialização ministrados por estabelecimentos de ensino

Art. 174. Os certificados de especialização, expedidos por instituições de ensino superior, somente poderão ser registrados no Conselho Federal de Odontologia, se tiverem sido atendidas, além daquelas estabelecidas no capítulo anterior, as seguintes exigências: (redação dada pela Resolução CFO 106/2010)

e) o número máximo de alunos matriculados em cada curso é de 12 (doze), exceto nos cursos de Odontologia em Saúde Coletiva e em Odontologia do Trabalho, em que esse número pode chegar a 30 (trinta) alunos. No caso de Cirurgia e Traumatologia Bucomaxilofaciais, Ortodontia, Ortopedia Funcional dos Maxilares e Odontopediatria, poderá haver uma entrada anual de alunos, respectivamente 4 (quatro) ou 6 (seis), na dependência do curso ser ministrado em 3 (três) ou 2 (dois) anos, respeitado sempre o limite de 12 (doze) no somatório das turmas;
f) a denominação do curso constante no certificado deverá coincidir com a de uma das especialidades relacionadas no artigo 39 destas normas;
g) encaminhamento ao Conselho Federal de Odontologia, através do Conselho Regional da Jurisdição, antes do início do curso, da documentação a seguir enumerada:
   1) documento comprobatório, pelo Conselho de Ensino e Pesquisa, ou colegiado equivalente, da aprovação do curso;
   2) relação do corpo docente acompanhada das respectivas titulações;
   3) declaração assinada pelo representante legal da Instituição de que há infraestrutura para a instalação do curso requerido;
   4) ementas das disciplinas e o conteúdo programático do curso; e,
   5) no caso específico de Cirurgia e Traumatologia Bucomaxilofaciais, além das exigências citadas, deverá ser comprovada a existência de convênios oficiais firmados com hospitais que, no total, apresentem número mínimo

de 100 (cem) leitos; serviço de pronto atendimento de 24 (vinte e quatro) horas/dia; comissão de controle de infecção hospitalar; centro cirúrgico equipado; UTI; serviço de imaginologia; laboratório de análises clínicas; farmácia hospitalar; especialidades de Clínica Médica, Cirurgia Geral, Ortopedia, Neurocirurgia e Anestesiologia; e, departamento, setor ou serviço de Cirurgia e Traumatologia Bucomaxilofaciais.

h) encaminhamento ao Conselho Federal, através do Conselho Regional da Jurisdição, após a conclusão do curso, pela instituição de ensino superior, do Relatório Final e da Relação dos alunos aprovados, acompanhada dos conceitos ou notas obtidas; e,

i) a jornada semanal de aulas obedecerá ao limite máximo de 48 (quarenta e oito) horas e o mínimo de 12 (doze) horas, respeitado o máximo de 8 (oito) horas diárias, exceto no caso de Cirurgia e Traumatologia Bucomaxilofaciais, quando será exigida uma carga horária semanal mínima de 20 (vinte) horas.

§ 1º. O aluno reprovado, no máximo, em duas disciplinas, poderá repeti-las no curso seguinte, sem prejuízo do número de vagas prefixado.

§ 2º. A relação dos candidatos, obrigatoriamente com os respectivos números de inscrição em Conselho Regional, deverá ser encaminhada ao Conselho Federal, através do CRO da Jurisdição, até 90 (noventa) dias após o início do curso, acompanhada de protocolo comprobatório de recebimento de cópia da Portaria de Reconhecimento do curso e das Normas do Conselho Federal sobre cursos de especialização.

Art. 175. Em quaisquer dos cursos de especialização de instituições de ensino superior são obrigatórias as inclusões das disciplinas de Ética e Legislação Odontológica, com o mínimo de 30 (trinta) horas, Metodologia Científica, com o mínimo de 60 (sessenta) horas, Bioética, com a carga horária de 15 (quinze) horas. (redação alterada pela Resolução CFO 116/2012)

· Capítulo III | Cursos de especialização ministrados por entidades da classe

Art. 176. O registro no Conselho Federal de Odontologia de certificado de curso de especialização expedido por entidades da classe deverá atender, além daquelas estabelecidas no Capítulo I, as seguintes exigências:

a) a entidade deverá estar registrada no Conselho Federal de Odontologia;

b) antes do início de cada curso, deverá a entidade requerer o credenciamento ou a renovação do mesmo, através de pedido, encaminhado ao Conselho Federal, por intermédio do Conselho Regional, que deverá instruir o processo e remetê-lo ao órgão central, contendo, expressamente, com relação à organização e ao regime didático, no mínimo, informações sobre:

1) período de realização (data, mês e ano);
2) número de vagas fixadas;
3) sistema de seleção de candidatos, onde constem como únicos requisitos o título de cirurgião-dentista e a respectiva inscrição em Conselho Regional, efetuada em data anterior ao início do curso;
4) relação do corpo docente acompanhada das respectivas titulações;
5) comprovação da existência de uma relação professor/aluno compatível com a especialidade;
6) relação das disciplinas, por área de concentração e conexa, além das obrigatórias referidas no artigo 175, e de seus conteúdos programáticos, cada um deles, exceção feita aos da área conexa, devidamente assinado pelos respectivos professores;
7) carga horária total, por área de concentração e conexas, inclusive distribuição entre partes teórica e prática;
8) cronograma de desenvolvimento do curso em todas as suas fases; e
9) critérios de avaliação, incluída obrigatoriamente a apresentação de uma monografia.

c) comprovação de disponibilidade de local, instalações e equipamentos adequados ao funcionamento do curso, por meio de fotografias e plantas autenticadas. Essas poderão ser substituídas por verificação direta nos locais, processada por membro designado para esse fim pelo Conselho Regional de Odontologia respectivo;

d) a jornada semanal de aulas obedecerá ao limite máximo de 48 (quarenta e oito) horas e o mínimo de 12 (doze) horas, respeitado o máximo de 8 (oito) horas diárias, exceto no caso de Cirurgia e Traumatologia Bucomaxilofaciais, quando será exigida uma carga horária semanal mínima de 20 (vinte) horas;

e) o número máximo de alunos matriculados em cada curso é de 12 (doze), exceto nos cursos de Saúde Coletiva e em Odontologia do Trabalho, em que esse número pode chegar a 30 (trinta) alunos. No caso de Cirurgia e Traumatologia Bucomaxilofaciais, Ortodontia, Ortopedia Funcional dos Maxilares e Odontopediatria, poderá haver uma entrada anual de alunos, respectivamente 4 (quatro) ou 6 (seis), na dependência de o curso ser ministrado em 3 (três) ou 2 (dois) anos, respeitado sempre o limite de 12 (doze) no somatório das turmas;

f) no caso específico de Cirurgia e Traumatologia Bucomaxilofaciais, além das exigências citadas, deverá ser comprovada a existência de convênios oficiais firmados com hospitais que, no total, apresentem número mínimo de 100 (cem) leitos; serviço de pronto atendimento de 24 (vinte e quatro) horas/dia; comissão de controle de infecção hospitalar; centro cirúrgico equipado; UTI; serviço de imaginologia; laboratório de análises clínicas; farmácia hospitalar; especialidades de Clínica Médica, Cirurgia Geral, Ortopedia, Neurocirurgia e Anestesiologia; e departamento, setor ou serviço de Cirurgia e Traumatologia Bucomaxilofaciais;

g) encaminhamento ao Conselho Federal de Odontologia, através do Conselho Regional, após a conclusão do curso, pela entidade, das seguintes informações:
1) relatório final; e
2) relação dos alunos aprovados acompanhada dos conceitos ou notas obtidos.

h) quando o curso for oferecido semanalmente, deverá ser obedecida uma carga horária mensal mínima de 48 (quarenta e oito) horas;

i) no curso oferecido quinzenalmente, a carga horária mínima poderá ser de 16 horas, desde que o mesmo seja realizado, no mínimo, em 18 meses, e, quando oferecido mensalmente, a carga horária mínima poderá ser de 32 horas, desde que o curso seja realizado também, no mínimo, em 18 meses; e

j) a proporção orientador/orientado quando da realização das monografias não deverá ultrapassar a proporção 1/4.

§ 1º A relação dos candidatos, obrigatoriamente com os respectivos números de inscrição em Conselho Regional, deverá ser encaminhada ao Conselho Federal até 90 (noventa) dias após o início do curso, acompanhada de protocolo comprobatório de recebimento de cópia da Portaria de credenciamento do curso e das normas do Conselho Federal sobre cursos de especialização.

§ 2º Além das exigências anteriores, somente poderão ser deferidos credenciamentos ou renovação de cursos de especialização quando na área de concentração haja um número mínimo de 1 (um) professor para cada 4 (quatro) alunos.

Art. 177. Em quaisquer dos cursos de especialização de entidades representativas da classe são obrigatórias as inclusões das disciplinas de Ética e Legislação Odontológica, com o mínimo de 30 (trinta) horas, Metodologia Científica, com o mínimo de 60 (sessenta) horas, Bioética, com a carga horária de 15 (quinze) horas. (redação alterada pela Resolução CFO 116/2012)

▶ Título IV | Dos documentos e dos processos

▪ Capítulo I | Documentos

Seção I | Documentos de identificação profissional

Art. 178. Os documentos de identificação profissional serão expedidos, exclusivamente, pelos Conselhos Regionais, cabendo ao Conselho Federal a confecção, a distribuição e o controle.

§ 1º. Para a execução do controle a que se refere este artigo, os estoques respectivos constarão dos registros contábeis do Conselho Federal e dos Conselhos Regionais.

§ 2º. Serão guardados em local seguro os documentos de identificação profissional.

Art. 179. Constituem documentos de identificação profissional:

a) carteira de identidade profissional de cirurgião-dentista;

b) cédula de identidade profissional de cirurgião-dentista;

c) cédula de identidade profissional provisória de cirurgião-dentista;

d) cédula de identidade profissional temporária de cirurgião-dentista;

e) carteira de identidade profissional de técnico em prótese dentária;

f) cédula de identidade profissional de técnico em higiene dental;

g) cédula de identidade profissional de auxiliar de consultório dentário;

h) cédula de identidade profissional de auxiliar de prótese dentária;

i) cédula de identificação de estagiário; e

j) certificados de registro e inscrição fornecidos aos cirurgiões-dentistas qualificados como especialistas, às firmas e às entidades inscritas.

Art. 180. Os documentos de identificação profissional só poderão ser emitidos após a aprovação da inscrição no Conselho Regional.

Art. 181. A carteira e a cédula de identidade profissionais gozam de fé pública e são dotadas de capacidade comprobatória, também, de identidade civil, nos termos da lei.

Art. 182. A cédula de identidade profissional de cirurgião-dentista não substitui a carteira de identidade profissional e é expedida e fornecida em caráter facultativo, a requerimento do interessado.

Art. 183. As especificações das carteiras e das cédulas de identidade profissionais, assim como dos certificados de registro e inscrição, são as estabelecidas pelo Conselho Federal de Odontologia.

Art. 184. Serão feitas na cor preta todas as anotações a serem lançadas na carteira de identidade profissional de cirurgião-dentista, quando de sua emissão, inclusive as assinaturas do Presidente e do Secretário.

Art. 185. Serão feitas na cor preta as anotações da cédula de identidade profissional de técnico em prótese dentária, técnico em higiene dental, auxiliar de consultório dentário e auxiliar de prótese dentária, das cédulas de identidade profissional e dos certificados de registro e inscrição.

§ 1º. As assinaturas serão na cor preta.

§ 2º. É autorizado o uso de assinatura por chancela nos registros e inscrições processadas pelos Conselhos Federal e Regionais de Odontologia, bem como nos documentos de identidade profissional e nos demais documentos emitidos pela Autarquia.

§ 3º. Responderá, civil e criminalmente, a pessoa que fizer uso indevido da chancela.

Art. 186. É vedada a anotação de penalidade nos documentos de identificação profissional.

Art. 187. O encerramento das atividades, voluntário ou decorrente de sanção legal, e a transferência da sede principal das atividades importarão na imediata restituição ao Conselho Regional, para registro do cancelamento de todos os documentos de identificação profissional e da pessoa jurídica.

Art. 188. O cancelamento e a substituição de documento de identificação profissional extraviado, destruído ou inutilizado serão promovidos por requerimento do interessado.

Parágrafo único. A emissão de segunda via ficará condicionada, apenas, à declaração de perda, inutilização ou extravio de documento anteriormente emitido, firmada pelo interessado, sob as penas da lei.

Art. 189. Anualmente, os Conselhos Regionais promoverão a destruição dos documentos de identificação profissional cancelados.

▪ Capítulo II | Processos

Seção I | Disposições preliminares

Art. 190. Todos os assuntos abrangidos pela competência ou compreendidos nas atribuições dos órgãos da Autarquia e pertinentes à sua administração serão compilados, para tramitação e guarda, em autos ou processos protocolizados, com suas folhas numeradas e rubricadas.

Parágrafo único. Os autos ou processos, após estarem decididos definitivamente, considerada a relevância dos assuntos tratados, a critério da Diretoria, serão arquivados ou destruídos, conforme legislação vigente.

Art. 191. Verificados o extravio ou a deterioração de processo, será ele restaurado segundo as disposições do Código de Processo Civil sobre a matéria.

Seção II | Organização

Art. 192. Na organização dos processos deverão ser obedecidas as seguintes prescrições:

k) todos os papéis que devem ser processados receberão número de protocolo no setor de origem;

l) os processos encaminhados pelos Conselhos Regionais ao Conselho Federal receberão neste um novo número de protocolo, que será aposto imediatamente depois do último despacho do órgão de origem;

m) os documentos serão dispostos em forma de caderno, de acordo com a ordem cronológica do recebimento, sendo que a folha 1 (um) deverá corresponder àquela que caracterizou o assunto do processo;

n) não poderão ser incluídas folhas em branco no processo, e deverão ser inutilizados os espaços em branco, porventura existentes, em traços verticais ou carimbo;

o) todas as folhas do processo serão numeradas, a partir de 1 (um), rubricadas por quem as numerar e escrito o número do processo em cada uma delas. A capa não receberá número;

p) quando a sequência numérica tiver falhas, deverá ser feita a devida ressalva pelo setor destinatário; e

q) qualquer setor poderá substituir as capas que se encontrarem em mau estado de conservação, transcrevendo, para a capa nova, as anotações da capa inutilizada, de modo a permitir a perfeita identificação do processo.

Seção III | Petição

Art. 193. A petição, também chamada de requerimento, é o documento pelo qual alguém pede algo a uma autoridade pública, e deverá obedecer às seguintes prescrições:

a) conter a identificação do requerente, com nome e endereço, a exposição fundamentada do objetivo, o pedido, o fecho e a assinatura; e
b) declarar, no final e conclusivamente, se se trata de pedido inicial, de reconsideração ou de recurso.

Seção IV | Informações e pareceres

Art. 194. As informações, pareceres e outros quaisquer despachos exarados em processos deverão conter:

a) órgão ou pessoa ao qual se destina;
b) data; e
c) assinatura e identificação com nome e cargo ou função do responsável.

§ 1º As informações, pareceres e outros despachos deverão ser exarados em ordem cronológica, evitando-se deixar linhas em branco.

§ 2º As folhas destinadas a informações, pareceres ou outros despachos deverão, sempre que possível, ser totalmente aproveitadas, no anverso e no verso, só havendo inutilização nos casos de juntadas.

Seção V | Anexação e desanexação

Art. 195. A anexação ou a desanexação de documentos ou de qualquer outra peça processual somente deve ser feita através de certidão, a qual deverá informar no mínimo:

a) data;
b) motivo para anexação e/ou desanexação; e
c) assinatura do funcionário responsável.

Seção VI | Apensação e desapensação

Art. 196. As apensações de processos deverão ser efetuadas observadas as seguintes fases:

a) manter o processo em estudo ou principal na frente do processo apensado; e
b) prender o processo apensado à contracapa do processo principal.

Art. 197. Deverá ser promovida a desapensação do processo tão logo sejam produzidos os efeitos desejados.

Seção VII | Arquivamento e desarquivamento

Art. 198. O arquivamento do processo deverá ser registrado na última folha do mesmo, constando o nome e o cargo de quem o determinou.

Art. 199. O desarquivamento será feito da mesma forma que o arquivamento.

Seção VIII | Dos Atos de autoridade ou normativos

Art. 200. Os atos de autoridade ou normativos de uso dos Conselhos de Odontologia são os seguintes:

a) Resolução – É o ato através do qual o Órgão impõe ou estabelece normas de caráter geral;
b) Decisão – É o ato através do qual o Órgão decide sobre qualquer matéria de ordem administrativa ou sobre qualquer interpretação ou disposição regulamentar;
c) Acórdão – É o ato através do qual o Plenário ou a Diretoria proferem suas decisões ao julgar os processos éticos ou disciplinares;
d) Portaria – É o ato através do qual a Presidência dispõe, dentro de sua competência, sobre qualquer matéria de ordem administrativa ou normativa;
e) Despacho – É o ato através do qual a Presidência decide sobre o encaminhamento de assuntos ou lhes dá solução; e
f) Ordem de Serviço – É o ato através do qual a Presidência impõe ordens ou estabelece normas de caráter interno.

► Título V | Das efemérides odontológicas, dos eventos odontológicos e dos serviços relevantes prestados à classe odontológica

▪ Capítulo I | Efemérides odontológicas

Art. 201. São efemérides magnas da Odontologia Brasileira:

a) Semana da Odontologia, comemorada, anualmente, no período de 14 a 21 de abril, considerando que a primeira data é a da promulgação da Lei 4.324/64, criadora dos Conselhos de Odontologia, e a segunda é aquela em que é reverenciada a figura de Joaquim José da Silva Xavier, o Tiradentes, Patrono Cívico da Nação Brasileira; e
b) Dia do Cirurgião-Dentista Brasileiro, comemorado, anualmente, em 25 de outubro, dia no qual, no ano de 1884, foram criados os primeiros cursos de Odontologia do Brasil nas Faculdades de Medicina do Rio de Janeiro e da Bahia.

Art. 202. Durante a Semana da Odontologia as solenidades e eventos comemorativos e as homenagens cívicas promovidas pelos Conselhos de Odontologia e pelas entidades representativas da classe legalmente constituídas gozarão de cunho oficial odontológico.

Art. 203. Os Conselhos Regionais deverão, anualmente, promover solenidade comemorativa do Dia do Cirurgião-Dentista Brasileiro.

Parágrafo único. A entrega de certificados de inscrição remida aos profissionais será feita, preferencialmente, na solenidade referida neste artigo.

Capítulo II | Eventos odontológicos

Art. 204. Para a inscrição em congressos, jornadas, conclaves e outros eventos odontológicos realizados no país, fica obrigado o profissional a apresentar prova de inscrição em Conselho Regional.

Art. 205. No requerimento de inscrição de evento odontológico deverá existir local apropriado para a anotação do número de inscrição em Conselho Regional.

Capítulo III | Serviços relevantes prestados à classe odontológica

Art. 206. O serviço prestado aos Conselhos de Odontologia, durante o exercício de mandato de Conselheiro, é considerado de natureza relevante.

Art. 207. O Conselho Federal, concluído o mandato federal ou regional de Conselheiro, expedirá o respectivo diploma, certificando a prestação dos serviços relevantes.

§ 1º. Para efeito do disposto neste artigo, considera-se como efetivo exercício o tempo de afastamento por motivo de doença, ou licença regimental.

§ 2º. No caso de renúncia ou perda de mandato, não será considerado válido, para efeito destas normas, o tempo de exercício, qualquer que ele seja, ressalvados os casos de exigência legal.

Art. 208. Os Conselhos Regionais, quando da expiração do mandato de seus Membros, enviarão ao Conselho Federal a relação dos mesmos, esclarecendo, com referência a cada Conselheiro, nome, filiação, número de inscrição e elementos comprobatórios do cumprimento do mandato.

Art. 209. Os diplomas, cuja expedição é de exclusiva competência do Conselho Federal, serão assinados pelo Presidente e pelo Secretário-Geral e entregues pelo Conselho Federal ou pelos respectivos Conselhos Regionais, em sessão solene.

Art. 210. O disposto nesta seção poderá ser estendido, a critério único e exclusivo do Conselho Federal, a qualquer pessoa que, no desempenho de atividades públicas, tenha prestado, de alguma forma, serviços relevantes à classe odontológica.

Capítulo IV | Honra ao mérito odontológico

Art. 211. No Conselho Federal de Odontologia, o sistema de honrarias às pessoas que tenham prestado relevantes serviços e trabalhos no campo da Odontologia rege-se por estas normas.

Art. 212. A honraria é constituída de Medalha, Diploma e Roseta de Honra ao Mérito Odontológico Nacional.

Art. 213. A honraria será concedida a pessoas indicadas, em três categorias:

a) contribuição profissional, nos campos da ciência, seja na pesquisa, no ensino ou nos serviços;
b) contribuição honorífica, no plano do desempenho social e político; e
c) contribuição benemérita, na área de doação material e/ou obras odontológicas altamente significativas para a sociedade, assim como serviços relevantes, sendo que, nesta categoria, os homenageados poderão ser profissionais da Odontologia ou não.

Art. 214. Cabe ao Conselho Federal de Odontologia constituir a Comissão da Medalha, formada por 7 (sete) Membros, no máximo até 60 (sessenta) dias, após a posse do Plenário, podendo ser os mesmos reconduzidos.

Art. 215. O Presidente da Comissão fará articulação dos trabalhos.

§ 1º. A Comissão poderá recorrer a consultores, *ad hoc*, para dirimir dúvidas.

§ 2º. Selecionados os candidatos pela Comissão, a relação final será enviada ao Presidente do Conselho Federal de Odontologia, para homologação.

Art. 216. O número de agraciados por ano não poderá exceder:

a) três, para a honraria referida na alínea "a" do artigo 212;
b) dois, para honraria referida na alínea "b" do artigo 212; e
c) um, para honraria referida na alínea "c" do artigo 212.

Art. 217. A referida Medalha deverá ser entregue no mês de abril, a cada ano, em comemoração à Criação dos Conselhos de Odontologia.

Art. 218. As indicações de nome como candidatos à Medalha deverão ser enviadas ao Conselho Federal até o dia 31 de dezembro de cada ano.

Art. 219. As indicações serão feitas pelos Conselhos Regionais, por entidades da classe e instituições de ensino, serviços e pesquisa, acompanhadas de um resumo da vida do candidato.

§ 1º. As indicações serão encaminhadas através dos Conselhos Regionais.

§ 2º. O Conselho Federal, embora promotor da Medalha, poderá indicar nomes.

▶ Título VI | Da utilização de automóveis pelos Conselhos de Odontologia

Art. 220. Os automóveis de propriedade dos Conselhos de Odontologia destinam-se exclusivamente ao serviço.

Art. 221. O uso dos automóveis de propriedade dos Conselhos só será permitido a quem tenha necessidade imperiosa de afastar-se, em razão do cargo ou da função, da sede do serviço respectivo, para fiscalizar, inspecionar, diligenciar, executar ou dirigir trabalhos que exijam o máximo de aproveitamento de tempo.

Art. 222. É proibido o uso dos automóveis de propriedade dos Conselhos em atividade estranha ao serviço da Autarquia.

Art. 223. A aquisição de automóveis para o serviço dos Conselhos Regionais dependerá de dotação orçamentária própria.

▶ Título VII | Da criação e do funcionamento de Delegacias e da designação de Representantes Municipais e Distritais

▪ Capítulo I | Disposições gerais

Art. 224. Nas jurisdições dos Conselhos Regionais de Odontologia poderão existir Delegacias Regionais ou Representantes Municipais e Distritais, de acordo com o estabelecido nestas normas.

§ 1º. As Delegacias Regionais são unidades criadas para intermediar o relacionamento, com o Conselho Regional, dos profissionais, firmas e entidades da classe de mais de um município do estado onde estiver situada a sede do Conselho Regional.

§ 2º. Os Representantes Municipais são cirurgiões-dentistas designados para intermediar o relacionamento, com o Conselho Regional, dos profissionais, firmas e entidades da classe de seu município.

§ 3º. Os Representantes Distritais são cirurgiões-dentistas que exercem as mesmas atribuições referidas no parágrafo anterior, em áreas específicas nas grandes concentrações populacionais.

Art. 225. Os membros da Delegacia Regional, o Representante Municipal e o Representante Distrital serão, obrigatoriamente, cirurgiões-dentistas inscritos no Conselho Regional respectivo e poderão ser demitidos a qualquer tempo, a juízo da autoridade que os nomeou.

▪ Capítulo II | Delegacia Regional

Art. 226. A criação da Delegacia Regional processar-se-á através de Decisão do Conselho Regional interessado.

Parágrafo único. O ato criador definirá, expressamente, a área de jurisdição da Delegacia Regional.

Art. 227. O Delegado Regional será designado por Portaria do Presidente do Conselho Regional.

Parágrafo único. O mandato do Delegado Regional, cujo cargo será honorífico, estender-se-á até 30 (trinta) dias após o final da gestão do Presidente do Conselho Regional que o tenha outorgado, permitida a recondução, a critério do novo Presidente.

Art. 228. São atribuições do Delegado Regional:

a) representar o Conselho Regional, na área de sua jurisdição, sendo certo que essa representação não envolve delegação de poderes que a Lei confere privativamente ao próprio Conselho, nem a prática de atos que não estejam indicados expressamente nestas normas;

b) divulgar o Código de Ética Odontológica e zelar por sua observância;

c) intermediar no relacionamento, com o Conselho Regional, das pessoas físicas e jurídicas sediadas em sua jurisdição;

d) colaborar com o Conselho Regional no combate ao exercício ilegal da profissão e às infrações do Código de Ética, comunicando ao Conselho Regional qualquer irregularidade que ocorrer dentro da área de sua jurisdição; e

e) fazer o levantamento de todos os profissionais e entidades da área de sua jurisdição, inclusive com referência a endereços, comunicando à autoridade imediatamente superior qualquer alteração que ocorra a respeito.

▪ Capítulo III | Representantes Municipais e Distritais

Art. 229. A critério do Conselho Regional, poderão ser designados Representantes Municipais ou Distritais.

§ 1º. A nomeação para qualquer um dos cargos referidos neste artigo processar-se-á através de Portaria do Presidente do Conselho Regional, onde deverá ser definida a área de jurisdição.

§ 2º. Os mandatos dos Representantes, cujos cargos são honoríficos, estender-se-ão até 30 (trinta) dias após o final da gestão do Presidente do Conselho Regional que os tenha outorgado, permitida a recondução, a critério do novo Presidente.

§ 3º. O Presidente do Conselho deverá comunicar às autoridades competentes a designação do representante, solicitando apoio para o melhor desempenho de suas funções.

Art. 230. São atribuições dos Representantes Municipal e Distrital:

a) colaborar com a autoridade hierarquicamente superior;
b) orientar os profissionais de sua jurisdição para o fiel cumprimento da legislação odontológica;
c) comunicar à autoridade imediatamente superior qualquer irregularidade que ocorra dentro da área de sua jurisdição, com referência às leis que regem o exercício da Odontologia e, especialmente, ao Código de Ética;
d) intermediar no relacionamento, com o Conselho Regional, das pessoas físicas e jurídicas sediadas em sua jurisdição; e
e) fazer o levantamento de todos os profissionais e entidades da área de sua jurisdição, inclusive com referência a endereços, comunicando à autoridade imediatamente superior qualquer alteração que ocorra a respeito.

▶ Título VIII | Dos símbolos da Odontologia

Art. 231. O Símbolo, o Anel e a Bandeira da Odontologia têm as seguintes especificações e características:

I – Símbolo: conterá o Caduceu de Esculápio, na cor grená, com a serpente de cor amarela com estrias pretas no sentido diagonal, enrolando-se da esquerda para a direita, e o conjunto circunscrito em um círculo também na cor grená, contendo as seguintes dimensões e proporções:

a) o bastão terá o comprimento de 9/10 do diâmetro interno do círculo, tendo na parte superior a largura de 2/10 do referido diâmetro e, na parte inferior, 1/10 do diâmetro citado. Seus traços laterais serão retos. Apresentará, ainda, alguns pequenos segmentos de reta, no sentido vertical,

para conferir-lhe caráter lenhoso. Suas extremidades terão linhas curvas, e seu traçado externo, a largura de 1/20 do diâmetro interno do círculo;
b) a serpente, em sua parte mais larga, terá 1/10 do diâmetro interno do círculo e largura zero na cauda. Enrolar-se-á no bastão de cima para baixo de forma elíptica, passando pela frente, por trás, pela frente e parte superior e inferior do bastão, respectivamente, tendo na parte superior e inferior do bastão a distância de 2/10 do diâmetro do círculo de cada extremidade. Ostentará na boca a sua língua bífida, guardadas as mesmas proporções; e
c) a largura do traçado do círculo terá 1/10 do seu diâmetro interno, e os traços externos do bastão e da serpente terão largura de 1/20 do referido diâmetro.

II – Anel: uma granada engastada em arco de ouro, representando duas cobras entrelaçadas.

III – Bandeira: cor grená com um círculo branco no centro e no meio do mesmo o caduceu com a cobra entrelaçada, com as seguintes dimensões: largura 2/3 do seu comprimento, e o diâmetro externo do círculo deverá ter o comprimento de 2/3 da largura da bandeira.

▶ Título IX | Dos papéis de expediente para uso na autarquia

Art. 232. O formato fundamental dos papéis de expediente para uso nos Conselhos de Odontologia será 297 × 210 mm, os seus múltiplos e submúltiplos.

Art. 233. Os envelopes para uso nas condições do artigo anterior terão os seguintes formatos: 229 × 324 mm, 162 × 229 mm e 114 × 162 mm.

Art. 234. Nos mencionados papéis e envelopes figurarão unicamente, como emblema, as Armas Nacionais e o nome do Conselho respectivo.

Parágrafo único. É permitido o uso de papéis para "continuação" de ofícios, pareceres, relatórios etc., apenas com o nome do Conselho respectivo colocado no canto superior esquerdo.

Art. 235. Os envelopes de formato 110 × 229 mm e 114 × 162 mm, impressos em preto, quando destinados a uso nos serviços postais deverão observar as características indicadas na Norma de Padronização de Envelopes e de Papéis de Escrita, para uso nos Serviços Postais – PB – 530/77 da Associação Brasileira de Normas Técnicas.

Art. 236. O modelo da capa de processo adotada pelos Conselhos de Odontologia é o aprovado pelo Conselho Federal.

Título X | Da publicidade em publicação dos Conselhos Federal e Regionais

Art. 237. É permitida a publicidade nos boletins, jornais, informativos e em quaisquer outras publicações dos Conselhos de Odontologia, a saber:

a) anúncios e propagandas de instituições ou empresas públicas ou privadas, criteriosamente selecionadas, dentro das diretrizes do Código de Ética Odontológica; e
b) anúncios e propagandas de indústrias fabricantes de equipamentos odontológicos.

Parágrafo único. Em hipótese alguma será permitida a promoção da pessoa física.

Título XI | Da responsabilidade da gestão e das nomenclaturas contábeis

Capítulo I | Disposições preliminares

Art. 238. A responsabilidade na gestão pressupõe ação planejada e transparente, em que se previnem riscos e corrigem desvios capazes de afetar o equilíbrio das contas dos Conselhos de Odontologia, mediante cumprimento de metas de resultados entre receitas e despesas e a obediência a limites e condições no que tange a renúncia de receita, geração de despesas com pessoal e outras, dívidas consolidada e mobiliária, operações de crédito, inclusive por antecipação de receita, concessão de garantia e inscrição em Restos a Pagar.

Parágrafo único. Para o fluxo de operações de crédito entre Conselhos de Odontologia considera-se como autarquia o conjunto dos Conselhos Regionais de Odontologia e o Conselho Federal de Odontologia, conforme dispõe a Lei 4.324/64.

Art. 239. Para os efeitos desta norma entende-se como:

I – Categoria – são divisões das classes, apresentando-se dentro do plano de contas conforme as diretrizes da Lei 4.320/64;

II – Receita – A receita compreende os recursos auferidos na gestão, a serem computados na apuração do resultado do exercício, desdobrada nas seguintes categorias econômicas:

a) Receitas Correntes – compreendem as de contribuição, patrimoniais, de serviços e outras de natureza semelhante, bem como as provenientes de transferências correntes, observadas as conceituações legais pertinentes em vigor; e

b) Receitas de Capital – correspondem a constituição de dívidas, conversão em espécies de bens e direitos classificáveis no Ativo Permanente, bem como às Transferências de Capital recebidas.

III – Despesa – as despesas compreendem os recursos despendidos na gestão, a serem computados na apuração do resultado do exercício, desdobradas nas seguintes categorias econômicas:

a) Despesas Correntes – compreendem as de pessoal e encargos sociais, juros e encargos da dívida e outras despesas correntes, observadas as conceituações legais e pertinentes em vigor; e

b) Despesas de Capital – correspondem às de investimentos, inversões financeiras, autorização das dívidas internas, e observadas as conceituações legais e pertinentes em vigor.

IV – Ativo – compreende os bens e os direitos e contém os seguintes grupos de contas:

a) Ativo Financeiro – compreende os créditos e valores realizáveis independentemente de autorização orçamentária e dos valores numerários;

b) Ativo Permanente – compreende os bens, créditos e valores cuja mobilização ou alienação dependa de autorização normativa (investimento de caráter permanente, imobilizações etc.); e

c) Ativo Compensado – compreende contas com função precípua de controle, relacionadas aos bens, direitos, obrigações e situações não compreendidos no patrimônio mas que, direta ou indiretamente, possam vir a afetá-lo, inclusive as relativas a atos e fatos relacionados com a execução orçamentária e financeira.

V – Passivo – o passivo compreende os deveres e as obrigações e é constituído pelos seguintes grupos de contas:

a) Passivo Financeiro – compreende os compromissos exigíveis cujo pagamento independa de autorização orçamentária (depósitos, restos a pagar, antecipações de receita etc.);

b) Passivo Permanente – representa o resultado acumulado do exercício, podendo apresentar-se como Ativo Real Líquido (saldo credor) ou Passivo a Descoberto (saldo devedor); e

c) Passivo Compensado – compreende contas com função precípua de controle, relacionadas aos bens, direitos, obrigações e situações não compreendidos no patrimônio mas que, direta ou indiretamente, possam vir a afetá-lo, inclusive as relativas a atos e fatos relacionados com a execução orçamentária e financeira.

VI – Variações Ativas – as variações ativas compreendem os seguintes grupos de contas:

a) Resultantes da execução orçamentária; e
b) Independentes da execução orçamentária.

§ 1º. O resultado orçamentário representa as receitas, interferências ativas e mutações patrimoniais ativas resultantes da execução orçamentária.

§ 2º. O resultado extraorçamentário abrange as interferências ativas e as mutações patrimoniais ativas independentes da execução orçamentária.

§ 3º. O resultado apurado é conta transitória utilizada no encerramento do exercício para demonstrar a apuração do resultado do exercício.

VII – Variações Passivas – as variações passivas contêm, além das interferências, os seguintes grupos:

a) Resultantes da execução orçamentária; e
b) Independentes da execução orçamentária.

§ 1º. O resultado orçamentário corresponde às despesas, interferências passivas e mutações patrimoniais passivas resultantes da execução orçamentária.

§ 2º. O resultado extraorçamentário abrange as interferências passivas e as mutações patrimoniais passivas independentes da execução orçamentária.

§ 3º. O resultado apurado é conta transitória utilizada no encerramento do exercício para demonstrar a apuração do resultado do exercício.

• Capítulo II | Da proposta e da reformulação orçamentária

Art. 240. A proposta orçamentária que a Presidência encaminhará ao Plenário nos prazos estabelecidos em norma, sem prejuízo do que preceitua a Constituição Federal, compor-se-á de:

I – Mensagem que conterá: exposição circunstanciada da situação econômico-financeira, documentada com demonstração da dívida fundada e flutuante, saldos de créditos especiais, restos a pagar e outros compromissos financeiros exigíveis; exposição e justificação da política econômico-financeira do Conselho; justificação da receita e despesa, particularmente no tocante ao orçamento de capital;

II – Decisão que institui os valores a serem praticados no exercício seguinte;

III – Tabelas explicativas, das quais constarão, em colunas distintas e para fins de comparação:

a) a receita arrecadada nos três últimos exercícios anteriores àquele em que se elaborou a proposta;

b) a receita prevista para o exercício em que se elabora a proposta;

c) a receita prevista para o exercício a que se refere a proposta;

d) a despesa realizada no exercício imediatamente anterior;

e) a despesa fixada para o exercício em que se elabora a proposta;

f) a despesa prevista para o exercício a que se refere a proposta;

IV – Especificação dos programas especiais de trabalho custeados por dotações globais, em termos de metas visadas, decompostas em estimativas do custo das obras a realizar e dos serviços a prestar, acompanhadas de justificação econômica, financeira, social e administrativa.

Art. 241. O Quadro de Recursos e de Aplicação de Capital abrangerá:

I – as despesas e, como couber, também as receitas previstas em planos especiais aprovados em norma;

II – em anexos, as despesas de capital, com indicação das respectivas receitas, para as quais forem previstas transferências de capital.

Art. 242. Os programas constantes do Quadro de Recursos e de Aplicação de Capital sempre que possível serão correlacionados a metas objetivas em termos de realização de obras e de prestação de serviços.

Parágrafo único. Consideram-se metas os resultados que se pretendem obter com a realização de cada programa.

Art. 243. A proposta orçamentária conterá o programa anual atualizado dos investimentos, inversões financeiras e transferências previstos no Quadro de Recursos e de Aplicação de Capital.

Art. 244. O exercício financeiro coincidirá com o ano civil.

Art. 245. Pertencem ao exercício financeiro:

a) as receitas nele arrecadadas; e
b) as despesas nele legalmente empenhadas.

• Capítulo III | Da previsão e da arrecadação da receita

Art. 246. Constituem requisitos essenciais da responsabilidade na gestão a instituição, previsão e efetiva arrecadação de toda a receita da competência normativo-legal dos Conselhos de Odontologia.

Art. 247. As previsões de receita observarão as normas técnicas e legais, considerarão os efeitos das alterações na legislação, da variação dos índices de preços, do crescimento econômico ou de qualquer outro fator relevante, e serão acompanhadas de demonstrativo de sua evolução nos últimos três anos, da projeção para os dois seguintes àqueles a que se referirem e da metodologia de cálculo e premissas utilizadas.

§ 1º. Reestimativa de receita por parte do Responsável Legal só será admitida se comprovado erro ou omissão de ordem técnica ou legal e deverá ser aprovada pelo Plenário, seja no exercício anterior ao do orçado ou no curso da execução, por intermédio de reformulação orçamentária.

§ 2º. O montante previsto para as receitas de operações de crédito não poderá ser superior ao das despesas de capital constantes do projeto incurso na previsão orçamentária.

Art. 248. A previsão orçamentária não consignará dotação para investimento com duração superior a um exercício financeiro que não esteja previsto em plano plurianual ou em dispositivo legal que autorize a sua inclusão.

Art. 249. Até 30 (trinta) dias após a publicação dos orçamentos, nos termos em que dispuser a Proposta Orçamentária, o Presidente estabelecerá a programação financeira e o cronograma de execução mensal de desembolso.

Parágrafo único. Os recursos legalmente e/ou regularmente vinculados à finalidade específica serão utilizados exclusivamente para atender ao objeto de sua vinculação, ainda que em exercício diverso daquele em que ocorrer o ingresso.

Art. 250. A renda do Conselho Federal será constituída de:

a) um terço das anuidades cobradas pelos Conselhos Regionais;
b) um terço das taxas de expedição das carteiras e das cédulas profissionais;
c) um terço das multas aplicadas pelos Conselhos Regionais;
d) doações e legados;
e) subvenções oficiais;
f) bens e valores adquiridos;
g) serviços decorrentes da utilização legal do banco de dados, mediante expressa autorização dos titulares;
h) aplicações financeiras;
i) alienação de bens;
j) serviços de divulgação em veículo de informação do Conselho;
k) aluguéis de bens patrimoniais;

l) vinte por cento da contribuição sindical paga pelo cirurgião-dentista; e
m) outros serviços prestados pela Autarquia.

Art. 251. A renda dos Conselhos Regionais será constituída de:

a) taxa de inscrição;
b) dois terços da taxa de expedição de carteiras e de cédulas profissionais;
c) dois terços das anuidades pagas pelos membros inscritos no Conselho;
d) dois terços das multas aplicadas;
e) doações e legados;
f) subvenções oficiais;
g) bens e valores adquiridos;
h) serviços decorrentes da utilização legal do banco de dados, mediante expressa autorização dos titulares;
i) aplicações financeiras;
j) alienação de bens;
k) serviços de divulgação em veículo de informação do Conselho;
l) aluguéis de bens patrimoniais; e
m) outros serviços prestados pela Autarquia.

Art. 252. O valor das anuidades devidas aos Conselhos Regionais e das taxas correspondentes aos serviços e atos indispensáveis ao exercício da profissão será fixado pelo Conselho Federal, através de ato normativo específico.

Art. 253. São as seguintes as taxas correspondentes aos serviços e atos indispensáveis ao exercício da profissão:

I – taxa de inscrição de pessoa física (cirurgião-dentista, técnico em prótese dentária, técnico em higiene dental, atendente de consultório dentário, auxiliar de prótese dentária e especialista);

II – taxa de inscrição de pessoa jurídica (entidade prestadora de assistência odontológica e empresas que comercializam e/ou industrializam produtos odontológicos);

III – taxa de expedição de carteira profissional (formato livreto e formato cédula);

IV – taxa de substituição de carteira profissional ou 2ª via;

V – taxa de expedição de certidão ou certificado; e

VI – taxa relacionada a outros serviços prestados pela Autarquia.

§ 1º. Os valores das anuidades devidas aos Conselhos Regionais e das taxas correspondentes aos serviços e atos indispensáveis ao exercício das diversas atividades da categoria não poderão ultrapassar a fração que se segue, sempre em relação àqueles cobrados dos cirurgiões-dentistas:

a) 2/3 (dois terços) para os TPDs;

b) 1/5 (um quinto) para os THDs;

c) 1/10 (um décimo) para ACDs e APDs.

§ 2º. Na realização da receita será utilizada unicamente a via bancária, salvo os casos previstos nesta ou em outra norma.

§ 3º. A parte da receita do Conselho Regional de Odontologia que por lei corresponda ao Conselho Federal de Odontologia deverá ser creditada por meio de sistema de bipartição automática de receitas.

§ 4º. A cada transferência da parte da receita devida ao Conselho Federal de Odontologia, deverá o Conselho Regional de Odontologia encaminhar o respectivo mapa de arrecadação, com o comprovante da transferência efetuada e identificação dos pagamentos.

§ 5º. O pagamento da anuidade fora do prazo estabelecido em legislação específica do Conselho Federal será acrescido de multa de 2% (dois por cento) e juros de 1% (um por cento) ao mês.

Art. 254. Quando da primeira inscrição, desde que a mesma seja efetivada posteriormente a 31 de março, serão devidas, apenas, as parcelas da anuidade relativa ao período não vencido do exercício, contemplada com 50% (cinquenta por cento) de desconto, a critério do Conselho Regional, independentemente de sua categoria.

Art. 255. O profissional militar, que não exerça atividade fora do âmbito das Forças Armadas, estará isento do pagamento da anuidade, devendo anualmente comprovar tal situação até a data limite do vencimento da anuidade do exercício.

Parágrafo único. A isenção não se estende às demais taxas. (redação alterada pela Resolução CFO 88/2009, de 19/06/2009, DOU 23/06/2009)

Art. 256. As clínicas e os laboratórios de prótese dentária mantidos por sindicatos, por entidades beneficentes ou filantrópicas, por empresas para prestação de assistência odontológica a seus empregados, as clínicas sujeitas à administração pública direta ou indireta, federal, estadual ou municipal, as pertencentes a instituições de ensino e das entidades representativas da classe estarão isentos das anuidade e das taxas.

Art. 257. Entende-se como profissional quite com as obrigações financeiras junto ao Conselho Regional, inclusive para fins eleitorais, aquele que, permanecendo inscrito, tenha regularizada a sua situação correspondente ao exercício anterior, e ainda disponha do prazo estabelecido para quitação das obrigações relativas ao exercício em curso.

Parágrafo único. Será, também, considerado quite:

a) o profissional beneficiado com parcelamento de dívida, desde que não tenha parcelas vencidas; e

b) o profissional com inscrição remida.

Art. 258. Encerrado o exercício financeiro e persistindo o débito, o Conselho Regional inscreverá o devedor, no prazo improrrogável de 120 (cento e vinte) dias, na dívida ativa e iniciará o processo de cobrança administrativa, que se dará, improrrogavelmente, até 31 de dezembro.

Parágrafo único. Frustrada a cobrança administrativa, o Regional procederá à execução fiscal do débito, sem prejuízo dos encargos financeiros, advindos da mora, incorridos no período de cobrança administrativa.

Art. 259. A cobrança e o recebimento de anuidade correspondente ao exercício corrente independem da quitação dos débitos da cobrança judicial.

Art. 260. A critério da Diretoria do Conselho Regional poderá ser autorizado o recebimento parcelado da dívida ativa.

Art. 261. O número de parcelas será estipulado pela Diretoria do Conselho Regional, e o pedido do interessado e a concessão pelo Responsável Legal deverão ser autuados no processo de arrecadação.

Art. 262. No cálculo do débito serão computados multa de 2% (dois por cento) e juros de mora à razão de 1% (um por cento) ao mês, excluindo-se os meses correspondentes ao período parcelado.

Art. 263. O parcelamento de débito para recebimento no 1º trimestre civil obrigará o interessado a quitar-se relativamente à anuidade do exercício em curso, no ato obrigatório da assinatura da confissão de dívida.

Art. 264. O parcelamento concedido após o prazo estabelecido no artigo anterior abrangerá, também, a anuidade correspondente ao exercício em curso.

Art. 265. O não recebimento da parcela no prazo previsto implicará, automaticamente, o cancelamento do parcelamento concedido, com vencimento simultâneo das parcelas seguintes, obrigando o interessado à liquidação do valor total a elas correspondentes, de uma só vez.

Parágrafo único. Não atendido o recebimento, o Conselho Regional promoverá, no prazo de 30 (trinta) dias, a cobrança judicial, excluindo-se do montante parcelado o valor correspondente ao exercício em curso.

Art. 266. O benefício do parcelamento poderá ser concedido mais de uma vez à mesma pessoa, em casos especiais, analisados e deferidos pelo Plenário do Conselho Regional.

414 Apêndices

Art. 267. São objetos de lançamentos contábeis as contribuições parafiscais e de serviços aqui definidas, com vencimentos determinados em lei, norma, contrato ou regulamento.

▪ Capítulo IV | Do reconhecimento da receita

Art. 268. A anuidade das pessoas físicas e jurídicas jurisdicionadas tem como fato gerador:

I – Quando primeira anuidade, o efetivo pedido de inscrição. Assim sendo, o processo de inscrição somente será apreciado se instruído, além dos documentos que versam sobre a qualificação pessoal e profissional, dos comprovantes de pagamentos correspondentes às taxas cabíveis e da anuidade do exercício em curso; e

II – Quando das anuidades seguintes serão observados os prazos instituídos pelos Atos Normativos do Conselho Federal.

Art. 269. Na realização da receita será utilizada unicamente a via bancária, sendo vedado expressamente o recebimento de qualquer valor que não seja pela referida via, mesmo que o seja através de cheque nominal, cruzado ou visado.

Art. 270. Não será admitida a compensação de recolhimento de quatro rendas ou receitas com direito creditório contra os Conselhos.

Art. 271. O recolhimento de todas as receitas far-se-á em estrita observância ao princípio de unidade de tesouraria, vedada qualquer fragmentação para criação de caixas especiais.

Art. 272. Serão classificadas como receita orçamentária, sob as rubricas próprias, todas as receitas efetivamente arrecadadas, inclusive as provenientes de operações de crédito, ainda que não previstas no Orçamento.

▪ Capítulo V | Da renúncia de receita

Art. 273. A concessão de incentivo ou benefício de natureza paratributária da qual poderá decorrer renúncia de receita deverá, além da prévia autorização do Conselho Federal, estar prevista na legislação competente.

▪ Capítulo VI | Da realização da despesa

Art. 274. Na realização da despesa dos Conselhos de Odontologia será utilizada a via bancária de acordo com esta norma e as demais regras estabelecidas.

§ 1º. Em casos excepcionais, quando houver despesas não atendíveis pela via bancária, as autoridades ordenadoras poderão autorizar suprimentos de fundos, fazendo-se os lançamentos contábeis necessários

e fixando-se prazo para comprovação dos gastos, que não poderão ultrapassar 30 (trinta) dias.

§ 2º. As excepcionalidades a que se refere o parágrafo anterior, após autorização do ordenador de despesas, estarão regulares para a devida contabilização, independentemente de prévia autorização do Plenário, sem prejuízo dos demais procedimentos de controle.

§ 3º. O empregado que receber suprimento de fundos, na forma do disposto, será obrigado a prestar contas de sua aplicação, procedendo-se, automaticamente, à tomada de contas se não o fizer no prazo estabelecido em norma.

Art. 275. Quando se verificar que determinada conta não foi prestada, ou que ocorreu desfalque, desvio de bens ou outra irregularidade de que resulte prejuízo para os cofres da Autarquia, as autoridades administrativas, sob pena de corresponsabilidade e sem embargo dos procedimentos disciplinares, deverão tomar imediatas providências para assegurar o respectivo ressarcimento e instaurar a tomada de contas, fazendo-se as comunicações a respeito ao Tribunal de Contas da União, sem prejuízo de outras providências cabíveis.

▪ Capítulo VII | Da classificação da despesa dos conceitos e especificações

Art. 276. A despesa será classificada nas seguintes categorias econômicas, assim conceituadas:

I – Despesas Correntes – classificam-se nesta categoria todas as despesas que não contribuem, diretamente, para a formação ou aquisição de um bem de capital; e

II – Despesas de Capital – classificam-se nesta categoria aquelas despesas que contribuem, diretamente, para a formação ou aquisição de um bem de capital.

Art. 277. Para a classificação adequada das despesas, é necessário que sejam as mesmas separadas por grupos de natureza de despesa. Assim, esta norma obedecerá à seguinte divisão de grupos:

a) Pessoal e encargos sociais – Despesa de natureza remuneratória decorrente do efetivo exercício de cargo, emprego ou função de confiança nos Conselhos de Odontologia, do pagamento das obrigações trabalhistas de responsabilidade do empregador, incidentes sobre a folha de salários, contribuição a entidades fechadas de previdência, outros benefícios assistenciais classificáveis neste grupo de despesa, bem como gratificações, adicionais e outros direitos remuneratórios, despesas com a contratação temporária para atender a necessidade de excepcional interesse da Autarquia e despesas com contratos de terceirização de mão de obra que se refiram à substituição de empregados;

b) Juros e encargos da dívida – despesas com o pagamento de juros, comissões e outros encargos de operações de crédito;

c) Outras despesas correntes – despesas com aquisição de material de consumo, pagamento de diárias, contribuições, subvenções, auxílio-alimentação, auxílio-transporte, além de outras da categoria econômica Despesas Correntes não classificáveis nos demais grupos de natureza de despesa;

d) Investimentos – despesas com o planejamento e a execução de obras, inclusive com a aquisição de móveis considerados necessários à realização destas últimas e com a aquisição de instalações, equipamentos e material permanente;

e) Inversões financeiras – despesas com a aquisição de imóveis ou bens de capital já em utilização, aquisição de títulos representativos do capital de empresas ou entidades de qualquer espécie, já constituídas, quando a operação não importe aumento do capital, e com a constituição ou aumento do capital de empresas; e

f) Amortização da dívida – despesas com o pagamento e/ou refinanciamento do principal e da amortização monetária ou cambial da dívida dos Conselhos.

Art. 278. Além da separação por grupos vista no artigo anterior, para que haja adequada classificação da despesa, esta deve ser observada de acordo com as seguintes modalidades de aplicação:

a) Transferência ao Conselho Federal de Odontologia – despesas realizadas pelos Conselhos Regionais de Odontologia, mediante transferências de recursos financeiros. Nesta seara residem as transferências relativas à cota parte de 1/3 do Conselho Federal de Odontologia, bem como auxílios financeiros concedidos pelos Conselhos Regionais de Odontologia ao Conselho Federal de Odontologia;

b) Transferência a Conselhos Regionais de Odontologia – despesas realizadas mediante transferência de recursos financeiros do Conselho Federal de Odontologia para os Conselhos Regionais de Odontologia, inclusive para as suas Delegacias;

c) Transferências a instituições privadas sem fins lucrativos – despesas realizadas mediante transferências de recursos financeiros a entidades sem fins lucrativos que não tenham vínculo com a administração pública, desde que estejam previstas no orçamento e atendidas as finalidades legais impostas pela Lei 4.324/64;

d) Transferências a instituições privadas com fins lucrativos – despesas realizadas mediante transferências de recursos financeiros a entidades com fins lucrativos que não tenham vínculo com a administração pública, desde que estejam previstas no orçamento e atendidas as finalidades legais impostas pela Lei 4.324/64;

e) Transferência ao exterior – despesas realizadas mediante transferências de recursos financeiros a órgãos e/ou entidades governamentais e/ou não governamentais pertencentes a outros países, a organismos internacionais e a fundos instituídos por diversos países, inclusive aqueles que tenham sede ou recebam recursos do Brasil; e

f) Aplicações diretas – aplicação direta pela entidade, unidade orçamentária dos créditos orçamentários a ela alocados.

Art. 279. Para o completo e adequado registro contábil, os gastos deverão ser classificados utilizando-se as seguintes divisões por elemento de despesa:

I) Contratação por tempo determinado – despesas com a contratação de pessoal por tempo determinado para atender a necessidades temporárias de excepcional interesse dos Conselhos de Odontologia, inclusive obrigações patronais e outras despesas variáveis quando for o caso;

II) Outros benefícios previdenciários – despesas com outros benefícios previdenciários, exclusive aposentadoria e pensões;

III) Contribuição a entidades de previdência privada – despesas com os encargos da entidade gestora de plano de previdência privada, para complementação da aposentadoria;

IV) Vencimentos e vantagens fixas (pessoal civil) – despesas com vencimentos do pessoal fixo, vencimento do pessoal em comissão, gratificação por tempo de serviço, abono de férias, 13º salário, representações, gratificação de risco de vida e saúde, função gratificada, gratificação de produtividade, subsídios, complementação salarial, gratificação de função de chefia, extensão de carga horária, horas trabalhadas, outras gratificações fixas, aviso prévio, insalubridade, demissão voluntária, gratificação de curso etc.;

V) Obrigações patronais – despesas com encargos que a administração tem pela sua condição de empregadora e resultantes de pagamento de pessoal, tais como: Fundo de Garantia por Tempo de Serviço e contribuição para o Instituto de Previdência;

VI) Diárias – cobertura de despesas de pousada, bem como de alimentação e locomoção urbana, com o empregado que se deslocar de sua sede em objeto de serviço, em caráter eventual ou transitório;

VII) Outras despesas variáveis – despesas relacionadas às atividades do cargo/emprego ou função do empregado e cujo pagamento só se efetua em circunstâncias específicas, tais como: horas extraordinárias, ajuda de custo, gratificação de representação, subsídios, substituições, remuneração adicional variável e outras decorrentes de pessoal;

VIII) Juros sobre a dívida por contrato – despesas com juros referentes a operação de crédito efetivamente contratada;

IX) Outros encargos sobre a dívida por contrato – despesas com outros encargos da dívida contratada, tais como: taxas, comissões bancárias, prêmios, tributos e outros encargos;

X) Material de consumo – despesas com combustíveis e lubrificantes; material biológico, farmacológico e laboratorial, sementes e mudas de plantas; gêneros de alimentação; material de construção para reparos em imóveis; material de proteção, segurança, socorro e sobrevivência; material de expediente; material de cama e mesa, copa e cozinha, e produtos de higienização; material gráfico e de processamento de dados, aquisição de disquete e *compact disc*; material para esporte e diversões; material para fotografia e filmagem; material para instalação elétrica e eletrônica; material para manutenção, reposição e aplicação; material odontológico, hospitalar e ambulatorial; material químico; material para telecomunicações; vestuário, uniformes, fardamento, tecidos e aviamentos; material de acondicionamento e embalagens; bandeiras, flâmulas e insígnias e outros materiais de uso não duradouro;

XI) Premiações culturais, científicas e outras – despesas com a aquisição de prêmios, condecorações, medalhas, troféus etc., bem como com o pagamento de prêmios em pecúnia;

XII) Material de distribuição gratuita – despesas com a aquisição de materiais para distribuição gratuita, tais como: livros didáticos, medicamentos, gêneros alimentícios e outros materiais ou bens que possam ser distribuídos gratuitamente, exceto se destinados a premiações culturais, científicas e outras;

XIII) Passagens e despesas com locomoção – despesas com aquisição de passagens (aéreas, terrestres, fluviais ou marítimas), taxas de embarque, seguros, fretamento, pedágios, locação ou uso de veículos para transporte de pessoas e suas respectivas bagagens em decorrência de mudanças de domicílio no interesse da administração;

XIV) Outras despesas de pessoal decorrentes de contratos de terceirização – despesas relativas a mão de obra, constantes dos contratos de terceirização, classificáveis no grupo de despesas "Pessoal e Encargos Sociais";

XV) Serviços de consultoria – despesas decorrentes de contratos com pessoas físicas ou jurídicas, prestadoras de serviços nas áreas de consultorias técnicas ou auditorias, financeiras ou jurídicas, ou assemelhados;

XVI) Outros serviços de terceiros – pessoa física – despesas decorrentes de serviços prestados por pessoa física, pagos diretamente a esta e não enquadrados nos elementos de despesas específicos, tais como: remuneração de serviços de natureza eventual prestado por pessoa física sem vínculo empregatício; estagiários, monitores diretamente contratados; diárias a colaboradores eventuais; locação de imóveis; e outras despesas pagas diretamente a pessoa física;

XVII) Locação de mão de obra – despesas com prestação de serviços por pessoa jurídica, tais como limpeza e higiene, vigilância ostensiva e outros, nos casos em que o contrato especifique o quantitativo físico do pessoal a ser utilizado;

XVIII) Arrendamento mercantil – despesas com a locação de equipamentos e bens móveis, com opção de compra ao final do contrato;

XIX) Outros serviços de terceiros (pessoa jurídica) – despesas decorrentes de prestação de serviços por pessoas jurídicas, tais como: assinaturas de jornais e periódicos; tarifas de energia elétrica, gás, água e esgoto; serviços de comunicação (telefone, fax, correios etc.); fretes e carretos; locação de imóveis (inclusive despesas de condomínio e tributos à conta do locatário, quando previsto no contrato de locação); locação de equipamentos e materiais permanentes; conservação e adaptação de bens imóveis; seguro em geral (exceto o decorrente de obrigação patronal); serviços de asseio e higiene; serviços de divulgação, impressão, encadernamento e emolduramento; serviços funerários; despesas com congressos, simpósios, conferências ou exposições; vale-transporte; vale-refeição; auxílio-creche (exclusive a indenização a empregado); *software*; habilitação de telefonia fixa e móvel celular e outros congêneres;

XX) Contribuições – despesas às quais não corresponda contraprestação direta em bens e serviços e não sejam reembolsáveis pelo recebedor, inclusive as destinadas a atender a despesas de manutenção de outros Conselhos de Odontologia ou de outras entidades de direito público ou privado, observado o disposto na legislação vigente;

XXI) Auxílios – despesas destinadas a atender a despesas de investimentos ou inversões financeiras de outros Conselhos de Odontologia ou entidades privadas sem fins lucrativos;

XXII) Subvenções sociais – cobertura de despesas de instituições privadas de caráter assistencial ou cultural, sem finalidade lucrativa, de acordo com as normas da legislação vigente e expressa autorização do Plenário;

XXIII) Auxílio-alimentação – Despesas com auxílio-alimentação pago diretamente aos empregados da administração;

XXIV) Obrigações tributárias e contributivas – despesas decorrentes do pagamento de tributos e contribuições sociais e econômicas (Imposto de Renda, ICMS, IPVA, IPTU, Taxa de Limpeza Pública, Cofins, pedágios etc.), exceto as incidências sobre folha de salários, classificadas como obrigações patronais, bem como os encargos resultantes do pagamento com o atraso das obrigações de que trata este elemento de despesa;

XXV) Auxílio-transporte – despesa com auxílio-transporte pago diretamente aos empregados da administração, destinada ao custeio parcial das despesas realizadas com transporte coletivo municipal, intermunicipal ou interestadual nos deslocamentos de suas residências para os locais de trabalho e vice-versa, ou trabalho nos casos de acumulação lícita de cargos;

XXVI) Obras e instalações – despesas com estudos e projetos; início, prosseguimento e conclusão de obras; pagamento de pessoal temporário não pertencente ao quadro da entidade e necessário à realização dos serviços das mesmas; pagamento de obras contratadas; instalações que sejam incorporáveis ou inerentes ao imóvel, tais como: elevadores, aparelhagem para ar condicionado central etc.;

XXVII) Equipamentos e material permanente – despesas com aquisição de aparelhos e equipamento de comunicação; aparelhos, equipamentos e utensílios médicos, odontológicos, laboratorial e hospitalar; aparelhos e utensílios domésticos; coleções e materiais bibliográficos; equipamentos de proteção, segurança, socorro e sobrevivência; máquinas, aparelhos e equipamentos gráficos e equipamentos diversos; máquinas, aparelhos e utensílios de escritório; máquinas, ferramentas e utensílios de oficina; mobiliário em geral; obras de arte e peças para museu; semoventes; veículos rodoviários; veículos diversos; máquinas e equipamentos para veículos; outros permanentes;

XXVIII) Aquisição de imóvel – aquisição de imóveis considerados necessários à realização de obras ou para pronta utilização. Podem ser prédios e terrenos;

XXIX) Concessão de empréstimos e financiamentos – concessão de qualquer empréstimo, inclusive bolsas de estudo reembolsáveis;

XXX) Principal da dívida contratual resgatado – despesas com a amortização efetiva do principal da dívida contratual, interna ou externa;

XXXI) Correção monetária e cambial da dívida contratual resgatada – despesas decorrentes da atualização do valor do principal da dívida contratual, interna ou externa, efetivamente amortizado;

XXXII) Sentenças judiciais – despesas resultantes de cumprimento de sentenças judiciais transitadas em julgado;

XXXIII) Despesas de exercícios anteriores – cumprimento do artigo 37 da Lei 4.320 de 1964;

XXXIV) Indenizações e restituições – despesas com indenizações, exclusive as trabalhistas, e restituições, devidas pelos Conselhos a qualquer título, inclusive devolução de receitas quando não for possível efetuar essa devolução mediante a compensação com a receita correspondente, bem como outras despesas de natureza indenizatória não classificadas em elementos de despesas específicos;

XXXV) Indenizações e restituições trabalhistas – despesas de natureza remuneratória resultantes do pagamento efetuado a empregados dos Conselhos de Odontologia, inclusive férias e aviso prévio indenizados, multas e contribuições incidentes sobre os depósitos do Fundo de Garantia por Tempo de Serviço etc.; restituição de valores descontados indevidamente; e

XXXVI) A classificar – elemento transitório que deverá ser utilizado enquanto se aguarda a classificação em elemento específico, vedada a sua utilização na execução orçamentária.

▪ Capítulo VIII | Do suprimento de fundos

Art. 280. Nos casos excepcionais de que trata o artigo 74 desta norma, a autoridade ordenadora poderá autorizar o pagamento da despesa por meio de suprimento de fundos, que consiste na entrega de numerário a empregado, sempre precedido de empenho na dotação própria a despesa a realizar, e que não possa subordinar-se ao processo normal de aplicação, assim considerada nos seguintes casos:

a) para serviços especiais que exijam pronto pagamento em espécie;

b) para atender despesa de pequeno vulto, assim entendidas aquela cujo valor não ultrapassar 5% (cinco por cento) do valor estabelecido para o artigo 24, inciso II, da Lei 8.666, no caso de compras e serviços, e 50% (cinquenta por cento) do mesmo valor no caso de execução de obras;

c) para atender despesas em viagens ou serviços especiais que exijam pronto pagamento;

d) com prévia autorização do Presidente, o pagamento de outras despesas urgentes e inadiáveis, desde que devidamente justificadas, a inviabilidade da sua realização pelo processo normal de despesa; e

e) no caso específico da alínea anterior, a concessão para fins de aquisição de material de consumo fica condicionada à inexistência temporária ou eventual, no Almoxarifado ou Depósito, do material a adquirir e/ou à impossibilidade, inconveniência ou inadequação econômica de estocagem do material.

Art. 281. O suprimento poderá ser concedido ao empregado designado para a execução do serviço, a coordenador, a presidente de comissão ou a grupo de trabalho, quando for o caso, para as despesas, em conjunto ou isoladamente, de cada integrante da comissão ou grupo de trabalho, bem assim a empregado a quem se atribua o encargo do pagamento das despesas, autorizadas pela autoridade ordenadora, daqueles que, eventualmente, tenham sido encarregados do cumprimento de missão que exija transporte, quando a entidade não dispuser de meios próprios, ou para atender situações de emergência.

Parágrafo único. Não se concederá suprimento destinado a cobrir despesas de locomoção de empregado em viagem quando este houver recebido diárias, posto que estas se destinam a suprir as despesas de alimentação, pousada e locomoção urbana.

Art. 282. A fixação do valor do suprimento de fundos ficará a critério do ordenador de despesa.

Art. 283. A entrega do numerário, sempre precedida de empenho ordinário na dotação própria das despesas a realizar, será feita mediante:

a) crédito em conta bancária, em nome do suprido, aberta, com autorização do ordenador de despesa, para este fim, quando seu montante for igual ou superior a 50% (cinquenta por cento) do valor estabelecido para o item II do artigo 24 da Lei 8.666); e

b) entrega do numerário ao suprido mediante ordem bancária, quando o valor for inferior ao previsto no parágrafo anterior.

Art. 284. Não poderá ser concedido suprimento de fundos:

a) a responsável por dois suprimentos;

b) a empregado que tenha a seu cargo a guarda ou utilização do material a adquirir, salvo quando não houver no setor, gerência, departamento ou seção outro empregado capaz de fazê-lo;

c) a empregado declarado em alcance ou que esteja respondendo a inquérito administrativo;

d) a ordenador de despesa;

e) a chefes ou gerentes de administração financeira;

f) a chefes de serviço de administração; e

g) a responsável por almoxarifado.

Art. 285. No ato em que autorizar a concessão de suprimento, a autoridade ordenadora fixará o prazo de aplicação, que não deve exceder a 30 (trinta) dias, nem ultrapassar o término do exercício financeiro, e o da prestação de contas, que deverá ser apresentada dentro de 30 (trinta) dias subsequentes. O mencionado ato deverá expressamente estar constituído dos seguintes elementos:

a) a data da concessão;

b) o elemento de despesa;

c) o nome completo, cargo ou função do suprido;

d) em algarismo e por extenso, o valor do suprimento;

e) o período de aplicação;

f) o prazo de comprovação; e

g) a natureza da despesa a realizar.

Art. 286. É vedada a concessão de Suprimento de Fundos para a aquisição de material permanente ou outra mutação patrimonial, classificada como despesa de capital.

Parágrafo único. Em casos excepcionais e devidamente justificados pelo Ordenador, em processo específico, este poderá autorizar a aquisição, por Suprimento de Fundos, de material permanente de pequeno vulto, assim entendido aquele cujo valor seja igual ou inferior ao limite estabelecido no artigo 24, inciso II, da Lei 8.666.

Art. 287. A importância aplicada até 31 de dezembro será comprovada até 15 de janeiro subsequente.

Art. 288. Na aplicação do suprimento observar-se-ão as condições e finalidades previstas no ato de concessão, sendo expressamente proibida a sua aplicação em objeto diverso do que estiver concedido.

Art. 289. O suprimento será considerado despesa efetiva, registrando-se a responsabilidade do empregado, cuja baixa será procedida em face da prestação de contas aprovada pela autoridade ordenadora.

Art. 290. O suprimento de fundos, coberto por empenho emitido em dotação de serviços, poderá comportar despesas com materiais de consumo, quando estes se fizerem necessários à execução dos serviços e desde que fornecidos ou adquiridos pelo prestador dos serviços e que o custo dos serviços prestados seja preponderante sobre os mesmos.

Art. 291. Exigir-se-á documentação fiscal quando a operação estiver sujeita a tributo.

Art. 292. Ao suprido é reconhecida a condição de preposto da autoridade que conceder o suprimento e a esta a de responsável pela aplicação, quando acatada a prestação de contas.

Art. 293. O empregado que receber suprimento de fundos ficará obrigado a prestar contas de sua aplicação, procedendo-se, automaticamente, a tomada de contas se não o fizer no prazo estabelecido, sem prejuízo das providências administrativas para apuração das responsabilidades e imputação das penalidades cabíveis.

Parágrafo único. Nos casos referentes à concessão de suprimentos a empregado designado para execução de serviços, a coordenador, a presidente de comissão ou de grupo de trabalho, a prestação de contas será feita ao empregado responsável pelo suprimento de fundos, compreendendo a comprovação das despesas realizadas por si, pelos integrantes da comissão, grupo de trabalho ou por aqueles cujo pagamento tenha sido determinado pela autoridade ordenadora.

Art. 294. A prestação de contas da aplicação dos recursos oriundos de suprimento de fundos deverá ser feita mediante apresentação dos seguintes documentos:

a) cópia do ato de concessão do suprimento;
b) primeira via da Nota de Empenho da despesa, se for o caso;
c) extrato da conta bancária, se houver;
d) demonstração de receitas e despesas; e
e) comprovantes em original das despesas realizadas, devidamente atestados por outros empregados que tenham conhecimento das condições em que as despesas foram realizadas, emitidos em data igual ou posterior à de entrega do numerário, e compreendida dentro do período fixado para a aplicação, em nome da entidade emissora do empenho a saber:
   1) no caso de compra de material – nota fiscal de venda ao consumidor;
   2) no caso de prestação de serviços por pessoa jurídica – nota fiscal de prestação de serviços; ou
   3) no caso de prestação de serviços por pessoa física:
      3.1) recibo comum – se o credor não for inscrito no INSS, informando o CPF, o RG e o endereço do prestador de serviço;
      3.2) recibo de pagamento de autônomo (RPA) – se o credor for inscrito no INSS, informando o CPF, o RG e o endereço; e
   4) comprovante de recolhimento do saldo, se for o caso.

Art. 295. Quando impugnada a prestação de contas, parcial ou totalmente, deverá a autoridade ordenadora determinar imediatas providências administrativas para apuração das responsabilidades e imposição das penalidades cabíveis, bem assim, se for o caso, promover a tomada de contas para apreciação do Plenário e Assembleia e eventual julgamento pelo Tribunal de Contas da União.

Art. 296. Cabe aos detentores de suprimento de fundos fornecer indicação precisa dos saldos em seu poder em 31 de dezembro, para efeito de contabilização e reinscrição da respectiva responsabilidade pela sua aplicação em data posterior, observados os prazos assinalados pelo ordenador de despesa.

• Capítulo IX | Da contabilidade

Art. 297. A contabilidade deverá evidenciar, em seus registros, o montante dos créditos orçamentários vigentes, as despesas empenhadas e as despesas realizadas, à conta dos mesmos créditos, e as dotações disponíveis.

Art. 298. O Controle da execução orçamentária compreenderá:

I – a legalidade dos atos de que resultem a arrecadação da receita ou a realização da despesa, o nascimento ou a extinção de direitos e obrigações;

II – a fidelidade funcional dos agentes da administração, responsáveis por bens e valores dos Conselhos; e

III – o cumprimento do programa de trabalho expresso em termos monetários e em termos de realização de obras e prestação de serviços.

Art. 299. A verificação da legalidade dos atos de execução orçamentária será prévia, concomitante e subsequente.

Art. 300. A contabilidade evidenciará perante a Autarquia a situação de todos quantos, de qualquer modo, arrecadem receitas, efetuem despesas, administrem ou guardem bens a elas pertencentes ou confiados.

Art. 301. Ressalvada a competência do Tribunal de Contas, a tomada de contas dos agentes responsáveis por bens ou dinheiro da Autarquia será realizada ou superintendida pelos serviços de contabilidade.

Art. 302. Os serviços de contabilidade serão organizados de forma a permitirem o acompanhamento da execução orçamentária, o conhecimento da composição patrimonial, a determinação dos custos de serviços de qualquer natureza, o levantamento dos balanços gerais, a análise e a interpretação dos resultados econômicos e financeiros.

Art. 303. A escrituração sintética das operações financeiras e patrimoniais efetuar-se-á pelo método das partidas dobradas.

Art. 304. Haverá controle contábil dos direitos e obrigações oriundos de convênio, ajustes, acordos ou contratos em que a administração for parte.

Parágrafo único. Para o efetivo cumprimento do conteúdo do disposto no *caput* deste artigo, caberá à

Administração processar os citados instrumentos e dar tempestiva anuência dos mesmos à contabilidade.

Art. 305. Os débitos e créditos serão escriturados com individuação do devedor ou do credor e especificação da natureza, importância e data do vencimento, quando fixada.

Art. 306. A contabilidade evidenciará os fatos ligados à administração orçamentária, financeira e patrimonial.

Art. 307. A contabilidade deverá evidenciar, em seus registros, o montante dos créditos orçamentários vigentes, a despesa empenhada e a despesa realizada, à conta dos mesmos créditos, e as dotações disponíveis.

Art. 308. O registro contábil da receita e da despesa far-se-á de acordo com as especificações constantes na proposta e eventuais reformulações orçamentárias.

Art. 309. A dívida flutuante compreende:

I – os restos a pagar, excluindo os serviços da dívida;
II – os serviços da dívida a pagar;
III – os depósitos; e
IV – os débitos de tesouraria.

Art. 310. Todas as operações de que resultem débitos e créditos de natureza financeira, não compreendidas na execução orçamentária, serão também objeto de registro, individuação e controle contábil.

Art. 311. Haverá registros analíticos de todos os bens de caráter permanente, com indicação de cada um deles e dos agentes responsáveis pela sua guarda e administração.

Art. 312. A contabilidade manterá registros sintéticos dos bens móveis e imóveis.

Art. 313. O levantamento geral dos bens móveis e imóveis terá como base o inventário analítico da Autarquia e os elementos de escrituração sintética na contabilidade.

Art. 314. Para fins orçamentários e determinação dos devedores, ter-se-á registro contábil das receitas patrimoniais, fiscalizando-se sua efetivação.

Art. 315. A dívida fundada compreende os compromissos de exigibilidade superior a 12 (doze) meses, contraídos para atender a desequilíbrio orçamentário ou financeiro de obras e serviços da Autarquia.

Parágrafo único. A dívida será escriturada com individuação e especificações que permitam verificar, a qualquer momento, a posição dos empréstimos, bem como os respectivos serviços de amortização e juros.

Art. 316. As alterações da situação líquida patrimonial, que abrangem os resultados da execução orçamentária, bem como as variações independentes dessa execução e as superveniências e insubsistências ativas e passivas, constituirão elementos da conta patrimonial.

· Capítulo X | Do patrimônio e do almoxarifado

Art. 317. O reaproveitamento, a movimentação e a alienação de material, bem assim outras formas de seu desfazimento, no âmbito da Administração dos Conselhos de Odontologia, são regulados pelas disposições aqui contidas.

Art. 318. Para fins desta norma, considera-se:

I – Material: designação genérica de equipamentos, componentes, sobressalentes, acessórios, veículos em geral, matérias-primas e outros itens empregados ou passíveis de emprego nas atividades dos Conselhos de Odontologia, independentemente de qualquer fator;

II – Transferência: modalidade de movimentação de material, com troca de responsabilidade, de uma unidade organizacional para outra, dentro do mesmo Conselho;

III – Cessão: modalidade de movimentação de material do acervo, com transferência gratuita de posse e troca de responsabilidade, entre Conselhos e/ou outro ente público, seja da administração pública direta ou indireta, ou, ainda, ente privado, desde que seja expressamente configurado o revestimento legal preceituado na Lei 4.324/64;

IV – Alienação: operação de transferência do direito de propriedade do material, mediante venda, permuta ou doação; e

V – Outras formas de desfazimento: renúncia ao direito de propriedade do material, mediante inutilização ou abandono.

Parágrafo único. O material considerado genericamente inservível, para o Conselho que detém sua posse ou propriedade, deve ser classificado como:

a) ocioso – quando, embora em perfeitas condições de uso, não estiver sendo aproveitado;
b) recuperável – quando sua recuperação for possível e orçar, no máximo, a 50% (cinquenta por cento) do seu valor de mercado;
c) antieconômico – quando sua manutenção for onerosa, ou seu rendimento precário, em virtude de uso prolongado, desgaste prematuro ou obsoletismo; e
d) irrecuperável – quando não mais puder ser utilizado para o fim a que se destina devido à perda de suas características ou em razão da inviabilidade econômica de sua recuperação.

Art. 319. O material classificado como ocioso ou recuperável será cedido a outros Conselhos ou outro ente público ou privado, conforme inciso III do artigo anterior.

§ 1º. A cessão será efetivada mediante Termo de Cessão, do qual constarão a indicação de transferência de carga patrimonial, da unidade cedente para a cessionária, e o valor de aquisição ou custo de produção.

§ 2º. Quando envolver entidade autárquica, fundacional, integrante dos Poderes Legislativo e Judiciário, bem como outras entidades privadas sem fins lucrativos ou destinadas a promover a Odontologia, a operação só poderá efetivar-se mediante doação.

Art. 320. Nos casos de alienação, a avaliação do material deverá ser feita de conformidade com os preços atualizados e praticados no mercado.

Parágrafo único. Decorridos mais de 60 (sessenta) dias da avaliação, o material deverá ter o seu valor automaticamente atualizado, tomando-se por base o fator de correção aplicável às demonstrações contábeis e considerando o período decorrido entre a avaliação e a conclusão do processo de alienação.

Art. 321. A venda efetuar-se-á em consonância com o estatuto das Licitações e Contratos Administrativos.

§ 1º. O material deverá ser distribuído em lotes de:

a) Um objeto, quando se tratar de veículos ou material indivisível; e
b) Vários objetos, preferencialmente homogêneos.

§ 2º. A alienação de material, mediante dispensa de prévia licitação, somente poderá ser autorizada quando revestir-se solenemente de justificado interesse público ou, em caso de doação, quando para o atendimento ao interesse social.

Art. 322. O resultado financeiro obtido por meio da alienação deverá ser recolhido aos cofres do Conselho, observada a legislação pertinente.

Art. 323. A doação, presentes razões de interesse social, poderá ser efetuada pelos Conselhos de Odontologia, sempre com expressa anuência do respectivo Plenário, após avaliação de sua oportunidade e conveniência, relativamente à escolha de outra forma de alienação, podendo ocorrer, em favor dos órgãos e entidades a seguir indicados, quando se tratar de material:

I – ocioso ou recuperável, para outro Conselho de Odontologia;
II – antieconômico, para os Conselhos de Odontologia mais carentes, entidades autárquicas, fundacionais, bem como outras entidades privadas sem fins lucrativos ou destinadas a promover a Odontologia; e
III – irrecuperável – para as instituições filantrópicas, reconhecidas de utilidade pública.

Art. 324. Verificada a impossibilidade ou a inconveniência da alienação de material classificado como irrecuperável, a autoridade competente determinará sua descarga patrimonial e sua inutilização ou abandono, após a retirada das partes economicamente aproveitáveis, porventura existentes, que serão incorporadas ao patrimônio.

§ 1º. A inutilização, sempre que necessária, será feita mediante audiência dos setores especializados, de forma a ter sua eficácia assegurada.

§ 2º. Os símbolos nacionais, bandeiras, insígnias e flâmulas, eventuais materiais apreendidos serão inutilizados de acordo com a legislação específica.

Art. 325. São motivos para a inutilização de material, entre outros:

I – a sua contaminação por agentes patológicos, sem possibilidade de recuperação por assepsia;
II – a sua infestação por insetos nocivos, com risco para outro material;
III – a sua natureza tóxica ou venenosa;
IV – a sua contaminação por radioatividade; e
V – o perigo irremovível de sua utilização fraudulenta por terceiros.

Art. 326. A inutilização e o abandono de material serão documentados mediante Termo de Inutilização ou de Justificativa de Abandono, os quais integrarão o respectivo processo de desfazimento.

Art. 327. As avaliações, classificação e formação de lotes, previstos nesta norma, bem assim os demais procedimentos que integram o processo de alienação de material, serão efetuadas por comissão especial, instituída pela autoridade competente e composta de, no mínimo, 3 (três) empregados integrantes do Conselho de Odontologia.

Art. 328. A Administração poderá, em casos especiais, contratar, por prazo determinado, serviço de empresa ou profissional especializado para assessorar a comissão especial quando se tratar de material de grande complexidade, vulto, valor estratégico ou cujo manuseio possa oferecer risco a pessoas, instalações ou meio ambiente.

Art. 329. O Conselho Federal procederá às demais instruções complementares que se fizerem necessárias à aplicação desta norma.

Art. 330. O Patrimônio da Autarquia sempre que possível será segurado com o valor de mercado dos bens patrimoniais.

· Capítulo XI | Das licitações, dos contratos, dos convênios, dos acordos e dos ajustes

Art. 331. Os procedimentos licitatórios e os conseguintes contratos, no âmbito dos Conselhos de Odontologia,

422 Apêndices

obedecerão à legislação aplicável à Administração Pública Federal, no conteúdo e na forma, de acordo com os preceitos da Lei Federal 8.666/93 e suas alterações.

Art. 332. Os serviços de interesse recíproco dos Conselhos de Odontologia e órgãos e entidades da Administração Federal e de outras entidades públicas ou organizações particulares poderão ser executados sob regime de mútua cooperação, mediante convênio, acordo ou ajuste.

Parágrafo único. Quando os particulares tenham interesses diversos e opostos, isto é, quando se desejar de um lado o objeto do acordo ou ajuste e de outro lado a contraprestação correspondente, ou seja, o preço, o acordo ou ajuste, constitui contrato.

Art. 333. Ressalvados os casos de manifesta impraticabilidade ou inconveniência, o convênio será utilizado como forma de descentralização das atividades da Administração dos Conselhos de Odontologia, por meio da qual se delegará a execução de programas técnico-científicos ou de enfoque social de caráter nitidamente regional ou local, no todo ou em parte, aos órgãos ou entidades públicos ou privados, incumbidos de serviços correspondentes, e quando estejam devidamente aparelhados (Decreto-lei nº 200/67, artigo 10, § 1º, alínea "b" 5º).

• Capítulo XII | Do processo de prestação de contas

Art. 334. As prestações de contas dos administradores do Conselhos serão constituídas das seguintes peças:

I – rol de responsáveis, assim arrolado:

a) o Dirigente máximo;
b) os membros da Diretoria;
c) os membros da Comissão de Tomada de Contas; e
d) o encarregado dos Setores Financeiro e Contábil ou outro corresponsável por atos de gestão.

II – relatório de gestão, destacando, entre outros elementos:

a) a execução dos projetos de trabalho e a execução e avaliação dos programas por meio do cumprimento das metas fixadas e dos indicadores de desempenho utilizados, com esclarecimentos, se for o caso, sobre as causas que inviabilizaram o alcance dos resultados esperados para o programa;
b) indicadores de gestão que permitam aferir a eficiência, eficácia e economicidade da ação administrativa, levando-se em conta os resultados quantitativos e qualitativos alcançados pela entidade;
c) as medidas implementadas com vistas ao saneamento de eventuais disfunções estruturais que prejudicaram ou inviabilizaram o alcance dos objetivos colimados;
d) as transferências de recursos mediante convênio, acordo, ajuste, termo de parceria ou outros instrumentos congêneres, bem como a título de subvenção, auxílio ou contribuição, destacando, entre outros aspectos, a observância às normas legais e regulamentares pertinentes, a correta aplicação dos recursos e o atingimento dos objetivos previstos, sendo que, nas hipóteses do artigo 8º da Lei 8.443, de 1992, deverão constar, ainda, informações sobre as providências adotadas para a devida regularização de cada caso, inclusive sobre a instauração da correspondente Tomada de Contas Especial.

III – relatório de auditoria emitido pelo órgão de controle, que conterá, em títulos específicos, análise e avaliação relativas aos seguintes aspectos:

a) falhas, irregularidades ou ilegalidades constatadas, indicando as providências adotadas;
b) irregularidades ou ilegalidades que resultaram em prejuízo, indicando as medidas implementadas com vistas ao pronto ressarcimento à entidade;
c) atos de gestão ilegítimos ou antieconômicos que resultaram em dano à entidade ou prejudicaram o desempenho da ação administrativa no cumprimento dos programas de trabalho, indicando as providências adotadas;
d) transferências e recebimentos de recursos mediante convênio, acordo, ajuste, termo de parceria e outros instrumentos congêneres, bem como a título de subvenção, auxílio e contribuição, destacando, entre outros aspectos, a observância às normas legais e regulamentares pertinentes, a correta aplicação dos recursos e o atingimento dos objetivos colimados;
e) regularidade dos processos licitatórios, dos atos relativos à dispensa e à inexigibilidade de licitação, bem como dos contratos;
f) resultados da gestão, quanto à eficácia e eficiência;
g) cumprimento, pela entidade, das determinações expedidas pela Auditoria e pelo Tribunal de Contas no exercício em referência; e
h) justificativa apresentada pelo responsável sobre as irregularidades que forem apontadas.

IV – balanços e demonstrativos contábeis;
V – manifestação da Comissão de Tomada de Contas;

VI – declaração expressa da respectiva Unidade de Pessoal de que os responsáveis, a que se refere o inciso I, estão em dia com a exigência de apresentação da declaração de bens e rendas de que trata a Lei 8.730, de 1993; e

VII – decisão da Assembleia Geral do Conselho Regional e do Plenário do Conselho Federal, quando das contas dos Conselhos Regionais, e Plenário do Conselho Federal, quando as contas se referirem ao Conselho Federal, ambos os casos com a manifestação conclusiva sobre as contas.

Parágrafo único. Constarão do rol referido no inciso I:

a) nome e CPF dos responsáveis e de seus substitutos;
b) cargo ou funções exercidas;
c) indicação dos períodos de gestão;
d) atos de nomeação, designação ou exoneração; e
e) endereços residenciais.

Art. 335. Diante da omissão no dever de prestar contas; da não comprovação da aplicação dos recursos repassados pelo Conselho Federal de Odontologia, mediante convênio, acordo, ajuste ou outros instrumentos congêneres; da ocorrência de desfalque ou desvio de dinheiro, bens ou valores públicos; ou, ainda, da prática de ato ilegal, ilegítimo ou antieconômico de que resulte dano aos cofres dos Conselhos de Odontologia, a autoridade administrativa competente, sob pena de responsabilidade solidária, deve adotar providências com vistas à apuração dos fatos, identificação dos responsáveis, quantificação do dano e ao imediato ressarcimento à Autarquia.

▶ Título XII | Dos recursos humanos

▪ Capítulo I | Dos objetivos

Art. 336. A gestão de Recursos Humanos primará pela qualidade de vida das pessoas no interior das instalações da Autarquia e pela qualidade das pessoas que darão "vida" à Organização.

Art. 337. Serão objetivos precípuos da área de Recursos Humanos:

a) proporcionar à Autarquia os Recursos Humanos mais adequados ao seu funcionamento;
b) proporcionar aos seus empregados um trabalho condizente, ambiente adequado e condições de remuneração; e
c) proporcionar condições de perfeito ajustamento entre os objetivos organizacionais da Autarquia e os objetivos pessoais dos empregados.

Art. 338. Para o alcance dos objetivos mencionados no artigo anterior o Conselho promoverá o cultivo de ambiente favorável às relações interpessoais.

▪ Capítulo II | Das conceituações

Art. 339. Para os efeitos desta norma será obedecida a seguinte conceituação:

a) Cargo – conjunto de funções assemelhadas e/ou complementares, executadas por um ou mais indivíduos na Autarquia. O cargo tem natureza plúrima, ou seja, para cada cargo pode haver uma ou várias pessoas;
b) Função – é o conjunto de atividades que cada indivíduo executa na Autarquia. A função é singular, ou seja, existe uma função para cada pessoa;
c) Estrutura de cargos – sequência ou disposição hierárquica estabelecida para os cargos na Autarquia;
d) Requisitos mínimos – exigências necessárias de habilidades e de conhecimentos mínimos que os ocupantes do cargo devem possuir;
e) Quadro de pessoal – é o conjunto que indica, em seus aspectos quantitativos, a força de trabalho necessária ao desempenho das atividades normais e específicas da Autarquia;
f) Carreira – é a representação das possibilidades de crescimento profissional na Autarquia, retratada pelos níveis dos cargos, agrupados segundo remuneração e complexidade crescente e os pré-requisitos de provimento exigidos;
g) Empregado – é toda pessoa natural que integra a força de trabalho da Autarquia, com vínculo empregatício legalmente estabelecido;
h) Salário – é a contraprestação pecuniária básica, devida pela Autarquia ao empregado, pelo efetivo exercício do cargo;
i) Remuneração – é o salário-base do empregado acrescido dos demais vencimentos a que tenha direito por lei, acordo sindical ou liberalidade da Autarquia;
j) Promoção – é a passagem do empregado de um nível para o outro hierarquicamente superior, ou de um grupo ocupacional para o outro hierarquicamente superior;
k) Progressão – é a evolução do empregado dentro dos níveis do mesmo grupo ocupacional;
l) Admissão – é a forma de contratação empregatícia estabelecida pela celebração do contrato de trabalho, sob o regime da Consolidação das Leis do Trabalho – CLT;
m) Avaliação de desempenho – é o conjunto de normas e procedimentos que asseguram a possibilidade de progresso ou promoção do empregado segundo seus méritos, comprovados por intermédio do exercício funcional;

n) Enquadramento – é o posicionamento do empregado no Quadro de Pessoal, de acordo com os créditos estabelecidos pelo Plano de Cargos e Salários e demais atos complementares;

o) Função de Confiança – é o conjunto de atribuições e responsabilidades inerentes às funções gratificadas;

p) Gratificação de função – é a vantagem pecuniária adicionada ao salário-base do empregado em razão do exercício das funções específicas de Chefia e/ou Gerência;

q) Mérito – é resultado da incidência de esforços de um empregado, que se dedica com reconhecida eficiência às suas obrigações específicas, coincidentemente com os objetivos da Autarquia;

r) Anuênio – é o índice aplicado sobre o salário-base do empregado para cada ano de trabalho dedicado à Autarquia;

s) Gratificação eventual – é a vantagem pecuniária adicionada ao salário-base do empregado em razão do exercício de funções específicas praticadas, com vistas a atender as necessidades administrativas eventuais; e

t) Grupo ocupacional – é o agrupamento de funções que exigem conhecimento profissional teórico e prático para o bom desempenho do cargo.

· Capítulo III | Da classificação dos recursos humanos

Art. 340. A classificação dos Recursos Humanos dos Conselhos de Odontologia está dividida em grupos e níveis, a seguir relacionados:

I – Grupo Ocupacional de Nível Superior – este grupo é constituído por empregados cujo exercício das suas tarefas exige, como pré-requisito, formação superior completa;

II – Grupo Ocupacional de Nível Médio – este grupo é constituído por empregados cujo exercício de suas tarefas exige, como pré-requisito, formação completa em nível médio ou experiência comprovadamente equivalente; e

III – Grupo Ocupacional de Nível Básico – este grupo é constituído por empregados ocupantes de cargos em que, para o seu exercício, se exige como pré-requisito formação profissional de nível básico profissionalizante ou prática de atividades meio que pode ser adquirida na própria Autarquia.

Art. 341. O enquadramento se dará, após observação dos pré-requisitos expressamente exigidos para o cargo, de conformidade com o interesse do Conselho.

§ 1º. A Autarquia poderá, a qualquer momento, exigir outros requisitos para enquadramento dos empregados.

§ 2º. Qualquer admissão deverá ser efetivada, obedecendo o critério objetivo, processado e autuado pelo Conselho, e obedecerá o período de experiência, de conformidade com a legislação trabalhista.

▶ Título XIII | Das disposições finais

Art. 342. Os profissionais ministradores de cursos de formação de técnico em higiene dental e de auxiliar de consultório dentário deverão, obrigatoriamente, se limitar aos atos práticos específicos de tais auxiliares, sob pena de instauração de processo ético pelo respectivo Conselho Regional.

Art. 343. Quaisquer documentos redigidos em língua estrangeira somente serão admitidos quando autenticados por consulado brasileiro no país de origem e acompanhados, quando necessário, de tradução oficializada.

Art. 344. Não podem os Conselhos de Odontologia conceder, sob qualquer forma, bolsas de estudos ou auxílios semelhantes, exceto para seus empregados, desde que para aperfeiçoamento ou formação técnico profissional de interesse do Conselho.

Art. 345. É expressamente vedado aos Conselhos de Odontologia contratar serviços, de qualquer espécie e sob qualquer forma, com cônjuges ou parentes consanguíneos ou afins, até 3º grau, ou por adoção, de Conselheiros, de membros de Delegacias Seccionais e Regionais e de Representantes Municipais e Distritais.

Parágrafo único. A vedação referida neste artigo atinge, inclusive, cônjuge ou parente de ex-Conselheiro, e de ex-Membro, até 2 (dois) anos após o término do mandato para o qual tenha sido eleito ou nomeado.

Art. 346. O Conselho Federal não poderá prestar qualquer auxílio ou empréstimo para atender situação financeira deficitária dos Conselhos Regionais, ocasionada por excesso de despesas, supérfluas ou adiáveis, sobre as receitas.

Parágrafo único. Aplica-se o disposto neste artigo aos Conselhos Regionais que efetuem pagamento de *jetton* a seus Conselheiros, ou que não estejam em dia com a cobrança da dívida ativa.

Art. 347. Os Conselhos Regionais deverão proceder às atualizações cadastrais requeridas pelos profissionais e entidades inscritos em seus respectivos quadros; de entidades associativas da classe registradas no Conselho Federal; dos cursos de especialização reconhecidos ou credenciados pelo Conselho Federal; das ordens honoríficas reconhecidas pelo Conselho Federal; e dos cursos de graduação em Odontologia existentes no país.

Parágrafo único. Os profissionais e entidades inscritos nos Conselhos de Odontologia deverão manter permanentemente atualizados seus dados cadastrais, sendo que a omissão na atualização desobriga os Conselhos de qualquer responsabilidade decorrente da falta de atualização ou informação cadastral incorreta.

Art. 348. A omissão ou a negligência no atendimento das exigências e prazos previstos nas leis e nos atos do Conselho Federal e dos Conselhos Regionais acarreta a responsabilidade administrativa, ética e/ou criminal, do agente e de quem, por qualquer forma, tenha contribuído para a infração.

Art. 349. Computar-se-ão os prazos, excluindo o dia do começo e incluindo o do vencimento.

Parágrafo único. Todos os prazos e datas estabelecidos nestas normas que coincidirem com sábado, domingo ou feriado serão, automaticamente, prorrogados para o primeiro dia útil subsequente.

Art. 350. Os casos omissos serão resolvidos pelo Conselho Federal.

APÊNDICE

4 Código de Defesa do Consumidor

(Atualizado até as alterações introduzidas pela Lei nº 13.486, de 2017)

LEI Nº 8.078, DE 11 DE SETEMBRO DE 1990

Dispõe sobre a proteção do consumidor e dá outras providências.

O PRESIDENTE DA REPÚBLICA

Faço saber que o Congresso Nacional decreta e eu sanciono a seguinte Lei:

► Título I | Dos direitos do consumidor

· Capítulo I | Disposições gerais

Art. 1º. O presente Código estabelece normas de proteção e defesa do consumidor, de ordem pública e interesse social, nos termos dos artigos 5º, inciso XXXII, 170, inciso V, da Constituição Federal, e artigo 48 de suas Disposições Transitórias.

Art. 2º. Consumidor é toda pessoa física ou jurídica que adquire ou utiliza produtos ou serviço como destinatário final.

Parágrafo único. Equipara-se a consumidor a coletividade de pessoas, ainda que indetermináveis, que haja intervindo nas relações de consumo.

Art. 3º. Fornecedor é toda pessoa física ou jurídica, pública ou privada, nacional ou estrangeira, bem como os entes despersonalizados, que desenvolvem atividades de produção, montagem, criação, construção, transformação, importação, exportação, distribuição ou comercialização de produtos ou prestação de serviços.

§ 1º. Produto é qualquer bem, móvel ou imóvel, material ou imaterial.

§ 2º. Serviço é qualquer atividade fornecida no mercado de consumo, mediante remuneração, inclusive as de natureza bancária, financeira, de crédito e securitária, salvo as decorrentes das relações de caráter trabalhista.

· Capítulo II | Da Política Nacional de Relações de Consumo

Art. 4º. A Política Nacional das Relações de Consumo tem por objetivo o atendimento das necessidades dos consumidores, o respeito à sua dignidade, saúde e segurança, a proteção de seus interesses econômicos, a melhoria da sua qualidade de vida, bem como a transparência e harmonia das relações de consumo, atendidos os seguintes princípios: (redação dada pela Lei nº 9.008, de 21.3.1995)

I – reconhecimento da vulnerabilidade do consumidor no mercado de consumo;

II – ação governamental no sentido de proteger efetivamente o consumidor:

a) por iniciativa direta;
b) por incentivos à criação e desenvolvimento de associações representativas;
c) pela presença do Estado no mercado de consumo;
d) pela garantia dos produtos e serviços com padrões adequados de qualidade, segurança, durabilidade e desempenho.

III – harmonização dos interesses dos participantes das relações de consumo e compatibilização da proteção do consumidor com a necessidade de desenvolvimento econômico e tecnológico, de modo a viabilizar os princípios nos quais se funda a ordem econômica (artigo 170, da Constituição Federal), sempre com base na boa-fé e equilíbrio nas relações entre consumidores e fornecedores;

IV – educação e informação de fornecedores e consumidores quanto aos seus direitos e deveres, com vistas à melhoria do mercado de consumo;

V – incentivo à criação pelos fornecedores de meios eficientes de controle de qualidade e segurança de produtos e serviços, assim como de mecanismos alternativos de solução de conflitos de consumo;

VI – coibição e repressão eficientes de todos os abusos praticados no mercado de consumo, inclusive a concorrência desleal e utilização indevida de inventos e criações industriais das marcas e nomes comerciais e signos distintivos, que possam causar prejuízos aos consumidores;

VII – racionalização e melhoria dos serviços públicos;

VIII – estudo constante das modificações do mercado de consumo.

Art. 5º. Para a execução da Política Nacional das Relações de Consumo, contará o Poder Público com os seguintes instrumentos, entre outros:

I – manutenção de assistência jurídica, integral e gratuita para o consumidor carente;

II – instituição de Promotorias de Justiça de Defesa do Consumidor, no âmbito do Ministério Público;

III – criação de delegacias de polícia especializadas no atendimento de consumidores vítimas de infrações penais de consumo;

IV – criação de Juizados Especiais de Pequenas Causas e Varas Especializadas para a solução de litígios de consumo;

V – concessão de estímulos à criação e desenvolvimento das Associações de Defesa do Consumidor.

§ 1º (*Vetado.*)

§ 2º (*Vetado.*)

· Capítulo III | Dos direitos básicos do consumidor

Art. 6º. São direitos básicos do consumidor:

I – a proteção da vida, saúde e segurança contra os riscos provocados por práticas no fornecimento de produtos e serviços considerados perigosos ou nocivos;

II – a educação e divulgação sobre o consumo adequado dos produtos e serviços, asseguradas a liberdade de escolha e a igualdade nas contratações;

III – a informação adequada e clara sobre os diferentes produtos e serviços, com especificação correta de quantidade, características, composição, qualidade, tributos incidentes e preço, bem como sobre os riscos que apresentem; (redação dada pela Lei nº 12.741, de 2012)

IV – a proteção contra a publicidade enganosa e abusiva, métodos comerciais coercitivos ou desleais, bem como contra práticas e cláusulas abusivas ou impostas no fornecimento de produtos e serviços;

V – a modificação das cláusulas contratuais que estabeleçam prestações desproporcionais ou sua revisão em razão de fatos supervenientes que as tornem excessivamente onerosas;

VI – a efetiva prevenção e reparação de danos patrimoniais e morais, individuais, coletivos e difusos;

VII – o acesso aos órgãos judiciários e administrativos, com vistas à prevenção ou reparação de danos patrimoniais e morais, individuais, coletivos ou difusos, assegurada a proteção jurídica, administrativa e técnica aos necessitados;

VIII – a facilitação da defesa de seus direitos, inclusive com a inversão do ônus da prova, a seu favor, no processo civil, quando, a critério do juiz, for verossímil a alegação ou quando for ele hipossuficiente, segundo as regras ordinárias de experiências;

IX – (*Vetado.*)

X – a adequada e eficaz prestação dos serviços públicos em geral.

Parágrafo único. A informação de que trata o inciso III do *caput* deste artigo deve ser acessível à pessoa com deficiência, observado o disposto em regulamento. (incluído pela Lei nº 13.146, de 2015)

Art. 7º. Os direitos previstos neste Código não excluem outros decorrentes de tratados ou convenções internacionais de que o Brasil seja signatário, da legislação interna ordinária, de regulamentos expedidos pelas autoridades administrativas competentes, bem como dos que derivem dos princípios gerais do direito, analogia, costumes e equidade.

Parágrafo único. Tendo mais de um autor a ofensa, todos responderão solidariamente pela reparação dos danos previstos nas normas de consumo.

· Capítulo IV | Da qualidade de produtos e serviços, da prevenção e da reparação dos danos

Seção I | Da proteção à saúde e segurança

Art. 8º. Os produtos e serviços colocados no mercado de consumo não acarretarão riscos à saúde ou segurança dos consumidores, exceto os considerados normais e previsíveis em decorrência de sua natureza e fruição, obrigando-se os fornecedores, em qualquer hipótese, a dar as informações necessárias e adequadas a seu respeito.

§ 1º. Em se tratando de produto industrial, ao fabricante cabe prestar as informações a que se refere este artigo, através de impressos apropriados que devam acompanhar o produto. (redação dada pela Lei nº 13.486, de 2017)

§ 2º. O fornecedor deverá higienizar os equipamentos e utensílios utilizados no fornecimento de produtos ou serviços, ou colocados à disposição do consumidor, e informar, de maneira ostensiva e adequada, quando for o caso, sobre o risco de contaminação. (incluído pela Lei nº 13.486, de 2017)

428 Apêndices

Art. 9º. O fornecedor de produtos e serviços potencialmente nocivos ou perigosos à saúde ou segurança deverá informar, de maneira ostensiva e adequada, a respeito da sua nocividade ou periculosidade, sem prejuízo da adoção de outras medidas cabíveis em cada caso concreto.

Art. 10. O fornecedor não poderá colocar no mercado de consumo produto ou serviço que sabe ou deveria saber apresentar alto grau de nocividade ou periculosidade à saúde ou segurança.

§ 1º. O fornecedor de produtos e serviços que, posteriormente à sua introdução no mercado de consumo, tiver conhecimento da periculosidade que apresentem deverá comunicar o fato imediatamente às autoridades competentes e aos consumidores, mediante anúncios publicitários.

§ 2º. Os anúncios publicitários a que se refere o parágrafo anterior serão veiculados na imprensa, rádio e televisão, a expensas do fornecedor do produto ou serviço.

§ 3º. Sempre que tiverem conhecimento de periculosidade de produtos ou serviços à saúde ou segurança dos consumidores, a União, os Estados, o Distrito Federal e os Municípios deverão informá-los a respeito.

Art. 11. (*Vetado.*)

Seção II | Da responsabilidade pelo fato do produto e do serviço

Art. 12. O fabricante, o produtor, o construtor, nacional ou estrangeiro, e o importador respondem, independentemente da existência de culpa, pela reparação dos danos causados aos consumidores por defeitos decorrentes de projeto, fabricação, construção, montagem, fórmulas, manipulação, apresentação ou acondicionamento de seus produtos, bem como por informações insuficientes ou inadequadas sobre sua utilização e riscos.

§ 1º. O produto é defeituoso quando não oferece a segurança que dele legitimamente se espera, levando-se em consideração as circunstâncias relevantes, entre as quais:

I – sua apresentação;
II – o uso e os riscos que razoavelmente dele se esperam;
III – a época em que foi colocado em circulação.

§ 2º. O produto não é considerado defeituoso pelo fato de outro de melhor qualidade ter sido colocado no mercado.

§ 3º. O fabricante, o construtor, o produtor ou importador só não será responsabilizado quando provar:

I – que não colocou o produto no mercado;
II – que, embora haja colocado o produto no mercado, o defeito inexiste;
III – a culpa exclusiva do consumidor ou de terceiro.

Art. 13. O comerciante é igualmente responsável, nos termos do artigo anterior, quando:

I – o fabricante, o construtor, o produtor ou o importador não puderem ser identificados;
II – o produto for fornecido sem identificação clara do seu fabricante, produtor, construtor ou importador;
III – não conservar adequadamente os produtos perecíveis.

Parágrafo único. Aquele que efetivar o pagamento ao prejudicado poderá exercer o direito de regresso contra os demais responsáveis, segundo sua participação na causação do evento danoso.

Art. 14. O fornecedor de serviços responde, independentemente da existência de culpa, pela reparação dos danos causados aos consumidores por defeitos relativos à prestação dos serviços, bem como por informações insuficientes ou inadequadas sobre sua fruição e riscos.

§ 1º. O serviço é defeituoso quando não fornece a segurança que o consumidor dele pode esperar, levando-se em consideração as circunstâncias relevantes, entre as quais:

I – o modo de seu fornecimento;
II – o resultado e os riscos que razoavelmente dele se esperam;
III – a época em que foi fornecido.

§ 2º. O serviço não é considerado defeituoso pela adoção de novas técnicas.

§ 3º. O fornecedor de serviços só não será responsabilizado quando provar:

I – que, tendo prestado o serviço, o defeito inexiste;
II – a culpa exclusiva do consumidor ou de terceiro.

§ 4º. A responsabilidade pessoal dos profissionais liberais será apurada mediante a verificação de culpa.

Art. 15. (*Vetado.*)

Art. 16. (*Vetado.*)

Art. 17. Para os efeitos desta Seção, equiparam-se aos consumidores todas as vítimas do evento.

Seção III | Da responsabilidade por vício do produto e do serviço

Art. 18. Os fornecedores de produtos de consumo duráveis ou não duráveis respondem solidariamente pelos vícios de qualidade ou quantidade que os tornem impróprios ou inadequados ao consumo a que se destinam ou lhes diminuam o valor, assim como por aqueles decorrentes da disparidade, com as indicações constantes do recipiente, da embalagem, rotulagem ou mensagem publicitária, respeitadas as variações decorrentes de sua natureza, podendo o consumidor exigir a substituição das partes viciadas.

§ 1º. Não sendo o vício sanado no prazo máximo de 30 (trinta) dias, pode o consumidor exigir, alternativamente e à sua escolha:

I – a substituição do produto por outro da mesma espécie, em perfeitas condições de uso;

II – a restituição imediata da quantia paga, monetariamente atualizada, sem prejuízo de eventuais perdas e danos;

III – o abatimento proporcional do preço.

§ 2º. Poderão as partes convencionar a redução ou ampliação do prazo previsto no parágrafo anterior, não podendo ser inferior a 7 (sete) nem superior a 180 (cento e oitenta) dias. Nos contratos de adesão, a cláusula de prazo deverá ser convencionada em separado, por meio de manifestação expressa do consumidor.

§ 3º. O consumidor poderá fazer uso imediato das alternativas do § 1º deste artigo sempre que, em razão da extensão do vício, a substituição das partes viciadas puder comprometer a qualidade ou características do produto, diminuir-lhe o valor ou se tratar de produto essencial.

§ 4º. Tendo o consumidor optado pela alternativa do inciso I do § 1º deste artigo, e não sendo possível a substituição do bem, poderá haver substituição por outro de espécie, marca ou modelo diversos, mediante complementação ou restituição de eventual diferença de preço, sem prejuízo do disposto nos incisos II e III do § 1º deste artigo.

§ 5º. No caso de fornecimento de produtos *in natura*, será responsável perante o consumidor o fornecedor imediato, exceto quando identificado claramente seu produtor.

§ 6º. São impróprios ao uso e consumo:

I – os produtos cujos prazos de validade estejam vencidos;

II – os produtos deteriorados, alterados, adulterados, avariados, falsificados, corrompidos, fraudados, nocivos à vida ou à saúde, perigosos ou, ainda, aqueles em desacordo com as normas regulamentares de fabricação, distribuição ou apresentação;

III – os produtos que, por qualquer motivo, se revelem inadequados ao fim a que se destinam.

Art. 19. Os fornecedores respondem solidariamente pelos vícios de quantidade do produto sempre que, respeitadas as variações decorrentes de sua natureza, seu conteúdo líquido for inferior às indicações constantes do recipiente, da embalagem, rotulagem ou de mensagem publicitária, podendo o consumidor exigir, alternativamente e à sua escolha:

I – o abatimento proporcional do preço;

II – a complementação do peso ou medida;

III – a substituição do produto por outro da mesma espécie, marca ou modelo, sem os aludidos vícios;

IV – a restituição imediata da quantia paga, monetariamente atualizada, sem prejuízo de eventuais perdas e danos.

§ 1º. Aplica-se a este artigo o disposto no § 4º do artigo anterior.

§ 2º. O fornecedor imediato será responsável quando fizer a pesagem ou a medição e o instrumento utilizado não estiver aferido segundo os padrões oficiais.

Art. 20. O fornecedor de serviços responde pelos vícios de qualidade que os tornem impróprios ao consumo ou lhes diminuam o valor, assim como por aqueles decorrentes da disparidade com as indicações constantes da oferta ou mensagem publicitária, podendo o consumidor exigir, alternativamente e à sua escolha:

I – a reexecução dos serviços, sem custo adicional e quando cabível;

II – a restituição imediata da quantia paga, monetariamente atualizada, sem prejuízo de eventuais perdas e danos;

III – o abatimento proporcional do preço.

§ 1º. A reexecução dos serviços poderá ser confiada a terceiros devidamente capacitados, por conta e risco do fornecedor.

§ 2º. São impróprios os serviços que se mostrem inadequados para os fins que razoavelmente deles se esperam, bem como aqueles que não atendam às normas regulamentares de prestabilidade.

Art. 21. No fornecimento de serviços que tenham por objetivo a reparação de qualquer produto considerar-se-á implícita a obrigação do fornecedor de empregar componentes de reposição originais adequados e novos, ou que mantenham as especificações técnicas do fabricante, salvo, quanto a estes últimos, autorização em contrário do consumidor.

Art. 22. Os órgãos públicos, por si ou suas empresas, concessionárias, permissionárias ou sob qualquer outra forma de empreendimento, são obrigados a fornecer serviços adequados, eficientes, seguros e, quanto aos essenciais, contínuos.

Parágrafo único. Nos casos de descumprimento, total ou parcial, das obrigações referidas neste artigo, serão as pessoas jurídicas compelidas a cumpri-las e a reparar os danos causados, na forma prevista neste Código.

Art. 23. A ignorância do fornecedor sobre os vícios de qualidade por inadequação dos produtos e serviços não o exime de responsabilidade.

430 Apêndices

Art. 24. A garantia legal de adequação do produto ou serviço independe de termo expresso, vedada a exoneração contratual do fornecedor.

Art. 25. É vedada a estipulação contratual de cláusula que impossibilite, exonere ou atenue a obrigação de indenizar prevista nesta e nas Seções anteriores.

§ 1º. Havendo mais de um responsável pela causação do dano, todos responderão solidariamente pela reparação prevista nesta e nas Seções anteriores.

§ 2º. Sendo o dano causado por componente ou peça incorporada ao produto ou serviço, são responsáveis solidários seu fabricante, construtor ou importador e o que realizou a incorporação.

Seção IV | Da decadência e da prescrição

Art. 26. O direito de reclamar pelos vícios aparentes ou de fácil constatação caduca em:

I – 30 (trinta) dias, tratando-se de fornecimento de serviço e de produto não duráveis;

II – 90 (noventa) dias, tratando-se de fornecimento de serviço e de produto duráveis.

§ 1º. Inicia-se a contagem do prazo decadencial a partir da entrega efetiva do produto ou do término da execução dos serviços.

§ 2º. Obstam a decadência:

I – a reclamação comprovadamente formulada pelo consumidor perante o fornecedor de produtos e serviços até a resposta negativa correspondente, que deve ser transmitida de forma inequívoca;

II – (Vetado.)

III – a instauração de inquérito civil, até seu encerramento.

§ 3º. Tratando-se de vício oculto, o prazo decadencial inicia-se no momento em que ficar evidenciado o defeito.

Art. 27. Prescreve em 5 (cinco) anos a pretensão à reparação pelos danos causados por fato do produto ou do serviço prevista na Seção II deste Capítulo, iniciando-se a contagem do prazo a partir do conhecimento do dano e de sua autoria.

Parágrafo único. (Vetado.)

Seção V | Da desconsideração da personalidade jurídica

Art. 28. O juiz poderá desconsiderar a personalidade jurídica da sociedade quando, em detrimento do consumidor, houver abuso de direito, excesso de poder, infração da lei, fato ou ato ilícito ou violação dos estatutos ou contrato social. A desconsideração também será efetivada quando houver falência, estado de insol-

vência, encerramento ou inatividade da pessoa jurídica provocados por má administração.

§ 1º. (Vetado.)

§ 2º. As sociedades integrantes dos grupos societários e as sociedades controladas são subsidiariamente responsáveis pelas obrigações decorrentes deste Código.

§ 3º. As sociedades consorciadas são solidariamente responsáveis pelas obrigações decorrentes deste Código.

§ 4º. As sociedades coligadas só responderão por culpa.

§ 5º. Também poderá ser desconsiderada a pessoa jurídica sempre que sua personalidade for, de alguma forma, obstáculo ao ressarcimento de prejuízos causados aos consumidores.

▪ Capítulo V | Das práticas comerciais
Seção I | Das disposições gerais

Art. 29. Para os fins deste Capítulo e do seguinte, equiparam-se aos consumidores todas as pessoas, determináveis ou não, expostas às práticas nele previstas.

Seção II | Da oferta

Art. 30. Toda informação ou publicidade, suficientemente precisa, veiculada por qualquer forma ou meio de comunicação com relação a produtos e serviços oferecidos ou apresentados, obriga o fornecedor que a fizer veicular ou dela se utilizar e integra o contrato que vier a ser celebrado.

Art. 31. A oferta e apresentação de produtos ou serviços devem assegurar informações corretas, claras, precisas, ostensivas e em língua portuguesa sobre suas características, qualidade, quantidade, composição, preço, garantia, prazos de validade e origem, entre outros dados, bem como sobre os riscos que apresentam à saúde e segurança dos consumidores.

Parágrafo único. As informações de que trata este artigo, nos produtos refrigerados oferecidos ao consumidor, serão gravadas de forma indelével. (incluído pela Lei nº 11.989, de 2009)

Art. 32. Os fabricantes e importadores deverão assegurar a oferta de componentes e peças de reposição enquanto não cessar a fabricação ou importação do produto.

Parágrafo único. Cessadas a produção ou importação, a oferta deverá ser mantida por período razoável de tempo, na forma da lei.

Art. 33. Em caso de oferta ou venda por telefone ou reembolso postal, devem constar o nome do fabricante e endereço na embalagem, publicidade e em todos os impressos utilizados na transação comercial.

Parágrafo único. É proibida a publicidade de bens e serviços por telefone, quando a chamada for onerosa ao consumidor que a origina. (incluído pela Lei nº 11.800, de 2008)

Art. 34. O fornecedor do produto ou serviço é solidariamente responsável pelos atos de seus prepostos ou representantes autônomos.

Art. 35. Se o fornecedor de produtos ou serviços recusar cumprimento à oferta, apresentação ou publicidade, o consumidor poderá, alternativamente e à sua livre escolha:

I – exigir o cumprimento forçado da obrigação, nos termos da oferta, apresentação ou publicidade;

II – aceitar outro produto ou prestação de serviço equivalente;

III – rescindir o contrato, com direito à restituição de quantia eventualmente antecipada, monetariamente atualizada, e a perdas e danos.

Seção III | Da publicidade

Art. 36. A publicidade deve ser veiculada de tal forma que o consumidor, fácil e imediatamente, a identifique como tal.

Parágrafo único. O fornecedor, na publicidade de seus produtos ou serviços, manterá em seu poder, para informação dos legítimos interessados, os dados fáticos, técnicos e científicos que dão sustentação à mensagem.

Art. 37. É proibida toda publicidade enganosa ou abusiva.

§ 1º. É enganosa qualquer modalidade de informação ou comunicação de caráter publicitário, inteira ou parcialmente falsa, ou, por qualquer outro modo, mesmo por omissão, capaz de induzir em erro o consumidor a respeito da natureza, características, qualidade, quantidade, propriedades, origem, preço e quaisquer outros dados sobre produtos e serviços.

§ 2º. É abusiva, dentre outras, a publicidade discriminatória de qualquer natureza, a que incite à violência, explore o medo ou a superstição, se aproveite da deficiência de julgamento e experiência da criança, desrespeita valores ambientais, ou que seja capaz de induzir o consumidor a se comportar de forma prejudicial ou perigosa à sua saúde ou segurança.

§ 3º. Para os efeitos deste Código, a publicidade é enganosa por omissão quando deixar de informar sobre dado essencial do produto ou serviço.

§ 4º. (*Vetado.*)

Art. 38. O ônus da prova da veracidade e correção da informação ou comunicação publicitária cabe a quem as patrocina.

Seção IV | Das práticas abusivas

Art. 39. É vedado ao fornecedor de produtos ou serviços, dentre outras práticas abusivas: (redação dada pela Lei nº 8.884, de 1994)

I – condicionar o fornecimento de produto ou de serviço ao fornecimento de outro produto ou serviço, bem como, sem justa causa, a limites quantitativos;

II – recusar atendimento às demandas dos consumidores, na exata medida de suas disponibilidades de estoque, e, ainda, de conformidade com os usos e costumes;

III – enviar ou entregar ao consumidor, sem solicitação prévia, qualquer produto, ou fornecer qualquer serviço;

IV – prevalecer-se da fraqueza ou ignorância do consumidor, tendo em vista sua idade, saúde, conhecimento ou condição social, para impingir-lhe seus produtos ou serviços;

V – exigir do consumidor vantagem manifestamente excessiva;

VI – executar serviços sem a prévia elaboração de orçamento e autorização expressa do consumidor, ressalvadas as decorrentes de práticas anteriores entre as partes;

VII – repassar informação depreciativa referente a ato praticado pelo consumidor no exercício de seus direitos;

VIII – colocar, no mercado de consumo, qualquer produto ou serviço em desacordo com as normas expedidas pelos órgãos oficiais competentes ou, se normas específicas não existirem, pela Associação Brasileira de Normas Técnicas ou outra entidade credenciada pelo Conselho Nacional de Metrologia, Normalização e Qualidade Industrial – Conmetro;

IX – recusar a venda de bens ou a prestação de serviços, diretamente a quem se disponha a adquiri-los mediante pronto pagamento, ressalvados os casos de intermediação regulados em leis especiais; (redação dada pela Lei nº 8.884, de 1994)

X – elevar sem justa causa o preço de produtos ou serviços. (incluído pela Lei nº 8.884, de 11.6.1994)

XI – Dispositivo incluído pela MPV nº 1.890-67, de 1999, transformado em inciso XIII, quando da conversão na Lei nº 9.870, de 1999

XII – deixar de estipular prazo para o cumprimento de sua obrigação ou deixar a fixação de seu termo inicial a seu exclusivo critério. (incluído pela Lei nº 9.008, de 1995)

XIII – aplicar fórmula ou índice de reajuste diverso do legal ou contratualmente estabelecido. (incluído pela Lei nº 9.870, de 1999)

XIV – permitir o ingresso em estabelecimentos comerciais ou de serviços de um número maior de consumidores que o fixado pela autoridade administrativa como máximo. (incluído pela Lei nº 13.425, de 2017)

Parágrafo único. Os serviços prestados e os produtos remetidos ou entregues ao consumidor, na hipótese prevista no inciso III, equiparam-se às amostras grátis, inexistindo obrigação de pagamento.

Art. 40. O fornecedor de serviço será obrigado a entregar ao consumidor orçamento prévio discriminando o valor da mão de obra, dos materiais e equipamentos a serem empregados, as condições de pagamento, bem como as datas de início e término dos serviços.

§ 1º. Salvo estipulação em contrário, o valor orçado terá validade pelo prazo de 10 (dez) dias, contados de seu recebimento pelo consumidor.

§ 2º. Uma vez aprovado pelo consumidor, o orçamento obriga os contraentes e somente pode ser alterado mediante livre negociação das partes.

§ 3º. O consumidor não responde por quaisquer ônus ou acréscimos decorrentes da contratação de serviços de terceiros, não previstos no orçamento prévio.

Art. 41. No caso de fornecimento de produtos ou de serviços sujeitos ao regime de controle ou de tabelamento de preços, os fornecedores deverão respeitar os limites oficiais sob pena de, não o fazendo, responderem pela restituição da quantia recebida em excesso, monetariamente atualizada, podendo o consumidor exigir, à sua escolha, o desfazimento do negócio, sem prejuízo de outras sanções cabíveis.

Seção V | Da cobrança de dívidas

Art. 42. Na cobrança de débitos, o consumidor inadimplente não será exposto a ridículo, nem será submetido a qualquer tipo de constrangimento ou ameaça.

Parágrafo único. O consumidor cobrado em quantia indevida tem direito à repetição do indébito, por valor igual ao dobro ao que pagou em excesso, acrescido de correção monetária e juros legais, salvo hipótese de engano justificável.

Art. 42-A. Em todos os documentos de cobrança de débitos apresentados ao consumidor, deverão constar o nome, o endereço e o número de inscrição no Cadastro de Pessoas Físicas – CPF ou no Cadastro Nacional de Pessoa Jurídica – CNPJ do fornecedor do produto ou serviço correspondente. (incluído pela Lei nº 12.039, de 2009)

Seção VI | Dos bancos de dados e cadastros de consumidores

Art. 43. O consumidor, sem prejuízo do disposto no artigo 86, terá acesso às informações existentes em cadastros, fichas, registros e dados pessoais e de consumo arquivados sobre ele, bem como sobre as suas respectivas fontes.

§ 1º. Os cadastros e dados de consumidores devem ser objetivos, claros, verdadeiros e em linguagem de fácil compreensão, não podendo conter informações negativas referentes a período superior a 5 (cinco) anos.

§ 2º. A abertura de cadastro, ficha, registro e dados pessoais e de consumo deverá ser comunicada por escrito ao consumidor, quando não solicitada por ele.

§ 3º. O consumidor, sempre que encontrar inexatidão nos seus dados e cadastros, poderá exigir sua imediata correção, devendo o arquivista, no prazo de 5 (cinco) dias úteis, comunicar a alteração aos eventuais destinatários das informações incorretas.

§ 4º. Os bancos de dados e cadastros relativos a consumidores, os serviços de proteção ao crédito e congêneres são considerados entidades de caráter público.

§ 5º. Consumada a prescrição relativa à cobrança de débitos do consumidor, não serão fornecidas, pelos respectivos Sistemas de Proteção ao Crédito, quaisquer informações que possam impedir ou dificultar novo acesso ao crédito junto aos fornecedores.

§ 6º. Todas as informações de que trata o *caput* deste artigo devem ser disponibilizadas em formatos acessíveis, inclusive para a pessoa com deficiência, mediante solicitação do consumidor. (incluído pela Lei nº 13.146, de 2015)

Art. 44. Os órgãos públicos de defesa do consumidor manterão cadastros atualizados de reclamações fundamentadas contra fornecedores de produtos e serviços, devendo divulgá-los pública e anualmente. A divulgação indicará se a reclamação foi atendida ou não pelo fornecedor.

§ 1º. É facultado o acesso às informações lá constantes para orientação e consulta por qualquer interessado.

§ 2º. Aplicam-se a este artigo, no que couber, as mesmas regras enunciadas no artigo anterior e as do parágrafo único do artigo 22 deste Código.

Art. 45. (*Vetado.*)

▪ Capítulo VI | Da proteção contratual
Seção I | Disposições gerais

Art. 46. Os contratos que regulam as relações de consumo não obrigarão os consumidores, se não lhes for dada a oportunidade de tomar conhecimento prévio de seu conteúdo, ou se os respectivos instrumentos forem redigidos de modo a dificultar a compreensão de seu sentido e alcance.

Art. 47. As cláusulas contratuais serão interpretadas de maneira mais favorável ao consumidor.

Art. 48. As declarações de vontade constantes de escritos particulares, recibos e pré-contratos relativos às relações de consumo vinculam o fornecedor, ensejando inclusive execução específica, nos termos do artigo 84 e parágrafos.

Art. 49. O consumidor pode desistir do contrato, no prazo de 07 (sete) dias a contar de sua assinatura ou do ato de recebimento do produto ou serviço, sempre que a contratação de fornecimento de produtos e serviços ocorrer fora do estabelecimento comercial, especialmente por telefone ou a domicílio.

Parágrafo único. Se o consumidor exercitar o direito de arrependimento previsto neste artigo, os valores eventualmente pagos, a qualquer título, durante o prazo de reflexão, serão devolvidos, de imediato, monetariamente atualizados.

Art. 50. A garantia contratual é complementar à legal e será conferida mediante termo escrito.

Parágrafo único. O termo de garantia ou equivalente deve ser padronizado e esclarecer, de maneira adequada, em que consiste a mesma garantia, bem como a forma, o prazo e o lugar em que pode ser exercitada e os ônus a cargo do consumidor, devendo ser-lhe entregue, devidamente preenchido pelo fornecedor, no ato do fornecimento, acompanhado de manual de instrução, de instalação e uso de produto em linguagem didática, com ilustrações.

Seção II | Das cláusulas abusivas

Art. 51. São nulas de pleno direito, entre outras, as cláusulas contratuais relativas ao fornecimento de produtos e serviços que:

I – impossibilitem, exonerem ou atenuem a responsabilidade do fornecedor por vícios de qualquer natureza dos produtos e serviços ou impliquem renúncia ou disposição de direitos. Nas relações de consumo entre o fornecedor e o consumidor-pessoa jurídica, a indenização poderá ser limitada, em situações justificáveis;

II – subtraiam ao consumidor a opção de reembolso da quantia já paga, nos casos previstos neste Código;

III – transfiram responsabilidades a terceiros;

IV – estabeleçam obrigações consideradas iníquas, abusivas, que coloquem o consumidor em desvantagem exagerada, ou sejam incompatíveis com a boa-fé ou a equidade;

V – (*Vetado*.);

VI – estabeleçam inversão do ônus da prova em prejuízo do consumidor;

VII – determinem a utilização compulsória de arbitragem;

VIII – imponham representante para concluir ou realizar outro negócio jurídico pelo consumidor;

IX – deixem ao fornecedor a opção de concluir ou não o contrato, embora obrigando o consumidor;

X – permitam ao fornecedor, direta ou indiretamente, variação do preço de maneira unilateral;

XI – autorizem o fornecedor a cancelar o contrato unilateralmente, sem que igual direito seja conferido ao consumidor;

XII – obriguem o consumidor a ressarcir os custos de cobrança de sua obrigação, sem que igual direito Ihe seja conferido contra o fornecedor;

XIII – autorizem o fornecedor a modificar unilateralmente o conteúdo ou a qualidade do contrato, após sua celebração;

XIV – infrinjam ou possibilitem a violação de normas ambientais;

XV – estejam em desacordo com o sistema de proteção ao consumidor.

XVI – possibilitem a renúncia do direito de indenização por benfeitorias necessárias.

§ 1º. Presume-se exagerada, entre outros casos, a vantagem que:

I – ofende os princípios fundamentais do sistema jurídico a que pertence;

II – restringe direitos ou obrigações fundamentais inerentes à natureza do contrato, de tal modo a ameaçar seu objeto ou o equilíbrio contratual;

III – se mostra excessivamente onerosa para o consumidor, considerando-se a natureza e conteúdo do contrato, o interesse das partes e outras circunstâncias peculiares ao caso.

§ 2º. A nulidade de uma cláusula contratual abusiva não invalida o contrato, exceto quando de sua ausência, apesar dos esforços de integração, decorrer ônus excessivo a qualquer das partes.

§ 3º. (*Vetado*.)

§ 4º. É facultado a qualquer consumidor ou entidade que o represente requerer ao Ministério Público que ajuíze a competente ação para ser declarada a nulidade de cláusula contratual que contrarie o disposto neste Código ou de qualquer forma não assegure o justo equilíbrio entre direitos e obrigações das partes.

Art. 52. No fornecimento de produtos ou serviços que envolva outorga de crédito ou concessão de financiamento ao consumidor, o fornecedor deverá, entre outros requisitos, informá-lo prévia e adequadamente sobre:

I – preço do produto ou serviço em moeda corrente nacional;

II – montante dos juros de mora e da taxa efetiva anual de juros;

III – acréscimos legalmente previstos;

IV – número e periodicidade das prestações;

V – soma total a pagar, com e sem financiamento.

§ 1º. As multas de mora decorrentes do inadimplemento de obrigações no seu termo não poderão ser superiores a dois por cento do valor da prestação. (redação dada pela Lei nº 9.298, de 1996)

§ 2º. É assegurada ao consumidor a liquidação antecipada do débito, total ou parcialmente, mediante redução proporcional dos juros e demais acréscimos.

§ 3º. (*Vetado.*)

Art. 53. Nos contratos de compra e venda de móveis ou imóveis mediante pagamento em prestações, bem como nas alienações fiduciárias em garantia, consideram-se nulas de pleno direito as cláusulas que estabeleçam a perda total das prestações pagas em benefício do credor que, em razão do inadimplemento, pleitear a resolução do contrato e a retomada do produto alienado.

§ 1º. (*Vetado.*)

§ 2º. Nos contratos do sistema de consórcio de produtos duráveis, a compensação ou a restituição das parcelas quitadas, na forma deste artigo, terá descontada, além da vantagem econômica auferida com a fruição, os prejuízos que o desistente ou inadimplente causar ao grupo.

§ 3º. Os contratos de que trata o *caput* deste artigo serão expressos em moeda corrente nacional.

Seção III | Dos contratos de adesão

Art. 54. Contrato de adesão é aquele cujas cláusulas tenham sido aprovadas pela autoridade competente ou estabelecidas unilateralmente pelo fornecedor de produtos ou serviços, sem que o consumidor possa discutir ou modificar substancialmente seu conteúdo.

§ 1º. A inserção de cláusula no formulário não desfigura a natureza de adesão do contrato.

§ 2º. Nos contratos de adesão admite-se cláusula resolutória, desde que alternativa, cabendo a escolha ao consumidor, ressalvando-se o disposto no § 2º do artigo anterior.

§ 3º. Os contratos de adesão escritos serão redigidos em termos claros e com caracteres ostensivos e legíveis, cujo tamanho da fonte não será inferior ao corpo doze, de modo a facilitar sua compreensão pelo consumidor. (redação dada pela nº 11.785, de 2008)

§ 4º. As cláusulas que implicarem limitação de direito do consumidor deverão ser redigidas com destaque, permitindo sua imediata e fácil compreensão.

§ 5º. (*Vetado.*)

• Capítulo VII | Das sanções administrativas (vide Lei nº 8.656, de 1993)

Art. 55. A União, os Estados e o Distrito Federal, em caráter concorrente e nas suas respectivas áreas de atuação administrativa, baixarão normas relativas à produção, industrialização, distribuição e consumo de produtos e serviços.

§ 1º. A União, os Estados, o Distrito Federal e os Municípios fiscalizarão e controlarão a produção, industrialização, distribuição, a publicidade de produtos e serviços e o mercado de consumo, no interesse da preservação da vida, da saúde, da segurança, da informação e do bem-estar do consumidor, baixando as normas que se fizerem necessárias.

§ 2º. (*Vetado.*)

§ 3º. Os órgãos federais, estaduais, do Distrito Federal e municipais com atribuições para fiscalizar e controlar o mercado de consumo manterão comissões permanentes para elaboração, revisão e atualização das normas referidas no § 1º, sendo obrigatória a participação dos consumidores e fornecedores.

§ 4º. Os órgãos oficiais poderão expedir notificações aos fornecedores para que, sob pena de desobediência, prestem informações sobre questões de interesse do consumidor, resguardado o segredo industrial.

Art. 56. As infrações das normas de defesa do consumidor ficam sujeitas, conforme o caso, às seguintes sanções administrativas, sem prejuízo das de natureza civil, penal e das definidas em normas específicas:

I – multa;

II – apreensão do produto;

III – inutilização do produto;

IV – cassação do registro do produto junto ao órgão competente;

V – proibição de fabricação do produto;

VI – suspensão de fornecimento de produtos ou serviço;

VII – suspensão temporária de atividade;

VIII – revogação de concessão ou permissão de uso;

IX – cassação de licença do estabelecimento ou de atividade;

X – interdição, total ou parcial, de estabelecimento, de obra ou de atividade;

XI – intervenção administrativa;

XII – imposição de contrapropaganda.

Parágrafo único. As sanções previstas neste artigo serão aplicadas pela autoridade administrativa, no âmbito de sua atribuição, podendo ser aplicadas cumulativamente, inclusive por medida cautelar antecedente ou incidente de procedimento administrativo.

Art. 57. A pena de multa, graduada de acordo com a gravidade da infração, a vantagem auferida e a condição econômica do fornecedor, será aplicada mediante procedimento administrativo, revertendo para o Fundo de que trata a Lei nº 7.347, de 24 de julho de 1985, os valores cabíveis à União, ou para os Fundos estaduais ou municipais de proteção ao consumidor nos demais casos. (redação dada pela Lei nº 8.656, de 1993)

Parágrafo único. A multa será em montante não inferior a duzentas e não superior a três milhões de vezes o valor da Unidade Fiscal de Referência (Ufir), ou índice equivalente que venha a substituí-lo. (parágrafo acrescentado pela Lei nº 8.703, de 1993)

Art. 58. As penas de apreensão, de inutilização de produtos, de proibição de fabricação de produtos, de suspensão do fornecimento de produto ou serviço, de cassação do registro do produto e revogação da concessão ou permissão de uso serão aplicadas pela administração, mediante procedimento administrativo, assegurada ampla defesa, quando forem constatados vícios de quantidade ou de qualidade por inadequação ou insegurança do produto ou serviço.

Art. 59. As penas de cassação de alvará de licença, de interdição e de suspensão temporária da atividade, bem como a de intervenção administrativa, serão aplicadas mediante procedimento administrativo, assegurada ampla defesa, quando o fornecedor reincidir na prática das infrações de maior gravidade previstas neste Código e na legislação de consumo.

§ 1º. A pena de cassação da concessão será aplicada à concessionária de serviço público, quando violar obrigação legal ou contratual.

§ 2º. A pena de intervenção administrativa será aplicada sempre que as circunstâncias de fato desaconselharem a cassação de licença, a interdição ou suspensão da atividade.

§ 3º. Pendendo ação judicial na qual se discuta a imposição de penalidade administrativa, não haverá reincidência até o trânsito em julgado da sentença.

Art. 60. A imposição de contrapropaganda será cominada quando o fornecedor incorrer na prática de publicidade enganosa ou abusiva, nos termos do artigo 36 e seus parágrafos, sempre a expensas do infrator.

§ 1º. A contrapropaganda será divulgada pelo responsável da mesma forma, frequência e dimensão e preferencialmente no mesmo veículo, local, espaço e horário, de forma capaz de desfazer o malefício da publicidade enganosa ou abusiva.

§ 2º. (*Vetado.*)

§ 3º. (*Vetado.*)

▶ Título II | Das infrações penais

Art. 61. Constituem crimes contra as relações de consumo previstas neste Código, sem prejuízo do disposto no Código Penal e leis especiais, as condutas tipificadas nos artigos seguintes.

Art. 62. (*Vetado.*)

Art. 63. Omitir dizeres ou sinais ostensivos sobre a nocividade ou periculosidade de produtos nas embalagens, nos invólucros, recipientes ou publicidade:
Pena. Detenção de 6 (seis) meses a 2 (dois) anos e multa.

§ 1º. Incorrerá nas mesmas penas quem deixar de alertar, mediante recomendações escritas ostensivas, sobre a periculosidade do serviço a ser prestado.

§ 2º. Se o crime é culposo:
Pena. Detenção de 1 (um) a 6 (seis) meses ou multa.

Art. 64. Deixar de comunicar à autoridade competente e aos consumidores a nocividade ou periculosidade de produtos cujo conhecimento seja posterior à sua colocação no mercado:
Pena. Detenção de 6 (seis) meses a 2 (dois) anos e multa.

Parágrafo único. Incorrerá nas mesmas penas quem deixar de retirar do mercado, imediatamente quando determinado pela autoridade competente, os produtos nocivos ou perigosos, na forma deste artigo.

Art. 65. Executar serviço de alto grau de periculosidade, contrariando determinação de autoridade competente:
Pena. Detenção de 6 (seis) meses a 2 (dois) anos e multa.

§ 1º. As penas deste artigo são aplicáveis sem prejuízo das correspondentes à lesão corporal e à morte. (redação dada pela Lei nº 13.425, de 2017)

§ 2º. A prática do disposto no inciso XIV do art. 39 desta Lei também caracteriza o crime previsto no *caput* deste artigo. (incluído pela Lei nº 13.425, de 2017)

Art. 66. Fazer afirmação falsa ou enganosa, ou omitir informação relevante sobre a natureza, característica, qualidade, quantidade, segurança, desempenho, durabilidade, preço ou garantia de produtos ou serviços:

Pena. Detenção de 3 (três) meses a 1 (um) ano e multa.

§ 1º. Incorrerá nas mesmas penas quem patrocinar a oferta.

§ 2º. Se o crime é culposo:

Pena. Detenção de 1 (um) a 6 (seis) meses ou multa.

Art. 67. Fazer ou promover publicidade que sabe ou deveria saber ser enganosa ou abusiva:

Pena. Detenção de 3 (três) meses a 1 (um) ano e multa.

Parágrafo único. (*Vetado.*)

Art. 68. Fazer ou promover publicidade que sabe ou deveria saber ser capaz de induzir o consumidor a se comportar de forma prejudicial ou perigosa à sua saúde ou segurança:

Pena. Detenção de 6 (seis) meses a 2 (dois) anos e multa.

Parágrafo único. (*Vetado.*)

Art. 69. Deixar de organizar dados fáticos, técnicos e científicos que dão base à publicidade:

Pena. Detenção de 1 (um) a 6 (seis) meses ou multa.

Art. 70. Empregar, na reparação de produtos, peças ou componentes de reposição usados, sem autorização do consumidor:

Pena. Detenção de 3 (três) meses a 1 (um) ano e multa.

Art. 71. Utilizar, na cobrança de dívidas, de ameaça, coação, constrangimento físico ou moral, afirmações falsas, incorretas ou enganosas ou de qualquer outro procedimento que exponha o consumidor, injustificadamente, a ridículo ou interfira com seu trabalho, descanso ou lazer:

Pena. Detenção de 3 (três) meses a 1 (um) ano e multa.

Art. 72. Impedir ou dificultar o acesso do consumidor às informações que sobre ele constem em cadastros, banco de dados, fichas e registros:

Pena. Detenção de 6 (seis) meses a 1 (um) ano ou multa.

Art. 73. Deixar de corrigir imediatamente informação sobre consumidor constante de cadastro, banco de dados, fichas ou registros que sabe ou deveria saber ser inexata:

Pena. Detenção de 1 (um) a 6 (seis) meses ou multa.

Art. 74. Deixar de entregar ao consumidor o termo de garantia adequadamente preenchido e com especificação clara de seu conteúdo:

Pena. Detenção de 1 (um) a 6 (seis) meses ou multa.

Art. 75. Quem, de qualquer forma, concorrer para os crimes referidos neste Código incide nas penas a esses

cominadas na medida de sua culpabilidade, bem como o diretor, administrador ou gerente da pessoa jurídica que promover, permitir ou por qualquer modo aprovar o fornecimento, oferta, exposição à venda ou manutenção em depósito de produtos ou a oferta e prestação de serviços nas condições por ele proibidas.

Art. 76. São circunstâncias agravantes dos crimes tipificados neste Código:

I – serem cometidos em época de grave crise econômica ou por ocasião de calamidade;

II – ocasionarem grave dano individual ou coletivo;

III – dissimular-se a natureza ilícita do procedimento;

IV – quando cometidos:

a) por servidor público, ou por pessoa cuja condição econômico-social seja manifestamente superior à da vítima;

b) em detrimento de operário ou rurícola; de menor de 18 (dezoito) ou maior de 60 (sessenta) anos ou de pessoas portadoras de deficiência mental, interditadas ou não;

V – serem praticados em operações que envolvam alimentos, medicamentos ou quaisquer outros produtos ou serviços essenciais.

Art. 77. A pena pecuniária prevista nesta Seção será fixada em dias-multa, correspondente ao mínimo e ao máximo de dias de duração da pena privativa da liberdade cominada ou crime. Na individualização desta multa, o Juiz observará o disposto no artigo 60, 1º, do Código Penal.

Art. 78. Além das penas privativas de liberdade e de multa, podem ser impostas, cumulativa ou alternadamente, observado o disposto nos artigos 44 a 47 do Código Penal:

I – a interdição temporária de direitos;

II – a publicação em órgãos de comunicação de grande circulação ou audiência, a expensas do condenado, de notícia sobre os fatos e a condenação;

III – a prestação de serviços à comunidade.

Art. 79. O valor da fiança, nas infrações de que trata este Código, será fixado pelo Juiz, ou pela autoridade que presidir o inquérito, entre 100 (cem) e 200.000 (duzentas mil) vezes o valor do Bônus do Tesouro Nacional – BTN, ou índice equivalente que venha substituí-lo.

Parágrafo único. Se assim recomendar a situação econômica do indiciado ou réu, a fiança poderá ser:

a) reduzida até a metade de seu valor mínimo;

b) aumentada pelo Juiz até 20 (vinte) vezes.

Art. 80. No processo penal atinente aos crimes previstos neste Código, bem como a outros crimes e contravenções que envolvam relações de consumo, poderão intervir, como assistentes do Ministério Público, os legitimados indicados no artigo 82, incisos III e IV, aos quais também é facultado propor ação penal subsidiária, se a denúncia não for oferecida no prazo legal.

▸ Título III | Da defesa do consumidor em juízo

• Capítulo I | Disposições gerais

Art. 81. A defesa dos interesses e direitos dos consumidores e das vítimas poderá ser exercida em juízo individualmente, ou a título coletivo.

Parágrafo único. A defesa coletiva será exercida quando se tratar de:

I – interesses ou direitos difusos, assim entendidos, para efeitos deste Código, os transindividuais, de natureza indivisível, de que sejam titulares pessoas indeterminadas e ligadas por circunstâncias de fato;

II – interesses ou direitos coletivos, assim entendidos, para efeitos deste Código, os transindividuais de natureza indivisível de que seja titular grupo, categoria ou classe de pessoas ligadas entre si ou com a parte contrária por uma relação jurídica-base;

III – interesses ou direitos individuais homogêneos, assim entendidos os decorrentes de origem comum.

Art. 82. Para os fins do art. 81, parágrafo único, são legitimados concorrentemente: (redação dada pela Lei nº 9.008, de 21.3.1995) (vide Lei nº 13.105, de 2015)

I – o Ministério Público;

II – a União, os Estados, os Municípios e o Distrito Federal;

III – as entidades e órgãos da Administração Pública, Direta ou Indireta, ainda que sem personalidade jurídica, especificamente destinados à defesa dos interesses e direitos protegidos por este Código;

IV – as associações legalmente constituídas há pelo menos 1 (um) ano e que incluam entre seus fins institucionais a defesa dos interesses e direitos protegidos por este Código, dispensada a autorização assemblear.

§ 1º. O requisito da pré-constituição pode ser dispensado pelo Juiz, nas ações previstas no artigo 91 e seguintes, quando haja manifesto interesse social evidenciado pela dimensão ou característica do dano, ou pela relevância do bem jurídico a ser protegido.

§ 2º. (*Vetado.*)

§ 3º. (*Vetado.*)

Art. 83. Para a defesa dos direitos e interesses protegidos por este Código são admissíveis todas as espécies de ações capazes de propiciar sua adequada e efetiva tutela.

Parágrafo único. (*Vetado.*)

Art. 84. Na ação que tenha por objeto o cumprimento da obrigação de fazer ou não fazer, o Juiz concederá a tutela específica da obrigação ou determinará providências que assegurem o resultado prático equivalente ao do adimplemento.

§ 1º. A conversão da obrigação em perdas e danos somente será admissível se por elas optar o autor ou se impossível a tutela específica ou a obtenção do resultado prático correspondente.

§ 2º. A indenização por perdas e danos se fará sem prejuízo da multa (artigo 287 do Código de Processo Civil).

§ 3º. Sendo relevante o fundamento da demanda e havendo justificado receio de ineficácia do provimento final, é lícito ao Juiz conceder a tutela liminarmente ou após justificação prévia, citado o réu.

§ 4º. O Juiz poderá, na hipótese do § 3º ou na sentença, impor multa diária ao réu, independentemente de pedido do autor, se for suficiente ou compatível com a obrigação, fixando prazo razoável para o cumprimento do preceito.

§ 5º. Para a tutela específica ou para a obtenção do resultado prático equivalente, poderá o Juiz determinar as medidas necessárias, tais como busca e apreensão, remoção de coisas e pessoas, desfazimento de obra, impedimento de atividade nociva, além de requisição de força policial.

Art. 85. (*Vetado.*)

Art. 86. (*Vetado.*)

Art. 87. Nas ações coletivas de que trata este Código não haverá adiantamento de custas, emolumentos, honorários periciais e quaisquer outras despesas, nem condenação da associação autora, salvo comprovada má-fé, em honorário de advogados, custas e despesas processuais.

Parágrafo único. Em caso de litigância de má-fé, a associação autora e os diretores responsáveis pela propositura da ação serão solidariamente condenados em honorários advocatícios e ao décuplo das custas, sem prejuízo da responsabilidade por perdas e danos.

Art. 88. Na hipótese do artigo 13, parágrafo único, deste Código, a ação de regresso poderá ser ajuizada em processo autônomo, facultada a possibilidade de prosseguir-se nos mesmos autos, vedada a denunciação da lide.

438 Apêndices

Art. 89. (*Vetado*.)

Art. 90. Aplicam-se às ações previstas neste Título as normas do Código de Processo Civil e da Lei nº 7.347, de 24 de junho de 1985, inclusive no que respeita ao inquérito civil, naquilo que não contrariar suas disposições.

▪ Capítulo II | Das ações coletivas para a defesa de interesses individuais homogêneos

Art. 91. Os legitimados de que trata o art. 82 poderão propor, em nome próprio e no interesse das vítimas ou seus sucessores, ação civil coletiva de responsabilidade pelos danos individualmente sofridos, de acordo com o disposto nos artigos seguintes. (redação dada pela Lei nº 9.008, de 1995)

Art. 92. O Ministério Público, se não ajuizar a ação, atuará sempre como fiscal da lei.

Parágrafo único. (*Vetado*.)

Art. 93. Ressalvada a competência da Justiça Federal, é competente para a causa a Justiça local:

I – no foro do lugar onde ocorreu ou deva ocorrer o dano, quando de âmbito local;

II – no foro da Capital do Estado ou no do Distrito Federal, para os danos de âmbito nacional ou regional, aplicando-se as regras do Código de Processo Civil aos casos de competência concorrente.

Art. 94. Proposta a ação, será publicado edital no órgão oficial, a fim de que os interessados possam intervir no processo como litisconsortes, sem prejuízo de ampla divulgação pelos meios de comunicação social por parte dos órgãos de defesa do consumidor.

Art. 95. Em caso de procedência do pedido, a condenação será genérica, fixando a responsabilidade do réu pelos danos causados.

Art. 96. (*Vetado*.)

Art. 97. A liquidação e a execução de sentença poderão ser promovidas pela vítima e seus sucessores, assim como pelos legitimados de que trata o artigo 82.

Parágrafo único. (*Vetado*.)

Art. 98. A execução poderá ser coletiva, sendo promovida pelos legitimados de que trata o art. 82, abrangendo as vítimas cujas indenizações já tiveram sido fixadas em sentença de liquidação, sem prejuízo do ajuizamento de outras execuções. (redação dada pela Lei nº 9.008, de 1995)

§ 1º. A execução coletiva far-se-á com base em certidão das sentenças de liquidação, da qual deverá constar a ocorrência ou não do trânsito em julgado.

§ 2º. É competente para a execução o Juízo:

I – da liquidação da sentença ou da ação condenatória, no caso de execução individual;

II – da ação condenatória, quando coletiva a execução.

Art. 99. Em caso de concurso de créditos decorrentes de condenação prevista na Lei nº 7.347, de 24 de julho de 1985 e de indenizações pelos prejuízos individuais resultantes do mesmo evento danoso, estas terão preferência no pagamento. (vide Decreto nº 407, de 1991)

Parágrafo único. Para efeito do disposto neste artigo, a destinação da importância recolhida ao fundo criado pela Lei nº 7.347, de 24 de julho de 1985, ficará sustada enquanto pendentes de decisão de segundo grau as ações de indenização pelos danos individuais, salvo na hipótese de o patrimônio do devedor ser manifestamente suficiente para responder pela integralidade das dívidas.

Art. 100. Decorrido o prazo de um ano sem habilitação de interessados em número compatível com a gravidade do dano, poderão os legitimados do art. 82 promover a liquidação e execução da indenização devida. (vide Decreto nº 407, de 1991)

Parágrafo único. O produto da indenização devida reverterá para o fundo criado pela Lei nº 7.347, de 24 de julho de 1985. (vide Decreto nº 407, de 1991)

▪ Capítulo III | Das ações de responsabilidade do fornecedor de produtos e serviços

Art. 101. Na ação de responsabilidade civil do fornecedor de produtos e serviços, sem prejuízo do disposto nos Capítulos I e II deste Título, serão observadas as seguintes normas:

I – a ação pode ser proposta no domicílio do autor;

II – o réu que houver contratado seguro de responsabilidade poderá chamar ao processo o segurador, vedada a integração do contraditório pelo Instituto de Resseguros do Brasil. Nesta hipótese, a sentença que julgar procedente o pedido condenará o réu nos termos do artigo 80 do Código de Processo Civil. Se o réu houver sido declarado falido, o síndico será intimado a informar a existência de seguro de responsabilidade facultando-se, em caso afirmativo, o ajuizamento de ação de indenização diretamente contra o segurador, vedada a denunciação da lide ao Instituto de Resseguros do Brasil e dispensado o litisconsórcio obrigatório com este.

Art. 102. Os legitimados a agir na forma deste Código poderão propor ação visando compelir o Poder Público competente a proibir, em todo o Território Nacional, a produção, divulgação, distribuição ou venda, ou a determinar alteração na composição, estrutura, fórmula ou acondicionamento de produto, cujo uso ou consumo regular se revele nocivo ou perigoso à saúde pública e à incolumidade pessoal.

§ 1º (*Vetado.*)

§ 2º (*Vetado.*)

• Capítulo IV | Da coisa julgada

Art. 103. Nas ações coletivas de que trata este Código, a sentença fará coisa julgada:

I – *erga omnes*, exceto se o pedido for julgado improcedente por insuficiência de provas, hipótese em que qualquer legitimado poderá intentar outra ação, com idêntico fundamento, valendo-se de nova prova, na hipótese do inciso I do parágrafo único do artigo 81;

II – *ultra partes*, mas limitadamente ao grupo, categoria ou classe, salvo improcedência por insuficiência de provas, nos termos do inciso anterior, quando se tratar da hipótese prevista no inciso II do parágrafo único do artigo 81;

III – *erga omnes*, apenas no caso de procedência do pedido, para beneficiar todas as vítimas e seus sucessores, na hipótese do inciso III do parágrafo único do artigo 81.

§ 1º. Os efeitos da coisa julgada previstos nos incisos I e II não prejudicarão interesses e direitos individuais dos integrantes da coletividade, do grupo, categoria ou classe.

§ 2º. Na hipótese prevista no inciso III, em caso de improcedência do pedido, os interessados que não tiverem intervindo no processo como litisconsortes poderão propor ação de indenização a título individual.

§ 3º. Os efeitos da coisa julgada de que cuida o artigo 16, combinado com o art. 13 da Lei nº 7.347, de 24 de julho de 1985, não prejudicarão as ações de indenização por danos pessoalmente sofridos, propostas individualmente ou na forma prevista neste Código, mas, se procedente o pedido, beneficiarão as vítimas e seus sucessores, que poderão proceder à liquidação e à execução, nos termos dos artigos 96 a 99.

§ 4º. Aplica-se o disposto no parágrafo anterior à sentença penal condenatória.

Art. 104. As ações coletivas, previstas nos incisos I e II do parágrafo único do artigo 81, não induzem litispendência para as ações individuais, mas os efeitos da coisa julgada *erga omnes* ou *ultra partes* a que aludem os incisos II e III do artigo anterior não beneficiarão os autores das ações individuais, se não for requerida sua suspensão no prazo de 30 (trinta) dias, a contar da ciência nos autos do ajuizamento da ação coletiva.

▶ Título IV | Do Sistema Nacional de Defesa do Consumidor

Art. 105. Integram o Sistema Nacional de Defesa do Consumidor – SNDC – os órgãos federais, estaduais, do Distrito Federal e municipais e as entidades privadas de defesa do consumidor.

Art. 106. O Departamento Nacional de Defesa do Consumidor, da Secretaria Nacional de Direito Econômico – MJ, ou órgão federal que venha substituí-lo, é organismo de coordenação da política do Sistema Nacional de Defesa do Consumidor, cabendo-lhe:

I – planejar, elaborar, propor, coordenar e executar a política nacional de proteção ao consumidor;

II – receber, analisar, avaliar e encaminhar consultas, denúncias ou sugestões apresentadas por entidades representativas ou pessoas jurídicas de direito público ou privado;

III – prestar aos consumidores orientação permanente sobre seus direitos e garantias;

IV – informar, conscientizar e motivar o consumidor através dos diferentes meios de comunicação;

V – solicitar à Polícia Judiciária a instauração de inquérito policial para a apreciação de delito contra os consumidores, nos termos da legislação vigente;

VI – representar ao Ministério Público competente para fins de adoção de medidas processuais no âmbito de suas atribuições;

VII – levar ao conhecimento dos órgãos competentes as infrações de ordem administrativa que violarem os interesses difusos, coletivos, ou individuais dos consumidores;

VIII – solicitar o concurso de órgãos e entidades da União, Estados, do Distrito Federal e Municípios, bem como auxiliar a fiscalização de preços, abastecimento, quantidade e segurança de bens e serviços;

IX – incentivar, inclusive com recursos financeiros e outros programas especiais, a formação de entidades de defesa do consumidor pela população e pelos órgãos públicos estaduais e municipais;

X – (*Vetado.*);

XI – (*Vetado.*);

XII – (*Vetado.*);

XIII – desenvolver outras atividades compatíveis com suas finalidades.

Parágrafo único. Para a consecução de seus objetivos, o Departamento Nacional de Defesa do Consumidor poderá solicitar o concurso de órgãos e entidades de notória especialização técnico-científica.

▶ Título V | Da convenção coletiva de consumo

Art. 107. As entidades civis de consumidores e as associações de fornecedores ou sindicatos de categoria econômica podem regular, por convenção escrita, relações de consumo que tenham por objeto estabelecer condições relativas ao preço, à qualidade, à quantidade, à garantia e características de produtos e serviços, bem como à reclamação e composição do conflito de consumo.

§ 1º. A convenção tornar-se-á obrigatória a partir do registro do instrumento no cartório de títulos e documentos.

§ 2º. A convenção somente obrigará os filiados às entidades signatárias.

§ 3º. Não se exime de cumprir a convenção o fornecedor que se desligar da entidade em data posterior ao registro do instrumento.

Art. 108. (*Vetado.*)

▶ Título VI | Disposições finais

Art. 109. (*Vetado.*)

Art. 110. Acrescente-se o seguinte inciso IV ao artigo 1º da Lei nº 7.347, de 24 de julho de 1985:

"IV – a qualquer outro interesse difuso ou coletivo."

Art. 111. O inciso II do artigo 5º da Lei nº 7.347, de 24 de julho de 1985, passa a ter a seguinte redação:

"II – inclua, entre suas finalidades institucionais, a proteção ao meio ambiente, ao consumidor, ao patrimônio artístico, estético, histórico, turístico e paisagístico, ou a qualquer outro interesse difuso ou coletivo."

Art. 112. O § 3º do artigo 5º da Lei nº 7.347, de 24 de julho de 1985, passa a ter a seguinte redação:

"§ 3º. Em caso de desistência infundada ou abandono da ação por associação legitimada, o Ministério Público ou outro legitimado assumirá a titularidade ativa."

Art. 113. Acrescentem-se os seguintes §§ 4º, 5º e 6º ao artigo 5º da Lei nº 7.347, de 24 de julho de 1985:

"§ 4º. O requisito da pré-constituição poderá ser dispensado pelo Juiz, quando haja manifesto interesse social evidenciado pela dimensão ou característica do dano, ou pela relevância do bem jurídico a ser protegido.

§ 5º. Admitir-se-á o litisconsórcio facultativo entre os Ministérios Públicos da União, do Distrito Federal e dos Estados na defesa dos interesses e direitos de que cuida esta lei.

§ 6º. Os órgãos públicos legitimados poderão tomar dos interessados compromisso de ajustamento de sua conduta às exigências legais, mediante cominação, que terá eficácia de título executivo extrajudicial."

Art. 114. O artigo 15 da Lei nº 7.347, de 24 de julho de 1985, passa a ter a seguinte redação:

"Art. 15. Decorridos 60 (sessenta) dias do trânsito em julgado da sentença condenatória, sem que a associação autora lhe promova a execução, deverá fazê-lo o Ministério Público, facultada igual iniciativa aos demais legitimados."

Art. 115. Suprima-se o *caput* do artigo 17 da Lei nº 7.347, de 24 de julho de 1985, passando o parágrafo único a constituir o *caput*, com a seguinte redação:

"Art. 17. Em caso de litigância de má-fé, a associação autora e os diferentes responsáveis pela propositura da ação serão solidariamente condenados em honorários advocatícios e ao décuplo das custas, sem prejuízo da responsabilidade por perdas e danos."

Art. 116. Dê-se a seguinte redação ao artigo 18, da Lei nº 7.347, de 24 de julho de 1985:

"Art. 18. Nas ações de que trata esta lei, não haverá adiantamento de custas, emolumentos, honorários periciais e quaisquer outras despesas, nem condenação da associação autora, salvo comprovada má-fé, em honorários de advogado, custas e despesas processuais."

Art. 117. Acrescente-se à Lei nº 7.347, de 24 de julho de 1985, o seguinte dispositivo, renumerando-se os seguintes:

"Art. 21. Aplicam-se à defesa dos direitos e interesses difusos, coletivos e individuais, no que for cabível, os dispositivos do Título III da Lei que instituiu o Código de Defesa do Consumidor."

Art. 118. Este Código entrará em vigor dentro de 180 (cento e oitenta) dias a contar de sua publicação.

Art. 119. Revogam-se as disposições em contrário.

Brasília, 11 de setembro de 1990; 169º da Independência e 102º da República.

FERNANDO COLLOR DE MELLO

Bernardo Cabral
Zélia M. Cardoso de Mello
Ozires Silva

APÊNDICE

5 CID-10 (Classificação Internacional de Doenças) de Interesse Odontológico

▶ Noções preliminares

A CID (Classificação Internacional de Doenças) é um conjunto de códigos alfanuméricos que se utiliza para traduzir diagnósticos de doenças ou problemas de saúde (disfunções), permitindo assim o arquivamento, a recuperação e a análise das informações de interesse sanitário.

O seu uso tem se difundido de forma tal que, atualmente, é considerada a classificação diagnóstica padrão internacional para a maioria dos propósitos epidemiológicos e administrativos que envolvem problemas de saúde. Facilita, outrossim, o preenchimento de fichas e quaisquer outros registros relacionados à saúde, a partir dos quais possam ser derivadas estatísticas e outros procedimentos estocásticos.

Em Odontologia, afora as utilidades assinaladas, a CID é útil na medida em que permite garantir o segredo profissional em diversos documentos odontolegais (atestados, declarações etc.), notadamente quando envolvem o diagnóstico clínico ou instrumental, com consequências técnico-administrativas.

A ideia de classificar alfanumericamente os estados mórbidos surgiu há mais de 40 anos, tendo sido encampada pela OMS (Organização Mundial da Saúde), até pelo seu próprio cunho de difusão internacional. Periodicamente, a CID é reformulada, sendo certo que cada nova versão, denominada revisão, inclui categorias novas ou estabelece mudanças decorrentes das necessidades evidenciadas pelo uso da versão anterior. Hoje em dia se encontra vigente e em uso a 10ª revisão – CID-10 –, publicada pela OMS em 1993.[1]

---

[1] Uma versão da CID-11 foi lançada pela OMS em 18 de junho de 2018 para que os Estados-Membros se preparem para sua tradução e implementação. A CID-11 será submetida à 144ª Reunião do Conselho Executivo em janeiro de 2019 e à 72ª Assembleia Mundial da Saúde em maio de 2019, devendo entrar em vigor em 1º de janeiro de 2022.

Paralelamente, encontra-se em elaboração pela própria OMS a *Classificação Internacional de Doenças aplicada à Odontologia e Estomatologia*: a CID-OE. Esta CID aplicada completará, agora, a sua terceira versão.

▪ Estrutura básica da CID

Parte do princípio de que os dados estatísticos sobre doenças ou estados mórbidos devem ser agrupados da seguinte maneira:

- Doenças epidêmicas
- Doenças localizadas
- Doenças localizadas dispostas por local de acometimento
- Doenças de desenvolvimento
- Traumatismos.

Essa ideia original tem sido mantida, com discretas variações, nas sucessivas versões da CID, o que de certa forma demonstra a sua utilidade para os fins colimados pela classificação.

A estrutura básica da CID compreende uma lista de códigos de categorias de três caracteres, cada uma das quais pode ser subdividida em até 10 subcategorias de quatro caracteres. A 10ª Revisão – CID-10 – diferentemente das anteriores, que eram exclusivamente numéricas, introduziu códigos alfanuméricos, com uma letra na primeira posição, seguida de números na segunda, terceira e quarta posições subsequentes. O quarto caracter (número) é antecedido por um ponto decimal.

Os números dos códigos possíveis estendem-se desde A00.0 até Z99.9, e a letra U não é utilizada.

Os dados encontram-se agrupados em **volumes**, que se dividem em **capítulos**.

Volumes

Os volumes da CID-10 são três, a saber:

- Volume 1, com as principais classificações (que é o mais utilizado)
- Volume 2, com orientações para os usuários da CID
- Volume 3, com o Índice Alfabético da classificação.

Capítulos

Os capítulos que compõem a classificação do primeiro volume são, ao todo, 21 (vinte e um). Como já vimos, o primeiro caracter do código de um estado mórbido é uma letra, sendo certo que cada letra está associada a um capítulo. Fazem exceção à regra a letra D, que é usada tanto no Capítulo II quanto no Capítulo III, e a letra H, que é utilizada tanto no Capítulo VII quanto no Capítulo VIII. Outra exceção é que quatro capítulos – I, II, XIX e XX – usam mais do que uma letra na posição inicial dos seus códigos.

Os **Capítulos I a XVII** referem-se a doenças e outros estados mórbidos dos diferentes sistemas da economia. Já o **Capítulo XVIII** inclui sintomas, sinais e achados clínicos e de laboratório anômalos, que não se encontram classificados em outra parte. O **Capítulo XIX** refere-se a causas exógenas de morbidade como: traumatismos, envenenamentos e alguns outros quadros com tal gênese. O **Capítulo XX**, que nas revisões anteriores era dedicado a "Causas Externas de Morbidade e Mortalidade", já a partir da 9ª Revisão da CID – CID-9 –, tem tido um conteúdo assemelhado com o do Capítulo XIX antes mencionado. Por derradeiro, o **Capítulo XXI** foi destinado à classificação de dados que explicam o motivo de consulta nos Serviços de Saúde por parte de pessoas não atualmente doentes, bem como de outras circunstâncias que levam ao paciente a receber assistência naquele momento.

Agrupamentos de categorias

Os diferentes capítulos elencados subdividem-se em agrupamentos de categorias representadas por três caracteres numéricos. A amplitude de categorias para cada agrupamento é apresentada entre parênteses, após cada título do agrupamento, como por exemplo: **Doenças da Cavidade Oral, das Glândulas Salivares e dos Maxilares (K00-K14)**. No caso referido, a amplitude das categorias – K00 a K14 – fixa desde onde e até que código "nuclear" se estende o rol.

Categorias de três caracteres

Em meio a cada agrupamento dos assinalados no parágrafo precedente, de categorias de três caracteres, observa-se que algumas são utilizadas para estados mórbidos que, quer pela sua frequência, quer pela sua gravidade ou outras razões, têm maior significação, ao passo que outras são utilizadas para classificar outros tipos de doenças que têm alguma característica em comum entre elas. Exemplo:

C01 – Neoplasia maligna da base da língua
C02 – Neoplasia maligna de outras partes e de partes não especificadas da língua
  C02.0 – Face dorsal da língua
  C02.1 – Borda da língua
    Ponta da língua
  C02.2 – Face ventral da língua
    Freio lingual
  C02.4 – Amígdala lingual
  C02.8 – Lesão invasiva da língua
  C02.9 – Língua, não especificada

A primeira categoria (**C01**), pela sua frequência da neoplasia em tal localização – base da língua –, mereceu uma categoria de três caracteres isolada.

Já a categoria seguinte (**C02**), pela variabilidade de localizações possíveis, e pela clínica em comum ou semelhante, possibilita ser desdobrada em várias subcategorias.

Algumas convenções usadas na CID

A CID compreende uma listagem tabular que apresenta termos de inclusão e termos de exclusão. De modo a caracterizar as diferentes situações, a CID utiliza convenções especiais, através de: parênteses, colchetes e abreviaturas, como "SOE" e "NCOP".

Parênteses

Os **parênteses** ( ) são usados em duas situações, a saber:

1. Para incluir palavras suplementares que podem qualificar um termo diagnóstico sem, contudo, afetar o número de código. Por exemplo:

   K06.0 – Retração gengival

   Retração gengival (generalizada), (localizada), (pós-infecciosa), (pós-operatória)

   Nesse caso, o código **K06.0** é genérico para todos os casos de "Retração gengival". Os termos entre parênteses – (**generalizada**), (**localizada**), (**pós-infecciosa**), (**pós-operatória**) – servem apenas para qualificar o tipo de retração gengival em cada caso concreto.

2. Para incluir o código ao qual se refere um termo de exclusão. Por exemplo:

   K03.7 – Alterações pós-eruptivas da cor dos tecidos duros dos dentes

Exclui: depósitos nos dentes (K03.6)

No caso concreto, estão excluídos os depósitos nos dentes cujo rol já consta, em separado, no código K03.6, *in verbis*:

K03.6 – Depósitos nos dentes

Depósito dentário (de): alaranjado, matéria alba, negro, por betel, tabaco, verde tártaro (dentário): subgengival, supragengival

Manchas nos dentes: SOE, extrínseca SOE

Colchetes

Os **colchetes** [] são utilizados na CID-10 nas seguintes três situações:

1. Para incluir sinônimos, palavras ou frases explicativas, como consta, por exemplo:

   B02 – Herpes-zóster [zona]

   Esse caso denota que o "Herpes-zoster" pode ser designado, também, como "zona", isto é, são sinônimos.

2. Para referir-se a notas prévias como, por exemplo:

   II: Neoplasias [Tumores]
   Neoplasias [tumores] benignas(os)
   Neoplasia benigna da boca e da faringe
   C10.0 – Lábios

   Porquanto em notas prévias já foi esclarecido que as neoplasias ou crescimentos tumorais tanto podem ser benignas como malignas.

3. Para referir-se a um conjunto de subdivisões de quatro caracteres já enunciados, comuns a várias categorias

SOE

A sigla **SOE** significa "Sem Outra Especificação", com a conotação de "não qualificado" ou "não especificado", como, por exemplo em:

K14.9 – Doença da língua, sem outra especificação
   Glossopatia SOE

NCOP

A sigla NCOP significa "*Não Classificados(as) em Outra Parte*" e indica, quando utilizada no corpo da lista, um alerta de que outras variações específicas daquele termo são classificadas em outra parte, de tal sorte que durante uma busca o termo deve ser procurado no Índice Alfabético (Volume 3). Por exemplo:

K13.0 – Doenças dos lábios
   Perlèche NCOP

Aqui a referência é ao *perlèche que não foi classificado em outra parte*, uma vez que também encontraremos:

   perlèche devido a: candidíase (B37.8) e deficiência de riboflavina (E53.0)

▶ Classificações da CID de interesse odontológico

▪ Primeira Parte | Doenças do aparelho digestivo (Capítulo XI da CID)

Em razão da extensão deste capítulo, limitar-nos-emos a listar do Agrupamento apenas a parte que é de interesse diretamente ligado à Odontologia:

Doenças da Cavidade Oral, das Glândulas Salivares e dos Maxilares (K00-K14)

K00   **Distúrbios do desenvolvimento e da erupção dos dentes**
Exclui: dentes inclusos e impactados (K01.-)

K00.0   **Anodontia**
Hipodontia, oligodontia

K00.1   **Dentes supranumerários**
Dentes suplementares
Distomolar
Mesiodens
Paramolar
Quarto molar

K00.2   **Anomalias do tamanho e da forma dos dentes**
Concrescência, fusão e geminação dentária; *dens in dente*:
Dente: forma de cavilha (cônico), evaginado, invaginado
Enameloma, macrodontia, microdontia, pérolas de esmalte, taurodontismo, tubérculo paramolar
Exclui: tubérculo de Carabelli, que é considerado uma variação normal e não deve ser codificado

K00.3   **Dentes manchados**
Esmalte manchado, fluorose dentária, manchas do esmalte não associadas à fluorose
Exclui: depósitos nos dentes (K03.6)

K00.4   **Distúrbios na formação dos dentes**
Aplasia e hipoplasia do cemento, dente hipoplásico de Turner, deslocamento do germe dentário, dilaceração dos dentes, hipoplasia do esmalte (neonatal) (pós-natal) (pré-natal), odontodisplasia regional

Exclui: dentes de Hutchinson e molares em forma de amora devido a sífilis congênita (A50.5); dentes manchados (K00.3)

K00.5 Anomalias hereditárias da estrutura dentária, não classificadas em outra parte
Amelogênese; dentinogênese e odontogênese imperfeita
Dente em concha
Displasia da dentina

K00.6 Distúrbios da erupção dentária
Dente: natal, neonatal, precoce, erupção prematura dos dentes
Queda prematura dos dentes temporários (decíduos)
Retenção dentária (dentes temporários persistentes)

K00.7 Síndrome da erupção dentária

K00.8 Outros distúrbios do desenvolvimento dos dentes
Alterações de cor durante a formação dos dentes
Manchas intrínsecas de dente SOE

K00.9 Distúrbios não especificados do desenvolvimento dentário
Distúrbios da odontogênese SOE

K01 Dentes inclusos e impactados
Exclui: dentes inclusos e impactados com posição anormal dos próprios dentes ou dos dentes adjacentes (K07.3)

K01.0 Dentes inclusos
Um dente incluso é um dente que não irrompeu sem que tenha havido obstrução por outro dente

K01.1 Dentes impactados
Um dente impactado é um dente que não irrompeu em virtude de ter havido obstrução por outro dente

K02 Cárie dentária

K02.0 Cáries limitadas ao esmalte
Manchas brancas (cáries iniciais)

K02.1 Cáries da dentina

K02.2 Cárie do cemento

K02.3 Cáries dentárias estáveis

K02.4 Odontoclasia
Melanodontia infantil
Melanodontoclasia

K02.8 Outras cáries dentárias

K02.9 Cárie dentária, sem outra especificação

K03 Outras doenças dos tecidos dentários duros
Cárie dentária (K02.-)
Ranger de dentes SOE (F45.8)
Exclui: bruxismo (bruquismo) (F45.8)

K03.0 Atrito dentário excessivo
Desgaste (fisiológico): oclusal ou proximal dos dentes

K03.1 Abrasão dentária
Abrasão dos dentes: habitual; por dentifrício; ocupacional; ritual; tradicional
Defeito cuneiforme SOE

K03.2 Erosão dentária
Erosão dos dentes: SOE devida a: dieta; drogas e medicamentos; vômitos persistentes; idiopática; ocupacional

K03.3 Reabsorção patológica dos dentes
Granuloma interno da polpa
Reabsorção dentária (externa)

K03.4 Hipercementose
Hiperplasia do cemento

K03.5 Ancilose dentária

K03.6 Depósitos nos dentes
Depósito dentário (de): alaranjado, matéria alba, negro, por betel, tabaco, verde tártaro (dentário): subgengival, supragengival
Manchas nos dentes: SOE, extrínseca SOE

K03.7 Alterações pós-eruptivas da cor dos tecidos duros dos dentes
Exclui: depósitos nos dentes (K03.6)

K03.8 Outras doenças especificadas dos tecidos duros dos dentes
Dentina sensível
Esmalte irradiado
Use código adicional de causa externa (Capítulo XX da CID), se necessário, para identificar a radiação, caso a radiação tenha sido a causa

K03.9 Doença dos tecidos duros dos dentes, não especificada

K04 Doenças da polpa e dos tecidos periapicais

K04.0 Pulpite
Abscesso ou pólipo da polpa
Pulpite: aguda, crônica (hiperplásica) (ulcerativa), supurativa

Apêndice 5 | CID-10 (Classificação Internacional de Doenças) de Interesse Odontológico 445

K04.1 **Necrose da polpa**
Gangrena da polpa

K04.2 **Degeneração da polpa**
Calcificação ou cálculos da polpa dentária
Dentículos

K04.3 **Formação anormal de tecidos duros na polpa**
Dentina secundária ou irregular

K04.4 **Periodontite apical aguda de origem pulpar**
Periodontite apical aguda SOE

K04.5 **Periodontite apical crônica**
Granuloma apical ou periapical
Periodontite apical SOE

K04.6 **Abscesso periapical com fístula**
Abscesso com fístula: dentário, dentoalveolar

K04.7 **Abscesso periapical sem fístula**
Abscesso (SOE): dentário, dentoalveolar, periapical

K04.8 **Cisto radicular**
Cisto: apical (periodontal), periapical, radicular residual
Exclui: cisto periodontal lateral (K09.0)

K04.9 **Outras doenças da polpa e dos tecidos periapicais e as não especificadas**

K05 **Gengivite e doenças periodontais**

K05.0 **Gengivite aguda**
Exclui: gengivite ulcerativa necrotizante aguda (A69.1) gengivoestomatite herpética [herpes simples] (B00.2)

K05.1 **Gengivite crônica**
Gengivite (crônica): SOE descamativa, hiperplásica, marginal, simples, ulcerativa

K05.2 **Periodontite aguda**
Abscesso: parodontal, periodontal
Pericoronite aguda
Exclui: abscesso periapical (K04.7); com fístula (K04.6) periodontite apical aguda (K04.4)

K05.3 **Periodontite crônica**
Pericoronite crônica
Periodontite: SOE, complexa, simples

K05.4 **Periodontose**
Periodontose juvenil

K05.5 **Outras doenças periodontais**

K05.6 **Doença periodontal, sem outra especificação**

K06 **Outros transtornos da gengiva e do rebordo alveolar sem dentes**
Exclui: atrofia do rebordo alveolar sem dentes (KO8.2); gengivite: SOE (K05.1), aguda (K05.0), crônica (K05.1)

K06.0 **Retração gengival**
Retração gengival (generalizada), (localizada), (pós-infecciosa), (pós-operatória)

K06.1 **Hiperplasia gengival**
Fibromatose gengival

K06.2 **Lesões da gengiva e do rebordo alveolar sem dentes, associadas a traumatismos**
Hiperplasia irritativa do rebordo alveolar [hiperplasia devida a dentadura]
Use código adicional de causa externa (Capítulo XX, da CID), se necessário, para identificar a causa

K06.8 **Outros transtornos especificados da gengiva e do rebordo alveolar sem dentes**
Epúlide (de): células gigantes, fibroso
Granuloma: gengival piogênico, periférico de células gigantes
Rebordo gengival flutuante

K06.9 **Transtorno da gengiva e do rebordo alveolar sem dentes, sem outra especificação**

K07 **Anomalias dentofaciais (inclusive a má oclusão)**
Exclui: atrofia ou hiperplasia hemifacial (Q67.4), hiperplasia ou hipoplasia condilar unilateral (K10.8)

K07.0 **Anomalias importantes (major) do tamanho da mandíbula**
Hiperplasia, hipoplasia: mandibular maxilar
Macrognatismo (mandibular) (maxilar)
Micrognatismo (mandibular) (maxilar)
Exclui: acromegalia (E22.0); síndrome de Robin (Q87.0)

K07.1 **Anomalias da reação entre a mandíbula com a base do crânio**
Assimetria da mandíbula
Prognatismo (mandibular) (maxilar)
Retrognatismo (mandibular) (maxilar)

K07.2 **Anomalias da relação entre as arcadas dentárias**
Anteposição (horizontal) ou superposição (vertical) dos dentes superiores em relação aos inferiores
Desvio da arcada dentária (para fora da linha média)

Disto-oclusão e mésio-oclusão

Mordida: aberta (anterior) (posterior), cruzada (anterior) (posterior)

Oclusão lingual posterior dos dentes inferiores

Sobremordida (excessiva): horizontal, profunda, vertical

Transpasse horizontal ou *overjet*

K07.3 Anomalias da posição dos dentes

Apinhamento; deslocamento; diastema; espaçamento anormal; luxação; rotação; transposição

Dentes inclusos ou impactados com posição anormal de tais dentes ou dos adjacentes

Exclui: dentes inclusos ou impactados sem que haja anormalidade de posição (K01.-)

K07.4 Má oclusão, não especificada

K07.5 Anormalidades dentofaciais funcionais

Fechamento anormal dos maxilares

Má oclusão devida a: deglutição anormal, hábitos labiais, linguais ou chupar os dedos, respiração pela boca

Exclui: bruxismo (bruquismo) (F45.8); ranger de dentes SOE (F45.8)

K07.6 Transtornos da articulação temporomandibular

Desarranjo da articulação temporomandibular

Mandíbula estalante

Síndrome ou complexo de Costen

Síndrome da dor e disfunção da articulação temporomandibular

Exclui: deslocamento (S03.0) e luxação (S03.4) atual da articulação temporomandibular

K07.8 Outras anomalias dentofaciais

K07.9 Anomalias dentofaciais, sem outra especificação

K08 Outros transtornos dos dentes e de suas estruturas de sustentação

K08.0 Esfoliação dos dentes devida a causas sistêmicas

K08.1 Perda de dentes devida a acidente, extração ou doenças periodontais localizadas

K08.2 Atrofia do rebordo alveolar sem dentes

K08.3 Raiz dentária retida

K08.8 Outros transtornos especificados dos dentes e das estruturas de sustentação

Dor de dente SOE

Hipertrofia do rebordo alveolar SOE

Irregularidade do processo alveolar

Odontalgia SOE

K08.9 Transtornos dos dentes e de suas estruturas de sustentação, sem outra especificação

K09 Cistos da região bucal, não classificados em outra parte

Inclui: lesões que apresentam características histológicas tanto de cistos aneurismáticos como de outras lesões fibro-ósseas

Exclui: cisto radicular (K04.8)

K09.0 Cistos odontogênicos de desenvolvimento

Ceratocisto

Cisto (de): dentígero, erupção, folicular, gengival, periodontal, lateral, primordial

K09.1 Cistos de desenvolvimento (não odontogênicos) da região bucal

Cisto (do) (da): canal dos incisivos, globulomaxilar; nasopalatino; palatino; papila

K09.2 Outros cistos da mandíbula

Cisto da mandíbula: SOE, aneurismático, hemorrágico, traumático

Exclui: cisto ósseo latente dos maxilares (K10.0); cisto de Stafne (K10.0)

K09.8 Outros cistos da região oral, não classificados em outra parte

Cisto de boca: dermoide, epidermoide, linfoepitelial, nasoalveolar, nasolabial

Pérolas de Epstein

K09.9 Cistos da região oral, sem outras especificações

K10 Outras doenças dos maxilares

K10.0 Transtornos do desenvolvimento dos maxilares

Cisto ósseo latente dos maxilares: cisto de Stafne

Torus: mandibular palatino

K10.1 Granuloma central de células gigantes

Granuloma de células gigantes SOE

Exclui: granuloma periférico de células gigantes (K06.8)

K10.2 Afecções inflamatórias dos maxilares

Osteíte; osteomielite (neocanal); osteorradionecrose ou periostite maxilar (aguda) (crônica) (supurativa)

Sequestro ósseo maxilar

Use código adicional para causa externa (Capítulo XX, da CID), se necessário, para identificar radiação, se for causada por radiação

K10.3 Alveolite maxilar

"Alvéolo seco"

Osteíte alveolar

K10.8 Outras doenças especificadas dos maxilares
Displasia fibrosa ou exostose maxilar
Hiperplasia ou hipoplasia condilar unilateral
Querubismo

K10.9 Doença dos maxilares, sem outra especificação

K11 Doenças das glândulas salivares

K11.0 Atrofia de glândula salivar

K11.1 Hipertrofia de glândula salivar

K11.2 Sialadenite
Exclui: febre uveoparotídea [Heerfordt] (D86.8); parotidite epidêmica (B26.-); uveoparotidite (D86.8)

K11.3 Abscesso de glândula salivar

K11.4 Fístula de glândula salivar
Exclui: fístula congênita de glândula salivar (Q38.4)

K11.5 Sialolitíase
Cálculo ou pedra de glândula ou canal salivar

K11.6 Mucocele de glândula salivar
Cisto mucoso (de): extravasamento ou retenção de glândula salivar; rânula

K11.7 Alterações da secreção salivar
Hipoptialismo; ptialismo e xerostomia
Exclui: boca seca SOE (R68.2)

K11.8 Outras doenças das glândulas salivares
Doença de Mikulicz
Estenose de canal salivar
Lesão linfoepitelial benigna de glândula salivar
Sialectasia e sialometaplasia necrotizante
Exclui: síndrome seca [Sjögren] (M35.0)

K11.9 Doença de glândula salivar, sem outra especificação
Sialoadenopatia SOE

K12 Estomatite e lesões correlatas
Exclui: cancro oral (A69.0); estomatite gangrenosa (A69.0); gengivoestomatite por vírus do herpes simples [herpes simples] (B00.2); noma (A69.0); queilite (K13.0)

K12.0 Aftas bucais recidivantes
Aftose de Bednar
Estomatite: aftosa (*major*) (*minor*) herpetiforme
Periadenite mucosa necrótica recidivante
Úlcera aftosa recidivante

K12.1 Outras formas de estomatite
Estomatite: SOE, devida a prótese, ulcerosa, vesiculosa

K12.2 Celulite e abscesso da boca
Abscesso submandibular
Celulite da boca (assoalho)
Exclui: abscesso (de): glândula salivar (K11.3), língua (K14.0), periamigdalino (J36), periapical (K04.6-K04.7), periodontal (K05.2)

K13 Outras doenças do lábio e da mucosa oral
Inclui: afecções epiteliais da língua
Exclui: algumas afecções da gengiva e do rebordo alveolar sem dentes
(K05-K06), cistos da região oral (K09.-) doenças da língua (K14.-), estomatite e lesões correlatas (K12.-)

K13.0 Doenças dos lábios
Perlèche NCOP
Queilite: SOE, angular, esfoliativa, glandular
Queilodinia, queilose
Exclui: arriboflavinose (E53.0); *perlèche* devido a: candidíase (B37.8) e deficiência de riboflavina (E53.0), queilite actínica (L55-L59)

K13.1 Mordedura da mucosa das bochechas e dos lábios

K13.2 Leucoplasia e outras afecções do epitélio oral, inclusive da língua
Eritroplasia ou leucoedema do epitélio oral, inclusive da língua
Leucoceratose do palato causada pela nicotina
Palato do fumante
Exclui: leucoplasia pilosa (K13.3)

K13.3 Leucoplasia pilosa

K13.4 Lesões granulomatosas e granulomatoides da mucosa oral
Granuloma: eosinófilo ou piogênico da mucosa oral
Xantoma verrucoso

K13.5 Fibrose oral submucosa
Fibrose submucosa da língua

K13.6 Hiperplasia irritativa da mucosa oral
Exclui: hiperplasia irritativa do rebordo alveolar sem dentes [hiperplasia devido a dentadura] (K06.2)

K13.7 Outras lesões e as não especificadas da mucosa oral
Mucinose oral focal

K14 Doenças da língua
Exclui: eritroplasia, hiperplasia epitelial focal, leucoedema ou leucoplasia da língua (K13.2), fibrose submucosa da língua (K13.5), leucoplasia pilosa (K13.3), macroglossia (congênita) (Q38.2)

K14.0 Glossite
Abscesso ou ulceração (traumática) da língua
Exclui: glossite atrófica (K14.4)

K14.1 Língua geográfica
Glossite: areata esfoliativa; migratória benigna

K14.2 Glossite romboide mediana

K14.3 Hipertrofia das papilas linguais
Hipertrofia das papilas foliáceas
Língua: negra, pilosa, vilosa, saburrosa

K14.4 Atrofia das papilas linguais
Glossite atrófica

K14.5 Língua escrotal
Língua: fissurada, gretada, sulcada
Exclui: língua fissurada congênita (Q38.3)

K14.6 Glossodinia
Língua dolorosa
Glossopirose

K14.8 Outras doenças da língua
Atrofia ou hipertrofia da língua
Língua crenada, macroglossia

K14.9 Doença da língua, sem outra especificação
Glossopatia SOE
Fenda labial e fenda palatina

Fenda Labial e Fenda Palatina

Q35 Fenda palatina
Inclui: fissura palatina e palatósquise
Exclui: fenda palatina com fenda labial (Q37)

Q35.0 Fenda bilateral do palato duro

Q35.1 Fenda unilateral do palato duro

Q35.2 Fenda bilateral do palato mole

Q35.3 Fenda unilateral do palato mole

Q35.4 Fenda bilateral dos palatos duro e mole

Q35.5 Fenda unilateral dos palatos duro e mole

Q35.6 Fenda mediana do palato

Q35.7 Fenda da úvula

Q35.8 Fenda palatina não especificada bilateral

Q35.9 Fenda palatina não especificada unilateral

Q36 Fenda labial
Inclui: Fissura congênita do lábio
Lábio leporino
Queilosquise
Exclui: fenda labial com fenda palatina (Q37)

Q36.0 Fenda labial bilateral

Q36.1 Fenda labial mediana

Q36.9 Fenda labial unilateral

Q37 Fenda labial com fenda palatina

Q37.0 Fenda bilateral do palato duro com fenda labial

Q37.1 Fenda unilateral dos palatos duro e mole com fenda labial

Q37.1 Fenda unilateral dos palatos duro e mole com fenda labial

Q37.2 Fenda bilateral do palato mole com fenda labial

Q37.3 Fenda unilateral do palato mole com fenda labial

Q37.4 Fenda bilateral dos palatos duro e mole com fenda labial

Q37.8 Fenda bilateral do palato com fenda labial, não especificada

Q37.9 Fenda unilateral do palato com fenda labial, não especificada

Q38 Outras malformações congênitas da língua, da boca e da faringe

Q38.0 Malformações congênitas dos lábios, não classificadas em outra parte
Fístula congênita do lábio
Malformação labial congênita
Síndrome de Van der Mude

Q38.1 Anquiloglossia
Língua presa

Q38.2 Macroglossia

Q38.3 Outras malformações congênitas da língua
Aderência, fissura, malformação, aglossia, hipoglossia
Hipoplasia da língua
Língua bífida
Microglossia

Apêndice 5 | CID-10 (Classificação Internacional de Doenças) de Interesse Odontológico

Q38.4 Malformações congênitas das glândulas e dutos salivares
Atresia, ausência, fístula salivar congênita, glândulas ou dutos salivares supranumerários

Q38.5 Malformações congênitas do palato, não classificadas em outra parte
Ausência da úvula, malformação congênita do palato, palato em ogiva

Q38.6 Outras malformações conjuntas da boca

Sintomas, Sinais e Achados Anormais de Exame Clínico

F45.8 Bruxismo
Ranger de dentes

R06.5 Respiração pela boca

R19.6 Halitose

R22 Tumefação, massa ou tumoração localizadas na pele ou tecido subcutâneo

R43 Distúrbios do olfato e do paladar

R47 Distúrbios da fala

R68.2 Boca seca, não especificada

Lesões, Evenenamento e Outras Consequências de Causas Externas

Traumatismos da Cabeça (S00–S09)

Inclui: traumatismo: cavidade bucal, dentes, face, gengiva, língua, mandíbula e maxilar, palato e queixo

S00.5 Traumatismos dos lábios e da cavidade oral

S01.4 Ferimento da bochecha e da cavidade oral

S02 Fratura do crânio e dos ossos da face

S02.4 Fratura dos ossos malares e maxilares
Maxilar superior
Osso zigomático

S02.5 Fratura de dentes
Dente(s) quebrado(s)

S02.6 Fratura de mandíbula

S02.8 Outras fraturas do crânio e ossos da face
Alvéolo
Palato

S03 Luxação, entorses ou distensão das articulações e dos ligamentos da cabeça

S03.0 Luxação do maxilar
Articulação temporomandibular
Maxilar
Mandíbula

S03.2 Luxação dentária

S03.4 Entorse e distensão do maxilar
Articulação temporomandibular
Ligamento temporomandibular

S04 Traumatismo dos nervos cranianos

S04.3 Traumatismo do nervo trigêmeo

Efeito da Penetração de Corpo Estranho Através de Orifício Natural, Queimaduras e Corrosão

T18.0 Corpo estranho na boca

T20 Queimadura de lábio

T28.0 Queimadura da boca e da faringe

▪ Segunda Parte | Doenças sistêmicas com manifestações bucais

Agruparemos algumas doenças sistêmicas que podem apresentar manifestações na cavidade oral.

Doenças Infecciosas e Parasitárias com Manifestações Bucais

A15 a A19 Tuberculose

A21 Tularemia

A24 Mormo e melioidose

A30 Hanseníase

A36 Difteria

A38 Escarlatina
Exclui: angina estreptocócica (J02.0)

A50 a A53 Sífilis

A54 Infecção gonocócica

A69 Outras infecções por espiroquetas

A69.0 Estomatite ulcerativa necrosante
Cancro oral, estomatite gangrenosa, gangrena por fusoespiroquetas, noma

A69.1 Outras infecções de Vincent
Angina de Vincent, boca das trincheiras, estomatite por espiroquetas, faringite por fusoespiroquetas
Gengivite (de): ulcerativa necrosante (aguda), Vincent
Gengivoestomatite ulcerativa necrosante (aguda)

A69.2	Doença de Lyme Eritema crônico migratório
L98.0	Granuloma piogênico
D86	Sarcoidose
D86.8	Sarcoidose de outros locais especificados e locais combinados Artropatia sarcoide Febre uveoparotídea [doença de Heerfordt] Paralisia de múltiplos nervos cranianos por sarcoidose
J01	Sinusite
J01.0	Sinusite maxilar aguda Artrite aguda
J36	Abscesso periamigdaliano Doenças pelo vírus da imunodeficiência humana (HIV) – (B20 – B24)
B20.4	Doença pelo HIV resultante em candidíase
B21.0	Doença pelo HIV resultante em sarcoma de Kaposi

Infecções Virais Caracterizadas por Lesões da Pele e Mucosas (B00-B09)

B00	Infecções pelo vírus do herpes [herpes simples] *Exclui*: angina herpética (B08.5)
B00.0	Eczema herpético Pústula variceliforme de Kaposi
B00.1	Dermatite vesicular devida ao vírus do herpes Dermatite vesicular do: lábio, orelha Herpes simples: face, lábio
B00.2	Gengivoestomatite e faringoamigdalite devida ao vírus do herpes Faringite herpética
B02	Herpes-zóster [zona]
B02.2	Herpes-zóster acompanhado de outras manifestações neurológicas Nevralgia do trigêmeo pós-herpética Polineuropatia pós-herpética Ganglionite geniculada pós-herpética
B03	Varíola
B05	Sarampo
B06	Rubéola
B07	Verrugas de origem viral

B08	Outras infecções virais caracterizadas por lesões da pele e das membranas mucosas, excluindo estomatite vesicular viral (A93.8)
B08.0	Outras doenças por ortopoxvírus Cowpox, doença pelo vírus Orf, pseudocowpox [nodo dos leiteiros], vaccínia *Exclui*: varíola dos macacos (B04)
B08.1	Molusco contagioso
B08.4	Estomatite vesicular devida a enterovírus com exantema Síndrome pé-mão-boca
B08.5	Faringite vesicular devida a enterovírus Angina herpética
B08.8	Outras infecções virais especificadas Doença pé-boca, faringite linfonodular por enterovírus, febre aftosa, síndrome do vírus, tanapox, yabapox
B25	Doença por citomegalovírus
B26	Caxumba [parotidite epidêmica]
B27	Mononucleose infecciosa
B34	Doenças por vírus, de localização não especificada
B34.1	Infecção por enterovírus, não especificada Infecção SOE por vírus: Coxsackie, ECHO
B37	Candidíase
B37.0	Estomatite por cândida Sapinho oral
B37.9	Candidíase não especificada Sapinho SOE
B38	Coccidioidomicose
B38.3	Coccidioidomicose cutânea
B39	Histoplasmose
B40	Blastomicose
B40.3	Blastomicose cutânea
B40.7	Blastomicose disseminada
B41	Paracoccidioidomicose *Inclui*: blastomicose brasileira Doença de Lutz
B46	Zigomicose

B46.3	Mucormicose cutânea Mucormicose subcutânea
B42	Esporotricose
B48	Outras micoses não classificadas em outra parte
B48.1	Rinosporidiose
A42	Actinomicose
A80	Poliomielite aguda

Infecções Parasitárias com Possíveis Manifestações Bucais

B65	Esquistossomose
B67	Equinococose
B69	Cisticercose
B75	Triquinose
B77	Ascaridíase
B78	Estrongiloidíase
B87	Miíase

Manifestações Bucais das Doenças Metabólicas

E02	Hipotireoidismo subclínico por deficiência de iodo
E03	Outros hipotireoidismos
E05	Tireotoxicose [hipertireoidismo]
E10 a E14	Diabetes melito
E20	Hipoparatireoidismo
E22	Hiperfunção da hipófise
E22.0	Acromegalia e gigantismo hipofisário
E24	Síndrome de Cushing
E27	Outros transtornos da glândula suprarrenal
E27.1	Insuficiência adrenocortical primária, adrenalite autoimune, doença de Addison
E51	Deficiência de tiamina (beribéri)
E52	Deficiência de niacina (pelagra)
E54	Deficiência de ácido ascórbico Escorbuto
E71.3	Distúrbios do metabolismo de ácidos graxos Adrenoleucodistrofia (Addison-Schiller)

E75	Distúrbios do metabolismo de esfingolipídios e outros distúrbios de depósitos de lipídios
E75.2	Outras esfingolipidoses Deficiência de sulfatase Doença de: Fabry, Gaucher, Krabbe, Niemann-Pick
E76	Distúrbios do metabolismo do glicosaminoglicano
E76.0	Mucopolissacaridose do tipo I Síndrome de: Hurler, Hurler-Scheie, Scheie
E76.1	Mucopolissacaridose do tipo II Síndrome de Hunter
E76.2	Outras mucopolissacaridoses
E80	Distúrbios do metabolismo da porfirina e da bilirrubina
E80.0	Porfiria hereditária eritropoética
E80.1	Porfiria cutânea tardia
E80.2	Outras porfirias
E83.3	Distúrbios do metabolismo do fósforo
E85	Amiloidose
C96.0	Doença de Letterer-Siwe Reticuloendoteliose, reticulose
D76	Algumas doenças que envolvem o tecido linforreticular e o sistema retículo-histiocítico
D76.0	Histiocitose das células de Langerhans não classificadas em outra parte Doença de Hand-Schüller-Christian Granuloma eosinofílico Histiocitose X (crônica)
D76.1	Linfo-histiocitose hemofagocítica Reticulose hemofagocítica familiar
A39	Infecção meningocócica
A39.1	Síndrome de Waterhouse-Friderichsen

Doenças dos Ossos e Articulações, Tecido Conjuntivo e Doenças Congênitas

Q67	Deformidades osteomusculares congênitas da cabeça, da face, da coluna e do tórax
Q67.0	Assimetria facial
Q67.1	Deformidade facial por compressão
Q67.2	Dolicocefalia

452 Apêndices

Q67.4	**Outras deformidades congênitas do crânio, da face e da mandíbula** Atrofia ou hipertrofia hemifacial Depressões dos ossos do crânio
Q75	**Outras malformações congênitas dos ossos do crânio e da face**
Q75.1	**Disostose craniofacial** Doença de Crouzon
Q75.4	**Disostose mandibulofacial** Síndrome de Treacher Collins
Q77.4	**Acondroplastia** Hipocondroplasia
Q78	**Osteogênese imperfeita** Fragilidade óssea Osteopsaritose
Q78.2	**Osteopetrose** Síndrome de Albers-Schönberg
Q82.8	**Outras malformações congênitas especificadas da pele** Acrocórdone Ceratose folicular (Darier-White) Ceratose palmoplantar herdada Cútis lassa (hiperelástica) Pênfigo familiar benigno
Q87.0	**Síndromes com malformações congênitas afetando predominantemente o aspecto da face** Acrocefalopolissindactilia, acrocefalossindactilia, ciclopia, rosto de assobio Síndrome: criptoftálmica, de Goldenhar, de Moebius, orofaciodigital, de Robin
Q87.4	**Síndrome de Marfan**
Q90	**Síndrome de Down**
M02	**Artropatias relacionais**
M02.3	**Doença de Reiter**
M06	**Outras artrites reumatoides**
M35	**Outras afecções sistêmicas de tecido conjuntivo** *Exclui*: colagenose perfurante reacional (LS7.1)
M35.0	**Síndrome seca [Sjögren]**
M35.2	**Doença de Behçet**
M80	**Osteoporose com fratura patológica**
M81 a M84	**Outras osteoporoses**

M85.0	**Displasia fibrosa**
M85.1	**Fluorose esquelética**
M89.5	**Osteólise**

Doenças do Sangue e dos Órgãos Hematopoéticos

D50	**Anemia ferropriva**
D51	**Anemia por deficiência de vitamina B12**
D51.0	**Anemia por deficiência de vitamina B12 devida a deficiência de fator intrínseco** Anemia de: Addison, de Biermer, perniciosa, deficiência congênita de fator intrínseco
D55	**Anemia devida a transtornos enzimáticos**
D56	**Talassemia**
D60 a D64	**Anemias aplásticas**
D64	**Púrpura e outras afecções hemorrágicas**
D66	**Hemofilia (deficiência hereditária do fator VIII)**
D65	**Coagulação intravascular disseminada (síndrome de desfibrinação)**
D75.1	**Policitemia secundária**
D70	**Agranulocitose**
D72.8	**Outros transtornos especificados dos glóbulos brancos** Leucocitose, linfocitose, linfopenia, monocitose, plasmocitose, reação leucemoide
D74	**Metemoglobinemia**

Doenças da Pele

E75.2	**Miliária apócrina** Doença de Fox-Fordyce
L03	**Celulite [flegmão]**
L10	**Pênfigo**
L11	**Outras afecções acantolíticas**
L11.0	**Ceratose adquirida**
L11.1	**Dermatose acantolítica transitória [Grover]**
L12	**Penfigoide**
L12.2	**Doença bolhosa crônica da infância** Dermatite herpetiforme juvenil
L13	**Outras afecções bolhosas**
L13.0	**Dermatite herpetiforme** Doença de Duhring

L14	Afecções bolhosas em doenças classificadas em outra parte
L40	Psoríase
L42	Pitiríase rósea
L43	Líquen plano
L51	Eritema polimorfo (eritema multiforme)
L51.1	Eritema multiforme bolhoso Síndrome de Stevens-Johnson
L55 a L59	Transtornos da pele e do tecido subcutâneo relacionados com a radiação
L57	Alterações da pele devidas a exposição crônica à radiação não ionizante
L57.0	Ceratose actínica Ceratose: SOE, senil, solar
L57.1	Reticuloide actínica
L75	Afecções das glândulas sudoríparas apócrinas
L83	Acantose *nigricans* Papilomatose confluente e reticular
L93	Lúpus eritematoso
L90.4	Acrodermatite crônica atrófica
L94.0	Esclerodermia localizada [morfeia]
L94.1	Esclerodermia linear
L98	Outras afecções da pele e do tecido subcutâneo, não classificadas em outra parte
I57.3	Poiquilodermia de Civatte
I57.4	Cútis lassa senil Elastose senil
I57.5	Granuloma actínico
Q77.6	Displasia condroectodérmica Síndrome de Ellis-Van Creveld
Q79.6	Síndrome de Ehlers-Danlos
Q81	Epidermólise bolhosa
Q82.3	Incontinência pigmentar
Q82.4	Displasia ectodérmica (anidrótica)
Q82.5	Nevo não neoplásico congênito Marca de nascença SOE Nevo: flâmeo, em morango, mancha de vinho, sanguíneo, vascular SOE, verrucoso

	Exclui: lentigo (L81.4), manchas café com leite (L81.3), nevo: SOE (D22.-), arâneo (I78.1), estelar (I78.1), melanocítico (D22.-), pigmentado (D22.-)
T78.2	Edema angioneurótico Edema de Quincke, urticária gigante
D18	Hemangioma e linfangioma de qualquer localização
D22	Nevos melanocíticos *Inclui*: nevo: SOE, azul, pigmentado, piloso
D22.0	Nevo melanocítico do lábio

Doenças dos Nervos e Músculos

Transtornos do nervo trigêmeo

G50	Transtornos do nervo trigêmeo *Inclui*: transtornos do quinto par craniano
G50.0	Nevralgia do trigêmeo Síndrome da dor facial paroxística Tique doloroso
G50.8	Outros transtornos do nervo trigêmeo
G50.9	Transtornos não especificados do nervo trigêmeo
G51	Dor facial atípica
G51	Transtornos do nervo facial *Inclui*: transtornos do sétimo par craniano
G51.0	Paralisia de Bell Paralisia facial
G51.1	Ganglionite geniculada
G51.2	Síndrome de Melkersson
G51.3	Espasmo hemifacial crônico
G51.4	Mioquimia facial
G51.8	Outros transtornos do nervo facial
G51.9	Transtorno não especificado do nervo facial
G52	Transtornos de outros nervos cranianos
G52.1	Transtornos do nervo glossofaríngeo
G35	Esclerose múltipla
G71	Transtornos primários dos músculos
G71.0	Distrofia muscular
G71.1	Transtornos miotônicos
G71.2	Miopatias congênitas

M33	Dermatopoliomiosite	C05	Neoplasia maligna do palato
M60	Miosite	C05.0	Palato duro
M61	Calcificação e ossificação do músculo	C05.1	Palato mole
M61.0	Miosite ossificante traumática	C05.2	Úvula
M61.1	Miosite ossificante progressiva	C05.8	Lesão invasiva do palato
		C05.9	Palato, não especificado

Neoplasias com Localização Bucal

C00	Neoplasia maligna do lábio	C06	Neoplasia maligna de outras partes e de partes não especificadas da boca
C00.0	Lábio superior externo		
C00.1	Lábio inferior externo	C06.0	Mucosa oral Parte interna da bochecha
C00.3	Lábio superior face interna	C06.1	Vestíbulo da boca
C00.4	Lábio inferior face interna	C06.2	Área retromolar
C00.6	Comissura labial	C06.8	Lesão invasiva de outras partes e de partes não especificadas da boca
C00.8	Lesão invasiva do lábio		
C00.9	Lábio, não especificado	C06.9	Boca, não especificada Cavidade oral Glândula salivar menor
C01	Neoplasia maligna da base da língua		
C02	Neoplasia maligna de outras partes e de partes não especificadas da língua	C07	Neoplasia maligna de glândula parótida
		C08	Neoplasia maligna de outras glândulas salivares maiores e as não especificadas
C02.0	Face dorsal da língua		
C02.1	Borda da língua Ponta da língua	C08.0	Glândula submandibular Glândula submaxilar
C02.2	Face ventral da língua Freio lingual	C08.1	Glândula sublingual
C02.4	Amígdala lingual	C08.8	Lesão invasiva das glândulas salivares
C02.8	Lesão invasiva da língua	C08.9	Glândula salivar maior
C02.9	Língua, não especificada	C14	Neoplasia maligna de outras localizações e de localizações maldefinidas do lábio, cavidade oral e faringe
C03	Neoplasia maligna da gengiva *Inclui*: mucosa alveolar (rebordo) *Exclui*: neoplasias malignas odontogênicas (C41.0-C41.1)		
		C41	Neoplasia maligna dos ossos e das cartilagens articulares de outras localizações e de localizações não especificadas
C03.0	Gengiva superior		
C03.1	Gengiva inferior	C41.0	Ossos do crânio e da face Maxilar Osso orbital
C03.9	Gengiva, não especificado		
C04	Neoplasia maligna do assoalho da boca	C41.1	Mandíbula
C04.0	Assoalho anterior da boca	C43	Melanoma maligno da pele
C04.1	Assoalho lateral da boca	C43.0	Melanoma maligno do lábio
C04.8	Lesão invasiva do assoalho da boca	C44.0	Pele do lábio Carcinoma basocelular do lábio
C04.9	Assoalho da boca, não especificado	C46	Sarcoma de Kaposi

Apêndice 5 | CID-10 (Classificação Internacional de Doenças) de Interesse Odontológico

C46.0	Sarcoma de Kaposi da pele
C46.1	Sarcoma de Kaposi dos tecidos moles
C46.2	Sarcoma de Kaposi do palato
C46.8	Sarcoma de Kaposi de múltiplos órgãos
C47	Neoplasia maligna do nervos periféricos e do sistema nervoso autônomo *Inclui*: nervos e gânglios simpáticos e parassimpáticos
C47.0	Nervos periféricos da cabeça, da face e do pescoço
C49	Neoplasia maligna do tecido conjuntivo e de outros tecidos moles
C49.0	Tecido conjuntivo e tecidos moles da cabeça, da face e do pescoço

Neoplasias Malignas de Localizações Mal Definidas, Secundárias e de Localização Não Específica

C76	Neoplasia maligna de outras localizações e de localizações mal definidas
C76.0	Cabeça, face e pescoço Bochecha SOE
C77.0	Gânglios linfáticos da cabeça, da face e do pescoço
C79	Neoplasia maligna secundária de outras localizações
C79.2	Neoplasia maligna secundária da pele
C80	Neoplasia maligna sem especificação de localização
C81	Doença de Hodgkin
C82	Linfoma não Hodgkin, folicular (nodular)
C83	Linfoma difuso
C84	Linfoma de célula T cutânea
C90	Mieloma múltiplo e neoplasias malignas de plasmócito
C90.0	Mieloma múltiplo Doença de Kahler
C95	Leucemia

Neoplasias In Situ

D00	Carcinoma *in situ* da cavidade oral, do esôfago e do estômago *Exclui*: melanoma *in situ* (D03.−)
D00.0	Lábio, cavidade oral e faringe
D03	Melanoma *in situ*
D03.3	Melanoma *in situ* do lábio
D04	Carcinoma *in situ* da pele
D04.0	Pele do lábio

Neoplasias Benignas

D10	Neoplasia benigna da boca e da faringe
D10.0	Lábios
D10.1	Língua Amígdala lingual
D10.2	Assoalho da boca
D10.3	Outras partes da boca e as não especificadas Glândulas salivares menores
D11	Neoplasia benigna de glândulas salivares maiores
D11.0	Glândula parótida
D11.7	Outras glândulas salivares maiores Sublingual, submandibular
D16	Neoplasia benigna de osso e de cartilagem articular
D16.4	Ossos do crânio e da face Maxilar Osso orbital
D16.5	Osso da mandíbula
D17	Neoplasia lipomatosa benigna
D17.0	Neoplasia lipomatosa benigna da pele e do tecido subcutâneo da cabeça, da face e do pescoço
D21	Outras neoplasias benignas do tecido conjuntivo e de outros tecidos moles
D21.0	Tecido conjuntivo e outros tecidos moles da cabeça, da face e do pescoço
D23	Outras neoplasias benignas da pele
D23.0	Pele dos lábios
D37	Neoplasia de comportamento incerto ou desconhecido da cavidade oral e dos órgãos digestivos
D37.0	Lábio, cavidade oral e faringe

APÊNDICE

6 Resolução CFO-198/2019

Reconhece a Harmonização Orofacial como especialidade odontológica, e dá outras providências.

O Presidente do Conselho Federal de Odontologia, no uso de suas atribuições legais e regimentais, "ad referendum" do Plenário,

Considerando o que dispõe o art. 6º, caput e incisos I e VI da Lei nº 5081, de 24 de agosto de 1966, que regula o exercício da Odontologia, bem como o art. 4º, § 6º da Lei nº 12.842 de 10 de julho de 2013, que regula o exercício da medicina; Considerando que o Código de Ética Odontológica dispõe que a Odontologia é uma profissão que se exerce em benefício da saúde do ser humano e da coletividade sem discriminação de qualquer forma ou pretexto e que é dever do cirurgião-dentista manter atualizados os conhecimentos profissionais técnicos, científicos e culturais necessários ao pleno desempenho do exercício profissional; e,

Considerando, ainda, a necessidade de regulamentar essa especialidade, em virtude da já existência de cursos de pós-graduação autorizados pelo MEC, em instituições de ensino superior, com o objetivo formar cirurgiões-dentistas especialistas em harmonização orofacial:

RESOLVE:

Art. 1º. Reconhecer a Harmonização Orofacial como especialidade odontológica.

Art. 2º. Definir a Harmonização Orofacial como sendo um conjunto de procedimentos realizados pelo cirurgião-dentista em sua área de atuação, responsáveis pelo equilíbrio estético e funcional da face.

Art. 3º. As áreas de competência do cirurgião-dentista especialista em Harmonização Orofacial, incluem:

a) praticar todos os atos pertinentes à Odontologia, decorrentes de conhecimentos adquiridos em curso regular ou em cursos de pós-graduação de acordo com a Lei 5.081, art. 6, inciso I;

b) fazer uso da toxina botulínica, preenchedores faciais e agregados leucoplaquetários autólogos na região orofacial e em estruturas anexas e afins;

c) ter domínio em anatomia aplicada e histofisiologia das áreas de atuação do cirurgião-dentista, bem como da farmacologia e farmacocinética dos materiais relacionados aos procedimentos realizados na Harmonização Orofacial;

d) fazer a intradermoterapia e o uso de biomateriais indutores percutâneos de colágeno com o objetivo de harmonizar os terços superior, médio e inferior da face, na região orofacial e estruturas relacionadas anexas e afins;

e) realizar procedimentos biofotônicos e/ou laserterapia, na sua área de atuação e em estruturas anexas e afins; e,

f) realizar tratamento de lipoplastia facial, através de técnicas químicas, físicas ou mecânicas na região orofacial, técnica cirúrgica de remoção do corpo adiposo de Bichat (técnica de Bichectomia) e técnicas cirúrgicas para a correção dos lábios (liplifting) na sua área de atuação e em estruturas relacionadas anexas e afins.

Art. 4º. Será considerado especialista em Harmonização Orofacial com direito a inscrição e ao registro nos Conselhos de Odontologia, o cirurgião-dentista que atender ao disposto nesta Resolução.

Art. 5º. Serão reconhecidos como cursos de especialização em Harmonização Orofacial os que contenham carga horária mínima de 500 (quinhentas) horas, divididas, no mínimo, 400 (quatrocentas) horas na área de concentração, 50 (cinquenta) horas na área conexa e 50 (cinquenta) horas para disciplinas obrigatórias.

§ 1º. Na área de concentração deverão constar, no mínimo, disciplinas de preenchedores faciais e toxina botulínica, fios orofaciais, lipoplastia facial, agregados leucoplaquetários autólogos, mesoterapia e indutores percutâneos de colágeno e fototerapia facial.

§ 2º. Na área conexa deverão constar, no mínimo, disciplinas de anatomia de cabeça e pescoço, histofisiologia, anatomia da pele (epiderme, derme e tecido subcutâneo), farmacologia e farmacoterapia.

§ 3º. Na área obrigatória deverão constar, no mínimo, as disciplinas de ética e legislação odontológicas, metodologia científica e bioética.

Art. 6º. O Coordenador do curso de especialização em Harmonização Orofacial deve ser, no mínimo, pós-graduado (stricto sensu) em Odontologia.

Art. 7º. O corpo docente da área de concentração deverá ser composto, exclusivamente, por especialistas em Harmonização Orofacial registrados no Conselho Federal de Odontologia.

Art. 8º. O Conselho Federal de Odontologia registrará o título de especialista em Harmonização Orofacial exclusivamente obtido por instituições credenciadas pelo Sistema Conselho ou de ensino regulamentadas pelo MEC.

Art. 9º. Também terá direito ao registro como especialista em Harmonização Orofacial o cirurgião-dentista que:

a) apresente, a qualquer tempo, o certificado de conclusão ou comprove a efetiva coordenação de curso de especialização nesta área iniciado antes da vigência desta norma e regulamentado pelo MEC;

b) possuindo especialidade registrada em Cirurgia e Traumatologia Bucomaxilofacial, comprove, em até 180 (cento e oitenta) dias, atuação efetiva em harmonização orofacial nos últimos 5 (cinco) anos;

c) possuindo qualquer outra especialidade registrada, comprove, em até 180 (cento e oitenta) dias, atuação efetiva nos últimos 5 (cinco) anos e a realização de cursos, que totalizem no mínimo 360 (trezentas e sessenta) horas, e que contenham conteúdos práticos com pacientes na área de preenchedores faciais e toxina botulínica, fios faciais, lipoplastia facial, agregados leucoplaquetários autólogo, mesoterapia e indutores percutâneos de colágeno e fototerapia facial.

Art. 10. Esta Resolução entra em vigor na data de sua publicação na Imprensa Oficial, revogadas as disposições em contrário.

Brasília, 29 de janeiro de 2019.
JULIANO DO VALE, CD
Presidente

Bibliografia

▶ Parte 1 | Odontologia Legal

Abreu HT. Medicina legal aplicada à arte dentária. Rio de Janeiro: Francisco Alves; 1936.

Adell R, Lekholm U, Rockler B et al. A 15-year study of osseointegrated implants in the treatment of the edentulous jaw. Int J Oral Surg. 1981; 10(6):387-416.

Adjutantis G. Estimation of the time of death by potassion level in vitreous humor. Forensic Sci. 1972; 1:55-6.

Aguiar A. Sexologia forense. Lisboa: Empresa Universidade; 1941.

Aguiar Dias J. Responsabilidade civil. 7. ed. Rio de Janeiro: Forense; 1983.

Ainsworth MDS. Infant-mother attachment. Am Psychol. 1979; 34:932-7.

Albrektsson T, Brånemark PI, Hansson HA et al. Osseointegrated titanium implants. Requirements for ensuring a long-lasting, direct bone to implant anchorage in man. Acta Orthop Scand. 1981; 52(2):155-70.

Albrektsson T, Zarb G, Worthington P et al. The long term efficacy of currently used dental implants: a review and proposed criteria of success. Int J Oral Maxillofac Implants. 1986; 1(1):11-25.

Albrektsson T, Zarb GA. Determinants of correct clinical reporting. Int J Prosthodont. 1998; 11(5):517-21.

Alcântara HR. Deontologia e diceologia. São Paulo: Andrei; 1979.

Alcântara HR. Eutanásia. In: Deontologia e diceologia. São Paulo: Andrei; 1979.

Alcântara HR. Perícia médica judicial. Rio de Janeiro: Guanabara Dois; 1982.

Almeida EHR et al. Correlação entre as lesões por esforços repetitivos (LER) e as funções exercidas pelos trabalhadores. Segundo Encontro Carioca de Ergonomia, Rio de Janeiro. Anais. 1994; 427-38.

Almeida JB. A proteção jurídica do consumidor. 2. ed. São Paulo: Saraiva; 2000.

Almeida Jr A, Costa Jr JBO. Lições de Medicina Legal. São Paulo: Nacional; 1977.

Alpa G, Bessone M. La responsabilità civile. 2. ed. Milano: Giuffrè; 1980.

Altafin HC. Modelos de contratos de prestação de serviços odontológicos: aspectos éticos e legais. [Tese.] Piracicaba: Faculdade de Odontologia de Piracicaba, Unicamp; 2003.

Altshuler JL, Ruble DN. (1989). Developmental changes in children's awareness of strategies for coping with uncontrollable stress. Child Dev. 1989; 60(6):1337-49.

Alvarenga MAFP, Rosa MVFPC. Apontamentos de metodologia para a ciência e técnicas de redação científica. Porto Alegre: Fabris; 1999.

Alvarenga MAFP. O quantum da indenização por dano moral. Revista Jurídica da Universidade de Franca. 1999; 2:2.

Alvim A. Da inexecução das obrigações e suas consequências. 5. ed. São Paulo: Saraiva; 1980.

Amado Ferreira A. Da técnica médico-legal na investigação forense. São Paulo: Revista dos Tribunais; 1962.

American Academy of Pediatrics. Oral and dental aspects of child abuse and neglect. Pediatrics. 1999; 104(2):348-50.

American Board of Forensic Odontology. Guidelines for bite mark analysis. J Am Dent Assoc Chicago. 1986; 112(3):384-6.

American Dental Association. ADA moves to expand educational efforts to recognize signs of family violence. ADA News Releases; 1996.

American Dental Association. Trained dentists more likely to notice signs of child abuse. ADA News Releases; 1996.

Amirkhan JH. A factor analytically derived measure of coping: The coping strategy indicator. J Pers Soc Psychol. 1990; 59:1066-74.

Amoedo O. L'Art dentaire en médecine legal. Paris: Masson & Cie.; 1898.

Amoedo O, Ramos DG, Frugoli UO. Reconhecendo pela boca. Rev APCD São Paulo. 1996; 50(6):464-73.

Anderson KM, Behrents RG, McKinney T et al. Tooth shape preferences in an esthetic smile. Am J Orthod Dentofacial Orthop. 2005; 128(4):458-65.

Annon JS. Tratamento comportamental dos problemas sexuais. São Paulo: Manole; 1980.

Antoniazzi AS, Dell'Aglio DD, Bandeira DR. O conceito de coping: uma revisão teórica. Estud Psicol (Natal). 1998; 3(2):273-94.

Antunes FCM, Daruge E, Daruge Jr E. O cirurgião-dentista frente a responsabilidade civil. JAO. 2001; 4:45-51.

Araújo LZS, Lima JS. A busca do mistério. Rev ABO Nac Rio de Janeiro. 1995; 2(6):384-90.

Arbenz GO. Introdução à odontologia legal. São Paulo: Edição do Autor; 1959.

Arbenz GO. Medicina legal e antropologia forense. São Paulo: Atheneu; 1988.

Arnold C, Rolls P, Stewart J. Applied photography. New York: Focal Press; 1971.

Arroyo Urieta G. Muerte cerebral. Estudio comparativo de aspectos legales y criterios clínicos. Rev Esp Med Legal. 1984; 11:40-81.

Arroyo Urieta G, González ML. Planteamiento medicolegal del coma sobrepasado. Rev Esp Med Legal. 1983; 10:51-68.

Arruda AFMF. Dano moral puro ou psíquico. São Paulo: Juarez de Oliveira; 1999.

Arzuaga J. Violación. In: Cátedra de Medicina Legal: temas de medicina legal. Montevideo: AEM – Departamento de Publicações; 1970.

Aso Escario J, Cobo Plana JA. Valoración de las lesiones causadas a las personas en accidentes de circulación. Barcelona: Masson; 1998.

Bibliografia

Ayers TS, Sandler IN, West SG et al. (1996). A disposicional and situational assessment of children's coping: testing alternative models of coping. J Pers. 1996; 64(4):923-58.

Azevedo AV. Teoria geral das obrigações. 8. ed. São Paulo: Revista dos Tribunais; 2000.

Baccino E, De Saint Martin L, Schuliar Y et al. Outer ear temperature and time of death. Forensic Sci Int. 1996; 83(2):133-46.

Baima Bollone P, Pastore Trossello F. Medicina legale e delle assicurazioni. Turin: Giappichelli; 1989.

Band EB, Weisz JR. How to feel better when it feels bad: children's perspectives on coping with everyday stress. Developmental Psychology. 1988; 24:247-53.

Baraibar R. La salud en la infancia y la adolescencia. Montevideo: Arena; 1999.

Baratieri L. Estética. São Paulo: Santos; 1995.

Barberá FA, Turégano JVL. Manual de técnica policial. Valencia: Tirant lo Blanch; 1991.

Barbosa Moreira JC. O novo processo civil brasileiro. 11. ed. Rio de Janeiro: Forense; 1991.

Baron RM, Kenny DA. The moderator-mediator variable distinction in social psychological research: conceptual, strategic, and statistical considerations. J Pers Soc Psychol. 1986; 51(6):1173-82.

Barros OB. Código do Consumidor (e outras leis) aplicado à odontologia. São Paulo: Raízes; 1998.

Barrot R. Le dommage corporel et sa compensation. Paris: Litec; 1988.

Basile A, Waisman D. Fundamentos de medicina legal. 2. ed. Buenos Aires: Ateneo; 1991.

Bastos RS. Responsabilidade civil do cirurgião-dentista. [Tese.] PUC-SP ; 2006.

Beçak W, Paulete Vanrell J. Técnicas de citologia e histologia. Rio de Janeiro: LTC; 1976.

Becker DB, Needleman HL, Kotelchuck M. Child abuse and dentistry: orofacial trauma and its recognition by dentists. J Am Dent Assoc. 1978; 97(1):24-8.

Behlau M, Pontes P. Avaliação e tratamento das disfonias. São Paulo: Lovise; 1995.

Belli MM. For your malpractice defense. 2. ed. Oradell, New Jersey: Medical Economics Books; 1989.

Benediktsdóttir I, Wenzel A, Petersen JK et al. Mandibular third removal: risk indicators for extend operation time, postoperative pain, and complications. Oral Surg Oral Med Oral Pathol Oral Radiol Endod. 2004; 97:438-46.

Benesch K. Aspectos legales de la certificación de la muerte cerebral y de la supresión del aporte vital. In: Schoemecker W. Tratado de medicina crítica y terapia intensiva. Buenos Aires: Panamericana; 1985.

Benjamin AHV et al. Comentários ao código de proteção ao consumidor. São Paulo: Saraiva; 1991.

Bensoussan E, Albieri S. Manual de higiene, segurança e medicina do trabalho. São Paulo: Atheneu; 1997.

Beresford BA. Resources and strategies: how parents cope with the care of a disabled child. J Child Psychol Psychiatry. 1994; 35(1):171-209.

Berg CA. Knowledge of strategies for dealing with everyday problems from childhood through adolescence. Developmental Psychology. 1989; 25:607-18.

Bernstein ML. The application of photography in forensic dentistry. Dent Clin North Am. 1977; 21:69.

Berro G. Incesto: disfunción familiar. Revista de Investigación Criminal. 1989; 3(1):53-66.

Berro G, Balbela B. Fenómenos cadavéricos. In: Medicina Legal. Montevideo: Depto. de Medicina legal, Faculdade de Medicina de Montevideo; 1989.

Berro G, Balbela B, de Pena M et al. Síndrome de niño maltratado en el ámbito familiar. Medicina legal. 2. ed. Tomo I. Montevideo: Oficina del Libro AEM; 1995.

Berro G, Balbela B, de Pena M et al. Violencia y Familia. III – Síndrome del niño maltratado en el árribto familiar. Rev Urug Der Familia (Montevideo). FCU 1991; 4(6):101-8.

Berro G, de Pena M, Balbela B et al. Violencia y Familia. I – Síndrome de violencia intrafamiliar. Rev Urug Der Familia (Montevideo). FCU 1991; 4(6):93-6.

Berro G, Gonzalez JC, Mesa G. Diagnóstico de muerte. In: Medicina legal. Montevideo: Depto. de Medicina Legal, Faculdade de Medicina de Montevideo; 1989.

Berro G, Rueco MC. Violencia contra el menor. Rev Fac Der Cienc Soc (Montevideo). 1989; 30(3-4):141-86.

Bert M. Complicaciones y fracasos en implantes osteointegrados: causas, tratamientos, prevención. Barcelona: Masson; 1995.

Bevilaqua C. Código civil comentado. 11. ed. Rio de Janeiro: Forense; 1956.

Billings AG, Moos RH. Coping, stress, and social resources among adults with unipolar depression. J Pers Soc Psycho. 1984; 46:877-91.

Bittar CA (Coord.). Responsabilidade civil médica, odontológica e hospitalar. São Paulo: Saraiva; 1991.

Bittar CA. Reparação civil por danos morais. São Paulo: Revista dos Tribunais; 1999.

Bobbio A. Evolução dos implantes. In: Serson D. Implantes orais: teoria e prática. São Paulo: Artes Médicas; 1985.

Bofill Soliguer J. Integración de los criterios de Sir Austin Bradford Hill a los criterios utilizados tradicionalmente para el estudio de la causalidad en valoración del daño corporal. 1999. Disponível em: www.la-plaza.com/vdc/revisiones/Hillsimo.html.

Bonilla CA. La pericia en la investigación. Buenos Aires: Editorial Universidad; 1996.

Bonnet EFP. Medicina legal. 2. ed. Buenos Aires: López Libreros; 1980.

Bonnet EFP. Tanatodiagnóstico. In: Medicina legal. 2. ed. Buenos Aires: López Libreros; 1980.

Boone DR, McFarlane SC. A voz e a terapia vocal. 5. ed. Porto Alegre: Artes Médicas; 1994.

Boone DR, Plante E. Comunicação humana e seus distúrbios. 2. ed. Porto Alegre: Artes Médicas; 1994.

Borborema ML. Identificação odontolegal pelas marcas de mordida. Disciplina de Odontologia Legal, Unip, 2000. Disponível em: www.pericias-forenses.com.br.

Borges JF. Levantamiento del cadáver. Fuego (Montevideo). 1982; 6:53-7.

Borges JF, Mercant M, Lombardi E. Aspectos medicolegales del niño maltratado. In: Departamento de Medicina Legal de la Facultad de Medicina de Montevideo. Medicina Legal. Montevideo: Oficina del Livro, AEM; 1989.

Borges JF, Mesa G, Lombardi E. Levantamiento del cadáver. In: Medicina legal. Montevideo: Depto. de Medicina Legal, Faculdade de Medicina de Montevideo; 1989.

Bowers CM, Johansen RJ. Análisis digital de las marcas de mordedura y de la identificación de seres humanos. Dent Clin North Am. 2001(2); 2:361.

Bowers M, Bell GL. Manual of forensic odontology. Ontario: ASFO; 1997.

Braid ACM. Fonética forense. 2. ed. Campinas: Millennium; 2003.

Braid ACM. Fonética forense. Porto Alegre: Sagra-Luzzatto; 1999.

Bramble SK, Creer KE, Qiang WG et al. Ultraviolet luminescence from latent fingerprints. Forensic Sci Int. 1993; 59:3-14.

Brandão Neto D. LER/DORT: aspectos médico-legais e o fenômeno LER no Brasil. São Paulo: Merck, Sharp & Dohme; 2000.

Bränemark PI. Introducción a la oseointegración. In: Bränemark PI, Zarb GA, Albrektsson T. Prótesis tejido-integradas: la oseointegración en la odontología clínica. Berlin: Quintessence; 1987.

Bränemark PI. Osseointegration and its experimental background. J Prosthet Dent. 1983; 50(3):399-410.

Bränemark PI, Zarb GA, Albrektsson T. Prótesis tejido-integradas: la oseointegración en la odontología clínica. Berlin: Quintessence; 1987.

Brasil. Constituição, 1988. Constituição: República Federativa do Brasil. Centro Gráfico, Brasília, Senado Federal, 1988.

Brasil. Decreto-Lei nº 2.848 de 7 de dezembro de 1940. Institui o Código Penal. Diário Oficial da União; 1940.

Brasil. Lei Federal nº 10.406 de 10 de janeiro de 2002. Institui o novo Código Civil. Diário Oficial da União; 2002.

Brasil. Lei Federal nº 5.081 de 24 de agosto de 1966. Regula o exercício da Odontologia. Diário Oficial da União; 1966.

Brasil. Leis, Decretos etc. Código Penal Brasileiro. São Paulo: Rideel; 1991.

Brasil. Leis, Decretos etc. Estatuto da criança e do adolescente. Brasília, Ministério da Ação Social, 1990.

Brasil. Ministério da Saúde. Diagnóstico, tratamento, reabilitação e fisiopatologia das LER/DORT. Série A. Normas e Manuais Técnicos n. 105, p. 45. Brasília: Ministério da Saúde; 2001.

Brasil. Presidência da República. Lei Complementar nº 75 de 20 de maio de 1993. Dispõe sobre a organização, as atribuições e o estatuto do Ministério Público da União. Diário Oficial da União; 1993a.

Brasil. Presidência da República. Lei Complementar nº 8.625 de 12 de fevereiro de 1993. Institui a Lei Orgânica Nacional do Ministério Público, dispõe sobre as normas gerais para organização do Ministério Público dos Estados. Diário Oficial da União; 1993b.

Bratu M, Dower JC, Siegel B et al. Jejunal hematoma, child abuse and Felson's sign. Conn Med. 1970; 34:261.

Brebia RH. El dãno moral. 2. ed. Rosario: Orbir; 1976.

Briñon EN. Odontologia legal y práctica forense. Buenos Aires: Purinzon; 1982.

Brody H. Complications of expanded politetrafluoroethylene (e-PTFE) facial implant. Dermatol Surg. 2001; 27(9):792-4.

Brouardel PC. L'incertitude des signes de la mort et les inhumations prématurées. In: La mort et la mort subite. Paris: J. B. Baillière; 1895.

Brunski JB, Moccia AF Jr, Pollack SR et al. The influence of functional use endosseous dental implants on the tissue-implant interface. I. Histological aspects. J Dent Res. 1979; 58:1953-69.

Bueres AJ. Responsabilidad civil de las clinicas y establecimientos médicos. Buenos Aires: Ábaco; 1981.

Bussada W. Código civil brasileiro interpretado pelos tribunais. Rio de Janeiro: Liber Juris; 1983.

Bussada W. Erro médico interpretado pelos tribunais. São Paulo: Síntese; 2000.

Bustamante AJ. Teoría general de la responsabilidad civil. 8. ed. Buenos Aires: Abeledo-Perrot; 1993.

Caffey J. Multiple fractures in the long bones of infants suffering from chronic subdural hematoma. Am J Roentg. 1946; 56(8):163-73.

Caffey J. Some traumatic lesions in growing bones other that fractures and dislocations. Clinical and radiological features. Brit J Radiol. 1957; 30:225.

Cahali YS. Dano e indenização. [Tese.] São Paulo: Revista dos Tribunais; 1980.

Caissie R, Goulet J, Fortin M et al. Iatrogenic paresthesia in the third division of the trigeminal nerve: 12 years of clinical experience. J Can Dent Assoc. 2005; 71(3):185-90.

Callou D, Leite Y. Iniciação à fonética e à fonologia. 5. ed. Rio de Janeiro: Jorge Zahar; 1995.

Calvielli ITP. Responsabilidade civil e penal do cirurgião-dentista. São Paulo: Brasil Expodonto; 1989.

Calvielli ITP. Responsabilidade profissional do cirurgião-dentista. In: Silva M. Compêndio de odontologia legal. Rio de Janeiro: Guanabara Koogan; 1997.

Cameron JM, Sims BG. Forensic dentistry. Edinburgh: Churchill Livingstone; 1973.

Campelo RIC, Genu PR. O estudo das mordeduras. In: Paulete Vanrell J. Odontologia legal e antropologia forense. Rio de Janeiro: Guanabara Koogan; 2009.

Campos APM. O prontuário odontológico em defesa do cirurgião-dentista. [Trabalho de conclusão de curso.] São José dos Campos: Faculdade de Ciências da Saúde (Curso de Odontologia), Universidade do Vale do Paraíba; 2001.

Campos MLB. Aspectos clínicos de la mala praxis en odontología. Conferência pronunciada nas IV Jornadas Uruguayas de Responsabilidad Médica. Montevideo; 2000.

Campos MLB. Aspectos clínicos de la mala praxis en odontología. In: Rodríguez Almada H (Coord.). Derecho médico. Buenos Aires: B de F; 2001.

Campos MS, Mendoza C, Moura G et al. Compêndio de medicina legal aplicada. Recife: EDUPE; 2000.

Carnelutti F. Dano e reato. Pádua: Cedam; 1930.

Carrea JU. Ensayos odontométricos. Buenos Aires: Universidade Nacional de Buenos Aires; 1920.

Carson DK, Bittner MT. Temperament and school-aged children's coping abilities and responses to stress. J Genet Psychol. 1994; 155(3):289-302.

Carvalho de Mendonça JX. Tratado de direito comercial brasileiro. 4. ed. Rio de Janeiro: Forense; 1956.

Carver CS, Scheier MF. Situational coping and coping dispositions in a stressful transaction. J Pers Soc Psychol. 1994; 66:184-95.

Carver CS, Scheier MF, Weintraub JK. Assessing coping strategies: a theoretically based approach. J Pers Soc Psychol. 1989; 56:267-83.

Casabona CMR. El médico ante el derecho. Madrid: Ministerio de Sanidad y Consumo; 1985.

Casillo J. Dano à pessoa e sua indenização. São Paulo: Revista dos Tribunais; 1987.

Castro DA, Dickerman AR. Compendio de medicina forense. Tegucigalpa, Honduras: Alin; 1995.

Chaim LAF. Odontologia versus criança maltratada. Revista da APCD. 1995; 49(2):142-4.

Chaim LAF, Daruge E, Gonçalves RJ. Criança maltratada e a odontologia: conduta, percepção e perspectivas – uma visão crítica. Disponível em: www.odontologia.com.br/artigos.asp?id=117&idesp=13&le=s.

Chartier Y. La réparation du préjudice. Paris: Dalloz; 1983.

Chaves A. Tratado de direito civil: responsabilidade civil. São Paulo: Revista dos Tribunais; 1985.

Chaves EC. Stress e trabalho do enfermeiro: a influência de características individuais no ajustamento e tolerância ao turno noturno. [Tese.] São Paulo: USP; 1994.

Christensen L, Breiting V, Jenssen M et al. Adverse reactions to injetable soft tissue permanent fillers. Aesthetic Plast Surg. 2005; 29(1):34-48.

Christensen L, Breiting V, Vuust J et al. Adverse reactions following injection with a permanent facial filler polyacrylamide hydrogel (Aquamid): causes and treatment. Eur J Plast Surg. 2006; 28:7.

Coelho FU. Manual de direito comercial. 12. ed. São Paulo: Saraiva; 2000.

Coelho ULHOAF. Desconsideração da personalidade jurídica. In: Curso de direito comercial. São Paulo: Saraiva; 1999.

Cohen E et al. The relevance of concepts of hiperalgesia to R.S.I. National Center for Epidemiology and Populational Health. Australia; 1992.

Compas BE. Coping with stress during childhood and adolescence. Psychological Bulletin. 1987; 101:393-403.

Compas BE, Banez GA, Malcarne et al. Perceived control and coping with stress: a developmental perspective. J Soc Issues. 1991; 47(4):23-34.

Compas BE, Malcarne VL, Fondacaro KM. (1988). Coping with stressful events in older children and young adolescents. J Consult Clin Psychol. 1988; 56(3):405-11.

Conselho Federal de Odontologia. Código de Ética Odontológica. Resolução nº 179, de 19 de dezembro de 1991 (alterado pelo Regulamento nº 01 de 02 de junho de 1998). Rio de Janeiro: CFO; 1999.

Conselho Federal de Odontologia. Consolidação das Normas para Procedimentos nos Conselhos de Odontologia: aprovada pela Resolução 183/93, alterada pela Resolução 209/97. Rio de Janeiro; 1997.

Conselho Federal de Odontologia. Resolução 63/2005, atualizada em 11/12/2007. Consolidação das Normas para Procedimentos nos Conselhos de Odontologia. Rio de Janeiro ; 2005.

Conselho Nacional do Ministério Público. Resolução nº 23, de 17 de setembro de 2007. Disciplina, no âmbito do Ministério Público, a instauração e tramitação do inquérito civil. Brasília: CNMP; 2007.

Cordes CL, Dougherty TW. A review and a integration of research on job burnout. Acad Manage Rev. 1993; 18:621-56.

Correa H. Concepto y diagnóstico de muerte cerebral. Anest Analg Reanim. 1986; 3:12-5.

Correa RI. Estomatologia forense. 5. ed. México: Trilías; 1990.

Corte-Real F. O estado anterior na avaliação do dano corporal de natureza cível. Rev Port Dano Corp. 1998; 5(7):83-100.

Cottone JA, Standish SM (Eds.). Outline of forensic dentistry. Chicago: Year Book Medical Publishers; 1982.

Courtat P, Elbaz P. Reparation du dommage corporel en otorhinolaryngologie. Paris: Infasson; 1992.

Coyne JC, DeLongis A. Going beyond social support: The role of social relationship in adaptation. J Consult Clin Psychol. 1986; 54:454-60.

Cozen L. Tests for chronic back pain. Contemp Orthopaedics. 1992; 24(4):405-10.

Criado del Rio M. Valoración médico legal del daño a la persona por responsabilidad civil. Madrid: Fundación Mapfre de Medicina; 1994.

Cristiano R. Obrigações de meios e obrigações de resultado. In: RT 554/28, 1981.

Croce D, Croce Jr D. Erro médico e o direito. São Paulo: Oliveira Mendes; 1997.

Croce D, Croce Jr D. Manual de medicina legal. São Paulo: Saraiva; 1995.

Croll TP, Menna VJ, Evans CA. Primary identification of an abused child in dental office: a case report. Ped Dent. 1981; 3(4):339-42.

Cronin RJ, Oesterle LJ. Implant use in growing patients. Treatment planning concerns. Dent Clin N Am. 1998; 42(1):1-34.

Cunha MI. Trabalho em turno noturno e a sexualidade humana: um caminhar na contra-mão. [Dissertação.] Ribeirão Preto: USP; 1997.

Cunha MS. Cronologia dos fenômenos cadavéricos em São Paulo [Tese.]. São Paulo; 1925.

Curran W. Law-medicine notes. Failure to diagnose battered-child syndrome. Med Intell. 1977; 296:795.

Cutignola L, Bullough PG. Photographic reproduction of anatomic specimens using ultraviolet ilumination. Am J Surg Pathology. 1991; 1096-7.

Dailey JC et al. Aging of bite marks: a literature review. J Forensic Sci Philadelphia. 1998; 42(5):792-5.

Danielsen L. Mudanças na pele após tortura. Tortura. 1992; (Supl. 1):27-8.

David TJ, Sobel MN. Recapturing a five month old bite mark by means of reflective ultraviolet photography. J Forensic Sci. 1994; 36(6):1560-7.

Davies GR, Domoto PK, Levy RL. The dentist's role in child abuse and neglect. Issues, identification and management. J Dent Child. 1979; 46(3):17-24.

Dawson JB. A theoretical and experimental study of light absorption and scattering by in vivo skin. Phys Med Biol. 1980; 25:4.

De Pena M, Curbelo MC. Maltrato infantil. Marco teórico. In: Baraibar R. La salud en la infancia y la adolescencia. Montevideo: Arena; 1999.

Dell'Aglio DD, Hutz CS. Estratégias de coping de crianças e adolescentes em eventos estressantes com pares e com adultos. Psicol USP. 2002; 13(2):203-25.

Derobert L. Blessures. In: Médecine légale. Paris: E.M.C. Flammarion; 1974.

Derobert L. Estimation du moment de la mort. Examen de laboratoire. In: Médecine légale. Paris: E.M.C. Flammarion; 1974.

Derobert L. Signes et diagnostic de la mort. In: Médecine légale. Paris: E.M.C. Flammarion; 1974.

Derobert L. Viol. In: Encyclopedie médico-chirurgicale. Médecine légale. Paris: Flammarion; 1974.

Desaram G. Estimation of death by medical criteria. Forensic Med J. 1957; 4:4.

DeVore D. Ultraviolet absorption and fluorescence phenomena associated with wound healing. [Thesis.] University of London, Dept. of Oral Pathology; 1974.

DeVore DT. Radiology and photography in forensic dentistry. Dent Clin North Am. 1977; 21:69.

Di Maio DJ, Di Maio VJM. Forensic pathology. 3. ed. Boca Ratón: CRC; 2000.

Diário Oficial da União, Brasília (DF); 1966, ago 26. p. 9843, coluna 1. Retificações: Diário Oficial da União, Brasília (DF); 1966, set 01. p. 10075, coluna 2. Diário Oficial da União, Brasília (DF), 1967, jun 16. p. 6455, coluna 2.

Dorea, LE. As manchas de sangue como indício de local de crime. Porto Alegre: Sagra-Luzzatto; 1995.

Dweck CS, Goetz TE, Strauss NL. (1980). Sex differences in learned helplessness: An experimental and naturalistic study of failure generalization and its mediators. J Pers Soc Psychol. 1980; 38:441-52.

Eastman Kodak Co. Kodak filters. Publication B-3A KIC. Rochester, New York: Eastman Kodak.

Eastman Kodak Co. Kodak guide to 35-mm photography. 6. ed. Rochester, New York: Eastman Kodak; 1989.

Eastman Kodak Co. Medical infrared photography. Kodak Publ. N-1. Rochester, New York: Eastman Kodak ; 1973.

Eastman Kodak Co. Ultraviolet & fluorescence photography. Kodak Publ. M-27. Rochester, New York: Eastman Kodak; 1972.

Eastman Kodak Co. Using photography to preserve evidence. Rochester, New York: Eastman Kodak; 1982.

Egido J, Arroyo R, Marcos A et al. Middle cerebral artery embolism and unilateral visual loss after autologous fat injection into the glabellar area. Stroke. 1993; 24:615-6.

Eisenstein EM, Delta BG, Clifford JH. Jejunal hematoma: an unusual manifestation of the battered-child syndrome. Clin Pediatr. 1965; 4:436.

El-Shafey el-SI. Complications from repeated injection or puncture of old polyacrylamide gel implant sites. Aesthetic Plast Surg. 2008; 32(1):162-5.

Endler NS, Parcker JDA. Multidimensional assessment of coping: a critical evaluation. J Pers Soc Psychol. 1990; 58:844-54.

Espelad LV, Stenvik A. Perception of personal dental appearance in young adults relationship between occlusion, awareness, and satisfaction. Am J Orthod Dentofacial Orthop. 1991; 100(3):234-41.

Estrela C. Metodologia científica. Ensino e pesquisa em odontologia. São Paulo: Artes Médicas; 2001.

Fávero F. Medicina legal. 10. ed. Belo Horizonte: Itatiaia; 1975.

Fernandes N, Fernandes V. Criminologia integrada. São Paulo: Revista dos Tribunais; 1995.

Bibliografia

Fernandez M. El menor maltratado: víctima social. Med For Arg. 1997; 18(38):2-5.

Ferraz AEP. Busca de informações: uma estratégia de "coping". [Dissertação.] São Paulo: USP; 1988.

Fiddes F, Patten TA. Percentage method for representing the fall in body temperature after death. Forensic Med J. 1958; 5:2-15.

Figueiredo RM. Identificação de falantes: aspectos teóricos e metodológicos. [Tese.] Campinas: IEL-Unicamp; 1994.

Figueiredo RM. Identificação de vogais: aspectos acústicos, articulatórios e perceptuais. [Dissertação.] Campinas: IEL-Unicamp; 1990.

Figueiredo RM. Variabilidade inter- e intrafalante da frequência fundamental em função da velocidade de emissão. Anais do XLI Seminário do GEL, Ribeirão Preto, maio de 1993.

Flerrer E. Enfoque criminalístico de la estomatología forense. Cuba: 1994.

Folkman S. Personal control and stress and coping processes: a theoretical analysis. J Pers Soc Psychol. 1984; 46:839-52.

Folkman S, Lazarus RL, Dunkel-Schetter C et al. Dynamics of a stressful encounter: cognitive appraisal, coping, and encounter outcomes. J Pers Soc Psychol. 1986; 50:992-1003.

Folkman S, Lazarus RS. An analysis of coping in a middle-aged community sample. J Health Soc Behav. 1980; 21:219-39.

Folkman S, Lazarus RS. If it changes it must be a process: a study of emotion and coping during three stages of a college examination. J Pers Soc Psychol. 1985; 48:150-70.

Forrest D. Exame dos efeitos físicos tardios da tortura. J Med Clín Legal. 1999; 6:4-13.

França GV. Comentários ao Código de Ética Médica. 4. ed. Rio de Janeiro: Guanabara Koogan; 2002.

França GV. Direito médico. São Paulo: Fundação Editorial Byk; 1995.

França GV. Medicina legal. 7. ed. Rio de Janeiro: Guanabara Koogan; 2004

França GV. Medicina legal. 8. ed. Rio de Janeiro: Guanabara Koogan; 2007.

França GV. Medicina legal. 11. ed. Rio de Janeiro: Guanabara Koogan; 2017.

França GV. Tanatologia médico-legal. Conceito atual de morte. In: Medicina legal. 6. ed. Rio de Janeiro: Guanabara Koogan; 2001.

Francesquini Jr L. Parâmetros de qualidade em próteses parciais removíveis e a responsabilidade civil. [Tese.] FOP/Unicamp; 2004.

Franchini A. Medicina legale. 10. ed. Pádua: CEDAM; 1985.

Franco AS et al. Código Penal e sua interpretação jurisprudencial. 4. ed. São Paulo: Revista dos Tribunais; 1993.

Freche CL. Symposium on dental photography. Dent Clin North Am. 1983; 27(1).

Friar JA, West MH, Davies JE. A new film for ultraviolet photography. J Forensic Sci. 1989; 34(1): 234-8.

Frindel F. For a better place of the smile (Part one). Rev Orthop Dento Faciale. 2001; 35:473-97.

Frindel F. Pour un meilleur positionnement du sourire (2ème. partie). Rev Orthop Dento Faciale. 2002; 36:85-102.

Fuji Photo Film. Professional Fujichrome, Fujicolor/Neopan Data Guide. Tokyo: Fuji Photo Film; 1994.

Furtwangler A. Masterpieces ok Greek sculpture. Chicago: Argonaut; 1964.

Gaches J. Contribuition à l'étude du coma dépassé et de la mort cérébrale. Sem Hop Paris. 1970; 22:1487-97.

Galán Cortés JC. Aspectos legales de la relación clínica. Jarpyo: Madrid; 2000.

Galvão LCC. Estudos médico-legais. Porto Alegre: Sagra-Luzzatto; 1996.

Galvão LCC et al. Alterações na fala de usuários de próteses anteriores. Jornal do Conselho Federal de Odontologia da Bahia; 1999.

Garcia B. Instituições de direito penal. Rio de Janeiro: Forense; 1961.

Gauderer C. Abuso sexual de crianças e adolescentes. In: Gauderer C. Sexo e sexualidade da criança e do adolescente. Rio de Janeiro: Rosa dos Tempos; 1997.

Gisbert Calabuig JA. Medicina legal y toxicología. 5. ed. Barcelona: Masson; 1998.

Golden G. Use of alternative light source illmination in bite mark photography. J Forensic Sci. 1994; 39(3).

Goldstein SL. The sexual exploration of children. A practical guide to assessment, investigation and intervention. New York: Elsevier; 1986.

Gomes H. Medicina legal. 32. ed. Rio de Janeiro: Freitas Bastos; 1997.

Gomes H. Medicina legal. Rio de Janeiro: Freitas Bastos; 1997.

Gomes JCM, França GV. Erro médico: um enfoque sobre sua origem e suas consequências. 3. ed. Montes Claros: Unimontes; 2001.

Gonçalves CR. Responsabilidade civil. 6. ed. São Paulo: Saraiva; 1995.

Graça Leite W. Odontologia legal. Salvador: Era Nova; 1962.

Grecco Filho V. Direito processual civil brasileiro. 5. ed. São Paulo: Saraiva; 1992.

Grenvik A. Muerte cerebral y pérdida permanente de la conciencia. In: Schoemecker W. Tratado de medicina crítica y terapia intensiva. Buenos Aires: Panamericana; 1985.

Grinover AP et al. Código Brasileiro de Defesa do Consumidor comentado pelos autores do anteprojeto. 6. ed. Rio de Janeiro: Forense Universitária; 1999.

Grinover AP et al. Código Brasileiro de Defesa do Consumidor. 6. ed. Rio de Janeiro: Forense Universitária; 1999.

Guilbault G. Practical fluorescence. New York: Marcel Dekker; 1973.

Gustafson G. Forensic odontology. Londres: States Press; 1976.

Guzmán CA. Manual de criminalística. Buenos Aires: La Rocca; 1997.

Hagberg et al. Work Related musculoskeletal disorders: a reference book for prevention. London: Taylor & Francis; 1995.

Hawkes CH. Diagnosis of functional neurological disease. Br J Hosp Med. 1997; 57(8):373-7.

Hebling E, Daruge E, Daruge Jr E. Atestados odontológicos. JBC J Bras Odont Clin. 1998; 2(10):51-5.

Hensley B. Experiments on the temperature of bodies after death. Medical Examiner (Philadelphia). 1846; 2:149-52.

Hentz LAS. Notas sobre a desconsideração da personalidade jurídica: a experiência portuguesa. Revista de Direito Mercantil. 1996; 101:109-13.

Hentz LAS et al. Obrigações empresariais. Franca: Unesp; 1998.

Hernández Cueto C. Valoración médica del daño corporal. Guía práctica para la exploración y evaluación de lesionados. Barcelona: Masson; 1996.

Hill AB, Hill ID. Principles of medical statistics. London: Edward Arnold; 1991.

Hinojal Fonseca R. Daño corporal: fundamentos y métodos de valoración médica. Oviedo: Arcano Medicina; 1996.

Hiraiwa K, Ohno Y, Kuroda F et al. Estimation of postmortem interval from rectal temperature with the use of computer. Med Sci Law. 1980; 20:115-25.

Hirsch CS, Morris RC, Moritz AR. Handbook of legal medicine. 5. ed. London: C.V. Mosby Company; 1979.

Hobkirk JA, Watson RM. Atlas colorido e texto de implantologia dental e maxilofacial. São Paulo: Artes Médicas; 1996.

Hobo S, Ichida E, Garcia LT. Osseointegração e reabilitação oral. São Paulo: Santos; 1997.

Holahan CJ, Moos RH. Life stress and health: personality, coping, and family support in stress resistance. J Pers Soc Psychol. 1985; 49:739-47.

Hutz CS, Kohler SH, Bandeira RD. Resiliência e vulnerabilidade em crianças em situação de risco. Coletâneas da ANPEPP. 1996; 1(12):79-86.

Hyzer WG, Krauss TC. The bite mark standard. Reference scale ABF0 No. 2. J Forensic Sci. 1988; 33(2):498-506.

Iadecola G. Il médico e la legge penale. Padova: Cedam; 1995.

Icard S. La mort réelle et la mort apparente. Paris: Felix Alcan; 1897.

Icard S. Le signe de la mort réelle en l'absence du médecin. Paris: A. Maloine; 1907.

James W, Knight, B. Errors in estimating time since death. Med Sci Law. 1965; 5:111-6.

Jenny C. One in three child abuse head injuries missed. ADA News Daily; 1999.

Jindra P, Eber M, Pešák J. The spectral analysis of syllables in patients using dentures. Biomed Papers. 2002; 146(2):91-44.

Johnson N, Sandy JR. Tooth position and speech – is there a relationship? Angle Orthod. 1999; 69(4):306-10.

Jonquères J, Foels A. Réparation du dommage corporel en ophtalmologie. Paris: Masson; 1990.

Joseph A, Schiekele A. A general method for assessing factors controlling post-mortem cooling. Forensic Sci J. 1970; 15:364-91.

Kempe CH, Silverman FN, Steele BF et al. The battered child syndrome. J Am Med Assoc. 1962; 181(7):17-24.

Kfouri Neto M. Responsabilidade civil do médico. 3. ed. São Paulo: Revistas dos Tribunais; 1998.

Kina S, Bruguera A. Invisible: restauraciones estéticas cerámicas. São Paulo: Artes Médicas; 2008.

Kinzie JD, Boehnlein JK, Leung PK et al. The prevalence of posttraumatic stress disorder and its clinical significance among Southeast Asian refugees. Am J Psychiatry. 1990; 147(7):913-7.

Kliewer W, Sandler IN. Social competence and coping among children of divorce. Am J Orthopsychiatry. 1993; 63:432-40.

Knight B. Forensic pathology. 3. ed. London: Arnold; 1996.

Knight B. Legal aspects of medical practice. 3. ed. London: Churchill Livingstone; 1982.

Knight B. The evolution of methods for estimating the time of death from body temperature. Forensic Sci Int. 1988; 36:47-55.

Kraft U. Esgotamento total. Rev Viver Mente e Cérebro. 2013; 161.

Lacassagne A. Questions générales relatives à la mort, au cadavre et aux taches. In: Précis de Médecine Légale. Paris: Masson; 1909.

Lambert-Faivre Y. Le droit du dommage corporel. Paris: Dalloz; 1990.

Lande RG. Factitious disorders and the "professional patient". J Am Osteopath Assoc. 1996; 96(8):468-72.

Laver J. Principles of phonetics. Great Britain: Cambridge University Press; 1994.

Lazarus RS, DeLongis A. Psychological stress and coping in aging. Am Psychol. 1983; 38:245-54.

Lazarus RS, Folkman S. Stress, appraisal, and coping. New York: Springer; 1984.

Leclerc M. Entomologie et médecine légale. Paris: Masson; 1978.

Lee ASY, Whitehill TL, Ciocca V et al. Acoustic and perceptual analysis of the sibilant sound/s/before and after orthognatic surgery. J Oral Maxillofac Surg. 2002; 60(4):364-72.

Leite WG. Odontologia legal. Salvador: Nova Era; 1962.

Lenz LATF. Dano moral contra a pessoa jurídica. Revista dos Tribunais. 1996; 734:56-65.

Lima MEA et al. LER – dimensões ergonômicas e psicológicas. Belo Horizonte: Health; 1998.

Liss GM. Dupuytren's contracture: a systematic review of the evidence of work-relatedness, Second International Scientific Conference on Prevention of Musculoskeletal Disorders, Canadá. Anais. 1995; 54-6.

Lök V, Tunca M, Kumanlioğlu K et al. Bone scintigraphy as clue to previous torture. Lancet. 1991; 337(8745):846-7.

Lopes CRS. Guia de perícias médico-legais. 7. ed. Porto: Edição particular; 1982.

Lopes JAV. Democracia e cidadania: o novo Ministério Público. Rio de Janeiro: Lumen Juris; 2000.

Lopez DF, Little TD. Children's action-control beliefs and emotional regulation in the social domain. Developmental Psychology. 1996; 32:299-312.

López JA. Los médicos y la responsabilidad civil. Montevideo: Montecorvo; 1985.

Lucato MC. Responsabilidade profissional do cirurgião-dentista. Jornal Brasileiro de Clínica Odontológica Integrada. 2004; 8(47):367.

Lunde D, Ortmann J. Tortura sexual e tratamento de suas consequências. In: Basogly M (Ed.). Tortura e suas consequências: abordagens atuais de tratamento. Cambridge: Cambridge University Press ; 1992.

Lundykvist S, Haraldson T, Lindblad P. Speech in connection with maxillary fixed prostheses on osseointegrated implants: a three-year follow-up study. Clin Orl Implants Res. 1992; 3(4):176-80.

Lunnon R. Reflected ultraviolet photography in medicine. University of London; 1974.

Luntz LL, Luntz P. Handbook for dental identification: techniques in forensic dentistry. Philadelphia: J.B. Lippincott; 1973.

Lyle H, Cleveland F. Determination of the time since death by heat loss. Forensic Sci J. 1956; 1:11-24.

Main CJ, Waddell G. Behavioral responses to examination: a reappraisal of the interpretation of "nonorganic signs". Spine. 1998; 23(21):2367-71.

Manclaux M, Strauss P. Les enfants maltraités. Encycl Médic Chirurg Pédiatrie. Paris; 1986.

Margeat H. L'état antérieur révélé par l'accident. Bull Med Leg Toxicol. 1979; 22(2):193.

Marmitt A. Perdas e danos. 2. ed. Rio de Janeiro: Aide; 1992.

Marques JAM, Galvão LCC, Silva M. Marcas de mordidas. Feira de Santana: Universidade Estadual de Feira de Santana; 2007.

Marques JAM, Melani RFH, Silva M. Mecanismo e classificação das mordidas. In: Marques JAM, Galvão LCC, Silva M. Marcas de mordidas. Feira de Santana: Universidade Estadual de Feira de Santana; 2007.

Martins MLG. Implantes, contraindicações, insucessos e aspectos jurídicos. [Monografia de Especialização em Odontologia Legal e Deontologia.] São Paulo: Faculdade de Odontologia, Universidade de São Paulo; 1999.

Masters N, Shipp E, Morgan R. DFO, its usage and results: a study of various paper substrates and the resulting fluorescence under a variety of excitation wavelengths. J Forensic Identification. 1991; 41(1).

Mathews KA. Psychological perspectives on the type A behavior pattern. Psychological Bulletin. 1983; 91:293-323.

Mazzilli HN. Introdução ao Ministério Público. São Paulo: Saraiva; 1997.

Mazzilli LEN, Crosato E. Análise dos afastamentos do trabalho por motivo odontológico em servidores públicos municipais de São Paulo submetidos à perícia ocupacional no período de 1996-2000. RPG Rev Pós Grad. 2005; 12(4):444-53.

McCrae RR, Costa PT Jr. Personality, coping, and coping effectiveness in an adult sample. Journal of Personality. 1986; 54:385-405.

McDowall KL, Lenihan DV, Busuttil A et al. The use of absolute refractory period in the estimation of early postmortem interval. Forensic Sci Int. 1998; 91:163-70.

McKinsry RE. Resin dental casts as an aid in bite mark identification. J Forensic Sci Philadelphia. 1995; 40(2):300-2.

McMenamin GR. Forensic linguistics. Boca Raton: CRC Press; 2002.

Meirelles HL. Direito administrativo brasileiro. 9. ed. São Paulo: Melheiros; 1992.

Melani RFH. Marcas de mordidas. In: Silva M. Compêndio de odontologia legal. São Paulo: Medsi; 1997.

Mélennec L. Valoración de las discapacidades y del daño corporal. Baremo Internacional de Invalideces. Barcelona: Masson; 1997.

Mellins CA, Gatz M, Baker L. Children's methods of coping with stress: a twin study of genetic and environmental influences. J Child Psychol Psychiatry. 1996; 37:721-30.

Mello JA. Medicina legal. São Paulo: Fitipaldi; 1985.

Mémeteau G, Mélennec L. Traité de droit médical. Paris: Maloine; 1982.

Meneghim ZMAP, Pereira AC, Meneguim MC et al. Prontuário odontológico no serviço público: aspectos legais. Rev Odonto Ciência. 2007; 22(56):118-23.

Meredith N. Assessment of implant stability as a prognostic determinant. Int J Prosthodont. 1998; 11(5):491-501.

Merskey H, Spear FG. Pain: psychological and psychiatric aspects. London: Tindall & Cassei; 1967.

Miller SM. Predictability and human stress: toward clarification of evidence and theory. Adv Exp Soc Psychol. 1981; 14:203-55.

Ministério da Previdência Social. LER – Lesões por Esforços Repetitivos. Normas técnicas para avaliação da incapacidade. Brasília: MPS-INSS; 1993.

Ministério Público do Rio Grande do Sul. Parecer sobre apresentação do diagnóstico da moléstia incapacitante em atestados. Expediente Administrativo nº 005705-09.00-PGJ.1; 1997.

Mira y López E. Manual de psicologia jurídica. São Paulo: Mestre Jou; 1967.

Miranda P. Tratado de direito privado. 2. ed. Rio de Janeiro: Forense; 1958.

Mirio C, Fernandes R. Erro médico visto pelos tribunais. São Paulo: Edipro; 1992.

Miron F. Photographie. Paris: Dunod; 1925.

Molina R. Identificação de falantes: aspectos teóricos e metodológicos. [Tese.] Piracicaba: Faculdade de Odontologia de Piracicaba, Unicamp; 1994.

Mollaret P, Goulon M. Le coma dépassé. Rev Neurol. 1959; 101:3-15.

Mombelli A. Criteria for success: monitoring. In: Lang NP, Karring T. Proceedings of the 1st European Workshop on Periodontology. London: Quintessence; 1999.

Montalvão AS. Erro médico. Campinas: Julex; 1998.

Monteiro WB. Curso de direito civil: direito das obrigações – 1ª parte. 4. vol. 25. ed. São Paulo: Saraiva; 1991.

Monteiro WB. Curso de direito civil: direito das obrigações – 2ª parte. 5. Vol. 25. ed. São Paulo: Saraiva; 1991.

Monteiro WB. Curso de direito civil: parte geral. 28. ed. São Paulo: Saraiva; 1989.

Montenegro ALC. Do ressarcimento de danos. Rio de Janeiro: Âmbito Cultural; 1984.

Moreira C, Carvalho MAP. Noções práticas de reumatologia. Belo Horizonte: Health; 1996.

Moritz A, Stetler C. Handbook of legal medicine. 2. ed. Saint Louis: C.V. Mosby; 1964.

Morris WO. The dentist's legal advisor. Saint Louis: Mosby; 1995.

Mouden L. Prevent abuse and neglect through dental awareness. ADA's Council on Access, Prevention and Interprofessional Relations. ADA; 1996.

Moya Pueyo VM, Roldan Garrido B, Sánchez Sánchez JA. Odontología legal y forense. Barcelona: Masson; 1994.

Musse JO, Marques JAM, Barbosa MBCB. Investigações internacionais e nacionais envolvendo marcas de mordidas. In: Marques JAM, Galvão LCC, Silva M. Marcas de mordidas. Feira de Santana: Universidade Estadual de Feira de Santana; 2007.

Nacul AM, Souto Valente D. Bioplastia no tratamento de casos de difícil solução através de técnica convencional. Atualização em Cirurgia Plástica Estética e Reconstrutiva, Sociedade Brasileira de Cirurgia Plástica. Regional São Paulo; 2006.

Negrão T. Código de processo civil e legislação processual em vigor. 31. ed. São Paulo: Saraiva; 2000.

Niemi M, Laaksonen JP, Aaltonen O et al. Effects of transitory lingual nerve impairment on speech: an acoustic study of diphthong sounds. J Oral Maxillofac Surg. 2004; 62:44-51.

Niemi M, Laaksosen JP, Ojala S te al. Effects of transitory lingual nerve impairment on speech: an acoustic study of sibilant sound/s/. Int J Oral Maxillofac Surg. 2006; 35:920-3.

Niemi M, Laaksonen JP, Vahatalo K et al. Effects of transitory lingual nerve impairment on speech: an acoustic study of vowel sounds. J Oral Maxillofac Surg. 2002; 60:647.

Nieuwenhuis G. Lens focus shift for reflected ultraviolet and infrared photography. J Biol Photogr. 1991; 59:19.

Nolan F. The phonetic basis of speakers recognition. Cambridge; 1983.

Nuebart I. The photographiers guide to exposure. New York: Billboard Publications; 1988.

Nunes LAR. O Código de Defesa do Consumidor e sua interpretação jurisprudencial. São Paulo: Saraiva; 1997.

O'Brien TB, DeLongis A. The interactional context of problem-, emotion-, and relationship-focused coping: the role of the big five personality factors. Journal of Personality. 1996; 64:775-813.

O'Hara CE, Osterburg JW. Introdução à criminalística. Rio de Janeiro/São Paulo: Fundo de Cultura; 1956.

Oliveira CR et al. Manual prático de LER. 2. ed. Belo Horizonte: Health; 1998.

Oliveira MLL. Responsabilidade civil odontológica. Belo Horizonte: Del Rey; 2000.

Oliveira RL, Daruge E, Galvão LCC. Contribuição da odontologia legal para a identificação post mortem. Rev Brasileira de Odontologia. 1998; 55(2):117-22.

Oliveira Sá F. Clínica médico-legal da reparação do dano corporal em Direito Civil. Coimbra: Apadac; 1992.

Organização Mundial da Saúde. Child abuse and neglect. Fact Sheet N150; 1997.

Ortiz A. Las mordidas e improntas dentales en el manejo odontológico forense. Med Legal de Costa Rica. 1997; 14(2):5.

Palmer JM. Anatomia para fonoaudiologia. 4. ed. Rio de Janeiro: Guanabara Koogan; 2003.

Parkes KR. Locus of control, cognitive appraisal, and coping in stressful episodes. J Pers Soc Psychol. 1984; 46:655-68.

Passmore R, Robson JS (Orgs.). O companheiro do estudante de medicina. Rio de Janeiro: Guanabara Koogan; 1974.

Pataro O. Medicina legal e prática forense. São Paulo: Saraiva; 1976.

Paulete Scaglia JA, Paulete Vanrell J. A identificação pela voz. 1ª Jornada Pernambucana de Medicina e Odontologia Legal, Recife (PE), agosto de 1996.

Paulete Vanrell J. Citologia (curso em instrução programada): organização e termodinâmica; energia da célula. 3. ed. São José do Rio Preto: Depto. de Morfologia da Faculdade Regional de Medicina; 1973.

Paulete Vanrell J. Fundamentos de histologia. São José do Rio Preto: Depto. de Morfologia da Faculdade Regional de Medicina; 1972.

Paulete Vanrell J. Identificação pela voz. In: Paulete Vanrell J, Borborema ML. Vademécum de medicina legal e de odontologia legal. 3. ed. Leme: J.H. Mizuno; 2018. pp. 141-8.

Bibliografia

Paulete Vanrell J. Manual de medicina legal: tanatologia. 4. ed. São Paulo: J.H. Mizuno; 2009.

Paulete Vanrell J. Manual de medicina legal: tanatologia. São Paulo: Livraria Editora de Direito; 1996.

Paulete Vanrell J. Maus-tratos na infância. Cérebro & Mente. 1998. Disponível em: www.epub.org.br/cm/n04/doenca/infancia/persona.htm.

Paulete Vanrell J. Odontologia legal e antropologia forense. Rio de Janeiro: Guanabara Koogan; 2002.

Paulete Vanrell J. Sexologia forense. Montes Claros: Unimontes; 2001.

Paulete Vanrell J. Sinopse de anatomia microscópica. São José do Rio Preto: Depto. de Morfologia da Faculdade Regional de Medicina; 1975.

Paulete Vanrell J. Tópicos de odontologia legal. Disponível em: www.periciasforenses.com.br/publicacoes/olegal.htm.

Paulete Vanrell J. As sequelas nas lesões corporais. Avaliação do dano corporal de natureza civil. Rev Jurídica Publilex. 1999; 2(33):11-7.

Paulete Vanrell J, Borborema ML. Laudo pericial sobre mordedura. In: Paulete Vanrell J. Odontologia legal e antropologia forense. 2. ed. Rio de Janeiro: Guanabara Koogan; 2009.

Paulete Vanrell J, França GV. O exame necroscópico nos casos de morte pós-tortura. In: Paulete Vanrell J. Manual de medicina legal. Tanatologia. 3. ed. Leme: J. H. Mizuno; 2007.

Paulete Vanrell J, Scaglia de Paulete S. Aspectos de la violencia contra el niño. Med For Arg. 1997; 18(38):6-11.

Paulete Vanrell J, Scaglia de Paulete S, Paulete Scaglia JA. Violência contra a criança: levantamento na região de São José do Rio Preto, SP. In: Jornada de Medicina Legal do Nordeste, II, 06-09 de agosto, 1997, Porto Seguro (BA).

Paulete Vanrell J, Scaglia de Paulete S, Tse HG et al. Guia de técnica microscópica. São Leopoldo: Faculdade de Filosofia, Ciências e Letras; 1967.

Peñalver J. Odontologia legal y deontológica. Caracas: Continente; 1955.

Peñalver JO. Odontologia legal, deontologia odontológica. 2. ed. Venezuela: Continente; 1981.

Pereira CMS. Responsabilidade civil. 9. ed. Rio de Janeiro: Forense; 1998.

Philippe J. Trois dents en quête de beauté. Rev Orthop Dento Faciale. 2005; 39:155-72.

Pietersen JJ, Van Urk H. Maltreatment of children in the Netherland. An update after ten years. Child Abuse Negl. 1989; 13:263-9.

Piganiol G, Marin A. L'évaluation du dommage du lombalgique: réflexions sur l'IPP. Rev Fr Dom Corp. 1990; 1:143-60.

Pinto AVS. Fatores de risco na terapêutica com implantes osseointegrados. [Dissertação.] Campinas: Universidade Castelo Branco; 2000.

Pinto AVS et al. Fatores de risco, complicações e fracassos na terapêutica com implantes osseointegrados. In: Feller C, Gorab R (Coords.). Atualização na clínica odontológica: módulos de atualização. São Paulo: Artes Médicas; 2000.

Pires do Rio R et al. LER/DORT Ciência e Lei. Belo Horizonte: Health; 1998.

Polson CJ. The scientific aspects of forensic medicine. Edimburgo: Oliver, Boyd; 1969.

Polson CJ, Gee DJ, Knight B. The essentials of forensic medicine. 4. ed. Oxford: Pergamon Press; 1985.

Ponsold A. Manual de Medicina Legal. Barcelona: Editorial Científico Médica; 1955.

Pretty IA, Hall RC. Forensic dentistry and human bite marks: issues for doctors. Hosp Med. 2002; 63(8):476-82.

Pretty IA, Sweet D. Anatomical locations of bitemarks and associated findings in 101 cases from the United States. J Forensic Sci. 2000; 45(4):812-4.

Pretty IA, Sweet D. Digital bite mark overlays: an analysis of effectiveness. J Forensic Sci. 2001; 46(6):1385-91.

Pretty IA, Sweet D. The scientific basis for human bitemark analyses: a critical review. Sci Justice. 2001; 41(2):85-92.

Prévost L, Boulanger P, Lauzon A. Éléments de criminalistique apliquée. 2. ed. Québec: Modulo; 1990.

Puppo Touriz H, Mesa Figueras G, Soiza Larrosa A et al. Medicina legal. Montevideo: Libreria Médica Editorial; 1985.

Quintner, Elvey. The neurogenic hypothesis of R.S.I. National Center for Epidemiology and Populational Health, Australia, 1991.

Rabello E. Balística forense. 2. ed. Porto Alegre: Sulina; 1982.

Rabello E. Curso de criminalística. Porto Alegre: Sagra-Luzzatto; 1996.

Raekallio J. Biochemical distinction between ante-mortem and post-mortem skin wounds by isoelectric focusing in polyacrylamide gel. I. Experimental investigation on arylaminopeptidases. Zacchia 1971; 7:281-93.

Raekallio J. Determination of the age of wounds by histochemical and biochemical methods. Forensic Sci. 1972; 1:3-16.

Rainy H. On the cooling of dead bodies as indicating the length of time since death. Glasgow Med J. 1868; 1:323-30.

Rao NG. Textbook of forensic medicine and toxicology. New Delhi: Jaypee; 2000.

Rawson RD. Forensic Dentistry. J Am Dent Assoc Chicago. 1989; 119:355-64.

Ray B. Use of alternate light sources for detection of body fluids. Southwestern Assoc Forensic Sci J. 1992; 14(1):30.

Razemon JP. Evaluation de la valeur fonctionnelle de la main. Rev Fr Dom Corp. 1983; 4:391-406.

Regan ID, Parrish JA. The science of photomedicine. New York: Plenum Press; 1982.

Reis A. A dentada na identificação: tese inaugural IML Oscar Freire. São Paulo: Irmãos Freire; 1926.

Renouard F, Rangert B. Fatores de risco em implantodontia: análise clínica simplificada para tratamento previsível. 2. ed. São Paulo: Quintessence; 2008.

Renouard F, Rangert B. Risk factor in implant dentistry: simplified clinical analysis for predictable treatment. Carol Stream: Quintessence; 1999.

Rentoul E, Smith H. Glaister's medical jurisprudence and toxicology. Edinburgh: Churchill Livingstone; 1973.

Resende LCN. Interação biológica implante tecido ósseo. São Paulo: Almed; 1994.

Rettore Jr R. Implantes aloplásticos, cirurgia craniofacial, malformações. In: Zanini S. Rio de Janeiro: Revinter; 2000.

Reyes Cibils JM. Diagnóstico de muerte. In: Puppo Touriz H et al. Medicina legal. Montevideo: Libreria Médica; 1979.

Righter EL, Sansone RA. Managing somatic preoccupation. Am Farm Physician. 1999; 59(11):3113-20.

Rio Grande do Sul (Estado). Lei nº 10.559 de 19 de outubro de 1995. Cria o Serviço Biomédico da Procuradoria Geral de Justiça e dá outras providências. Diário Oficial do Estado; 1995.

Rodrigues AA. Violência doméstica contra crianças e adolescentes no Distrito Federal. Departamento de Serviço Social, Universidade de Brasília; 1996.

Rodrigues AC. Contribuição para o estudo do tempo de morte através da tonometria ocular. [Tese.] São Paulo; 1963.

Rodrigues Filho E. Código civil anotado. 3. ed. São Paulo: Síntese; 2001.

Rodrigues Filho E. Conceito jurídico de morte. In: Paulete Vanrell J. Medicina legal: tanatologia. 3. ed. São Paulo: J.H. Mizuno; 2007.

Rodrigues GA. Ação civil pública e termo de ajustamento de conduta. Rio de Janeiro: Forense; 2006.

Rodrigues GA. Breve cotejo sobre o papel do ombudsman da saúde noruegês e a atuação do Ministério Público em defesa de direito à saúde no Brasil. Revista Direito Sanitário. 2007; 8(2):82-104.

Rodrigues S. Direito civil: parte geral. 16. ed. São Paulo: Saraiva; 1986.

Rodríguez H. Abuso sexual en niños: enfoque médico-legal. In: Baraibar R. La salud en la infancia y la adolescencia. Montevideo: Arena; 1999.

Rodríguez H, de Pena M, Mesa G. Ley de Seguridad Ciudadana: innovaciones de interés médico-legal. Noticias (SMU). 1995; 76:66-7.

Rogier A. Guide d'utilisation de la fiche d'évaluation médico-légale des sequelles graves. Paris: Aredoc, Diffusion Soulisse-Cassegrain; 1990.

Rohtwell BR. Bite marks in forensic dentistry: a review of legal scientific, issues. J Am Dent Assoc Chicago. 1995; 126(2):223-32.

Rojas N. Medicina legal. 8. ed. Buenos Aires: Ateneo; 1964.

Rudolph KD, Denning MD, Weisz JR. Determinants and consequences of children's coping in the medical setting conceptualization, review, and critique. Psychological Bulletin. 1995; 118:328-57.

Rufenacht C. Fundamentals of esthetics. Quintessence; 1990.

Russel IJ. Neurohormonal aspects of fibromyalgia syndrome. Clin Rheum Dis N Am. 1989; 15:149-68.

Ryan-Wenger NM. A taxonomy of children's coping strategies: a step toward theory development. Am J Orthopsychiatry. 1992; 62:256-63.

Rzany B, Zielke H. Complications, injectable fillers in aesthetic medicine. Berlin Heidelberg: Springer; 2006.

Salles CA. Entre a razão e a utopia: a formação histórica do Ministério Público. In: Vigilar JMM, Macedo Júnior RP (Coords.). Ministério Público II: democracia. São Paulo: Atlas; 1999.

Sanger RG. Oral facial injuries in physical abuse. In: Sanger RG, Bross DC. Clinical management of child abuse and neglect. A guide for the dental professional. Chicago: Quintessence Publishing; 1984.

Santos AJ. Dano moral indenizável. 2. ed. São Paulo: Lejus; 1999.

Santos IR. Análise acústica da voz de indivíduos na terceira idade. [Dissertação.] Escola de Engenharia de São Carlos, Faculdade de Medicina de Ribeirão Preto, Instituto de Química de São Carlos, Universidade de São Paulo; 2005.

Santos JC. As raízes do crime. Rio de Janeiro: Forense; 1984.

Santos MCCL. Transplante de órgãos e tratamentos médico-cirúrgicos. Coimbra: Coimbra; 1986.

Santos R. Criminalística de campo. Montevideo: Dirección Nacional de Policía Técnica; 2000.

Sassi C, Picapedra A. Marcas de mordida e sua importância pericial. In: Daruge E, Daruge Jr E, Francesquini Jr L. Tratado de odontologia legal e deontologia. São Paulo: Santos; 2017.

Sato L et al. Atividade em grupo com portadores de LER e achados sobre a dimensão psicossocial. Revista Brasileira Saúde Ocupacional. 1993; 79(21):49-62.

Savatier R. Traité de la responsabilité civile en droit Français. 2. ed. Paris : Librairie Générale ; 1951.

Savóia MG, Santana PR, Mejias NP. Adaptação do inventário de estratégias de coping de Folkman e Lazarus para o português. Psicologia USP. 1996; 7:183-201.

Scaglia de Paulete SM, Tramonte R. Laboratório: fundamentos. São José do Rio Preto: Facsímile; 1977.

Schimitt BD. Types of child abuse and neglect: an overview for dentists. Ped Dent. 1986; 8:67-71.

Scigliano H, Berro G, Soiza A. Formas de muerte. In: Medicina legal. Montevideo: Depto. de Medicina Legal, Faculdade de Medicina de Montevideo; 1989.

Segre M et al. Compêndio de medicina legal. São Paulo: Saraiva; 1987.

Sellier K. Determination of the time of death by extrapolation of the temperature decrease curve. Acta Med Leg Soc. 1958; 2:279-301.

Sennerby L, Roos J. Surgical determinants of clinical success of osseointegrated oral implants: a review of the literature. Int J Prosthodont. 1998; 11(5):408-20.

Serra MC, Garcia PPNS, Henriques C et al. O cirurgião-dentista e o paciente HIV+. Rev Odontol UNESP. 2001; 97-106.

Shapiro H. Medico-legal mythology: the time of death. Forensic Med J. 1954; 1:1-159.

Sherrill CA. Professional techniques in dental photography: biomedical photography. A Kodak seminar in print. Rochester, New York: Eastman Kodak; 1976.

Shillaber CP. Photomicrography in theory and practice. New York: John Wiley & Sons; 1947.

Shoemeker W. Muerte cerebral. Formulario para el diagnóstico de la muerte cerebral de la Presbyterian University of Pittsburgh. In: Tratado de medicina crítica y terapia intensiva. Buenos Aires: Panamericana; 1985.

Silva AC. Aplicação da desconsideração da personalidade jurídica no direito brasileiro. São Paulo: LTr; 1999.

Silva CG. Síndrome da criança espancada. In: Marcondes E. Pediatria básica. 8. ed. São Paulo: Sarvier; 1999.

Silva Filho AM. Responsabilidade civil dos médicos nas transfusões de sangue. In: Bittar CA (Coord.). Responsabilidade civil médica, odontológica e hospitalar. São Paulo: Saraiva; 1991.

Silva G. A desconsideração da personalidade jurídica e o Código de Defesa do Consumidor. In: Paulete Vanrell J. Odontologia Legal e Antropologia Forense. Rio de Janeiro: Guanabara Koogan; 2002.

Silva JA. Curso de direito constitucional positivo. 18. ed. São Paulo: Malheiros; 1993.

Silva LL. Odontologia legal. São Paulo: Metodista; 1924.

Silva M. Compêndio de odontologia legal. Rio de Janeiro: Medsi; 1997.

Silva M. Documentação em odontologia e sua importância jurídica. Odontologia e Sociedade. 1999; 1(1/2):1-3.

Silva MLC. A voz e seus transtornos. São Paulo: Manole; 1995.

Silva MT, Curi AL. Amaurose e oftalmoplegia total após injeção de polimetilmetacrilato. Arquivos de Neuropsiquiatria. 2004; 62:3b.

Silva WM. Dano estético. In: Enciclopédia Saraiva de direito. São Paulo: Saraiva; 1977.

Silva WM. O dano moral e sua reparação. 3. ed. Rio de Janeiro: Forense; 1983.

Silveira RCP. Estudos de fonética do idioma português. 2. ed. São Paulo: Cortez; 1988.

Silverman FN. The Roentgen manifestations of unrecognized skeletal trauma in infants. Am J Roentg. 1953; 69(3):413-27.

Simonin C. Diagnóstico de la muerte. In: Medicina legal judicial. 2. ed. Barcelona: JIMS; 1966.

Simonin C. Medicina legal judicial. 2. ed. Barcelona: JIMS; 1966.

Simonin C. Medicina legal traumatológica. In: Medicina Legal Judicial. 2. ed. Barcelona: JIMS; 1966.

Simonsen JV. Determination of the time of death by continuous postmortem temperature measurement. Med Sci Law. 1977; 17:112-21.

Sims B, Cameron J. Bite-marks in the battered baby syndrome. Med Sci Law. 1973; 13:207.

Sklyv G. Sequelas físicas da tortura. In: Basogly M (Ed.). Tortura e suas consequências: abordagens atuais de tratamento. Cambridge: Cambridge University Press; 1992.

Smith DC, Zarb GA. Criteria for success of osseointegrated endosseous implants. J Prosthet Dent. 1989; 62(5):567-72.

Snick V. Tortura: histórico, evolução, crime, tipos e espécies, vítima especial e sequestro. São Paulo: Leud; 1998.

Société de Médecine Légale et de Criminologie de France. Barème indicatif des déficits fonctionnels séquellaires en droit commun. Paris, Le Concours Medical Alexandre Lacassagne; 1993.

Société de Médecine Légale et de Criminologie de France. Les sequelles traumatiques. Evaluation médico-legale des incapacités permanentes en droit commun. Paris, Le Concours Medical Alexandre Lacassagne; 1991.

Soiza Larrosa A, Berro Rovira G. Eutanásia. Rev Psiq Urug. 1984; 49:29-34.

Solórzano Niño R. Psiquiatría clínica y forense. Bogotá: Temis; 1990.

Souza NTC. Responsabilidade civil e penal do médico. 2. ed. Campinas: LZN; 2006.

Spitz WU, Fisher RS. Medicolegal investigation of death. 2. ed. Springfield: C.C. Thomas Publisher; 1980.

Stimson PG, Mertz ca. forensic dentistry. Boca Ratón: CRC Press; 1997.

Stoco R. Responsabilidade civil e sua interpretação jurisprudencial. 4. ed. São Paulo: Revista dos Tribunais; 1999.

Stoilovic M. Detection of semen and blood stains using polilight as a light source. Forensic Sci Int. 1991; 51:289-96.

Suehara LY, Simone K, Maia M. Avaliação do envelhecimento facial relacionado ao tabagismo. Anais Brasileiros de Dermatologia. 2006; 81(1):34-9.

Swanson DHW. Chronic pain as third pathologic emotion. Am J Psychiatr.1984; 141:210-4.

Sweet D et al. Accuracy of bite mark overlays: a comparison overlays. J Forensic Sci Philadelphia. 1998; 43(5):1050-5.

Sweet D, Pretty IA. A look at forensic dentistry – Part. 2: Teeth as weapons of violence – identification of bitemark perpetrators. Br Dent J. 2001; 190(8):415-8.

Sweet DJ. Análisis de las marcas de los dientes como indicios forenses. Ciencia Forense: Revista Aragonesa de Medicina Legal. 2005; 7:99-110.

Sweet DJ, Lorente JA, Lorente M et alE. PCR-based typing of DNA from saliva recovered from human skin. J Forensic Sci. 1997; 42(3):447-51.

Sztajn R. Desconsideração da personalidade jurídica. Direito do Consumidor – 2. 1995.

Sztajn R. Sobre a desconsideração da personalidade jurídica. RT. 1999; 88(762):81-97.

Tedesco JF, Schnell SV. Children's reaction to sex abuse, investigation and litigation. Child Abuse Negl. 1987; 11(2):267-72.

Teixeira WRG. Medicina Legal. Mogi das Cruzes: edição particular; 1978.

Ten Bensel RW, King KJ. Neglect and abuse of children: historical aspects, identification and management. J Dent Child. 1975; 42(5):16-26.

Thoinot L. Blessures. In: Précis de médecine légale. Paris: Baillière; 1913.

Thoinot L. Diagnostic de la mort. In: Précis de Médecine Légale. Paris: Baillière; 1913.

Thoinot L. Précis de médecine légale. Paris: Bailliere; 1913.

Tochetto D (Coord.). Tratado de perícias criminais. Porto Alegre: Sagra-Luzzatto; 1995.

Tomassino A. La muerte desde el punto de vista jurídico-penal. Rev Psiq Urug. 1984; 49:35-40.

Trabalhos da Comissão de Reflexão sobre Doutrina e Metodologia da Avaliação do Dano Corporal no Direito Comum. Rev Fr Dom Corp. 1985; 4:412; 1986; 2:181; 1986; 3:257; 1987; 1:73; 1987; 2:179 et suppl.

Tunda M, Lök V. Bone scintigraphy in screening of torture survivors. Lancet. 1998; 352(9143):1859.

Uekholm U, Zarb GA. Selección y preparación del paciente. In: Bränemark PI, Zarb GA, Albrektsson T. Prótesis tejido-integradas. La oseointegración en la odontología clínica. Berlin: Quintessence; 1987.

Vaillant CH. Un nouveaux procédé de diagnostic de la mort réelle par l'examen radiographique des organs abdominaux. Revue de Médecine Légale. 1908; 55-6.

Vaillant GE. Ego mechanisms of defense and personality psychopathology. Journal of Abnormal Psychology. 1994; 103:44-50.

Valle CA. Dano moral. Rio de Janeiro: Aide; 1993.

Valler W. A reparação do dano moral no Direito brasileiro. Campinas: E.V.; 1994.

Vanzella TP. Normatização dos parâmetros acústicos vocais em crianças em idade escolar. [Dissertação.] Escola de Engenharia de São Carlos, Faculdade de Medicina de Ribeirão Preto, Instituto de Química de São Carlos, Universidade de São Paulo; 2006.

Varela JMA. Das obrigações em geral. 4. ed. Coimbra: Almedina; 1982.

Vasconcellos JGM et al. A violência contra crianças e adolescentes no Espírito Santo de 1994 a 1996. Núcleo de Estudos da Criança e do Adolescente. Universidade Federal do Espírito Santo; 1997.

Vasconcelos LW, Francischone CE, Lima EG. Como selecionar o paciente para implantes: indicações e contraindicações. In: Gonçalves EAN, Feller C (Coords.). Atualização na clínica odontológica: a prática na clínica geral. São Paulo: Artes Médicas; 1998.

Vázquez Ferreira R. Daños y perjuicios en el ejercicio de la medicina. Buenos Aires: Hammurabi; 1992.

Veiga de Carvalho H, Segre M, Meira AR et al. Compêndio de Medicina Legal. São Paulo: Saraiva; 1987.

Venosa SS. Direito Civil: teoria geral. São Paulo: Atlas; 1984.

Vianna LS. Psicologia infantil e psicossomática em Odontologia Pediátrica. Belo Horizonte: Imprensa da UMG; 1961.

Vibert CH. Précis de Médecine Légale. Paris: Baillière; 1900.

Vibert CH. Signes et constatation de la mort. In: Précis de Médecine Légale. Paris: Baillière; 1900.

Vieira AR et al. Avaliação dos casos de abuso infantil do Hospital Municipal Souza Aguiar (Rio de Janeiro) e sua relação com o cirurgião-dentista. Ped Atual. 1998; 11:21-32.

Viera D. Análise do sorriso. São Paulo: Santos; 2004.

Vigouroux MR. Nouvel essai de classification des états frontières entre la vie et la mort. Neuro-chir. 1972; 18:53-6.

Waddell G, McCulloch JA, Kummel E et al. Nonorganic physical signs in low-back pain. Spine. 1980; 5(2):117-25.

Watson D, Hubbard B. Adaptational style and disposicional structure: coping in the context of the Five-Factor Model. Journal of Personality. 1996; 64:737-74.

Weiss CM. Fibro-osseous integrated and osseous integrated dental implants: a comparative study. Part one. Oral Health. 1987; 77(1):27-32.

Wertheimer P, Houvet M, Descattes J. A propos du diagnostic de la mort du système nerveux dans les comas avec arrêt respiratoire. Presse Med. 1959; 67:87-8.

Williams AR, Williams GE. The invisible image – a tutorial on photography with invisible radiation II. Fluorescence photography. J Biol Photogr. 1994; 62(1):4.

Williams AR, Williams GF. The invisible image – a tutorial on photography with invisible radiation. I. Introduction and reflected ultraviolet techniques. J Biol Photogr. 1993; 61(4):119-24.

Wipf JE, Deyo RA. Low back pain. Med Clin North Am. 1995; 79(2):232-46.

Woolley Jr PV, Evans Jr WA. Significance of skeletal lesions in infants resembling those of traumatic origin. J Am Med Assoc. 1955; 158(6):539-43.

Wright FD, Dailey JC. Human bite marks in forensic dentistry. Dent Clin North Am. 2001; 45(2):365-97.

Yametti Sassi L. Diagnóstico diferencial entre suicidio, homicidio y accidente. In: Puppo Touriz H et al. Medicina legal. Montevideo: Libreria Médica; 1985.

Yunus MB. Síndrome da dor miofascial e injúria por esforços repetitivos. Rheuma. 1996; 1:4-6.

Zacharias M, Zacharias E. Dicionário de medicina legal. Curitiba: Educa – Editora Universitária Campagnat; 1988.

Zangani P, Sciaudone G, Palmieri VM et al. Medicina legale e delle Assicurazioni. Nápoles: Morano; 1990.

Zarb GA, Schimitt A. The longitudinal clinical effectiveness of osseointegrated dental implants in posterior partially edentulous patients. Int J Prosthodont. 1993b; 6(2):189-96.

Zarb GA, Schimitt A. The longitudinal clinical effectiveness of osseointegrated dental implants: the Toronto Study. Part I: surgical results. J Prosthet Dent. 1990a; 63(4):451-7.

Zarb GA, Schimitt A. The longitudinal clinical effectiveness of osseointegrated dental implants: the Toronto Study. Part III: problems and complications encountered. J Prosthet Dent. 1990b; 64(2):185-94.

Zenun A. Comentários ao código do consumidor. 3. ed. Rio de Janeiro: Forense; 1999.

Zenun A. Dano moral e sua reparação. Rio de Janeiro: Forense; 1994.

▶ Parte 2 | Antropologia Forense

Abreu HT. Medicina legal aplicada à arte dentária. Rio de Janeiro: Francisco Alves; 1936.

Alcântara HR. Perícia médica judicial. 2. ed. Rio de Janeiro: Guanabara Koogan; 2006.

Alcântara HR. Perícia médica judicial. Rio de Janeiro: Guanabara Dois; 1982.

Almeida Jr AF, Costa Jr JBO. Lições de medicina legal. 15. ed. São Paulo: Nacional; 1978.

Almeida NH. Reconstrução facial: mensuração da espessura dos tecidos moles que recobrem a face. [Dissertação.] São Paulo: Faculdade de Odontologia, Universidade de São Paulo; 2012.

Alvarado EV. Medicina legal. 3. ed. Costa Rica: Lehmann; 1983.

Amado Ferreira A. A perícia técnica em criminologia e medicina legal. São Paulo: Melhoramentos; 1948.

Amado Ferreira A. Da técnica médico-legal na investigação forense. São Paulo: Revista dos Tribunais; 1962.

Amoedo O. L'Art dentaire en médecine legal. Paris: Masson & Cie.; 1898.

Araújo AP. Manual de dactiloscopia. São Paulo: Escola de Polícia de São Paulo, Coletânea Acácio Nogueira; 1957.

Araújo JCN, Laureano Filho JR, Antunes AA et al. Aproximação facial forense em populações do nordeste brasileiro: estudo piloto para espessura de tecidos moles. RBOL. 2016; 3(4-Suplemento):7.

Arbenz GO. Medicina legal e antropologia forense. São Paulo: Atheneu; 1988.

Aulsebrook WA, Iscanb MY, Slabbert JH et al. Superimposition and reconstruction in forensic facial identification: a survey. Forensic Sci Int. 1995; 75(2/3):101-20.

Avila JB. Antropologia física. Rio de Janeiro: Agir; 1958.

Azevedo PB, Galvão LCC. Diagnóstico do sexo por mensurações do rádio. In: Congresso Brasileiro de Odontologia Legal, 5, Recife. Salvador: Instituto Baiano de Ensino, Pesquisas e Perícias em Ciências Forenses; 2000.

Barberá FA. Policía científica. Valencia: Universidade de Valencia; 1990.

Batistela GC, Moraes CAC, Miamoto P. Comparação de cinco sistemas de digitalização por fotogrametria aplicados à antropologia forense e odontologia legal. RBOL. 2017; 4(3):25-33.

Beaini TL. Espessura de tecidos moles nos diferentes tipos faciais: estudo em tomografias computadorizadas cone-beam. [Tese.] São Paulo: Odontologia Social, Universidade de São Paulo; 2013.

Beaini TL, Dias PE, Melani RF. Dry skull positioning device for extra-oral radiology and cone-beam CT. Int J Legal Med. 2014; 128(1):235-41.

Beaini TL, Duailibi-Neto EF, Chilvarquer I et al. Human identification through frontal sinus 3D superimposition: pilot study with cone beam computer tomography. J Forensic Leg Med. 2015; 36:63-9.

Beltran JR. Medicina legal para la ensefianza de la odontología legal y social. 2. ed. Buenos Aires: Ateneo; 1944.

Bergsma D. Birth defects compendium. 2. ed. New York: Alan R. Liss; 1979.

Bezymenski L. The death of Adolph Hitler. New York: Har-Brace World; 1968.

Bonnet EFP. Medicina legal. 2. ed. Buenos Aires: López Libreros; 1980.

Borborema ML. Determinação da estatura por meio da medida de ossos longos e secos dos membros inferiores e ossos da pelve. [Dissertação.] Piracicaba: Unicamp/FOP; 2007.

Borborema ML. Identificação craniométrica. In: Paulete Vanrell J. Odontologia legal e antropologia forense. Rio de Janeiro: Guanabara Koogan; 2002.

Bosqueiro MR. Determinação da maturidade esquelética e estimativa da idade através de radiografias carpais. [Dissertação.] Universidade Estadual de Campinas, Faculdade de Odontologia de Piracicaba; 1999.

Briñon EN. Odontologia legal y práctica forense. Buenos Aires: Purinzon; 1982.

Brito LM, Fernandes MM, Bouchardet FCH et al. A contribuição da odontologia legal na identificação de vítimas de acidente aéreo no sul da Bahia, Brasil. BJFS. 2013; 2(4):333-41.

Brown RE, Kelliher TP, Tu PH et al. A survey of tissue-depth landmarks for facial approximation. Forensic Science Communications. 2004; 6(1).

Bruce V, Young AW. Understanding face recognition. Br J Psychol. 1986; 77(Pt3):305-27.

Calabrez MCT, Saldanha PH. A pesquisa de DNA em odontologia forense. In: Silva M. Compêndio de odontologia legal. Rio de Janeiro: Medsi; 1997.

Cam SM, Lewis AB, Polacheck DL. Variability of tooth formation. J Dent Res. 1959; 38:135.

Camps FE. Gradwohl's legal medicine. 3. ed. Bristol: J. Wright; 1976.

Carrea JU. Ensayos odontométricos. [Tese.] Buenos Aires: Universidad Nacional de Buenos Aires; 1920.

Carrea JU. La identificación de las rugosidades palatinas. Rev Ortodoncia (Buenos Aires). 1940; 2:4.

Carrea JU. Nueva técnica de identificación humana: la rugoestenografia palatal. In: Beltran JR. Medicina legal para la enseñanza de la odontología legal y social. 5. ed. Buenos Aires: Ateneo; 1944.

Carrea JU. Talla individual humana en función al radio cuerda. Ortodoncia. 1939; (6):225-7.

Carvalho HV, Segre M, Meira AR et al. Compêndio de medicina legal. 2. ed. São Paulo: Saraiva; 1992.

Castro CMP, Galvão LCC. Diagnóstico do sexo pelo estudo quantitativo da ulna. In: Congresso Brasileiro de Odontologia Legal, 5, 2000, Recife. Salvador: Instituto Baiano de Ensino, Pesquisas e Perícias em Ciências Forenses; 2000.

Cattaneo C. Forensic anthropology: developments of a classical discipline in the next millennium. Forensic Sci Int. 2007; 17:185-93.

Cavanagh D, Steyn M. Facial reconstruction: soft tissue thickness values for South African black females. Forensic Sci Int. 2011; 206(1-3):215.e1-7.

Claes P, Liberton DK, Daniels K et al. Modeling 3D facial shape from DNA. PLoS Genet. 2014; 10(3):e1004224.

Claes P, Shriver MD. Establishing a multidisciplinary context for modeling 3D facial shape from DNA. PLoS Genet. 2014; 10(11):e1004725.

Claes P, Vandermeulen D, De Greef S et al. Computerized craniofacial reconstruction: conceptual framework and review. Forensic Sci Int. 2010; 201(1-3):138-45.

Claes P, Vandermeulen D, De Greef S et al. Craniofacial reconstruction using a combined statistical model of face shape and soft tissue depths: methodology and validation. Forensic Sci Int. 2006; 159(Suppl 1):S147-58.

Clark DH. Practical forensic odontology. Oxford: Wright; 1992.

Clark DH, Ruddick RF. Post-mortem detection of tooth coloured dental restorations by ultraviolet radiation. Acta Med Leg Soe. 1985; 35(1):278-84.

Cleland JB. Teeth and bites-marks in history, literature, forensic medicine and otherwise. Aust J Dent. 1944; 48:107.

Clement JC, Sri-Skanda S. The contribution of dental histology to forensic medicine. Acta Med Leg Soe. 1985; 35(1):300-9.

Codinha S. Facial soft tissue thicknesses for the Portuguese adult population. Forensic Sci Int. 2009; 184(1-3):80.e1-7.

Coelho CAS, Jorge Jr JJ (Eds.). Manual técnico-operacional para os médicos-legistas do estado de São Paulo. São Paulo: Conselho Regional de Medicina do Estado de São Paulo; 2008.

Coma JMR. Antropologia forense. 2. ed. Madrid/Ministério de la Justicia: Centro de Publicaciones; 1999.

Comas J. Manual de antropologia física. México: Fondo de Cultura Económica; 1957.

Correa Ramírez IC. Identificación forense. México: México; 1990.

Couto RC. Perícias em medicina e odontologia legal. São Paulo: Medbook; 2011.

Croce D, Croce Jr D. Manual de medicina legal. 5. ed. São Paulo: Saraiva; 2006.

De Almeida, Michel-Crosato E, de Paiva LA NH et al. Facial soft tissue thickness in the Brazilian population: new reference data and anatomical landmarks. Forensic Sci Int. 2013; 231(1-3):404.e1-7.

De Greef S, Claes P, Vandermeulen D et al. Large-scale in-vivo Caucasian facial soft tissue thickness database for craniofacial reconstruction. Forensic Sci Int. 2006; 159(Suppl 1):S126-46.

De Greef S, Willems G. Three-dimensional cranium-facial reconstruction in forensic identification: latest progress and new tendencies in the 21st century. J Forensic Sci. 2005; 50(1):12-7.

Dechaume M, Derobert L, Payen D. De la valeur de la determination de l'âge pour l'examen des dents en coupes minces. Ann Med Leg. 1960; 2:165-8.

DeGusta D, Cook C, Sensabaugh G. Dentin as a source of ancient DNA. Ancient DNA Newsletter. 1994; 2(1):13.

Derobert L. Médicine légale. Paris: Flammarion; 1974.

Dias PE, Miranda GE, Beaini TL et al. Practical application of anatomy of the oral cavity in forensic facial reconstruction. PLoS One. 2016; 11(9):e0162732.

Dias PEM et al. Comparação entre sete sistemas de fotogrametria para digitalização 3D de restos mortais esqueletizados. XIII Congresso Brasileiro de Odontologia Legal, 2016, Lauro de Freitas. Revista Brasileira de Odontologia Legal. p. 19.

Dias PEM, Beaini TL, Melani RFH. Evaluation of OsiriX software with craniofacial anthropometric purposes. J Res Dentistry. 2013; 1(4):351-67.

Dias PEM, Marques JAM, Moraes CADC. Blind testing a forensic facial reconstruction protocol with open software: preliminary study. 23rd Congress of the International Academy of Legal Medicine. Dubai: International Academy of Legal Medicine; 2015.

Dobzhansky TH, Ayala FA, Ledyard Stebbins G et al. Evolución. Barcelona: Omega; 1980.

Dunn LC, Dobzhansky TH. Heredity, race and society. 3. ed. New York: New Amer Libr of World Lit; 1957.

476 Bibliografia

Dupertuis CW, Hadden JA. On the reconstruction of the stature from long bones. Am J P Anthrop. 1951; 9:15-53.

Dwight TH. Methods of estimating the height from parts of the skeleton. Med Rec N Y. 1894; 46:293-396.

El-Mehallawi IH, Soliman EM. Ultrasonic assessment of facial soft tissue thicknesses in adult Egyptians. Forensic Sci Int. 2001; 117(1-2):99-107.

Escorcia Hernández L, Valencia Caballero L. Elaboración de las tablas del grosor del tejido blando facial de los mexicanos por medio de la tomografía computarizada para fines de reconstrucción facial escultórica. Estudios de Antropología Biológica. 2003; 11:617-28.

Evison MP. Virtual 3-D facial reconstruction. Internet Archaeology. 2000. Disponível em: http://intarch.ac.uk/journal/issue8.

Farkas LG. Anthropometry of the head and face. New York: Raven Press; 1994.

Fávero F. Medicina legal. 12. ed. Belo Horizonte: Villa Rica; 1991.

Fernandes CMS. Análise das reconstruções faciais forenses digitais caracterizadas utilizando padrões de medidas lineares de tecidos moles da face de brasileiros e estrangeiros. [Tese.] São Paulo: Faculdade de Odontologia, Universidade de São Paulo; 2010.

Fernández Pérez R. Elementos basicos de medicina forense. 4. ed. México: El Autor ; 1980.

Ferreira AA. Da técnica médico-legal na investigação forense. São Paulo: Revista dos Tribunais; 1962.

Fisher DL, Holland MM, Mitchell L et al. Extraction, and amplification of DNA from decalcified and undecalcified United States Civil War. Bone J Forensic Sci. 1993; 38(1):60-8.

França GV. Medicina legal. 6. ed. Rio de Janeiro: Guanabara Koogan; 2001.

França GV. Medicina legal. 8. ed. Rio de Janeiro: Guanabara Koogan; 2006.

Freire JJB. Estatura: dado fundamental em antropologia forense. [Dissertação.] Piracicaba: Unicamp/FOP; 2000.

Fróes da Fonseca A. Os grandes problemas da Antropologia. In: Congresso Brasileiro de Eugenia, 1, 1929, Rio de Janeiro. Actas e Trabalhos... Rio de Janeiro: [s.n.]; 1929. pp. 63-86.

Fry WK. The Baptist church cellar case. Br Dent L. 1943; 75:154.

Fully G. Une nouvelle méthode de détermination de la taille. Ann Méd Lég. 1956; 35:266-73.

Fully G, Pineau H. Détermination de l'estature au moyen du squelette. Ann Méd Lég. 1960; 40:145-54.

Furness J. A new method for the identification of teeth marks in cases of assault and homicide. Br Dent L. 1968; 124:261.

Furuhata T, Yamamoto K. Forensic odontology. Springfield: Thomas; 1967.

Gaensslen RE, Berka KM, Pagliaro EM et al. Studies on DNA polymorphisms in human bone and soft tissues. Anal Chim Acta. 1994; 288:3-16.

Galante Filho H. Datiloscopia. In: Tochetto D. Tratado de pericias criminalisticas. Porto Alegre: Sagra-Luzzatto; 1995.

Galvão LCC. Antropologia forense. In: Paulete Vanrell J. Odontologia legal e antropologia forense. Rio de Janeiro: Guanabara Koogan; 2002.

Galvão LCC. Determinação do sexo através da curva frontal e apófise mastóidea. [Tese.] Universidade Estadual de Campinas, Faculdade de Odontologia de Piracicaba; 1998.

Galvão LCC. Estudos médico-legais. Porto Alegre: Sagra-Luzzatto; 1996.

Galvão LCC. Identificação do sexo por meio de medidas cranianas. [Dissertação.] Universidade Estadual de Campinas, Faculdade de Odontologia de Piracicaba; 1994.

Galvão LCC. Medicina legal. Rio de Janeiro: Santos; 2008.

Galvão LCC et al. Determinação do sexo por análise quantitativa da mandíbula. In: Congresso Brasileiro de Medicina Legal, 5, Salvador, 1998.

Galvão LCC, Almeida Jr E, Rocha, SS. Investigação do sexo por mensurações da tíbia. In: Congresso Brasileiro de Odontologia Legal, 5, 2000, Recife. Salvador: Instituto Baiano de Ensino, Pesquisas e Perícias em Ciências Forenses; 2000.

Galvão LCC, Conceição Filho AM. Estimación de la estatura humana: evaluación del método de Juan Carrea. Bol Assoc Med Forenses Repub Argent, Rosário. 1996; 37(17):2-7.

Galvão LCC, Freitas Neto RS, Silva TGO. Clavícula, o mais humano dos ossos. In: Congresso Brasileiro de Medicina Legal, 15, Salvador, 1998.

Galvão LCC, Rocha SS. Diagnóstico do sexo por mensurações do úmero. In: Congresso Brasileiro de Odontologia Legal, 5, 2000, Recife. Salvador: Instituto Baiano de Ensino, Pesquisas e Perícias em Ciências Forenses, 2000.

Galvão LCC, Vitoria EM, Conceição Filho AM. Estimación de la estatura humana: evaluación del método de Juan Carrea. Bol Assoc Med Forenses Repub Argent Rosario. 1996; 37(17):2-7.

Galvão LCC, Vitoria EM. Determinação do sexo através da cabeça do úmero e fêmur. Saúde, Ética & Justiça, São Paulo. 1996; 1(1):67-75.

Gatliff BP, Snow CC. From skull to visage. J Biocommun. 1979; 6(2):27-30.

Genoves S. Introducción al estudio de la proporción entre los huesos largos y la reconstrucción de la estatura en restos mesoamericanos. An Antrop, Inst Inv Históricas, UNAM, México. 1964; 1:47-62.

Genoves S. La proporcionalidad entre los huesos largos y su relación con la estatura en restos mesoamericanos. 1966. Inst Inv Históricas, UNAM, México, Serie Antropológica, n. 19.

Gerasimov MM. The face finder. London: Hutchinson; 1971.

Ghyka MC. Le nombre d'or. Paris: Gallimard; 1939.

Gibson L. Forensic art essentials: a manual for law enforcement artists. New York: Academic Press; 2008.

Giles E. Sex determination by discriminant function analysis of the mandible. Am J Phys Anthrop, New York. 1964; 22:129-36.

Giles E, Elliot O. Race identification from cranial measurement. Journal of Forensic Sciences. 1962; 7(2):147-57.

Gisbert Calabuig JA. Medicina legal y toxicología. 5. ed. Barcelona: Masson; 1998.

Gisbert Calabuig JA. Medicina legal y toxicología. 6. ed. Barcelona: Masson; 2005.

González Olivarría JL, Soto Izquierdo H. Reconstrucción escultórica facial en el Instituto Jalisciense de Ciencias Forenses. Guadalajara: Jal; 2002.

Grant EA, Pendergast WK, White EA. Forensic dental identification in the Noronic disaster. J Can Dent Assoc. 1952; 18:3.

Guerasimov MM. La reconstrucción del rostro a partir del cráneo. Moscou: Nauka; 1955.

Guimarães MA. Protocolo para exame antropológico forense. In: França GV (Ed.). Medicina legal. Rio de Janeiro: Guanabara Koogan; 2015. pp. 83-8.

Gustafson G. Forensic odontology. London: Staples Press; 1966.

Gustafson G. Odonto-stomatologie médico-légale. Bruxelles: S. C. Edition et Imprimerie; 1969.

Gustafson G, Johanson G. The values of certain characteristics in dental identification. Acta Odontol Scand. 1963; 21:367.

Hagelberg E, Gray IC, Ieffreys AJ. Identification of the skeletal remains of a murder victim by DNA analysis. Nature. 1991; 352:427-9.

Haines DH. Dental identification in the Stockport air disaster. Br Dent J. 1967; 123:336.

Herrera LM. Reconstrução facial forense: comparação entre tabelas de espessuras de tecidos moles faciais. [Dissertação.] São Paulo: Faculdade de Odontologia, Universidade de São Paulo; 2016.

Herskowitz H. Genetics. 2. ed. Boston: Little, Brown and Co; 1965.

Holland MM, Fisher DI, Mitchell LG et al. Mitochondrial DNA sequence analysis of human skeletal remains: identification of remains from the Vietnam War. J Forensic Sci. 1993; 38:542-53.

Holland MM, Fisher DL, Lee DA et al. Short tandem repeat loci: application to forensic and human remains identification. In: Pena SDJ, Chakraborty R, Epplen JT (Eds.). DNA Fingerprinting. State of the science. Basel, Switzerland: Birkhauser Verlag; 1993.

Kehdy C. Exercícios de dactiloscopia. São Paulo: Sugestões Literárias; 1968.

Kehdy C. Manual de locais de crime. São Paulo: Escola de Polícia de São Paulo, Coletânea Acácio Nogueira ; 1957.

Keiser-Nielsen S. Forensic odontology: cases and comments. In: Wecht CH (Ed.). Legal Medicine Annual 1970. New York: Appleton; 1970.

Kim KD, Ruprecht A, Wang G et al. Accuracy of facial soft tissue thickness measurements in personal computer-based multiplanar reconstructed computed tomography images. Forensic Sci Int. 2005; 155(1):28-34.

Kirby LT (Ed.). DNA fingerprinting: an introduction. New York: Stockton Press; 1990.

Knott NJ. Identification by the teeth of casualties in the Aberfan disaster. Br Dent J. 1967; 122:144.

Kobilinsky L. Recovery and stability of DNA in samples of forensic science significance. Forensic Sci Rev. 1992; 4:67-87.

Krogman WM. The human skeleton in forensic medicine. Springfield: CC Thomas; 1962.

Krogman WM. The human skeleton in forensic medicine. Springfield: Charles C. Thomas; 1961.

Krogman WM, Iscan MY. The human skeleton in forensic medicine. Springfield, Illinois: Charles C. Thomas; 1986.

Lacassagne A, Martin E. Medicine legale. 3. ed. Paris: Masson ; 1921.

Lagunas Z. La Determinación sexual en mandíbulas por medio de las funciones discriminantes. México: Anales del INAH; 1974.

Laskey AL, Haberkorn KL, Applegate KE et al. Postmortem skeletal survey practice in pediatric forensic autopsies: a national survey. J Forensic Sci. 2009; 54(1):189-91.

Layton JJ. Identification from a bite, mark in cheese. J Forensic Sci Soc. 1966; 6:76.

Le Gros Clark WE. El testimonio fósil de la evolución humana. México: Fondo de Cultura Económica; 1976.

Lebedinskaya GU et al. Development of methodological principles for reconstruction of the face on the basis of skull material. In: Iscan MY, Helmer RP (Eds.). Forensic analysis of the skull. New York: Wiley-Liss; 1993. pp. 183-98.

Lebedinskaya GV. La reconstrucción antropológica plástica. Moscou: Nauka; 1982.

Lebedinskaya GV, Surnina TS. Portetry detej pogrebënnyh na stojanke Sungir. In: Sungir: Anthropological Investigation. Moscou: Scientific World; 1984. pp. 156-61.

Lee HC, Gaensslen RE, Bigbee PD et al. Guidelines for collection and preservation of DNA evidences. Forensic Ident. 1991; 41:344-56.

Lee HC, Pagliaro EM, Berka KM et al. Genetic markers in human bone. I. Deoxyribonucleic acid (DNA) analysis. J Forensic Sci. 1991; 36:320-30.

Lema F. Comunicação pessoal, através da lista de discussão "Clínica-L". 2001.

Lentin JP. Penso, logo me engano. 2. ed. São Paulo: Ática; 1996.

Lopez Gomes L, Gisbert Calaburg JA. Tratado de Medicina Legal. 2. ed. Valencia: Saber; 1967.

Luntz LL. Dental radiography and photography in identification. Dent Radiogr Photogr. 1967; 40:83.

Luntz LL, Luntz P. Handbook for dental identification: techniques in forensic dentistry. Philadelphia: J.B. Lippincott; 1973.

Luo YC. Sex determination from the pubis by discriminant function analysis. Forensic Sci Int, Limerick. 1995; 74(1-2):89-98.

Machado SR et al. Verificação da aplicabilidade do índice Baudoin para determinação do sexo. In: Congresso Brasileiro de Medicina Legal, 15, Salvador, 1998.

MacLaughlin SM, Bruce MF. The sciatic notch/acetabular index as a discriminator of sex in European skeletal remains. J Forensic Sci, Philadelphia. 1986, 31(4):1380-90.

Manouvrier L. La détermination de la taille d'aprés les grand os des membres. Rev Mem Soc Anthrop. 1892; 2:227-33.

Manouvrier L. La détermination de la taille d'aprés les grand os des membres. Mém Soc Anthropol, Paris. 1893; 4:317-402.

Manouvrier L. Mémoire sur la platycnémie chez l'homme et les anthropoïdes. Mém Soc d'Anthrop, Paris. 1888; 3:469-548.

Maples WR. Trauma analysis by the forensic anthropologist. In: Reichs KJ (Ed.). Forensic osteology. Advances in Forensic Anthropology. Springfield: Charles C Thomas; 1986.

Martin CCS, Melki JAD, Guimarães MA. Assessment of methods of homicides in a Brazilian city: a preliminary study. Forensic Sci Int. 1999; 106(1):19-25.

Mayr E. Animal species and evolution. Cambridge: Harvard University Press; 1963.

Mayr E. Systematics and the origin of species. New York: Columbia Univ. Press; 1942.

Melani RFM. Contribuição para o estudo do comportamento dos ângulos craniométricos de Rivet, Jacquart, Cloquet e Welcker através de análise cefalométrica em brasileiros. [Dissertação.] Universidade Estadual de Campinas, Faculdade de Odontologia de Piracicaba; 1995.

Miamoto PEM. Reconstrução facial forense. In: Marques JAM, Aras W (eds.). Tratado de perícias criminalísticas: Odontologia Legal. São Paulo: Leud; 2017.

Mima H. The role of dental identification in mass disasters. J Ir Dent Assoc. 1974; 20:51-62.

Moraes C, Miamoto P. Manual de reconstrução facial 3D digital: aplicações com código aberto e software livre. Sinop: Expressão Gráfica; 2015.

Moraes CADC, Dias PEM, Marques JAM. Applicability of open software photogrammetry to forensic anthropology. 23rd Congress of the International Academy of Legal Medicine. Dubai: International Academy of Legal Medicine; 2015.

Moraes CADC, Dias PEM, Melani RFH. Demonstration of protocol for computer-aided forensic facial reconstruction with free software and photogrammetry. J Res Dentistry. 2014; 2(1):77-90.

Morales GLF, Turizo RRA, Posada MG. Determinación del sexo por medidas antropométricas. Antioquia Med, Medellín. 1983; 32(3):123-33.

Nelson LA, Michael SD. The application of volume deformation to three-dimensional facial reconstruction: a comparison with previous techniques. Forensic Sci Int. 1998; 94(3):167-81.

Nogueira JCA, Laureano-Filho JR, Antunes AA et al. Aproximação facial forense em populações do nordeste brasileiro: estudo piloto para espessura de tecidos moles. In: Anais do XII CBOL. RBOL. 2016; 3(Suppl 4):1-27.

Oliveira JBS. Craniometria comparada das espécies humanas na Bahia, sob o ponto de vista evolucionista e médico-legal. Salvador: J.G. Tourinho; 1895.

Oliveira Jr JC et al. Identificação do fenótipo cor de pele através dos aspectos das cúspides do 1º molar inferior. In: Seminário da Disciplina de Odontologia Legal. Feira de Santana: Universidade Estadual de Feira de Santana; 2001.

Oliveira RN. Estimativa do sexo através de mensurações mandibulares. [Dissertação.] Universidade Estadual de Campinas, Faculdade de Odontologia de Piracicaba; 1996.

Oliveira SVT. Avaliação de medidas da espessura dos tecidos moles da face em uma amostra populacional atendida na Seção Técnica de Verificação de Óbitos do município de Guarulhos/São Paulo. [Dissertação.] São Paulo: Faculdade de Odontologia, Universidade de São Paulo; 2008.

Orfila MJB. Leçons de medecine legale. 2 vol. Paris, 1821-1823.

Organización Panamericana de la Salud. Manual de Manejo de Cadáveres en Situaciones de Desastre. Oficina Regional de La Organización Mundial de La Salud. Washington: OPAS; 1993.

Paulete Vanrell J. Citologia. Ácidos nucleicos. São José do Rio Preto: Depto. de Anatomia Microscópica; 1972.

Paulete Vanrell J. Manual de medicina legal. São Paulo: Liv. Editora de Direito; 1996.

Paulete Vanrell J. Manual de medicina legal: tanatologia. 4. ed. São Paulo: Leme, JH Mizuno; 2009.

Paulete Vanrell J. Odontologia legal e antropologia forense. Rio de Janeiro: Guanabara Koogan; 2002.

Paulete Vanrell J. Sexologia forense. 2. ed. São Paulo: J.H. Mizuno; 2008.

Paulete Vanrell J, Borborema ML. Vademécum de medicina legal e odontologia legal. São Paulo: Leme, JH Mizuno; 2007.

Pearson K. Mathematical contributions to the theory of evolution: on the reconstruction of the stature of prehistoric races. Philos Trans Roy Soc, London.1898-1899; 192A:169-244.

Pereira CB, Alvim MCM. Manual para estudos craniométricos e cranioscópicos. Santa Maria: Universidade Federal de Santa Maria; 1979.

Pompa CC et al. Aspectos das cúspides do 1º molar inferior em leucodermas, faiodermas e melanodermas. In: Congresso Brasileiro de Odontologia Legal, 5, 2000, Recife. Salvador: Instituto Bahiano de Ensino, Pesquisas e Perícias em Ciências Forenses, 2000.

Pompa CC, Galvão LCC. Investigação do sexo por mensurações da 5ª vértebra lombar. In: Congresso Brasileiro de Odontologia Legal, 5, Recife. Salvador: Instituto Baiano de Ensino Pesquisas em Ciências Forenses, 2000.

Prag J, Neave R. Making faces: using forensic and archaeological evidence. London: British Museum Press; 1999.

Prévost L. Éléments de criminalistique appliquée. 2. ed. Québec: Modulo; 1990.

Rabbi R. Determinação do sexo através de medições em ossos da pelve de esqueletos humanos. [Dissertação.] Piracicaba: Universidade Estadual de Campinas, Faculdade de Odontologia de Piracicaba; 2000.

Ramírez AIC. Estomatologia forense. 8. ed. México: Trillas; 1990.

Ramírez AIC. Identificación forense. México: Trillas; 1990.

Ramos OF, Yunis E, Yunis JJ. Aplicaciones de la genética molecular en la práctica forense. Rev Fac Med Univ Nal Col. 1993; 41(4):191-9.

Rawson RD, Ommen RK, Kinard S et al. Statistical evidence for the individuality of the human dentition. J Forensic Sci. 1984; 29:245-53.

Rhine JS, Campbell HR. Thickness of facial tissues in American blacks. Journal of Forensic Sciences. 1980; 25(4):847-58.

Rhine JS, Moore CE. Reproduction tables of facial tissue thickness of American caucasoid. In: Rhine JS, Moore CE (Eds.). Forensic anthropology. Albuquerque: Maxwell Museum; 1984.

Rodríguez Andaluz JM, Manugón Burgos J. Necroidentificación. Madrid: Dirección General de la Policía; 1983.

Rodríguez Cuenca JV. Análisis y identificación de restos óseos humanos. Bogotá: Cuadernos de Antropología, Dpto. Antropología, Univ Nat Col; 1994.

Rodríguez Cuenca JV. Introducción a la antropología forense. Análisis y identificación de restos óseos humanos. Departamento de Antropología, Universidad Nacional de Colombia, Bogotá, 1994. Disponível em: www.humanas.unal.edu.co/publicaciones. Acesso em: 4/10/01.

Rodríguez JV. La osteología etnica. Algunos aspectos metodológicos-técnicos. Bogotá, Cuadernos de Antropología, Dpto. Antropología, Univ. Nal. Col.; 1987.

Rogers AP. Identification by dental means. J Am Dent Assoc. 1936; 23:181.

Rojas N. Medicina legal. 7. ed. Buenos Aires: Ateneo; 1958.

Rollet E. De la mensuration des os longs des membres dans ces rapports avec l'Anthropologie, la Clinique et la Médecine Judiciaire. Lyon, 1889.

Rosenbluth ES. A legal identification. Dent Cosmos. 1902; 44:1029.

Rynn C, Wilkinson CM, Peters HL. Prediction of nasal morphology from the skull. Forensic Sci Med Pathol. 2010; 6(1):20-34.

Sahni D, Sanjeev, Singh G et al. Facial soft tissue thickness in northwest Indian adults. Forensic Sci Int. 2008; 176(2-3):137-46.

Saliba CA. Contribuição ao estudo do dimorfismo sexual, através de medidas do crânio. [Tese.] Universidade Estadual de Campinas, Faculdade de Odontologia de Piracicaba; 1999.

Saliba CA. Estimativa da idade pela mineralização dos dentes através de radiografias panorâmicas. [Dissertação.] Universidade Estadual de Campinas, Faculdade de Odontologia de Piracicaba; 1994.

Saliba CA. Estudo das medidas lineares e angulares dos arcos dentários superiores e inferiores e sua importância pericial. [Dissertação.] Universidade Estadual de Campinas, Faculdade de Odontologia de Piracicaba; 1998.

Samico A. Contribuição para o estudo da determinação da idade acima dos 20 anos. In: Congresso Brasileiro de Medicina Legal e Criminologia, 2, Recife, 1956. Anais. Recife, Imprensa Universitária; 1956.

Sampaio CMA. Investigação do sexo através de medidas craniofaciais. [Tese.] Piracicaba: Universidade Estadual de Campinas, Faculdade de Odontologia de Piracicaba; 1999.

Santos WD. Mensuração de tecidos moles da face de brasileiros vivos em imagens multiplanares de ressonância magnética nuclear (RMN) para fins médico-legais. [Tese.] Ribeirão Preto: Faculdade de Medicina de Ribeirão Preto, Universidade de São Paulo; 2008.

Santos WDF, Diniz PRB, Santos AC et al. Definições de pontos craniométricos e imagens multiplanares de ressonância magnética (RM) para fins de reconstrução facial forense. Medicina (Ribeirão Preto). 2008; 41(1):17-23.

Schour I, Massler M. The development of the human dentition. J Am Dent Assoc. 1941; 38:1153.

Schulter-Ellis FP et al. Determination of sex with a discriminant analysis of new pelvic bone measurements. Apud Galvão LCC. Antropologia forense. In: Paulete Vanrell J. Odontologia legal e antropologia forense. Rio de Janeiro: Guanabara Koogan; 2002.

Scientific Working Group for Forensic Anthropology (SWGANTH). Facial approximation. 2011. Disponível em: www.nist.gov/sites/default/files/documents/2018/03/13/swganth_facial_approximation.pdf. Acesso em: 08/10/2018.

Shibata D, Kurosu M, Noguchi TT. Fixed human tissues: a resource for the identification of individuals. J Forensic Sci. 1991; 36:1204-12.

Silva CM, Galvão LCC. Investigação do sexo através da área do triângulo mandibular. In: Congresso Brasileiro de Odontologia Legal, 5, Recife. Salvador: Instituto Baiano de Ensino. Pesquisas e Perícias em Ciências Forenses, 2000.

Silva CSA. Contribuição para o estudo da estimativa da idade pela mineralização dos dentes através do método radiográfico. [Monografia de Especialização.] Universidade Estadual de Feira de Santana, Faculdade de Odontologia; 1999.

Silva L. Odontologia legal. São Paulo: Imprensa Methodista; 1936.

Silva M. Compêndio de odontologia legal. Rio de Janeiro: Medsi; 1997.

Silva RF, Franco A, Dias PEM et al. Interrelationship between forensic radiology and forensic odontology: a case report of identified skeletal remains. JOFRI. 2013; 1(4):201-6.

Simonin C. Medicina legal judicial. 2. ed. Barcelona: JIMS; 1966.

Bibliografia

Simpson K. "Rex vs. John George Haigh": The acid-bath murder. Med Leg J. 1950; 18:38.

Simpson K. Dental evidence, in the reconstruction of crime. Br Dent J. 1951; 91:229.

Singleton AC. The roentgenological identification of victims of the Noronic disaster. Am J Roentgenol Radium Ther Nucl Med. 1951; 66:375.

Sinnott EW, Dunn LC, Dobzhansky TH. Principles of genetics. McGraw-Hill; 1950.

Smeets D, Claes P, Vandermeulen D et al. Objective 3D face recognition: evolution, approaches and challenges. Forensic Sci Int. 2010; 201(1-3):125-32.

Smith BS, Holland MM, Sweet DL et al. DNA and forensic odontologist. In: Bowers MC, Bell GL (Eds.). The manual of forensic odontology. 3. ed. Chicago: American Society of Forensic Odontology; 1997.

Smith BS, Holland MM, Sweet DL et al. DNA and the forensic odontologist. In: Bowers MC (Ed.). The manual of forensic odontology. Chicago: American Society of Forensic Odontology; 1995.

Smith BS, Weedn VW, Warnock GR et al. Histologic considerations in the sampling of dental source DNA. J Forensic Sci. 1993; 38(4):1194-209.

Smith C, Sweet DJ, Holland MM et al. DNA and the forensic odontologist. In: Bowers CM. Manual of forensic odontology. Colorado Springs: American Society of Forensic Odontology; 1995.

Smith SL. Attribution of foot bones to sex and population groups. J Forensic Sci, Philadelphia. 1997; 42(2):186-95.

Snow CC, Gatliff BP, McWilliams KR. Reconstruction of facial features from the skull: an evaluation of its usefulness in forensic anthropology. Am J Phys Anthropol. 1970; 33(2):221-8.

Soares GC. Investigação do sexo por mensurações do calcâneo. [Dissertação.] Piracicaba: Universidade Estadual de Campinas, Faculdade de Odontologia de Piracicaba; 2000.

Sopher IM. Forensic dentistry. Springfield: Thomas; 1976.

Soto IH, Castellanos R, Toribio LR. Estudio métrico del canal medular del húmero como indicador de la edad. In: Estudios de Antropología Biológica. México: Editorial UNAM; 1989.

Starbuck JM, Ward RE. The affect of tissue depth variation on craniofacial reconstructions. Forensic Sci Int. 2007; 172(2-3):130-6.

Stent GS. Genética molecular. Barcelona: Omega; 1973.

Stephan CN. Facial approximation: an evaluation of mouth-width determination. Am J Phys Anthropol. 2003; 121(1):48-57.

Stephan CN. Position of superciliare in relation to the lateral iris: testing a suggested facial approximation guideline. Forensic Sci Int. 2002; 130(1):29-33.

Stephan CN, Henneberg M. Predicting mouth width from inter-canine width – a 75% rule. J Forensic Sci. 2003; 48(4):725-7.

Stephan CN, Henneberg M, Sampson W. Predicting nose projection and pronasale position in facial approximation: a test of published methods and proposal of new guidelines. Am J Phys Anthropol. 2003; 122(3):240-50.

Stephan CN, Murphy SJ. Mouth width prediction in craniofacial identification: cadaver tests of four recent methods, including two techniques for edentulous skulls. J Forensic Odontostomatol. 2008; 26(1):2-7.

Stephan CN, Preisler R, Bulut O CN et al. Turning the tables of sex distinction in craniofacial identification: why females possess thicker facial soft tissues than males, not vice versa. Am J Phys Anthropol. 2016; 161(2):283-95.

Stevens PJ, Tarlton SW. Identification of mass casualities: experience, in four civil air disasters. Med Sei Lato. 1963; 3:154.

Stevens PJ, Tarlton SW. Medical investigation in fatal aircraft accidents. Br Dent L. 1966; 120:263.

Stewart TD. Essentials of forensic anthropology. Springfield: C. C. Thomas; 1979.

Stewart TD. Recent improvements of estimating stature, sex, age and race from skeletal remains. In: Mant AK (Ed.). Modern trends in forensic medicine. London: Butterworths; 1973.

Steyn M, Iscan MY. Sex determination from the femur and tibia in South African whites. Forensic Sci Int, Limerick. 1997; 90(1-2):111-9.

Suri RK, Tandon JK. Determination of sex from the pubic bone. Med Sci Law, Brentford. 1987; 27(4):294-6.

Sutherland LD, Suchey JM. Use of the ventral arc in pubic sex determination. J Forensic Sci, Philadelphia. 1991; 36(2):501-11.

Sutton PR. Migration and eruption of non-erupted teeth: a suggested mechanism. Aust Dent J. 1969; 14(4):269-70.

Swan LK, Stephan CN. Estimating eyeball protrusion from body height, interpupillary distance, and inter-orbital distance in adults. J Forensic Sci. 2005; 50(4):774-6.

Sweet DJ. Identificación de manchas de saliva humana mediante el análisis del ADN. [Tesis.] Universidade de Granada; 1995.

Tague RG. Variation in pelvic size between males and females. Am J Phys Anthropol, New York. 1989; 80(1):59-71.

Taylor KT. Forensic art and illustration. Boca Ratón: Taylor & Francis; 2000.

Tedeschi-Oliveira SV. Avaliação de medidas da espessura dos tecidos moles da face em uma amostra populacional atendida na Seção Técnica de Verificação de Óbitos do município de Guarulhos, São Paulo. [Dissertação.] São Paulo: Faculdade de Odontologia, Universidade de São Paulo; 2008.

Tedeschi-Oliveira SV, Beaini TL, Melani RF. Forensic facial reconstruction: nasal projection in Brazilian adults. Forensic Sci Int. 2016; 266:123-9.

Tedeschi-Oliveira SV, Melani RF, de Almeida NH et al. Facial soft tissue thickness of Brazilian adults. Forensic Sci Int. 2009; 193(1-3):127e1-7.

Teixeira WRG. Medicina legal. (s.n.t.). 1982.

Teixeira WRG. Medicina legal. Mogi das Cruzes: edição particular; 1975 e 1978.

Telkkä A. On the prediction of human stature from the long bones. Acta Anatomica. 1950; 9:103-17.

Ten CY. Estimativa da idade pela mineralização dos ossos do carpo através de radiografias padronizadas. [Dissertação.] Universidade Estadual de Campinas, Faculdade de Odontologia de Piracicaba; 1994.

Testut L, Latarjet A. Anatomia humana. Barcelona: Salvat; 1947.

Testut LM, Latarjet A. El cráneo desde el punto de vista antropológico: determinación del sexo de un cráneo. In: Tratado de Anatomia Humana. 9. ed. Barcelona: Salvat; 1954.

Tochetto D. Tratado de perícias criminalísticas. Porto Alegre: Sagra-Luzzatto; 1995.

Topinard P. De la restitution de la taille par les os longs. Rev Anthropol. 1885; 8:134-40.

Trotter M, Gleser GC. Estimation of stature from long bones of American whites and negroes. Am J Phys Anthrop. 1952; 10:463-514.

Turner WD, Brown RE, Kelliher TP et al. A novel method of automated skull registration for forensic facial approximation. Forensic Sci Int. 2005; 154(2-3):149-58.

Tyrrell AJ, Evison MP, Chamberlain AT et al. Forensic three-dimensional facial reconstruction: historical review and contemporary developments. J Forensic Sci. 1997; 42(4):653-61.

Ullrich H, Stephan CN. Mikhail Mikhaylovich Gerasimov's authentic approach to plastic facial reconstruction. Anthropologie (BRNO). 2016; 54(2):97-107.

Urbanová P, Hejna P, Jurda M. Testing photogrammetry-based techniques for three-dimensional surface documentation in forensic pathology. Forensic Sci Int. 2015; 250:77-86.

Urbanová P, Ross AH, Jurda M et al. Testing the reliability of software tools in sex and ancestry estimation in a multi-ancestral Brazilian sample. Leg Med (Tokyo). 2014; 16(5):264-73.

Utsuno H, Kageyama T, Deguchi T et al. Facial soft tissue thickness in skeletal type I Japanese children. Forensic Sci Int. 2007; 172(2-3):137-43.

Utsuno H, Kageyama T, Uchida K et al. Pilot study of facial soft tissue thickness differences among three skeletal classes in Japanese females. Forensic Sci Int. 2010; 195(1-3):165.e1-5.

Valencia Caballero L. Parámetros del grosor del tejido blando facial de la población española. Cuicuilco. 2014; 21(59):237-63.

van Wyk CW, Kemp VD, Burkofzer H. The role of identification in the Windhoek aircrash. Med Leg J. 1969; 37:79.

Vandermeulen D, Claes P, Loeckx D et al. Computerized craniofacial reconstruction using CT-derived implicit surface representations. Forensic Sci Int. 2006; 159(Suppl 1):S164-74.

Vargas Alvarado E. Medicina legal. 5. ed. San José (Costa Rica): Lehman; 1983.

Verze L. History of facial reconstruction. Acta Biomed. 2009; 80(1):5-12.

Vitoria EM. A investigação do sexo pela 1ª vértebra cervical. [Dissertação.] Universidade Estadual de Campinas, Faculdade de Odontologia de Piracicaba ; 2001.

Vucetich J. Dactiloscopía comparada. El nuevo sistema argentino. La Plata: Peuser; 1904.

Weedn VW. DNA identification. In: Stimson PG, Mertz CA (Eds.). Forensic dentistry. Boca Raton: CRC Press; 1997.

Weedn VW, Roby RK. Forensic DNA testing. Arch Pathol Lab Med. 1993; 117:486-91.

Wettstein R. Comunicação pessoal, através da lista de discussão "Clínica-L". 2001.

Wilkinson C. Facial reconstruction – anatomical art or artistic anatomy? J Anat England. 2010; 216:235-50.

Wilkinson C, Rynn C. Craniofacial identification. Cambridge: Cambridge University Press; 2012.

Wilkinson C. Forensic facial reconstruction. Cambridge: Cambridge University Press; 2004.

Wilkinson CM, Motwani M, Chiang E. The relationship between the soft tissues and the skeletal detail of the mouth. J Forensic Sci. 2003; 48(4):728-32.

William J, Curran JD, Hye SM. The forensic investigation of the death of Josef Mengele. N Engl J Med. 1986; 315:1071-3.

Woo TL, Morant GM. A biometric study of the "flatness" of the facial skeleton in man. Biometrika, London. 1934; 26(1-2):196-250.

Zeilmann PP. Avaliação da acuracidade da reconstrução facial 3D por meio de fotografias antemortem de indivíduos previamente identificados. [Tese.] São Paulo: Faculdade de Odontologia, Universidade de São Paulo; 2013.

Герасимов ММ. Основы восстановления лица по черепу. Москва: Государственное издательство Советская наука; 1949.

Índice
Alfabético

A

Aborto criminoso, 209
Abrasão, 317
Absorção, 15
Abuso
- estrutural, 162
- sexual, 93
Ação
- do frio, 60
- mecânica, 13, 80, 267
- química, 13, 80, 268
- térmica, 13, 80
Acidente, 112
- de percurso, 83
- de trabalho, 12, 81
- de trajeto, 83
- imprevisível, 212, 213
Ácido
- acético, 65
- aspártico, 6
- cianídrico, 57
- clorídrico, 65
- crômico, 65
- fênico, 65
- nítrico, 65
- sulfúrico, 65
Adrenalina, 84
Advogados, 187
Afastamentos, justificativas dos, 147
Afogados
- azuis, 55
- brancos, 54
Afogamento, 46, 54
- interno, 55
Agentes lesivos, 26
Aleijão, 218
Alelo, 324
Alfaiates, 13, 80
Algor mortis, 115
Alteração sensorial regional, 84
Altura, 264
Amilase salivar, 301
Amoníaco, 65
Amostra
- de referência, 324
- questionada, 324
Análise
- das impressões de mordidas, 67
- de função discriminante, 335
Anel de Fisch, 40
Anemia aguda traumática, 46
Ângulo
- de inclinação pélvica, 333
- facial, 311
- - de Cloquet, 311
- mandibular, 313, 317
- sacrovertebral, 332
Anoxias
- anóxicas, 45
- histotóxicas, 46
Antropologia
- Forense, 249
- - *check-list* em, 351
- racial, 308
Aposentadoria por invalidez, 83
Aposição de cemento, 317
Aproximação facial forense (AFF), 283
- boas práticas e práticas inaceitáveis em, 284
Arcos dentários na identificação, 262

Áreas de alopecia, 95
Armas
- brancas, 121
- de fogo, 38, 121
Arrancamentos epifisários, 95
Arranhões, 95
Asfixia(s), 45
- de aporte, 45
- de liberação, 46
- de utilização, 46
- gasosas, 45, 47, 56
- mecânicas, 45, 46
- por afogamento, 54
- por compressão toracoabdominal, 54
- por confinamento, 56
- por diminuição
- - do oxigênio circulatório, 46
- - do oxigênio tissular, 46
- - do transporte de oxigênio no sangue, 46
- por enforcamento, 48
- por engasgamento ou engasgo, 53
- por esganadura, 51
- por estrangulamento, 52
- por falta de suprimento de oxigênio, 45
- por imersão, 121
- por soterramento ou sepultamento, 54
- por sufocação, 52
- tóxicas, 45
Assistência odontológica, 11, 84
Astério, 306
Atestado
- médico falso, 9
- odontológico, 129
Atos de identificação, 258
Autólise, 113
Autonomia, 237
Autor, 183
Autorradiografia, 324
Auxílio-acidente, 11, 83
Auxílio-doença, 11, 83
Avaliação do dano nas indenizações, 10

B

Básio, 306
Beneficência, 237
Bens de consumo, 11
Boca, 275
Boquilha, 13, 80
Bossas linfáticas e sanguíneas, 28
Brainstorming, 180
Bregma, 306
Burnout, 88, 90

C

Cadáver suspenso, 121
Cádmio, 13, 81
Cal virgem, 65
Calcâneo, 346
Calcificação de hematomas periostais, 96
Cálculos trigonométricos, 357
Calendários de cronotanatognose, 115
Calibre, 38
Câmara, 16
- de mina de Hoffmann, 41
Capacidade, 10
- craniana, 333
- dos contratantes, 244
Carências
- afetivas, 93
- físicas, 93

Carga
- estática, 83
- osteomuscular, 83
Cárie, 270
Catalepsia, 106
Causa da morte, 112, 120
Causa mortis
- jurídica (de causa violenta), 112
- médica, 112
Cavidade
- permanente, 42
- temporária, 42
Chumbo, 13, 80
Cianose, 47, 50
Cintura pélvica
- feminina, 332
- masculina, 332
Círculos de qualidade, 179
Classificabilidade, 254, 300
Classificação
- das queimaduras em profundidade, de Hoffmann e Lussena, 59
- de Calissen, 61
- odontolegal das formas de morte, 105
Coação, 239
Cobre, 13, 81
Código
- de Defesa do Consumidor, 221, 223, 228, 230
- de Ética Odontológica, 223
- de Processo
- - Civil, 223
- - Ético Odontológico, 220, 223
- - Penal, 223
- Penal, 223
Cogumelo de espuma externo, 47
Colchoeiros, 13, 80
Coleta de amostras do suspeito, 68
Comas
- estruturais, 110
- não estruturais, 110
Comoriência, 119
Compressão, 28
- toracoabdominal, 54
Comprimento do corpo esternal, 333
Comunicação compulsória, 128
Concessão de benefícios, 10
Côndilos do occipital, 333
Condutas
- a seguir, 100
- culposas em sentido estrito, 213
- dolosas, 213
Confeiteiros, 13
Confinamento, 46
Conselho Federal
- de Medicina, 221, 224
- de Odontologia, 224
Consentimento esclarecido, 237
- exceções ao princípio de necessidade do, 240
Consumidor, 230
Contagem microscópica de sistemas de Havers, 6
Contato tangencial, 28
Contrato(s), 210
- de honorários de prestação de serviços, 243
- de prestação de serviços, 235
- odontológicos, 210
Contusão(ões)
- cerebral, 96
- de duodeno, jejuno e pâncreas, 96
Cópia do crânio, 277

486 Índice Alfabético

Coping(s), 86
- adaptativos, 87
- desadaptativos, 87
- emotivos, 87
- estratégias de, 87
- focalizado na emoção, 87
- focalizado no problema, 87
Core repeat, 324
Coreificação, 115
Corpo(s)
- do esterno, 333
- estranhos, 119
Costureiras, 13, 80
Crânio
- constituição do, 307
- fixação do, 277
- integridade do, 277
Craniossinostoses, 312
Crime doloso, auxílio odontolegal no
    esclarecimento de, 200
Criopatia, 106
Cristais
- de Guarino, 302
- de Lecha-Marzo ou de Takayama, 302
- de Teichmann, 302
- de Westenhöfer-Rocha-Valverde, 117
Cromossoma, 324
Cronotanatognose, 115
Cuidados do menor, 12
Culpa
- civil, 215
- como fundamento da obrigação
    de indenizar, 213
- penal, 215
Culpabilidade, caracterização da, 153
Curvatura de campo, 16

D

Dácrio, 306
Dano
- estético, 218
- odontológico, 217
Datiloscopia, 255
Declaração de morte por critério cerebral, 110
Dedicação intensificada, 89
Deformidade(s)
- da orelha externa, 95
- permanente, 218
Degradação
- da energia, 26
- do DNA, 324
Dentina secundária, 317
Depoimento oral, 137
Depressão, 89
Desastre, 359
- gerenciamento de um, 360, 361
Descompressão, 46
Desconsideração da personalidade jurídica, 227
- no Código de Defesa do Consumidor, 228
Desgaste dos dentes, 317
Desidratação cadavérica, 113
Deslocamento do foco, 22
Desperdício de órgãos, 111
Despersonalização, 89
Despesas
- com funeral, 217
- de tratamento, 217
Deveres do profissional da área odontológica, 211

Diagnóstico(s)
- de espécie animal pelo sangue, 302
- de procedência individual do sangue
    (tipagem), 302
- do sexo pelo exame quantitativo
- - da mandíbula, 340
- - da pelve, 342
- - de vértebras, 339
- - do crânio, 335
- - dos ossos do pé, 345
- - dos ossos longos, 343
- - dos maus-tratos, 96
- regional do sangue, 302
Diagrama(s), 140
- 6 M, 179
- de causa e efeito, 179
- de Ishikawa, 179
- - aplicação em caso concreto, 180
- espinha de peixe, 179
Difração, 16
Direito(s)
- a não saber, 241
- administrativo, 11
- civil, 10
- comercial, 11
- do consumidor, 11
- do menor e do adolescente, 12
- dos desportos, 13
- e obrigações, 209
- noções elementares de, 207
- penal, 9
- penitenciário, 13
- previdenciário, 10
- processual (civil e penal), 10
- trabalhista, 12
Disparos à queima-roupa, 40
Dissimulação, 84, 85
Distância de trabalho, 16
Distúrbios osteomusculares relacionados
    ao trabalho (DORT), 82
DNA
- de tecidos e estruturas orais, 327
- em odontologia legal, 319
- estabilidade do, 323
- - sequenciação do, 326
- mitocondrial, 323
- molécula de, 326
- nuclear, 320
- polimorfismos do, 323, 325
- purificação do, 325
- qualidade do, 325
- quantidade de, 325
- salivar recuperado das mordeduras
    humanas, 329
- utilidade do, 323
Docimasia(s)
- alimentar de Bothy, 119
- auricular de Wreden-Wendt-Gelé, 118
- bacteriana de Malvoz, 119
- gastrintestinal de Breslau, 118
- não respiratórias, 118
- ocasionais, 119
- respiratórias
- - diretas, 118
- - indiretas, 118
- siálica de Dinitz-Souza, 118
Documentação
- odontológica, 219
- que deve constar do prontuário, 219

Documentos
- falsos, 146
- odontolegais, 128
Doença(s)
- do trabalho, 12, 82
- profissionais, 12, 81
Dor
- não anatômica, 84
- superficial, 84

E

Edema traumático, 28
Efeito Joule, 62, 63
Elementos congênitos, 265
Eletricidade, 62
- artificial (industrial), 63
- natural, 64
Eletrocussão, 63
Eletroplessão, 63
Elevação da perna com distração, 84
Energia(s), 26
- cinética, 26
- de ordem físico-química, 45
- lesivas, 26
- vulnerantes, 26
Enforcamento, 45, 48
- por suspensão completa, 48
- por suspensão incompleta, 48
- típico, 48
Engasgo, 45
Entorses, 29
Entropia, 26
Envelhecimento, 162
Envenenamento, 46
Enzima de restrição, 324
Epinefrina, 84
Equimose(s), 28, 67
- de sucção, 67
- elipsoidais, 95
- múltiplas, 95
- precisas, 97
- retrofaríngea de Brouardel, 52
- subconjuntivais, 47
Equipamento fotográfico para Odontologia
    Legal, 16
Erro(s)
- estrutural, 155
- frequência dos casos de, 153
- funcional, 168
- na implantodontia, 157
- odontológico, 152
- possíveis causas do, 153
- profissionais, 212
Erupção dentária, 315
Escoriação(ões), 29, 67
- da mucosa oral, 95
- ungueais, 50
- - típicas, 47
Esfriamento do cadáver, 113, 115
Esganadura, 45, 51, 121
Esgarçamento e lesões de mesentério, 96
Esgorjamento, 123
Esmagamento, 29
Espasmo cadavérico, 124
Espécie, 262, 332
Espectro equimótico de Legrand du Saulle, 29, 95
Espuma, presença de, 302
Espessura
- dos lábios, 276
- dos tecidos moles, 272

Índice Alfabético

Estados
- da matéria, 26
- de vida parcial, 106
- fronteiriços, 105
Estatuto da Criança e do Adolescente, 101
Estefânio, 306
Estelionato, 9
Estética facial, 169
Estigmas
- patológicos, 268
- resultantes de profissões, 80, 267
- ungueais, 95
Estimativa
- da altura, 313
- da estatura, 352
- - por meio de uma fotografia, 358
- da idade, 312, 349
- da sobrevivência fetal, 117
- do grupo étnico, 308
- do momento da morte
- - não recente, 117
- - recente, 115
- do sexo, 307
- do tempo de morte fetal *intra utero*, 117
Estofadores, 13, 80
Estomatologia do trabalho, 80
Estrangulamento, 45, 52, 121
Estudo
- do esplancnocrânio, 347
- histológico das estrias de Retzius, 6
Êurio, 306
Exame(s)
- admissional ao serviço público, 11
- antropológico forense, 350
- do acusado, 124
- do crânio, 277
- externo da vítima, 190
- pericial em casos suspeitos de tortura, 195
- radiológico
- - extrabucal, 196
- - intrabucal, 196
- sequencial, 350
Exigências cognitivas, 83
Exoftalmia, 49
Explosão, 28, 30, 32
Exposição, 16

F

Fábricas de doces, 13
Falsidade
- de documento público/privado, 9
- ideológica, 9
Fatores organizacionais e psicossociais ligados
    ao trabalho, 83
Fauna entomológica, 117
Fêmur, cabeça do, 345
Fenômenos
- abióticos
- - imediatos, 113
- - mediatos, 113
- cadavéricos, 113
- conservadores, 114
- transformativos do cadáver, 113
Fenótipo cor da pele, 347
Ferimento(s), 122
- de arma
- - branca, 95, 123
- - de fogo, 123
- de entrada do projétil, 40, 43
- de saída do projétil, 42, 44

Ferro, 13, 81
Ficha
- clínica, 165
- odontológica para identificação forense, 139
Filmes, 17
- Orthochromatic, 18
- Panchromatic, 18
Filtro(s), 17
- amarelo, 18
- ultravioleta, 18
- - Wratten 18A, 18
- verde, 18
- vermelhos Wratten 87 ou 87C, 19
Fios
- de ouro, 164
- de suspensão, 164
Flash(es), 22
- eletrônico, 17
Fluorescência, 15
Fluoróforos, 324
Fontes de luz
- infravermelha, 22
- ultravioleta, 21
Forame mentoniano, 313
Forma(s)
- de apresentação do cadáver, 121
- do contrato, 244
- lesivas, 28
Fórmula datiloscópica, 258
Formulário de achados dentais, 143
Fornecedor, 230
Fotografia
- com luz não visível, 21
- com luz visível, 19
- da fluorescência excitada pela luz
    ultravioleta, 22
- de luz infravermelha refletida, 23
- de luz ultravioleta refletida, 22
- em cores com luz visível, 21
- em preto e branco com luz visível, 20
- forense, 14
- noções básicas de, 15
Fraqueza regional, 84
Fratura(s), 29
- de costelas, 95
- de crânio, 95
- de ossos longos com diferente cronologia
    de consolidação, 97
- de raque e de bacia, 96
- diafisárias de ossos longos, 95
- dos ossos próprios do nariz, 95
- e avulsões dentárias, 191
- metafisárias, 95
Fulguração, 64, 106
Fulminação, 64

G

Gases bélicos, 65
Gel para eletroforese, 324
Geladuras, 60
Gene, 325
Glabela, 306
Globos oculares, colocação dos, 279
Gônio, 306
Grupo racial, 263
Guarda das informações, 221
Guerra psicológica, 187
Guias de referência de espessura
- colocação das, 279
- interligação das, 282

H

Hematoma(s), 28, 95
- retroperitoneal, 96
- subdural, 96
- subgaleal, 96
Hemopericárdio, 96
Hemoperitônio, 96
Hemorragia
- retiniana e aumento de tensão, 96
- subaracnoide pós-traumática, 96
Hemotórax, 96
Higiene do trabalho, 13
Hipermortalidade, 119
Hiperosteose cortical, 96
Hiperpressão atmosférica, 61
Hiper-reatividade, 85
Hipopressão atmosférica, 61
Hipotermia, 60
Homicídio, 112, 120, 209
Humor vítreo, 116

I

Idade, 349
- determinação pelo exame dos dentes, 315
Identidade, 253
- física, 253
Identificação, 253
- craniométrica, 305
- criminal, 254
- da arma, 124
- do esquartejador, 201
- individual, 10
- pelos dentes, 262
Imediatismo, 89
Imparcialidade, 186
Imperícia, 213, 214
Implante(s), 155
- faciais, 163
Implantodontia, 157
- sucesso e fracasso em, 158
Imprudência, 209, 213, 214
Imputabilidade, 9, 254, 300
Incrustação por sais calcários, 115
Índice(s)
- cefálico horizontal, 308
- condiliano de Baudoin, 334
- cranianos, 308
- de Baudoin, 307
- dos diâmetros do forame magno, 308
- facial superior, 310
- isquiopúbico, 332
- nasal, 310
- prosopométrico, 310
- sagital, 309
- transversal, 309
Individualidade, 253, 264, 300
Induzimento, 209
Informação, 239
Infortunística, 81
Ínio, 306
Insalubridade, 12
Insolação(ões), 58, 59
- fulminante, 59
- grave, 59
- leve, 59
Instigação ao suicídio, 209
Intermação, 58
Intervalo de confiança, 335

488 Índice Alfabético

Intoxicação, 46
- cianídrica, 46
Invariabilidade da tarefa, 83
Inversão do ônus da prova, 174
Involução
- cortical traumática, 96
- dentária, 315

J

Justiça, 237

L

Laceração(ões), 29
- do lábio superior, 95
Lambda, 306
Lâmpadas
- de quartzo-halogênio, 22
- incandescentes (de tungstênio), 22
Largura bucal, 275
Lattes, técnica de, 302
Laudo, 127
- pericial sobre mordedura, 76
Lei de transmissão da luz, 18
Length specific typing, 325
Lentes, 15, 17
- de aproximação, 16
Lesão(ões), 26
- anais, 95
- contusas, 28
- corporais, 9, 130, 209, 217
- cortocontusas, 36
- culposas e/ou dolosas, 13
- de defesa, 123, 124
- de órgãos genitais, 97
- eletroespecíficas, 192
- em "buraco de fechadura", 41
- esqueléticas, 95
- genitais, 95
- homicidas, 122
- *intra vitam e post mortem*, 112
- lacerocontusa, 29
- nervosas, 63
- perfurocortantes, 40
- perfuroincisas, 35
- - em acordeão ou em sanfona, 36
- - em fundo de saco, 35
- - penetrantes, 35
- - perfurantes, 35
- - transfixantes, 35
- por agentes biológicos, 65
- por eletricidade, 62
- por explosão, 30
- por meios químicos, 65
- por meios térmicos, 58
- por pressão atmosférica, 61
- por radioatividade, 64
- produzidas por simulação, 192
- suicidas, 122
- superficiais, 28
- traumáticas, 119, 191
Letargia, 106
Licitude do objeto do contrato, 244
Linha
- argentina, 52
- do sorriso, 170
Litopédio, 115
Livor mortis, 115
Livores hipostáticos, 49, 113
Locus, 325

Luto da família, 217
Luxações, 29
Luz
- de vapor de mercúrio, 22
- fluorescente e "luz negra", combinação de, 22
- solar, 21

M

Maceração, 114
Mancha(s)
- de esperma, 121, 303
- de hipóstase, 115
- de saliva, 301
- de sangue, 302
- de secreções vaginais, 303
- de Tardieu, 47
- negra da esclerótica, 109
Mandíbula, 313
Manipulação, 239
Manúbrio, 333
Manuseio das provas, 327
Marca(s)
- de mordida, 66, 68
- elétrica de Jellinek, 63
- eletroespecífica de Jellinek, 63
Mau resultado, 212, 213
Maus-tratos
- clínica dos, 94
- físicos, 93
- psíquicos, 93
Mecanismo
- da morte, 112
- de enfrentamento, 86
- de lesão, 82
Medições
- da pelve, 357
- diretas do esqueleto, 355
- dos ossos longos, 357
Meios
- físico-químicos, 27
- químicos, 27
Mercúrio, 13, 81
Metalização, 63
Metassimulação, 84
Método(s)
- antropográficos, 254
- antropométricos, 254
- craniográfico de Anfosso, 255
- de ação direta, 193
- de Adas Saliba, 337
- de Bertillon, 254
- de contenção extrínsecos, 192
- de Galvão, 335, 336
- de Galvão & Silva, 341
- de Galvão et al., 340
- de Oliveira, 341
- de Pompa & Galvão, 340
- de Rabbi, 342
- de Sampaio, 338
- de Vitoria, 339
- dermopapiloscópicos, 254
- flebográfico
- - de Ameuille, 255
- - de Tamassia, 255
- geométrico de Matheios, 255
- odontológico de Amoedo, 255
- onfalográfico de Bert e Viamay, 255
- otométrico de Frigério, 255
- para exame do DNA, 325
- radiográfico de Levinsohn, 255

Metodologia estatística, 334
Microssatélite, 325
Minissatélite, 325
Ministério Público, 149
Modelo
- de atestado odontológico, 130
- de contrato de prestação de serviços profissionais, 245
- de laudo de exame de corpo de delito, 130
- de notificação compulsória, 129
- de parecer odontolegal, 135
- de termo de consentimento esclarecido, 242
Modificação(ões)
- do sorriso, 168
- na mandíbula, 316
Moldagem da mordida, 68
Monóxido de carbono, 57
Mordaça, 192
Mordeduras humanas, 95
Mordida(s), 66
- como indícios biológicos, 67
- de animais domésticos, 67
- humana na identificação criminal, 70
- sobre objetos, 68
Morte, 217
- acidental, 120
- agônica, 107
- aparente, 106
- - apoplética, 106
- - asfíctica, 106
- - histérica, 106
- - sincopal, 106
- - tóxica, 106
- - traumática, 106
- cerebral e transplantes de órgãos, 109
- conceito de, 104
- de filho menor, 217
- duvidosa, 107
- lenta, 107
- não natural, 120
- natural, 107, 120
- rápida, 106
- real, 105
- sem assistência, 108
- súbita, 106, 107
- suspeita, 108
- violenta, 107, 120
Mumificação, 114
Munição, 39
Músicos, 13, 80

N

Não maleficência, 237
Nariz, 275
Násio, 306
Necropsia, 105
Negação de problemas, 89
Negligência, 209, 213, 214
Nexo de causalidade, 215
Nitrato de prata, 65
Nome antropológico, 253
Normas
- civis, 209
- incidentes sobre a conduta dos profissionais, 208
- penais, 209
- sobre profissões ligadas à saúde, 208
Notificação(ões), 128
- compulsória, 129
- de acidentes de trabalho, 129
- odontológica, 129

Índice Alfabético 489

O

Obélio, 306
Odontologia Legal, 3
- campo de atuação, 3
- denominação, 3
- e suas relações com o Direito, 8
- nos desastres em massa, 359
- nos seus primórdios, 4
- nos tempos atuais, 5
Ófrio, 306
Olhos, 273
Oligonucleotídios, 325
Opísto, 306
Opistocrânio, 306
Orçamento, 235
Orelha externa, 276
Orla
- de contusão, 40
- de enxugo ou orla de alimpadura, 40
- de escoriação, 40
- equimótica, 40
Órteses, 11, 84
Ossos longos, 333
Otorragias, 47

P

PAGE (*polyacrylamide gel electrophoresis*), 325
Palatoscopia, 299
Palheta, 13
Paradontose, 317
Paralelismo, 170
Parassimulação, 84
Parecer, 135
- técnico, 223
Participação
- da Odontologia Legal, 361
- em audiências, 183
Patologias fetais e da infância, 269
PCR, 325, 326
Pecúlio, 83
Pelo, crescimento do, 116
Pelve humana, 332
Pensão alimentícia, 217
Perenidade, 254
Perfil
- das crianças maltratadas, 93
- dos autores de maus-tratos, 94
Perícia(s), 126, 215
- de casos de tortura, 189
- documental em atestados, 146
- em Odontologia Legal, 138, 143
- sobre aquisição de bens e serviços, 12
Período
- coliquativo, 114
- de esqueletização, 114
- enfisematoso, 114
Perito(s), 126
- louvado, 126
- nomeado, 126
- habilitados, 126
- leigos, 126
- não oficiais, 126
- oficiais, 126
Persuasão, 239
Pesquisa(s)
- da amilase (diástase), 302
- de antígeno prostático específico (PSA)
  ou de antígeno P30, 304

- de bacilos de Döderlein, 304
- de espermatozoides, 304
- de fosfatase ácida, 304
- de glicogênio, 303
- de marcadores biológicos do sofrimento, 197
- do sofrimento psíquico, 198
- do sulfocianeto de potássio, 301
- nacionais em antropologia forense, 331
Pessoas
- jurídicas relacionadas com o exercício
  da odontologia, 233
- naturais e jurídicas, 226
Petéquias hemorrágicas de Casper, 47
Petrificação, 114
Planigrafia da articulação
  temporomandibular, 196
Poliacrilamida hidrogel, 164
Polietileno poroso de alta densidade, 164
Polimetilmetacrilato, 164
Politetrafluoroetileno, 164
Ponto(s)
- alveolar
- - inferior, 305
- - superior, 305
- condíleo, 306
- craniométricos, 305
- - laterais, 306
- - medianos, 305
- espinal, 305
- frontotemporal, 306
- glenoide, 306
- jugular, 306
- malar, 306
- mentoniano, 305
- subnasal, 305
Pório, 306
Potassa em escamas, 65
Praticabilidade, 254, 300
Práticas abusivas, 234
Prazos para reclamar, 233
Preenchimento, 163
- dos espaços entre as interligações, 282
- e implantes faciais
- - inorgânicos, 164
- - orgânicos, 163
Prejuízo fonético, 144
Premoriência, 119
Preparação para o exercício
  da Odontologia Legal, 6
Princípio da autonomia patrimonial, 226
Produtos e serviços, 231
Profissionais da saúde e a justiça, 184
Profundidade de campo, 16
Prognatismo, 311
Projéteis
- de alta energia, 42
- de baixa energia, 40
Prosopometria, 255
Prososcopia, 351
Próstata, 332
Próteses, 11, 84
Protocolo
- de trabalho do odontolegista em um local
  de desastre, 363
- fotográfico padrão, 19
Protrusão da língua, 47, 49
Prova(s), 186
- circulatórias, 109
- da morte, 109
- da quimiluminescência, 302

- da vida extrauterina, 118
- de certeza, 302, 303
- de isoaglutinação, 302
- de orientação, 302
- dinamoscópicas, 109
- fotográfica, 23
- genéticas (de certeza), 302, 304
- hidrostática de Galeno, 118
- neurológicas, 109
- químicas, 109
- respiratórias, 109
Provadores de café, 13, 80
Ptério, 306
Putrefação, 113, 117

Q

Quadro sinóptico, 124
Queimaduras, 59
- por cáusticos, 65
- por cigarro, 97
- por escaldamento em regiões diferentes
  do corpo, 97
- químicas, 95
- térmicas, 95

R

Racemização, 6
Rádio, 344
Radioatividade, 64
Radiografia
- dental digital, 197
- interproximal, 197
- oclusal, 197
- periapical, 196
Radioisótopo, 325
Rafe
- mediana, 299
- palatina, 299
Rarefação, 45, 46
Reabilitação profissional, 11, 84
Reabsorção da raiz, 317
Reação(ões)
- da cadeia de polimerase, 325
- das oxidases, 302
- de Boettger, 302
- de Uhlenhuth, 302
- de Wiegmann, 303
- direta de Eucário Novais, 301
- indireta de Colossanti, 301
- térmicas, 13, 80
Recalque de conflitos, 89
Reconstrução
- facial, 277
- - como procedimento de identificação, 272
- tridimensional, 273
Redução da cavidade pulpar, 313
Reflexão, 15
Registro fotográfico, 67
Regra
- de Bonnet, 115
- de Fávero, 115
- de Niderkorn, 115
Regressão logística, 334
Reinterpretação dos valores, 89
Relação
- de causalidade entre a conduta e o resultado
  danoso, 215
- profissional/paciente, 222, 232
Relatório, 130
Resfriamento, 60

490 Índice Alfabético

Responsabilidade, 216
- do cirurgião-dentista, 216
- do odontolegista, 327
- odontológica, 212
- por falhas estruturais, 213
- profissional e o código do consumidor, 216
Resposta disjuntiva, 188
Réu, 183
Revelação dos datilogramas, 259
Revogação do consentimento, 241
RFLP (restriction fragment length polymorphism), 325
Rigidez cadavérica, 113, 115
Rínio, 306
Rotura visceral, 29
Rubefação, 28
Rugas
- de expressão, 163
- estáticas, 163
- gravitacionais, 163
- mistas, 163
Rugoestenografia palatal, 299
Rugoscopia, 299
- palatina, 299
Rugosidades palatinas, 299
Rupturas viscerais, 96

S

Sais de mercúrio, zinco, cobre, chumbo, 65
Salpicos metálicos, 63
Sapateiros, 13, 80
Saponificação, 114
Sepultamento, 105
Sequence-specific typing, 325
Serviços gratuitos, 231
Sexo, 263, 332
Silicone
- líquido, 164
- sólido, 164
Simulação, 84
Sinal(is)
- abióticos, 109
- da compressão axial, 84
- da rotação simulada, 84
- de Amussat, 52
- de Benassi, 41
- de Chambert, 59
- de Etienne-Martin, 52
- de Imbert, 84
- de Levi, 84
- de Lichtenberg, 64
- de Müller, 84
- de Otto, 52
- de Puppe-Werkgarten, 41

- de sobrevivência, 119
- de violência no cadáver, 122
- do funil de Bonnet, 41
- do telão de Raffo, 41
Síndrome
- da criança maltratada, 92
- de burnout, 87, 88
- de Caffey, 92
- de Silverman, 95
- do bebê espancado, 93
- do esgotamento profissional, 89
- geral das asfixias, 47
Sistema(s)
- datiloscópico de Vucetich, 257
- de numeração das peças dentárias, 140
Sobrancelhas, 273
Sobrevivência, 119
Soda
- cáustica, 65
- em escamas, 65
Sofrimento psíquico, 198
Sopradores de vidro, 80
Sorologia forense, 6
Soterramento, 46
Submersão, 121
- com asfixia, 55
- com inibição, 54
Substâncias
- cáusticas, 27
- corrosivas, 27
Sucção, 28
Sufocação, 52
- direta, 45
- indireta, 45
Sugilações, 115
Suicídio, 112, 120
Sulcos faciais, 163
Sulfocianeto de potássio, 301
Suturas cranianas, 312

T

Tálus, 345
Tanatologia, 104
Tempo de guarda do prontuário odontológico, 223
Teoria
- da desconsideração, 227
- - aspectos processuais da, 229
- da ficção ou da entidade, 226
- do patrimônio de afetação ou Zweckvermögen, 226
- individualista ou de Jhering, 226
- institucional ou da organização, 226
- orgânica ou da realidade, 226

Termo de consentimento esclarecido, 165
- requisitos do, 239
Termonose(s), 58, 59
- asfíctica, 59
- congestiva, 59
- fulminante, 59
- hiperpirética, 59
- sincopal, 59
- urêmica, 59
Termopatias, 106
Teste de Mankopf, 84
Testemunha técnica, 185
Tíbia, 345
Tiros a curta distância, 40
Tortura, 189
Traçado dos perfis de DNA, 6
Tração, 28
Trajeto do projétil, 42, 43
Transmissão, 15
Transparência da raiz, 317
Transplantes de órgãos, 110
Tratamento(s)
- do encarcerado, 13
- odontológicos, 270
Traumatismos
- de crânio, 30
- - abertos, 30
- - fechados, 30
- dentários, 269
Tríade de Thoinot, 106
Truques sujos, 187
Tubos fluorescentes, 22
Túnel equimótico ou hemorrágico, 42

U

Ulna, 344
Úmero, 343
Unicidade, 253, 300
Útero, 332

V

Vapores corrosivos, 13, 81
Vértex, 306
Vitriolagem, 65
VNTR (variable number tandem repeats), 325
Volume e preenchimento da mucosa labial, 276
Voluntariedade, 239

Z

Zona
- de chamuscamento, 41
- de esfumaçamento, 41
- de tatuagem, 41